DIAGNÓSTICO E TRATAMENTO DAS DOENÇAS IMUNOLÓGICAS

2ª EDIÇÃO

DIAGNÓSTICO E TRATAMENTO DAS DOENÇAS IMUNOLÓGICAS

2ª EDIÇÃO

EDITORES

Mario Geller

Membro Titular da Academia de Medicina do Rio de Janeiro
Diretor da Seção de Medicina da Academia de Medicina do Rio de Janeiro
Professor Visitante no Serviço de Alergia e Imunologia da Universidade Northwestern, Chicago, IL, EUA
Residência em Clínica Médica e Fellow em Alergia-Imunologia pela Universidade de Wisconsin, Madison, WI, EUA
Especialista em Alergia e Imunologia Clínica pela Associação Brasileira de Alergia e Imunopatologia e pela Associação Médica Brasileira
Scholar do American College of Physicians em Alergia-Imunologia na Universidade Northwestern, Chicago, IL, EUA
Diplomado pelo Board Americano de Alergia e Imunologia
Diplomado pelo Board Americano de Clínica Médica
Certificado pela Federation of State Medical Boards of the USA
Master do American College of Physicians
Fellow da American Academy of Allergy, Asthma and Immunology
Fellow do American College of Allergy, Asthma and Immunology
Presidente do Capítulo Brasileiro do Setor de Relações Públicas do Colégio Americano de Alergia, Asma e Imunologia
Sócio Efetivo da Associação Brasileira de Alergia e Imunopatologia
Membro do Conselho Editorial do Brazilian Journal of Allergy and Immunology
Membro Revisor do Conselho Editorial do Annals of Allergy, Asthma and Immunology
Membro Revisor do Conselho Editorial do JACI
Membro Revisor do Conselho Editorial do JACI In Practice
Membro do Corpo Clínico do Hospital Albert Einstein, São Paulo

Morton Scheinberg

Especialista em Clínica Médica pela Sociedade Brasileira de Clínica Médica e pelo Colégio Americano de Medicina Interna
PhD em Imunologia pela Boston University
Livre-docente em Imunologia pela Universidade de São Paulo (USP)
Clínico e Reumatologista do Hospital Israelita Albert Einstein
Diretor do Centro de Pesquisas Clínicas do Hospital da AACD (especializado em doenças do aparelho locomotor)
Master do American College of Rheumatology
Fellow do American College of Physicians

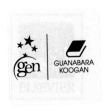

@ 2015, Elsevier Editora Ltda.
Todos os direitos reservados e protegidos pela Lei no 9.610, de 19/02/1998.
Nenhuma parte deste livro, sem autorização prévia por escrito da editora, poderá ser reproduzida ou transmitida sejam quais forem os meios empregados: eletrônicos, mecânicos, fotográficos, gravação ou quaisquer outros.

ISBN: 978-85-352-6095-3
ISBN (versão digital): 978-85-352-6922-2

Capa
Mello e Mayer

Editoração Eletrônica
Estúdio Castellani

Elsevier Editora Ltda.
Conhecimento sem Fronteiras

Rua Sete de Setembro, 111 – 16° andar
20050-006 – Centro – Rio de Janeiro – RJ

Rua Quintana, 753 – 8° andar
04569-011 – Brooklin – São Paulo – SP

Serviço de Atendimento ao Cliente
0800 026 53 40
atendimento1@elsevier.com

Consulte nosso catálogo completo, os últimos lançamentos e os serviços exclusivos no site www.elsevier.com.br.

NOTA

Como as novas pesquisas e a experiência ampliam o nosso conhecimento, pode haver necessidade de alteração dos métodos de pesquisa, das práticas profissionais ou do tratamento médico. Tanto médicos quanto pesquisadores devem sempre basear-se em sua própria experiência e conhecimento para avaliar e empregar quaisquer informações, métodos, substâncias ou experimentos descritos neste texto. Ao utilizar qualquer informação ou método, devem ser criteriosos com relação à sua própria segurança ou à segurança de outras pessoas, incluindo aquelas sobre as quais tenham responsabilidade profissional. Com relação a qualquer fármaco ou produto farmacêutico especificado, aconselha-se o leitor a cercar-se da mais atual informação fornecida (i) a respeito dos procedimentos descritos, ou (ii) pelo fabricante de cada produto a ser administrado, de modo a certificar-se sobre a dose recomendada ou a fórmula, o método e a duração da administração e as contraindicações. É responsabilidade do médico, com base em sua experiência pessoal e no conhecimento de seus pacientes, determinar as posologias e o melhor tratamento para cada paciente individualmente e adotar todas as precauções de segurança apropriadas. Para todos os efeitos legais, nem a Editora, nem autores, nem editores, nem tradutores, nem revisores ou colaboradores assumem qualquer responsabilidade por qualquer efeito danoso e/ou malefício a pessoas ou propriedades envolvendo responsabilidade, negligência etc. de produtos, ou advindos de qualquer uso ou emprego de quaisquer métodos, produtos, instruções ou ideias contidos no material aqui publicado.

O Editor

CIP-Brasil. Catalogação na Publicação
Sindicato Nacional dos Editores de Livros, RJ

G282d
2. ed.
Geller, Mario, 1949-
Diagnóstico e tratamento das doenças imunológicas/Mario Geller, Morton Scheinberg. – 2. ed. – Rio de Janeiro: Elsevier, 2015.
il.

Inclui bibliografia
ISBN 978-85-352-6095-3

1. Imunologia. 2. Doenças imunológicas. 3. Alergia – Tratamento.
I. Scheinberg, Morton. II. Título.

15-22843

CDD: 616.079
CDU: 612.017

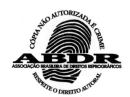

Colaboradores

ABELARDO BASTOS PINTO NETO
Especialista em Alergia e Imunologia pela Associação Brasileira de Alergia e Imunopatologia/Associação Médica Brasileira (AMB)
Especialista em Pediatria pela Sociedade Brasileira de Pediatria (SBP)
Pediatra da Secretaria Municipal de Saúde do Rio de Janeiro, Hospital Municipal Jesus

ALEXANDRE PINTO CARDOSO
Professor Adjunto Doutor da Disciplina de Pneumologia da Faculdade Medicina da Universidade Federal do Rio de Janeiro (UFRJ)
Coordenador da Unidade de Pesquisa Clínica do IDT/UFRJ
Coordenador de Ensino da UFRJ

ALFEU TAVARES FRANÇA
Professor Livre-docente da Faculdade de Medicina da UFRJ
Chefe do Serviço de Alergia do Hospital São Zacharias

ALUCE LOUREIRO OURICURI
Coordenadora da Comissão de Imunodeficiência da Associação Brasileira de Alergia e Imunopatologia (ASBAI) – Rio de Janeiro
Chefe do Setor de Alergia e Imunologia do Serviço de Pediatria do Hospital Federal dos Servidores do Estado do Rio de Janeiro

ALVARO PACHECO-SILVA
Professor Adjunto Livre-docente da Disciplina de Nefrologia do Laboratório de Imunologia Clínica e Experimental da Universidade Federal de São Paulo (UNIFESP)

AMANDA JACOBSON SEBA
Mestranda em Alergia e Imunologia Clínica pelo Departamento de Clínica Médica da UFRJ
Pós-graduada em Alergia e Imunologia Clínica pela Universidade Federal do Estado do Rio de Janeiro (Unirio)
Especialista em Alergia e Imunologia Clínica pela ASBAI
Médica Voluntária do Serviço de Alergia e Imunologia Clínica do Hospital Universitário Antônio Pedro da Universidade Federal Fluminense (UFF)

ANA KAROLINA BARRETO DE OLIVEIRA
Mestra em Ciências pela Faculdade de Medicina da Universidade de São Paulo (USP)
Residência Médica em Imunologia Clínica e Alergia pelo Hospital das Clínicas da Faculdade de Medicina da USP
Médica Especialista em Alergia e Imunopatologia pela Associação Brasileira de Alergia e Imunopatalogia

ANA PAULA BELTRAN MOSCHIONE CASTRO
Médica Assistente da Unidade de Alergia e Imunologia do Departamento de Pediatria da Faculdade de Medicina da USP
Mestra em Medicina pela Faculdade de Medicina da USP

ANDRÉ VILLELA LOMAR *IN MEMORIAM*

ANDRÉIA ALBUQUERQUE GARCÊS
Chefe do Setor de Alergia e Imunologia da Clínica Médica do Hospital dos Servidores do Estado do Rio de Janeiro
Membro da Comissão de Ética e Defesa Profissional da ASBAI – Rio de Janeiro (Biênio 2013-2014)

ANNA CARLA GOLDBERG
Doutora em Fisiologia
Livre-Docente em Imunologia
Gerente da Pesquisa Experimental no Instituto Israelita de Ensino e Pesquisa, Hospital Israelita Albert Einstein

ANTONIO CARLOS LERARIO
Professor Livre-docente da Faculdade de Medicina da USP
Disciplina de Endocrinologia – Hospital das Clínicas da USP

ANTONIO RICARDO ANDRADE
Médico Gastroenterologista do Serviço de Gastro-Hepatologia do Hospital Universitário da Universidade Federal da Bahia (UFBA)

ARI STIEL RADU HALPERN
Doutora em Reumatologia pela USP
Assistente do Serviço de Reumatologia do Hospital das Clínicas da USP

CARLOS LOJA
Ex-chefe do Setor de Alergia e Imunologia da Clínica Médica do Hospital dos Servidores do Estado do Rio de Janeiro
Membro do Conselho da Associação dos Amigos do Centro de Estudos e Aperfeiçoamento (AACEA) do Hospital dos Servidores do Estado do Rio de Janeiro
Membro da Comissão Científica da ASBAI – Rio de Janeiro (Biênio 2013/2014)

CELSO UNGIER
Chefe do Serviço de Alergia e Imunologia do Instituto Fernandes Figueira – Fundação Oswaldo Cruz (IFF/FIOCRUZ)
Professor Associado em Alergia e Imunologia Clínica da Escola Médica de Pós- graduação da Pontifícia Universidade Católica do Rio de Janeiro (PUC-Rio)
Membro do Comitê de Alergia Pediátrica da Sociedade de Pediatria do Estado do Rio de Janeiro (SOPERJ)

CHARLES PETER TILBERY
Doutor em Neurologia pela Escola Paulista de Medicina da UNIFESP
Professor Adjunto e Chefe da Disciplina de Neurologia da Faculdade de Ciências Médicas da Santa Casa de São Paulo

Cid Yazigi Sabbag
Doutorando em Medicina pela Faculdade de Medicina da USP
Especialista pela Sociedade Brasileira de Dermatologia e Associação Médica Brasileira
Pesquisador no Centro de Pesquisa Clínica do Hospital Universitário da USP e Centro de Pesquisa Clínica do Hospital Abreu Sodré (AACD)
Membro da National Psoriasis Foundation, International Psoriasis Council, Group for Research and Assessment of Psoriasis and Psoriatic Arthritis (GRAPPA) e Academia Española de Dermatología e Venereologia e Colegio Ibero Latinoamericano de Dermatologia
Idealizador dos Encontros Municipal e Nacional de Psoríase e Vitiligo, na Câmara Municipal de São Paulo, desde 2003

Cláudia Cortese Barreto
Farmacêutica-Bioquímica pela Faculdade de Ciências Farmacêuticas da Universidade Estadual Paulista Júlio de Mesquita Filho
Doutora em Ciências, com ênfase em Microbiologia, pelo Instituto de Ciências Biomédicas II da USP
Pesquisadora pelo Departamento de Biologia Molecular da Divisão de Sorologia da Fundação Pró-Sangue/Hemocentro de São Paulo
Consultora em Biologia Molecular pelo Laboratório de Investigação Médica (LIM56), Instituto de Medicina Tropical
Departamento de Dermatologia e Imunodeficiências da Faculdade de Medicina da USP

Cláudia Soïdo Falcão do Amaral
Mestra em Medicina pela UFRJ – Concentração Clínica Médica (Saúde da Criança e do Adolescente)
Chefe do Setor de Alergia e Imunologia Dermatológica do Instituto de Dermatologia Professor Rubem David Azulay da Santa Casa da Misericórdia do Rio de Janeiro
Professora Assistente do Curso de Pós-graduação em Dermatologia da Escola Médica de Pós-graduação da PUC-Rio
Diretora da ASBAI – Rio de Janeiro (Biênio 2013-2014)

Clóvis Eduardo Santos Galvão
Professor Colaborador Médico de Imunologia Clínica e Alergia do Hospital das Clínicas da Faculdade de Medicina da USP
Presidente da ASBAI – São Paulo (Biênio 2013-2014)

Cristina Maria Kokron
Professora Colaboradora Médica da Disciplina de Imunologia Clínica e Alergia do Hospital das Clínicas da Faculdade de Medicina da USP
Doutora em Medicina pela UNIFESP
Especialista em Alergia e Imunopatologia pela ASBAI
Vice-coordenadora do LIM-60 do Hospital das Clínicas da Faculdade de Medicina da USP

Cristina Miuki Abe Jacob
Médica Chefe da Unidade de Alergia e Imunologia do Departamento de Pediatria da Faculdade de Medicina da USP
Doutora em Medicina pela Faculdade de Medicina da USP

Cristóvão Luis P. Mangueira
Médico Patologista Clínico e Reumatologista
Doutor em Patologia pela USP
Coordenador Médico do Laboratório Clínico do Hospital Israelita Albert Einstein, São Paulo
Diretor do Serviço de Imunologia da Divisão de Laboratório Central do Hospital das Clínicas da Faculdade de Medicina da USP

Daniela Aparecida de Moraes
Médica Assistente do Hospital das Clínicas da Faculdade de Medicina de Ribeirão Preto da USP

David Rubem Azulay
Chefe de Serviço do Instituto de Dermatologia Professor Rubem David Azulay da Santa Casa da Misericórdia do Rio de Janeiro
Professor Titular do curso de Pós-graduação em Dermatologia da PUC-Rio
Chefe da disciplina Dermatologia da Fundação Técnico-Educacional Souza Marques
Professor Assistente de Dermatologia da UFRJ
Mestre em Dermatologia pela UFRJ

Denise Arruda Costa
Médica da Secretaria Municipal de Saúde do Rio de Janeiro
Pós-graduada em Alergia e Imunologia pelo Instituto de Puericultura e Pediatria Martagão Gesteira da UFRJ

Dimas Tadahiro Ikeoka
Médico Cardiologista, Intensivista
Doutor em Ciências pela Faculdade de Medicina da USP
Médico da Unidade de Terapia Intensiva Adulta do Hospital Israelita Albert Einstein, São Paulo

Eduardo Finger
Doutor em Imunologia pela Tufts University – Boston, Massachusetts
Pós-doutor pela Harvard Medical School – Boston, Massachusetts
Clínico e Pesquisador da Faculdade de Ciências Médicas da Santa Casa de São Paulo

Eliane Aparecida Rosseto
Patologista Clínica do Hospital Israelita Albert Einstein

Ester Cerdeira Sabino
Médica com Doutorado em Ciências pela Universidade de São Paulo
Professora Associada do Departamento de Moléstias Infecciosas da Faculdade de Medicina da USP
Investigadora Principal dos Programas do NIH Recipient Epidemiology and Donor Evaluation Study-III International Component e do São Paulo – Minas Gerais Neglected Tropical Disease Research Center for Biomarker Discovery
Consultora do Programa Nacional de DST/AIDS e da Coordenação de Sangue e Hemoderivados

Eurípides Ferreira
Professor Adjunto de Imunologia da Escola Paulista de Medicina da UNIFESP
Professor Adjunto de Hematologia da Faculdade de Medicina da Universidade Federal do Paraná (UFPR)
Chefe do Serviço de Transplante de Medula Óssea do Hospital Pequeno Príncipe de Curitiba

Evandro Alves do Prado
Chefe do Serviço de Alergia e Imunologia do Instituto de Puericultura e Pediatria Martagão Gesteira da UFRJ

Flavio Steinwurz
Membro do International Organization for the Study of Inflammatory Bowel Disease (IOIBD)
Fellow e Líder Internacional do American College of Gastroenterology (ACG)
Presidente da Associação Brasileira de Colite Ulcerativa e Doença de Crohn (ABCD)

Gilberto Cesar Ferreira
Professor Auxiliar de Pediatria da Universidade Estácio de Sá
Especialista em Alergia e Imunologia pela ASBAI/AMB
Especialista em Alergia e Imunologia Pediátrica pela SBP/AMB
Pediatra do Ministério da Saúde e da Secretaria Municipal de Saúde e Defesa Civil do Rio de Janeiro

MARCUS SCHORR
Livre-docente em Alergia e Imunologia Clínica pela UFRJ
Chefe do Setor de Alergia e Dermatologia da Santa Casa de
Misericórdia do Rio de Janeiro (1960-2010)
Professor Associado em Alergia e Dermatologia da
Pós-graduação da PUC-Rio
Professor da Pós-graduação em Alergia Dermatológica da UFRJ
(Mestrado e Doutorado)

HAILA BOCKIS MUTTI
Oncologista Clínica do Departamento de Oncologia do Hospital
Israelita Albert Einstein e do Instituto Brasileiro de Controle
do Câncer

HELIO WOLFF
Membro Ativo da Sociedade Brasileira de Anestesiologia
(SBA)

HERBERTO JOSÉ CHONG NETO
Professor Adjunto de Pediatria da UFPR
Professor de Medicina da Universidade Positivo

HISBELLO S. CAMPOS
Médico do IFF/FIOCRUZ, MS
Mestre e Doutor em Pneumologia e Tisiologia pela UFRJ

JOÃO FERREIRA DE MELLO JÚNIOR
Professor Livre-docente pela Faculdade de Medicina da USP

JOÃO NEGREIROS TEBYRIÇÁ
Professor Livre-docente em Alergia e Imunologia pela
Universidade do Estado do Rio de Janeiro (UERJ)
Professor Associado do Curso de Especialização em Alergia da
Escola Médica de Pós-graduação da PUC-Rio

JOÃO RENATO REBELLO PINHO
Médico Patologista Clínico com Doutorado em Bioquímica
pela USP
Responsável pelo Laboratório de Técnicas Especiais Albert
Einstein Medicina Diagnóstica
Responsável pelo Laboratório de Gastroenterologia e
Hepatologia Tropical "João Alves de Queiroz e Castorina
Bittencourt Alves" LIM-07, Instituto de Medicina Tropical
Departamento de Gastroenterologia, Faculdade de
Medicina da USP

JORGE KALIL
Professor Titular de Imunologia Clínica da Faculdade de
Medicina da USP
Diretor do Instituto Butantan
Presidente da International Union of Immunological Societies
(IUIS) de 2013-2015

JOSÉ LAERTE BOECHAT
Professor Adjunto do Serviço de Imunologia Clínica da UFF

JOSÉ SEBA
Professor de Farmacologia da UFF
Titular da Academia de Medicina do Estado do Rio de Janeiro
Presidente Vitalício da ASBAI

JULIO VOLTARELLI *IN MEMORIAM*

L. KARLA ARRUDA
Professora Associada do Departamento de Clínica Médica da
Faculdade de Medicina de Ribeirão Preto da USP

LEONARDO MENDONÇA
Médico Residente do Programa de Alergia e Imunologia do
Hospital das Clínicas da Faculdade de Medicina da USP
Médico Assistente do Serviço de Clínica Médica no Hospital do
Servidor Público Estadual de São Paulo

LUCÍLIA M. N. HESS
Psicanalista, Membro Efetivo da Sociedade Brasileira de
Psicanálise do Rio de Janeiro

LUIZ ANTONIO GUERRA BERND
Médico Especialista em Alergia e Imunologia Clínica pela
ASBAI/AMB/CFM
Doutor em Imunologia pela Escola Paulista de Medicina (EPM)
da UNIFESP
Ex-professor Titular da Disciplina de Imunologia da Universida-
de Federal de Ciências da Saúde de Porto Alegre (UFCSPA)

LUIZ FERNANDO SAUBERMANN
Título Superior em Anestesiologia pela SBA

LUNA AZULAY-ABULAFIA
Doutora e Mestra em Dermatologia pela UFRJ
Especialista em Dermatologia pela Sociedade Brasileira de
Dermatologia
Especialista em Hansenologia pela Sociedade Brasileira de
Hanseníase
Professora Titular da Faculdade de Medicina da Universidade
Gama Filho
Professora Adjunta da UERJ
Preceptora do Curso de Pós-Graduação em Dermatologia
do Instituto de Dermatologia Professor Rubem David
Azulay da Santa Casa da Misericórdia do Rio de Janeiro
e da UERJ

MANOEL MEDEIROS JUNIOR *IN MEMORIAM*

MARCELO ANNES
Mestre em Neurologia pela Escola Paulista de Medicina/UNIFESP
Responsável pelo Ambulatório de Doenças da Junção
Neuromuscular – Setor de Doenças Neuromusculares da
EPM/UNIFESP

MARCIO COSLOVSKY
Especialista em Ginecologia/Obstetrícia e Reprodução Humana
Diretor da Primórdia Medicina Reprodutiva

MARIA CAROLINA DE OLIVEIRA RODRIGUES
Médica Assistente do Hospital das Clínicas da Faculdade de
Medicina de Ribeirão Preto da USP

MARIA DE FÁTIMA MARCELOS FERNANDES
Coordenadora do Grupo Ensino e Credenciamento de Serviços
da ASBAI
Mestra em Ciências da Saúde em Alergia Imunologia pelo
Hospital do Servidor Público do Estado de São Paulo
Doutoranda no Serviço de Oftalmologia da Escola Paulista de
Medicina com atuação em Alergia Ocular

MARIA LUIZA OLIVA ALONSO
Professora Assistente do Instituto de Dermatologia Professor
Rubem David Azulay da Santa Casa da Misericórdia do Rio
de Janeiro
Professora Assistente do Curso de Pós-graduação em
Dermatologia da Escola Médica de Pós-graduação da
PUC-Rio
Professora Assistente do Curso de Pós-graduação em Alergia
e Imunologia da Escola Médica de Pós-graduação da
PUC-Rio
Diretora da Associação Brasileira de Alergia e Imunopatologia –
Regional RJ (Biênio 2013-2014)

MARIO CEZAR PIRES
Diretor do Serviço de Dermatologia do Complexo Hospitalar
Padre Bento de Guarulhos
Mestre e Doutor pelo Hospital do Servidor Público Estadual de
São Paulo

Martti Antila
Médico Alergista com Pós-graduação em Alergia pela
Universidade de Helsinque – Finlândia
Diretor da ASBAI, Regional São Paulo
Diretor da Consultoria Médica e Pesquisa Clínica (CMPC)

Maurício Galvão Pereira
Doutor em Nefrologia pelo Laboratório de Imunologia Clínica e
Experimental da UNIFESP

Mauro Schechter
Professor Titular de Infectologia pela Faculdade de Medicina
da UFRJ
Professor Associado da Bloomberg School of Public Health,
Johns Hopkins University Professor Adjunto da School of
Public Health, University of Pittsburgh

Myrthes Toledo Barros
Doutora em Microbiologia e Imunologia pela UNIFESP
Médica Supervisora do Serviço de Imunologia Clínica e Alergia
do HCFMUSP

Nelson Augusto Rosário Filho
Professor Titular de Pediatria, Chefe do Serviço de Alergia e
Imunologia Pediátrica da UFPR

Nelson Hamerschlak
Coordenador do Centro de Oncologia e Hematologia e da
Unidade de Transplante de Medula óssea do Hospital Israelita
Albert Einstein

Niels Olsen Saraiva Câmara
Pesquisador Afiliado da Disciplina de Nefrologia do Laboratório
de Imunologia Clínica e Experimental da UNIFESP

Olavo Mion
Professor Colaborador da Disciplina de Otorrinolaringologia
da USP

Óren Smaletz
Oncologista Clínico do Departamento de Oncologia do Hospital
Israelita Albert Einstein
Coordenador do Núcleo de Estudos Clínicos em Câncer do
Instituto Israelita de Ensino e Pesquisa Albert Einstein
Ex-clinical Fellow de Oncologia-Hematologia do Memorial
Sloan-Kettering Cancer Center, Nova York

Patrícia Hottz
Médica Infectologista Mestranda em Doenças Infecciosas e
Parasitárias pela Faculdade de Medicina da UFRJ

Paulo Ferreira Lima
Membro Fundador e Ex-Presidente da Associação Brasileira de
Alergia e Imunopatologia
Professor Adjunto IV da Disciplina de Alergia Clínica do
Departamento de Clínica Médica do Curso de Medicina da
Universidade Federal de Santa Catarina (UFSC)

Phillip Scheinberg
Pesquisador e Clínico do Departamento de Hematologia do
Instituto Nacional de Saúde dos Estados Unidos (NIH)

Priscila Geller Wolff
Médica com Pós-graduação *Lato Sensu* em Pesquisa na Área de
Alergia e Imunologia pela USP
Fellow da American Academy of Allergy, Asthma and
Immunology
Médica Pesquisadora do Center For Clinical and Basic Research
(CCBR) – Brasil

Raymundo Paraná
Professor Associado e Livre-docente de Hepatologia Clínica da
UFBA
Chefe do Serviço de Gastro-Hepatologia do Hospital
Universitário da UFBA

Régis de Albuquerque Campos
Professor Adjunto IV do Departamento de Medicina Interna e
Apoio Diagnóstico da Faculdade de Medicina da UFBA
Post-Doctoral research fellowship na Seção de Alergia e Imunologia
da Yale University Medical School, EUA
Doutor em Ciências pela Faculdade de Medicina da USP
Especialista em Alergia e Imunologia pela ASBAI

Roberto Alexandre Franken
Titular da Disciplina de Cardiologia da Faculdade de Ciências
Médicas da Santa Casa de São Paulo

Rosana Neves dos Santos
Mestra em Ciências da Saúde pelo Hospital do Servidor Público
Estadual de São Paulo

Rubem David Azulay *In Memoriam*

Rui Toledo Barros
Doutor em Nefrologia pela Faculdade de Medicina da USP
Docente da Disciplina de Nefrologia da Faculdade de Medicina
da USP

Sandra Maria Epifânio Bastos Pinto
Mestra em Saúde da Criança e da Mulher pelo IFF/FIOCRUZ
Chefe da Clínica do Serviço de Alergia e Imunologia
IFF/FIOCRUZ
Coordenadora do Curso de Residência Médica e Pós-graduação
em Alergia e Imunologia do IFF/FIOCRUZ
Professora Assistente em Alergia e Imunologia da Escola Médica
de Pós-graduação da PUC-Rio

Simone Cunha
Médica Gastroenterologista do Serviço de Gastro-Hepatologia
do Hospital Universitário da UFBA

Solange Oliveira Rodrigues Valle
Mestra em Imunologia Clínica pela Faculdade de Medicina da
UFRJ
Médica do Serviço de Imunologia do Hospital Universitário
Clementino Fraga Filho da UFRJ
Professora do Curso de Aperfeiçoamento em Imunologia Clínica
da UFRJ

Veridiana Aun Rufino Pereira
Médica Assistente do Serviço de Alergia do Hospital do
Servidor Público de São Paulo
Doutora em Medicina pela Faculdade de Medicina da USP

Victor Nudelman
Diretor Clínico do Hospital Israelita Albert Einstein
Imunologista da Clínica de Especialidades Pediátricas do
Hospital Israelita Albert Einstein
Pesquisador Associado da Disciplina de Alergia,
Imunologia e Reumatologia do Departamento de Pediatria
da UNIFESP
Membro do Board do Jeffrey Modell Center – Brasil

Wilson Tartuce Aun
Chefe da Seção de Imunologia do Serviço de Alergia do Hospital
dos Servidores do Estado de São Paulo
Presidente Vitalício da ASBAI
Presidente do Centro de Estudo e Pesquisa em Alergia e Imunologia

Mensagem dos Autores

Os autores dedicam o livro *Diagnóstico e Tratamento das Doenças Imunológicas* às suas respectivas famílias, por todo o carinho e incentivo à sua realização. São muito gratos a todos os colaboradores que enriqueceram os importantes capítulos da Imunologia básica e aplicada, atualizando os diferentes temas e didaticamente integrando os conhecimentos da Imunologia aos modernos e sofisticados critérios diagnósticos e terapêuticos.

Este livro é consequência natural do contínuo aprendizado com os mestres, pesquisadores, colegas e pacientes na área da Imunologia Clínica no Brasil, nos Estados Unidos e na Europa. O livro traz para os generalistas e os especialistas uma visão geral da interação da Imunologia com as diferentes especialidades clínicas e pediátricas, sendo abordados temas atuais e inovadores.

A Imunologia, sendo multidisciplinar, tem começo, mas não tem fim. A Medicina e a própria vida têm na Imunologia os seus sustentáculos. Direta ou indiretamente, a saúde e a doença estão vinculadas à homeostase ou às disfunções imunológicas, respectivamente. Este livro, bastante abrangente, é original no Brasil e voltado sobretudo para os médicos generalistas (clínicos gerais, internistas, médicos de família e pediatras), para os especialistas (alergistas, reumatologistas, imunologistas clínicos, dermatologistas, otorrinolaringologistas, pneumologistas etc.) e também para os graduandos e pós-graduandos de Medicina (estudantes, internos, residentes, mestrandos e doutorandos).

O livro cobre as principais doenças imunológicas e é uma fonte de consulta para os médicos que queiram obter informações sobre as doenças imunológicas que não sejam de sua área. Convém lembrar que as alergias são as doenças crônicas mais frequentes na infância, que cerca de 30% da população têm alguma doença alérgica, que 4% das gestantes são asmáticas e que as doenças atópicas estão em ascensão no mundo moderno industrializado. As doenças autoimunes e imunoinflamatórias são potencialmente fatais, comprometendo sobremaneira a qualidade de vida dos seus portadores, e envolvem as principais especialidades médicas (Alergologia, Reumatologia, Hematologia, Oncologia, Gastroenterologia, Neurologia, Nefrologia, Pneumologia, Cardiologia, Oftalmologia, Otorrinolaringologia, Dermatologia, Ginecologia/Obstetrícia/Reprodução Humana, Transplantes, Imunodeficiências, Doenças Infecciosas, Doenças Ocupacionais, Anestesiologia, Laboratório Clínico e de Pesquisa etc.).

Trata-se, portanto, de um livro novo, prático e objetivo sobre os diagnósticos e tratamentos atuais das doenças imunológicas, contendo capítulos didáticos escritos por médicos brasileiros diferenciados que ocupam posições de destaque na vida acadêmico-científica nacional e internacional. Com a aplicação dos importantes tratamentos imunológicos que estão surgindo, visa-se a obtenção de maior longevidade e qualidade de vida aos portadores de doenças imunológicas.

Desejamos a todos uma leitura proveitosa.

Mario Geller
Morton A. Scheinberg

Prefácio da Segunda Edição

O SISTEMA IMUNE E A DOENÇA

O nosso entendimento das filigranas, complexidades e da importância do sistema imunológico para a saúde e a doença continua crescendo. Este novo e crescente banco de conhecimentos tem uma tradução direta na compreensão tanto da função imune inata quanto na adquirida e na sua importância para a preservação da saúde. Ademais, como apresentado neste livro, o sistema imune tem efeito duplo, pois os mesmos mecanismos que protegem o hospedeiro contra doenças podem também participar de inúmeros processos nosológicos – asma, artrite, inflamação e doenças neurológicas, por exemplo. Como já salientado no meu Prefácio da primeira edição de *Diagnóstico e Tratamento das Doenças Imunológicas*, dos Drs. Mario Geller e Morton Scheinberg: "A nossa compreensão e avaliação das complexidades do sistema imunológico e o seu papel tanto na defesa do organismo quanto nos mecanismos patológicos têm transformado a nossa visão sobre a relação deste sistema com a doença". Esta asserção é ainda mais importante na atualidade, e estas mudanças estão registradas nesta segunda edição. Com os avanços na nossa compreensão dos mecanismos patológicos e como um guia para os novos processos imunoterapêuticos, este livro dos Drs. Geller e Scheinberg continua a preencher as importantes necessidades do conhecimento imunológico para clínicos e estudantes nos seus mais variados graus de formação profissional.

As funções ou disfunções do sistema imunológico servem como elementos de compreensão para inúmeras doenças, como refletido no índice deste livro: doenças alérgicas, imunodeficiências (primárias ou adquiridas), vasculites, artrites, doenças hematológicas e neurológicas. É fundamental que o clínico integre a amplidão dos conhecimentos imunológicos no seu processo de compreensão dos mecanismos imunopatológicos de várias doenças, visando sempre os seus potenciais tratamentos. Os Drs. Geller e Scheinberg conseguem alcançar estes objetivos eficientemente, de maneira apropriada e detalhada. Nos seus capítulos introdutórios os autores fornecem ao leitor uma visão ampla e abrangente do sistema imunológico e dos seus principais componentes-células e mediadores, que são cruciais tanto para os mecanismos de defesa do hospedeiro quanto para os processos patológicos. Estas características e ações continuam a ilustrar como o sistema imune funciona, as suas complexidades e as consequências quando ele se torna disfuncional. O conhecimento do papel celular no sistema imunológico continua a se expandir ao adicionar às subclasses de células T anteriormente conhecidas (Th1 e Th2), outras populações linfocitárias reguladoras e efetoras. É importante ressaltar o papel adicional de inúmeros novos mediadores (citocinas e quimiocinas) participantes das reações imunológicas. Ressalta-se como e em quais condições estes elementos funcionam, fornecendo assim novas informações sobre os mecanismos imunopatológicos e, portanto, como intervir para modificá-los. Como ilustração existe atualmente tecnologia para interromper de maneira segura e eficaz várias funções imunes com anticorpos monoclonais, como, por exemplo, o antifator de necrose tumoral (anti-TNF) e a anti-imunoglobulina E (anti-IgE).

Os autores incluem um capítulo sobre imunogenética, uma nova área de pesquisa que muito expandiu na última década após a elucidação do programa do genoma humano. Os seres humanos são produtos da interação dos genes com o meio ambiente. Avaliar como o sistema imunológico, sob o controle de fatores genéticos específicos, participa destas interações continua a fornecer elementos de compreensão para os riscos de doenças, mecanismos patológicos, oportunidades terapêuticas e a condução de eventuais medidas preventivas. A finalidade consequente é a prevenção das doenças, o que não é mais um sonho distante, pois as novas descobertas sobre o sistema imune e sobre a regulação genética específica estão em um processo cumulativo e crescente de expansão.

Como já anteriormente conhecido, e de longa data, a ausência de um sistema imunológico funcionante não é compatível com a vida. Estas importantes observações são relevantes desde o início da vida e em imunodeficiências celulares – como na síndrome de DiGeorge –, que podem propiciar a frequente ocorrência de infecções fatais em crianças. A identificação dos mecanismos presentes nestas imunodeficiências mudou drasticamente este quadro sombrio. Estas observações primordiais serviram para definir as bases da importância e da complexidade do sistema imune e a sua relevância na proteção do hospedeiro e na preservação da saúde, bem como em alvos de tratamentos eficazes e salvadores. Os Drs. Geller e Scheinberg fornecem ao leitor uma introdução minuciosa e compreensível deste sistema imunológico. Como eles salientam no seu texto, é importante reconhecer que o sistema imune pode ser dividido em inato e adaptativo. Para sobreviver às agressões infecciosas iniciais é essencial que a "máquina" imunológica esteja operacional e eficaz desde o nascimento. A primeira linha de defesa do citado sistema imune inato é fundamental no combate às infecções iniciais e também contra as agressões ambientais. O sistema imune inato, entretanto, está também conectado às respostas imunes adaptativas, que são os componentes "aprendidos" do sistema imunológico e que servem para estabelecer o sistema interativo complexo pelo qual o sistema imunológico desenvolve memória, podendo assim prevenir as infecções recorrentes e as doenças. Porém, como discutido neste livro, as mesmas funções protetoras podem, em um indivíduo suscetível e em um determinado momento, ser programadas para causar lesões e, portanto, ser prejudiciais ao organismo, causando doenças. As doenças autoimunes como a artrite reumatoide e as glomerulonefrites são exemplos de condições em que a produção de anticorpos, normalmente protetores, pode, em desprogramações, induzir lesões e doenças (autoanticorpos).

A importância do sistema imunológico na defesa do organismo tem sido observada na AIDS, onde o vírus HIV se liga ao receptor CD4, comprometendo assim os mecanismos de defesa imunológica e induzindo, no indivíduo infectado, a vulnerabilidade aos micro-organismos oportunistas. Estas observações levaram a medidas terapêuticas salvadoras, com a mudança deste grave quadro nosológico provocado por respostas imunes disfuncionais.

Mais familiarizados a mim, e extensamente cobertos neste livro, estão os avanços na compreensão do papel do sistema imune nas doenças alérgicas e na asma, cuja prevalência tem aumentado dramaticamente nas duas últimas décadas. Este rápido aumento não pode ser atribuído apenas a fatores genéticos. Houve, no entanto, mudanças significativas no meio ambiente e no modo de vida moderno. Nós nos tornamos cidadãos urbanos, vivemos em ambientes fechados e não mais ao ar livre, comemos alimentos processados industrialmente e utilizamos antibióticos mais frequentemente, em comparação com as décadas anteriores. Há evidência documentada de que estas modificações ambientais, em indivíduos geneticamente predispostos, podem ser a explicação para o observado desvio do sistema imune para um perfil Th2. Estas alterações na expressão do sistema imunológico podem propiciar a sensibilização alérgica e, consequentemente, a inflamação alérgica. Os micróbios são componentes essenciais desta equação. Os autores dedicam um capítulo para a importância das infecções respiratórias, principalmente as virais, nos eventos com broncoespasmo inicial, e que são fatores de risco muito importantes para o estabelecimento da asma. O interesse nos micróbios tem expandido a "microbiota" para o nosso corpo, e assim a importância de alguns micro-organismos na proteção contra as doenças alérgicas. Outros micróbios podem, no entanto, causar um maior risco para a doença. Finalmente, a experiência utilizando o anticorpo monoclonal contra a IgE tem sido muito eficaz no tratamento de asmáticos; e esta terapia consolida a importância desta molécula para a asma.

A assinatura do sistema imune é variável e dependente da doença. Na doença reumática, por exemplo, o quadro inflamatório é distinto do existente na asma. O TNF-α tem importância oposta na patogênese de ambas as doenças, embora esteja presente como componente inflamatório nas duas. Na artrite reumatoide a inflamação articular neutrofílica e mononuclear é característica. As respostas terapêuticas dramáticas observadas com o anti-TNF-α nestes pacientes indicam a importância deste específico mediador na doença reumatoide. Em contraste, o anti-TNF-α não foi eficaz no tratamento da asma. Estas observações demonstram a importância de se definirem as principais diferenças entre as doenças inflamatórias. Verifica-se, também, que alguns agentes biológicos são úteis na descoberta de mecanismos patológicos e podem servir como um *knockout* humano.

O sistema imune desempenha um papel crítico em uma grande variedade de doenças, com muitas facetas em sua apresentação. O livro *Diagnóstico e Tratamento das Doenças Imunológicas* fornece ao leitor um campo de entendimento da importância e aplicação de conhecimentos do sistema imunológico em inúmeras doenças imunomediadas, estabelecendo assim um potencial terapêutico eficaz e definitivo voltado contra os mecanismos imunes básicos existentes.

Como já mencionado no meu prefácio anterior, os autores estão bastante qualificados para prover os leitores da segunda edição deste livro com uma visão abrangente do diagnóstico e tratamento das doenças imunológicas. Ambos são líderes na comunidade da Imunologia e têm a competência necessária para o preparo deste livro com muito sucesso. Eu conheço o Dr. Geller há mais de 30 anos, desde a sua pós-graduação em Alergia e Imunologia na Universidade de Wisconsin, Madison, WI, EUA. O Dr. Geller é um clínico competente e um educador com sólida e inteligente compreensão das doenças imunológicas. O Dr. Scheinberg está igualmente qualificado e concluiu a sua especialização em Reumatologia na Universidade Tufts, Boston, MA, EUA, e também obteve em Boston o seu Ph.D. em Imunologia. Ambos os editores têm contribuído extensamente para a literatura médica. O mais importante é que os dois autores continuam a adquirir um conhecimento profundo e particular dos mecanismos imunopatológicos, das manifestações clínicas, dos tratamentos, bem como possuem a habilidade de transferir estas informações para o exercício prático profissional. Como resultado desta parceria em experiências e habilidades, o leitor é conduzido a uma discussão minuciosa e relevante das doenças imunológicas, dos seus diagnósticos e dos seus tratamentos.

Prof. William W. Busse, M.D.
Professor of Medicine
Division of Allergy, Pulmonary and Critical Care Medicine
University of Wisconsin School of Medicine and Public Health

Prefácio da Primeira Edição

O SISTEMA IMUNE

Nos últimos 25 anos a nossa compreensão e valorização das complexidades do sistema imune, do seu papel nas defesas do hospedeiro e nos mecanismos das doenças transformaram completamente a nossa visão da relação entre este sistema e as doenças. *Diagnóstico e Tratamento das Doenças Imunológicas – Para Clínicos, Pediatras e Residentes*, dos Drs. Mario Geller e Morton Scheinberg, preencherá uma lacuna importante na conexão entre os mecanismos básicos do sistema imune e a sua patogênese, porque está voltado para o médico no seu exercício profissional. Este livro começa com a revisão dos fundamentos do sistema imune, e como eles se relacionam com o amplo espectro dos mecanismos patológicos, e como esta informação forneceu o conhecimento, a direção e os novos tratamentos das doenças com base imunológica. Esta revisão está contida nos fundamentos deste livro.

O espectro das doenças induzidas por alterações do sistema imune "não conhece fronteiras", e defeitos ou disfunções deste sistema estão presentes em diversas doenças, como asma, doenças reumáticas, vasculites, distúrbios endócrinos e doenças neuromusculares. Para o médico moderno e bem informado é essencial um conhecimento nítido e operacional dos mecanismos básicos do sistema imune e de como as anormalidades nestes processos complexos interativos podem provocar manifestações clínicas que causam desde um broncoespasmo até a artrite debilitante e doenças potencialmente fatais. Este livro, escrito por dois renomados especialistas, os Drs. Geller e Scheinberg, fornece ao médico, em seu exercício profissional, não só os fundamentos necessários para a compreensão do sistema imune, mas também uma visão das disfunções que podem se traduzir em doenças e, mais significativamente, quais são as suas manifestações, clínicas, por que elas surgem, que fatores devem ser considerados nos procedimentos diagnósticos, quais são os testes laboratoriais úteis e quais os tratamentos atuais e futuros que provavelmente serão benéficos e capazes de alterar a natureza destas doenças.

Como já há muito conhecido, a ausência total de um sistema imune funcionante não é compatível com a vida. A importância destas observações é vista precocemente quando a deficiência no sistema imune celular, como na síndrome de DiGeorgi, pode apresentar infecções frequentes, potencialmente fatais em crianças. Estas observações iniciais serviram para fornecer as bases da complexidade do sistema imune e a sua relevância nos mecanismos de defesa e da preservação da saúde. Os Drs. Geller e Scheinberg fornecem ao leitor uma introdução compreensível do sistema imune. Como eles enfatizam, torna-se necessário entender que o sistema imune pode ser dividido em dois outros sistemas: imune inato e adaptativo. Para sobreviver às agressões infecciosas é essencial que a máquina imunológica seja operacional e eficaz já no nascimento. O sistema imune inato está, no entanto, conectado às respostas imunes adaptativas, que são os componentes "ensinados" do sistema imune e que servem para estabelecer uma interatividade complexa por meio da qual o sistema imune desenvolve memória e pode, portanto, prevenir as infecções recorrentes ou doenças. Como abordado neste livro, estes fatores protetores imunes podem, em determinadas condições, ser programados e tornar-se prejudiciais, induzindo o surgimento de doenças. A artrite reumatoide e a glomerulonefrite são exemplos de situações em que a produção de anticorpos normalmente protetores pode ser desprogramada e induzir consequentemente a lesão tissular.

A importância do sistema imune na defesa do hospedeiro é agora também observada na AIDS, na qual o HIV se combina com o receptor CD4, comprometendo os mecanismos de defesa imunológica e tornando o paciente infectado vulnerável a infecções oportunistas.

Nos últimos 20 anos a nossa compreensão sobre os mecanismos da asma tem sido ampliada e esclarecida, visto que o sistema imune participa desta doença das vias aéreas. Além do mais, a nossa compreensão dos fatores que modulam o sistema imune tem revelado novos fatores que aumentam a prevalência da asma. Por exemplo, de um modo simplificado, o sistema dos linfócitos T *helper* pode ser dividido em dois componentes principais: Th1 e Th2. A atividade Th1 é importante nos mecanismos de defesa e na imunovigilância. Contrastando, as respostas imunes Th2 geram citocinas que regulam a produção do anticorpo imunoglobulina E (IgE) e orquestram os processos inflamatórios alérgicos, que podem levar a disfunções respiratórias. Em certas áreas do mundo, onde há maior prevalência de doenças infecciosas, como a hepatite, há estimulação para a resposta imune Th1 e, assim, proteção contra o aparecimento das doenças alérgicas. Em contraste, outras áreas do mundo têm sociedades mais urbanas, com alta utilização de antibióticos e maior quantidade de alimentos industrializados, e neste contexto a atividade Th1 está reduzida, e o equilíbrio Th1/Th2 tende para Th2, e consequentemente, para as doenças alérgicas. As diferenças culturais podem explicar, portanto, o desequilíbrio imunológico e, possivelmente, o aumento atual na expressão da asma.

Tais exemplos são também importantes para a compreensão das imunodeficiências. Os autores descrevem as deficiências imunes, que agora atingem maior prevalência, à medida que o reconhecimento da sua existência e dos seus defeitos específicos torna-se possível. Globalmente, as deficiências na função da célula T conduzem a maior suscetibilidade às infecções virais e ao aparecimento de doenças neoplásicas. As deficiências no sistema dos anticorpos potencializa a suscetibilidade para as infecções bacterianas.

Estas classificações gerais, como, por exemplo, célula T *versus* célula B, são na verdade uma simplificação exagerada, e tem sido conhecido que moléculas de transdução para a sinalização intracelular podem ser anormais em alguns indivíduos portadores de imunodeficiência. O mais importante é o reconhecimento destes defeitos, o que leva à elaboração de tratamentos mais específicos e eficazes. O sistema imune tem nos fornecido subsídios para as novas terapias. Nas doenças reumáticas e nas doenças inflamatórias intestinais, a citocina fator de necrose tumoral-α (TNF-α) é um mediador bastante importante. Com a obtenção de anticorpo monoclonal contra esta citocina, conseguem-se, em alguns pacientes, um controle extremamente eficaz da doença e melhores resultados do que com os outros tratamentos anti-inflamatórios. Vivemos, portanto, numa era em que, com as novas informações sobre o sistema imune, podemos conhecer melhor os mecanismos patológicos e assim obter tratamentos inovadores mais eficazes.

Os autores deste livro são bastante qualificados para prover o leitor com uma abordagem ampla e detalhada dos métodos diagnósticos e tratamentos das doenças imunológicas. Conheço o Dr. Geller há mais de 25 anos, desde a sua pós-graduação na Universidade de Wisconsin. Ele é um clínico hábil e educador que possui conhecimento sólido das doenças com base imunológica. O Dr. Scheinberg é também altamente qualificado. Fez pós-graduação na Universidade Tufts e especialização em Reumatologia na Universidade de Boston, onde também obteve o Ph.D. em Imunologia. Ambos os autores contribuíram intensamente para a maior expansão da literatura médica por meio de suas inúmeras publicações científicas. O mais importante é que os dois têm uma compreensão original e detalhada dos mecanismos imunopatológicos das manifestações clínicas e dos tratamentos, além da habilidade de canalizar estas informações para o exercício médico diário. Consequentemente, por meio da combinação de experiências e habilidades, é oferecida ao leitor uma discussão abrangente e relevante do diagnóstico e tratamento das doenças imunológicas.

Prof. William W. Busse, M.D.
Professor of Medicine
Division of Allergy, Pulmonary and Critical Care Medicine
University of Wisconsin School of Medicine and Public Health

Sumário

Colaboradores.................................v
Mensagem dos Autores ix
Prefácio da Segunda Edição xi
Prefácio da Primeira Edição xiii

CAPÍTULO 1
Bases Gerais da Resposta Imune..................1
EDUARDO FINGER

CAPÍTULO 2
Cooperação Celular 7
EDUARDO FINGER

CAPÍTULO 3
Interleucinas 12
EDUARDO FINGER

CAPÍTULO 4
O Sistema do Complemento 16
EDUARDO FINGER

CAPÍTULO 5
Imunogenética................................21
ANNA CARLA GOLDBERG E JORGE KALIL

CAPÍTULO 6
Doenças Imunológicas e Biologia Molecular: Síndrome da Imunodeficiência Adquirida (AIDS)....26
CLÁUDIA CORTESE BARRETO, ESTER CERDEIRA SABINO E
JOÃO RENATO REBELLO PINHO

CAPÍTULO 7
Fisiopatologia da Atopia 39
WILSON TARTUCE AUN E VERIDIANA AUN RUFINO
PEREIRA

CAPÍTULO 8
O Espectro da Imunologia 44
MORTON SCHEINBERG

CAPÍTULO 9
Asma 46
RÉGIS DE ALBUQUERQUE CAMPOS

CAPÍTULO 10
Infecções Respiratórias Virais, Atopia e Asma........57
EVANDRO PRADO E DENISE ARRUDA

CAPÍTULO 11
Bebê Chiador.................................60
SANDRA MARIA EPIFÂNIO BASTOS PINTO E ABELARDO
BASTOS PINTO NETO

CAPÍTULO 12
Aspergilose Broncopulmonar Alérgica 67
ALFEU TAVARES FRANÇA E SOLANGE OLIVEIRA
RODRIGUES VALLE

CAPÍTULO 13
Asma Ocupacional 72
ALEXANDRE PINTO CARDOSO

CAPÍTULO 14
Rinites......................................76
CLÓVIS EDUARDO SANTOS GALVÃO

CAPÍTULO 15
Sinusite e Polipose Nasossinusal 80
JOÃO FERREIRA DE MELLO JÚNIOR E OLAVO MION

CAPÍTULO 16
Anafilaxia 83
CARLOS LOJA E ANDRÉIA GARCÊS

CAPÍTULO 17
Alergia Alimentar e Alergia ao Látex...............96
CRISTINA MIUKI ABE JACOB E ANA PAULA BELTRAN
MOSCHIONE CASTRO

CAPÍTULO 18
Alergia Medicamentosa.........................105
LUIZ ANTONIO GUERRA BERND

CAPÍTULO 19
Farmacodermias 113
MARCUS SCHORR E GILBERTO CESAR FERREIRA

CAPÍTULO 20
Alergia a Insetos 119
PAULO FERREIRA LIMA E PRISCILA GELLER WOLFF

CAPÍTULO 21
Alergia Ocular 125
João Ferreira de Mello Júnior e Maria de Fátima
Marcelos Fernandes

CAPÍTULO 22
Imunologia da Reprodução 133
Priscila Geller Wolff, Mario Geller, Morton
Scheinberg e Marcio Coslovsky

CAPÍTULO 23
Alergia e Gravidez 140
Mario Geller e Priscila Geller Wolff

CAPÍTULO 24
Alergia em Anestesia 146
Luiz Fernando Saubermann, Helio Wolff e Mario
Geller

CAPÍTULO 25
Dermatite Atópica 150
Mario Cezar Pires e Rosana Neves dos Santos
Rodrigues

CAPÍTULO 26
Dermatite de Contato 159
Martti Antila

CAPÍTULO 27
Urticária e Angioedema 167
Cláudia Soïdo Falcão do Amaral, Maria Luiza
Oliva Alonso e Manoel Medeiros Junior

CAPÍTULO 28
Buloses 173
David R. Azulay, Luna Azulay-Abulafia e Rubem
David Azulay

CAPÍTULO 29
Psoríase: Uma Doença Sistêmica 184
Cid Yazigi Sabbag

CAPÍTULO 30
Imunodeficiências Primárias: Quando Suspeitar 199
Aluce Loureiro Ouricuri e Andréia Garcês

CAPÍTULO 31
**Imunodeficiências Primárias: Diagnóstico e
Tratamento**....................................203
Ana Karolina Barreto de Oliveira e Cristina
Maria Kokron

CAPÍTULO 32
Infecção pelo HIV e AIDS 217
Patrícia Hottz e Mauro Schechter

CAPÍTULO 33
Imunoterapia em Alergia 226
João Negreiros Tebyriçá

CAPÍTULO 34
Imunomodulação em Alergia 231
Nelson Augusto Rosário Filho e Herberto José
Chong Neto

CAPÍTULO 35
O Imunologista Clínico, o Paciente e a Família 236
Celso Ungier e Lucília M. N. Hess

CAPÍTULO 36
Doenças Imunológicas de Natureza Reumática......242
Morton Scheinberg

CAPÍTULO 37
Autoimunidade: Visão do Alergista...............257
Myrthes Toledo Barros, Leonardo Mendonça e Rui
Toledo Barros

CAPÍTULO 38
Vasculites Sistêmicas..........................270
Ari Stiel Radu Halpern

CAPÍTULO 39
**Sarcoidose e Outras Doenças Pulmonares de Fundo
Imunológico**....................................274
Morton Scheinberg

CAPÍTULO 40
Imunologia da Tuberculose 280
Hisbello S. Campos

CAPÍTULO 41
Doenças Imunológicas do Sistema Endócrino.......290
Antonio Carlos Lerario

CAPÍTULO 42
Doenças Renais Mediadas pelo Sistema Imune......296
Niels Olsen Saraiva Câmara, Maurício Galvão
Pereira e Alvaro Pacheco-Silva

CAPÍTULO 43
Doenças Imunológicas do Trato Gastrointestinal....306
Flavio Steinwurz

CAPÍTULO 44
Hepatites Autoimunes..........................314
Antonio Ricardo Andrade, Simone Cunha e
Raymundo Paraná

CAPÍTULO 45
Esclerose Múltipla 319
Charles Peter Tilbery

CAPÍTULO 46
Doenças Imunológicas Neuromusculares...........326
Marcelo Annes

CAPÍTULO 47
Doenças Cardíacas de Fundo Imunológico.........334
Dimas Tadahiro Ikeoka e Roberto Alexandre
Franken

CAPÍTULO 48
Doenças Imuno-hematológicas 339
Phillip Scheinberg

CAPÍTULO 49
Imunologia em Cancerologia....................347
Óren Smaletz e Haila Bockis Mutti

CAPÍTULO 50

Imunologia dos Transplantes.....................351

Eurípides Ferreira

CAPÍTULO 51

Transplante de Células-tronco Hematopoéticas em Doenças Autoimunes..........................367

Nelson Hamerschlak, Daniela Aparecida de Moraes, Maria Carolina de Oliveira Rodrigues e Julio Voltarelli

CAPÍTULO 52

Imunização no Adulto..........................376

André Villela Lomar e Morton Scheinberg

CAPÍTULO 53

Testes Diagnósticos em Alergia: *In Vivo*...........383

José B. Seba, José Laerte Boechat e Amanda Jacobson Seba

CAPÍTULO 54

Métodos Diagnósticos em Alergia: *In Vitro*.........390

L. Karla Arruda

CAPÍTULO 55

Autoanticorpos nas Doenças Reumáticas Autoimunes......................................397

Cristóvão Luis P. Mangueira e Eliane Aparecida Rosseto

CAPÍTULO 56

Investigação Laboratorial de Imunodeficiências Primárias...403

Victor Nudelman

Índice Remissivo 413

CAPÍTULO

1

Bases Gerais da Resposta Imune

Eduardo Finger

INTRODUÇÃO

O sistema imunológico é a entidade que coordena as diversas estratégias de defesa do hospedeiro contra agressões à sua integridade corporal, particularmente as que são perpetradas por microrganismos. Nos vertebrados, ele se divide em três compartimentos. O mais antigo, a imunidade inata, bloqueia a entrada de microrganismos no meio interno. O mais recente, a imunidade adaptativa, elimina agressores do meio interno e acumula uma memória imunológica que evita a recorrência do agente agressor. O terceiro, a imunidade intermediária, é formado por células típicas da imunidade adaptativa que, no entanto, respondem como componentes da imunidade inata (linfócitos B-1 e NK).

COMPONENTES E ESTRATÉGIAS DO SISTEMA IMUNOLÓGICO

Imunidade Inata Promove a Impenetrabilidade do Meio Interno

A imunidade inata congrega mecanismos físicos, químicos e celulares que reagem a agressões de uma forma padrão evolutivamente programada. A resposta inata típica é imediata, inespecífica e sempre igual, e inclui a pele, que constitui uma barreira inexpugnável contra microrganismos, secreções viscosas que bloqueiam o acesso a mucosas, substâncias microbicidas inclusas em todas as secreções orgânicas e o sistema complemento (discutido em capítulo próprio). Seu braço celular é formado principalmente por macrófagos e neutrófilos, ambos células capazes de confrontar diretamente microrganismos invasores com fagocitose e secreções microbicidas como lisozimas, defensinas e radicais livres de oxigênio. Os macrófagos, em sua maioria, residem nos tecidos. Os neutrófilos residem na circulação e migram em massa para o interstício imediatamente após uma agressão, em resposta a estímulos quimiotáticos decorrentes de dano celular.

Imunidade Adaptativa: Proteção pela Diversidade, Clone a Clone

A imunidade adaptativa é constituída pelos linfócitos T e B, células caracterizadas pela expressão de receptores de superfície contra peptídeos entre 5 e 17 aminoácidos

denominados epítopos.[1] O reconhecimento de um epítopo por receptores de linfócitos T (TCR[2]) ou B (BCR[2]) torna-o visível para a imunidade adaptativa e passível de eliminação por ela. Cada TCR/BCR é único, distinto e expresso por um único linfócito que passa a ser chamado de clone, e, por serem produzidos por meio da recombinação aleatória de seus constituintes gênicos (Figuras 1-1 e 1-2, Quadro 1-1), sua especificidade é totalmente aleatória. Através da enorme diversidade clonal acumulada nos grandes repertórios linfocíticos, a imunidade adaptativa é capaz de deflagrar reações sistêmicas com enorme potencial destrutivo, que, no entanto, por serem cuidadosa e especificamente direcionadas aos epítopos do agressor, são bem toleradas pelo hospedeiro.

A constituição genética dos TCRs divide os linfócitos T em $\alpha\beta$ ou $\gamma\delta$. O papel dos linfócitos T $\gamma\delta$ ainda não foi completamente elucidado e não será discutido aqui. Linfócitos T $\alpha\beta$ são ainda subdivididos em linfócitos T CD4$^+$ (T4) ou linfócitos T CD8$^+$ (T8) segundo sua expressão desses marcadores de superfície. Linfócitos T4 iniciam e coordenam a resposta adaptativa. Linfócitos T8 identificam e eliminam células infectadas por patógenos intracelulares. O BCR é constituído por uma proteína antígeno-específica chamada anticorpo, cuja secreção durante resposta imune desempenha papel fundamental na neutralização de patógenos e toxinas.

DIFERENCIANDO O PRÓPRIO DO PATOGÊNICO

Imunidade Inata Identifica Patógenos através de PAMPs e Opsoninas

Tendo-se em vista o perigoso potencial destrutivo comandado pelo sistema imunológico, sua aptidão mais importante é diferenciar entre substâncias próprias e exógenas, preservando as primeiras e eliminando as últimas. A imunidade inata promove essa distinção por dois métodos.

O primeiro método consiste em dotar células com receptores sensíveis a substâncias inexistentes em células de

---

[1] Para fins imunológicos, proteínas capazes de induzir atividade linfocítica são denominadas antígenos; seus peptídeos, contra os quais é dirigida a resposta imune, são chamados epítopos.
[2] Do inglês, TCR (T-cell receptor); BCR (B-cell receptor).

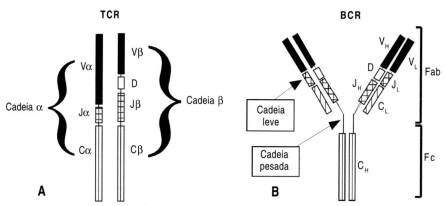

FIGURA 1-1 **Estrutura genética dos receptores linfocíticos.** (A) O receptor de linfócito T αβ (TCR) é constituído por uma cadeia α e uma cadeia β. A cadeia α é formada por três genes: Vα, Jα e Cα. A cadeia β é formada por quatro genes: Vβ, D, Jβ e Cβ. Apesar dos nomes similares, os genes constituintes de cada cadeia são distintos, encontram-se em cromossomos diferentes e são rearranjados independentemente (Figura 1-2). Para tornar-se funcional, o TCR necessita ser acompanhado por um complexo acessório de moléculas sinalizadoras que traduzem sua ligação com o epítopo, em um sinal intracelular que ativa ou anergiza o linfócito T (ver texto). O conjunto completo do TCR mais moléculas sinalizadoras é conhecido como CD3. (B) O receptor de linfócito B (BCR) é formado por uma molécula de anticorpo ancorada à membrana e duas cadeias sinalizadoras (cadeias α e β) que transformam sua ligação com o antígeno em um sinal intracelular. A molécula do anticorpo é constituída por uma cadeia leve e uma cadeia pesada (H de *heavy*) arranjadas como dois heterodímeros ([L:H]$_2$). De modo similar ao TCR, cadeias leves são formadas por três genes: V$_L$, J$_L$ e C$_L$ e cadeias pesadas por quatro genes: V$_H$, D, J$_H$ e C$_H$. Em ambos os receptores, a porção V(D)J (também conhecida como porção variável ou, no caso do anticorpo, Fab) resulta de um rearranjo aleatório de seus genes constituintes (Figura 1-2), e é a responsável pela especificidade antigênica do receptor. Para produzir diversidade clonal, diversas opções de cada um dos genes constituinte estão codificadas no genoma (Quadro 1-1), e qualquer uma delas pode ser recrutada durante a fase de construção do receptor (Figura 1-2). No caso específico dos anticorpos, o gene C$_H$ (também conhecido como Fc) define a classe e a função do anticorpo e pode ser trocado por outro C$_H$ (C$_{α1,2}$, C$_{γ1,2,3,4}$ ou C$_ε$) durante a resposta imune, segundo instruções do linfócito T4. Após estímulo via CD40L, a Fab também pode sofrer alterações pontuais para aprimorar sua afinidade pelo antígeno. Essas alterações envolvem mutações no próprio cromossomo e são conhecidas como maturação de afinidade.

vertebrados chamadas PAMPs[3], entre as quais encontram-se o lipopolissacarídeo bacteriano DNA demetilado, o RNA de dupla hélice viral e a flagelina. Entre os receptores de PAMPs mais importantes estão os onze integrantes da família dos receptores Toll-similares (TLRs[4]), os quais, individualmente ou combinados, reagem a mais de 60 PAMPs, iniciando mecanismos de defesa celular individuais e a programação antimicrobiana da resposta celular inata.

O segundo método consiste na ação das opsoninas, proteínas que se ligam simultaneamente a receptores leucocitários e ao patógeno, mediando sua adesão e fagocitose. A ligação com o patógeno pode ser específica (anticorpos) ou inespecífica (complemento). Apesar de sujeitas à opsonização pelo sistema complemento, células próprias são protegidas de seus efeitos deletérios por mecanismos constitutivos, de maneira que a opsonização afetará apenas os elementos exógenos (Capítulo 3).

Imunidade Adaptativa: Histocompatibilidade e Tolerância

Com o surgimento da imunidade adaptativa, o foco da atividade imunológica mudou de um pequeno número de substâncias restritas a patógenos (PAMPs) para um substrato extremamente variado, comum a todos os seres vivos (proteínas), forçando uma reestruturação do sistema imunológico vertebrado na qual a imunidade inata tornou-se predominantemente responsável pela resistência local imediata em zonas de interface com o meio externo, e a imunidade adaptativa assumiu a responsabilidade de neutralizar agressores no nível sistêmico. Integrando essas respostas distintas e complementares encontram-se as células apresentadoras de antígenos (APCs).

APCs são células especializadas que internalizam antígenos na zona de agressão, processam-nos em epítopos pela digestão celular e através das proteínas do complexo maior de histocompatibilidade (MHC[5]), apresentam-nos para linfócitos T no baço e linfonodos. O MHC é um conjunto de seis genes extremamente polimórficos cuja combinação define uma assinatura celular única para cada indivíduo, denominada haplótipo, e codifica proteínas especializadas em selecionar epítopos para apresentação na superfície. Como TCRs reconhecem epítopos apenas quando apresentados através do MHC (Figura 1-3B), o haplótipo define o que o sistema imunológico vê, tolera ou ataca. Três desses genes (no ser humano: *A, B* e *C*) constituem o subgrupo MHC classe I (MHC I), que é expresso por todas as células do organismo e apresenta epítopos produzidos no citosol. Os outros três (*DP, DQ* e *DR*) formam o subgrupo MHC classe II (MHC II), expresso apenas por APCs e que apresenta epítopos de antígenos extracelulares fagocitados. Por definir um critério consistente para seleção e apresentação de epítopos, o MHC restringe o número de epítopos disponível para reconhecimento, mas também fornece um

---

[3] Do inglês, *Pathogen-Associated Molecular Patterns* (padrões moleculares associados a patógenos).
[4] Do inglês, *Toll-like receptors*.
[5] Do inglês, *major histocompatibility complex*.

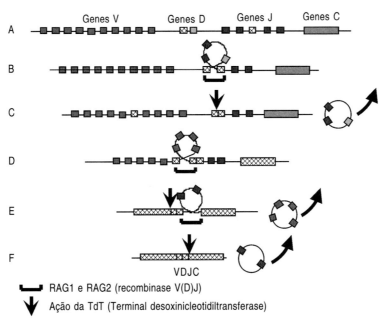

FIGURA 1-2 **Produção da diversidade dos repertórios linfocíticos.** Esta figura esquematiza o processo de recombinação gênica utilizado por linfócitos para gerar receptores de especificidades diversas. Embora a figura ilustre o rearranjo da cadeia β do TCR ou da cadeia pesada do anticorpo, o processo utilizado para gerar as cadeias α/leve do TCR/anticorpo se diferencia unicamente pela ausência do gene D. (A) Em sua sequência embrionária (pré-rearranjo), o cromossomo contém diversos segmentos gênicos para cada um dos genes que constituem os receptores linfocíticos (Quadro 1-1). (B) As enzimas RAG 1 e 2 (recombinase V(D)J ou RAG) aleatoriamente selecionam um segmento D e um segmento J e formam um *loop* no cromossomo para aproximá-los. (C) RAG se liga às bases do *loop* e as corta, expondo as extremidades abertas do cromossomo. A enzima TdT (terminal desoxinucleotidil transferase) aleatoriamente introduz ou remove nucleotídeos das extremidades abertas do cromossomo, alterando sua sequência embrionária e possivelmente a fase de leitura dos códons. Após essas modificações, RAG excisa o fragmento intermédio, religa as novas extremidades, formando uma junção DJ única, ao mesmo tempo que seleciona um segmento V. (D) RAG forma um novo *loop* aproximando o segmento V selecionado da junção DJ. (E) RAG repete o processo descrito para a formação da junção DJ dando origem ao segmento VDJ único e seleciona o gene C. Linfócitos T possuem apenas duas cópias idênticas do mesmo gene constante, portanto esta seleção não modificará o produto final. No linfócito B, o rearranjo inicial da IgH ocorre sempre com Cμ e Cδ, formando respectivamente IgM e IgD. A IgD tem apenas função regulatória em linfócitos B virgens e não é secretada. A IgM é a primeira classe de anticorpos secretada após ativação de linfócito B. (F) O segmento VDJ é unido ao gene C, completando o rearranjo da cadeia β/pesada cuja viabilidade será testada. Se o rearranjo for produtivo, o mecanismo de rearranjo será descontinuado e a célula entrará em uma fase proliferativa transferindo-o a suas células-filhas. Estas, por sua vez, já de posse de um rearranjo β/pesado produtivo, rearranjam suas cadeias α/leves de maneira independente para produzir diversos TCRs/anticorpos distintos a partir do rearranjo β/pesado comum. Se o rearranjo for improdutivo, o processo será reiniciado no segundo cromossomo. Se ambos os cromossomos produzirem rearranjos improdutivos, a célula será eliminada.

QUADRO 1-1 Número de segmentos gênicos para cada gene constituinte do TCR e BCR

	Linfócitos T αβ		Linfócito β		
	Cadeia α	Cadeia β	Cadeia leve		Cadeia pesada
			κ	λ	
Gene V	~70-80	52	40	30	40
Gene D	–	2	–	–	25
Gene J	61	13	5	4	6
Gene C	1	2[a]	1	1	10[b]
Cromossomo	14	7	2	22	14

[a] Apesar de o genoma conter duas cópias do gene Cβ, elas são idênticas.
[b] Embora haja 10 genes C_H, apenas 9 são funcionais, pois um deles é um pseudogene (ψIgE).

contexto sobre o qual o sistema imunológico pode identificar e eliminar linfócitos específicos contra autoantígenos antes que eles se tornem parte ativa do repertório linfocítico. É esse processo, denominado tolerância central, que protege os tecidos do organismo de ataques do seu próprio sistema imunológico (Figura 1-3).

DINÂMICA DA RESPOSTA IMUNOLÓGICA

Dano Celular Ativa a Resposta Inata, que Isola a Área e a Torna Citotóxica

A resposta imunológica inicia-se quando o dano celular de qualquer etiologia ativa as cascatas do complemento e das cininas. A cascata do complemento produz anafilatoxinas, opsoninas e o complexo de ataque a membranas.[6] A cascata das cininas, iniciada pelo contato da enzima calicreína com a face interna negativamente carregada das membranas celulares, cliva o cininogênio de alto peso molecular em vários mediadores inflamatórios, dos quais o mais importante é a bradicinina. Além de vasoativa e algogênica, a bradicinina ativa a fosfolipase-A2, que disponibiliza o acido araquidônico das membranas celulares para catálise pelas enzimas cicloxigenase[7] e lipoxigenase, produzindo, respectivamente, prostaglandinas e leucotrienos. Estas substâncias iniciam um processo inflamatório inespecífico local caracterizado por dor, vasodilatação, aumento da permeabilidade capilar, extravasamento de plasma e degranulação de mastócitos, basófilos e eosinófilos cujas secreções vasoativas e bactericidas acentuam as condições inflamatórias locais e o caráter tóxico do interstício. Clinicamente esse fenômeno se traduz em dor, calor, rubor, edema e impotência funcional, os sinais cardeais de inflamação.

As cascatas inflamatórias também produzem fatores de ativação celular e fatores quimiotáticos, em resposta aos quais observa-se o afluxo maciço de neutrófilos e monócitos, que, como os macrófagos e células dendríticas (DCs) locais, respondem a mediadores inflamatórios e PAMPs com fagocitose, secreção de substâncias bactericidas e citocinas[8] (neutrófilos não secretam citocinas). Nesta fase, as citocinas mais importantes são a CXCL-8, interferons tipo I (IFNs α e β), IL-6, IL-1 e TNF-α (fator de necrose tumoral α). A CXCL-8 é uma quimiocina que atrai leucócitos para o local de inflamação. IFNs do tipo I ativam a resistência antiviral e, entre outros efeitos, bloqueiam a síntese proteica e a comunicação física entre as células para impedir disseminação. A IL-6 intensifica a produção hepática de proteínas antimicrobianas constitutivas, como as lisozimas, a lectina ligadora de

---

[6] Detalhado em capítulo próprio.
[7] A inibição da cicloxigenase é um mecanismo de ação da maioria dos anti-inflamatórios não-esteroidais.

[8] Citocinas são um grupo de proteínas essenciais para comunicação intercelular dividido em grupos denominados, entre outros, interleucinas (ILs), quimiocinas e hematopoietinas.

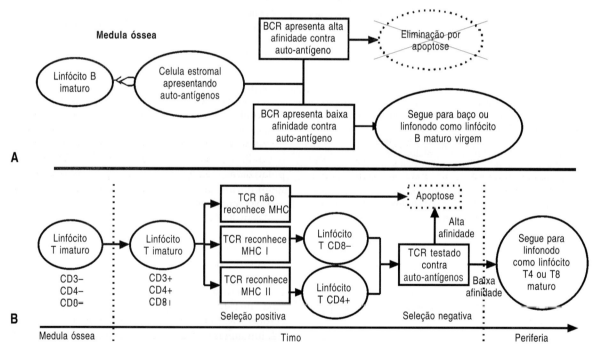

FIGURA 1-3   **Tolerização central do repertório linfocítico.** (A) Linfócitos B são gerados e selecionados na medula óssea com o auxílio das células estromais, que, antes de liberá-los para a periferia, testam a afinidade do BCR contra autoantígenos. Linfócitos B cujo BCR apresenta alta afinidade para autoantígenos e, portanto, constituem risco para o organismo são eliminados por apoptose, os restantes são liberados para a periferia e passam a circular pelo baço e linfonodos como linfócitos B maduros virgens, prontos para reagir ao seu antígeno específico. (B) Linfócitos T também são gerados na medula óssea e, ao expressarem um TCR, seguem na direção do timo como linfócitos T duplo-negativos (CD3$^+$CD4$^-$CD8$^-$) que são incapazes de responder a antígenos. A chegada deste linfócito T ao timo induz a expressão dos marcadores CD4 e CD8, tornando-o um linfócito duplo-positivo (CD3$^+$CD4$^+$CD8$^+$) que é imediatamente submetido ao primeiro estágio da tolerização, a seleção positiva. A seleção positiva testa a afinidade do TCR pelos antígenos de histocompatibilidade (MHC) e apenas aqueles que apresentarem afinidade para o haplótipo das células do timo sobrevivem. Adicionalmente, linfócitos T cujo TCR reconhece MHC I tornam-se linfócitos T CD8$^+$, enquanto linfócitos cujo TCR reconhece MHC II tornam-se linfócitos T CD4$^+$. Os linfócitos remanescentes são em seguida submetidos a uma segunda etapa seletiva: seleção negativa. Durante a seleção negativa, linfócitos T são apresentados a uma vasta coleção de epítopos próprios do organismo no contexto do MHC e todos aqueles que apresentarem uma afinidade superior à que é considerada segura pelo sistema imune sofrem apoptose. Os linfócitos T remanescentes, depurados de elementos capazes de resposta MHC-independente ou elementos autoimunes, são então liberados para a periferia como linfócitos T CD4$^+$ ou CD8$^+$ virgens maduros e passam a circular entre os tecidos linfoides secundários (baço e linfonodos) testando epítopos apresentados por APCs para encontrar seu antígeno específico. Como linfócitos B não sofrem seleção positiva, eles retêm sua capacidade de reconhecer antígenos diretamente, fora do contexto do MHC, porém, para evitar ativação inapropriada do linfócito B, mesmo reconhecendo seu antígeno específico, linfócitos B só são ativados quando coestimulados via CD40L por linfócitos T4 ativados (Capítulo 2).

manose e a proteína C reativa, ativando uma ampla reação sistêmica inespecífica conhecida como reação de fase aguda.[9] A IL-1 e o TNF-α atuam em conjunto em nível local, ativando DCs e induzindo a expressão de moléculas de adesão e fenestrações no endotélio para tornar possível a diapedese. Em nível sistêmico, eles induzem febre,[10] sonolência, anorexia, sensação de mal-estar geral e várias outras alterações, das quais destaca-se a produção de leucocitose com desvio à esquerda.

DCs e a Transição da Imunidade Inata para a Adaptativa

As DCs[11] são originárias da medula óssea mas migram para todos os tecidos do organismo, onde permanecem quiescentes até serem ativadas por dano celular, PAMPs ou pelo final de sua vida útil (senescência). Quando ativadas, as DCs iniciam um período de intensa atividade fagocítica e pinocítica, durante o qual adquirem grandes quantidade de antígenos locais para, em seguida, migrar para os linfonodos pela circulação linfática. Durante o trajeto, os antígenos internalizados são processados em epítopos, acomodados sobre moléculas de MHC e apresentados em sua superfície para escrutínio dos linfócitos com uma importante diferença, apenas DCs ativadas por inflamação ou PAMPs expressam a molécula de coestimulação B7 na superfície.

No linfonodo, linfócitos T virgens testam seus TCRs contra os epítopos na superfície das DCs. A ativação de linfócitos T virgens demanda, sem exceção, que o sinal principal via TCR seja acompanhado de um sinal paralelo produzido pelo engajamento do receptor CD28 do linfócito com o ligante B7 da DC.[12] A sinalização isolada pelo TCR é interpretada como reconhecimento de um epítopo próprio e resulta na anergização deste linfócito.[13] Se seu TCR não reconhecer nenhum epítopo, o linfócito seguirá para outros linfonodos. Havendo reconhecimento, o linfócito adere à DC e aguarda coestimulação. Como B7 é unicamente expresso em DCs ativadas por estímulos inflamatórios ou PAMPs, apenas DCs oriundas de zonas inflamadas e/ou infectadas conseguem induzir a ativação de linfócitos T virgens e dar início à resposta adaptativa. Sem B7 na superfície, DCs oriundas de tecidos normais induzem tolerância. Cabe ressaltar que apenas a ativação de linfócitos T virgens requer coestimulação. Linfócitos T de memória respondem à sinalização exclusiva via TCR com ativação plena.

Linfócitos T4 Organizam e Comandam a Resposta Adaptativa

De modo geral, no início da resposta adaptativa, APCs conseguem ativar apenas linfócitos T4. A ativação de linfócitos T8 requer coestimulação significativamente superior

à que a APC normalmente pode fornecer antes de receber auxílio de linfócitos T4 ativados. A ativação dos linfócitos B depende de coestimulação através do ligante CD40L, também expresso por linfócitos T4 ativados. Esse controle sobre outros componentes da imunidade adaptativa dá ao linfócito T4 a capacidade de utilizá-los seletivamente para promover uma estratégia de defesa eficiente, econômica e que minimize danos colaterais ao organismo hospedeiro.

Resposta Celular (Th1) *vs.* Resposta Humoral (Th2)

Linfócitos T4 ativados expressam os ligantes CD40L, o receptor de IL-2 de alta afinidade e, ao mesmo tempo, secretam grandes quantidades de IL-2, uma citocina fortemente mitogênica que promove a expansão exponencial da população clonal ativada. Durante essa expansão são produzidas tanto células efetoras da resposta imunológica quanto células-memória de longa vida, que, apesar de não participarem diretamente da reação imune, retêm a habilidade de, em caso de reinfecção, rapidamente restaurar a população efetora independentemente de coestimulação. A existência do repertório memória praticamente elimina o período de 3 a 5 dias necessário para o estabelecimento da resposta adaptativa primária, tornando o indivíduo imune contra aquele agente.

Além de promover ativação, o contato do linfócito T4 com a APC, por meio de um complexo processo ainda não completamente elucidado, avalia uma série de parâmetros do agressor e determina se a resposta T4 auxiliadora (T *helper* ou Th) será predominantemente celular (Th1) ou humoral (Th2). Respostas celulares são indicadas contra vírus, bactérias e outros patógenos intracelulares. Respostas humorais são mais eficazes contra infecções por helmintos e neutralização de toxinas. Respostas Th1 e Th2 tendem a ser polarizadas e antagônicas, visto que inversões desta regra geral normalmente produzem resultados insatisfatórios, como o agravamento de uma infecção mal contida (resposta Th2 contra um patógeno intracelular) ou dano inflamatório ineficaz e desnecessário (resposta Th1 contra um patógeno macroscópico não fagocitável).

A diferenciação de linfócitos T4 virgens em linfócitos Th1 é induzida pela secreção de IL-12 pela APC. Esses linfócitos caracterizam-se pela secreção de IFN-γ, uma citocina que estimula a ativação de macrófagos, linfócitos T8 e células NK. Inicialmente, a secreção de IFN-γ pelo linfócito T4, juntamente com o engajamento de seu ligante CD40L ao receptor CD40 da APC, induz a um aumento importante da expressão de B7, habilitando a APC a fornecer coestimulação suficiente para ativar linfócitos T8, os quais, com sua habilidade de analisar o meio intracelular por meio dos epítopos apresentados pelo MHC I, passa a detectar e eliminar células infectadas por patógenos intracelulares em todo o organismo. A mesma combinação, aplicada a macrófagos, aumenta significativamente a intensidade, a eficiência e a letalidade de suas atividades fagocíticas, microbicidas e apresentadora de antígenos. Linfócitos NK eliminam células opsonizadas por anticorpos e células que não expressam MHC I na superfície, um mecanismo de imunoevasão utilizado por alguns vírus na tentativa de evitar detecção por linfócitos T8.

Linfócitos Th2 secretam predominantemente IL-4 e IL-10, citocinas que inibem a ativação de macrófagos,

---

[9] A instalação da reação de fase aguda (RFA) se reflete clinicamente no aumento da velocidade de hemossedimentação.

[10] Sendo por isto alternativamente denominados de pirogênios endógenos.

[11] Apesar de utilizar DCs como exemplo ilustrativo, o processo é similar para as duas outras APCs conhecidas: macrófagos e linfócitos B ativados.

[12] Este processo é conhecido como coestimulação.

[13] Este processo de tolerização no linfonodo é conhecido como tolerização periférica.

linfócitos T8 e NK, e induzem a produção de anticorpos opsonizantes das classes IgG2 e IgE. Estas classes são reconhecidas por receptores na superfície de mastócitos e eosinófilos que, ao contatar anticorpos ligados ao patógeno, degranulam atacando-o com grandes quantidades de produtos citotóxicos. Por serem específicos e não ativarem complemento de maneira sistemática, os anticorpos restringem a atividade inflamatória à superfície do patógeno, evitando o dano disseminado produzido por macrófagos ativados, em situações nas quais fagocitose ou complemento não desempenham um papel essencial. Outro componente da resposta Th2 é a indução de secreções, tosse, espirros e vômitos que ajudam a expelir patógenos para fora do organismo.

Atuação dos Linfócitos B na Resposta Adaptativa

Linfócitos B, através do anticorpo em seu BCR, adquirem, processam e, como uma APC, apresentam seu antígeno específico para linfócitos T4. Linfócitos T4 ativados por esses epítopos devolvem o estímulo ao linfócito B via CD40L. A coestimulação por CD40L é indispensável para a ativação plena do linfócito B (Capítulo 2) e induz sucessivamente proliferação, secreção inicial de anticorpos de baixa afinidade da classe IgM, mudança de classe para IgG, IgE ou IgA e mutações pontuais na sequência Fab a cada nova geração, visando aprimorar a afinidade e a especificidade do anticorpo (este processo é denominado maturação de afinidade). Os clones resultantes serão diferenciados em plasmócitos, verdadeiras usinas celulares de secreção de anticorpos ou linfócitos B de memória que conferem imunidade duradoura contra aquele agente agressor.

Linfócitos Th1, por meio da secreção de IFN-γ, induzem mudança de classe para IgG1 e IgG3, que, além de ativadores de complemento, possuem receptores específicos na superfície de macrófagos, linfócitos T8 e linfócitos NK, e são, portanto, capazes mediar citotoxicidade e fagocitose específicas por meio de opsonização. Linfócitos Th2, por meio da secreção de IL-4, induzem mudança de classe para IgG2, IgG4 e IgE que não ativam complemento, mas são utilizadas por eosinófilos e mastócitos para guiar a liberação de suas toxinas sobre os patógenos. Linfócitos B também produzem imunoglobulinas da classe IgA que podem ser secretadas no meio extracelular, onde neutralizam componentes importantes da fisiologia microbiana ou removem toxinas, reduzindo, assim, sua patogenicidade.

Encerramento da Resposta Imunológica

Os mesmos estímulos que induzem a ativação do linfócito também induzem a expressão de moléculas inibitórias (CTLA-4) cujo sinal o linfócito T tem de superar para poder reagir. Enquanto houver agressores no meio interno, o sinal ativador excede o inibitório e a resposta imune prossegue. No entanto, à medida que os agressores são eliminados, ele se reduz e o balanço se altera a favor dos fatores inibitórios que suspendem a atividade linfocítica. A redução da atividade linfocítica também reduz ainda mais a quantidade de citocinas produzidas, cuja falta induz apoptose em massa entre linfócitos efetores, rapidamente reduzindo o tamanho do repertório efetor sem causar inflamação adicional. Por fim, linfócitos T efetores têm sua vida útil regulada pelo mecanismo de apoptose induzida por ativação. Segundo este mecanismo, após um tempo específico de atuação, linfócitos T passam a expressar tanto moléculas indutoras de apoptose (FAS) quanto seu receptor específico (FASL), ativando, assim, sua própria apoptose.

Esses são apenas alguns dos mecanismos conhecidos atualmente, mas, na realidade, o processo de encerramento da resposta imune é complexo e ainda não foi totalmente elucidado. Com certeza, nossa compreensão deste processo, assim como de vários outros aqui descritos, será aprofundada no futuro e nos permitirá revisitar esses conceitos e preencher as lacunas que ainda existem.

Bibliografia

Ackerman, A. L. e P. Cresswell. Cellular mechanisms governing cross-presentation of exogenous antigens. *Nat Immunol*, v.5, n.7, Jul, p.678-84. 2004.

Boes, M. e H. L. Ploegh. Translating cell biology in vitro to immunity in vivo. *Nature*, v.430, n.6.996, Jul 8, p.264-71. 2004.

Bryant, P. e H. Ploegh. Class II MHC peptide loading by the professionals. *Curr Opin Immunol*, v.16, n.1, Feb, p.96-102. 2004.

Catron, D. M., A. A. Itano et al. Visualizing the first 50 hr of the primary immune response to a soluble antigen. *Immunity*, v.21, n.3, Sep, p.341-7. 2004.

Chikuma, S. e J. A. Bluestone. CTLA-4 and tolerance: the biochemical point of view. *Immunol Res*, v.28, n.3, p.241-53. 2003.

Constant, S. L. e K. Bottomly. Induction of Th1 and Th2 CD4+ T cell responses: the alternative approaches. *Annu Rev Immunol*, v.15:, p.297-322. 1997.

Crotty, S, e R. Ahmed. Immunological memory in humans. *Semin Immunol*, v.16, n. 3, Jun, p.197-203. 2004.

Geijtenbeek, TB., S. J. Van Vliet, et al. Self- and nonself-recognition by C-type lectins on dendritic cells. *Annu Rev Immunol*, v.22:, p.33-54. 2004.

Germain, R. N. e M. K. Jenkins. *In vivo* antigen presentation. *Curr Opin Immunol*, v.16, n.1, Feb, p.120-5. 2004.

Heath, WR., G. T. Belz, et al. Cross-presentation, dendritic cell subsets, and the generation of immunity to cellular antigens. *Immunol Rev*, v.199, Jun, p.9-26. 2004.

Hoebe, K., E. Janssen, et al. The interface between innate and adaptive immunity. *Nat Immunol*, v.5, n.10, Oct, p.971-4. 2004.

Hommel, M. On the dynamics of T-cell activation in lymph nodes. *Immunol Cell Biol*, v.82, n.1, Feb, p.62-6. 2004.

Iwasaki, A. e R. Medzhitov. Toll-like receptor control of the adaptive immune responses. *Nat Immunol*, v.5, n.10, Oct, p.987-95. 2004.

Janeway, C. *Immunobiology: the immune system in health and disease*. New York: Garland Science., 2005.

Kapsenberg, M. L. Dendritic-cell control of pathogen-driven T-cell polarization. *Nat Rev Immunol*, v.3, n.12, Dec, p.984-93. 2003.

Kloetzel, P. M,. e F. Ossendorp. Proteasome and peptidase function in MHC-class-I-mediated antigen presentation. *Curr Opin Immunol*, v.16, n.1, Feb, p.76-81. 2004.

Leibson, P. J. The regulation of lymphocyte activation by inhibitory receptors. *Curr Opin Immunol*, v.16, n.3, Jun, p.328-36. 2004.

Mathis, D. e C. Benoist. Back to central tolerance. *Immunity*, v.20, n.5:, May, p.509-16. 2004.

Mitchison, N. A. T-cell-B-cell cooperation. *Nat Rev Immunol*, v.4, n.4, Apr, p.308-12. 2004.

Murphy, K. M. e S. L. Reiner. The lineage decisions of helper T cells. *Nat Rev Immunol*; , v.2, n.12, Dec, p.933-44. 2002.

Murray, J. S. How the MHC selects Th1/Th2 immunity. *Immunol Today*, v.19, n.4, Apr, p.157-63. 1998.

Nikolich-Zugich, J., M. K. Slifka ,et al. The many important facets of T-cell repertoire diversity. *Nat Rev Immunol*, v.4, n.2,, Feb, p.123-32. 2004.

Parslow, T. G. e Teton Data Systems (Firm). *Medical immunology*. New York: Lange Medical Books/McGraw-Hill Medical Pub. Division. 2001.

Reis E Sousa, C. Activation of dendritic cells: translating innate into adaptive immunity. *Curr Opin Immunol*, v.16, n.1, Feb, p.21-5. 2004.

Stinchcombe, J. C. e G. M. Griffiths. The role of the secretory immunological synapse in killing by CD8+ CTL. *Semin Immunol*, v.15, n.6, Dec, p.301-5. 2003.

Takeda, K., T. Kaisho, *et al.* Toll-like receptors. *Annu Rev Immunol*, v.21, p.335-76. 2003.

Vallejo, A. N., E. Davila, *et al.* Biology of T lymphocytes. *Rheum Dis Clin North Am*, v.30, n.1, Feb, p.135-57. 2004.

Watts, C. The exogenous pathway for antigen presentation on major histocompatibility complex class II and CD1 molecules. *Nat Immunol*, v.5, n.7, Jul, p.685-92. 2004.

CAPÍTULO

2

Cooperação Celular

Eduardo Finger

INTRODUÇÃO

O capítulo anterior expôs as bases fundamentais da resposta imune. Neste capítulo, analisaremos como células cooperam através do contato intercelular para produzir uma resposta imunológica efetiva e equilibrada. Cobriremos especificamente as moléculas de adesão, as moléculas de coestimulação e os linfócitos T reguladores.

MOLÉCULAS DE ADESÃO

O desenvolvimento da resposta imunológica requer que os leucócitos ativados consigam transitar livremente entre os tecidos inflamados e os tecidos linfoides. A logística deste tráfego obedece aos sinais de dois componentes indissociáveis do sistema imune: as quimiocinas e as moléculas de adesão. Entre as moléculas de adesão, três classes merecem destaque: as selectinas, as integrinas e as proteínas da superfamília das imunoglobulinas (pIgSF). As três são proteínas longas, filamentosas e amplamente expostas na superfície celular cuja função primária é mediar o contato entre células ou com a matriz intersticial e, em casos específicos, produzir sinais que afetam o comportamento celular.

Selectina

As selectinas são proteínas que apresentam um domínio lectina na porção distal de sua estrutura. Domínios lectina são motivos estruturais que conferem à proteína a capacidade de reconhecer e ligar carboidratos. No caso específico das selectinas, o ligante é a porção sulfatada do carboidrato sialil-Lewis^x (SLX) encontrado nas cadeias laterais das proteínas mucina-similares expressadas no endotélio dos diversos tecidos. Como vários tecidos são identificados pela expressão endotelial de proteínas mucina-similares específicas, elas também são chamadas de adressinas vasculares (Quadro 2-1).

Até hoje foram descritas três variedades de selectinas: a selectina-L, expressada constitutivamente pela maioria dos leucócitos maduros, a selectina-P e a selectina-E, estas duas últimas expressadas por células endoteliais ativadas pela citocina TNF-α (Quadro 2-1). A selectina-L tem papel fundamental no direcionamento dos linfócitos virgens para os linfonodos por meio de sua afinidade pelas adressinas vasculares CD34 e glyCAM-1. As selectinas P e E se diferenciam por sua dinâmica de síntese e expressão. A selectina-P é pré-sintetizada e armazenada nas células dentro das vesículas de Weibel-Palade, que, em resposta ao TNF-α, se fundem à membrana celular e geram expressão imediata de selectina-P na superfície endotelial. A expressão de selectina-E requer síntese e transporte, de modo que o intervalo médio entre o estímulo do TNF-α e sua chegada à superfície é de duas horas.

Durante a resposta imunológica, a existência de selectinas na superfície endotelial sinaliza a instalação de um processo inflamatório no local e inicia o processo de recrutamento de leucócitos. O papel das selectinas neste processo é ligar-se de modo rápido e fugaz às proteínas mucina-similares na superfície leucocitária, aumentando a "resistência" do tecido à sua passagem. Este contato reduz a velocidade do leucócito e o aproxima do endotélio ativado, mas não é forte o suficiente para segurá-lo no local ou facilitar sua saída para o interstício. Para isso, é necessário o auxílio das quimiocinas e integrinas (Figura 2-1).

QUADRO 2-1   Selectinas no trafego leucocitário e seus ligantes tissulares

Selectina	Distribuição	Expressão	Adressina* (Tecido de destino)
Selectina-L	Leucócitos maduros	Constitutiva	CD34 (linfonodo) MAdCAM-1 (placas de Peyer) GlyCAM-1 (linfonodo)
Selectina-E	Endotélio ativado	Lenta, ativada por TNF-α	CLA** (Pele)
Selectina-P	Endotélio ativado plaquetas	Rápida, ativada por TNF-α	PSGL-1 (desconhecido)

* A selectina liga-se à porção sulfatada do carboidrato sialil-Lewis^x encontrado nas cadeias laterais destas proteínas.
** Esta família de adressinas ainda se encontra em fase de caracterização.

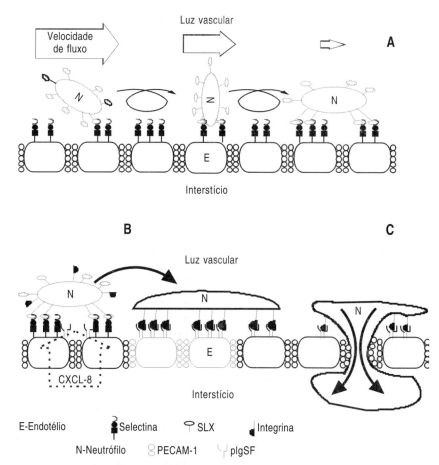

FIGURA 2-1 **Diapedese de leucócitos.** (A) Endotélio ativado por TNF–α expressa selectinas P e E que, ao aderirem aos resíduos sialil--Lewis^x (SLX) do neutrófilo, diminuem sua velocidade e o puxam próximo ao endotélio. (B) Quimiocinas (CXCL-8) promovem o achatamento do neutrófilo, permitindo às suas integrinas aderir às proteínas da superfamília das imunoglobulinas (pIgSF), firmando a adesão ao endotélio. (C) Utilizando os contatos com PECAM-1, neutrófilo atravessa a parede do vaso para o interstício.

Integrinas

Integrinas são proteínas heterodiméricas constituídas por uma cadeia α associada não covalentemente a uma cadeia β. Seus ligantes são outras proteínas na superfície celular ou na matriz conectiva extracelular.

Até hoje foram descritas 18 cadeias α e 8 cadeias β que se combinam para gerar as 24 integrinas naturais, das quais 8 participam de processos imunológicos (Quadro 2-2). O estudo das integrinas naturais revela grande disparidade de associação entre as cadeias. Enquanto a cadeia β4 se associa somente à cadeia α6, a cadeia β1 associa-se a 10 cadeias α diferentes com afinidades distintas, o que sugere ser a cadeia α a responsável pela especificidade de ligação.

Ao contrário do que acontece com as selectinas, a interação das integrinas com seus ligantes ocorre de maneira lenta e estável e reúne energia suficiente para segurar o leucócito junto à parede vascular e facilitar sua passagem para o tecido. Esta ligação também não é simplesmente um processo passivo; por exemplo, o contato do receptor do linfócito T (TCR) com seu epítopo induz uma mudança conformacional na estrutura da integrina αLβ2 (LFA-1) que aumenta significativamente a intensidade de sua ligação ao ligante ICAM-1 na DC, tornando possível que o contato perdure tempo suficiente (às vezes, durante dias) para a ativação do linfócito T.

Proteínas da Família da Imunoglobulina

A superfamília das imunoglobulinas (IgSF) é a maior família de proteínas conhecida, e vários de seus membros participam de processos que envolvem interação entre proteínas ou reconhecimento de ligantes específicos. Entre os vários membros envolvidos na mediação do contato intercelular destacam-se as ICAMs 1, 2 e 3, por constituírem os principais ligantes das integrinas. Uma das principais funções das ICAMs é mediar a interação entre o linfócito T e a DC para possibilitar a ativação celular.

As ICAMs 1 e 2 são expressas pelo endotélio e APCs e auxiliam leucócitos a passar do vaso para os tecidos. A ICAM-1 é normalmente expressa em pequenas quantidades em endotélio normal, mas aumenta significativamente mediante ativação por TNF-α e IFN-γ. A ICAM-2 é constitutivamente expressa em grande quantidade em endotélio normal. A ICAM-3 é expressa apenas em leucócitos e é a única ICAM capaz de ligar-se à DC-SIGN expressa pela DC. CD2 e CD58 ligam-se entre si potencializando a ligação das ICAM-1 e 2 com a LFA-1. PECAM-1 (CD31) é expressa nos espaços intercelulares e medeia tanto a adesão entre as células do endotélio quanto a passagem de leucócitos para o tecido através do espaço intercelular (Quadro 2-3).

QUADRO 2-2 Integrinas da resposta imunológica e seus ligantes específicos

Integrina	Expressão	Ligante
α4β1 (VLA-4)	Linfócitos, monócitos, eosinófilos, células NK	Fibronectina, VCAM-1
αLβ2 (LFA-1)	Exclusivamente leucócitos	ICAM-1, -2 e -3
αMβ2 (Mac-1)	Monócitos, macrófagos, células NK, neutrófilos	Fibrinogênio, ICAM-1, iC3b(?)
αxβ2	Monócitos, macrófagos, neutrófilos, células NK, linfócitos ativados	Fibrinogênio, iC3b
αdβ2	Linhagem mielomonocítica	VCAM-1, ICAM-3
α4β7 (LPAM-1)	Leucócitos direcionados às placas de Peyer	Fibronectina, VCAM-1, MAdCAM-1
α5β1 (VLA-5)	Linfócitos T de memória, monócitos	Laminina, fibronectina
αeβ7 (CD103)	Linfócitos T	E-caderina

COESTIMULAÇÃO

No capítulo anterior vimos que, apesar de indispensável, o reconhecimento do epítopo pelo TCR é insuficiente para ativar os linfócitos T CD4, sendo necessário um segundo sinal chamado de coestimulação. A coestimulação é um dos mais complexos e controversos temas da imunologia atual e afeta significativamente o resultado final da resposta imunológica, de modo que é válido analisarmos com mais detalhes as vias de coestimulação conhecidas e alguns de seus efeitos sobre a resposta imune. O Quadro 2-4 resume as mais conhecidas vias de coestimulação e seus efeitos principais.

Via de Coestimulação B7/CD28

O ligante B7 é, na verdade, composto por duas moléculas de estruturas bastante similares: B7.1 e B7.2. Alguns estudos sugerem que os ligante B7.1 e B7.2 induzem respectivamente respostas Th1 e Th2, mas esta é uma proposição controversa e ainda não se sabe se elas têm qualquer papel no processo de decisão de linhagem do linfócito T CD4.

B7/CD28 é a primeira e mais importante via de coestimulação na resposta adaptativa e afeta tanto o linfócito T CD4 virgem quanto a APC. As APCs respondem ao engajamento B7/CD28 com aumento na expressão de moléculas de MHC e ligante B7. A maior densidade de ligantes na superfície incrementa significativamente seu potencial ativador de linfócitos, o que é crítico para a ativação dos linfócitos T CD8, pois estes são muito mais dependentes de coestimulação do que o linfócito T CD4. O mecanismo pelo qual linfócitos T CD4 produzem condições para a ativação de outras células é genericamente denominado auxílio CD4.

Bloqueios experimentais da via de coestimulação CD28/B7 tendem a produzir respostas hipoérgicas com proliferação deficiente, baixa produção de citocinas e incapacidade de promover mudança de isotipo e maturação da afinidade dos anticorpos (provavelmente pela falta de ativação de linfócitos T).

Via de Coestimulação CD40L/CD40

A molécula coestimuladora CD40L é expressada somente em linfócitos T CD4 auxiliadores plenamente ativados pelo duplo estímulo TCR/CD28. Várias células dependem da coestimulação desta molécula para sua plena ativação, e as mais importantes são os linfócitos B e os macrófagos.

Sem o auxílio CD4 fornecido pelo CD40L, linfócitos B produzem uma reação chamada resposta T-independente. Esta resposta é normalmente gerada por antígenos que o ativam através dos TLRs (LPS) ou moléculas que contêm um grande número de epítopos repetitivos capazes de reunir um número suficiente de BCRs para ativar diretamente o linfócito B. Nas respostas T-independentes, linfócitos B são incapazes de maturar a afinidade do anticorpo por hipermutação somática, mudar de isotipo ou produzir memória imunológica, restringindo-se a secretar IgM de baixa afinidade.

QUADRO 2-3 Ligantes de integrinas membros da superfamília das imunoglobulinas

Membro da IgSF	Expressão	Ligante
LFA-2 (CD2)	Linfócitos T e células NK	CD58 (LFA3)
ICAM-1 (CD54)	Endotélio ativado, linfócitos T e células dendríticas	LFA-1 Mac-1
ICAM-2 (CD102)	Endotélio normal, células dendríticas, linfócitos e monócitos	LFA-1
ICAM-3 (CD50)	Linfócitos T virgens, monócitos e neutrófilos	DC-SIGN LFA-1
LFA-3 (CD58)	Linfócitos e APCs	LFA-2
VCAM-1 (CD106)	Endotélio ativado	VLA-4
PECAM (CD31)	Leucócitos ativados Endotélio	CD31, αvβ3 (Receptor de vitronectina)

QUADRO 2-4 Efeitos das várias vias de coestimulação na ativação de linfócitos*

Receptor	Expressão do receptor	Ligante	Expressão do ligante	Ação
CD28	Linfócitos T CD4, CD8 e B ativados	B7.1 B7.2	APCs** ativadas	Necessário para ativação de linfócitos T virgens
CD40L (CD154)	Linfócitos T CD4 ativados	CD40	APCs	Linfócito B: proliferação, mudança de isotipo e maturação de afinidade. Macrófago: superativação
CTLA-4 (CD152)	Linfócitos T ativados	B7.1 B7.2	APCs ativadas	Antiproliferativa
FASL	Linfócitos T ativados	FAS	Induzível em vários tecidos	Apoptose
LFA-1	Linfócitos T ativados	ICAM-1	DC	Adesão, diferenciação Th1
ICOS	Linfócitos T ativados	LICOS	APCs	Proliferação, mudança de isotipo, induz produção de IL-10 (Th2)
4-1BB (CD137)	Linfócitos T e B monócitos	4-1BBL	APCs ativadas	Proliferação
OX-40 (CD134)	Linfócitos T ativados	OX-40L	Linfócitos T e B, DCs	Adesão e coestimulação
TIM-3	Linfócitos Th1	?	–	Estímulo Th1

*A investigação da via PD-1/PD-L1 encontra-se em fase inicial e não foi incluída.
**Linfócitos B, macrófagos e células dendríticas.

A ativação básica proporcionada por receptores de superfície, como os receptores Toll-similares, permite aos macrófagos destruir uma série de patógenos, mas alguns, como o *Pneumocystis carinii*, são vulneráveis apenas a macrófagos ativados através do duplo estímulo IFN–γ/ CD40L.[1] Esta ativação, muito mais potente do que a proporcionada pelo TLR, acarreta alterações importantes no macrófago que aumentam significativamente sua letalidade e eficiência como APC (Quadro 2-5).

Via de Coestimulação CTLA-4/B7

A CTLA-4 é uma molécula muito similar ao CD28, expressa em linfócitos T ativados e capaz de ligar-se ao ligante B7 com uma afinidade 20 vezes maior do que o CD28. Ao contrário deste, no entanto, a ligação CTLA-4/B7 tem forte caráter inibitório, reduzindo a atividade proliferativa e a responsividade dos linfócitos T ativados.

A estimulação inibitória por meio da expressão de CTLA-4 tem várias utilidades e a mais importante é o oferecimento de um contrapeso em oposição ao forte estímulo ativador local, impedindo que a resposta linfocítica escape do controle ou prossiga após a eliminação do estímulo antigênico.

A alta afinidade do CTLA-4 pelo ligante B7 tem sido explorada clinicamente na forma de uma proteína artificial que funde o domínio de contato do CTLA-4 com a Fc de uma molécula de IgG1. Uma vez injetada, esta proteína bloqueia a sinalização via B7, impede a ativação de linfócitos T ou até permite que estes se tornem anérgicos, dificultando o início do processo de rejeição a transplantes.

FASL/FAS

A FASL é uma molécula cujo engajamento ao receptor específico FAS inicia a cadeia das enzimas caspases, que terminam por induzir apoptose na célula-alvo. Este é um mecanismo extremamente eficiente de remoção de células infectadas por linfócitos T CD8 ou de células desnecessárias, como os linfócitos efetores após o final da resposta imune. Em alguns casos, células expressam tanto FAS quanto FASL, causando sua própria morte.

LINFÓCITOS T CD4⁺CD25⁺ E A INIBIÇÃO POR CONTATO

Linfócitos T $CD4^+CD25^+$ (também denominados linfócitos T reguladores ou T_{regs}) são uma subpopulação de linfócitos importante na modulação da resposta imunológica e na manutenção da tolerância periférica. Defeitos na função destes linfócitos invariavelmente produzem autoimunidade disseminada em humanos.

Fenotipicamente, T_{regs} são linfócitos T αβ semelhantes aos linfócitos T CD4 ou CD8, segundo a constituição de seu TCR e sua ontogenia. O que diferencia os T_{regs} de linfócitos T CD4 e CD8 é a expressão constitutiva de CD25 (cadeia α do receptor de IL-2), CTLA-4 e a produção do fator de transcrição FoxP3. A expressão de CD25 é regulada por FoxP3, não se relaciona à produção de IL-2 e não é fundamental para o funcionamento dos T_{regs}.

Os T_{regs} são ativados por antígenos específicos do mesmo modo que linfócitos T CD4 ou CD8, mas, uma vez ativados, suprimem a resposta de outros linfócitos T independentemente da especificidade, histocompatibilidade ou maturidade deles (virgem ou memória). Os T_{regs} necessitam de APCs para sofrer ativação, mas T_{regs} já ativados suprimem a resposta imune mesmo quando não existem APCs. Funcionalmente, os T_{regs} também se dividem em subpopulações distintas onde T_{regs} que expressam a integrina CD103 apresentam atividade supressora mais intensa do que T_{regs} sem este marcador.

O mecanismo pelo qual os T_{regs} suprimem a resposta celular ainda não foi elucidado. Estudos recentes sugerem o envolvimento de vários mecanismos, inclusive produção

[1] Aqui denominada superativação.

QUADRO 2-5 Efeitos da superativação do macrófago por CD40L

Variação	Resultado
Aumento da expressão de CD40, B7 e MHC classes I e II	Torna-se capaz de ativar linfócitos T virgens localmente
Aumento da eficiência da digestão intracelular (proteassomo e fagossomos)	Melhora o processamento e a apresentação de antígenos
Secreção de NO^- e O_2^-	Aumenta a toxicidade celular
Aumento da produção, secreção de IFN-γ e TNF-α	Polarização Th1, favorece a eliminação de patógenos intra ou unicelulares

de IL-10 e TGF-β, sinalização por CTLA-4 e modulação da capacidade coestimulatória de APCs. Independentemente disso, os T_{regs} só produzem efeito se houver contato físico com outras células.

Bibliografia

Janeway, C. *Immunobiology: the immune system in health and disease.* New York: Garland Science. 2005

Parslow, T. G. e Teton Data Systems (Firm). *Medical immunology.* New York: Lange Medical Books/McGraw-Hill Medical Pub. Division. 2001

Moléculas de adesão

Ley, K. e G. S. Kansas. Selectins in T-cell recruitment to non-lymphoid tissues and sites of inflammation. *Nat Rev Immunol*, v.4, n.5, May, p.325-35. 2004.

Pribila, J. T., A. C. Quale, *et al.* Integrins and T cell-mediated immunity. *Annu Rev Immunol*, v.22, p.157-80. 2004.

Barclay, A. N. Membrane proteins with immunoglobulin-like domains--a master superfamily of interaction molecules. *Semin Immunol*, v.15, n.4, Aug, p.215-23. 2003.

Wehrle-Haller, B. e B. A. Imhof. Integrin-dependent pathologies. *J Pathol*, v.200, n.4, Jul, p.481-7. 2003.

Coestimulação

Sharpe, A. H. e G. J. Freeman. The B7-CD28 superfamily. *Nat Rev Immunol*, v.2, n.2, Feb, p.116-26. 2002.

Schweitzer, A. N., F. Borriello, *et al.* Role of costimulators in T cell differentiation: studies using antigen-presenting cells lacking expression of CD80 or CD86. *J Immunol*, v.158, n.6, Mar 15, p.2713-22. 1997.

Quezada, S. A., L. Z. Jarvinen, *et al.* CD40/CD154 interactions at the interface of tolerance and immunity. *Annu Rev Immunol*, v.22, p.307-28. 2004.

Gramaglia, I., D. Cooper, *et al.* Co-stimulation of antigen-specific CD4 T cells by 4-1BB ligand. *Eur J Immunol*, v.30, n.2, Feb, p.392-402. 2000.

Kim, Y. J., S. H. Kim, *et al.* Human 4-1BB regulates CD28 co-stimulation to promote Th1 cell responses. *Eur J Immunol*, v.28, n.3, Mar, p.881-90. 1998.

Ohshima, Y., L. P. Yang, *et al.* OX40 costimulation enhances interleukin-4 (IL-4) expression at priming and promotes the differentiation of naive human CD4(+) T cells into high IL-4-producing effectors. *Blood*, v.92, n.9, Nov 1, p.3338-45. 1998.

Latchman, Y. E., S. C. Liang, *et al.* PD-L1-deficient mice show that PD-L1 on T cells, antigen-presenting cells, and host tissues negatively regulates T cells. *Proc Natl Acad Sci U S A*, v.101, n.29, Jul 20, p.10691-6. 2004.

Linfocitos T regulatórios

Sakaguchi, S. Naturally arising CD4+ regulatory t cells for immunologic self-tolerance and negative control of immune responses. *Annu Rev Immunol*, v.22, p.531-62. 2004.

Jonuleit, H., E. Schmitt, *et al.* Identification and functional characterization of human CD4(+)CD25(+) T cells with regulatory properties isolated from peripheral blood. *J Exp Med*, v.193, n.11, Jun 4, p.1285-94. 2001.

Kriegel, M. A., T. Lohmann, *et al.* Defective suppressor function of human CD4+ CD25+ regulatory T cells in autoimmune polyglandular syndrome type II. *J Exp Med*, v.199, n.9, May 3, p.1285-91. 2004.

CAPÍTULO

3

Interleucinas

Eduardo Finger

INTRODUÇÃO

Citocinas são proteínas mensageiras utilizadas na coordenação de processos biológicos entre populações celulares. Seu estudo na resposta imune oferece particular interesse não só porque o estabelecimento de uma defesa eficaz depende da perfeita integração entre os diversos componentes do sistema imunológico (Capítulo 1), mas também porque, ao modular processos como proliferação, diferenciação, apoptose, migração, expressão de marcadores e secreção de proteínas (inclusive outras citocinas) de maneira altamente específica, sua manipulação oferece inestimáveis oportunidades terapêuticas.

A comunicação por citocinas é um processo extremamente complexo que se inicia por sua secreção em resposta a um estímulo celular e segue pela transmissão do sinal por meio de sua ligação a receptores específicos até o núcleo das células-alvo. Este sinal pode ainda ser modulado segundo a distribuição e constituição do receptor, ou pelas moléculas intermediárias que transduzem o sinal da membrana ao núcleo. Como as citocinas normalmente possuem meia-vida curta, sua atuação tende a se restringir à própria célula produtora (ação autócrina) ou à sua periferia imediata (ação parácrina), mas alguns autores afirmam que elas também atuam longe de seu ponto de secreção.

CLASSIFICAÇÃO

O recente avanço das técnicas de escrutínio em massa de bibliotecas genéticas tornou raro o mês no qual não são descritas novas citocinas, ou novas funções para uma das milhares já conhecidas. Isso fez com que qualquer tentativa de classificação geral se tornasse inadequada em pouco tempo. Em resposta, as classificações mais utilizadas no dia a dia tendem a ser específicas por área de estudo e reúnem apenas as poucas citocinas de maior interesse para aquela área. No caso da imunologia, os grupos mais relevantes são as interleucinas e as quimiocinas, que, juntas, controlam praticamente todos os aspectos do sistema imune, da embriogênese dos linfonodos à polarização da resposta T4 auxiliadora.

O grupo das interleucinas reúne mais de 40 citocinas cujo ponto em comum é basicamente atuar na resposta imune. Estruturalmente, este grupo é subdividido em seis famílias: hematopoietinas, interferons (IFNs), fatores de necrose tumoral (TNFs), IL-10, heterodiméricas (ou IL-12), e miscelânea.[1]

O grupo das quimiocinas é estrutural e funcionalmente bem mais homogêneo do que o das interleucinas, compreendendo aproximadamente 47 citocinas de função primordialmente quimiotática. Sua classificação se baseia em uma estrutura localizada próxima à região N terminal, onde são encontrados padrões conservados formados por resíduos cisteína que as dividem em quatro famílias: CC, CXC, XC e C3XC, X representando a interposição de outros aminoácidos. As maiores famílias são CC e CXC. Combinadas, XC e C3XC possuem apenas três membros.

ORGANIZAÇÃO DA RESPOSTA INFLAMATÓRIA INATA

Imediatamente após uma agressão, macrófagos e células dendríticas (DCs) ativadas passam a secretar um "pacote" básico de citocinas pró-inflamatórias cuja atuação sinérgica e complementar contém o agressor e prepara a infraestrutura para o contra-ataque. Este "pacote" é composto pelas interleucinas IL-1, TNF-α, IL-6 e IL-12.

A IL-1 e o TNF-α induzem retração e expressão de moléculas de adesão nas células endoteliais, favorecendo o extravasamento de plasma, macromoléculas (anticorpos e complemento) e leucócitos. Adicionalmente, o TNF-α ativa fatores de coagulação, produzindo microtrombos que ocluem a drenagem venosa do tecido violado. Essa medida nega ao agressor acesso à circulação sistêmica e transforma o sistema linfático na única alternativa de drenagem tissular, forçando o agressor e seus antígenos a passarem pelos linfonodos, com consequente ativação da imunidade adaptativa.

No nível sistêmico, a IL-1 e o TNF-α alteram o *set-point* hipotalâmico produzindo febre,[2] o que lhes rendeu a designação pirogênios endógenos. Febre moderada tende a intensificar a resposta imune, dificultar a proliferação de patógenos e proteger as células próprias dos efeitos secundários do TNF-α. Outros sintomas atribuídos à ação

---

[1] Como esta divisão é relevante apenas para o especialista, não serão apresentados detalhes.
[2] Febre, ou o aumento de temperatura induzido por citocinas durante o curso de uma resposta imunológica, deve ser diferenciada de hipertermia, que consiste no aumento da temperatura corporal secundária à lesão hipotalâmica por trauma, compressão (neoplasias), toxicidade (hemorragias ou drogas) ou outros.

dessas interleucinas são mal-estar geral, sonolência, fadiga e anorexia. Um efeito mais específico do TNF-α que lhe valeu sua designação inicial de caquetina é a indução de catabolismo nos tecidos adiposos e musculares para produzir substrato energético para a resposta imune, o que resulta, a médio e longo prazo, no aspecto consumptivo típico dos estados inflamatórios crônicos.

A IL-6 distingue-se das outras interleucinas por atuar predominantemente sobre hepatócitos ao invés de sobre leucócitos ou células endoteliais. Esta interleucina focaliza a capacidade sintética do fígado na produção de proteínas de interesse para a reação imune como componentes de complexos bactericidas (sistema de complemento), componentes da família das pentraxinas (proteína C reativa, lectina ligadora de manose) e proteínas quelantes, como a ferritina e a ceruloplasmina. Estas duas últimas, respectivamente, removem da circulação o ferro e o cobre, negando ao patógeno acesso a estes elementos essenciais para a divisão celular. Esse processo como um todo é conhecido como reação de fase aguda (RFA).

Nesta fase, o papel da IL-12 é ativar linfócitos NK, que são células especializadas na identificação e eliminação de células infectadas por *virii* e grandes produtores de IFN–γ. A secreção de IFN–γ por linfócitos NK retroestimula macrófagos locais aumentando sua atividade microbicida e intensificando a resposta imune.

Embora, em nível local, essas citocinas produzam ações benéficas e essenciais para a contenção e eliminação de agressores, sua liberação no nível sistêmico, geralmente secundária à disseminação do patógeno pela circulação, é potencialmente mais danosa do que o próprio patógeno. Essas citocinas, principalmente o TNF-α, produzem extravasamento capilar disseminado, ativação imprópria e descontrolada dos fatores de coagulação e perda da capacidade de manutenção da homeostase com resultados frequentemente fatais, formando um quadro comumente conhecido na prática clínica como choque séptico. Estudos experimentais em camundongos incapazes de produzir TNF–α demonstraram que, embora sua ausência evite o desenvolvimento de choque séptico, ela também reduz significativamente a capacidade de contenção de patógenos, aumentando a incidência de septicemias.

Por outro lado, a disrupção da atuação integrada dessas citocinas tem sido utilizada com grande sucesso na indução de longos períodos de remissão em doenças inflamatórias crônicas, como a artrite reumatoide ou as doenças inflamatórias intestinais. Os recursos atualmente aprovados para este fim são a neutralização do TNF-α por meio de anticorpos monoclonais específicos (infliximab e adalimumab) ou receptores inertes injetáveis que se ligam às citocinas circulantes mas não transmitem seu sinal (etanercept). Mais recentemente, foi aprovado também um receptor inerte específico para a neutralização de IL-1 (anakinra).

ORGANIZAÇÃO DA RESPOSTA ADAPTATIVA

Fase Proliferativa dos Linfócitos T Ativados

Ao serem ativados, os linfócitos T iniciam a secreção de IL-2 (um potente mitógeno de linfócitos em geral) e a expressão da cadeia α (CD25) do receptor de IL-2 (IL-2R). A união das cadeias α, β e γ (as duas últimas constitutivamente expressas por linfócitos T) produz o receptor de IL-2 de alta afinidade (IL-2R) que traduz a IL-2 secretada em um intenso estímulo proliferativo autócrino, capaz de expandir em milhões de vezes o tamanho da população clonal original. Em uma fase mais avançada da resposta imune, o estímulo repetido da IL-2 transforma-se de proliferativo a pró-apoptótico, limitando a vida útil da célula efetora.

Interessantemente, apesar de seu papel central na iniciação da resposta imune, deficiências puras da produção de IL-2 resultam em doenças inflamatórias intestinais, mas raramente em imunodeficiência grave. Uma possível explicação é de que a IL-2 seria substituída pela IL-15, que, apesar de poder reproduzir o efeito proliferativo da IL-2, é incapaz de reproduzir seu efeito pró-apoptótico dando origem a uma população linfocítica hiperativada.[3] Um fenótipo similar foi descrito em camundongos com defeitos genéticos na cadeia α do IL-2R. A similaridade desse fenótipo com aquele observado após eliminação experimental de linfócitos T CD4$^+$ CD25$^+$ (T$_{regs}$) sugere como causa provável a disrupção da atividade reguladora dos T$_{regs}$ (Capítulo 2).

Defeitos na cadeia β acarretam a ausência de linfócitos NK com linfócitos T normais. No entanto, os defeitos mais graves associados à IL-2 são os que envolvem disfunções da cadeia γ. Esta cadeia, além de ser parte do IL-2R, é também utilizada pelos receptores de IL-4, IL-7, IL-9 e IL-15. Como resultado, deficiências da cadeia γ acarretam múltiplos defeitos, ressaltando-se a ausência total de linfócitos T ou NK na circulação, com imunodeficiência celular e humoral grave.

Clinicamente, tratamentos que utilizam a IL-2 têm sido usados contra diversos tipos de neoplasias com questionável sucesso e significante toxicidade. Recentemente, esse quadro foi alterado pelo desenvolvimento da proteína quimérica denileukin diftitox, que conjuga a IL-2 à toxina diftérica. Esse composto se mostrou eficaz na produção de toxicidade seletiva para células neoplásicas que expressam o IL-2R.

No entanto, a mais memorável intervenção clínica baseada na IL-2 foi o desenvolvimento de drogas que bloqueiam sua produção ou efeito: a ciclosporina A, o tacrolimus (FK-506) e, mais recentemente, a rapamicina (ou sirolimus). As duas primeiras inativam a enzima calcineurina, interrompendo a transmissão do sinal ativador do TCR ,que resultaria na produção de IL-2. A rapamicina, por sua vez, bloqueia o sinal do próprio receptor de IL-2 neutralizando os efeitos de sua secreção. Juntas, essas três drogas impedem a ativação de linfócitos T evitando o desenvolvimento de uma resposta imunológica, o que se provou revolucionário no tratamento da rejeição imunológica a transplantes e outros estados clínicos que demandam imunossupressão.

ORGANIZAÇÃO DA RESPOSTA CELULAR (TH1)

A diferenciação de um linfócito T em Th1 segue um programa iniciado pelas interleucinas IFN-γ e IL-27, consolidado pela IL-12 com auxílio da IL-18 e mantido a longo prazo pela IL-23. O processo se inicia quando o IFN-γ

---

[3] Os efeitos da IL-15 foram demonstrados em camundongos e ainda aguardam demonstração formal em humanos.

secretado por DCs ativadas induzem a expressão do fator de transcrição T-bet, que codifica e executa praticamente todas as mudanças celulares necessárias para produzir um linfócito Th1. T-bet ativa a produção linfocítica de IFN-γ, neutraliza irreversivelmente o *locus* gênico da IL-4, inibe a produção de GATA-3 (ver adiante) e induz a expressão da cadeia β2 do receptor de IL-12 (IL-12Rβ2). O acoplamento da IL-12Rβ2 à cadeia β1 produz o receptor de IL-12 de alta afinidade.

A IL-12 é o elemento central para a diferenciação de um linfócito Th1. Secretada por DCs, ela aumenta significativamente a produção de IFN-γ por linfócitos T e NK, estabiliza a síntese de T-bet e induz a expressão do receptor de IL-18 em linfócitos. A IL-18 produz um terceiro canal paralelo e independente de estímulo à produção de IFN-γ. Esta interleucina não, por si só, é capaz de induzir diferenciação em linfócitos Th1, mas contribui significativamente para o esforço sinérgico necessário para este processo.

A recentemente descoberta IL-27 é uma interleucina secretada por DCs; é estruturalmente similar à IL-12, promove a proliferação de linfócitos Th1 efetores (não memória) e sinergiza intensamente ações iniciadas pelo IFN-γ como a expressão de T-bet, IL-12Rβ2 e a produção de IFN-γ. Sua atuação se restringe ao período imediatamente seguinte à ativação do linfócito pela APC e contribui com o impulso adicional que finaliza o comprometimento definitivo do linfócito recém-ativado com a linhagem Th1.

A manutenção da resposta Th1 necessita de indução constante. Atualmente acredita-se que, a longo prazo, esta indução seja exercida pela produção de IL-23, outra interleucina da família da IL-12 produzida por DCs. Esta interleucina, capaz de manter linfócitos T de memória durante longos períodos, tem sido correlacionada cada vez mais intimamente a desvios imunopatológicos típicos de patologias associadas a respostas Th1 exacerbadas, como, por exemplo, a encefalomielite autoimune experimental.

Deficiências na produção de quaisquer das citocinas mencionadas causa prejuízos para a resposta celular, com consequente susceptibilidade para patógenos intracelulares e *virii*, mas, como testamento à resiliência da resposta imune, testes em camundongos com deficiência artificialmente induzida da produção de T-bet, IFN-γ, IL-12 ou seus elementos sinalizadores apresentam resposta Th1 reduzida, mas presente.

ORGANIZAÇÃO DA RESPOSTA HUMORAL (TH2)

Embora a sequência de eventos intracelulares que determina a diferenciação de linfócitos Th2 seja conhecida em detalhes, os eventos extracelulares que as induz continuam objeto de intensa discussão. É indiscutível a habilidade da IL-4 de induzir linfócitos T a se diferenciare em Th2, no entanto a dificuldade de demonstrar a fonte desta interleucina *in vivo* gera dúvidas quanto ao seu papel na iniciação deste processo. Alguns autores chegam a propor que o estímulo para a diferenciação de linfócitos Th2 decorreria da ausência de um estímulo pró-Th1. DCs também podem ser programadas para induzir diferenciação de linfócitos T em Th2. Acredita-se que o estímulo polarizador aplicado neste caso seja a quimiocina CCL2. Para fins didáticos,

assumiremos aqui que o processo de diferenciação de linfócitos Th2 seja fomentado pela IL-4.

Ao se ligar ao seu receptor específico na superfície do linfócito, a IL-4 ativa a molécula transdutora STAT-6, que induz a expressão do fator de transcrição GATA-3. Assim como visto no caso de T-bet, GATA-3 centraliza as transformações necessárias para a produção de um linfócito Th2, causando a inativação definitiva do *locus* gênico do IFN-γ, a produção de grandes quantidades de IL-4, IL-10, IL-13 e IL-5 e o bloqueio à produção de T-bet. Teoricamente, o ciclo autoestimulatório entre IL-4 e GATA-3 basta para determinar o comprometimento do linfócito com a linhagem Th2, mas cabe lembrar que tanto o processo de diferenciação Th1 quanto Th2 são altamente influenciados por moléculas de coestimulação e outros fatores não relacionados a citocinas.

Linfócitos Th2 secretam predominantemente IL-4, IL-10, IL-5 e IL-13. A IL-4 estimula a proliferação de linfócitos B ativados e a mudança de classe para IgE. A IL-10 é um potente modulador da resposta celular, inibindo a síntese de IFN-γ e a atividade macrofágica, ao mesmo tempo que estimula linfócitos B e mastócitos. Paradoxalmente, em humanos, a IL-10 parece estimular a atividade de linfócitos T8. A IL-5 estimula a produção e a ativação de eosinófilos. Os efeitos da IL-13 são essencialmente redundantes aos da IL-4, com a distinção de que a IL-13 atua de modo mais marcante na indução de secreção de muco respiratório e de que, na ausência de IL-4, a IL-13 não induz eficientemente o processo de diferenciação pró-Th2.

Assim como foi descrito para linfócitos Th1, deficiências na produção dessas citocinas, principalmente IL-4, ou dos elementos sinalizadores associados a elas (STAT-6), podem reduzir significativamente a resposta Th2 e causar susceptibilidade a patógenos extracelulares e helmintos, mas dificilmente a eliminam. Uma das deficiências mais sérias é a de IL-10, cuja ausência resulta na instalação de processos inflamatórios graves, principalmente enterocolite.

ORGANIZAÇÃO DA RESPOSTA CELULAR ANTIVIRAL

Os interferons α[4], β e ω (também chamados de tipo I) são especializados na indução de resistência celular a infecções virais. Eles diferem do IFN-γ em forma e função, podendo ser rapidamente sintetizados por quase todas as células do organismo em resposta à presença de RNA de dupla hélice (dsRNA), um PAMP específico de patógenos virais reconhecido através do TLR3 (Capítulo 1).

Os receptores de IFNs tipo I são amplamente distribuídos por todo o organismo e sua ativação induz aumento da expressão de MHC I, produção de IFN-γ por uma via IL-12-independente e produção de duas proteínas intracelulares sensíveis ao dsRNA: a PKR (proteína quinase RNA-dependente) e a 2′-5′ oligoadenilato sintetase. Quando há dsRNA, a PKR fosforila e inativa dois fatores iniciadores da síntese proteica, eIF2 e IκB, negando ao vírus acesso à maquinaria sintética celular para replicação. A 2′-5′ oligoadenilato sintetase produz cadeias curtas de poliadenilato que ativam a RNase-L, uma enzima que degrada RNA no

---

[4] O IFN-α é, na verdade, um grupo composto por aproximadamente 15 proteínas. Os IFNs-β e w são produtos de um único gene.

citosol atacando o vírus e reforçando o bloqueio à síntese proteica.

Clinicamente, os IFNs tipo I estão entre os mais bem-sucedidos exemplos da utilização terapêutica de citocinas. O IFN-α, especialmente o IFN-α2, tem sido usado individualmente ou em combinação com o IFN-β no tratamento de vários tipos de leucemia, esclerose múltipla recorrente ou como um dos poucos tratamentos eficazes contra infecção crônica por hepatite B ou C. Em camundongos, a supressão da expressão de IFNs tipo I resulta em aumento importante da mortalidade por *virii* e tumores.

QUIMIOCINAS

A função primordial das quimiocinas é direcionar o trânsito celular por meio de quimiotaxia, com ou sem auxílio das adressinas vasculares (Capítulo 2). Assim como as interleucinas, as quimiocinas também podem exercer um efeito polarizador Th1 ou Th2. As quimiocinas pró-Th1 incluem a CXCL9, CXCL10 e CCL21. As quimiocinas pró-Th2 seriam a CCL2, CCL7, CCL8, CCL13 e CCL17, com destaque para a CCL2, que, para alguns autores, seria a responsável pela indução de diferenciação Th2 pelas DCs.

QUIMIOCINAS E A SEQUÊNCIA DE ATIVAÇÃO DA IMUNIDADE ADAPTATIVA

Ao serem ativadas, DCs passam a expressar CCR7, um receptor específico para as quimiocinas CCL19 e CCL21. A CCL19 é produzida pelas DCs residentes no linfonodo, enquanto CCL21 é produzida pelas células estromais nas zonas T do baço e nas veias endoteliais altas do linfonodo. Isso faz com que todas as células CCR7⁺ sejam direcionadas para os tecidos linfoides secundários (baço e linfonodos).

Uma vez nos linfonodos, as DCs se posicionam junto às veias endoteliais altas e passam a secretar CCL18, uma quimiocina que especificamente atrai linfócitos T virgens, os quais, ao adentrarem o linfonodo, escrutinam os epítopos apresentados. Assim como sua entrada, a posterior saída do linfócito do linfonodo para os tecidos periféricos também se dá em função da mudança dos receptores de quimiocinas e das moléculas de adesão expressas na superfície.

Bibliografia

Afkarian, M., J. R. Sedy, *et al.* T-bet is a STAT1-induced regulator of IL-12R expression in naive CD4+ T cells. *Nat Immunol*, v.3, n.6, Jun, p.549-57. 2002.

Agnello, D., C. S. Lankford, *et al.* Cytokines and transcription factors that regulate T helper cell differentiation: new players and new insights. *J Clin Immunol*, v.23, n.3, May, p.147-61. 2003.

Attisano, L. e J. L. Wrana. Signal transduction by the TGF-beta superfamily. *Science*, v.296, n.5573, May 31, p.1646-7. 2002.

Barnett, M. L., J. M. Kremer, *et al.* Treatment of rheumatoid arthritis with oral type II collagen. Results of a multicenter, double-blind, placebo-controlled trial. *Arthritis Rheum*, v.41, n.2, Feb, p.290-7. 1998.

Braun, J., J. Brandt, *et al.* Biologic therapies in the spondyloarthritis: new opportunities, new challenges. *Curr Opin Rheumatol*, v.15, n.4, Jul, p.394-407. 2003.

Calabrese, L. H. Molecular differences in anticytokine therapies. *Clin Exp Rheumatol*, v.21, n.2, Mar-Apr, p.241-8. 2003.

Campbell, D. J., C. H. Kim, *et al.* Chemokines in the systemic organization of immunity. *Immunol Rev*, v.195, Oct, p.58-71. 2003.

Chada, S., R. Ramesh, *et al.* Cytokine- and chemokine-based gene therapy for cancer. *Curr Opin Mol Ther*, v.5, n.5, Oct, p.463-74. 2003.

Cohen, S. B. The use of anakinra, an interleukin-1 receptor antagonist, in the treatment of rheumatoid arthritis. *Rheum Dis Clin North Am*, v.30, n.2, May, p.365-80, vii. 2004.

Colonna, M., A. Krug, *et al.* Interferon-producing cells: on the front line in immune responses against pathogens. *Curr Opin Immunol*, v.14, n.3, Jun, p.373-9. 2002.

Cush, J. J. Safety overview of new disease-modifying antirheumatic drugs. *Rheum Dis Clin North Am*, v.30, n.2, May, p.237-55, v. 2004.

Dang, N. H., F. B. Hagemeister, *et al.* Phase II study of denileukin diftitox for relapsed/refractory B-Cell non-Hodgkin's lymphoma. *J Clin Oncol*, v.22, n.20, Oct 15, p.4095-102. 2004.

De Keyser, F., D. Baeten, *et al.* Infliximab in patients who have spondyloarthropathy: clinical efficacy, safety, and biological immunomodulation. *Rheum Dis Clin North Am*, v.29, n.3, Aug, p.463-79. 2003.

Gadina, M., P. R. Ferguson, *et al.* New interleukins: are there any more? *Curr Opin Infect Dis*, v.16, n.3, Jun, p.211-7. 2003.

Gerdes, N., G. K. Sukhova, *et al.* Expression of interleukin (IL)-18 and functional IL-18 receptor on human vascular endothelial cells, smooth muscle cells, and macrophages: implications for atherogenesis. *J Exp Med*, v.195, n.2, Jan 21, p.245-57. 2002.

Gordon, S. Alternative activation of macrophages. *Nat Rev Immunol*, v.3, n.1, Jan, p.23-35. 2003.

Grandvaux, N., B. R. Tenoever, *et al.* The interferon antiviral response: from viral invasion to evasion. *Curr Opin Infect Dis*, v.15, n.3, Jun, p.259-67. 2002.

Hatton, R. D. e C. T. Weaver. Immunology. T-bet or not T-bet. *Science*, v.302, n.5647, Nov 7, p.993-4. 2003.

Hochberg, M. C., J. K. Tracy, *et al.* Comparison of the efficacy of the tumour necrosis factor alpha blocking agents adalimumab, etanercept, and infliximab when added to methotrexate in patients with active rheumatoid arthritis. *Ann Rheum Dis*, v.62 Suppl 2, Nov, p.ii13-6. 2003.

Houshmand, P. e A. Zlotnik. Therapeutic applications in the chemokine superfamily. *Curr Opin Chem Biol*, v.7, n.4, Aug, p.457-60. 2003.

Janeway, C. *Immunobiology : the immune system in health and disease.* New York: Garland Science. 2005

Kapsenberg, M. L. Dendritic-cell control of pathogen-driven T-cell polarization. *Nat Rev Immunol*, v.3, n.12, Dec, p.984-93. 2003.

Kavanaugh, A. e E. C. Keystone. The safety of biologic agents in early rheumatoid arthritis. *Clin Exp Rheumatol*, v.21, n.5 Suppl 31, Sep-Oct, p.S203-8. 2003.

Kufe, D. W., J. F. Holland, *et al. Cancer medicine 6.* Hamilton, Ont.; Lewiston, NY: BC Decker. 2003. 2 v. (xxiv, 2699, [40] p.) p.

Langenkamp, A., M. Messi, *et al.* Kinetics of dendritic cell activation: impact on priming of TH1, TH2 and nonpolarized T cells. *Nat Immunol*, v.1, n.4, Oct, p.311-6. 2000.

Le Bon, A. e D. F. Tough. Links between innate and adaptive immunity via type I interferon. *Curr Opin Immunol*, v.14, n.4, Aug, p.432-6. 2002.

Mannon, P. J., I. J. Fuss, *et al.* Anti-interleukin-12 antibody for active Crohn's disease. *N Engl J Med*, v.351, n.20, Nov 11, p.2069-79. 2004.

Messi, M., I. Giacchetto, *et al.* Memory and flexibility of cytokine gene expression as separable properties of human T(H)1 and T(H)2 lymphocytes. *Nat Immunol*, v.4, n.1, Jan, p.78-86. 2003.

Murphy, K. M. e S. L. Reiner. The lineage decisions of helper T cells. *Nat Rev Immunol*, v.2, n.12, Dec, p.933-44. 2002.

Olsen, N. J. e C. M. Stein. New drugs for rheumatoid arthritis. *N Engl J Med*, v.350, n.21, May 20, p.2167-79. 2004.

Parslow, T. G. e Teton Data Systems (Firm). *Medical immunology.* New York: Lange Medical Books/McGraw-Hill Medical Pub. Division. 2001

Rissoan, M. C., V. Soumelis, *et al.* Reciprocal control of T helper cell and dendritic cell differentiation. *Science*, v.283, n.5405, Feb 19, p.1183-6. 1999.

Rivino, L., M. Messi, *et al.* Chemokine receptor expression identifies Pre-T helper (Th)1, Pre-Th2, and nonpolarized cells among human CD4+ central memory T cells. *J Exp Med*, v.200, n.6, Sep 20, p.725-35. 2004.

Schaerli, P. e B. Moser. Chemokines: control of primary and memory T-cell traffic. *Immunol Res*, v.31, n.1, p.57-74. 2005.

Shi, Y. e J. Massague. Mechanisms of TGF-beta signaling from cell membrane to the nucleus. *Cell*, v.113, n.6, Jun 13, p.685-700. 2003.

Szabo, S. J., S. T. Kim, *et al.* A novel transcription factor, T-bet, directs Th1 lineage commitment. *Cell*, v.100, n.6, Mar 17, p.655-69. 2000.

Theofilopoulos, A. N., R. Baccala, *et al.* Type I Interferons (/) in Immunity and Autoimmunity. *Annu Rev Immunol*, Nov 11. 2004.

Trinchieri, G. Interleukin-12 and the regulation of innate resistance and adaptive immunity. *Nat Rev Immunol*, v.3, n.2, Feb, p.133-46. 2003.

Trinchieri, G., S. Pflanz, *et al.* The IL-12 family of heterodimeric cytokines: new players in the regulation of T cell responses. *Immunity*, v.19, n.5, Nov, p.641-4. 2003.

Vulcano, M., S. Struyf, *et al.* Unique regulation of CCL18 production by maturing dendritic cells. *J Immunol*, v.170, n.7, Apr 1, p.3843-9. 2003.

Wahl, S. M. e W. Chen. TGF-beta: how tolerant can it be? *Immunol Res*, v.28, n.3, p.167-79. 2003.

Xu, D., W. L. Chan, *et al.* Selective expression and functions of interleukin 18 receptor on T helper (Th) type 1 but not Th2 cells. *J Exp Med*, v.188, n.8, Oct 19, p.1485-92. 1998.

Zhou, M. e W. Ouyang. The function role of GATA-3 in Th1 and Th2 differentiation. *Immunol Res*, v.28, n.1, p.25-37. 2003.

CAPÍTULO

4

O Sistema do Complemento

Eduardo Finger

INTRODUÇÃO

Em 1895, Jules Bordet demonstrou que anticorpos específicos, obtidos a partir de soro imune, somente desenvolviam atividade bacteriolítica se suplementados com um princípio sérico termolábil a que ele denominou complemento. Hoje em dia, sabe-se que o complemento é na verdade uma complexa cascata enzimática composta por mais de 30 proteínas altamente conservadas na escala filogenética (Quadros 4-1a, 4-1b, 4-2 e 4-3), que formam um sistema de defesa paralelo capaz de identificar e destruir microrganismos invasores em cooperação com a imunidade inata, imunidade adaptativa ou de maneira autônoma sem o envolvimento de leucócitos ou anticorpos.

ATIVAÇÃO DO COMPLEMENTO

Para evitar dano tissular ou depleção, as proteínas do sistema complemento circulam na forma de zimógenos inativos que, quando necessário, são ativados em forma de uma cascata na qual a ativação de um zimógeno produz a ativação do próximo em sequência. A cascata do complemento pode ser iniciada de três modos distintos: um altamente específico, mediado por imunocomplexos[1] (via clássica), um filogeneticamente específico, mediado por proteínas da imunidade inata (via da lectina ligadora de manose), e um inespecífico, no qual o complemento é ativado de maneira espontânea em todos os fluidos do organismo (via alternativa) (Figura 4-1).

A Via Clássica

A via clássica de ativação do complemento é composta por 11 proteínas plasmáticas numeradas de C1 a C9 e ativadas de maneira altamente específica por imunocomplexos formados por anticorpos das classes IgM, IgG1, IgG2 ou IgG3.[2] A ligação com o antígeno induz uma mudança conformacional na fração constante (Fc) desses anticorpos que expõe motivos estruturais capazes de recrutar e ativar a fração C1q do complexo heterotrimérico C1 (C1q/C1r/

C1s). Menos comum, mas possível, é a ativação de C1q por meio de sua ligação direta à membrana do patógeno sem mediação de anticorpos ou pelo contato com cristais de ácido úrico, Adn desnaturado (apoptose) ou endotoxinas bacterianas. O C1q ativado libera a autocatálise da fração C1r que ativa a si própria e à fração C1s formando o complexo enzimático $(C1r{:}C1s)_2$, cuja função é clivar a fração C4 em C4a e C4b.

A C4a desempenha unicamente o papel de anafilatoxina fraca (ver Inflamação). A C4b é uma molécula portadora de um radical tioéster altamente reativo, capaz de ligar-se covalentemente a qualquer molécula próxima. Como essa reação é iniciada junto à superfície do patógeno pela ligação de anticorpos, a maior parte das moléculas de C4b se ligam a moléculas da membrana celular opsonizando-a. Para restringir a área de ativação do complemento à zona do imunocomplexo e preservar tecidos adjacentes, moléculas de C4b livre são rapidamente inativadas por hidrólise do radical tioéster.

Uma vez ligada à membrana, a C4b recruta e expõe a fração C2 à clivagem por C1s, o que produz os fragmentos C2a e C2b.[3] O fragmento C2b se liga ao fragmento C4b formando o complexo C4bC2b, também conhecido como C3 convertase clássica, cuja função é catalisar a conversão de C3 em C3a e C3b. Além de ser um dos fragmentos mais imunologicamente ativos da cascata do complemento, C3b liga-se ao complexo C4bC2b transformando-o no complexo C4bC2bC3b, denominado C5 convertase clássica, cuja função é clivar a fração C5 nos fragmentos C5a e C5b. A produção dos fragmentos C3a, C3b, C5a e C5b encerra a fase de ativação do complemento, visto que eles respondem por todas as atividades protetoras do sistema complemento, à exceção da atividade citolítica, que requer a ativação de zimógenos adicionais por C5b (Lise Celular).

A Via Lectina Ligadora de Manose

A lectina ligadora de manose (LLM) inicia a cascata de ativação do sistema complemento ao se ligar a seu substrato

---

[1] Imunocomplexo é o conjunto formado por anticorpos ligados a seus antígenos

[2] Infelizmente as frações de C1 a C9 são numeradas pela ordem de descobrimento de forma que a sequência de sua ativação não corresponde à sequência numérica (Figura 1).

[3] Contrariando a nomenclatura tradicional que denomina os fragmentos menores de *a* e os maiores de *b*, o fragmento maior de C2 é historicamente designado C2a causando bastante confusão. Cabe então ressaltar para o leitor que independente da designação, é sempre o fragmento maior de C2 quem toma parte na formação da C3 convertase (neste texto nos referimos a ele como C2b, segundo a convenção mais aceita).

4. O SISTEMA DO COMPLEMENTO

QUADRO 4-1A **Componentes da cascata de ativação do complemento (vias clássica e comum)**

Fração	Ativação e função	Complexo funcional formado
C1	C1q é ativado ao ligar-se à Fc de IgM e IgG em imunocomplexos ou ao ligar-se diretamente ao patógeno. Em ambos os casos, sua ligação altera sua conformação estrutural, possibilitando a auto-ativação de C1r. C1r: ativado por reação autocatalítica. Ativa C1s. C1s: uma vez ativado por C1r, com ele forma complexo enzimático.	$(C1r{:}C1s)_2$ Este complexo é capaz de clivar C4 em C4a e C4b e é inativado pela ação da C1INH (serpina). Formação do complexo heterotrimérico C1q/C1r/C1s é antagonizada pelo fator J.
C4 C2	Sua clivagem produz C4a e C4b. C4a é o integrante mais fraco do grupo das anafilatoxinas. C4b se liga covalentemente a membranas circunvizinhas, onde recruta e ativa C2. Clivado por C4b, transforma-se em C2a e C2b. C2b se une a C4b, produzindo a C3 convertase.	C4bC2b, também conhecido por C3 convertase, cliva C3 nos fragmentos C3a e C3b. Sua formação é antagonizada no plasma pela proteína C4BP e na membrana pelas proteínas CR1, CD46 e DAF.
C3	Clivado espontaneamente ou pela C3 convertase, produz os fragmentos efetores C3a e C3b. C3a é uma anafilatoxina. C3b é excelente opsonina e parte integrante de vários complexos. Sua ativação pela via clássica é fundamental para a opsonização e retirada de imunocomplexos circulantes.	C3b se une à C4bC2b para formar a C5 convertase clássica (C4bC2bC3b), à Bb para formar a C3 convertase alternativa e à C3bBb para formar a C5 convertase alternativa ($C3b_2Bb$). A formação destes complexos é antagonizada no plasma pelo fH (C5 convertase clássica e alternativa) e C4BP (somente C5 convertase clássica) e na membrana pelo fH, CR1, DAF e CD46 (ambas C5a convertases).
C5 C6 C7 C8 C9	Clivado por C5 convertase, produz os fragmentos efetores C5a e C5b. C5a é a anafilatoxina mais forte, excelente fator quimiotático e indutor de fagocitose. C5b ativa C6, dando início à montagem do CAM. Ligado a C5b, produz afinidade para a ligação de C7. Ao ligar-se a C5bC6, expõe porção hidrofóbica que possibilita a introdução do complexo na membrana celular. Liga-se a C5bC6C7, completa a introdução do complexo na membrana celular, recruta e polimeriza entre 10 e 16 moléculas de C9. Ligado ao complexo C5bC6C7C8 e polimerizado por C8, forma e amplia o poro transmembranoso que caracteriza o CAM.	$C5bC6C7C8C9_{(10-16)}$, também conhecido como complexo de ataque à membrana. Membranas de células de tecidos próprios são protegidas do CAM por CD59, e HRF que impedem sua formação, e pela proteína S, que impede sua inserção na membrana.

QUADRO 4-1B **Componentes da cascata de ativação do complemento (vias da LLM e alternativa)**

Fração	Ativação e função	Complexo funcional formado
LLM MASP-2	Lectina ligadora de manose. Proteína plasmática semelhante a C1q que se liga de modo específico à manose, carboidrato comumente encontrado em bactérias porém raro em seres humanos. Proteína plasmática homóloga a C1r e C1s, capaz de ativar C4.	Ligação LLM:manose produz ativação de MASP-2 que cliva C4 e inicia a via de ativação da lectina ligadora de manose.
Fator B Fator D Fator P	Ao ligar-se à C3b vira substrato do Ffator D, que a cliva em Ba e Bb. Proteína plasmática cujo único substrato é Bb ligado a C3b. Cliva fB em Ba e Bb. É tão específica que circula ativada. Properdina. Proteína plasmática que estabiliza e protege o complexo C3bBb na membrana dos patógenos, facilitando a progressão da via de ativação alternativa.	Complexo C3bBb, é a C3 convertase alternativa. $C3b_2Bb$, é a C5 convertase alternativa. A formação destes complexos é antagonizada no plasma por fH e na membrana por CR1, CD46 e DAF.

específico: o carboidrato manose. Seguindo a mesma lógica do sistema TLR/PAMP, a manose é um carboidrato comumente encontrado na superfície de bactérias mas raro em seres humanos, que utilizam predominantemente ácido siálico e outros carboidratos pelos quais a LLM não apresenta afinidade.

Uma vez ligada à manose, a LLM ativa as proteínas plasmáticas MASP-1 e MASP-2.[4] A MASP-2 é muito semelhante à C1r e C1s em forma e função e, ao ser ativada, cliva C4, dando início à sequência já descrita para a via clássica. O papel da MASP-1 ainda não foi elucidado. Acredita-se que ela possa ativar C3 diretamente, mas isso ainda está sendo investigado.

Recentemente foram identificadas duas novas proteínas capazes de ativar complemento de modo semelhante à LLM e uma terceira MASP (MASP-3), o que sugere que a imunidade inata e o sistema complemento se relacionam de maneira mais ampla e complexa do que a previamente imaginada. As novas proteínas são a ficolina-H e a ficolina-L, que apresentam motivos lectina-específicos para a N-acetil-glucosamina; no entanto, o significado biológico dessas descobertas ainda aguarda definição científica.

---

[4] Mannose binding lectin Associated Serine Protease 1 e 2.

QUADRO 4-2 Fatores que se opõem à ativação do complemento

Fatores solúveis

C1INH (serpina)	Dissocia o complexo $(C1r:C1s)_2$ no plasma, impedindo a ativação de C4.
Fator J (fJ)	Proteína que inibe a formação do complexo heterotrimérico C1 e a clivagem de C3 pela C3 convertase alternativa.
Fator H (fH)	Liga-se preferencialmente a superfícies cobertas por ácido siálico, onde promove a inibição competitiva da ligação C3b/Bb. Atua como cofator do fator I, viabilizando a degradação de C3b.
C4BP	Antagonismo competitivo da ligação C4b/C2b. Cofator do fator I na degradação de C4b.
Fator I (fI)	Enzima que degrada C3b quando ligado aos cofatores fator H, CD46 ou CR1, e degrada C4b quando ligado ao cofator C4BP.
Proteína S (vitronectina)	Impede a penetração do CAM na membrana celular das células do hospedeiro, evitando lise celular.
Clusterina	Fator solúvel que evita a aderência do complexo C5bC6C7 às membranas de células do hospedeiro.

Fatores de membrana

CD46 (MCP)	*Membrane cofactor protein*. Liga-se a C3b e C4b, viabilizando sua degradação pelo fator I.
CR1 (CD35)	Receptor de membranas que compete com C2b na ligação com C4b e com Bb na ligação com C3b inibindo a formação dos complexos C3 convertase clássico e alternativo. Cofator do fator I na degradação de C4b e C3b.
DAF	Proteína na membrana celular que compete com C2b na ligação com C4b e com Bb na ligação com C3b. Impede a formação das C3 convertases clássica e alternativa.
HRF	*Homologous restriction factor*. Atua predominantemente sobre a fração C8, impedindo a montagem e inserção do CAM na membrana celular.
CD59 (protectina)	Bloqueia a incorporação da fração C9 ao complexo de ataque de membrana, impedindo a formação do poro.

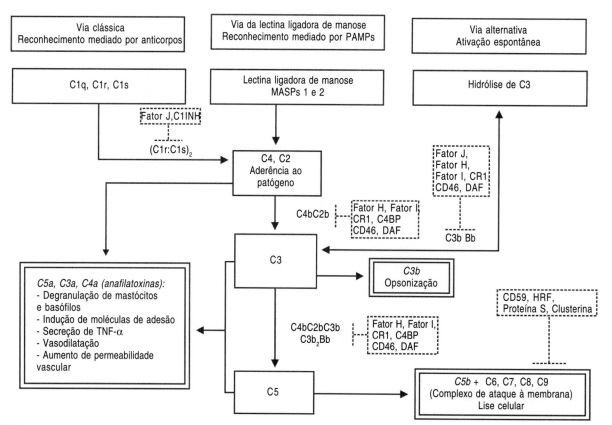

FIGURA 4-1 **Esquematização da ativação do complemento.** As três vias de ativação objetivam a ativação da fração C3 cuja clivagem deflagra a fase efetora da resposta do complemento. A sequência dos eventos da cascata está ressaltada pelas *setas contínuas*. Pontos finais da ativação estão destacados com *borda dupla*. Fatores inibidores e seus pontos de atuação estão ressaltados por *bordas e linhas pontilhadas*.

Via Alternativa de Ativação do Complemento

A via alternativa caracteriza-se por possibilitar a ativação espontânea e inespecífica de complemento em todos os fluidos corporais. A lógica dessa estratégia reside no fato de que, por não serem capazes de se proteger do complemento ativado como os tecidos próprios, os patógenos invasores são eliminados de modo eficiente de todos os compartimentos corporais, independentemente da ligação de anticorpos específicos ou da expressão de manose em sua superfície. Este método evita infecções precocemente, poupando o organismo hospedeiro de reações sistêmicas mais custosas e danosas.

A via alternativa é iniciada pela hidrólise espontânea de C3 em C3a e C3b. O C3b resultante recruta a proteína fator B (fB), que, ao ligar-se, fica suscetível à clivagem nos fragmentos Ba e Bb pela enzima fator D (fD). O fragmento Bb permanece ligado ao fragmento C3b formando o complexo C3bBb, que é em si uma C3 convertase alternativa capaz de catalisar grandes quantidades de C3 em C3a e C3b na fase líquida do plasma. Essa reação circular estabelece um ciclo de retroalimentação positiva no qual a catálise do substrato (C3) produz cada vez mais catalisador (C3 convertase). Quando a concentração de C3b atinge um nível crítico, o complexo C3bBb incorpora um segundo fragmento C3b transformando-se em $C3b_2Bb$, também conhecido como C5 convertase alternativa. Esta, por sua vez catalisa C5 em C5a e C5b e encerra a fase de ativação alternativa do complemento. Deste ponto em diante, a resposta do complemento segue um padrão de atividade igual ao das outras vias de ativação.

CONSEQUÊNCIAS DA ATIVAÇÃO DO COMPLEMENTO

Opsonização e Fagocitose

O sistema complemento apresenta três fragmentos opsonizantes: C3b, C4b e C1q. C3b se ligam a patógenos por meio de um radical tioéster e posteriormente ao receptor CR1 na superfície de macrófagos e neutrófilos, mediando sua adesão. C3b também é capaz de atrair e ligar moléculas de IgG, o que aumenta significativamente sua eficiência como opsonina. Apesar de forte, a ligação C3b/CR1 produz apenas adesão, não fagocitose. Esta, por sua vez, requer auxílio do fragmento C5a ou da enzima fator I (fI). O primeiro se liga de maneira específica ao receptor leucocitário C5aR, que diretamente induz a fagocitose de patógenos opsonizados por C3b. O segundo converte C3b ligado a CR1 em iC3b, um subproduto sem capacidade de ativar zimógenos, mas que passa a ser reconhecido por CR3 e CR4, dois receptores leucocitários de complemento cuja ativação promove fagocitose C5a independente. C4b também é reconhecido por CR1 e poderia mediar fagocitose, mas normalmente sua presença é de tal modo superada pela de C3b que sua importância acaba reduzida.

Apesar de serem propostos diversos receptores leucocitários para C1q (Quadro 4-3), ainda não se sabe se esta fração medeia fagocitose de maneira direta. O que comprovadamente se aceita é que ela exerce papel fundamental na opsonização de imunocomplexos com C3b e C4b, auxiliando sua retirada da circulação por fagocitose. Aguarda definição o papel de C1q na opsonização e remoção de células apoptóticas.

Lise Celular

O mecanismo de lise celular mediada por complemento se inicia quando o fragmento C5b produzido pela C5 convertase recruta a fração C6, formando o complexo C5bC6. Este complexo atrai e liga a fração C7, cuja porção hidrofóbica penetra a membrana celular e fixa o complexo. Na próxima etapa, o complexo C5bC6C7 incorpora a fração C8, que finaliza a introdução do complexo na membrana, recruta e polimeriza entre 10 e 16 moléculas da fração C9, formando um poro estável na membrana, com diâmetro aproximado de 100 angstroms, que proporciona livre passagem para água, eletrólitos e nutrientes, desestabilizando os sistemas de homeostase e inviabilizando a sobrevivência da célula. Este complexo é denominado complexo de ataque à membrana (CAM).

Inflamação

O complemento participa de maneira intensiva na produção de inflamação. Os fragmentos envolvidos integram

---

QUADRO 4-3   **Receptores de complemento expressados na membrana de leucócitos**

CR1 (CD35)	Receptor de C3b, C4b e iC3b expressado por células apresentadoras de antígenos e neutrófilos. Capaz de ligar estas opsoninas, mas não de iniciar fagocitose.
CR2 (CD21)	Expressado por linfócitos B, liga iC3b, C3dg e C3d, amplificando o sinal de ativação via BCR.
CR3 (D11b/18)	Ativado pelo ligante iC3b, inicia fagocitose independente de C5a.
CR4(CD11c/18)	Ativado pelo ligante iC3b, inicia fagocitose independente de C5a.
C5aR	Sua ligação à C5a induz fagocitose de patógenos opsonizados com C3b. Responsável pelo forte efeito quimiotático do fragmento C5a.
C3aR	Semelhante ao receptor de C5a, porém com efeitos menos potentes.
C1qRp*	Induz fagocitose de modo semelhante a C5aR.
$C1qR_{02}$*	Induz a produção de radicais livres tóxicos.
gC1qR*	Promove quimiotaxia.
cC1qR*	Influencia fagocitose, citotoxicidade, produção de citocinas e de anticorpos.

* Sob investigação para confirmação da função biológica.

um grupo denominado anafilatoxinas, que se caracteriza por produzir efeitos inflamatórios semelhantes aos da IgE. Os integrantes deste grupo são os fragmentos C5a, C3a e C4a, em ordem decrescente de potência, e seus efeitos vão desde a degranulação de mastócitos e basófilos, que libera histamina e outros mediadores inflamatórios, até a promoção direta de vasodilatação, o aumento da permeabilidade capilar, a indução da expressão de proteínas de adesão e a quimiotaxia para leucócitos (C5a é a mais potente quimiotaxina conhecida). Adicionalmente, C5a é capaz de induzir fagocitose de modo direto e ativar a explosão oxidativa dos neutrófilos e macrófagos que leva à liberação de radicais livres tóxicos. Alguns estudos ainda sugerem que as anafilatoxinas desempenham um papel importante nas dificuldades hemodinâmicas características das síndromes sépticas.

Modulação da Imunidade Adaptativa

Vários receptores específicos para fragmentos de complemento foram identificados nas membranas de linfócitos T e B, mas na maioria dos casos sua função ainda não é conhecida. A exceção é o receptor CR2, que comprovadamente modifica a resposta humoral na presença dos produtos da degradação de C3b pelo fator I (Quadro 4-3).

Quando existem cofatores, o fator I converte C3b em iC3b. Entretanto, enquanto iC3b permanecer ligado ao cofator, continuará sendo catalisado pelo fator I, gerando primeiro o fragmento C3dg e finalmente o fragmento C3d. Estes três subprodutos do C3b degradado são reconhecidos pelo receptor CR2 na superfície de linfócitos B e seu sinal significativamente amplifica a intensidade do sinal do BCR, influenciando a ativação do linfócito B, a produção de anticorpos e a resposta adaptativa.

MECANISMOS DE PROTEÇÃO DE TECIDOS PRÓPRIOS

Entre elementos celulares constitutivos e fatores circulantes, o sistema imunológico apresenta diversos mecanismos para proteger tecidos próprios contra os efeitos nocivos do complemento ativado enquanto, ao mesmo tempo, maximiza o dano infligido a patógenos.

Entre os elementos celulares constitutivos, destaca-se a ausência de manose na superfície das células de vertebrados, que evita a ativação da LLM e a expressão de proteínas dedicadas a opor os efeitos do complemento ativado na membrana celular, como o CD59 (ou protectina), a HRF (*homologous restriction factor*), o CD46 (ou MCP, *membrane cofactor protein*), o CR1 e a DAF (*decay-accelerating factor* ou CD55). Outros fatores impedem a ativação de complemento em solução. Entre estes estão o fator J, o C1INH (serpina), o fator H, o fator I, a proteína S, a proteína C4BP e a clusterina. A descrição da atuação de cada um destes fatores pode ser encontrada no Quadro 4-2.

Quando o complexo C3 convertase se forma na superfície de um patógeno, ele é protegido e estabilizado pela proteína sérica fator P (properdina), que também mantém afastados os fatores inibidores, promovendo a ativação irrestrita do complemento.

Bibliografia

Barrington, R., M. Zhang, et al. The role of complement in inflammation and adaptive immunity. Immunol Rev, v.180, Apr, p.5-15. 2001.

Carroll, M. C. The complement system in regulation of adaptive immunity. Nat Immunol, v.5, n.10, Oct, p.981-6. 2004.

Figueroa, J. E. e P. Densen. Infectious diseases associated with complement deficiencies. Clin Microbiol Rev, v.4, n.3, Jul, p.359-95. 1991.

Gasque, P. Complement: a unique innate immune sensor for danger signals. Mol Immunol, v.41, n.11, Nov, p.1089-98. 2004.

Gerard, N. P. e C. Gerard. Complement in allergy and asthma. Curr Opin Immunol, v.14, n.6, Dec, p.705-8. 2002.

Janeway, C. Immunobiology: the immune system in health and disease. New York: Garland Science. 2005.

Kohl, J. Anaphylatoxins and infectious and non-infectious inflammatory diseases. Mol Immunol, v.38, n.2-3, Aug, p.175-87. 2001.

Manderson, A. P., M. Botto, et al. The role of complement in the development of systemic lupus erythematosus. Annu Rev Immunol, v.22, p.431-56. 2004.

Matsushita, M., M. Kuraya, et al. Activation of the lectin complement pathway by H-ficolin (Hakata antigen). J Immunol, v.168, n.7, Apr 1, p.3502-6. 2002.

Molina, H. Complement and immunity. Rheum Dis Clin North Am, v.30, n.1, Feb, p.1-18, v. 2004.

Nauta, A. J., G. Castellano, et al. Opsonization with C1q and mannose-binding lectin targets apoptotic cells to dendritic cells. J Immunol, v.173, n.5, Sep 1, p.3044-50. 2004.

Parslow, T. G. e Teton Data Systems (Firm). Medical immunology. New York: Lange Medical Books/McGraw-Hill Medical Pub. Division. 2001

Ward, P. A. The dark side of C5a in sepsis. Nat Rev Immunol, v.4, n.2, Feb, p.133-42. 2004.

Wurzner, R. Deficiencies of the complement MAC II gene cluster (C6, C7, C9): is subtotal C6 deficiency of particular evolutionary benefit? Clin Exp Immunol, v.133, n.2, Aug, p.156-9. 2003.

Zundel, S., S. Cseh, et al. Characterization of recombinant mannan-binding lectin-associated serine protease (MASP)-3 suggests an activation mechanism different from that of MASP-1 and MASP-2. J Immunol, v.172, n.7, Apr 1, p.4342-50. 2004.

CAPÍTULO

5

Imunogenética

Anna Carla Goldberg e Jorge Kalil

A imunogenética humana compreende o ramo da Imunologia que estuda os genes e suas variantes, ligados às funções do sistema imune no organismo do homem. Para tanto, lança mão de estudos de genômica estrutural e funcional, da genética de populações e da genética evolutiva, buscando a compreensão do papel individual que cada gene tem na fisiopatologia da resposta imune.

O sistema imune, no homem, compreende um grande número de genes. Além disso, o extenso polimorfismo genético, ou seja, a existência de alelos de um mesmo gene que codificam numerosas variantes moleculares, confere grande complexidade a esse sistema, com consequências importantes na patogenia das várias doenças que acometem o homem.

Além dos genes especificamente relacionados com a resposta imune, como os que codificam as moléculas HLA, os receptores de célula T (RCT), as imunoglobulinas e as citocinas, há, também, muitas moléculas que atuam na interface entre o sistema imune e os demais sistemas que formam o organismo funcional.

As características principais desses genes, devidas à sua importância, são a redundância e o embricamento de funções, que asseguram a operacionalidade e a sobrevida do organismo diante dos numerosos desafios que o ambiente apresenta, na forma de patógenos, alimentos ou substâncias desconhecidas e potencialmente danosas. A grande variabilidade presente em boa parte desses genes fornece uma multiplicidade de alternativas para assegurar o sucesso do indivíduo e da espécie. Além disso, no caso dos receptores de células T e B (imunoglobulinas), ocorre um mecanismo único de geração de variantes por meio do rearranjo gênico.

Os genes do sistema HLA (do inglês: *human leukocyte antigen*) sempre foram emblemáticos por espelharem o enorme potencial de variabilidade genética existente no genoma humano. As descobertas iniciais, na década de 1950, logo mostraram a influência que essa diversidade tinha sobre questões médicas importantes, tais como a compatibilidade entre tecidos na reposição de pele em soldados e pacientes com extensas queimaduras, a reposição de células imunocompetentes em portadores de leucemias e linfomas e a pega de enxertos em candidatos a transplante renal.

A região no braço curto do cromossomo 6, onde se encontram os genes HLA, é denominada complexo principal de histocompatibilidade (CPH ou MHC, em inglês) e compreende aproximadamente 4 Mb (4 milhões de pares de bases ou nucleotídeos). Essa pequena região do cromossomo apresenta um número excepcionalmente grande de genes. Do total, 128 genes são expressos, dos quais 51 são envolvidos diretamente com o controle da resposta imune. Entre esses, os 22 genes pertencentes ao sistema HLA compartilham semelhanças estruturais tanto no nível do gene codificador quanto do seu produto glicoproteico. Não só o CPH apresenta um grande número de *loci* diferentes que codificam genes funcionais, mas também em vários deles é possível encontrar muitas variantes alélicas, caracterizando uma região extremamente polimórfica. O CPH está dividido em três regiões principais. A região mais distal corresponde a de classe I e contém genes que codificam os antígenos de histocompatibilidade clássicos HLA-A, -B e -C, assim chamados por sua importância indiscutível nos mecanismos de rejeição contra órgãos transplantados. Existem também *loci* HLA não clássicos, ou Ib: HLA-E, -F, -G, HFE e MIC -A e -B (do inglês: *MHC class I Chain related*). Essa família de genes apresenta ainda outra característica, que é a diversificação da função. As moléculas HLA clássicas têm como função primordial a apresentação de peptídeos, originários do metabolismo da própria célula ou de patógenos, na superfície das células. No entanto, o produto do gene HFE, ao se ligar ao receptor de transferrina, participa do controle do transporte de ferro. Mutações nesse gene levam à forma mais comum, recessiva, de hemocromatose familiar. Já MIC-A e MIC-B desencadeiam ações citotóxicas que lisam células tumorais ou infectadas. Todas as glicoproteínas codificadas por esses genes, exceto as MICs, são expressas na superfície das células associadas de forma não covalente à β2-microglobulina invariante, cujo gene se encontra no cromossomo 15 humano. Há ainda alguns outros genes da família em outros cromossomos. É o caso das moléculas CD1, responsáveis pela apresentação de lípides ao sistema imune, e de FCGRT, que transporta imunoglobulinas maternas através do epitélio intestinal de recém-nascidos.

A região mais centromérica contém os genes que codificam as duas cadeias que compõem os heterodímeros HLA de classe II: HLA-DR, DQ, DP, DM e DO. A sua organização é mais complexa. Existe um gene DRA, mas, dependendo do haplótipo (conjunto de genes próximos, geralmente herdados em bloco), um ou mais *loci* DRB. Todos os indivíduos expressam moléculas DR codificadas por

DIAGNÓSTICO E TRATAMENTO DAS DOENÇAS IMUNOLÓGICAS

um gene DRB1. Alguns cromossomos têm apenas um gene funcional no *locus* DRB1. Outros cromossomos carregam *loci* para a expressão de cadeias DRB adicionais, codificadas pelos genes DRB3, DRB4 ou DRB5. Os *loci* DQA1 e DQB1, ambos polimórficos, codificam as cadeias proteicas que formam as moléculas HLA-DQ e têm estrutura e função semelhantes às das moléculas DR. Igualmente polimórficos são os genes DPA e DPB. O Quadro 5-1 lista o número de alelos conhecidos para cada um desses genes.

QUADRO 5-1   Número de alelos descritos até abril de 2013

Loci polimórficos	Número de alelos
HLA-A	2.244
HLA-B	2.934
HLA-C	1.788
HLA-E	11
HLA-F	22
HLA-G	50
MIC-A	91
HLA-DRA	7
HLA-DRB1	1.317
HLA-DRB3	58
HLA-DRB4	15
HLA-DRB5	20
HLA-DQA1	50
HLA-DQB1	323
HLA-DPA1	37
HLA-DPB1	185
HLA-DMA	7
HLA-DMB	13
HLA-DOA	12
HLA-DOB	13
Total de alelos descritos	9.310

Fonte: Robinson J, Halliwell JA, Hayhurst JH, Flicek P, Parham P, Marsh SGE. The IPD and IMGT/HLA database: allele variant databases Nucleic Acids Research.

Uma terceira região, entre essas duas, contém numerosos genes não relacionados, dos quais alguns são também importantes no controle da resposta imune. São exemplos mais conhecidos os genes Bf, C2 e C4 do sistema complemento, o grupo dos fatores de necrose tumoral e as proteínas de choque térmico HSP70. O primeiro mapa completo foi publicado em 1999 e revisado em Horton *et al* (2004).

A expressão individual de todos esses genes varia; alguns, como HLA-A, B e DR, estão mais presentes na superfície das células do que seus similares HLA-C ou HLA-DQ. Além disso, essa quantidade pode variar de acordo com o estado de recrutamento (ativação), um fator importante no controle da resposta imune.

Uma consequência importante da multiplicidade de genes é que, como cada indivíduo carrega nas suas células um par de cromossomos 6, e, portanto, dois conjuntos desses genes, ele poderá expressar 4 a 8 moléculas HLA de classe I diferentes na superfície de suas células. Além disso, células especializadas, chamadas de apresentadoras, poderão expressar 2 a 8 moléculas de classe II diferentes. No entanto, apesar da variabilidade genética do sistema HLA, o desenho básico das moléculas resultantes da tradução desses genes é muito semelhante. Ambos os tipos, classe I e classe II, apresentam-se em forma de cálice, com o pé ancorado na membrana celular. Na parte superior encontra-se uma fenda, cujo assoalho é formado por uma estrutura de oito fitas de folha β antiparalelas, cujas bordas compõem estruturas em α–hélice. Essa fórmula básica permite a essas moléculas alojar pequenos peptídeos em sua fenda, sendo esse o mecanismo que permitirá a apresentação antigênica, ou seja, a apresentação aos linfócitos T, de peptídeos derivados de proteínas potencialmente danosas ao organismo, sejam elas exógenas (de patógenos), alimentares ou anômalas (p. ex., de tumores).

Algumas diferenças importantes possibilitam uma diferenciação funcional entre as moléculas HLA de classes I e II. As moléculas de classe I são transcritas e expressas, mesmo quando em doses baixas, em praticamente todas as células do organismo. Já as moléculas de classe II estão presentes em células especiais, responsáveis pela apresentação antigênica: macrófagos, células dendríticas e linfócitos B são os exemplos mais comuns. Algumas células, além dessas apresentadoras profissionais, têm a expressão de HLA de classe II induzida quando ativadas (linfócitos T), ou ainda quando em situação anômala. É o caso dos tireócitos e de células epiteliais intestinais, que passam a expressar ou aumentam a expressão dessas moléculas durante processos inflamatórios e facilitam a instalação de processos autoimunes.

A fenda das moléculas de classe I, formada apenas pela cadeia α, é fechada, mas a das moléculas de classe II é aberta, permitindo o alojamento de peptídeos maiores que oferecerão uma interface maior para o reconhecimento pelo RCT de linfócito T CD4+. A molécula CD4 liga-se a uma região conservada da molécula HLA de classe II e, assim, auxilia na ativação dos linfócitos pelo complexo HLA de classe II acrescido de peptídeo. Diferentemente dos peptídeos apresentados na molécula de classe I, de origem predominantemente citosólica ou endógena, a forma de processamento de peptídeos, que culmina na veiculação pela molécula de classe II, é a via chamada de endocítica ou exógena, que produz fragmentos proteicos para a apresentação de antígenos bacterianos ou de qualquer patógeno circulante que possa ser fagocitado pela célula apresentadora profissional.

O papel central dos linfócitos T CD4+ na resposta imune humoral e celular confere uma importância singular ao complexo formado pela molécula HLA de classe II e ao peptídeo por ela apresentado. O reconhecimento do antígeno desencadeia os processos de expansão clonal e de diferenciação dos linfócitos envolvidos, aumentando a população de linfócitos efetivos e induzindo à manutenção de algumas células, de vida longa, que formarão a memória imunológica.

Para efetuar sua função, o conjunto formado pela molécula HLA e o peptídeo deve ser reconhecido pelo seu ligante na superfície dos linfócitos efetores, o receptor de célula T (RCT), formando a entidade funcional de reconhecimento antigênico que denominamos complexo trimolecular. Esse

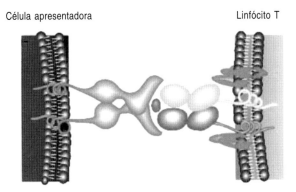

FIGURA 5-1. Modelo representativo do complexo trimolecular para o reconhecimento antigênico via HLA de classe II: a célula apresentadora apresenta em sua superfície moléculas HLA de classe II que contêm, na sua porção mais externa, fragmentos proteicos denominados peptídeos. Esse conjunto se conecta a receptores de célula T na superfície do linfócito T CD4+, desencadeando a ativação das células envolvidas, com proliferação e secreção de citocinas e outras moléculas. O mesmo tipo de reconhecimento ocorre entre o HLA de classe I e o peptídeo, presente na superfície de células nucleadas, e os receptores de célula T, presentes nos linfócitos T CD8+.

complexo confere a especificidade necessária para que o sistema imune adaptativo direcione a resposta e evite o dano colateral aos demais tecidos e células do organismo (Figura 5-1).

O RCT, assim como as imunoglobulinas, é formado, durante a maturação dos linfócitos no timo, pelo mecanismo de rearranjo gênico, fenômeno único na natureza, presente exclusivamente em mamíferos. Nesse processo, o complexo enzimático *rag*, ou recombinase, processa a junção de segmentos de genes para formar um "novo" gene funcional que codificará as cadeias do RCT. Conforme a região em que o rearranjo for efetuado, poderá ser formado um RCT αβ ou γδ (Quadro 1-1, Figuras 1-1 e 1-2 no Capítulo 1). A aproximação aleatória de um segmento D e J por ação de *rag* e, em seguida, de V com DJ, sela esse rearranjo e a parte interposta do DNA é eliminada. Assim, o rearranjo gênico é um fenômeno de alteração somática definitiva do genoma. Esse rearranjo ocorre, nos genes alfa e delta, apenas entre porções V e J. O processo de rearranjo, no entanto, não é perfeito, podendo haver adição ou deleção de bases. Modificação adicional na sequência das bases é obtida pela ação da enzima dimetil- transferase terminal. Cada linfócito maduro expressará um RCT específico formado por esse processo, garantindo um extenso repertório de possibilidades de reconhecimento das diversas moléculas HLA e seus peptídeos.

Para que haja formação adequada dessas células que serão responsáveis pelo reconhecimento antigênico, tanto na fase fetal quanto ao longo de toda a vida, elas deverão passar pelo processo de educação tímica. Nessa fase, as células precursoras, ao adquirirem a expressão de receptores de células T na superfície, são colocadas em contato e reconhecem as moléculas HLA de classe I ou de classe II, carreadoras dos mais diversos peptídeos de origem endógena (próprias). A falta de acoplamento ou uma ligação excessivamente forte levará à indução de morte programada e à deleção daquela célula. Apenas os linfócitos capazes de reconhecer as moléculas HLA com afinidade intermediária serão selecionados para completar a maturação e ser liberados na circulação. O processo de maturação dos linfócitos B é semelhante ao descrito para os linfócitos T, com a ocorrência de rearranjo gênico e exclusão alélica, além da hipermutação somática. Somado ao *switching* para as diferentes isoformas, de IgM para IgG, IgE e IgA, o resultado final é o aumento da diversidade dos anticorpos formados contra o antígeno desencadeante e a diversificação funcional das imunoglobulinas (Capítulo 1).

Em contrapartida a esse variado perfil de resposta imune, os patógenos apresentam mecanismos de evasão engenhosos, dos quais muitos impedem o funcionamento eficiente da resposta imune. O vírus da imunodeficiência humana (HIV) é um bom exemplo. Além de infectar células T CD4+ e macrófagos, destruindo-os, e de apresentar altas taxas de mutação que acarretam a modificação dos epítopos antigênicos contra os quais o hospedeiro montou sua resposta, as proteínas do vírus necessárias à sua replicação têm também efeitos adicionais, como inibir a produção de moléculas HLA de classe I e, portanto, impedir a apresentação de peptídeos de origem viral. Assim, a resposta citolítica, por meio dos linfócitos T CD8+, fica ainda mais prejudicada nos indivíduos infectados. Em contrapartida, portadores de certos alelos HLA de classe I apresentam maior resistência ao desenvolvimento da infecção, em um interessante exemplo de como a variabilidade de um sistema genético influi diretamente na sobrevivência de indivíduos em uma mesma população. Numerosos vírus, bactérias e parasitas apresentam maneiras já conhecidas de evadir a resposta imune.

Resumindo, a diversidade de patógenos potencialmente danosos à saúde, somada aos seus múltiplos mecanismos de evasão que resultam em mudanças quantitativas e qualitativas dos antígenos parasitários, obriga o organismo a ter uma grande plasticidade da resposta imune, possibilitando sua defesa diante de um vasto e potencialmente desconhecido universo. Essa plasticidade está presente nas diversas formas de geração de variantes moleculares dos principais atores da resposta imune, desde moléculas HLA apresentadoras de peptídeo e seus receptores na superfície da célula T e NK, passando pelos vários componentes que modulam a resposta imune, como as citocinas, as quimiocinas e seus receptores. Inclui também componentes da resposta inata, como os receptores tipo Toll e NK. Os receptores de antígenos de linfócitos T e B, produzidos por mecanismos de rearranjo gênico e de hipermutação, têm o potencial de oferecer um número praticamente ilimitado de variantes capazes de reconhecer uma enorme gama de antígenos. Na população, as centenas de moléculas codificadas pelo sistema HLA definem padrões de apresentação desses antígenos. Somam-se, então, os diferentes perfis de expressão de citocinas e de outros mediadores químicos também definidos, ao menos em parte, geneticamente. O conjunto de toda essa variabilidade configura a herança genética do hospedeiro para a resposta imune, garantindo a sua sobrevivência ante qualquer desafio, em qualquer meio ambiente, como indivíduo ou como espécie.

Estudos muito recentes começam a desvendar a complexidade presente em outros sistemas envolvidos na resposta imune. Um exemplo deles é o esforço feito nos últimos anos na descrição dos receptores expressos na superfície dos linfócitos NK (do inglês: *natural killer*). Distribuídos em conjuntos de genes (LRC, do inglês: *leukocyte receptor cluster*) nos cromossomos 12 e 19, os receptores NK exibem também a marca da diversidade estrutural e funcional, tão características dos genes envolvidos na resposta imune. Pertencentes a diferentes famílias de genes, sua estrutura, no entanto, sugere uma evolução comum. Já foram descritos mais de 40 genes que codificam os receptores NK, e o grupo de genes KIR, presentes apenas em humanos, exibe também variantes alélicas com função ora ativadora, ora inibidora (revisado em Parham (2005). Mais recentemente, a revolução nas técnicas de sequenciamento levou a uma explosão de conhecimento sobre o extenso polimorfismo presente em todo o genoma, e especialmente em genes de resposta imune. A extensão desse novo conhecimento vai além do escopo deste capítulo, mas os interessados podem buscar informações nas páginas especializadas, tais como HapMap e 1000 Genomes Project, ou ainda em instituições como a Wellcome Trust (Human Genome).

Uma consequência importante de toda essa diversidade que acabamos de descrever, principalmente a do sistema HLA, é o fenômeno da rejeição que ocorre no alotransplante, quando um indivíduo recebe um órgão ou células de outro indivíduo da mesma espécie. Os linfócitos circulantes, preparados para discriminar peptídeos estranhos, não próprios, identificam as moléculas HLA do doador, presentes no enxerto, e desencadeiam a reação imune, provocando inflamação, lesão e até perda do novo órgão. O grau destas reações afeta profundamente o sucesso do implante, e a equação que define o resultado inclui fatores como o perfil de resposta imune individual, moldado pelo polimorfismo genético presente nos demais genes de resposta imune, o grau da disparidade HLA entre receptor e doador, diferenças em outras moléculas, os antígenos secundários, presentes no tecido enxertado, o tipo e a quantidade de imunossupressão administrada, e até a ocorrência de infecções após o transplante (para detalhes, ver Capítulo 50).

A tolerância é também fenômeno essencial no controle da resposta imune e na preservação da homeostase do organismo. Além disso, sua falta aumenta o potencial de reatividade dirigida contra os próprios tecidos pelos linfócitos T. O polimorfismo genético presente em genes que codificam moléculas, como, por exemplo, o CTLA-4 (do inglês: *cytotoxic T lymphocyte associated protein-4*), responsável pela desativação ou a IL-2 essencial à sobrevivência de linfócitos T, já foi associado à presença de autoimunidade. No entanto, o papel central da molécula HLA de classe II na apresentação diferenciada de peptídeos derivados de material endógeno e exógeno fagocitado pelas células apresentadoras profissionais faz com que ela seja forte candidata a contribuir para a suscetibilidade a doenças de natureza autoimune.

A associação entre HLA e doenças autoimunes vem sendo estudada há várias décadas. Todas as doenças autoimunes mais comuns foram investigadas, em especial algumas de alta prevalência ou de distribuição mundial (Quadro 5-2). Estudos multicêntricos em famílias com diabetes tipo 1, artrite reumatoide e lúpus confirmaram a existência de predisposição genética e mostraram que, além do sistema HLA, há também a contribuição de outros genes na suscetibilidade a essas doenças. É o caso no diabetes tipo 1, no qual já foram identificados pelo menos 11 genes de suscetibilidade. O mais importante é o HLA-DQ (iddm1), mas o iddm2 se localiza no gene de insulina, e outros genes, como a IL-2, o receptor 2 para TNF-α, o CD30 e o CTLA4, também participam, em menor grau, da suscetibilidade global a essa doença. Há, ainda, o gene AIRE (do inglês: *autoimmune regulator*), responsável pela síndrome da poliendocrinopatia autoimune tipo 1 (APECED) e tipo 2, doenças monogênicas responsáveis por autoimunidade em vários órgãos-alvo, especialmente a glândula adrenal e a tireoide. No entanto, apesar de o risco relativo conferido variar nas diversas doenças, ou mesmo nas diferentes populações, o sistema HLA continua sendo um fator preponderante no somatório dessa suscetibilidade a doenças autoimunes (para detalhes, ver capítulos específicos). Como o desequilíbrio de ligação é fenômeno usual em toda a região do CPH devido à frequência de recombinação gênica reduzida na região, à seleção conjunta de polimorfismos em diferentes genes, além de modificações na estrutura das populações, ao analisar a suscetibilidade a uma doença devida ao HLA deve-se sempre ter em mente que é o conjunto de genes da região que está associado, e que possivelmente mais de um gene influencia o desenvolvimento da patologia.

As doenças autoimunes mostram, em sua maioria, um padrão nitidamente inflamatório, tipo Th1. Por outro lado, doenças de natureza alérgica, como a asma, as atopias e a

QUADRO 5-2 **Exemplos de doenças autoimunes e suas associações com o HLA**

HLA-B	B27	Espondilite anquilosante	90
		Doença de Reiter	37
		Uveíte anterior aguda	20
		Doença de Sjögren	10
HLA-DR	DR2, DR3	Lúpus eritematoso	20
		Doença de Graves	15
HLA-DR	DRB1*0301/DRB1*1301	Hepatite autoimune	6,9
HLA-DR	DR1/ DRB1*0401/04	Artrite reumatóide	8
HLA-DR	DR2	Esclerose múltipla	20
HLA-DR	DR7 /DR53	Doença reumática coração	4,5
HLA-DQ	DQA1*0501/DQB1*0201	Doença celíaca	12
HLA-DQ	DQA1*0501/DQB1*0201 and DQA1*0301/DQ B1*0302	Diabetes tipo 1	15

Fontes: Parham (1999), Gregersen e Behrens (2006), Thorsby e Lie (2005), Guilherme *et al.* (1991) e Bittencourt *et al.* (1999).

rinite, caracterizadas pelo padrão de ativação celular e de produção de citocinas do tipo Th2, também estão associadas a genes de suscetibilidade. A genética da hipersensibilidade é um bom exemplo de como a complexidade nos padrões de herança influencia o desenvolvimento das doenças em cada indivíduo. Finalmente, é importante salientar que praticamente todas as doenças poligênicas e multifatoriais que hoje acometem a humanidade têm um forte componente inflamatório, com a participação de toda a sorte de moléculas e células do sistema imune. Esse fato torna o estudo dos genes envolvidos na resposta imune e inflamatória, e de suas variantes, um elemento-chave na compreensão da patogenia das doenças degenerativas, como aterosclerose, obesidade, hipertensão e doença de Alzheimer.

Bibliografia

Abbas AKL, A.H.; Pillai, S. HLA. In: Elsevier, editor. Imunologia Celular e Molecular. 2007. p. 97-112.

Barten R, Torkar M, Haude A, Trowsdale J, Wilson MJ. Divergent and convergent evolution of NK-cell receptors. Trends in immunology. 2001;22(1):52-7. Epub 2001/04/05.

Bassing CH, Swat W, Alt FW. The mechanism and regulation of chromosomal V(D)J recombination. Cell. 2002;109 Suppl:S45-55. Epub 2002/05/02.

Bittencourt PL, Goldberg AC, Cancado EL, Porta G, Carrilho FJ, Farias AQ, et al. Genetic heterogeneity in susceptibility to autoimmune hepatitis types 1 and 2. The American journal of gastroenterology. 1999;94(7):1906-13. Epub 1999/07/16.

Bjorkman PJ, Saper MA, Samraoui B, Bennett WS, Strominger JL, Wiley DC. Structure of the human class I histocompatibility antigen, HLA--A2. Nature. 1987;329(6139):506-12. Epub 1987/10/08.

Complete sequence and gene map of a human major histocompatibility complex. The MHC sequencing consortium. Nature. 1999;401(6756):921-3. Epub 1999/11/30.

Dausset J. The HLA adventure. Transplantation proceedings. 1999;31(1-2):22-4. Epub 1999/03/20.

Dean M, Carrington M, O'Brien SJ. Balanced polymorphism selected by genetic versus infectious human disease. Annual review of genomics and human genetics. 2002;3:263-92. Epub 2002/07/27.

Einarsdottir E, Soderstrom I, Lofgren-Burstrom A, Haraldsson S, Nilsson--Ardnor S, Penha-Goncalves C, et al. The CTLA4 region as a general autoimmunity factor: an extended pedigree provides evidence for synergy with the HLA locus in the etiology of type 1 diabetes mellitus, Hashimoto's thyroiditis and Graves' disease. European journal of human genetics : EJHG. 2003;11(1):81-4. Epub 2003/01/17.

Falk K, Rotzschke O, Stevanovic S, Jung G, Rammensee HG. Pool sequencing of natural HLA-DR, DQ, and DP ligands reveals detailed peptide motifs, constraints of processing, and general rules. Immunogenetics. 1994;39(4):230-42. Epub 1994/01/01.

Forni D, Cagliani R, Pozzoli U, Colleoni M, Riva S, Biasin M, et al. A 175 million year history of T cell regulatory molecules reveals widespread selection, with adaptive evolution of disease alleles. Immunity. 2013;38(6):1129-41. Epub 2013/05/28.

Ghetie V, Ward ES. FcRn: the MHC class I-related receptor that is more than an IgG transporter. Immunology today. 1997;18(12):592-8. Epub 1998/01/13.

Gras S, Burrows SR, Turner SJ, Sewell AK, McCluskey J, Rossjohn J. A structural voyage toward an understanding of the MHC-I-restricted immune response: lessons learned and much to be learned. Immunological reviews. 2012;250(1):61-81. Epub 2012/10/11.

Gregersen PK, Behrens TW. Genetics of autoimmune diseases--disorders of immune homeostasis. Nature reviews Genetics. 2006;7(12):917-28. Epub 2006/12/02.

Groh V, Rhinehart R, Randolph-Habecker J, Topp MS, Riddell SR, Spies T. Costimulation of CD8alphabeta T cells by NKG2D via engagement by MIC induced on virus-infected cells. Nature immunology. 2001;2(3):255-60. Epub 2001/02/27.

Groh V, Rhinehart R, Secrist H, Bauer S, Grabstein KH, Spies T. Broad tumor-associated expression and recognition by tumor-derived gamma delta T cells of MICA and MICB. Proceedings of the National Academy of Sciences of the United States of America. 1999;96(12):6879-84. Epub 1999/06/09.

Guilherme L, Weidebach W, Kiss MH, Snitcowsky R, Kalil J. Association of human leukocyte class II antigens with rheumatic fever or rheuma-

tic heart disease in a Brazilian population. Circulation. 1991;83(6):1995-8. Epub 1991/06/01.

Hershberg RM, Cho DH, Youakim A, Bradley MB, Lee JS, Framson PE, et al. Highly polarized HLA class II antigen processing and presentation by human intestinal epithelial cells. The Journal of clinical investigation. 1998;102(4):792-803. Epub 1998/08/26.

Hollegaard MV, Bidwell JL. Cytokine gene polymorphism in human disease: on-line databases, Supplement 3. Genes and immunity. 2006;7(4):269-76. Epub 2006/04/28.

Hollenbach JA, Mack SJ, Gourraud PA, Single RM, Maiers M, Middleton D, et al. A community standard for immunogenomic data reporting and analysis: proposal for a STrengthening the REporting of Immunogenomic Studies statement. Tissue antigens. 2011;78(5):333-44. Epub 2011/10/13.

Horton R, Wilming L, Rand V, Lovering RC, Bruford EA, Khodiyar VK, et al. Gene map of the extended human MHC. Nature reviews Genetics. 2004;5(12):889-99. Epub 2004/12/02.

Hutchinson IV, Pravica V, Hajeer A, Sinnott PJ. Identification of high and low responders to allografts. Reviews in immunogenetics. 1999;1(3):323-33. Epub 2001/03/21.

Johnson WE, Desrosiers RC. Viral persistence: HIV's strategies of immune system evasion. Annual review of medicine. 2002;53:499-518. Epub 2002/01/31.

Little AM, Parham P. Polymorphism and evolution of HLA class I and II genes and molecules. Reviews in immunogenetics. 1999;1(1):105-23. Epub 2001/03/21.

Moody DB, Porcelli SA. Intracellular pathways of CD1 antigen presentation. Nature reviews Immunology. 2003;3(1):11-22. Epub 2003/01/04.

Murray JE. Reminiscences for the "50-year retrospective" of transplantation. Transplantation proceedings. 1999;31(1-2):34. Epub 1999/03/20.

Neefjes J, Jongsma ML, Paul P, Bakke O. Towards a systems understanding of MHC class I and MHC class II antigen presentation. Nature reviews Immunology. 2011;11(12):823-36. Epub 2011/11/15.

Parham P. Immunogenetics of killer cell immunoglobulin-like receptors. Molecular immunology. 2005;42(4):459-62. Epub 2004/12/21.

Parham P. MHC class I molecules and KIRs in human history, health and survival. Nature reviews Immunology. 2005;5(3):201-14. Epub 2005/02/19.

Parham P. Virtual reality in the MHC. Immunological reviews. 1999;167:5-15. Epub 1999/05/13.

Pietrangelo A. Hemochromatosis 1998: is one gene enough? Journal of hepatology. 1998;29(3):502-9. Epub 1998/10/09.

Pitkanen J, Peterson P. Autoimmune regulator: from loss of function to autoimmunity. Genes and immunity. 2003;4(1):12-21. Epub 2003/02/22.

Rapaport FT. Medawar Prize Lecture, 15 July 1998. The contribution of human subjects to experimental transplantation: the HLA story. Transplantation proceedings. 1999;31(1-2):60-6. Epub 1999/03/20.

Rich SS, Concannon P. Challenges and strategies for investigating the genetic complexity of common human diseases. Diabetes. 2002;51 Suppl 3:S288-94. Epub 2002/12/12.

Smirnova I, Poltorak A, Chan EK, McBride C, Beutler B. Phylogenetic variation and polymorphism at the toll-like receptor 4 locus (TLR4). Genome biology. 2000;1(1):RESEARCH002. Epub 2000/12/16.

Spencer CT, Gilchuk P, Dragovic SM, Joyce S. Minor histocompatibility antigens: presentation principles, recognition logic and the potential for a healing hand. Current opinion in organ transplantation. 2010;15(4):512-25. Epub 2010/07/10.

Steinke JW, Borish L, Rosenwasser LJ. 5. Genetics of hypersensitivity. The Journal of allergy and clinical immunology. 2003;111(2 Suppl):S495-501. Epub 2003/02/20.

Stephens HA. Immunogenetic surveillance of HIV/AIDS. Infection, genetics and evolution : journal of molecular epidemiology and evolutionary genetics in infectious diseases. 2012;12(7):1481-91. Epub 2012/05/12.

Stern LJ, Brown JH, Jardetzky TS, Gorga JC, Urban RG, Strominger JL, et al. Crystal structure of the human class II MHC protein HLA-DR1 complexed with an influenza virus peptide. Nature. 1994;368(6468):215-21. Epub 1994/03/17.

Thorsby E, Lie BA. HLA associated genetic predisposition to autoimmune diseases: Genes involved and possible mechanisms. Transplant immunology. 2005;14(3-4):175-82. Epub 2005/06/29.

Tiercy JM. Molecular basis of HLA polymorphism: implications in clinical transplantation. Transplant immunology. 2002;9(2-4):173-80. Epub 2002/08/16.

Wu Z, Biro PA, Mirakian R, Hammond L, Curcio F, Ambesi-Impiombato FS, et al. HLA-DMB expression by thyrocytes: indication of the antigen-processing and possible presenting capability of thyroid cells. Clinical and experimental immunology. 1999;116(1):62-9. Epub 1999/04/21.

CAPÍTULO

6

Doenças Imunológicas e Biologia Molecular: Síndrome da Imunodeficiência Adquirida (AIDS)

Cláudia Cortese Barreto, Ester Cerdeira Sabino e João Renato Rebello Pinho

ENSAIOS IMUNOENZIMÁTICOS E COMPLEMENTARES

Há dois tipos de ensaios que detectam anticorpos anti-HIV: os ensaios de triagem sorológica e os testes confirmatórios ou complementares.

Os ensaios de triagem sorológica apresentam alta sensibilidade e são capazes de detectar praticamente todos os pacientes infectados pelo HIV ou aqueles que já desenvolveram a doença, levando inclusive a resultados falso-positivos se realizados em indivíduos politransfundidos, usuários de drogas e multíparas. Quando os indivíduos apresentam infecção recente pelo HIV, os resultados poderão ser inconclusivos ou negativos. Neste último caso, considera-se que o indivíduo está na chamada fase de janela imunológica, na qual há poucos antígenos circulantes livres e baixa produção de anticorpos específicos devido a fatores tanto do hospedeiro quanto virais.

Os testes confirmatórios ou complementares estão incluídos neste contexto e apresentam elevada especificidade, confirmando os resultados negativos obtidos no ELISA ou ainda esclarecendo os casos com sorologia discordante. O uso concomitante de ambos os testes trará resultados com elevada acurácia, propiciando a segurança necessária para a emissão de um diagnóstico confiável diante da infecção pelo HIV ou, ainda, aumentando a segurança transfusional quando utilizados na triagem de bolsas de sangue e hemoderivados.

A infecção pelo HIV é diagnosticada a partir de ensaios sorológicos que determinam a presença de anticorpos específicos ou do próprio antígeno. Entre estes, o ensaio imunoenzimático indireto (EIA ou "ELISA") é o mais amplamente utilizado em rotinas de larga escala, por ser um método de realização relativamente simples e de elevada sensibilidade. Caracteriza-se pela adsorção de antígenos (Ag) específicos a uma fase sólida (p. ex., placas de poliestireno, de polipropileno, entre outros materiais) que, em contato com o soro do paciente, formam o complexo antígeno-anticorpo (Ag-Ac). A presença deste imunocomplexo é revelada quando um conjugado constituído por uma anti-imunoglobulina humana associada a uma enzima se liga ao Ag-Ac (Ag-Ac-IgG-*). Em

contato com um substrato específico e um cromógeno, esta enzima catalisará uma reação de oxirredução, com consequente depósito do cromógeno. A intensidade de cor, proporcional à concentração de anticorpos anti-HIV presentes na amostra, será medida em densidade óptica (DO) através de um espectrofotômetro. Um valor de corte, também denominado *cut off* (CO), será definido por meio do cálculo matemático da média da DO dos controles negativos, multiplicados por um fator. A partir da comparação da DO das amostras com o CO, a reação poderá ser definida como reagente (positiva) quando DO/CO > 1, não reagente (negativa) quando DO/CO < 1 ou inconclusiva 1 < DO/CO < 1.

O primeiro ELISA desenvolvido para a triagem do HIV surgiu no mercado em 1984 e, desde então, suas sensibilidade e especificidade têm sido aumentadas. Na primeira geração, o lisado viral obtido de culturas de células era adsorvido à fase sólida, resultando em elevada inespecificidade devido a reações cruzadas com antígenos expressos nas células da própria cultura. Na fase sólida dos testes de segunda geração foram adsorvidas proteínas recombinantes, obtidas a partir de engenharia genética, oferecendo maior especificidade ao ensaio e possibilitando a detecção dos anticorpos da maioria dos pacientes 6 a 12 semanas após a infecção.

No ELISA de terceira geração foram utilizados como antígenos os peptídeos sintéticos, inclusive aqueles específicos para o HIV-2. Uma nova estratégia, também de terceira geração, caracterizada pela maior sensibilidade e que ficou conhecida como "ELISA *Sandwich*", tornou possível detectar a fase de soroconversão do paciente, reduzindo a janela imunológica para 3 a 4 semanas. Neste ensaio, o anticorpo específico é flanqueado por dois antígenos e um deles está fixado à fase sólida enquanto, o outro é ligado à enzima. O substrato, em contato com a enzima, será degradado e a cor lida será proporcional à concentração de anticorpos na amostra. Nestes ensaios, os resultados falso-negativos são menos frequentes. Estudos mostram que, mesmo a elevadas concentrações de antígeno p24 do subtipo B do HIV, ocorrem falhas na detecção da infecção primária quando ela é provocada por cepas virais classificadas como não B, não M e HIV-2.

Posteriormente, foram desenvolvidos outros ensaios que envolveram captura de antígeno, nos quais antígenos presentes no soro ou plasma eram reconhecidos por conjugados polivalentes, constituídos por moléculas de anti-IgG/anti-IgM. Nesta época também foram produzidos os ELISA competitivos constituídos por anticorpos específicos do HIV presentes nas amostras que competiriam com anticorpos ligados a enzimas reagentes para os mesmos sítios antigênicos fixados à fase sólida do ensaio, sendo a concentração de anticorpos específicos nas amostras inversamente proporcional à intensidade da cor. As novas gerações reduziram em, aproximadamente, 30 dias o período de janela imunológica, quando comparados aos ensaios de primeira geração. Atualmente, a janela imunológica está compreendida em 3 a 6 dias nos ELISAs que apresentam, além dos anticorpos, a fração antigênica p24.

Na fase inicial da infecção pelo HIV, caracterizada pela queda da concentração de antígenos e pela pequena quantidade de anticorpos circulantes, os ELISAs podem apresentar resultados falso-negativos. Estes casos só podem ser detectados por testes de ácidos nucleicos (NAT), como será visto adiante.

Atualmente, a triagem sorológica do HIV pode ser realizada a partir dos testes rápidos (TR), cujos transporte e estoque exigem menor complexidade do que o ELISA e mantêm a segurança do sangue e de hemoderivados. As alíquotas de sangue total são coletadas para a realização deste ensaio, e há 2 a 10% de perda na sensibilidade dele. A sensibilidade dos testes rápidos é inferior à do ELISA quando utilizado plasma. Estes ensaios também são utilizados em consultórios médicos, em salas de emergência, de autópsia, em bancos de sangue pequenos, quando o início do tratamento deve ser imediato, exigindo rapidez no diagnóstico do paciente, além de na assistência a gestantes em trabalho de parto que não tenham realizado pré-natal.

Na verdade, quanto mais precoce for determinado o diagnóstico em gestantes mais eficaz será o tratamento antirretroviral, uma vez que o uso do AZT apresenta elevada efetividade neste caso, reduzindo a transmissão vertical do HIV, e deve, portanto, ser administrado tanto para a mãe quanto para o recém-nato. Temos, como exemplo de testes rápidos, o chamado *dot-blot* e o *immunoblot*, que permitem diferenciar o HIV-1 do HIV-2. Ensaios de segunda geração, baseados em imunocromatografia, possibilitam a realização de testes rápidos em uma única etapa; outros, de terceira geração, foram desenhados a partir da tecnologia de antígeno-*Sandwich*, o que reduz para 2 a 10 minutos o seu tempo de realização. Todos estes ensaios apresentam um controle interno que geralmente é uma anti-imunoglobulina humana com afinidade por alguma imunoglobulina da amostra e que produz um indicador separado, comprovando a utilização correta de todos os reagentes do ensaio. A desvantagem deste método se deve à interpretação subjetiva e ao custo mais elevado do que o do ELISA.

Nos anos 1990 surgiram os ensaios imunoenzimáticos e os de eletroquimioluminescência de quarta geração denominados COMBOS, os quais passaram a detectar tanto o antígeno p24 quanto os anticorpos anti-HIV simultaneamente. Tais ensaios apresentam elevada sensibilidade analítica. No caso da detecção por eletroquimioluminescência, já foi comprovado que a janela imunológica é reduzida em

até 5 dias, apresentando também especificidade de 99,8%. Por isso, é amplamente utilizado em bancos de sangue para a detecção de anticorpos. Entre esses ensaios, podemos citar o Ensaio Imunoenzimático de Micropartículas – MEIA –, que utiliza na fase sólida micropartículas sensibilizadas por antígenos e anticorpos, além de enzimas com substratos fluorescentes para a detecção de anticorpos específicos a partir de leituras realizadas em aparelhos conhecidos como fluorômetros. Essas técnicas tornaram-se mais sensíveis e tiveram especificidade mais elevada devido à capacidade de ampliar o sinal de detecção. Outros ensaios incluídos neste grupo são ELFA, FEIA e FPIA. Nessa década também foram desenvolvidos os testes baseados na detecção de ácidos nucleicos (NAT), capazes de reduzir a janela imunológica em uma semana.

Ensaio Sensível/ Menos Sensível (*detuned*) – Infecção Recente do HIV e Incidência

A incidência de uma infecção está diretamente relacionada ao número de novos casos ocorridos em determinada população estudada em dois momentos distintos. Ela permite monitorar o perfil epidemiológico da infecção como um todo e, em particular, nos grupos com elevado risco de contaminação, além de contribuir para a escolha de nova conduta terapêutica a ser tomada e em estudos para a produção de vacinas preventivas.

Os ensaios imunoenzimáticos conhecidos como *Sensitive/Less-sensitive (S/LS) Detuned Assays* foram desenvolvidos para determinar os casos de infecção recente pelo HIV. No início da infecção, denominado período de janela imunológica, ela pode ser detectada por meio da pesquisa do antígeno p24 ou ainda pela determinação do RNA viral ou DNA proviral do HIV. Nesta fase de pré-soroconversão, que raramente é inferior a 22 dias, nem mesmo os ELISAs, desenhados para detectar níveis baixos de anticorpos anti-HIV no plasma, são capazes de apresentar resultados conclusivos. Os títulos de anticorpos aumentam progressivamente do 3º ao 5º mês pós-infecção e atingem um platô no decorrer dela.

A infecção pelo HIV é classificada como "recente" e "estabelecida", por conta da concentração de anticorpos circulantes e da avidez deles aos seus antígenos específicos. Estes parâmetros contribuem para estimar o tempo da infecção pelo HIV. Assim, se a avidez dos anticorpos for baixa, juntamente com a sua concentração, acredita-se estar diante de um caso de infecção recente que tenha ocorrido nos últimos 4 meses. Pode-se determinar assim a incidência do HIV, como mostram vários estudos epidemiológicos.

A Sensitive/Less Sensitive Detuned Assay foi a primeira das estratégias desenhadas para este propósito e baseou-se no aumento dos títulos de anticorpos, sendo a infecção considerada recente mediante resultados positivos de ELISA associados a resultados negativos ante diluições do soro daquele paciente. Este ensaio seria positivo tanto no ELISA sensível quanto no menos sensível naqueles casos em que o paciente apresenta elevados títulos sorológicos e cuja infecção já está estabelecida. Para a utilização desta metodologia parte-se da positividade prévia da amostra do indivíduo no teste confirmatório Western Blot, segundo o critério de interpretação dos Centers for Disease Control (CDC), que desenvolveu o sistema denominado *Serologic*

Testing Algoritm for Recent HIV Seroconversion (STARHS), aprovado pela *Food and Drug Administration* (FDA). A diferença do STARHS em relação ao *Detuned* ocorre na modificação da diluição, que passou a ser de 1:20.000, com redução do tempo de incubação do soro e do conjugado para 30 minutos cada e com valores de *cut off* (CO) ajustados a partir da padronização do ensaio com amostras de pacientes com soroconversão predeterminada, assim como o tempo de infecção. Os resultados são obtidos a partir da fórmula SOD = (valor de DO da amostra – valor da DO do controle negativo)/valor da DO do controle positivo. Foram realizados estudos de validação deste método para a determinação de infecção recente; entre estes, alguns foram baseados em avaliações comportamentais (alto e baixo risco de exposição), casos de soroconversão recente, além de avaliações clínicas e análises baseadas na detecção de ácidos nucleicos e antígenos. Foi possível concluir que, quando os valores de SOD são inferiores ao do CO e este corresponde a menos de 1, o tempo de soroconversão foi calculado e gira em torno de 129 dias (IC 95%). Naquela época, outro *kit* denominado *Vironostika* (BioMérieux, Marnes-la-Coquette, França) chegou ao mercado com o mesmo propósito. O ensaio BED (Calypte, Lake Oswego, OR, EUA), baseado em "ELISA" quantitativo e construído a partir de peptídeos sintéticos, surgiu como outra alternativa capaz de determinar infecções recentes causadas pelos subtipos B, E, C e A/D. O ensaio de terceira geração conhecido como *Avidity Index Protocol* foi desenvolvido para determinar infecção aguda ou reativação a partir da determinação da avidez de anticorpos e antígenos multivalentes. Neste caso o ensaio baseia-se no índice de avidez entre antígeno e anticorpo, pois, como se sabe, na infecção recente esta ligação é fraca devido à baixa avidez dos anticorpos anti-HIV produzidos nesta fase inicial da infecção. O uso de reagentes caotrópicos, ou seja, soluções químicas em elevadas concentrações molares produzidas, por exemplo, a partir de cloreto de magnésio, ou guanidina HCl, ureia/tiocianato de potássio, entre outros, que sejam capazes de dissociar as ligações entre antígeno e anticorpo, possibilita determinar a avidez relativa dos anticorpos neste ensaio. Diante de uma situação em que haja infecção estabelecida, a avidez "Ag-Ac" será forte. A BioRad Laboratories (Hercules, CA, EUA) desenvolveu um "ELISA" recombinante para determinar o índice de avidez. As amostras diluídas são feitas em duplicata e incubadas com o antígeno HIV. Após a formação do complexo Ag-Ac, segue-se a etapa de lavagem. O regente de dissociação (KSCN 2,5M) é adicionado aos orifícios da placa; no controle da reação é adicionado tampão de lavagem ao invés do reagente de dissociação. A razão entre a DO da amostra tratada com o reagente de dissociação e a DO do controle da reação determinam os valores de dissociação e, consequentemente, se a infecção é recente ou estabelecida. Quando o índice de avidez obtido é inferior a 80% a amostra é associada a um caso de infecção recente, com período de soroconversão em torno de 4 meses. Atualmente existe um teste S/LS rápido, conhecido como *SalivaCard* (Trinity Biotech), que apresenta acurácia de 97% e pode ser usado em pesquisa de incidência em populações que vivem em áreas de difícil acesso, por se tratar de um método não invasivo que favorece a adesão, inclusive anônima, o que permite agilizar o tratamento desses indivíduos.

SENSIBILIDADE, ESPECIFICIDADE E VALOR PREDITIVO

Para a escolha de um determinado ensaio é importante compreender os conceitos de sensibilidade e especificidade, bem como os dos valores preditivos positivos e negativos, pois tais parâmetros dependem diretamente do método em questão e dos painéis utilizados para a validação deles. Os valores preditivos dependem, além disso, da prevalência da infecção na população estudada.

A sensibilidade de um ensaio está associada à detecção das amostras com resultados verdadeiramente positivos diante da população doente.

A especificidade de um método está relacionada ao número de casos verdadeiramente negativos detectados pelo ensaio na população sadia.

O valor preditivo positivo (VPP) e o valor preditivo negativo (VPN) estão relacionados tanto com a sensibilidade quanto com a especificidade do ensaio, além de serem diretamente proporcionais à prevalência da doença em determinada população analisada naquele período.

O Quadro 6-1 mostra como são calculados estes parâmetros.

Como mostra a Figura 6-1a, um ensaio ideal seria aquele cujas sensibilidade e especificidade fossem de 100%, ou

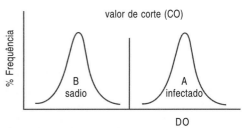

FIGURA 6-1A Distribuição de frequência de densidade óptica de duas populações hipotéticas.

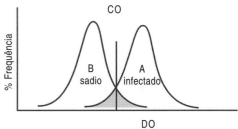

FIGURA 6-1B Distribuição de frequência de densidade óptica de duas populações verdadeiras.

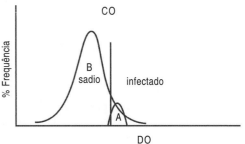

FIGURA 6-1C Distribuição de frequência de densidade óptica em populações de baixo risco.

QUADRO 6-1   Conceitos de sensibilidade, especificidade e valores preditivos

Resultado do teste	Infectados	Sadios
Positivo	A (verdadeiro-positivo)	B (falso-positivo)
Negativo	C (falso-negativo)	D (verdadeiro-negativo)

Sensibilidade (S) = A/A+C

$$S = \frac{\text{número de amostras positivas no teste}}{\text{total de amostras positivas}}$$

Proporção de amostras positivas corretamente identificadas pelo teste

Especificidade (E) = D/B+D

$$E = \frac{\text{número de amostras negativas no teste}}{\text{total de amostras negativas}}$$

Proporção de amostras negativas corretamente identificadas pelo teste

Valor preditivo positivo (VPP) = A/A+B

$$VPP = \frac{\text{verdadeiro-positivos}}{\text{positivos nos testes}}$$

Probabilidade de um indivíduo com resultado positivo no teste estar infectado

Valor preditivo negativo (VPN) = D/C+D

$$VPN = \frac{\text{verdadeiro-negativos}}{\text{negativos nos testes}}$$

Probabilidade de um indivíduo com resultado negativo no teste não estar infectado

seja, que permitisse discriminar os indivíduos infectados dos sadios em sua totalidade.

A Figura 6-1b retrata a realidade de um teste quando submetido a painéis de soros previamente caracterizados. Pode-se verificar que ocorre uma intercessão da curva resultante da presença de amostras de indivíduos infectados que são consideradas negativas (DO < CO) e aquelas de indivíduos sadios que seriam consideradas positivas (DO > CO). Em ambas as situações, os valores de DO são muito próximos do valor de CO, do qual dependem diretamente a sensibilidade e especificidade do teste.

A Figura 6-1c exemplifica os resultados do teste ante a população de baixo risco. Esta situação é mais bem evidenciada na prática, como, por exemplo, quando tal ensaio é submetido a uma população de doadores de sangue caracterizada por uma maior proporção de indivíduos não infectados. Assim, a maioria dos resultados com valores de DO acima do *cut-off* é confirmada posteriormente como falso-positivos.

A Figura 6-2 representa a situação dos ensaios da Fundação Pró-Sangue/Hemocentro de São Paulo. A prevalência da infecção pelo HIV é de 0,05%; portanto, mesmo quando são utilizados ensaios altamente específicos (99,9%), o valor preditivo positivo do teste de ELISA é de apenas 33%. Por isso, as amostras consideradas reativas inicialmente devem ser submetidas aos testes confirmatórios.

TESTES SOROLÓGICOS UTILIZADOS PARA CONFIRMAÇAO DA INFECÇAO PELO HIV

Os testes confirmatórios esclarecem, na maioria das vezes, os resultados da triagem sorológica que se apresentam como falso-positivos e falso-negativos, minimizando o risco da transmissão transfusional.

Diversos princípios de métodos sorológicos são utilizados na produção dos testes confirmatórios. Entre eles, podemos citar os que seguem.

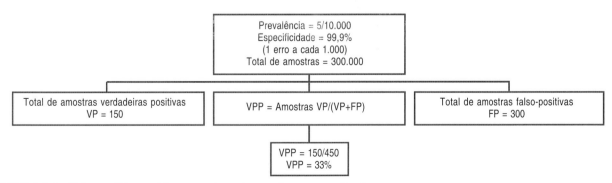

FIGURA 6-2   Valor preditivo positivo esperado em bancos de sangue no Brasil.

Western Blot (WB)

O *Western Blot* (WB) é o teste confirmatório mais utilizado para confirmar a presença de anticorpos anti-HIV contra proteínas e glicoproteínas específicas do vírus, sendo considerado o padrão-ouro (*gold standard*) dos métodos sorológicos; apresenta menor sensibilidade do que o EIA na fase inicial da infecção pelo HIV. Na fase final da doença, as bandas que determinam a infecção pelo HIV também começam a desaparecer devido à baixa resposta imunológica do paciente à elevada carga viral presente.

A partir de culturas celulares infectadas pelo HIV, são obtidas as frações antigênicas específicas do HIV. Submetidas a uma corrida eletroforética em gel de poliacrilamida, tais frações proteicas são desnaturadas e, como estão carregadas negativamente, migram através dos poros do gel de poliacrilamida que contém dodecil – sulfato de sódio (SDS-PAGE) e se separam de acordo com o seu peso molecular.

Na etapa subsequente o gel é colocado em contato direto com um papel de nitrocelulose e, através de uma solução-tampão específica, as frações proteicas passam para o papel por eletrotransferência. Assim, são obtidas as fitas de nitrocelulose individuais sensibilizadas por todos os antígenos específicos do HIV. Atualmente, o teste de Western Blot permite detectar, simultaneamente, o HIV-1 e o HIV-2, estando este último adsorvido à fita de nitrocelulose sob a forma de peptídeo sintético. Além disso, pode-se verificar, após a revelação, a existência de uma banda de controle interno da reação que determina a presença de uma IgG humana do soro complexada a uma anti-IgG que previamente enriquece a fita. A revelação das bandas ocorre de forma semelhante à do ELISA, pois o soro do paciente é incubado junto às tiras de nitrocelulose, formando o complexo Ag-Ac. Um conjugado anti-IgG humana, associado a uma enzima que agirá sobre o seu substrato, ligado a uma substância cromógena, é adicionado à reação e, após uma reação de oxirredução, o cromógeno é precipitado na fita exatamente sobre as bandas em questão, permitindo a visualização delas. Proteínas derivadas das células da cultura também podem estar presentes na fita de nitrocelulose, provocando reações inespecíficas que dificultam a interpretação dos resultados. No Quadro 6-2 estão descritas as proteínas do HIV encontradas no teste de Western Blot. A interpretação do teste de Western Blot varia de acordo com critérios preestabelecidos que estão descritos no Quadro 6-3. Uma amostra pode ser considerada negativa quando há ausência completa de bandas. A maioria dos resultados positivos obtidos no WB e que independem do critério de positividade predeterminado caracterizam as fases da infecção pelo HIV posteriores à soroconversão. Na literatura, relatos confirmam situações de resultados falso-positivos pelo WB que são determinadas pela existência de bandas com precipitação fraca, além da ausência da banda anti-p31; no ELISA destas amostras a densidade óptica apresenta-se, geralmente, baixa. A Organização Mundial da Saúde (OMS) também considera negativas as amostras que apresentem uma banda p17 isolada com intensidade de cor fraca. Neste ensaio, o resultado é considerado quando o perfil de reação contempla uma ou mais frações antigênicas geralmente da região Gag que incluem a p17, p24 ou p55, ou seja, distintas daquelas que determinam o critério de positividade. Nos casos em que o WB é repetido após um intervalo de 6 meses e apresenta resultado negativo ou ainda mantém o perfil de bandas do primeiro WB realizado, a infecção do paciente pelo HIV é descartada. Na maioria dos casos, o resultado indeterminado representa os indivíduos não infectados que apresentam anticorpos capazes de reconhecer algumas das proteínas virais. São poucas as situações em que o indivíduo pode estar infectado e ter resultado indeterminado no Western Blot. Isso ocorre na chamada fase de infecção recente ou em estágios finais da doença, que se caracterizam por uma baixa resposta do sistema imunológico e, consequentemente, produção mínima de anticorpos. Outra possibilidade seria a presença de variantes virais classificadas nos grupos O ou N, cuja diversidade pode chegar a valores próximos de 50%. Além disso, resultados indeterminados podem estar associados a múltiplas gestações, nos casos de indivíduos politransfundidos, em doenças autoimunes (p. ex., lúpus eritematoso; presença de fator reumatoide), na insuficiência renal, na hemodiálise, na fibrose cística e na doença hepática e entre indivíduos vacinados contra o HIV. Resultados indeterminados são diretamente proporcionais ao ELISA previamente utilizado na triagem sorológica e, de acordo com alguns dados referenciados na literatura, podem variar de 10 a 49%.

Por conta desses resultados, o novo manual para o diagnóstico da infecção pelo HIV, publicado recentemente pelo Ministério da Saúde, inseriu a possibilidade da confirmação da infecção pelo HIV em indivíduos com WB negativo ou indeterminado com o RNA do HIV detectado por técnica de biologia molecular, a fim de possibilitar a confirmação mais rápida dos pacientes ainda na fase aguda da infecção.

QUADRO 6-2 **Proteínas do HIV encontradas no teste de** *Western Blot*

Banda	Gene	Características
gp 160	env	Complexo de gp120 e gp41
gp120	env	Proteína de superfície
p66	pol	Uma das formas da transcriptase reversa (RT)
p55	gag	Complexo de p17 e p24
p51	pol	Uma das formas da transcriptase reversa (RT)
gp 41	env	Proteína transmembrana
p31	pol	Integrase
p24	gag	Proteína do capsídeo viral
p17	gag	Proteína da matriz viral

Immunoblot (IB)

O *immunoblot* (IB) apresenta especificidade inferior a 100%, levando a resultados indeterminados em populações com baixa prevalência para a infecção pelo HIV. Os antígenos do HIV-1 e 2 aqui utilizados são obtidos por recombinação genética. Tais frações são adsorvidas a fitas de nitrocelulose e reveladas como no Western Blot. Este ensaio pode, eventualmente, ser utilizado no lugar do WB e apresenta a vantagem de produzir uma porcentagem menor de resultados indeterminados.

QUADRO 6-3   Critério mínimo de positividade no teste de *Western Blot* de acordo com organizações internacionais

Organização	Critério do WB	Número mínimo de bandas
American Red Cross, Washington, EUA	Pelo menos uma banda de cada gene (pol ou env)	3
Centers for Diseases Control, Atlanta, EUA	Pelo menos duas das seguintes: p24, gp41 ou gp120/160	2
Consortium for Retrovirology Serology Standartization, Davis, EUA	(p24 ou p31) + (gp41 ou gp120/160)	2
Organização Mundial da Saúde, Genebra, Suíça	Duas bandas do env (gp41 e gp120/160)	2
Ministério da Saúde, Brasil	Presença de, no mínimo, 2 (duas) bandas entre gp 160/120; gp 41; p24	2

Imunofluorescência Indireta (IFI)

No Brasil, este ensaio é amplamente utilizado em virtude do baixo custo, além de apresentar elevadas sensibilidade e especificidade. O fator limitante deste método está na sua leitura subjetiva, que exige treinamento adequado e habilidade técnica que permita distinguir artefatos de resultados verdadeiramente positivos. Resumidamente, trata-se de um teste cuja fase sólida é uma lâmina de vidro com áreas delimitadas por círculos dentro dos quais são fixadas pequenas quantidades de uma cultura de linfócitos conhecida como K37-3, escolhida por ser semipermissiva, ou seja, aproximadamente 55% de tais células são infectadas pelo HIV e as demais não. Isso permite que, em um mesmo orifício, possam ser vistas células contaminadas e não contaminadas pelo HIV, oferecendo um controle direto da reação no próprio orifício que exclui a presença de artefatos da técnica em questão. Aqui também o antígeno se liga covalentemente ao anticorpo presente no soro e a um conjugado constituído por uma anti-IgG humana marcada com isoticianato de fluoresceína que se liga ao complexo Ag-Ac. A partir de uma leitura em microscópio de imunofluorescência, sob a ação de uma luz ultravioleta ou geralmente de um halogênio, o fluorocromo é excitado e visto no interior da célula sob a coloração verde-brilhante.

Em 17 de junho de 1998, por meio da portaria nº 488/98, o Ministério da Saúde determinou a realização de dois testes de triagem sorológica para o diagnóstico da infecção pelo HIV. Além disso, foi preconizado que o teste confirmatório deve ser realizado mesmo quando apenas um dos testes de triagem for positivo. Tal portaria também determina a necessidade de uma nova coleta de amostra para confirmar o resultado inicial. Segundo especialistas, esta portaria é considerada controversa, pois atualmente os testes de ELISA apresentam alta sensibilidade, sugerindo-se o uso de apenas um teste em virtude do seu custo elevado, principalmente quando for aplicado em situações específicas, tais como a triagem de doadores de sangue que apresentam baixo risco de contrair o HIV.

Posteriormente, levando em conta este raciocínio, em 28 de janeiro de 2003 a portaria de nº 59 do Ministério da Saúde determinou uma série de novos conjuntos de procedimentos para os laboratórios públicos e privados que realizam os testes sorológicos para a detecção de anticorpos anti-HIV. Com esta nova portaria para o diagnóstico laboratorial da infecção pelo HIV é exigido o cumprimento rigoroso dos procedimentos sequenciais, agrupados em três etapas: I – Triagem Sorológica, II – Confirmação Sorológica por meio da realização de um segundo ensaio imunoenzimático em paralelo ao teste de imunofluorescência indireta para o HIV-1 (IFI/HIV-1) ou ao teste de Immunoblot para HIV, III – Confirmação Sorológica por meio da realização do teste de Western Blot para HIV-1 (WB/HIV-1).

Outra alternativa entre os ensaios confirmatórios clássicos é o *Line Imunoassay* (LIA). Neste ensaio, antígenos recombinantes ou sintéticos são aplicados a fitas de nitrocelulose e submetidos a uma eletroforese, tal como ocorre na confecção do Western Blot. A utilização de antígenos artificiais diminui a quantidade de substâncias contaminantes derivadas de culturas de células que podem causar interferência e, em alguns casos, reações falso-positivas. O LIA é muito utilizado na Europa; no entanto, não foi licenciado para uso nos EUA. Vários estudos determinaram que a acurácia deste ensaio é equivalente à do WB.

Uma portaria mais recente foi publicada pelo Ministério da Saúde incorporando os testes de Biologia Molecular como testes confirmatórios, que será discutida no item 6 deste capítulo.

TESTES DE BIOLOGIA MOLECULAR

A partir da década de 1990, a biologia molecular passa a ser utilizada em grande escala na área diagnóstica em virtude da detecção direta do material genético dos agentes etiológicos e do aumento considerável da sensibilidade dos ensaios desenhados sob tal plataforma. Estes ensaios passam a diagnosticar mais precocemente as infecções, permitindo monitorar a evolução de doenças já instaladas e acompanhar a trajetória da diversidade genética de tais agentes. Todos estes fatos culminaram na maior compreensão dos processos que envolvem as falhas terapêuticas e possibilitaram a redução da mortalidade e dos casos de internação em algumas epidemias. Os ensaios que utilizam os princípios da biologia molecular estão classificados em dois grupos; o primeiro engloba os testes que amplificam o material genético dos agentes etiológicos, podendo ser tanto o RNA quanto o DNA. No segundo grupo, estão os ensaios que amplificam o sinal de detecção. Entre eles, os ensaios que amplificam os alvos DNA/RNA apresentam, em geral, maior sensibilidade. Já os testes que amplificam o sinal de detecção reduzem o risco de contaminação intra e interensaios, diminuindo a possibilidade de resultados falso-positivos. Novas gerações de testes de amplificação do sinal apresentam sensibilidade próxima à dos testes de

Reação em Cadeia da Polimerase (PCR)

quantificação por amplificação do alvo. As metodologias desenhadas para diagnósticos quali e quantitativo mais comumente utilizadas são as que seguem.

A partir da ação de uma enzima termoestável, conhecida como *Taq ou Tth* polimerase, um fragmento-alvo de ácido nucleico ligado a uma sequência específica de oligonucleo-tídeos (*primer* ou iniciador) é copiado. Quando se faz a detecção ou quantificação de RNA, como ocorre na detecção da carga viral, antes da reação de amplificação, procede-se a uma etapa de transcrição reversa, transformando o RNA em um DNA complementar (cDNA) específico. A PCR propriamente dita ocorre a partir de ciclos sucessivos de temperatura que permitem a desnaturação da dupla fita de DNA formada (~95ºC) que servirá de molde, seguidos do anelamento ou da hibridação dos *primers* à fita de DNA-alvo (~55ºC) e da extensão das fitas complementares pela ação da polimerase (72ºC). Dois iniciadores complementares às fitas *sense* e *antissense* são utilizados, permitindo a duplicação do DNA-alvo a cada ciclo de reação. O produto final pode, por exemplo, ser detectado por meio de corrida eletroforética em gel de agarose corado com brometo de etídio que se intercala entre as fitas de DNA do fragmento gerado, sendo excitado sob ação da luz ultravioleta, o que permite a sua visualização. Outra forma de se verificar a existência do material amplificado é por meio da hibridação direta dele com sondas marcadas com fluorocromos detectáveis por espectrofotometria, ou então por meio da hibridação reversa na qual o produto de PCR é marcado por *primers* biotinilados e, depois de desnaturado, é hibridado a um suporte que contém a sonda que o captura. A revelação da reação se faz, então, por incubação com estreptavidina conjugada à enzima reveladora e seu respectivo substrato cromogênico.

Na última década, uma nova versão da PCR conhecida como "PCR em tempo real" foi desenvolvida pelas empresas de biotecnologia, sendo capaz de detectar o produto amplificado a cada ciclo. Assim, não são mais necessárias etapas de detecção posteriores à PCR, pois a amplificação, detecção e quantificação do alvo ocorrem simultaneamente, com elevada precisão e acurácia, oferecendo resultados altamente reprodutíveis. Por se tratar de um sistema fechado, minimiza o risco de contaminação ambiental e entre amostras. Existem *kits* comerciais extremamente sensíveis, capazes de detectar todos os diferentes subtipos do HIV-1, incluindo o subtipo O, bem como o HIV-2. Além disso, tais sistemas são completamente automatizados, tornando desprezível o risco de contaminações causado por conta da amplificação dos produtos da PCR. As apresentações destes *kits* para a utilização diagnóstica são sempre quantitativas e têm alta sensiblidade, em torno de 10 a 15 UI/mL.

Além dos sistemas específicos de PCR em tempo real, existem outras metodologias análogas, como o TMA (do inglês *transcription mediated assay)*, que será detalhado no próximo item, para a detecção de ácidos nucleicos virais para a triagem de doadores de sangue. Estas metodologias diminuem muito o risco da transmissão dessas doenças, embora algum risco residual ainda persista. Estas metodologias permitem a detecção dos agentes virais precocemente. A partir de meados da década de 1990, tanto a Roche Molecular Systems quanto a Chiron Corporation desenvolveram testes qualitativos conhecidos como NAT (do inglês: *nucleic acid test*) que permitem detectar o RNA do HIV e do HCV em tais amostras. Esta conquista representa o aumento da qualidade do sangue, pois reduz a fase de janela imunológica de tais agentes em, aproximadamente, 50% para o HIV e 85% para o HCV. Estas técnicas comerciais também realizam agora a detecção do vírus da hepatite B (HBV).

No Brasil, o Ministério da Saúde desenvolveu também uma metodologia para a detecção de ácidos nucleicos do HCV e HIV pelo NAT, que está sendo utilizada pelos bancos de sangue públicos em nosso país. A Portaria nº 262/2002, de 5 de fevereiro de 2002, do Ministério da Saúde, tornou obrigatória a inclusão dos testes de amplificação e detecção de ácidos nucleicos (NAT) em todas as amostras de sangue de doador. Este processo teve início há muitos anos e foi finalmente implantado.

Amplificação Baseada em Sequência de Ácido Nucleico (NASBA) ou Amplificação Mediada por Transcrição (TMA)

Esta reação reproduz o que acontece no ciclo replicativo dos retrovírus; portanto, amplifica o RNA em vez do DNA. Em três etapas o material genético é capturado por meio de sondas específicas, amplificado a partir de uma reação isotérmica e da ação das enzimas transcriptase reversa (RT), RNAse H e RNA polimerase derivada do fago T7 e de dois iniciadores ou *primers*. Na primeira etapa, o *primer* se liga ao RNA e a RT sintetiza a fita de DNA complementar. A RNAse H reconhece a fita híbrida DNA/RNA e degrada o RNA, liberando a fita simples de DNA que se anela ao segundo *primer*, permitindo que a RT sintetize a fita dupla de DNA. Como um dos *primers* apresenta a sequência do promotor da T7 RNA polimerase, esta enzima reconhece a fita dupla de DNA e inicia a síntese de um grande número de fitas de RNA que reiniciam o ciclo. Diferentemente da PCR, a reação é isotérmica, e o produto final é uma fita de RNA detectada por reação de hibridação. A reação ocorre em um único tubo, reduzindo a possibilidade de contaminação. Com a metodologia NASBA, dispõe-se de um teste quantitativo utilizado para a quantificação da carga viral do HIV. Com a metodologia TMA, dispõe-se de um *kit* com alta sensibilidade, cuja utilização proposta é a triagem de doadores de sangue para o RNA viral.

Branched-DNA (bDNA)

Esta é uma reação de amplificação de sinal. Adsorvidas nos orifícios de uma placa de poliestireno, sondas específicas sofrem hibridações com a região complementar às suas sequências no DNA-alvo, capturando-o. Na etapa seguinte, pequenos fragmentos de DNA ramificados, conhecidos como *branched* DNA, apresentam em uma de suas extremidades sequências de nucleotídeos específicas para se ligar ao alvo que está agora imobilizado. Na outra extremidade, a molécula de bDNA contém muitos ramos de DNA que foram desenhados para se ligarem a uma sonda usada para detectar o sinal de amplificação.

Captura Híbrida (CH)

Sondas de RNA não radioativas, específicas para o agente etiológico a ser pesquisado, são hibridizadas com o DNA-alvo, formando o híbrido RNA/DNA. Em uma etapa subsequente, anticorpos monoclonais fixados a uma fase sólida capturam o híbrido; o complexo RNA/DNA/anticorpos monoclonais é imobilizado à parede da fase sólida, que pode ser um tubo ou uma microplaca. Semelhante a um ELISA do tipo sanduíche, o complexo se liga a anticorpos anticomplexo ligados a uma enzima, e a revelação dos híbridos ocorre por quimioluminescência. Não existem em nosso país *kits* de detecção do HIV que utilizem esta metodologia.

JANELA IMUNOLÓGICA DO HIV

A janela imunológica é um conceito utilizado para vírus de evolução crônica, como é o caso do HIV, em que os testes sorológicos identificam os portadores da doença, detectando-se os anticorpos ou antígenos específicos. Ela se apresenta em três etapas que antecedem a soroconversão, conforme demonstrado na Figura 6-3.

A fase inicial caracteriza-se por um período de 10 dias em que o RNA viral é, eventualmente, detectado. Os níveis de RNA plasmáticos são muito baixos e próximos do limite de detecção dos métodos mais sensíveis, que permitem detectar 50 cópias/mL de plasma. Nem todas as bolsas transfundidas provenientes de doadores de sangue que se encontram nesta fase são infectantes; no entanto, já existem relatos de transmissão do HIV a partir de uma bolsa com menos de 40 cópias/mL. Segue-se, então, o período de crescimento exponencial do HIV, no qual a quantidade de vírus presente no plasma dobra a cada 17 horas. Este crescimento exponencial tem início em torno de 12 dias antes de surgirem os anticorpos. Os próximos marcadores a serem detectados são o antígeno p24 e o DNA, cuja presença pode ser determinada seis dias antes dos anticorpos.

O teste de EIA é mais sensível nesta fase de infecção do que o WB; com isso, o indivíduo apresentará EIA+/WB negativo por 3 dias como perfil sorológico, seguido por um período de 5 dias em que o quadro é caracterizado por EIA+/WB indeterminado (Quadro 6-4). A banda p31 é a última a ser detectada, apenas 51 dias após a soroconversão.

QUADRO 6-4 Duração dos marcadores virológicos e sorológicos durante a soroconversão

Marcador	Duração em dias (intervalo de confiança de 95%)
Só RNA	3,1 (1,7 a 5,5)
RNA+/p24+/EIA-	5,0 (3,4 a 7,3)
EIA+/WB-	3,1 (2,1 a 4,7)
EIA+/WB ind.	5,0 (3,4 a 7,4)
EIA+/WB+ sem p31	35 (23 a 47)

A metodologia STAHRS, que foi detalhada no item 1.1 e permite definir os quadros dos recém-infectados, passou a ser uma importante ferramenta para estudos epidemiológicos.

NOVO MANUAL TÉCNICO DO MINISTÉRIO DA SAÚDE – INCORPORAÇÃO DOS TESTES DE BIOLOGIA MOLECULAR PARA A CONFIRMAÇÃO DA INFECÇÃO VIRAL

O novo manual incorpora os métodos de biologia molecular para diagnóstico e acompanhamento da infecção por HIV, que agora chegaram a excelentes níveis de sensibilidade e especificidade. De início, havia muito receio de que o uso destes exames pudesse levar a resultados falso-negativos (por não conseguirem cobrir os diferentes subtipos virais) ou falso-positivos (por serem testes muito sensíveis, além de vulneráveis a contaminações cruzadas entre diferentes amostras).

Com o advento dos progressos metodológicos associados à adoção de medidas específicas para evitar contaminações, com o uso de *kits* de PCR em tempo real (que apresentam menor risco de contaminação) e com mais conhecimentos adquiridos sobre a diversidade genética viral, foi possível o desenvolvimento de metodologias que detectassem os diferentes subtipos virais e até permitissem, em alguns casos, a determinação simultânea dos diferentes tipos virais, como HIV-1 e HIV-2. Além disso, a utilização de testes de amplificação de ácidos nucleicos tem a grande vantagem de tornar possível um diagnóstico mais precoce desta infecção.

No caso da infecção pelo HIV, havia resultados duvidosos especialmente no início da infecção, pois o primeiro

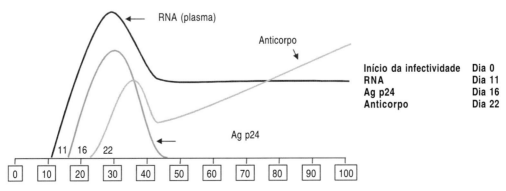

FIGURA 6-3 Marcadores laboratoriais do HIV durante a janela imunológica.

marcador que fica positivo é o RNA viral, seguido do antígeno p24 viral e, finalmente, vão surgindo anticorpos contra os diferentes antígenos virais. Assim, especialmente em hospitais, prontos-socorros e outros serviços que atendem infecções agudas, casos em que os resultados dos testes de detecção de anticorpos eram duvidosos se tornaram mais frequentes, e, quando confrontados com resultados de testes confirmatórios sorológicos (com maior frequência é ainda utilizado o Western Blot), apresentavam resultados indeterminados. Nesses casos era necessária a pesquisa do HIV em uma segunda amostra para que se determinasse com certeza a existência ou não de infecção pelo HIV.

O novo protocolo incorpora também a realização de testes rápidos e testes realizados em saliva. Como bem colocado, 1) nenhum fluxograma com testes rápidos melhora a sensibilidade do diagnóstico, em comparação com métodos convencionais; 2) estes métodos permitem agilizar o diagnóstico da infecção, bem como apresentam melhor custo-efetividade; 3) estes testes rápidos ampliam o acesso ao diagnóstico e permitem antecipar o início do tratamento, reduzindo também a transmissão; 4) os fluxogramas com testes rápidos continuam sendo indicados para situações definidas.

TRATAMENTO DO HIV

O entendimento mais aprofundado da dinâmica viral e dos mecanismos que geram de resistência à terapia antirretroviral levaram ao desenvolvimento de novas estratégias de tratamento e monitoramento dos pacientes que permitiram a queda na morbimortalidade. A sobrevida dos infectados pelo HIV e o controle da evolução da doença para AIDS também foram consequências diretas de programas governamentais enfocados no monitoramento da epidemia e no desenvolvimento de agentes antivirais. O programa brasileiro de combate à epidemia tornou-se modelo mundial devido ao monitoramento do perfil epidemiológico da epidemia e à distribuição gratuita de antirretrovirais aos pacientes com HIV/AIDS. Há seis classes de drogas aprovadas para o tratamento da doença: os análogos de nucleosídeos inibidores da transcriptase reversa (NRTI), inibidores da transcriptase reversa análogos de nucleotídeos (NtRTI), inibidores da transcriptase reversa (NNRTI) não análogos aos nucleosídeos, inibidores da protease (PI), inibidores da integrase (II), inibidores de maturação (MI) e os inibidores de entrada (EI).

Inibidores da Transcriptase Reversa

Estas drogas atuam inibindo a ação da enzima transcriptase reversa que atua no início da replicação viral, impedindo a transcrição reversa (RT) do RNA viral em DNA.

Inibidores da Transcriptase Reversa Análogos de Nucleosídeos (NRTI)

Em 1987, a zidovudina (AZT) foi o primeiro antirretroviral aprovado pela FDA para o tratamento da AIDS; sua molécula é semelhante à do nucleosídeo timidina, porém modificada quimicamente na troca da hidroxila (–OH) na posição 3' por outro grupamento químico (azida – N3) que, quando incorporado à cadeia de cDNA a ser transcrita,

atuará como um terminador de cadeia, encerrando a síntese do cDNA. Outras drogas que compõem esta classe: lamivudina (3TC), Entricitabine (FTC), estavudina (d4T), abacavir (ABC), didanosina (ddI) e as combinações entre essas drogas.

Análogos de Nucleotídeos Inibidores da Transcriptase Reversa (NtRTI)

O análogo de nucleotídeo fumarato de tenofovir disoproxila (TDF) foi aprovado pela FDA em 2001 para ser usado em combinação com outros antirretrovirais em adultos infectados pelo HIV. Os NtRTIs sofrem duas fosforilações intracelulares e passam à sua forma ativa e competem com os deoxinucleotídeos naturais para impedir a formação do cDNA pela RT.

Não Análogos de Nucleosídeos Inibidores da Transcriptase Reversa (NNRTI)

A nevirapina (NVP), aprovada pela FDA para o tratamento do HIV, bloqueia a RT, pois se acopla a um sítio de ligação alostérica localizado a 1 nM de distância do sítio catalítico da enzima, alterando a conformação dele e sua inativação. Outras drogas que compõem esta classe são a etravirina (ETR), a delavirdina (DLV) e o efavirenz (EFV).

Inibidores da Protease (PI)

Esta classe de drogas impede a maturação do vírion. Em 1995, a FDA aprovou o uso do saquinavir (SQV) em adultos, combinado com os NRTIs. Mitsuyasu et al. (1998) demonstraram que a associação do SQV a dois NRTIs reduzia a carga a níveis indetectáveis após 16 semanas de tratamento. Esta classe é constituída pelo atazanavir (ATV), darunavir (DRV), fosamprenavir (FPV), indinavir (IDV), lopinavir (LPV), nelfinavir (NFV), ritonavir (RTV), saquinavir (SQV), tipranavir (TPV) e os chamados boosters, ou seja, combinações de drogas, tais como o Kaletra® (lopinavir/ritonavir), ATV/r (atazanavir/ritonavir), SQV/r (saquinavir/ritonavir), IDV/r (indinavir/ritonavir), FPV/r (fosamprenavir/ritonavir) e DRV/r (darunavir/ritonavir).

Inibidores da Integrase (II)

Tais drogas inibem a integração do provírus ao genoma humano, bloqueando o sítio de ligação da integrase do HIV, o que inibe o processo de integração do material genético viral transcrito (DNA) ao genoma da célula hospedeira. O raltegravir (RAL) foi o primeiro medicamento desta classe aprovado pela FDA. A monoterapia com RAL reduziu a carga viral em até 70%.

Inibidores de Maturação (MI)

Esta nova classe de drogas, aprovada pela FDA, bloqueia a ação da proteína Gag impedindo a conversão da proteína p25 do capsídeo viral em proteína madura (p24).

Inibidores de Entrada (EI)

O maraviroc (MVC) atua como antagonista de correceptor CCR5, inibindo a ligação do HIV a este correceptor.

O inibidor de fusão, conhecido como enfuvirtida (ENF) (Trimeris, Inc; Durhan, NC/Roche Pharmaceuticals; Nutley, NJ) e aprovado pela FDA também está classificado entre os inibidores de entrada e é composto por um peptídeo sintético com 36 aminoácidos análogos à região *Heptad Repeat 2* (HR2) da glicoproteína transmembrana 41 (gp41) do HIV-1. Este impede a interação das regiões HR1/HR2 e, consequentemente, a fusão entre as membranas viral e celular, inibindo a entrada do vírus no interior da célula hospedeira.

ESTRATÉGIAS E MONITORAMENTO TERAPÊUTICO

Em 1995 foi instituída a terapia antirretroviral altamente potente (HAART), que passou a combinar três ou mais dos inibidores da transcriptase reversa e da protease, potencializando a inibição viral e a melhora do quadro clínico dos pacientes. Estudos mostraram que o uso persistente do HAART selecionava cepas virais com múltiplas mutações associadas a resistência, comprometendo o sistema imunológico, com evolução para AIDS e morte. Este fato contribuiu para repensar os tratamentos atuais em recém-infectados e em pacientes submetidos a esquemas terapêuticos distintos, devido à falha virológica prévia a uma ou mais classes de ARV, reforçando a necessidade de mudanças estratégicas na conduta terapêutica e da utilização de novas drogas que levassem à supressão viral sustentada.

No Brasil, aproximadamente 200 mil pacientes recebem o TARV por meio do SUS.

DINÂMICA VIRAL E RESISTÊNCIA ÀS DROGAS ANTIRRETROVIRAIS (ARV)

A elevada taxa de replicação do HIV gera 10^9 partículas virais por dia, que, associadas à ausência da atividade de exonuclease da transcriptase reversa (RT), propicia a ocorrência de inserções, deleções e até recombinações, levando à alta diversidade genética do HIV. Tal complexidade provoca alterações dos sítios de ação dos ARVs e comprometem o uso dos esquemas terapêuticos. Pacientes submetidos à monoterapia ou ao uso de, no máximo, dois ARVs apresentam risco de progressão rápida da doença e de morte. É importante manter a resposta virológica sustentada, deixando clara a necessidade de produção de novas drogas antirretrovirais. Metodologias laboratoriais que permitam acompanhar o perfil de resistência das cepas presentes em nossa população, associadas à bioinformática, facilitam as análises dos dados em questão, tornando possível o uso de novas estratégias de intervenção clínica. As correlações genotípicas e fenotípicas que emergem da pesquisa de novos ARVs são os alvos de estudos baseados na análise da resistência às drogas. Este processo todo possibilita identificar mutações identificadas em estágios pré-clínicos e clínicos da doença que estejam associadas à resistência viral. A genotipagem do HIV baseada no sequenciamento de regiões do genoma viral sobre as quais atuam os ARVs permite investigar a existência de mutações associadas à resistência da cepa viral às drogas em questão, o que facilita o monitoramento de pacientes em falha terapêutica e a escolha de uma terapia de resgate.

DIAGNÓSTICO DO HIV EM CRIANÇAS COM MENOS DE 18 MESES

O recém-nascido pode ter adquirido a infecção pelo HIV no período gestacional, quando a infecção se torna mais grave, ou ainda no momento do parto. Como já é sabido que os anticorpos maternos atravessam a barreira placentária e podem ser detectados após 18 meses de vida, o diagnóstico em recém-nascidos baseia-se na detecção do ácido nucleico do HIV. Quando ocorre na primeira semana de vida, este fato é muito sugestivo de infecção intrauterina. Após 24 meses, 100% das crianças infectadas já apresentam diagnóstico conclusivo quanto à infecção congênita pelo HIV.

No passado, pesquisas sugeriam que a infecção pelo HIV em recém-nascidos poderia ser reversível, mas, na verdade, comprovou-se que tais casos caracterizavam situações de resultados falso-positivos obtidos nas primeiras

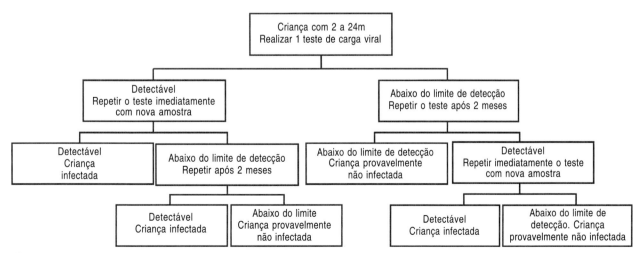

FIGURA 6-4 Fluxograma da Coordenação Nacional de DST/AIDS do Ministério da Saúde para utilização de testes de quantificação de RNA visando à detecção da infecção pelo HIV em crianças com idade entre 2 meses e 2 anos nascidas de mães infectadas pelo HIV.

amostras destas crianças. Assim, preconizou-se que o diagnóstico de infecção pelo HIV também em recém-nascidos deve ser realizado em, pelo menos, duas amostras. Para eliminar a possibilidade de infecção, uma das amostras deve ser coletada após 4 meses de vida. Em casos positivos no primeiro ano de vida, a carga viral sempre apresenta valores muito mais elevados do que aqueles determinados em adultos. O algoritmo sugerido pelo Ministério da Saúde para o diagnóstico da infecção pelo HIV em recém-nascidos está descrito na Figura 6-4.

Bibliografia

Adamson CS, Ablan SD, Boeras I, Goila-Gaur R, Soheilian F, Nagashima K, Li F, Salzwedel K, Sakalian M, Wild CT, Freed EO. In vitro resistance to the human immunodeficiency virus type 1 maturation inhibitor PA-457 (Bevirimat). J Virol. 2006 Nov;80(22):10957-71.

Allain JP, Candotti D; ISBT HBV Safety Collaborative Group Hepatitis B virus in transfusion medicine: still a problem? Biologicals. 2012; 40(3):180-6.

Ascher MS, Wilber JC. Immunofluorescence for serodiagnosis of retrovirus infection. Arch Pathol Lab Med. 1990.114(3):246-8. Review.

Bakshi, S.S., et al., Repeatedly positiv virus-exposed seroreverting infants. Pediatr Infect Dis J, 1995. 14(8): p. 658-62.

Baxter JD, Mayers DL, Wentworth DN, Neaton JD, Hoover ML, Winters MA, Mannheimer SB, Thompson MA, Abrams DI, Brizz BJ, Ioannidis JP, Merigan TC. A randomized study of antiretroviral management based on plasma genotypic antiretroviral resistance testing in patients failing therapy. CPCRA 046 Study Team for the Terry Beirn Community Programs for Clinical Research on AIDS. AIDS. 2000 Jun 16;14(9):F83-93.

Biron MP, Basse J, Jego J, et al. Reduction of the HIV diagnostic window with Genscreen Plus HIV Ag-Ab, a new combined p24 antigen and anti-HIV –1/2 antibody screening assay. In: Program and abstracts of the XIII International AIDS Conference; July 9-14, 2000. Abstract TuPeA3000.

Bowers M. Non-nucleoside reverse transcriptase inhibitors. BETA. 1996 Jun; 19-22.

Bowersox J. Nevirapine approved by FDA. Food and Drug Administration. NIAID AIDS Agenda. 1996.

Brun-Vézinet F, Charpentier C. Update on the Human immunodeficiency virus. Med Mal Infect.2013; 43(5):177-84.

Brust S, Knapp S. A new combined HIV antigen/antibody screening assay reduces significantly the window period between HIV infection and seroconversion. In: Program and abstracts of the XIII International AIDS Conference; July 9-14, 2000; Durban, South Africa. Abstract MoPeA2111.

Bryson, Y.J., et al., Clearance of HIV infection in a perinatally infected infant. N Engl J Med, 1995. 332(13): p. 833-8.

Coffey, Susa and Peiperl, Laurence. Tenofovir (Viread). October 2, 2001; Updated October 31, 2006. Disponível em: <http://www.hivinsite.com/InSite?page=ar-01-07>. Acesso em: 11/10/2008.

Coffin JM. HIV population dynamics in vivo: implications for genetic variation, pathogenesis, and therapy. Science. 1995 Jan 27;267(5197):483-9.

Coffin JM. The scoop on HIV mutations. J Int Assoc Physicians AIDS Care. 1996 Jul;2(7):45.

Cohen CJ, Hunt S, Sension M, Farthing C, Conant M, Jacobson S, Nadler J, Verbiest W, Hertogs K, Ames M, Rinehart AR, Graham NM; VIRA3001 Study Team. A randomized trial assessing the impact of phenotypic resistance testing on antiretroviral therapy. AIDS. 2002b Mar 8;16(4):579-88.

Constantine NT, van der Groen G, Belsey EM, Tamashiro H. Sensitivity of HIV-antibody assays determined by seroconversion panels. Aids 1994; 8:1715-20.

Courouce AM and the Retrovirus Work Group at the S.F.T.S.: Combined screening tests for anti-HIV antibodies and p24 antigen. La Gazette de la Transfusion 1999, 155:4-18.

De Clercq, E. Non-nucleoside reverse transcriptase inhibitors (NNRTIs) for the treatment of human immunodeficiency virus type 1 (HIV-1) infections: strategies to overcome drug resistance development. Med. Res. Rev. 1996a; 16, 125–157.

De Clercq, E.,. What can be expected from non-nucleoside reverse transcriptase inhibitors (NNRTIs) in the treatment of human immunodeficiency virus type 1 (HIV-1) infections? Rev. Med. Virol. 1996b; 6, 97–117.

Donie F, Upmeier B, Hoess E, et al. HIV screening with the Elecsys automated analyzer: combined testing for anti-HIV and HIV Ag within 18 minutes. In: Program and abstracts of the XII International AIDS Conference; June 28-July 3, 19998; Geneva. Abstract 163/41102.

Durant J, Clevenbergh P, Halfon P, Delgiudice P, Porsin S, Simonet P, Montagne N, Boucher CA, Schapiro JM, Dellamonica P. Drug-resistance genotyping in HIV-1 therapy: the VIRADAPT randomised controlled trial. Lancet. 1999 Jun 26;353(9171):2195-9.

Dwyre DM, Fernando LP, Holland PV. Hepatitis B, hepatitis C and HIV transfusion-transmitted infections in the 21st century. Vox Sang. 2011, 100(1):92-8.

Elena SF, Sanjuán R. Adaptive value of high mutation rates of RNA viruses: separating causes from consequences. J Virol. 2005; 79(18):11555-8.

Esnouf R, Ren J, Ross C, Jones Y, Stammers D, Stuart D. Mechanism of inhibition of HIV-1 reverse transcriptase by non-nucleoside inhibitors. Nat Struct Biol. 1995 Apr;2(4):303-8.

Faatz E, Donie F, Melhior W, et al. A new generation of HIV-diagnostic assay: results of the evaluation of the Enzymun-Tests HIV Combi. In: Program and abstracts of the XII International AIDS Conference; June 28-July 3; Geneva. Abstract 41113.

Fiebig, E.W., et al., Dynamics of HIV viremia and antibody seroconversion in plasma donors: implications for diagnosis and staging of primary HIV infection. Aids, 2003. 17(13): p. 1871-9.

Food and Drug Administradtion. VIREAD (tenofovir disoproxil fumarate). Disponível em: http://www.fda.gov/cder/foi/label/2006/021356s016lbl.pdf. Acesso em: 15/10/2008b.

Food And Drug Administration. HIV/AIDS – Therapies, 2008. Disponível em: <http://www.fda.gov/oashi/AIDS/hiv.html>. Acesso em: 06/04/2008a.

Frenkel, L.M., et al., Genetic evaluation of suspected cases of transient HIV-1 infection of infants. Science, 1998. 280(5366): p. 1073-7.

Fung HB, Stone EA, Piacenti FJ. Tenofovir disoproxil fumarate: a nucleotide reverse transcriptase inhibitor for the treatment of HIV infection. Clin Ther. 2002 Oct;24(10):1515-48.

Furman PA, Barry DW. Spectrum of antiviral activity and mechanism of action of zidovudine. An overview. Am J Med. 1988 Aug 29;85(2A):176-81.

Gallo D, Diggs JL, Hanson CV. Comparison of Western immunoblot antigens and interpretive criteria for detection of antibody to human T-lymphotropic virus types I and II. J Clin Microbiol. 1990 28(9):2045-50.

George, J.R. and G. Schochetman, Detection of HIV infection using serological techniques, in AIDS testing: a compreensive guide to technical, medical, social, legal and management issues., G. Schochetman and J.R. George, Editors. 1994, Springer Verlag: New York. p. 62-102.

Glassman, A.B., T. Sherrill, and J. Paolini, Human immunodeficiency virus western blot tests: comparisons and considerations. Ann Clin Lab Sci, 1990. 20(5): p. 343-6.

Grant, P.R. and M.P. Busch, Nucleic acid amplification technology methods used in blood donor screening. Transfus Med, 2002. 12(4): p. 229-42.

Guia de tratamento clínico da infecção pelo HIV em crianças/Coordenação Nacional de DST e Aids. 2001, Ministério da Saúde: Brasília. p. Vol. 1.86.

Hardy H, Skolnik PR. Enfuvirtide, a new fusion inhibitor for therapy of human immunodeficiency virus infection. Pharmacotherapy. 2004 Feb;24(2):198-211.

Harrigan PR, Larder BA. Extent of cross-resistance between agents used to treat human immunodeficiency virus type 1 infection in clinically derived isolates. Antimicrob Agents Chemother. 2002 Mar;46(3):909-12.

Hayashi T, Watanabe S, Kondo M, Saito T, Imai M. [Evaluation of a new screening assay kit for the combined detection of HIV p24 antigen and antibody--comparison of the performance of the new kit and HIV antibody assay kits]. Kansenshogaku Zasshi 1999; 73:681-8.

Hogg RS, Bangsberg DR, Lima VD, Alexander C, Bonner S, Yip B, Wood E, Dong WW, Montaner JS, Harrigan PR. Emergence of drug resistance is associated with an increased risk of death among patients first starting HAART. PLoS Med. 2006 Sep;3(9):e356.

Holguin A, Gutierrez M, Portocarrero, N. et al.: Performance of OralQuick Advance Rapid HIV-1/2 Antibody Test for detection of antibodies in oral fluid and serum/plasma in HIV-1+ subjects carrying different HIV-1 subtypes and recombinant variants. J. Clin. Virol. 2009; 45: 150-2.

Horn, T., C.A. Chang, and M.S. Urdea, Chemical synthesis and characterization of branched oligodeoxyribonucleotides (bDNA) for use as signal amplifiers in nucleic acid quantification assays. Nucleic Acids Res, 1997. 25(23): p. 4842-9

http://bvsms.saude.gov.br/bvs/publicacoes/laboratorio_biologia_molecular.55. Compton, J., Nucleic acid sequence-based amplification. Nature, 1991. 350(6313): p. 91-2.

Janssen, R.S., et al., New testing strategy to detect early HIV-1 infection for use in incidence estimates and for clinical and prevention purposes. Jama, 1998. 280(1): p. 42-8.

Janssen, R.S., et al., New testing strategy to detect early HIV-1 infection for use in incidence estimates and for clinical and prevention purposes. Jama, 1998. 280(1): p. 42-8.

Kleinman, S., et al., False-positive HIV-1 test results in a low-risk screening setting of voluntary blood donation. Retrovirus Epidemiology Donor Study. Jama, 1998. 280(12): p. 1080-5.

Koch, W.H., et al., Evaluation of United States-licensed human immunodeficiency virus immunoassays for detection of group M viral variants. J Clin Microbiol, 2001. 39(3): p. 1017-20.

Kowalski, J., et al., A comparative meta-analysis on the variability in test performance among FDA-licensed enzyme immunosorbent assays for HIV antibody testing. J Clin Epidemiol, 2001. 54(5): p. 448-61.

Laperche, S.: Mutinational assessment of blood-borne virus testing and transfusion safety on the African continent. Transfusion 2013; 53:816-26.

Leigh Brown AJ, Frost SD, Mathews WC, Dawson K, Hellmann NS, Daar ES, Richman DD, Little SJ. Transmission fitness of drug--resistant human immunodeficiency virus and the prevalence of resistance in the antiretroviral-treated population. J Infect Dis. 2003 Feb 15;187(4):683-6.

Li F, Goila-Gaur R, Salzwedel K, Kilgore NR, Reddick M, Matallana C, Castillo A, Zoumplis D, Martin DE, Orenstein JM, Allaway GP, Freed EO, Wild CT. PA-457: a potent HIV inhibitor that disrupts core condensation by targeting a late step in Gag processing. Proc Natl Acad Sci U S A. 2003 Nov 11;100(23):13555-60.

Little SJ, Holte S, Routy JP, Daar ES, Markowitz M, Collier AC, Koup RA, Mellors JW, Connick E, Conway B, Kilby M, Wang L, Whitcomb JM, Hellmann NS, Richman DD. Antiretroviral-drug resistance among patients recently infected with HIV. N Engl J Med. 2002 Aug 8;347(6):385-94.

Liu ZY, Wei HS, Zhao HX, Liu YN, Zhao Y, Han N, Cheng J, Zhang FJ. [HIV-1 genotypic resistance profiles in children failing highly active antiretroviral therapy] Zhonghua Yi Xue Za Zhi. 2007 Dec 11;87(46):3292-4.

Lucas GM, Chaisson RE, Moore RD. Highly active antiretroviral therapy in a large urban clinic: risk factors for virologic failure and adverse drug reactions. Ann Intern Med. 1999 Jul 20;131(2):81-7.

Ly, TD; Edlinger, C. Vabret. A Contribution of combined detection assays of p24 antigen and anti-human immunodeficiency virus (HIV) antibodies in diagnosis of primary HIV infection by routine testing. J Clin. Microbiol 2000 38;2459-61.

Mansky LM, Temin HM. Lower in vivo mutation rate of human immunodeficiency virus type 1 than that predicted from the fidelity of purified reverse transcriptase.. J Virol. 1995 Aug;69(8):5087-94.

Manual técnico para o diagnóstico da infecção pelo HIV Ministério da Saúde, Secretaria de Vigilância em Saúde, Departamento de DST, Aids e Hepatites Virais. Brasília, 2013.

Martinez-Martinez P, Martin del Barrio E, De Benito J, Landinez R. New lineal immunoenzymatic assay for simultaneous detection of p24 antigen and HIV antibodies. Eur J Clin Microbiol Infect Dis 1999; 18:591-4.

Mas, A., et al., Reliability of a new recombinant immunoblot assay (RIBA HIV-1/HIV-2 SIA) as a supplemental (confirmatory) test for HIV-1 and HIV-2 infections. Transfus Sci, 1997. 18(1): p. 63-9.

Matsushita S. Current status and future issues in the treatment of HIV-1 infection. Int J Hematol., 2002 Jul;72(1):20-7.

Mazzotta F, Lo Caputo S, Torti C, Tinelli C, Pierotti P, Castelli F, Lazzarin A, Angarano G, Maserati R, Gianotti N, Ladisa N, Quiros-Roldan E, Rinehart AR, Carosi G; Genotipo-Fenotipo di Resistenza (GenPheRex) Group of the Italian Management Standardizzato di Terapia Antiretrovirale (MASTER) Cohort. Real versus virtual phenotype to guide treatment in heavily pretreated patients: 48-week follow-up of the Genotipo-Fenotipo di Resistenza (GenPheRex) trial. J Acquir Immune Defic Syndr. 2003 Mar 1;32(3):268-80.

McFarland W, Busch MP, Kellogg TA, Rawal BD, Satten GA, Katz MH, Dilley J, Janssen RS. Detection of early HIV infection and estimation of incidence using a sensitive/less-sensitive enzyme immunoassay testing strategy at anonymous counseling and testing sites in San Francisco. J Acquir Immune Defic Syndr 1999; 22:484-9.

McFarland W, Kellogg TA, Louie B, Murrill C, Katz MH. Low estimates of HIV seroconversions among clients of a drug treatment clinic in San Francisco, 1995 to 1998. J Acquir Immune Defic Syndr 2000; 23:426-9.

McLeod GX, Hammer SM. Zidovudine: five years later. Ann Intern Med. 1992 Sep 15;117(6):487-501.

Meier T, Knoll E., Henkes, M. et al. Evidence for a diagnostic window in four generation assays for HIV. J. Clin. Virol. 2001 23: 113-16.

Mellors, J.W., et al., Prognosis in HIV-1 infection predicted by the quantity of virus in plasma. Science, 1996. 272(5265): p. 1167-70.

Ministério da Saúde (Brasil), [2008?]a. Área Técnica, Tratamento de HIV e AIDS, Medicamentos. Disponível em: <http://www.AIDS.gov.br>. Acessado em: 06/04/2008b

Ministério da Saúde (Brasil), 2007. Boletim Epidemiológico, ano IV, n°. 01. Disponível em: <http://www.AIDS.gov.br/monitorAIDS2>. Acessado em 19/03/2008a.

Mitsuyasu RT, Skolnik PR, Cohen SR, Conway B, Gill MJ, Jensen PC, Pulvirenti JJ, Slater LN, Schooley RT, Thompson MA, Torres RA, Tsoukas CM. Activity of the soft gelatin formulation of saquinavir in combination therapy in antiretroviral-naive patients. NV15355 Study Team. AIDS. 1998 Jul;12(11):F103-9.

Moncharmont P, Monneron P, Tsounias N: Evaluation of combined tests to human immunodeficiency viruses type 1 and 2 antibodies screening. J Amer Assoc Blood Banks 1999, 39(10S):73S.

Montaner J, Guimaraes D, Chung J, Gafoor Z, Salgo M, DeMasi R. Prognostic staging of extensively pretreated patients with advanced HIV-1 disease. HIV Clin Trials. 2005 Nov-Dec;6(6):281-90.

Moutouh L, Corbeil J, Richman DD. Recombination leads to the rapid emergence of HIV-1 dually resistant mutants under selective drug pressure. Proc Natl Acad Sci U S A. 1996 Jun 11;93(12):6106-11.

Mullis, K., et al., Specific enzymatic amplification of DNA in vitro: the polymerase chain reaction. 1986. Biotechnology, 1992. 24: p. 17-27.

Murray JM, Emery S, Kelleher AD, Law M, Chen J, Hazuda DJ, Nguyen BY, Teppler H, Cooper DA. Antiretroviral therapy with the integrase inhibitor raltegravir alters decay kinetics of HIV, significantly reducing the second phase. AIDS. 2007 Nov 12;21(17):2315-21.

O'Gorman MR; et al. Interpretative criteria of the Western blot assay for serodiagnosis of human immunodeficiency virus type 1 infection. Arch Pathol. Lab. Med 1991; 115 (1): 26-30.

Opravil M, Hirschel B, Lazzarin A, Furrer H, Chave JP, Yerly S, Bisset LR, Fischer M, Vernazza P, Bernasconi E, Battegay M, Ledergerber B, Günthard H, Howe C, Weber R, Perrin L; Swiss HIV Cohort Study. A randomized trial of simplified maintenance therapy with abacavir, lamivudine, and zidovudine in human immunodeficiency virus infection. J Infect Dis. 2002 May 1;185(9):1251-60.

Otani, M.M., et al., Evaluation of the concomitant use of two different EIA tests for HIV screening in blood banks. Rev Panam Salud Publica, 2003. 13(2-3): p. 172-5.

Parekh BS, Kennedy MS, Dobbs T, Pau CP, Byers R, Green T, Hu DJ, Vanichseni S, Young NL, Choopanya K, Mastro TD, McDougal JS. Quantitative detection of increasing HIV type 1 antibodies after seroconversion: a simple assay for detecting recent HIV infection and estimating incidence. AIDS Res Hum Retroviruses 2002; 18:295-307.

Pavle J.; Rachile, A.; Loze, B. et. al. Sensitivity of five rapid HIV tests on oral fluid or finger-stick whole blood: a real-time comparison in a healthcare setting. Plos One 2010. 5e11581.

Perelson AS, Neumann AU, Markowitz M, Leonard JM, Ho DD. HIV-1 dynamics in vivo: virion clearance rate, infected cell life-span, and viral generation time. Science. 1996 Mar 15;271(5255):1582-6.

Perez-Elias MJ, Garcia-Arota I, Muñoz V, Santos I, Sanz J, Abraira V, Arribas JR, González J, Moreno A, Dronda F, Antela A, Pumares M, Martí-Belda P, Casado JL, Geijos P, Moreno S; Realvirfen study group. Phenotype or virtual phenotype for choosing antiretroviral therapy after failure: a prospective, randomized study. Antivir Ther. 2003;8(6):577-84.

Proffitt, M.R. and B. Yen-Lieberman, Laboratory diagnosis of human immunodeficiency virus infection. Infect Dis Clin North Am, 1993. 7(2): p. 203-19.

Robertson D. US FDA approves new class of HIV therapeutics. Nat Biotechnol. 2003 May;21(5):470-1.

Sánchez JM, Ramos Amador JT, Fernández de Miguel S, González Tomée MI, Rojo Conejo P, Ferrnado Vivas P, Clemente Vivas J, Ruiz Contreras J, Nogales Espert A. Impact of highly active antiretroviral therapy on the morbidity and mortality in Spanish human immunodeficiency virus-infected children. Pediatr Infect Dis J. 2003 Oct;22(10):863-7.

Saville, R.D., et al., Fourth-generation enzyme-linked immunosorbent assay for the simultaneous detection of human immunodeficiency virus antigen and antibody. J Clin Microbiol, 2001. 39(7): p. 2518-24.

Sayre, K.R., et al., False-positive human immunodeficiency virus infection. Infect Dis Clin North Am 1993; 7(2):203-19

Schalken J, van Binsbergen J, Jacobs A, et al. Vironostika HIV Uni-Form II Ag/Ab with almost HIV p24 Ag assay performance. In: Program and abstracts of the XIII International AIDS Conference; July 9-14, 2000; Durban, South Africa. Abstract TuPeA2996.

Schechter M, do Lago RF, de Melo MF, Sheppard HW, Guimaraes NC, Moreira RI, Faulhaber JC, Batista S, Harrison LH. Identification of a high-risk heterosexual population for HIV prevention trials in Rio de Janeiro, Brazil. Projeto Praça Onze Study Group. J Acquir Immune Defic Syndr 2000; 24:175-7.

Schelstraete B, Bijnens BB and Wuyts G: Evaluation of Organon Teknika Vironostika HIV Uni-Form II Ag/Ab on the Ortho Summit Processor. J Amer Assoc Blood Banks 1999, 39(10S):74S.

Schmitt U, Andres H, Faatz E. HIV-screening with the COBAS CORE automated analyser: combined testing for anti-HIV and HIV Ag in one determination. In: Program and abstracts of the XIII International AIDS Conference; July 9-14, 2000; Durban, South Africa. Abstract MoOrA112.

Schneider SE, Bray BL, Mader CJ, Friedrich PE, Anderson MW, Taylor TS, Boshernitzan N, Niemi TE, Fulcher BC, Whight SR, White JM, Greene RJ, Stoltenberg LE, Lichty M. Development of HIV fusion inhibitors. J Pept Sci. 2005 Nov;11(11):744-53.

Shafer RW, Hertogs K, Zolopa AR, Warford A, Bloor S, Betts BJ, Merigan TC, Harrigan R, Larder BA. High degree of interlaboratory reproducibility of human immunodeficiency virus type 1 protease and reverse transcriptase sequencing of plasma samples from heavily treated patients. J Clin Microbiol. 2001; 39(4):1522-9.

Shafer RW, Vuitton DA. Highly active antiretroviral therapy (HAART) for the treatment of infection with human immunodeficiency virus type 1. Biomed Pharmacother. 1999; 53(2):73-86.

Shafer RW, Winters MA, Palmer S, Merigan TC. Multiple concurrent reverse transcriptase and protease mutations and multidrug resistance of HIV-1 isolates from heavily treated patients. Ann Intern Med. 1998; 128(11):906-11.

Shah DO, Chang CD, Cheng K, Finley AK, Stewart JL: A prototype fully automated chemiluminescent screening assay for the combined detection of HIV antigens and antibodies. J Amer Assoc Blood Banks 1999, 39(10S):72S

Tantillo, C., Ding, J., Jacobo-Molina, A., Nanni, R.G., Boyer, P.L., Hughes, S.H., Pauwels, R., Andries, K., Janssen, P.A.J., Arnold, E. Locations of anti-AIDS drug binding sites and resistance mutations in the three-dimensional structure of HIV-1 reverse transcriptase. J. Mol. Biol. 1994; 243, 369–387.

Tobler, L.H., et al., Use of human immunodeficiency virus (HIV) type 1 and 2 recombinant strip immunoblot assay to resolve enzyme immunoassay anti-HIV-2-repeatably reactive samples after anti-HIV-1/2 combination enzyme immunoassay screening. Transfusion, 1997. 37(9): p. 921-5.

Tros C, Laan E: Evaluation of Organon Teknika's new Vironostika HIV Uni-Form II Ag/Ab assay. J Amer Assoc Blood Banks 1999, 39(10S):73S.

Update: HIV counseling and testing using rapid tests--United States, 1995. MMWR Morb Mortal Wkly Rep 1998; 47:211-5.

Update: serologic testing for HIV-1 antibody—United States, 1988 and 1989. MMWR Morb Mortal Wkly Rep, 1990. 39(22): p. 380-3.

van Binsbergen J, Keur W, Siebelink A, van de Graaf M, Jacobs A, de Rijk D, Nijholt L, Toonen J, Gurtler LG. Strongly enhanced sensitivity of a direct anti-HIV-1/-2 assay in seroconversion by incorporation of HIV p24 ag detection: a new generation vironostika HIV Uni-Form II. J Virol Methods 1998; 76:59-71.

van Binsbergen J, Siebelink A, Jacobs A, Keur W, Bruynis F, van de Graaf M, van der Heijden J, Kambel D, Toonen J. Improved performance of seroconversion with a 4th generation HIV antigen/antibody assay. J Virol Methods 1999; 82:77-84.

Vandamme AM, Van Laethem K, De Clercq E. Managing resistance to anti-HIV drugs: an important consideration for effective disease management. Drugs. 1999 Mar;57(3):337-61.

Weber, B., et al., Evaluation of the reliability of 6 current anti-HIV-1/HIV-2 enzyme immunoassays. J Virol Methods, 1995. 55(1): p. 97-104.

Weber, B., et al., Reduction of diagnostic window by new fourth-generation human immunodeficiency virus screening assays. J Clin Microbiol, 1998. 36(8): p. 2235-9.

Wersom S S E, da Motta L. R., Bazzo M. L., Franchini, M., Ferreira Junior, O. da C (2014) manual técnico para o diagnóstico da infecção pelo hiv. Departamento de DST, Aids e Hepatites Virais, Secretaria de Vigilância em Saúde, Ministério da Saúde.

West D, Hall-Steele G, Collins D, et al. Development of an HIV immunoassay combining antigen and antibody detection on an automated analyzer. In: Program and abstracts of the XIII International AIDS Conference; July 9-14, 2000; Durban, South Africa. Abstract Tu-PeA2991.

Yerly S, Simon F, Perrin L. [Early diagnosis of primary HIV infections: using a combined screening test (p24 antigen and anti-HIV antibodies)]. Schweiz Med Wochenschr 1999; 129:319-22.

CAPÍTULO

7

Fisiopatologia da Atopia

Wilson Tartuce Aun e Veridiana Aun Rufino Pereira

DEFINIÇÃO

Desde sua introdução, na década de 1920, o termo atopia gerou muita controvérsia entre pesquisadores de todo o mundo. As diferenças entre atopia, alergia, hipersensibilidade e anafilaxia foram disculidas durante anos, até que esta nomenclatura pudesse ser usada de maneira clara.

Assim, a atopia é definida como uma tendência pessoal ou familiar de produzir anticorpos IgE em resposta a baixas doses de alérgenos, geralmente proteínas, e desenvolver sintomas típicos de asma, rinoconjuntivite ou eczema/dermatite.

As primeiras manifestações de atopia na criança com frequência são sintomas alérgicos como diarreia, sibilos e exantema, e somente mais tarde o anticorpo IgE pode ser detectado. Além disso, teste cutâneo positivo ou presença de IgE não são critérios de atopia e devem ser considerados apenas como sensibilização. O termo atopia deve ser usado com cautela antes que a sensibilização por IgE esteja bem documentada.

FISIOPATOLOGIA DA ATOPIA

Talvez a atopia seja o principal exemplo da hipersensibilidade do tipo I ou imediata de Gell e Coombs, caracterizada pela participação do anticorpo IgE. Indivíduos atópicos produzem altos níveis de IgE em resposta a determinados antígenos, enquanto indivíduos normais geralmente sintetizam outros isotipos de imunoglobulina (IgG ou IgM) diante do mesmo antígeno. A regulação da síntese de IgE depende da suscetibilidade individual de desenvolver uma resposta inflamatória mediada por linfócitos T auxiliares do tipo 2 (Th2) ante os alérgenos, o que pode ser influenciado por vários fatores: genéticos, ambientais, natureza do antígeno e história de exposição.

A hipersensibilidade imediata pode ser didaticamente dividida em duas fases: sensibilização e provocação (Figura 7-1 A e B).

Fase de Sensibilização

A fase de sensibilização caracteriza-se pelo primeiro contato do indivíduo com um antígeno inalado, ingerido ou injetado. O antígeno atravessa as células epiteliais e é capturado pelas células de Langerhans, que migram para os linfonodos regionais. Durante seu deslocamento, as células de Langerhans processam o antígeno, fragmentando-o e expondo seus peptídeos na membrana citoplasmática juntamente com MHC classe II. O fragmento processado é então apresentado ao linfócito Th0, que em indivíduos suscetíveis se diferencia em Th2. Entre as citocinas responsáveis pela diferenciação para Th2, destacam-se IL25, IL33 e a linfopoietina do estroma tímico (TSLP).

Os linfócitos Th2 produzem IL-4, IL-5, IL-6, IL-13 e IL-31. A IL-4 é uma citocina importante na formação da IgE, assim como a IL-13. Além disso, a IL-13 estimula células epiteliais, aumentando a produção de muco. A IL-5 é responsável pela ativação dos eosinófilos. Já a IL-6 aumenta a diferenciação para Th2 e inibe a supressão feita pelas células Treg CD4+CD25+.

Os linfócitos Th2 promovem sinais mediados pelo contato intercelular (CD40-CD40L), estimulando a diferenciação de linfócitos B em plasmócitos produtores de IgE. A IgE, por sua vez, circula por todo o organismo e se liga a receptores de alta afinidade FcεRI na superfície de mastócitos e basófilos, que se tornam sensibilizados.

Fase de Provocação

A fase de provocação inicia-se com um novo contato com o mesmo antígeno, que desta vez se fixa às moléculas de IgE ancoradas nos mastócitos e basófilos previamente sensibilizados. A fixação do antígeno bivalente a duas moléculas de IgE próximas desencadeia a degranulação celular com liberação de mediadores pré-formados e recém-formados (mediadores lipídicos e citocinas). Os mediadores liberados são responsáveis pelas manifestações clínicas e patológicas das doenças alérgicas. A vasodilatação e a broncoconstrição decorrentes da liberação de mediadores de mastócitos consistem na reação imediata da hipersensibilidade do tipo I. A reação de fase tardia caracteriza-se pelo recrutamento de células inflamatórias, principalmente eosinófilos, neutrófilos e células T. Esta reação ocorre 2 a 4 horas após a fase imediata e persiste por mais de 24 horas.

Mastócitos e Basófilos

Assim como outras células do sistema imune, os mastócitos são derivados de células progenitoras hematopoiéticas CD34+ na medula óssea. Os progenitores migram para os tecidos periféricos como células imaturas, onde sofrem

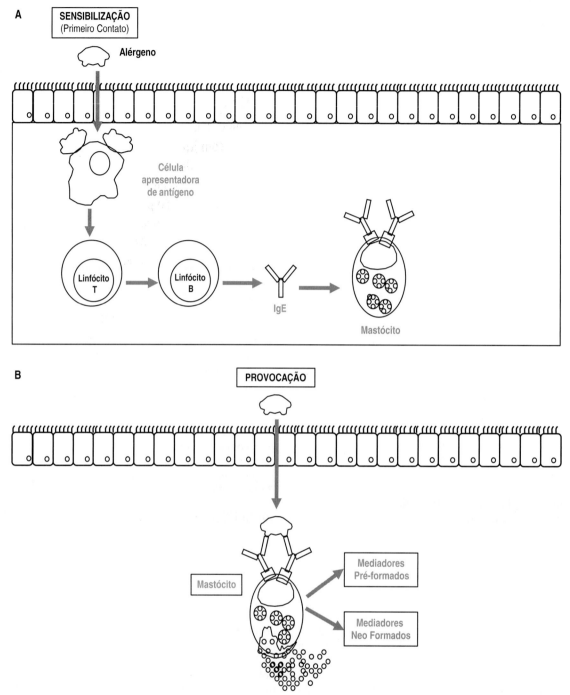

FIGURA 7-1 **A** e **B** Hipersensibilidade imediata.

diferenciação. Mastócitos maduros são encontrados em todo o organismo, principalmente próximo aos vasos sanguíneos, nervos e abaixo do epitélio.

Existem dois subtipos de mastócitos: os mastócitos de mucosa e os de tecido conjuntivo. No homem, os mastócitos de mucosa predominam na mucosa intestinal e espaços alveolares no pulmão e caracterizam-se pela presença de histamina e triptase nos grânulos citoplasmáticos. Seu desenvolvimento depende da IL-3 produzida pelos linfócitos T auxiliares. Já os mastócitos de tecido conjuntivo são encontrados na pele e submucosa intestinal. Seus grânulos são ricos em proteases neutras (triptase, quimase, catepsina e carboxipeptidase), além da histamina.

Os mastócitos podem ser ativados diretamente por uma grande variedade de substâncias, independentemente da participação da IgE: compostos iodados, alimentos (morango, amora, framboesa), anafilatoxinas (C5a), neuropeptídeos (substância P, VIP) etc.

Os basófilos são granulócitos com estrutura e função semelhantes às dos mastócitos. Originam-se da medula óssea de uma linhagem diferente dos mastócitos; amadurecem na própria medula e circulam no sangue. Normalmente não estão presentes nos tecidos, mas podem ser recrutados para os sítios inflamatórios juntamente com os eosinófilos. Produzem histamina, sulfato de condroitina e proteases (lisofosfolipase, triptase, quimase, proteína básica principal). Assim como os mastócitos, os basófilos expressam grandes quantidades de receptores FcεRI.

Mediadores Pré-formados

Os mediadores pré-formados compreendem as aminas biogênicas e as proteínas granulares. Entre as aminas biogênicas destaca-se a histamina, que age pela ligação a receptores de diferentes classes H1, H2, H3 e H4. A ligação da histamina nos receptores H1 presentes no endotélio promove contração celular e extravasamento de plasma para os tecidos. Além disso, estimula células endoteliais a sintetizar prostaciclina (PGI_2) e óxido nítrico, responsáveis por vasodilatação. A histamina pode causar contração da musculatura lisa intestinal e broncoconstrição, contribuindo para aumentar o peristaltismo e o broncospasmo.

Outros constituintes granulares são proteases como triptase e quimase, que contribuem para as reações de hipersensibilidade imediata. A triptase é exclusiva de mastócitos humanos, sendo considerada marcador de ativação celular. É responsável por causar dano tecidual. As quimases convertem angiotensina I em II, degradam a membrana basal epidérmica e estimulam a secreção de muco.

Outras enzimas encontradas nos mastócitos são a carboxipeptidase A e a catepsina G. Proteoglicanos, como heparina e condroitina, são constituintes granulares responsáveis pelo armazenamento das aminas biogênicas e proteases, evitando o contato com o restante da célula.

Mediadores Lipídicos (Eicosanoides ou de Membrana Celular)

A síntese de mediadores lipídicos é controlada pela ativação da fosfolipase A_2 (PLA_2). Uma vez ativada, a PLA_2 hidrolisa fosfolípides de membrana, dando origem ao ácido araquidônico, que, sob ação da cicloxigenase, produz prostaglandinas e tromboxanos e, convertido pela lipoxigenase, resulta nos leucotrienos (Figura 7-2). Primeiro ocorre a formação do LTA_4, que posteriormente é transformado em LTB_4 ou nos cisteinil-leucotrienos (LTC_4, LTD_4 e LTE_4).

Entre os mediadores lipídicos produzidos pelos mastócitos, destacam-se a prostaglandina D2 (PGD_2), os leucotrienos e o fator de ativação plaquetária (PAF). A PGD_2 liga-se a receptores nas células musculares lisas e age como vasodilatador e broncoconstritor, promovendo, ainda, quimiotaxia de neutrófilos.

O LTC_4 é produzido por mastócitos de mucosa e basófilos e sua degradação origina LTD_4 e LTE_4. Os LTC_4, LTD_4 e LTE_4 contraem os músculos lisos de vias aéreas, promovem a secreção de muco, alteram a permeabilidade vascular e estimulam a infiltração de eosinófilos e neutrófilos.

O PAF tem ação broncoconstritora e promove retração das células endoteliais e relaxamento da musculatura lisa vascular, sendo um dos mais potentes quimiotáticos para eosinófilos.

Citocinas

A síntese de citocinas ocorre pela ativação de fatores de transcrição NFAT (fator nuclear de células T ativadas), NFκB e ativador proteico 1 (AP-1). Esses fatores estimulam a transcrição de IL-4, IL-5, IL-6, TNF e outras.

Os mastócitos e basófilos produzem TNF, IL-1, IL-3, IL-4, IL-5, IL-6, IL-13, MIP1α, MIP1β e fator estimulador de colônias de granulócitos e macrófagos (GM-CSF). Estas citocinas liberadas pelos mastócitos e linfócitos TH2 são responsáveis pela reação de fase tardia da hipersensibilidade imediata.

Eosinófilos

O eosinófilo também se origina da célula precursora CD34+. Algumas evidências sugerem que os eosinófilos

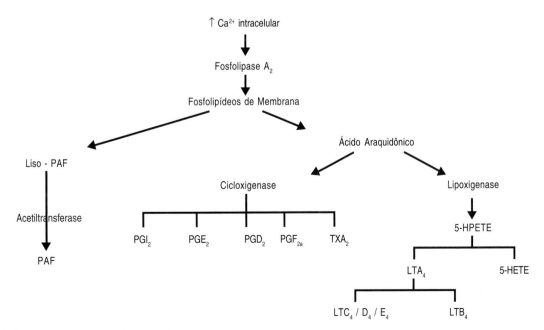

FIGURA 7-2 Metabolismo do ácido araquidônico.

e os basófilos têm uma célula progenitora em comum. Os basófilos, assim como os eosinófilos, apresentam proteína básica principal e cristais de Charcot-Leyden, compostos de fosfolipase B.

A proliferação e diferenciação dos eosinófilos dependem de três fatores hematopoiéticos: IL-3, IL-5 e GM-CSF. Tanto a IL-3 quanto o GM-CSF estimulam a proliferação de outras linhagens celulares, como megacariócitos, basófilos, neutrófilos e monócitos. Já a IL-5 é específica para a diferenciação de eosinófilos.

Os eosinófilos são formados na medula óssea, onde permanecem estocados e em processo de maturação por aproximadamente 4 dias. Saindo da medula, os eosinófilos entram no sangue, onde circulam por 8 a 18 horas. Em seguida, atravessam as junções intercelulares endoteliais por diapedese, chegando aos tecidos. Em geral, residem em tecidos cujas superfícies epiteliais são expostas ao ambiente externo, pulmão e intestino. Durante períodos de doença, qualquer órgão pode ser infiltrado pelos eosinófilos.

Em condições normais, os eosinófilos que chegam aos tecidos não recirculam. Vivem por 2 a 5 dias. Contudo, algumas citocinas, como IL-3, IL-5 e GM-CSF, aumentam a sobrevida dessas células por até 14 dias.

Os eosinófilos, assim como os mastócitos, liberam mediadores pré-formados e recém-formados. Os mediadores pré-formados constituem as enzimas estocadas em grânulos citoplasmáticos, enquanto os mediadores recém-formados, representados por citocinas e mediadores lipídicos, são produzidos no momento da ativação.

Proteínas Granulares

Nos grânulos secundários, são estocadas proteína básica principal (MBP), proteína catiônica eosinofílica (ECP), peroxidase eosinofílica (EPO), neurotoxina derivada do eosinófilo (EDN) e β-glicuronidase. Nos pequenos grânulos, existem fosfatase ácida e arilsulfatase B.

Sabe-se que, além dos eosinófilos, os basófilos também contêm MBP, que é altamente tóxica contra outros helmintos e atua sobre as vias clássica e alternativa do complemento, com destaque especial para a via clássica, promovendo lise celular. A MBP e a ECP lisam o *S. aureus* e a *E. coli*. A MBP é tóxica para células humanas, sendo capaz de causar cilioestase e esfoliação de células epiteliais respiratórias, estimula a liberação de histamina de basófilos humanos. A MBP neutraliza o efeito da heparina sobre a coagulação sanguínea e eleva o tempo de coagulação do sangue de 3 a 5 vezes.

A ECP tem efeitos citotóxicos, como morte de parasitas, morte de células tumorais, neurotoxicidade, dano cardiovascular, dano celular em epitélio respiratório, atividade antibacteriana e atividade antiviral. Além disso, inibe a resposta proliferativa a antígeno, interfere na síntese de imunoglobulinas pelos linfócitos B e se liga à heparina, neutralizando a sua atividade anticoagulante.

A EDN apresenta toxicidade para parasitas, à semelhança da ECP, mas, comparativamente, necessita de uma concentração 10 vezes maior para produzir o mesmo efeito. A EDN está elevada em secreções respiratórias de pacientes com infecção por vírus sincicial respiratório, assim como a ECP tem atividade 50 vezes maior do que a EDN.

A EPO, associada a H_2O_2 e hálide (Cl^-, Br^- ou I^-), mata não somente uma variedade de microrganismos, mas também mastócitos e células tumorais. Portanto, os eosinófilos, através da sua EPO, na presença de H_2O_2 e hálide, inicia a degranulação de mastócitos. A ligação da EPO a microrganismos como *S. aureus* e, *T. cruzi* e *Toxoplasma gondii* potencializa sua morte por fagócitos mononucleares.

Citocinas

Os eosinófilos também produzem citocinas, tais como IL-1, TGF-α e TGF-β1. O TGF-β é uma citocina anti-inflamatória que reduz a sobrevida de eosinófilos. Os eosinófilos armazenam IL-2, IL-4, GM-CSF e RANTES em seus grânulos e são também capazes de produzir citocinas que atuam sobre os próprios eosinófilos (função autócrina), incluindo IL-3 e IL-5, e GM-CSF.

Eosinófilos também secretam IL-4, que pode ser importante na produção local de IgE, além de ter significativa ação no desvio para Th2. Várias outras citocinas, como IL-6 e IL-10, além de quimiocinas como IL-8, RANTES, MIP-1α e IL-16, são também liberadas pelos eosinófilos. As quimiocinas poderiam, também nesse caso, desempenhar uma função autócrina, estimulando a quimiotaxia dos próprios eosinófilos, neutrófilos e linfócitos.

Mediadores Lipídicos. LTB_4, LTC_4, 5HETE, PGE_1, PGE_2, TXB_2, PAF

Nos eosinófilos, o metabólito predominante da via da 5-lipoxigenase é o LTC_4, que por sua vez é metabolizado para LTD_4 e LTE_4. Os eosinófilos geram predominantemente LTC_4, com quantidades insignificantes de LTB_4 (quimiotático para PMN e eosinófilos). Já os neutrófilos produzem principalmente LTB_4 e ainda, grandes quantidades de PAF.

TEORIA DA HIGIENE

Acredita-se que a resposta imunológica na criança ocorra por um processo de seleção entre os linfócitos TH_1 e TH_2, influenciada por aeroalérgenos ambientais, infecções e poluentes. O sistema imunológico do recém-nascido mostra um predomínio da resposta TH_2. Durante o crescimento, ocorre a maturação das respostas imunes com consequente equilíbrio das respostas TH_1/TH_2. A eficiência deste processo é geneticamente determinada e depende de vários outros fatores, como aleitamento materno, exposição a infecções e ambiente onde a criança vive.

Considerando-se esta relação TH_1/TH_2, surgiu a popularmente denominada Hipótese da Higiene, que tem sido amplamente estudada. Alguns trabalhos relataram que crianças de famílias numerosas, onde as infecções são comuns, apresentam sistema imune orientado para TH_1, a fim de responder às agressões de agentes externos como bactérias e vírus. Já em crianças que vivem em famílias menores, com infecções menos frequentes, células TH_2 podem se desenvolver e como consequência observa-se maior produção de IgE.

Contudo, a teoria da higiene envolve muita controvérsia, uma vez que outros fatores intervêm nessa relação infecção/alergia, como, por exemplo, a idade de início nas creches, onde as infecções são mais comuns. Além disso, hoje são conhecidos novos tipos de células T, tais como Th17, Th9, Th22 e T regulatórias (Figura 7-3).

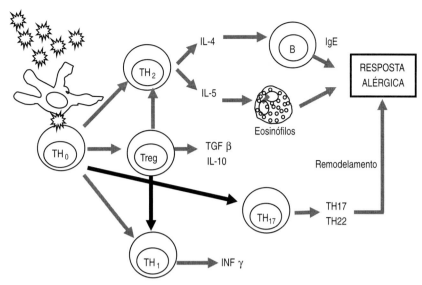

FIGURA 7-3 Subtipos de linfócito T *helper* efetor.

Bibliografia

Abbas AK, Lichtman AH, Pober JS. Cellular and Molecular Immunology, ed 5, 2003, Saunders Company.
Adolphson CR, Gleich GJ: Eosinophils. In Holgate ST, Church MK: Allergy 1993.
Apter A. Clinical advances in adult asthma. J Allergy Clin Immunol 2003; 111(3): S780-4.
Bousquet et al. Allergic rhinitis and its impact on asthma. J Allergy Clin Immunol 2001; 108(5): S147-S333.
Bratton DL. Their's but to do and die: Eosinophil longevity in asthma. J Allergy Clin Immunol 1999; 103(suppl 4): 555-58.
Bubnoff et al. The central role of FcεRI in allergy. Clin Exp Dermatol 2003; 28: 184-187.
Cohen S, Dworetzky M, Frick OL. Coca and Cooke on the classification of hypersensitiveness. J Allergy Clin Immunol 111(1): 205-210; 2003.
Cohen JJ. Apoptosis: Mechanisms of life and death in the immune system. J Allergy Clin Immunol 1999; 103(suppl 4): 548-54.
Criado RFJ, Wandalsen NF. Fatores ambientais em alergia in Alergia e Imunologia na Infância e na Adolescência – Anete Sevciovic Grumach 2001; 49-61.
Durham et al. Mechanisms of immunotherapy. J Allergy Clin Immunol 2004; 113:1025-34.
Elsner J, Kapp A. Regulation and modulation of eosinophil effector functions. Allergy 1999, 54(1): 15-26.
Epstein HF. Eosinophilia. N Engl J Med 1998; 338: 1592-99.
Johansson SGO, Hourihane J, Bousquet J et al. A revised nomenclature for allergy. Allergy 2001: 56(9): 813-824.
Johansson et al. A revised nomenclature for Allergy. ACI International 2002; 14: 279-287.
Kaplan A, Kuna P. Chemokines and the activation of basophils and eosinophils. ACI International 1998; 10; suppl 5: 154-57.
Kemp S, Lockey R. Anaphylaxis: a review of causes and mechanisms. J Allergy Clin Immunol 2002; 110(3): 341-8.
Kita H, Adolphson CR, Gleich GJ: Biology of Eosinophils. In Middleton E Jr. Reed CE, Ellis EF, et al, editors: Allergy: principles and practice, ed 5, vol 1, St Louis, 1998, Mosby.
Mackay IR, Rosen FS. Allergy and allergic diseases. N Engl J Med 2001; 344(1): 30-37.
Mendes DM, Camargo MF, Aun, VV. Eosinofilia. Rev Bras Alerg imunopatol 2000; 23(2): 84-91.
Persson CGA, Erjefalt JS. Chronic Airway Inflammation Following Allergen Exposure – Eosinophil Cytolysis and Epithelial Injury-Repair in a Plasma Exudation-derived Molecular Milieu. ACI International 1998; 10(2): 45-51.
Robinson DS – The role of the T cell in asthma. J Allergy Clin Immunol 2010; 126: 1081-91.
Roitt IR, Brostoff J, Male D. Imunologia. Ed 2. 1992.
Simon HU. Eosinophil apoptosis – pathophysiologic and therapeutic implications. Allergy 2000; 55(10): 910-915.
Simon HU. Role for delayed eosinophil apoptosis in eosinophilia associated with allergy and asthma. ACI International 1998; 10(6): 185-87.
Sur S, Adolphson CR, Gleich GJ: Eosinophils: biochemical and cellular aspects. In Middleton E Jr. Reed CE, Ellis EF, et al, editors: Allergy: principles and practice, ed 4, vol 1, St Louis, 1993, Mosby.
Terada N, Konno A, Terada Y, et al. IL-4 upregulates FcεRI α-chain messenger RNA in Eosinophils. J Allergy Clin Immunol 1995; 96: 1161-1169.
Vignola AM. Evaluation of apoptosis of eosinophils, macrophages, and T lynphocytes in mucosal biopsy specimens of patients with asthma and chronic bronchitis. J Allergy Clin Immunol 1999; 103(suppl 4): 563-73.
Vercelli D. Immunoglobulin E and its regulators. Curr Opin Allergy Clin Immunol 2001; 1: 61-65.

CAPÍTULO

8

O Espectro da Imunologia

Morton Scheinberg

A Imunologia Clínica é definida pela Organização Mundial da Saúde como uma disciplina de natureza clínica e laboratorial que lida com o estudo, diagnóstico e manejo de pacientes com doenças que decorrem de distúrbios nos mecanismos do sistema imune e na qual a terapêutica tem fundamentos imunológicos que na prática acabam cobrindo imunodeficiências, autoimunidade, vasculites, transplantes, alergias etc. A intervenção de fundo imunológico ocorre por meio do uso de drogas imunossupressoras, gamaglobulina intravenosa, anticorpos monoclonais e anticitocinas. Trata-se, portanto, de um *continuum* entre o paciente à beira do leito e a bancada de laboratório. No Quadro 8-1, pode-se observar que o espectro da Imunologia Clínica é amplo e que, em várias situações, o especialista da área com interesse em Imunologia será o imunologista clínico do caso.

QUADRO 8-1   **Imunologia clínica**

- Infecção
- Imunodeficiência
- Anafilaxia e alergia
- Autoimunidade
- Linfadenopatia
- Manipulação imune
- Transplantes
- Doenças do rim
- Doenças do músculo esquelético
- Doenças da pele
- Visão
- Doenças pulmonares
- Doenças gastrointestinais
- Endocrinologia – diabetes
- Doenças do sangue
- Sistema nervoso central e periférico
- Oncologia e imunologia

Por exemplo, no início do tratamento da AIDS, o imunologista era o médico mais procurado; hoje, o infectologista com interesse em Imunologia é mais frequente como médico primário do caso. O paciente com diabetes tipo 1 procura o endocrinologista, mas o fundo imunológico da doença exige um endocrinologista com interesse em mecanismos imunes. Uma unidade de Imunologia Clínica várias vezes está acoplada a uma outra especialidade. Não é infrequente encontrar, nas escolas médicas e hospitais, unidades de alergia e imunologia clínica, ou reumatologia e imunologia clínica, ou a fusão dos três serviços de alergia-reumatologia-imunologia clínica. Em outras situações não há um setor de Imunologia, mas sim um sofisticado laboratório de referência para análise das doenças de fundo imunológico não só para detectar anticorpos, mas também para a mensuração de linfócitos T e B, produção de imunoglobulinas, imunofenotipagem com técnicas de citometria de fluxo, avaliações de hipersensibilidade específica por meio de IgE específica. Um laboratório de imunologia clínica tem capacitação para avaliar parâmetros imunológicos e função, diagnóstico de patologias específicas e doenças mediadas pelo sistema imune.

Os objetivos da Imunologia Clínica de certa forma seguem o seu espectro criando facilidades para o intercâmbio de ideias e informação de indivíduos que tenham interesse em doenças de fundo imunológico.

A promoção de pesquisa das causas e dos mecanismos de doenças relacionadas com o sistema imune estimula, tanto no nível acadêmico quanto no privado, a participação da indústria farmacêutica na produção de novos medicamentos imunologicamente ativos. Isso proporciona o desenvolvimento de novas vacinas, novos tratamentos do câncer, e da imunoestimulação e reconstituição imunológica por elementos celulares. A Imunologia Clínica é uma vasta interação de várias disciplinas, que envolvem não só aqueles que lidam com pacientes, mas também os que desenvolvem inovações laboratoriais. Um interesse gradual tem se desenvolvido em uma área da imunologia clínica que estaria criando a figura do autoimunologista, que passaria a atender pacientes portadores de doenças autoimunes independentemente do órgão afetado. Embora seja difícil, por exemplo, a uveíte prescindir de um oftalmologista ou a esclerose múltipla de um neurologista, seria o autoimunologista a pessoa que estaria mais familiarizada com as novas formas de terapia para as doenças autoimunes, como no caso dos biológicos e da terapia celular. A genética molecular está em progresso; pode-se antever no futuro a incorporação desta disciplina na formação do autoimunologista.

Uma Unidade de Imunologia Clínica é Composta por?

- Serviço de Consultoria.
- Serviço de Laboratório.
- Atuação de médicos, biomédicos, biólogos, farmacêutico e especialista em análises clínicas.

Bibliografia

Barabas AZ, Cole CD, Graeff RM, Lafreniere R, Weir DM The role of autoimmunologists in investigating and treating autoimmune disorders. Autoimmun Rev. 2011 Jan;10(3):166-70.

Tozzoli R, Bizzaro N. The clinical autoimmunologist and the laboratory autoimmunologist: the two sides of the coin. Autoimmun Rev. 2012 Aug;11(10):766-70.

CAPÍTULO

9

Asma

Régis de Albuquerque Campos

DEFINIÇÃO E EPIDEMIOLOGIA

Embora os fenótipos de asma apresentem uma grande heterogeneidade, uma definição de consenso reconhece a presença de um processo inflamatório crônico das vias aéreas no qual diversas células se encontram envolvidas, tais como mastócitos, eosinófilos, linfócitos T, neutrófilos e células epiteliais. Em indivíduos suscetíveis, esta inflamação causa episódios recorrentes de chiado no peito, falta de ar, aperto no peito e tosse, particularmente no período noturno e/ou no início da manhã. As crises são associadas à obstrução variável e difusa das vias aéreas, que com frequência é reversível espontaneamente ou com tratamento. A inflamação também resulta em um aumento associado da hiper-responsividade brônquica a uma variedade de estímulos e se apresenta independentemente da gravidade da asma.

A asma é uma das condições crônicas mais comuns e no Brasil existem aproximadamente 20 milhões de asmáticos, considerando-se uma prevalência global de 10%. Embora as taxas de hospitalização por asma em maiores de 20 anos tenham diminuído em 49% entre 2000 e 2010, foram registradas pelo DATASUS 160 mil hospitalizações em todas as idades em 2011. Assim, a asma representa a quarta causa de internações segundo dados do DATASUS. De acordo com um estudo multicêntrico (International Study for Asthma and Allergies in Childhood – ISAAC) realizado em 56 países, o Brasil encontrava-se em oitavo lugar, com uma prevalência média de 20%. A taxa média de mortalidade por asma no Brasil, entre 1998 e 2007, foi de 1,52/100.000 habitantes (variação: 0,85-1,72/100.000 habitantes), com estabilidade ao longo desse período. Vale salientar o impacto econômico que a asma pode representar, particularmente as formas mais graves, em especial nos indivíduos de baixo poder aquisitivo no nosso país.

GENÉTICA

A maioria dos estudos concorda que existe um componente hereditário na gênese da asma e da alergia. Assim, um estudo de metanálise chegou à conclusão de que crianças de mães asmáticas apresentam um risco três vezes maior de desenvolver asma. No entanto, a asma apresenta um padrão de herança compatível com uma desordem genética complexa, como hipertensão, aterosclerose, artrite

e diabetes melito, muitas vezes dificultando os estudos genéticos em populações diferentes. Existem mais de 30 genes identificados por estudos de associação ampla de genoma nos quais foram pesquisadas associações dentre diversos casos de asma comparados com controles sadios. A maior parte desses genes encontra-se associada a células ou citocinas relacionadas com a resposta imune alérgica, porém o mais provável é que exista uma combinação de genes envolvidos. Vale salientar que os *loci* genéticos associados à concentração sérica de IgE total mostram pequena superposição com aqueles associados à asma, indicando que a presença de atopia não deve ser o principal fator para a suscetibilidade ao desenvolvimento de asma. Nos últimos anos, também foi demonstrado que diversas influências ambientais também podem ter efeitos permanentes na resposta imune da asma e alergias por meio de mecanismos epigenéticos. Esses mecanismos exercem influência em diversos genes, com modificação do desenvolvimento dessas doenças na infância.

FISIOPATOGÊNESE

O quadro clínico e a fisiopatologia da asma estão intimamente relacionados com a obstrução das vias aéreas, que pode ser totalmente reversível, mas, em muitos casos, apenas parcialmente reversíveis ou mesmo não reversíveis. A obstrução das vias aéreas pode ser o resultado final de diversos fatores estruturais e/ou fisiológicos, variando entre os pacientes asmáticos e contribuindo para a diversidade das manifestações clínicas.

Outra característica da asma é a hiper-responsividade das vias aéreas, ou seja, a obstrução aguda ao fluxo aéreo que decorre de uma sensibilidade exagerada a diversos estímulos que seriam tolerados por um indivíduo normal. Esta obstrução resulta da resposta contrátil da musculatura lisa brônquica, de secreção de muco e de fenômenos vasculares, com consequente estreitamento das vias aéreas. O espasmo do músculo liso brônquico provavelmente é importante nessa reatividade excessiva, mas existem muitos fatores nas vias aéreas que regulam ou contribuem para o tônus do músculo liso das vias aéreas. Por exemplo, as vias aéreas contêm várias células residentes (mastócitos, macrófagos alveolares, epitélio das vias aéreas e endotélio), assim como células inflamatórias que migraram (eosinófilos, linfócitos, neutrófilos, basófilos e, possivelmente, plaquetas).

Estas células têm a capacidade de secretar diversos mediadores, tais como histamina, leucotrienos (LTC$_4$, LTD$_4$ e LTE$_4$), prostaglandina D$_2$ e fator ativador de plaquetas, que podem, diretamente, contrair o músculo liso brônquico e aumentar a permeabilidade da membrana capilar, causando edema da mucosa brônquica e, como consequência, piorar a obstrução ao fluxo das vias aéreas. Além disso, as células recrutadas liberam mediadores inflamatórios que tornam o músculo liso das vias aéreas mais suscetíveis a outros mediadores broncoconstritores.

Ao longo da última década, a compreensão da patogênese da asma sofreu uma mudança significativa. Antes, a asma era classicamente uma doença alérgica mediada por IgE interagindo com mastócitos e resultando em uma resposta Th2. Este ponto de vista foi amplamente baseado em publicações nas quais os pacientes com asma eram principalmente sensibilizados aos aeroalérgenos locais. Além disso, nos achados patológicos em indivíduos com asma, especialmente nos casos mais graves, são caracterizados por uma hiperplasia de células produtoras de muco e infiltrado celular inflamatório, entre os quais predominam as células T CD4+, os eosinófilos e mastócitos. As células T expressam citocinas Th2, tais como interleucina 13, interleucina 4 e interleucina 5, que coordenadamente regulam muitos aspectos da inflamação alérgica. Esse paradigma foi modificado pela identificação de células T regulatórias (Treg), com capacidade para controlar as respostas Th2. Assim, um papel protetor das células Treg na asma foi evidenciado em estudos realizados em famílias de agricultores com menor frequência de asma nos quais ocorre aumento do número e função de células Treg do sangue do cordão umbilical, assim como menor secreção de citocinas Th2.

A inflamação Th2 promove o remodelamento das vias aéreas de longo prazo, com fibrose e aumento na massa de músculo liso das vias aéreas contribuindo para o desenvolvimento e progressão da doença. Outros achados incluem a hiperplasia de células produtoras de muco e o espessamento da membrana basal subepitelial. O aumento da massa de músculo liso ocorre por hipertrofia e hiperplasia; além disso, as vias aéreas apresentam fibrose com deposição aumentada de tecido conjuntivo, ocorrendo proliferação de fibroblastos e miofibroblastos. Não está claro se a inflamação precede ou coexiste com o remodelamento das vias aéreas, mas o remodelamento pode ocorrer no início da doença, em alguns casos, na ausência de inflamação. Uma explicação para essa discrepância pode ser devido ao papel de forças mecânicas nas células epiteliais durante o processo de broncoconstrição, resultando em estímulo da fibrose e remodelamento mesmo quando não há inflamação ou quando ela é reduzida.

Além do papel do binômio IgE–resposta Th2, a asma é cada vez mais vista como uma doença que tem forte contribuição das células da resposta imune inata em que o epitélio das vias aéreas desempenha um papel fundamental (Figura 9-1). Longe de ser apenas uma barreira estrutural, o epitélio das vias respiratórias responde a estímulos externos, tais como proteases de alérgenos, patógenos diversos, fumaça de cigarro e poluição por meio da secreção de mediadores inflamatórios e peptides antimicrobianos. As células dendríticas localizadas próximo ou com extensões dentro da camada epitelial também recebem influências das células epiteliais, favorecendo a ativação e migração dessas células apresentadoras de antígenos para o direcionamento para a resposta Th2. Além disso, o epitélio lesado secreta interleucina 25, interleucina 33 e

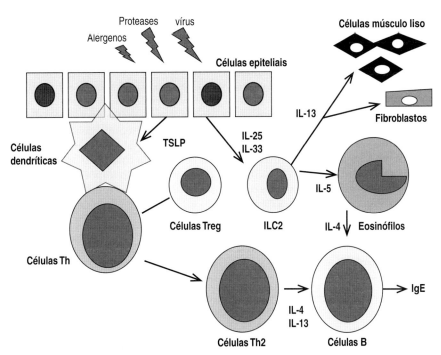

FIGURA 9-1 **Fisiopatogênese da asma.** O epitélio das vias aéreas recebe estímulos externos que atuam em conjunto com as células da resposta imune inata e adaptativa com a produção de citocinas que resultam nas alterações inflamatórias da asma e no remodelamento. As células T regulatórias (Treg) controlam a resposta inflamatória. IL-4 (interleucina 4); IL-5 (interleucina 5) IL-13 (interleucina 13); IL-25 (interleucina 25); IL-33 (interleucina 33); ILC2 (células auxiliares tipo 2 ou nuócitos) e TSLP (citocina derivada do estroma tímico).

a citocina derivada do estroma tímico (TSLP), que ativam células T NK, mastócitos, eosinófilos, basófilos, e as células auxiliares tipo 2 ou nuócitos, recentemente descritas (ILC2). Estas últimas células são encontradas nas mucosas e respondem aos sinais de lesão epitelial por meio da liberação rápida de grandes quantidades de citocinas Th2 (interleucina 13, interleucina 5, interlucina 9). As células ILC2 são também ativadas por interleucina 33 produzida pelos macrófagos alveolares durante uma infecção pelo vírus da influenza, indicando uma via comum de resposta Th2 induzida por vírus e pelos alérgenos. A identificação dessas células da resposta imune inata que secretam citocinas Th2 em reposta às lesões nas células epiteliais enfatiza o papel dos mecanismos inatos em promover as respostas Th2 adaptativas na asma. A estimulação contínua das células epiteliais, células musculares lisas e dos fibroblastos pela interleucina 13 derivada das células ILC2 e das células Th2 resulta na hiper-reatividade e no remodelamento encontrados na asma (Figura 9-1).

CLASSIFICAÇÃO

A classificação anteriormente utilizada baseava-se na gravidade da asma, avaliada a partir dos sintomas, uso de β2-agonistas para alívio dos sintomas e função pulmonar. Com base nesses aspectos, a asma era classificada como intermitente ou persistente em três níveis: leve, moderada e grave. Entretanto, as novas diretrizes do GINA (Global Iniciative for Asthma) enfatizam o papel primordial da obtenção do controle da asma. Assim, a nova classificação da asma é baseada no grau de controle obtido pelos pacientes (Quadro 9-1). Logo, o objetivo primordial do manejo da asma é a obtenção do controle da doença. O controle refere-se à extensão com a qual as manifestações da asma estão suprimidas, espontaneamente ou pelo tratamento, e compreende dois domínios distintos: o controle das limitações clínicas atuais e a redução dos riscos futuros.

O controle da asma deve ser preferencialmente avaliado em relação às últimas 4 semanas e inclui sintomas, necessidade de utilização de medicação de alívio, limitação de atividades físicas e intensidade da limitação ao fluxo aéreo. Portanto, utilizando esses parâmetros, a asma pode ser classificada em três grupos distintos: asma controlada, asma parcialmente controlada e asma não controlada. A asma é considerada não controlada quando três ou mais parâmetros da asma parcialmente controlada estão presentes (Quadro 9-1). A prevenção de riscos futuros inclui reduzir a instabilidade da asma, suas exacerbações, a perda acelerada da função pulmonar e os efeitos adversos do tratamento.

FATORES PRECIPITANTES

Os principais fatores precipitantes da asma são:

- Alérgenos.
- Agentes infecciosos.
- Exercício.
- Anti-inflamatórios não hormonais.
- Refluxo gastroesofágico.
- Fatores psicossociais.

Alérgenos

A exposição a alérgenos constitui um precipitante comum dos sintomas asmáticos em adultos e crianças previamente sensibilizados. Embora na asma o órgão-alvo seja o pulmão, diversas evidências na literatura demonstraram que eventos inflamatórios de natureza imune nas vias aéreas superiores também podem contribuir para a perda do controle da asma, tendo sido encontrada estreita associação entre rinossinusite e asma.

A formação de anticorpos da classe IgE aos principais alérgenos aéreos, tais como ácaros, fungos e pelos de animais, geralmente não ocorre até os 2 a 3 anos de vida. Portanto, não é comum a asma induzida por alérgenos aéreos durante o primeiro ano de vida, mas começa a aumentar a prevalência posteriormente na infância e na adolescência, com um pico na segunda década de vida. Uma vez estabelecida em indivíduos geneticamente predispostos, as reações mediadas por IgE são os principais contribuintes para os sintomas asmáticos agudos e a inflamação crônica. Embora uma grande variedade de alérgenos inalados possa provocar asma no Brasil, a sensibilização aos ácaros da poeira doméstica apresenta papel de destaque na patogênese da asma. Apenas na região Sul registram-se sistematicamente casos de asma e/ou rinite por alergia a pólen.

Infecções

Infecções do trato respiratório causadas por vírus têm sido associadas à asma de duas maneiras. Primeiro, nos lactentes, certos vírus foram relacionados com a iniciação do fenótipo asmático, em particular o vírus sincicial respiratório e, mais recentemente, o rinovírus humano. Assim, a bronquiolite viral em lactentes encontra-se associada a risco aumentado de chiado no peito recorrente e asma na infância. Outro achado importante pode explicar a importância do vírus sincicial respiratório na gênese da asma. As células do estroma da medula óssea também podem ser alvos da infecção por esse vírus, contribuindo para as manifestações

QUADRO 9-1   Avaliação do controle clínico da asma segundo GINA 2012 (de preferência nas últimas 4 semanas)

Características	Controlada	Parcialmente controlada	Não controlada
Sintomas diurnos	≤ 2 vezes/semana	> 2 vezes/semana	**Três ou mais padrões da asma parcialmente controlada**
Limitação de atividades	Nenhuma	Alguma	
Sintomas noturnos	Ausentes	Presentes	
Necessidade de uso de medicação de alívio	≤ 2 vezes/semana	> 2 vezes/semana	
Função pulmonar (PFE ou VEF1)	Normal	< 80% do predito ou do melhor valor pessoal (se conhecido)	

agudas, assim como podem alojar o vírus cronicamente, favorecendo a persistência da infecção.

Segundo, em pacientes com asma estabelecida, particularmente crianças, infecções virais do trato respiratório superior desempenham um papel importante nas exacerbações agudas de obstrução das vias aéreas, que podem resultar em frequentes hospitalizações ou consultas. O vírus do resfriado comum, o rinovírus, é a causa mais frequente de exacerbações de asma, porém outros vírus, como parainfluenza, vírus sincicial respiratório, influenza e coronavírus, têm sido implicados, em menor proporção. Os indivíduos portadores de asma desenvolvem sintomas respiratórios mais graves em uma infecção por rinovírus do que controles não asmáticos, possivelmente por causa das menores respostas de interferon tipo 1 das células epiteliais infectadas, que resultam em menor controle viral.

As bactérias atípicas *Chlamydia pneumoninae* e *Mycoplasma pneumoniae* são também frequentemente detectadas na asma e podem aumentar o risco e gravidade das exacerbações agudas. O tratamento com macrolídeos pode reduzir a gravidade das crises agudas devido ao seu efeito antimicrobiano nas bactérias atípicas, mas também devido a propriedades anti-inflamatórias independentes. Finalmente, infecções que envolvem as vias aéreas superiores (p. ex., sinusite) também contribuem para a instabilidade da asma, enfatizando o conceito de vias aéreas unificadas com relação às respostas inflamatórias e alterações na fisiologia das vias aéreas.

Exercício

Um dos fatores mais comuns de precipitação de obstrução de vias aéreas em pacientes asmáticos é o exercício. A asma ou broncospasmo induzidos por exercício são termos usados para descrever o aumento transitório da resistência das vias aéreas ao fluxo de ar, secundário a um broncospasmo após exercício intenso em asmáticos, podendo ocorrer em pequena parcela de indivíduos sem história prévia de asma. Em um estudo realizado no Recife, de 58 crianças e adolescentes asmáticos com idade entre 6 e 18 anos, observou-se resposta ao exercício em 52% deles, embora apenas metade tenha relatado chiado e dispneia após atividades físicas. Esse achado justifica a recomendação atual do diagnóstico de boncospasmo induzido pelo exercício com base nas mudanças da espirometria e não apenas em dados da história.

Após um determinado nível de esforço físico (quando atinge 80% da frequência cardíaca máxima por 5 a 10 minutos), a resposta brônquica é característica e uniforme. Inicialmente ocorre uma broncodilatação transitória, tanto em indivíduos normais quanto em asmáticos, sem alteração do VEF_1 ou com discreto aumento e retorno aos níveis basais no final do exercício. Após o término do esforço físico, ocorre broncospasmo principalmente 5 a 10 minutos após a parada do exercício que, em geral, resolve-se em 30 a 40 minutos. Entretanto, em alguns pacientes pode ocorrer dispneia intensa e grave ou mesmo uma resposta tardia (4 a 6 horas), particularmente nos indivíduos com asma de maior gravidade.

Diversos fatores podem influenciar a resposta brônquica ao exercício, como o tipo, a duração e a intensidade da atividade física. Atividades como corrida livre e andar de bicicleta apresentam maior potencial de desencadear asma do que a natação. A intensidade do broncospasmo induzido por exercício aumenta com o incremento da carga e a duração do exercício ao qual o indivíduo é submetido. O ar frio e seco e a maior gravidade da asma contribuem para o aparecimento de broncospasmo após atividades físicas. A patogênese da asma induzida por exercício não está completamente estabelecida. A demanda ventilatória aumentada com o exercício é o principal determinante no broncospasmo induzido pelo exercício, pois, em indivíduos suscetíveis, ocorrem alterações nas vias aéreas intratorácicas que desencadeiam uma cascata de eventos que resultam em estreitamento das vias aéreas. Esses eventos podem incluir lesão epitelial, liberação de mediadores inflamatórios, hiperemia vascular e ativação de nervos sensoriais. Atualmente acredita-se que o papel desempenhado pela disfunção do epitélio das vias aéreas é fundamental no desenvolvimento e progressão do broncospasmo induzido pelo exercício. Fatores ambientais, interagindo com a predisposição genética, modulam a resposta das vias aéreas ao exercício e contribuem para a natureza complexa e a patogênese dessa condição.

O asmático que apresenta sintomas após o exercício não deve ser desencorajado de praticar atividades físicas. Ao contrário, deve ser estabelecido como meta do tratamento o controle desses sintomas, que pode ser obtido por meio do controle farmacológico da asma e de um programa de reabilitação com exercícios regulares e progressivos.

Drogas Anti-inflamatórias não Esteroides

A obstrução brônquica induzida por analgésicos e anti-inflamatórios não esteroides surge 30 minutos a 3 horas após a ingestão do medicamento e pode ser acompanhada de outros sintomas, como rinorreia e obstrução nasal, alterações oculares, cutâneas (vermelhidão, urticária e/ou angioedema) ou sintomas gástricos. Nesses indivíduos, os sintomas de rinosinusite e/ou asma geralmente precedem o desenvolvimento dessa hipersensibilidade, mas em alguns indivíduos a ingestão de analgésicos e anti-inflamatórios não esteroides pode precipitar a primeira crise de asma.

A maioria dos pacientes com sintomas respiratórios associados ao uso de anti-inflamatórios não esteroides apresenta rinossinusite crônica associada a hipertrofia de mucosa e pólipos. Outro aspecto importante refere-se ao risco maior de parâmetros de gravidade de asma nos indivíduos com essa hipersensibilidade quando comparados a asmáticos sem broncospasmo induzido por anti-inflamatórios não esteroides. Os indivíduos que apresentam apenas reações no trato respiratório superior após a ingestão dessas medicações podem desenvolver sintomas asmáticos no futuro.

Cinco a 10% dos asmáticos apresentam reações associadas a hipersensibilidade quando ingerem anti-inflamatórios não hormonais. Trata-se de uma reação não mediada por IgE, que resulta em desvio do metabolismo do ácido araquidônico com inibição da síntese de prostaglandinas e aumento na formação de leucotrienos.

Refluxo Gastroesofágico

Existe uma relação entre a doença do refluxo gastroesofágico (DRGE) e a asma e com sintomas de vias aéreas superiores, entretanto a natureza da causalidade entre a alteração das vias aéreas e o refluxo é menos clara. Estudos epidemiológicos indicam uma prevalência variável de 12% a 85% provavelmente devido a uma variação na definição de DRGE. Por outro lado, em pacientes com diagnóstico de DRGE, a asma é mais frequente.

A DRGE pode dificultar o controle da asma por meio de quatro mecanismos: reflexo mediado pelo vago, micro-aspiração do conteúdo gastroesofágico para as vias aéreas, aumento da reatividade brônquica e aumento da ventilação minuto. Por outro lado, a asma pode causar episódios de DRGE devido ao aumento do gradiente pressórico trans-diafragmático, redução do tônus e aumento do relaxamento transitório do esfíncter esofagiano inferior. O refluxo pode ser assintomático, estar associado à piora dos sintomas à noite ou mesmo resultar em um quadro de asma de difícil controle. A confirmação da importância do refluxo na asma pode requerer endoscopia e monitorização do pH intraeso-fágico associado a medidas concomitantes do pico de fluxo expiratório; contudo isso depende, de uma observação clí-nica meticulosa ao longo do tempo. A pHmetria prolonga-da do esôfago é o melhor exame pelo qual pode-se avaliar a relação entre a queda do pH no esôfago proximal e distal e a presença de sintomas. Vale salientar, entretanto, que a pHmetria é demorada, de alto custo e desagradável para o paciente. Pode ser normal em alguns pacientes com DRGE. Existe consenso de que o tratamento de casos assintomáti-cos não beneficia os pacientes com asma, porém em casos com DRGE sintomáticos ocorre melhora da qualidade de vida com a diminuição das crises. Uma revisão sistemática recente de estudos controlados em adultos e crianças com asma indicou que o tratamento de DRGE não aumenta o controle da asma mas diminui o uso de broncodilatadores, beneficiando um subgrupo de pacientes afetados.

Fatores Psicossociais

O papel desses fatores tem sido reavaliado na condição de fator de risco ou associado à gravidade. A ansiedade, com ou sem depressão, é a disfunção psicológica mais comu-mente associada à asma. Além de atuar de modo autócrino, o estresse nos pais constitui fator de risco para a expressão da asma em algumas crianças. O mecanismo pelo qual isso ocorre não está bem definido. Por outro lado, há evidências de que os desajustes familiar e social podem se associar a maior risco de morte por asma.

DIAGNÓSTICO

Clínico

Nada substitui a anamnese cuidadosa de um indivíduo com suspeita de asma, devendo-se dar especial ênfase a alguns dados. A história de dispneia, chiado no peito, tosse crônica e aperto no peito ou desconforto torácico, quando episódicos, melhorando espontaneamente ou com bron-codilatador, em geral no período noturno ou pela manhã, constituem fortes indícios de asma. Em algumas ocasiões, o paciente acorda à noite com esses sintomas ou eles surgem durante a atividade física aeróbica. É preciso questionar a associação da sintomatologia com os fatores desencade-antes, particularmente o grau de limitação das atividades

físicas e a frequência dos sintomas. De maneira prática, tenta-se, ao longo da história, estratificar o indivíduo em um determinado nível de controle, o que será fundamental para a definição da terapêutica.

Não podemos deixar de considerar fatores importantes na identificação do paciente, como a idade e a profissão, em virtude da possibilidade de exposição de agentes causado-res ou desencadeantes no ambiente de trabalho. A presença de antecedentes pessoais de asma na infância, no caso de indivíduos adultos, sempre deve ser investigada, assim co-mo a associação ou antecedentes de outras doenças atópicas, como a rinite alérgica e a dermatite atópica. Deve-se dar ênfase à investigação de rinossinusite alérgica nos pacien-tes asmáticos, pois o controle do processo nas vias aéreas superiores favorece o controle da asma. Deve-se questionar sobre tabagismo, que pode ser o fator causador de doença pulmonar obstrutiva crônica (DPOC) ou mesmo piorar os sintomas de asma. O uso de alguns medicamentos, tais co-mo β-bloqueadores e inibidores da enzima de conversão da angiotensina, deve ser investigado por estar associado, em alguns casos, à piora dos sintomas respiratórios.

O exame físico do asmático pode ser normal ou apre-sentar uma exuberância de achados. No paciente sintomá-tico ocorre taquipneia, e, na ausculta pulmonar, aparece, inicialmente, um tempo expiratório prolongado, seguido de sibilos finos que posteriormente se associam a roncos, denotando a presença de secreção. Com a progressão do broncospasmo e a utilização da musculatura acessória, pode ocorrer o desaparecimento dos sibilos com redução do murmúrio vesicular, ou seja, caracteriza-se a hiperin-suflação pulmonar e pode resultar em falência respirató-ria. A existência de infecção associada pode resultar no aparecimento de crepitações localizadas. A observação de edema facial e crepitação subcutânea na região cervical, nos membros superiores e no tórax indica a presença de pneumomediastino, uma complicação da asma.

Exames Complementares
Testes Alérgicos

Considerando que a maioria dos asmáticos tem alergia, deve-se solicitar testes cutâneos de leitura imediata para os principais alérgenos aéreos, tais como os ácaros da poeira doméstica, fungos, epitélios de gato e cão, e alguns polens (a depender da região). Caso estes testes sejam negativos e, na presença de dados sugestivos na história de piora com a exposição a alérgicos inaláveis, deve-se solicitar dosagem de IgE específica para esses alérgenos no soro. Outras indicações da pesquisa de IgE específica incluem o uso de medicamentos que inibem a resposta cutânea, tais como anti-histamínicos, ou por alterações na pele, como no dermografismo.

Provas de Função Pulmonar

A asma é uma doença obstrutiva pulmonar [definida por uma diminuição da razão volume expiratório forçado em 1 segundo/capacidade vital forçada (VEF_1/CVF)], que difere da DPOC pela capacidade de difusão normal e obstrução reversível parcial ou completamente. As medidas da função pulmonar são essenciais para avaliar a gravidade da asma e determinar o grau de controle, e são úteis para monitorizar o curso da asma e a resposta do paciente à terapêutica. Portanto, a espirometria, antes e após o uso de brondilatador, é recomendada na avaliação inicial dos pacientes com suspeita de asma. Medidas subsequentes do pico de fluxo expiratório (PFE) em casa ou no serviço de saúde, por meio de dispositivos portáteis de fácil manuseio, podem ser úteis para avaliar os sintomas, fazer um alerta com relação à piora da obstrução e monitorizar as respostas terapêuticas. Embora a ausculta pulmonar seja um fator importante na avaliação do asmático, em muitas ocasiões, existe uma discrepância entre os achados da ausculta e a gravidade da obstrução brônquica em asmáticos.

A avaliação da função pulmonar quantifica o grau de obstrução brônquica, refletindo a consequência da asma na mecânica das vias aéreas. Anormalidades encontradas na espirometria nos portadores de asma não controlada ou durante a exacerbação dos sintomas incluem: redução do VEF_1, PFE e da razão VEF_1:CVF, e um aumento no VEF_1 (>12%) em resposta ao broncodilatador. Entretanto, ausência de melhora com o broncodilatador não deve ser interpretada como evidência de doença irreversível das vias aéreas. Nessas situações o principal componente da obstrução pode ser a inflamação, e não o broncospasmo. A demonstração da reversibilidade frequentemente requer a administração de corticosteroides por alguns dias. Outras alterações nos volumes pulmonares incluem diminuição da capacidade vital e aumento na capacidade residual funcional, capacidade pulmonar total e volume residual.

Broncoprovocação

A pesquisa da hiperresponsividade brônquica por meio de testes de provocação pode ser útil em estabelecer a presença da asma quando as funções pulmonares basais estiverem normais e existir dúvida quanto ao diagnóstico. Na prática clínica, entretanto, quase não é utilizado, sendo mais empregado em centros de pesquisa na realização de estudos clínicos com medicamentos ou estudos experimentais em fisiopatologia.

Outros

Na avaliação inicial do paciente com asma, a radiografia simples de tórax em PA e perfil deve ser obtida apenas com a finalidade de excluir outras doenças, pois, na asma, tende a ser inteiramente normal. Em algumas situações de exacerbação ou asma grave podem ser identificados hiperinsuflação torácica, à semelhança do que se observa no enfisema pulmonar, ou faixas de atelectasia laminar. Alguns portadores de asma grave podem apresentar sinais de bronquiolite na tomografia computadorizada de alta resolução. Ocasionalmente, pode ocorrer pneumotórax ou pneumomediastino. O leucograma ajuda pouco na orientação do tratamento da asma. O achado de eosinofilia pode sugerir o diagnóstico de atopia. Entretanto, em nosso meio, temos que considerar a possível influência das parasitoses intestinais nesse parâmetro. A gasometria arterial deve ser utilizada em casos de crise, particularmente nos casos mais graves que não tenham respondido nos primeiros 30 a 60 minutos de tratamento. O achado inicial consiste em hipoxemia com alcalose respiratória e diminuição dos valores de CO_2. Porém, com o progredir da crise, o pH tende a diminuir, e o CO_2 a aumentar, com a progressão da hipoxemia. A monitorização da saturação de O_2 por meio da oximetria de pulso pode servir de parâmetro de gravidade da crise e indicador para a realização de gasometria.

DIAGNÓSTICO DIFERENCIAL

Crianças e Lactentes

Os sintomas de asma não são exclusivos dessa condição e podem ocorrer como resultado de diferentes quadros clínicos, portanto o diagnóstico diferencial é muito importante nessa faixa etária, incluindo problemas comuns da infância e casos menos frequentes. De modo geral, nessa fase da vida é comum o achado de chiado no peito, que é um sinal clínico sugestivo de asma; no entanto, em sua maioria, esses episódios são associados à infecção viral e não são recorrentes. Aproximadamente 20% de todas as crianças têm, no mínimo, um episódio de chiado no peito até 1 ano de idade, aproximadamente 33% até os 3 anos e quase 50% até os 6 anos de idade.

No diagnóstico diferencial, entre causas infecciosas e imunológicas, são incluídas: aspergilose broncopulmonar alérgica, anafilaxia, bronquiolite, imunodeficiências primárias, infecções do trato respiratório recorrentes, rinossinusite e tuberculose. Considerando-se as patologias brônquicas, destacam-se: bronquiectasias, displasia broncopulmonar, fibrose cística e discinesia ciliar primária. Causas de obstrução mecânica não devem ser esquecidas nessa faixa etária e incluem: malformações congênitas, aspiração de corpo estranho, traqueomalacia/laringomalácia, aumento de linfonodos ou tumores, anel vascular e disfunção de corda vocal. Causas diversas também entram no diagnóstico diferencial de asma nesse grupo etário: doenças cardíacas congênitas, doença do refluxo gastroesofágico, desordens neuromusculares (com aspiração brônquica) e tosse psicogênica.

Adultos

Nesta faixa etária, destacam-se no diagnóstico diferencial: obstrução das vias aéreas superiores (disfunção de corda vocal, tumores), corpo estranho, doença traqueal externa ou luminal, insuficiência cardíaca, tromboembolismo pulmonar e doença pulmonar obstrutiva crônica (DPOC). É difícil diferenciar esta última condição da asma em alguns casos. Do ponto de vista funcional, a obstrução na DPOC é menos reversível e pode haver anormalidades de difusão. Do ponto de vista clínico, chamam atenção a história de dispneia progressiva e a tosse produtiva recorrente, com história de tabagismo. Entretanto, a asma pode coexistir com alguma dessas condições, dificultando o diagnóstico diferencial. Outras enfermidades que devem ser incluídas no diagnóstico diferencial são caracterizadas por infiltrado pulmonar e eosinofilia, e incluem aspergilose broncopulmonar alérgica, pneumonia eosinofílica crônica e síndrome de Churg-Straus.

TRATAMENTO

Os dois mais importantes aspectos na terapia da asma são o controle ambiental e a terapia farmacológica. A abordagem das outras causas de comorbidades também deve ser considerada principalmente nos casos de difícil controle. Existem diversos aspectos desafiadores na terapêutica da asma, particularmente envolvendo aspectos socioeconômicos que podem resultar no subdiagnóstico e dificuldade de acesso a medicação.

Os objetivos do tratamento da asma são:

- Atingir e manter o controle dos sintomas.
- Manter as atividades da vida diária normal, incluindo exercícios.
- Manter a função pulmonar normal ou o mais próximo possível do normal.
- Evitar as exacerbações.
- Minimizar os efeitos colaterais das medicações.
- Evitar a mortalidade.

Dentre as medicações atualmente utilizadas para o tratamento da asma temos os agonistas β2-adrenérgicos, os corticosteroides e antagonistas dos leucotrienos. Aproximadamente metade dos pacientes não responde a uma ou mais classes desses medicamentos, indicando a necessidade de estudos de farmacogenética, ou seja, avaliar o papel de genes nas variações de resposta ao tratamento. Estudos em famílias demonstraram um componente genético na resposta a corticosteróides e β-agonistas na asma. Um avanço na terapia da asma consiste na utilização de anticorpo monoclonal anti-IgE em situações mais graves, em que existem comprovação de sensibilização alérgica.

Medicações

Agonistas β2-adrenérgicos

Constituem os mais rápidos e potentes broncodilatadores em uso clínico. Podem apresentar diferentes durações de ação (curta, intermediária e longa), assim como diversas formas de apresentação, tais como inaladores dosimetrados, soluções para inalação, comprimidos, xaropes e pó para inalação. A ação predominante dessas substâncias é o relaxamento da musculatura lisa, mas também resultam em aumento da atividade mucociliar, redução da permeabilidade vascular e modulação da liberação de mediadores dos mastócitos. Os seus efeitos colaterais mais importantes são tremores de extremidades, taquicardia e ansiedade, podendo ocorrer hipocalemia com o uso de doses elevadas associadas a corticosteroides no tratamento da crise.

No tratamento agudo das crises, os β2-agonistas de ação rápida (salbutamol, terbutalina e fenoterol) podem ser usados a cada 4 a 6 horas por meio de diversos dispositivos de inalação. Os β2-agonistas de longa ação, salmeterol e formoterol, são utilizados para o tratamento de asma crônica, associados a corticosteroides inalatórios, e não devem ser utilizados isoladamente. Nos pacientes tratados com corticosteroides inalados e nos quais a asma não está controlada, o benefício terapêutico global obtido com o acréscimo do β2-agonista de longa duração é maior do que aquele decorrente da duplicação da dose do corticosteroide inalado. Assim, quando o controle da asma é obtido com a introdução do β2-agonista de longa duração, pode-se fazer redução da dose do corticosteroide inalado de maneira segura. Considerando que o formoterol tem ação rápida e longa, estudos demonstraram a possibilidade de controlar exacerbações leves de asma com doses adicionais da combinação de formoterol e um corticoide inalado.

Antagonistas de Leucotrienos

Os leucotrienos são ácidos graxos biologicamente ativos, derivados do metabolismo oxidativo do ácido araquidônico, um componente das membranas celulares. Os cistenil leucotrienos (LTC_4, LTD_4, e LTE_4) podem ser produzidos por eosinófilos, mastócitos e macrófagos alveolares e ligam-se a receptores específicos, $CysLT_1$ e $CysLT_2$. A maioria das ações dos leucotrienos cisteínicos é gerada pela sua interação com o receptor $CysLT_1$, que pode resultar em contração do músculo liso das vias aéreas, quimiotaxia dos leucócitos e aumento da permeabilidade vascular. As ações dos leucotrienos podem ser evitadas pela inibição da síntese dos leucotrienos cisteínicos [inibidores da 5-lipoxigenase (zileuton)] ou antagonistas dos receptores dos leucotrienos (zafirlukast e montelukast), sendo esses últimos mais utilizados no tratamento da asma.

Os antagonistas dos receptores de leucotrienos inibem o broncospasmo induzido pelo exercício, modificam a resposta das vias aéreas aos antígenos inalados e melhoram a função das vias aéreas em pacientes com asma crônica. Em estudos comparativos com corticosteroides inalatórios, os antagonistas dos receptores dos leucotrienos são menos efetivos com relação à melhora da função pulmonar e redução nas exarcebações. Por outro lado, quando adicionados aos corticosteroides inalatórios, esses compostos podem melhorar o controle global da asma. Uma das grandes vantagens de utilizar esses compostos consiste no uso de dose única diária por via oral (montelukast), bem como a sua tolerabilidade e facilidade de administração, particularmente em crianças, pois há benefícios em lactentes a partir dos 6 meses de idade.

Corticosteroides

São os mais potentes agentes anti-inflamatórios disponíveis para o tratamento da asma. Esses agentes são capazes de diminuir a ativação e função das células inflamatórias, reduzir a permeabilidade vascular e a produção de muco e, ao mesmo tempo, amplificar a resposta aos broncodilatadores β-adrenérgicos. Ligam-se a receptores intracelulares, promovendo a regulação da transcrição de alguns genes importantes no controle do processo inflamatório.

Os corticosteroides inalatórios têm um baixo potencial de produzir efeitos colaterais sistêmicos, que dependem da dose e potência do composto, bem como da duração do tratamento. Outros fatores importantes para a ocorrência desses efeitos colaterais são a biodisponibilidade, a absorção intestinal, o metabolismo hepático e a meia-vida da fração absorvida de maneira sistêmica do pulmão e, possivelmente, do intestino.

Os corticosteroides inalatórios podem estar associados à candidíase oral, sobretudo quando a higiene oral após o uso deles não é adequada. De modo geral, os corticosteroides inalatórios utilizados nas doses recomendadas estão associados a raros efeitos colaterais. Apesar da preocupação na supressão do crescimento das crianças asmáticas em uso desses agentes, estudos mostraram que, embora possa haver uma redução na velocidade de crescimento nos primeiros meses de tratamento, a longo prazo não há comprometimento da altura final predita para a fase adulta na maioria das crianças. No entanto, recomenda-se sempre o uso da menor dose de corticosteroide inalatório capaz de controlar os sintomas, ou, ainda, manter a criança asmática com o menor tempo possível em dose elevada.

No tratamento da asma, os corticosteroides podem ser utilizados para o controle de exacerbações (geralmente, corticosteroides sistêmicos) ou nos quadros crônicos persistentes (em geral, corticosteroides inalatórios) para manter o controle dos sintomas. Para se conseguir a remissão inicial da doença, utiliza-se, habitualmente, corticosteroides sistêmicos por via oral, na forma de pulsos [1,0 a 2,0 mg/kg por dia de prednisona durante 7 dias (dose máxima de 40 a 60 mg)]. A duração do pulso pode variar consideravelmente caso a caso, porém o seu objetivo deve ser maximizar a função pulmonar, minimizar os sintomas e reduzir o uso de medicamentos broncodilatadores de resgate. A dose e o tipo do medicamento podem ser influenciados pela idade (forma de apresentação, efeitos colaterais), custo (fator muito importante no nosso meio) e familiaridade do médico com os detalhes dos diversos tipos de tratamento disponíveis. Deve ser enfatizado que a parada abrupta do corticosteroide inalatório é uma das principais causas de exacerbações da asma. Outra causa frequente é o uso incorreto dos dispositivos inalatórios, resultando em uma oferta inadequada da medicação para os pulmões. Portanto, uma atitude obrigatória na orientação inicial e no seguimento do paciente asmático deve ser a instrução e verificação da técnica de utilização da medicação inalatória escolhida. Os corticosteroides inalatórios para o tratamento "preventivo" dos casos persistentes de asma atualmente disponíveis no Brasil são: beclometasona, budesonida, fluticasona, mometasona e ciclesonida.

Asma Aguda

As exacerbações da asma podem ocorrer em consequência de uma diversidade de fatores, tais como infecções respiratórias virais, exposição a alérgenos ou suspensão do uso de medicamentos. O tratamento desses episódios depende da idade do paciente e da gravidade da crise. Atualmente, a exacerbação da asma em adultos e crianças é classificada como leve a moderada, grave e muito grave, de acordo com a impressão clínica geral, o estado mental, a intensidade da dispneia, alterações na fala, o uso de musculatura acessória, a ausculta de sibilos, a frequência respiratória e cardíaca, assim como dados funcionais respiratórios (pico de fluxo, saturação de oxigênio, PaO_2 e $PaCO_2$). Crises leves podem ser tratadas em casa, seguindo as orientações e planos de ação fornecidos pelo médico. Crises mais graves necessitam de uma avaliação mais cuidadosa e terapêutica agressiva, porque trazem risco de asfixia. Portanto, um aspecto importante para a orientação do paciente consiste em discriminar quando ele deve procurar assistência em um serviço de emergência.

Para pacientes com exacerbações graves, uma breve história e exame físico são essenciais para orientar o tratamento. Dados importantes são a gravidade dos sintomas, medicamentos em uso, tempo de aparecimento dos sintomas, hospitalizações prévias e idas à emergência. No exame físico, é importante atentar para os sinais vitais e a

ausculta do tórax, nível de consciência, cianose e uso de musculatura acessória. Em casos de obstrução grave, além da oximetria de pulso, a gasometria deve ser realizada para investigar os níveis de oxigênio e gás carbônico como indicadores de insuficiência respiratória iminente.

O tratamento inicial consiste na administração de oxigênio para manter uma saturação a partir de 92% (em crianças, 95%) e no uso de β2-agonistas inalatórios administrados a cada 10 a 30 minutos na primeira hora. Embora seja mais comum o uso desses broncodilatadores por meio de nebulização, resposta equivalente e mais rápida, menos efeitos colaterais e menor permanência na emergência podem ser alcançados com um aerossol acoplado a um espaçador. Quando não ocorre melhora com o uso do aerossol, o uso de nebulização contínua é mais efetivo, comparado com a oferta de nebulização intermitente. A administração de adrenalina intramuscular deve ser reservada para casos de ausência de resposta aos β2-agonistas ou quando a broncoconstrição constitui parte de uma resposta anafilática mais generalizada. A combinação do β2-agonista com o brometo de ipatrópio, um anticolinérgico, produz melhor broncodilatação e está associada a menores taxas de hospitalização tanto em adultos quanto em crianças, apenas nas exacerbações graves. Embora a aminofilina injetável seja amplamente utilizada no nosso meio, estudos não recomendam o seu uso rotineiro no atendimento de emergência, em virtude da alta razão risco/benefício.

O uso de corticosteroides (inalatório, oral ou parenteral) é essencial para o tratamento da crise de asma que não são revertidas prontamente com o uso de broncodilatador. Diversas condutas têm sido recomendadas, devendo-se ter em mente a necessidade de tratar de modo individualizado cada paciente. Para casos de exacerbações leves, aumentar a dose do corticosteroide inalatório de base ou iniciar a administração de altas doses podem ser atitudes eficazes para evitar a progressão dos sintomas, sobretudo em crianças.

Em casos moderados a graves, que são os mais comuns no nosso meio nas emergências, os corticoides sistêmicos são os preferidos, aumentando a velocidade de resolução dos sintomas. Eles devem ser considerados parte integrante do tratamento desses episódios, especialmente se a dose inicial de β2-agonista não tiver resultado em melhora, o paciente já estiver em uso de corticoide oral ou exacerbações prévias tenham requerido corticosteroide oral.

Os corticosteroides sistêmicos requerem, no mínimo, 4 horas para produzir melhora clínica significativa, e a opção pode ser o corticoide oral, sem prejuízo para o paciente. Estudos mostraram que doses de 300 a 400 mg de hidrocortisona por dia são adequadas para pacientes hospitalizados. Não existem dados definitivos para a duração dos cursos de prednisona oral, embora períodos de 10 a 14 dias em adultos e 3 a 5 dias em crianças sejam geralmente considerados apropriados. Não existe benefício na redução gradual da dose de prednisona oral nestas situações.

Asma Crônica

O principal objetivo no tratamento da asma crônica é alcançar e manter o controle clínico, e na maioria dos pacientes é obtido por meio das medicações apropriadas de maneira planejada. As diretrizes atuais orientam o tratamento de modo dinâmico por meio de cinco etapas bem definidas, nas quais cada paciente deve ser alocado para cada uma dessas etapas de acordo com o tratamento atual e o seu nível de controle. A educação do asmático e o controle ambiental fazem parte de todas as etapas, e na etapa 1 utiliza-se apenas medicação de alívio (β2-agonista de rápido início de ação) para pacientes com sintomas ocasionais ocorrendo duas vezes ou menos por semana e de curta duração. Entre esses episódios, o paciente está assintomático, com função pulmonar normal e sem despertar noturno. O uso dessa medicação de alívio é mantido como orientação ao longo de todas as etapas. Na etapa 2 os corticoides inalatórios em doses baixas são a primeira escolha, e como alternativa estão os antileucotrienos para indivíduos que não conseguem utilizar a via inalatória ou para aqueles que têm efeitos adversos intoleráveis com o uso de corticoide inalatório.

Na etapa 3, a associação de um corticoide inalatório em doses baixas com um β2-agonista inalatório de ação prolongada é a primeira opção e, como alternativa, pode-se aumentar a dose do corticoide inalatório. Outras opções nessa etapa incluem a adição de um antileucotrieno ao corticoide inalatório em doses baixas ou a adição de teofilina, nesta ordem.

Na etapa 4, sempre que possível, a escolha preferida consiste na combinação de corticoide inalatório em doses médias ou altas com um β2-agonista de ação prolongada. Como alternativa, pode-se adicionar um antileucotrieno ou teofilina. Finalmente, na etapa 5, adiciona-se corticoide oral às outras medicações de controle já referidas em pacientes com asma não controlada na etapa 4, que tenham limitação de suas atividades diárias, com frequentes exacerbações e que tenham sido amplamente questionados sobre a adesão ao tratamento. Os pacientes devem ser esclarecidos sobre os potenciais efeitos adversos do corticoide oral, que deve ser utilizado na menor dose possível para manter o paciente controlado. A adição de anticorpo monoclonal anti-IgE é uma alternativa na etapa 5 para pacientes atópicos, pois sua utilização pode melhorar o controle da asma e reduzir o risco de exacerbações.

Em pacientes que irão iniciar o tratamento deve-se começar na etapa 2 ou, se o paciente estiver muito sintomático, pela etapa 3. Em crianças com menos de 5 anos de idade, não é recomendado o uso de β2-agonista de ação prolongada porque os efeitos colaterais para essa faixa etária ainda não foram suficiente estudados.

O tratamento da asma deve ser ajustado de acordo com o estado de controle. Se a asma não estiver controlada com o tratamento atual, deve-se subir uma etapa sucessivamente até que o controle seja alcançado. Quando isso ocorrer e se mantiver por pelo menos 3 meses, os medicamentos poderão ser reduzidos com o objetivo de minimizar custos e diminuir possíveis efeitos colaterais do tratamento. Existem poucos dados experimentais sobre tempo, sequência e magnitude na redução do tratamento quando o controle é alcançado. De modo geral, deve-se reduzir a etapa do tratamento ao se obter o controle.

O controle da asma implica no controle das limitações atuais e na prevenção dos riscos futuros. O reconhecimento e a prevenção desses riscos são obrigatórios na avaliação e no manejo dos pacientes com asma. Os riscos futuros incluem desfechos que possam levar a mudanças irreversíveis na história natural da asma.

TERAPIA COM AGENTES BIOLÓGICOS

Embora a inflamação das vias aéreas seja fundamental na patogênese da asma, a grande heterogeneidade no curso clínico e as variações na resposta ao tratamento são desafios importantes no desenvolvimento de novas terapias biológicas efetivas. Os alvos dessas terapias são as células e mediadores responsáveis pela resposta inflamatória no pulmão do asmático. Portanto, os principais agentes biológicos foram avaliados para inibir as citocinas interleucina 4, interleucina 5 e interleucina 13, assim como células Th2 (anti-CD4, anti-CD25 e anti-OX-L). De modo geral, exceto para o anticorpo monoclonal anti-IgE, o omalizumabe, os estudos clínicos iniciais com biológicos direcionados a citocinas ou marcadores de células Th2 foram na maioria das vezes desapontadores, embora tenham sido altamente efetivos em modelos animais de asma. A impressão geral desses estudos é de que os efeitos clínicos satisfatórios com terapias anticitocinas são mais prováveis em populações de pacientes selecionadas de acordo com fenótipos de asma bem estabelecidos. Portanto, o desenvolvimento de biomarcadores discriminatórios e estudos genéticos deve auxiliar na identificação desses asmáticos que teriam benefícios com determinadas terapias com biológicos.

O omalizumabe é um anticorpo monoclonal humanizado recombinante aprovado para o tratamento de indivíduos com asma alérgica que não é controlada com as medicações utilizadas. Ao ligar-se à imunoglobulina E (IgE) livre, o omalizumabe impede a ligação da IgE nos mastócitos e basófilos e, desse modo, interrompe a cascata inflamatória mediada pela IgE. Existem evidências crescentes para o papel não específico da IgE na inflamação das vias aéreas, o que poderia justificar o uso do omalizumabe em formas não alérgicas de inflamação. A dose é baseada nos níveis de IgE sérico e no peso do paciente. A eficácia terapêutica e a segurança do omalizumabe administrado por via subcutânea como terapia de adição foram demonstradas em vários estudos clínicos randomizados duplo-cegos. Ocorreu redução do risco de exacerbação da asma, melhora da função pulmonar diária, do escore total de sintomas, diminuição da necessidade de medicação de resgate e melhora de sintomas noturnos. Outro estudo longitudinal ao longo de 2 anos demonstrou que a terapia com omalizumabe resultou na melhora do controle da asma, avaliado por questionário padronizado.

CORRELAÇÃO ENTRE ASMA E RINITE

As ligações existentes entre as vias aéreas superiores e inferiores têm sido observadas em diversos estudos, resultando no conceito da "doença das vias aéreas reunidas". As principais evidências experimentais dessas ligações são a associação epidemiológica entre rinite e asma, o comportamento imunológico comum dos tratos respiratórios superior e inferior, o envolvimento dos seios paranasais na asma e rinite e a possibilidade de modular a resposta imune e clínica em pacientes com rinite, a fim de evitar o desenvolvimento da asma.

Diversos estudos mostraram claramente a associação entre rinite e asma: 10% a 40% dos pacientes com rinite têm asma, e a maioria dos pacientes com asma tem rinite.

A mucosa respiratória é uma estrutura contínua e se comporta similarmente na cavidade nasal e nos brônquios. Tem sido proposto que componentes do processo inflamatório nas vias aéreas superiores podem ser transferidos às vias aéreas inferiores pela circulação sistêmica. Há evidências de alterações nas vias aéreas inferiores (remodelamento brônquico, eosinofilia) de indivíduos com rinite alérgica, porém sem história de asma, e alguns desses achados eram indistinguíveis daqueles em indivíduos com asma leve.

Existem diversas evidências do grande benefício do tratamento da rinite nos pacientes asmáticos, ocorrendo diminuição do número de crises asmáticas e menor gravidade dos sintomas. Desse modo, em pacientes com asma sempre se deve investigar a presença da rinite, e a asma não controlada geralmente está associada a doença nasal grave. A rinite em pacientes sem asma é um fator de risco para asma tanto em adultos quanto em crianças. Na idade adulta, em geral o desenvolvimento de asma em pacientes com rinite é independente de alergia, ao passo que na infância essa progressão da rinite é geralmente vinculada à presença de alergia.

Todos esses achados levaram à hipótese de que asma e rinite seriam duas manifestações de uma única síndrome em diferentes partes do trato respiratório. A síndrome respiratória alérgica crônica teria a rinite como sua manifestação mais amena e a coexistência da asma e da rinite como seu quadro mais grave.

RESUMO

A asma é uma síndrome multifatorial de base genética complexa, caracterizada por inflamação das vias aéreas e obstrução reversível ao fluxo aéreo, manifestando-se por dispneia, tosse, chiado e opressão torácica episódica. Novas evidências mostram a interação entre as células epiteliais, a resposta imune inata e a resposta Th2 por meio da produção de diversas citocinas na patogênese. Apresenta diversos fenótipos que diferem de acordo com a idade de aparecimento, fatores desencadeantes e padrões de gravidade, tanto durante exacerbação aguda quanto nas suas manifestações crônicas. Como resultado dessa heterogeneidade clínica, condutas terapêuticas necessitam ser individualizadas e modificadas para se obter o controle adequado dos sintomas e da doença ao longo do tempo. O uso de terapêuticas com agentes biológicos representa uma nova perspectiva que deve ser acompanhada com o melhor conhecimento dos diversos fenótipos de asma existentes.

Bibliografia

Agertoft L, Pedersen S. Effect of long-term treatment with inhaled budesonide on adult height in children with asthma. *N Engl J Med* 2000;343(15):1064-9.

Barnes PJ. Mechanisms of action of glucocorticoids in asthma. *Am J Respir Crit Care Med* 1996;154(2 Pt 2):S21-6; discussion S6-7.

Bousquet J, Schunemann HJ, Samolinski B, Demoly P, Baena-Cagnami CE, Bachert C et al. Allergic rhinitis and its impact on asthma (ARIA) achievements in 10 years and future needs. *J Allergy Clin Immunol* 2012: 130 (5): 1049-62.

Brusasco V, Crimi E, Pellegrino R. Airway hyperresponsiveness in asthma: not just a matter of airway inflammation. *Thorax* 1998; 53(11):992-8.

Burrows B, Martinez FD, Halonen M, Barbee RA, Cline MG. Association of asthma with serum IgE levels and skin test reactivityto allergens. *N Engl J Med* 1989; **320:** 271–77.

Caruso M, Crisafulli E, Lizzio R, Polosa R. Biologic therapy for atopic asthma and beyond. *Curr Opin Allergy Clin Immunol* 2013, 13:677–685.

Cates CJ, Karner C. Combination formoterol and budesonide as maintenance and reliever therapy versus current best practice (including inhaled steroid maintenance), for chronic asthma in adults and children. *Cochrane Database Syst Rev* 2013 (4) CD007313.

Cates CJ, Rowe BH, Bara A. Holding chambers versus nebulisers for beta-agonist treatment of acute asthma. *Cochrane Database Syst Rev* 2002(2):CD000052.

Ciprandi G, Cirillo I, Tosca MA, Vizzaccaro A. Bronchial hyperreactivity and spirometric impairment in patients with perennial allergic rhinitis. *Int Arch Allergy Immunol* 2004;133(1):14-8.

Cohn L, Elias JA, Chupp GL. Asthma: mechanisms of disease persistence and progression. *Annu Rev Immunol* 2004; **22:** 789–815.

Crimi E, Milanese M, Oddera S, et al. Inflammatory and mechanical factors of allergen-induced bronchoconstriction in mild asthma and rhinitis. *J Appl Physiol* 2001;91(3):1029-34.

Di Domenico M, Bisogno A, Polverino M, et al. Xolair in asthma therapy: an overview. *Inflamm Allergy Drug Targets* 2011; 10:2–12.

Diretrizes da Sociedade Brasileira de Pneumologia e Tisiologia para o Manejo da Asma - 2012. *J Pneumol* 2012; 38(Supl 1):S1-S46.

Drazen JM, Israel E, O'Byrne PM. Treatment of asthma with drugs modifying the leukotriene pathway. *N Engl J Med* 1999;340(3):197-206.

Dumitru C, Chan SM, Turcanu V. Role of leukotriene receptor antagonists in the management of pediatric asthma: an update. *Paediatr Drugs*; 2012; 14 (5): 317-30.

Dykewicz MS. 7. Rhinitis and sinusitis. *J Allergy Clin Immunol* 2003;111(2 Suppl):S520-9.

Edwards MR, Bartelett NW, Hussel T, Openshaw P, Johnston SL. The microbiology of asthma. *Nat. Rev Microbiol* 2012: 10: 459-71.

Ege MJ, Bieli C, Frei R, et al. Prenatal farm exposure is related to the expression of receptors of the innate immunity and to atopic sensitization in school-age children. *J Allergy Clin Immunol* 2006; **117:** 817–23.

Eisner MD, Zazzali JL, Miller MK, Bradley MS, Schatz M. Longitudinal Changes in Asthma Control with Omalizumab: 2-Year Interim Data from the EXCELS Study. *J Asthma* 2012; 49 (6):642-648.

Fahy JV, Locksley RM. The airway epithelium as a regulator of Th2 responses in asthma. *Am J Respir Crit Care Med* 2011; **184:** 390–92.

Franco R, Nascimento HF, Cruz AA, Santos AC, Souza-Machado C, Ponte EV et al. The economic impact of severe asthma to low-income families. *Allergy* 2009; 64(3):478-83.

Gavala ML, Bertics PJ, Gern JE. Rhinovirus, allergic inflammation, and asthma. *Immunol Rev* 2011; 241: 69-90.

Global Initiative for Asthma - GINA [homepage on the Internet]. Bethesda: Global Initiative for Asthma. Global Strategy for Asthma Management and Prevention, 2012. [Adobe Acrobat document, 119p.] Available from: http://www.ginasthma.org/pdf/ GINA_Report_2012.pdf

Haveman BD, Henderson CA, El-Serag HB. The association between gastro-oesophageal reflux disease and asthma: a systematic review. *Gut* 2007; 56:1654-1664.

Hogg JC. Pathology of asthma. *J Allergy Clin Immunol* 1993; **92:** 1–5.

Holgate ST. Pathophysiology of asthma: what has our current understanding taught us about new therapeutic approaches? *J Allergy Clin Immunol* 2011; **128:** 495–505.

Hospenthal MA, Peters JI. Long-acting beta2-agonists in the management of asthma exacerbations. *Curr Opin Pulm Med* 2005; 11(1):69-73.

III Consenso Brasileiro no Manejo da Asma. *J Pneumol* 2002; 28(Suppl 1): S1-S51.

Kelly HW, Nelson HS. Potential adverse effects of the inhaled corticosteroids. *J Allergy Clin Immunol* 2003;112(3):469-78.

Kippelen P, Anderson SD. Pathogenesis of Exercise-Induced Bronchoconstriction. *Immunol Allergy Clin N Am* 2013; 33: 299–312.

Kowalski ML, Asero R, Bavbek S, Blanca M, Blanca-Lopez N, Bochenek G, Brockow K, Campo P, Celik G, Cernadas J, Cortellini G, Gomes E, Ni_zankowska-Mogilnicka E, Romano A, Szczeklik A, Testi S, Torres MJ, W€ohrl S, Makowska J. Classification and practical approach to the diagnosis and management of hypersensitivity to nonsteroidal anti-inflammatory drugs. *Allergy* 2013; 68: 1219–1232.

Ledford DK, Lockey RF. Asthma and comorbidities. *Curr Opin Allergy Clin Immunol* 2013; 13: 78:86.

Lemanske RF Jr, Mauger DT, Sorkness CA, et al. Step-up therapy for children with uncontrolled asthma receiving inhaled corticosteroids. *N Engl J Med* 2010; **362:** 975–85.

Lemanske RF, Jr., Busse WW. 6. Asthma. *J Allergy Clin Immunol* 2003; 111(2 Suppl):S502-19

Licona-Limon P, Kim LK, Palm NW, Flavel RA. Th2, allergy and group 2 innate lymphoid cells. Nat immunol 2013; 14 (6): 536-42.

Lim RH, Kobzik L, Dahl M. Risk for asthma in offspring of asthmatic mothers versus fathers: a meta-analysis. *PLoS One* 2010:5 e 101134.

Manser R, Reid D, Abramson M. Corticosteroids for acute severe asthma in hospitalised patients. *Cochrane Database Syst Rev* 2000(2):CD001740.

Martinez FD, Vercelli D. Asthma *Lancet* 2013; 382: 1360- 1372.

Michel S, Busato F, Genuneit J, Pekkanen J, Dalphin JC, Riedler J, et al. Farm exposure and time trends in early childhood may influence DNA methylation in genes related to asthma and allergy. *Allergy* 2013; 68: 355-364

Mjosberg J, Spits H. Type 2 innate lymphoid cells-new members of the "type 2 franchise" that mediate allergic airway inflammation. *Eur J Immunol* 2012; **42:** 1093–96.

Moller C, Dreborg S, Ferdousi HA, et al. Pollen immunotherapy reduces the development of asthma in children with seasonal rhinoconjunctivitis (the PAT-study). *J Allergy Clin Immunol* 2002;109(2):251-6.

Nelson HS. Beta-adrenergic bronchodilators. *N Engl J Med* 1995; 333(8):499-506.

O'Driscoll BR, Kalra S, Wilson M, Pickering CA, Carroll KB, Woodcock AA. Double-blind trial of steroid tapering in acute asthma. *Lancet* 1993;341(8841):324-7.

Ortega VE, Wechsler ME. Asthma pharmacogenetics: responding for the call for a personalized approach. Curr Opi Allergy Clin Immunol 2013; 13(4): 399-409.

Papadopoulos NG, Arakawa H, Carlsen K-H, Custovic A, Gern J, Lemanske R et al. International consensus on (icon) pediatric asthma. *Allergy* 2012; 67: 976-997.

Papadopoulos NG, Christodoulou I, Rohde G, Agache I, Almqvist C, Bruno A, et al. Viruses and bacteria in acute asthma exacerbations- a GA²LEN-DARE systematic review. *Allergy* 2011; 66:458-68.

Parameswaran K, Belda J, Rowe BH. Addition of intravenous aminophylline to beta2-agonists in adults with acute asthma. *Cochrane Database Syst Rev* 2000(4):CD002742.

Parsons JP, Hallstrand TS, Mastronarde JG, Kaminsky DA, Rundell KW, Hull J et al., An Official American Thoracic Society Clinical Practice Guideline: Exercise-induced Bronchoconstriction. *Am J Respir Crit Care Med*, 2013; 187 (9): 1016–1027.

Passalacqua G, Ciprandi G, Pasquali M, Guerra L, Canonica GW. An update on the asthma-rhinitis link. *Curr Opin Allergy Clin Immunol* 2004;4(3):177-83.

Pereira L. Asma e Refluxo Gastroesofágico. In: Cruz AA, ed. Asma: Um Grande Desafio. São Paulo: Editora Atheneu; 2004:285-307.

Piedimonte G. Respiratory syncytial virus and asthma: speed-dating or long-term relationship? Curr Opin Pediatr. 2013; 25 (3):344-9.

Reisner C, Kotch A, Dworkin G. Continuous versus frequent intermittent nebulization of albuterol in acute asthma: a randomized, prospective study. *Ann Allergy Asthma Immunol* 1995;75(1):41-7.

Rizzo J, Sarinho E, Rego A. Asma e Exercício. In: Cruz AA, ed. Asma: Um Grande Desafio. São Paulo: Editora Atheneu; 2004:265-84.

Rochat MK, Illi S, Ege MJ, Lau S, Keil T, Wahn U, et al. Allergic rhinitis as predictor for wheezing onset in school-aged children. *J Allergy Clin Immunol* 2010;126:1170-5.

Rodrigo GJ, Neffen H, Castro-Rodriguez JA. Efficacy and safety of subcutaneous omalizumab versus placebo as add on therapy to corticosteroids for children and adults with asthma: a systematic review. *Chest* 2011, 139: 28-35.

Rodrigo GJ, Rodrigo C. The role of anticholinergics in acute asthma treatment: an evidence-based evaluation. *Chest* 2002; 121(6):1977-87.

Saenz SA, Siracusa MC, Perrigoue JG, et al. IL25 elicits a multipotent progenitor cell population that promotes T(H)2 cytokine responses. *Nature* 2010; **464:** 1362–66.

Shaaban R, Zureik M, Soussan D, Anto JM, Heinrich J, Janson C, et al. Allergic rhinitis and onset of bronchial hyperresponsiveness: a population-based study. *Am J Respir Crit Care Med* 2007;176:659-66.

Shaaban R, Zureik M, Soussan D, Neukirch C, Heinrich J, Sunyer J, et al. Rhinitis and onset of asthma: a longitudinal population-based study. *Lancet* 2008;372:1049-57.

Sin DD, Man J, Sharpe H, Gan WQ, Man SF. Pharmacological management to reduce exacerbations in adults with asthma: a systematic review and meta-analysis. *JAMA* 2004;292(3):367-76.

Szczeklik A, Nizankowska E, Duplaga M. Natural history of aspirin-induced asthma.AIANE Investigators. European Network on Aspirin--Induced Asthma. *Eur Respir J* 2000;16:432–436.

Szczeklik A, Stevenson DD. Aspirin-induced asthma: advances in pathogenesis and management. *J Allergy Clin Immunol* 1999; 104(1):5-13.

Szefler SJ, Baker JW, Uryniak T, Goldman M, Silkoff PE. Comparative study of budesonide inhalation suspension and montelukast in young children with mild persistent asthma. *J Allergy Clin Immunol* 2007; **120:** 1043–50.

The International Study of Asthma and Allergy in Childhood (ISSAC) Steering Committee. Worldwide variation in prevalence of asthma symtoms: The International Study of Asthma and Allergy in Childhood (ISSAC). *Eur Respir J* 1998;12:315-35.

Theodoropoulos DS, Ledford DK, Lockey RF, et al. Prevalence of upper respiratory symptoms in patients with symptomatic gastroesophageal reflux disease. *Am J Respir Crit Care Med* 2001; 164:72–76.

Togias A. Rhinitis and asthma: evidence for respiratory system integration. *J Allergy Clin Immunol* 2003;111(6):1171-83.

Torgerson DG, Ampleford EJ, Chiu GY, et al. Meta-analysis of genome--wide association studies of asthma in ethnically diverse North American populations. *Nat Genet* 2011; **43:** 887–92.

Tschumperlin DJ, Drazen JM. Chronic effects of mechanical force on airways. *Annu Rev Physiol* 2006; **68:** 563–83.

Van Oosterhout AJ, Bloksma N. Regulatory T-lymphocytes in asthma. *Eur Respir J* 2005; **26:** 918–32.

Volovitz B, Nussinovitch M, Finkelstein Y, Harel L, Varsano I. Effectiveness of inhaled corticosteroids in controlling acute asthma exacerbations in children at home. *Clin Pediatr (Phila)* 2001; 40(2):79-86.

Wadsworth SJ, Sandford AJ. Personalised medicine and asthma diagnostics/management. *Curr Allergy Asthma Rep* 2013; **13:** 118–29.

Wang G, Zhour T, Wang L, et al. Relationship between current psychological symptoms and future risk of asthma outcomes: a 12-month prospective cohort study. *J Asthma* 2011; 48:1041–1050.

Woolcock A, Lundback B, Ringdal N, Jacques LA. Comparison of addition of salmeterol to inhaled steroids with doubling of the dose of inhaled steroids. *Am J Respir Crit Care Med* 1996;153(5):1481-8.

Worldwide variation in prevalence of symptoms of asthma, allergic rhinoconjunctivitis, and atopic eczema: ISAAC. The International Study of Asthma and Allergies in Childhood (ISAAC) Steering Committee. *Lancet* 1998;351(9111):1225-32.

Wright AL, Taussig LM, Ray CG, Harrison HR, Holberg CJ. The Tucson Children's Respiratory Study. II. Lower respiratory tract illness in the first year of life. *Am J Epidemiol* 1989;129(6):1232-46.

Wright RJ, Rodriguez M, Cohen S. Review of psychosocial stress and asthma: an integrated biopsychosocial approach. Thorax 1998; 53(12):1066-74.

Zhang Y, Moff att MF, Cookson WO. Genetic and genomic approaches to asthma: new insights for the origins. *Curr Opin Pulm Med* 2012; **18:** 6–13.

CAPÍTULO

10

Infecções Respiratórias Virais, Atopia e Asma

Evandro Prado e Denise Arruda

INTRODUÇÃO

A relação entre infecções virais e asma é motivo de grande controvérsia. Existem várias áreas de interesse, desde dados epidemiológicos, as características clínicas das infecções, noções fisiopatológicas, o primeiro episódio de broncospasmo, exacerbações e persistência da asma.

Atopia e asma afetam vários indivíduos com complicações tanto a curto quanto a longo prazo. O entendimento das causas e fatores de risco destas doenças pode levar a futuros tratamentos e prevenção das complicações que são tão prevalentes nestas patologias. Algumas informações mais recentes relacionam a infecção viral, particularmente pelo vírus sincicial respiratório nos primeiros meses de vida, com atopia e alergia.

VÍRUS RESPIRATÓRIOS

Existem vários tipos de vírus respiratórios que são capazes de desencadear doenças respiratórias.

Rinovírus, parainfluenza, influenza, vírus sincicial respiratório (VSR), adenovírus e coronavírus são capazes de desencadear desde quadros de resfriados comuns a pneumonia, bronquiolite e asma. Trabalhos mais recentes evidenciam que o metapneumovírus humano e o bocavírus são também capazes de desencadear sibilância.

Em sua maioria, as infecções respiratórias na infância são consequência da infecção pelo vírus sincicial respiratório, que causa aproximadamente 50% dos quadros de broncospasmo e 80% dos casos de bronquiolite. Aproximadamente 70% das crianças são infectadas pelo VSR no primeiro ano de vida e quase todas as crianças até os 3 anos de idade.

Nas crianças de mais idade, os rinovírus são capazes de desencadear 60% das infecções respiratórias agudas.

O vírus influenza ocorre nas epidemias e o grau de comprometimento está relacionado ao tipo de agressão viral e à resistência do hospedeiro. O quadro clínico pode variar de uma simples infecção do trato respiratório superior até doença pulmonar grave, com alto risco de mortalidade.

O vírus parainfluenza afeta qualquer grupo etário e está particularmente associado ao crupe (laringotraqueobronquite) em crianças pequenas.

Os adenovírus causam resfriados comuns, mas podem estar associados a pneumonia grave ou, em raros casos, bronquiolite obliterante.

Os coronavírus causam cerca de 15% dos resfriados comuns e raramente estão associados a manifestações pulmonares.

ASSOCIAÇÃO DE INFECÇÃO VIRAL E SIBILÂNCIA

Os vírus respiratórios são capazes de desencadear exacerbações da asma, particularmente os rinovíus. No estudo de Johnston foi observado que 80% dos episódios foram precipitados pelo rinovírus.

Parece evidente que nos meses frios do ano, quando as infecções virais são mais frequentes, ocorre um maior número de quadros de sibilância. É também neste período que se observa maior taxa de atendimento hospitalar e internações, sobretudo de crianças.

Uma das questões importantes nos dias atuais é relacionar a infecção viral respiratória com a hiper-responsividade brônquica, isto é, os vírus desencadeiam broncospasmo em uma criança com hiper-responsividade brônquica preexistente ou são capazes de desencadear hiper-responsividade por lesão direta no epitélio brônquico?

Uma das hipóteses mais interessantes foi proposta por Holgate: os vírus são capazes de agredir e destruir o epitélio brônquico, com liberação de citocinas já identificadas por células epiteliais lesadas. Outros dados relevantes deste estudo são a capacidade dos vírus de atrair células como eosinófilos e linfócitos, a capacidade de produzir IgE específica, favorecer a liberação de histamina e leucotrienos de mastócitos e provocar a liberação de bradicinina.

Nas duas últimas décadas, vários investigadores procuraram correlacionar infecção respiratória e sibilância. As conclusões foram que infecções respiratórias virais, mas não bacterianas, desencadeiam asma. McIntosh avaliou de forma prospectiva 32 crianças entre 1 e 5 anos, procurando determinar se as exacerbações de asma tinham relação com a infecção viral respiratória. Durante 2 anos foram confirmadas 102 infecções virais respiratórias e 139 episódios de sibilância. Cinquenta e oito episódios (42%) tiveram relação direta com infecção viral respiratória, e o vírus prevalente foi o VSR.

Martinez, estudando crianças desde lactentes até 7/8 anos e depois aos 13 anos, observou que a maioria dos episódios de sibilância que ocorreram durante esses anos tinham relação com infecção viral respiratória. Quatro fenótipos foram estabelecidos: aquelas que sibilavam temporariamente (sibilantes transitórios), as que persistiam com asma (sibilantes persistentes), outras com asma de início tardio e finalmente aquelas que não tinham apresentado qualquer episódio de sibilância até aquela data. Em um trabalho anterior, Martinez já havia publicado que os lactentes que sibilavam com infecção viral respiratória apresentavam alterações nas provas funcionais respiratórias (vias aéreas curtas) antes do primeiro episódio de sibilância. Isso acontecia principalmente em meninos. Mais recentemente, procurou relacionar esta alteração funcional com tabagismo materno.

Em um estudo de 11 anos em pacientes pediátricos na Carolina do Norte, 6.165 pacientes com infecção respiratória do trato inferior foram avaliados e 1.851 (30%) apresentavam broncospasmo. A maioria dos casos aconteceu em crianças com menos de 2 anos de idade.

Alguns trabalhos evidenciam fatores que predispõem o aparecimento de sibilância durante infecção viral respiratória: crianças com menos de 5 anos, história familiar de atopia, agentes microbianos tais como VSR, parainfluenza, rinovírus, influenza e *Mycoplasma pneumoniae*, coexistência de sintomas como rinorreia, mal-estar geral e aumento da secreção de muco, ocorrência em meninos, hiper-reatividade brônquica preexistente.

MECANISMOS DE SIBILÂNCIA DE CAUSA VIRAL

O conhecimento atual sobre as repercussões da agressão viral ao aparelho respiratório é baseado em infecções experimentais por rinovírus em seres humanos e em modelos animais.

As viroses respiratórias podem infectar tanto o trato respiratório superior quanto o inferior. Após a bronquiolite por vírus sincicial respiratório, o antígeno viral pode ser detectado na mucosa brônquica. Os rinovírus (RV), particularmente o RV16, podem ser detectados na mucosa brônquica por meio da hibridização *in situ* em biópsias após a infecção experimental.

Os dados relevantes desses experimentos mostram que as células epiteliais infectadas e lesadas secretam citocinas e quimocinas (IL-1, IL-6, IL-11, GM-CSF, IL-8, RANTES e MIP 1α e outras substancias pró-inflamatórias, como IFN-α, IFN-γ e TNF-α, que mantêm o recrutamento de células (eosinófilos, células T, macrófagos, neutrófilos) para o local da infecção.

Os vírus são capazes também de aumentar a expressão de moléculas de adesão de classe MHC classe 1.

A lesão epitelial durante a infecção viral leva à exposição de terminais nervosos sensoriais com liberação de neurotransmissores que têm papel fundamental no processo inflamatório, tais como a substância P (SP) e neurocininas (NKA, NKB).

Em consequência da participação desses mecanismos descritos, podemos observar ainda uma maior liberação de mediadores de mastócitos, principalmente de histaminas e leucotrienos (LTC4), aumento da secreção de muco, edema de mucosa brônquica e, como resultado, maior obstrução das vias aéreas.

A diminuição da produção de óxido nítrico, muitas vezes detectada durante as infecções virais do trato respiratório inferior, pode ser outro agravante do quadro clínico. A sua diminuição pode permitir o prolongamento da replicação viral, possivelmente causando sibilância de causa viral mais grave.

INFECÇÃO VIRAL E SISTEMA NERVOSO AUTÔNOMO

Os vírus são capazes de provocar bloqueio beta-adrenérgico, mas parece não ser um evento tão importante. A anormalidade principal seria o intenso predomínio parassimpático, talvez decorrente da destruição ou disfunção do receptor M_2 muscarínico. Alguns vírus destroem os resíduos de ácido ciálico dos receptores e, assim, podem levar a esta alteração.

Um outro dado relevante é consequência da ação de neurotransmissores não adrenérgicos não colinérgicos como a substância P, potente mediador inflamatório.

ASSOCIAÇÃO VÍRUS, ASMA E ATOPIA

O VSR é capaz de provocar sensibilização alergênica? Alguns autores relacionam a agressão viral, a lesão tecidual e a penetração de antígenos inalatórios com a mudança do perfil TH_1 para TH_2 com produção de anticorpo IgE específico.

Vários trabalhos e estudos vêm tentando mostrar a associação entre infecção viral respiratória e desenvolvimento de asma. Um dos primeiros trabalhos, já citado anteriormente, foi publicado por Fernando Martinez (Tucson Children's Respiratory Study). Alguns outros estudos, como o SIDRIA, ALSPAC e PIAMA, publicados posteriormente, também relacionaram a persistência de asma naqueles com sibilância nos primeiros anos de vida, associada a infecção viral respiratória e atopia (asma nos pais, níveis altos de IgE por ocasião dos quadros de sibilância).

TRATAMENTO

Ainda há muitas controvérsias sobre qual seria o tratamento ideal para o broncospasmo durante as infecções virais respiratórias. Parece consenso a utilização de broncodilatador, como os β_2 agonistas de curta ação, e a associação ao brometo de ipratrópio em nebulizações. Em função dos conceitos atuais de que o processo inflamatório é o evento patológico mais importante, não poderíamos deixar de valorizar a indicação do corticoide inalado como terapia intercrises por período não inferior a 3 meses. Alguns trabalhos mostram que o infiltrado celular, decorrente da ação de citocinas, diminui, assim como a hiperresponsividade brônquica. Vale ressaltar que não está indicada a associação de β_2 agonista de ação prolongada a corticoide inalado em crianças com menos de 4 anos.

Bibliografia

Asthma and respiratory symptoms in 6-7 years old Italian children: gender,latitude, urbanization and socioeconomic factors. SIDRIA (Italian Studies on Respiratory Disorders in Childhood and the Environment). Eur Respir J. 1997;10(8):1780-6.

BusseWW. Respiratory infections their role in airway responsiveness and the pethogenesis of asthma . J Allergy Clin Immunol. 1990; 85:671-683.

Carroll KN,Hartert TV. The impact of respiratory viral infection onwheezingillnesses and asthma exacerbations.Immunol Allergy N Am. 2008, 28: 539-61.

Corne, J M; Holgate, S T. Mechanisms of virus induced exacerbations of asthma. Thorax, 1997: 52(4):380-389.

Cowan K, Guilbert T. Pediatric Asthma phenotypes .Curr Opin Pediatr,. 2012; 24:344-51.

Diretrizes da Sociedade Brasileira de Pneumologia e Tisiologia para o Manejo da Asma - 2012 J Bras Pneumol. v.38, Suplemento 1, p.S1-S46 Abril 2012.

Elliott L. Henderson J, Northstone K, et al. Prospective study of breastfeeding in relation to wheeze, atopy, and bronchial hyperresponsiveness in the Avon Longitudinal Study of Parents and Children (ALSPAC). J Allergy Clin Immunol 2008;122(1): 49-54,54. el-3.

Kerkhof M, Koopman LP, van Strien RT, et al. Risk factors for atopic dermatitis in infants at high risk of allergy: The PIAMA study. Clin Exp Allergy 2003, (3): 1336-1341.

Lemanske RF.Viral infections and asthma inception. J Allergy Clin Immunol (United States), Nov 2004, 114(5) 1023-6

Martinez FD. Viruses and atopic sensitization in the first years of life. Am J Respir Crit Care Med .Sep 2000; 162(3 Pt 2) S95-9.

Martinez FD. What have we learned from the Tucson Children's Respiratory Study? Paediatr Respir Rev (England), Sep 2002, 3(3),193-197.

Martinez FD, Wright AL, Taussig LM, Ray CG, Holberg CJ, Halonen M, Morgan WJ and the Group Health Medical Associates. Asthma and wheezing in the first years of life. N Engl J Med . 1995; 332:133-138.

McIntosh K, Ellis EF, Hoffman LS, et al. The association of viral and bacterial respiratory infections with exacerbations of wheezing in young asthmatic children. JPediatr 1973;82:578-90.

Papadopoulos NG, Psarras S. Rhinoviruses in the pathogenesis of asthma. Curr Allergy Asthma Rep (United States), Mar 2003, 3(2) 137-45

Papadopoulos NG, Arakawa H, Carlsen KH, et al. International consensus on (ICON) pediatric asthma. Allergy 2012; 67: 976–997.

Peebles RS. Viral infections, atopy, and asthma: is there a causal relationship? J Allergy Clin Immunol .Jan 2004, 113(1 Suppl) S15-8.

CAPÍTULO

11

Bebê Chiador

Sandra Maria Epifânio Bastos Pinto e Abelardo Bastos Pinto Neto

INTRODUÇÃO

A sibilância precoce merece especial atenção do pediatra, com atenção à variabilidade de etiologias, à importância do diagnóstico preciso, ao tratamento da fase aguda e das recorrências, de modo a termos melhor prognóstico para lactentes com esse problema.

O objetivo deste capítulo é analisar como devemos proceder diante desta patologia. Porém, antes de iniciar a abordagem do tema, é de extrema importância para o sucesso do diagnóstico e tratamento uma anamnese detalhada, um exame físico criterioso e o estabelecimento de uma relação de segurança entre o médico e os pais ou responsáveis. Não podemos esquecer de que nada é mais angustiante do que um quadro respiratório. A família do bebê com sibilância precisa sentir-se segura, amparada e acolhida.

DEFINIÇÃO

Caracteriza-se a síndrome do bebê chiador ou lactente sibilante pela presença de "chiado" agudo ou recorrente em criança com menos de 2 anos de idade, com três ou mais episódios de sibilância em um período mínimo de 2 meses, ou sibilância contínua por um período superior a 1 mês.

O lactente apresenta imaturidade anatômica, funcional, imunológica e digestiva, além de fatores genéticos e ambientais que podem provocar esta sintomatologia. Assim, a primeira atenção deve ser dispensada às condições normais que possam favorecer os quadros de sibilância.

ASPECTOS ANATÔMICOS, FUNCIONAIS, IMUNOLÓGICOS E AMBIENTAIS

Aspectos Anatômicos e Funcionais

- Calibre das vias aéreas mais estreito, causando aumento da resistência periférica (fluxo de ar) e maior obstrução intraluminal.
- Alteração na relação ventilação/perfusão. Os poros de Kohn (comunicações interalveolares) e canais de Lambert (comunicações broncoalveolares) são diminuídos em número e tamanho, favorecendo o aparecimento de atelectasias, mesmo em quadros respiratórios sem gravidade.
- Implantação horizontalizada das costelas e do diafragma, provocando maior esforço respiratório e

redução da ventilação nos segmentos inferiores dos pulmões.
- Maior número de glândulas mucosas no epitélio respiratório, causando hipersecreção, maior possibilidade de estase e alteração do *clearance* mucociliar.
- As cartilagens de sustentação dos brônquios e da traqueia são menos rígidas, permitindo o colabamento das vias aéreas.
- Hipotonia muscular e diminuição de fibras musculares do diafragma, provocando com mais facilidade a fadiga muscular quando há aumento da frequência respiratória.
- Refluxo gastroesofágico como consequência da imaturidade dos mecanismos de barreira antirrefluxo; ocorre nos primeiros meses de vida e não causa comprometimento no desenvolvimento; no entanto, alguns lactentes apresentarão refluxo gastroesofágico patológico com sintomatologia respiratória, que será abordado posteriormente.

Aspectos Imunológicos

A imaturidade imunológica do lactente propicia maior suscetibilidade aos processos virais nas vias aéreas inferiores, principalmente pelo vírus sincicial respiratório (cerca de 70% dos casos), parainfluenza, influenza A, metapneumovírus, rinovírus e, ainda, pela bactéria *Mycoplasma capsulatum*. Estes vírus, associados a baixa idade, dimensões pulmonares menores, exposição passiva ao tabaco e à própria resposta imune induzida pelo vírus, predispõem a quadros de sibilância e infecções do trato respiratório inferior. Outro fator importante a ser considerado é a constituição genética, dado o polimorfismo dos genes relacionados com a imunidade inata ou com a imunidade adaptativa, influenciando fortemente a resposta imune a infecções e à incidência de alergopatias. Os efeitos destas infecções sobre os distúrbios alérgicos e asma provavelmente dependem do patógeno específico, da gravidade da infecção e da fase do desenvolvimento imunológico da criança. Lactentes com sibilância recorrente que apresentam sinais de atopia, como dermatite atópica ou alergias respiratórias das vias aéreas superiores, apresentam alto potencial para desenvolver asma.

Aspectos Ambientais

O tabagismo intradomiciliar, principalmente o materno gestacional e pós-natal (pelo contato mais próximo com o lactente), as endotoxinas e os poluentes do ar (p. ex., ozônio, dióxido de enxofre) agem como irritantes da mucosa respiratória, podendo induzir a reatividade brônquica em qualquer lactente. Já em crianças com predisposição para atopia, funcionam como um dos fatores desencadeantes da rinite e da asma. Outro fator agravante é a introdução precoce das crianças na creche, que aumenta a exposição viral e, consequentemente, o risco de sibilância.

Nos lactentes com história familiar de doenças alérgicas, o controle ambiental e o aleitamento materno são de grande importância para diminuir a expressão fenotípica dos processos alérgicos. Além disso, a IgA secretora presente no leite materno tem atividade neutralizante contra o RSV; ocorre também aumento dos níveis séricos de INFα, que pode contribuir para menor gravidade do quadro infeccioso.

DIAGNÓSTICO E AVALIAÇÃO CLÍNICA DE SIBILÂNCIA DO LACTENTE

Período Neonatal

Idade gestacional, gênero masculino, prematuridade, baixo peso e condições do nascimento são de extrema importância para direcionar as hipóteses diagnósticas. Devemos investigar infecção neonatal, aspiração meconial, doença da membrana hialina, internações em UTI, sequelas de ventilação mecânica e oxigênio; além disso, avaliar fatores congênitos como, por exemplo, malformações cardíacas, fístula traqueoesofágica, laringomalacia, enfisema lobar congênito, anel vascular, imunodeficiências, discinesia ciliar e fibrose cística.

Período Pós-natal

Após o primeiro mês, devemos avaliar determinadas patologias seguindo pistas mais comuns.

- História de dificuldade de deglutição, engasgos, tosse, vômitos: incoordenação da deglutição ou incoordenação motora faríngea.
- Tosse, dispneia intensa, sibilos profusos, febre, irritabilidade, diminuição do apetite, queda do estado geral: bronquiolite.
- Esternuctos, rinorreia, dispneia, sibilos expiratórios predominantemente, tosse seca ou produtiva, predisposição familiar para doenças alérgicas, desencadeamento após virose (hiper-responsividade brônquica), piora do quadro com mudança de tempo, poeira, umidade, cigarro, odores fortes: asma brônquica atópica.
- Tosse frequente e noturna, laringite, estridores recorrentes, apneia, broncospasmo, pneumonias de repetição, má resposta aos broncodilatadores, ausência de história familiar para atopia: refluxo gastroesofágico oculto.
- Contato com adulto tuberculoso em tratamento ou não, criança imunossuprimida por HIV, que sofreu transplante de órgãos, em uso de drogas imunossupressoras, inclusive corticosteroide em doses altas e por tempo prolongado, astenia, baixo desenvolvimento pondoestatural, febre baixa, tosse crônica, sintomas semelhantes aos da gripe: tuberculose.

- Aparecimento súbito dos sintomas de sufocação, engasgo, sibilos localizados e unilaterais: aspiração de corpo estranho.
- História familiar, baixo ganho pondoestatural, polipose nasal, sinusites, otites, pneumonias de repetição, diarreia, esteatorreia, íleo meconial neonatal, obstrução intestinal, prolapso retal, anormalidades eletrolíticas, manifestações hepáticas: fibrose cística.
- Persistência de tosse seca ou com secreção, sibilos, dispneia com piora progressiva após quadro respiratório em vias aéreas inferiores por adenovírus, RSV, influenza, pertússis, sarampo ou *Mycoplasma*, resposta terapêutica inadequada, imagem radiológica com infiltrado intersticial difuso e TC com padrão em mosaico e bronquiectasias: bronquiolite obliterante.
- História de consanguinidade, baixo desenvolvimento pondoestatural, infecções de repetição de maior gravidade, como meningites, otites, rinossinusites, pneumonias, impetigos e abscessos; resposta terapêutica inadequada aos antibióticos habituais, algumas vezes necessitando internações em unidade de terapia intensiva: imunodeficiências primárias e secundárias.
- Tosse crônica, febre intermitente, taquipneia, estertores e sibilância, ocasionalmente dor abdominal e perda de peso, radiografia de tórax com infiltrado pulmonar migratório, eosinofilia sanguínea: síndrome de Löeffler ou doença eosinofílica pulmonar simples, ou infiltrado pulmonar eosinofílico (IPE).

Os Quadros 11-1 e 11-2 apresentam as patologias mais comuns e as mais raras, respectivamente, no lactente sibilante, com a finalidade de melhor direcionar nossas hipóteses diagnósticas e programar o tratamento específico.

QUADRO 11-1   **Patologias mais comuns de sibilância no lactente**

- Infecções virais em vias aéreas superiores
- Bronquiolite (RSV e outros)
- Asma brônquica atópica
- Síndromes aspirativas com ou sem refluxo gastroesofágico
- Tuberculose
- Aspiração de corpo estranho na traqueia e brônquios
- Cardiopatias

QUADRO 11-2   **Patologias mais raras de sibilância no lactente**

- Fibrose cística
- Bronquiolite obliterante
- Displasia broncopulmonar
- Imunodeficiências primária e secundária
- Síndrome de Löeffler
- Bronquiectasias
- Malformações congênitas
- Anel vascular
- Laringotraqueomalacia
- Compressão extrínseca de vias aéreas (tumores de mediastino, adenomegalias, cardiomegalia)
- Estenose traqueal
- Paralisia das cordas vocais

AVALIAÇÃO E CLASSIFICAÇÃO DA SIBILÂNCIA RECORRENTE NO LACTENTE E O RISCO DE ASMA

De acordo com o *The Tucson Children's Study*, um estudo longitudinal com início em 1980 (N = 1.246), foram avaliadas crianças desde o nascimento, comparando-se a correlação familiar e sibilância nos três primeiros anos de vida com o potencial de risco de alterações broncopulmonares crônicas (em especial asma) na infância e na vida adulta.

Nesse estudo, uma das mais interessantes observações foi a importância fenotípica na evolução da sibilância. Dessa forma, Martinez FD, Wright AL, Taussing LM, *et al.* classificaram os quadros de sibilância de acordo com características especiais em:

Crianças com Sibilância Transitória

São crianças que sibilam nos primeiros dois a três anos de vida e depois apresentam raros episódios de sibilância ou não sibilam mais. Não têm história familiar ou marcadores para doenças alérgicas. Apresentam a função pulmonar diminuída ao nascimento mesmo sem infecções prévias em vias aéreas inferiores, o que pode ser agravado por história de tabagismo gestacional e baixa idade materna. Este grupo de crianças com sibilância transitória não atinge uma função pulmonar igual às crianças que nunca sibilaram. Na vida adulta, apresentam maior potencial de desenvolvimento de doenças obstrutivas crônicas, principalmente se forem tabagistas, em função do menor calibre de suas vias aéreas.

Crianças com Sibilância não Devida à Atopia

São crianças que sibilam em consequência de uma infecção precoce de vias aéreas inferiores e persistem com sibilância após os 3 anos de idade. Quando ocorre em decorrência do RSV, sibilam 3 a 5 vezes mais até os 6 anos de idade, sendo chamadas inicialmente de sibilantes persistentes.

Os autores caracterizaram dois grupos heterogêneos de crianças, sendo cerca de 60% com doenças alérgicas por predisposição genética (atopia), enquanto os 40% restantes são não atópicas, e a sibilância diminuiu significativamente nos anos seguintes. Observaram, também, que aos 6 e 11 anos de idade as crianças que tiveram bronquiolite pelo RSV apresentaram a função pulmonar diminuída; por outro lado, aos 11 anos de idade, a resposta a broncodilatadores, ou seja, reversibilidade do FEV1, é semelhante à de crianças que nunca tiveram infecções em vias aéreas inferiores pelo RSV. Estas observações nos levam a crer na reversibilidade da inflamação e broncospasmo com o passar dos anos nas crianças não atópicas.

Crianças Atópicas com Sibilância

A grande maioria das crianças com asma brônquica atópica apresenta seu primeiro episódio de sibilância nos 6 primeiros anos de vida. Surge, assim, a necessidade da divisão em dois subgrupos: com sibilância precoce nos 3 primeiros anos de vida e com sibilância tardia. Ambos os grupos estão sensibilizados por aeroalérgenos aos 6 anos de idade, mas os que apresentam sibilância precoce mostram a função pulmonar mais baixa e os níveis de IgE mais elevados entre os 6 e 11 anos de idade, além de maior risco de gravidade da doença pulmonar.

Castro Rodrigez *et al.*, utilizando *The Tucson Children's Study*, desenvolveram *scores* preditivos de asma, com base em parâmetros clínicos e laboratoriais, denominado índice preditivo de asma (API). Observaram que crianças com sibilância recorrente nos 3 primeiros anos de vida, associada a um fator de risco maior ou dois fatores de risco menores, têm API positivo em 77% dos pacientes com sintomas de asma e API negativo em 93% dos pacientes que não apresentavam sintomas de asma entre 6 e 13 anos de idade.

FATORES DE RISCO MAIOR – HISTÓRIA PARENTAL DE ASMA

- Eczema.

FATORES DE RISCO MENOR – RINITE ALÉRGICA

- Sibilância na ausência de infecções de vias aéreas superiores.
- Eosinofilia > 4%.

As Academias Europeia e Americana de Asma, Alergia e Imunologia recentemente estabeleceram no PRACTALL (*PRACTicing ALLergology*) um consenso para avaliar a sibilância nos primeiros anos de vida, classificando-a em quatro subtipos.

1. Sibilância transitória: sibilos nos três primeiros anos de vida e não mais após esta idade.
2. Sibilância não atópica: sibilância desencadeada principalmente por vírus que tende a desaparecer com o avançar da idade.
3. Sibilância persistente: sibilância associada à manifestações clínicas de atopia, eosinofilia, níveis séricos de IgE total elevados, sensibilização comprovada a alimentos ou aeroalérgenos, ou pai/mãe com história de asma.
4. Sibilância intermitente grave: episódios pouco frequentes de sibilância aguda, associados a poucos sintomas fora dos quadros agudos e com características de atopia.

O Quadro 11-3 resume as principais diferenças clínicas da sibilância transitória ou persistente no lactente.

QUADRO 11-3 **Principais diferenças clínicas entre a sibilância transitória e a persistente**

Sibilância transitória	Sibilância persistente
• Diminuição da função pulmonar no lactente	• Função pulmonar normal ao nascimento diminuída com a evolução da patologia respiratória
• Gênero masculino	• Atopia familiar
• Tabagismo materno	• História parental de asma
• Ausência de atopia familiar	• Níveis elevados de IgE
• Níveis normais de IgE	• Eosinofilia > 4%
• Associação com quadros virais	• Eczema atópico associado
	• Incidência, além de viroses, de outros desencadeantes menos frequentes

FISIOPATOGENIA

A obstrução rápida e precoce das vias aéreas inferiores deve-se ao edema da mucosa, infiltrado inflamatório peribrônquico, hipersecreção brônquica e contração da musculatura lisa.

O aparecimento de sibilância precoce pode estar relacionado com as características fisiológicas do próprio lactente ou ser devido à exposição viral e ambiental, favorecendo as diferentes expressões fenotípicas.

A maioria dos episódios de sibilância no lactente ocorre por exposição ao vírus sincicial respiratório em vias aéreas inferiores.

Com a penetração do vírus no epitélio respiratório e sua replicação, inicia-se uma resposta antiviral, provocando edema, aumento da permeabilidade vascular e hipersecreção glandular; esta reação inflamatória ativa e expõe receptores que induzem a uma estimulação neurogênica da musculatura lisa brônquica, assim como significante aumento na liberação de substância P, neuropeptídeo com potente ação broncoconstritora. Estas alterações talvez já favoreçam o contato de alérgenos com células do sistema imune.

Alguns estudos também mostraram que a gravidade da doença pode ter relação com o polimorfismo gênico da imunidade inata, estimulando a produção de IL-8, importante fator quimiotático para neutrófilos e indutor do processo inflamatório.

Outra área de grande interesse está relacionada com o balanço Th1/Th2, pois acredita-se que crianças que desenvolvem bronquiolite com comprometimento maior de vias aéreas inferiores tenham por determinação genética uma prevalência de citocinas com o perfil Th2 com relação às citocinas Th1, sendo um marcador de gravidade da doença. Finalmente, recentes estudos confirmaram que lactentes com bronquiolite pelo RSV, de maior gravidade, tinham níveis diminuídos de IL-12 (relacionados com ativação Th1) no sangue do cordão antes do início da infecção.

EXAME FÍSICO

O exame físico deve ser meticuloso, de modo que se tenha uma visão global do desenvolvimento do lactente. Devemos avaliar em especial: fácies, alterações cutâneas, cianose ou palidez, adenomegalias, rinofaringe, a conformidade torácica, presença de taquipneia, retração da fúrcula supraesternal, tiragem diafragmática e intercostal. Na ausculta pulmonar, uma sibilância inspiratória poderá nos indicar obstrução de vias aéreas superiores (nariz, traqueia ou laringe), enquanto a sibilância expiratória ou bifásica envolve obstrução central ou distal das vias aéreas inferiores; por outro lado, quando localizada e unilateral, sugere aspiração de corpo estranho. Seguem-se ausculta cardíaca, exame do abdome, função motora e reflexos.

DIAGNÓSTICO

O diagnóstico do lactente sibilante será consequência de uma história detalhada, do estabelecimento do quadro clínico e das alterações observadas no exame físico.

Os Quadros 11-4 e 11-5 auxiliam na melhor visualização dos principais exames complementares a serem solicitados de acordo com o quadro clínico do lactente sibilante.

QUADRO 11-4 **Principais exames laboratoriais a serem solicitados na avaliação do lactente sibilante**

- Hemograma completo + VHS
- Dosagem de imunoglobulinas (IgG, IgM, IgA e IgE séricas)
- Avaliação da IgE específica (RAST ou ELISA)
- Testes cutâneos para inalantes e alérgenos alimentares
- PPD
- Contagem diferencial de linfócitos T e B e relação CD4/CD8
- Pesquisa de HIV
- Culturas virais específicas e soroaglutinação para micoplasma
- Dosagem de sódio e cloro no suor
- Gasometria arterial

QUADRO 11-5 **Principais exames radiológicos e outros na avaliação do lactente sibilante**

- Radiografia de tórax
- Tomografia computadorizada pulmonar e do mediastino
- Seriografia esofagogastroduodenal (SEED)
- pHmetria
- Ultrassonografia abdominal para pesquisa de refluxo gastroesofágico
- Endoscopia digestiva
- Rinoscopia posterior, laringoscopia e broncoscopia
- Prova de função respiratória
- ECG e ecocardiograma

Serão feitos, agora, comentários adicionais sobre alguns dos exames descritos nos Quadros 11-4 e 11-5.

Com relação aos exames laboratoriais, o hemograma completo é um exame simples, acessível em qualquer centro e deverá ser o primeiro a ser solicitado, pois nos mostra se estamos diante de uma infecção bacteriana (leucocitose com neutrofilia), um processo viral (leucopenia com linfocitose), um processo alérgico ou parasitário (eosinofilia), ou de imunodeficiência primária, como, por exemplo, as doenças neutropênicas (abaixo de 500 neutrófilos absolutos), como a neutropenia cíclica, a síndrome de Kostmann; doenças trombocitopênicas (diminuição do número e tamanho das plaquetas) na síndrome de Wiskott Aldrich; ou, ainda, alterações nos leucócitos (inclusões citoplasmáticas gigantes) na síndrome de Chédiak-Higashi. Se for necessário avançar na investigação, a dosagem das imunoglobulinas (IgG total e subclasses, IgM, IgA e IgE) irá indicar as imunodeficiências do tipo humoral, assim como o perfil linfocitário (linfócitos T, B e linfócitos T CD4 e CD8), caracterizando as imunodeficiências do tipo celular. Além disso, é possível pesquisar IgE específica pelo Rast ou Elisa para antígenos inaláveis e alimentares, se houver suspeita de etiologia alérgica; dosagem de sódio e cloro no suor na fibrose cística; PPD na tuberculose, anti-HIV na AIDS e cultura das secreções para esclarecer quanto aos patógenos envolvidos.

Outros exames complementares que se fazem necessários são:

1. Radiografia de tórax em posteroanterior e perfil para avaliar a presença de hiperinsuflação pulmonar (bronquiolite e asma) e outras patologias broncopulmonares ou de vias aéreas inferiores, como áreas de condensações (pneumonias), infiltrados pulmonares migratórios (síndrome de Löeffler, associada à eosinofilia sanguínea), área cardíaca (cardiopatias) e alterações anatômicas.
2. Seriografia contrastada se houver suspeita de alterações anatômicas (fístula traqueoesofágica, hérnia de hiato, má rotação intestinal, obstrução intestinal), distúrbios da deglutição e refluxo gastroesofágico; neste último caso, apresenta sensibilidade em torno de 40% a 50% e baixa especificidade, não sendo, portanto, um exame confiável.
3. Monitorização do esôfago (pHmetria) constitui o padrão-ouro para o diagnóstico de refluxo gastroesofágico por apresentar sensibilidade de 87% a 93% e especificidade de 92% a 97%. Fornece uma documentação quantitativa e sensível de episódios de refluxos ácidos.
4. Ultrassonografia abdominal para pesquisa de refluxo gastroesofágico, um exame não invasivo preconizado para refluxo gastroesofágico oculto. Determina o número de episódios de refluxo em um intervalo de 10 minutos, o tempo do esvaziamento gástrico e a motilidade do esôfago; tem valor diagnóstico ainda hoje discutido.
5. Tomografia computadorizada, ressonância magnética ou cintilografia, quando são necessários estudos adicionais para melhor investigação.
6. A broncoscopia com haste flexível será útil quando houver suspeita de patologias como laringotraqueomalacia, tumores, cistos laríngeos, paralisia de cordas vocais congênita ou adquirida, hipertrofia de adenoides e tonsilas palatinas, aspiração de corpo estranho, displasia broncopulmonar, bronquiectasias e outras patologias broncopulmonares.

TRATAMENTO DAS PRINCIPAIS CAUSAS DE SIBILÂNCIA NO LACTENTE

Medidas Gerais

O controle ambiental tem como objetivo diminuir os irritantes respiratórios, em especial o tabagismo domiciliar dos pais e familiares, e orientar quanto à higiene do ambiente, de modo a reduzir os aeroalérgenos, como ácaros da poeira, fungos anemófilos, epitélio de animais etc.

Não podemos esquecer que, além das imunizações de rotina, a vacina para *H. influenza* e a pneumocócica conjugada devem ser administradas principalmente nos lactentes sibilantes recorrentes com doenças pulmonares, assim como em seus familiares. Um outro ponto a ser considerado é a condição socioeconômica e emocional do paciente e da família.

Medidas Específicas nas Diversas Patologias

Incoordenação da Deglutição ou Motora Faríngea

Encaminhamento para avaliação fonoaudiológica.

Refluxo Gastroesofágico Oculto

Deve-se orientar os pais quanto às medidas posturais, como, elevação da cabeceira da cama em torno de 30 a 45 graus e a manutenção do lactente na posição ereta pelo período mínimo de 1 hora após cada refeição. Evitar alimentos gordurosos e frutas cítricas. Os tratamentos medicamentoso e cirúrgico são descritos em outro capítulo.

Bronquiolite

Em decorrência da taquipneia e do esforço respiratório, o lactente muitas vezes necessita ser internado para melhorar da hipoxemia e para repor as perdas hídricas. Podem ser necessárias medidas de suporte como oxigênio umidificado, epinefrina racêmica ou broncodilatadores. Os corticoides sistêmicos não são indicados para tratamento da bronquiolite aguda, e o emprego de corticoides inalatórios permanece controverso.

Com relação à hiper-responsividade de vias aéreas inferiores, que permanece por meses ou anos após a infecção pelo RSV, o tratamento com corticoides inalatórios é eficaz. Os antagonistas dos leucotrienos podem ser considerados como uma droga de auxílio sempre associada aos corticoides inalados, principalmente em crianças que apresentem fatores de risco para asma. Seu uso ainda é controverso, necessitando novas pesquisas.

Asma Brônquica Atópica

Será amplamente descrita em capítulos subsequentes.

Imunodeficências Primárias

O tratamento dependerá da deficiência detectada do sistema imune. Um exemplo é o uso de gamaglobulina venosa nas deficiências de anticorpos, o uso de GCSF (fator estimulador de colônias de granulócitos) nas neutropenias congênitas e, talvez, em um futuro próximo, a terapia gênica.

Fibrose Cística

Necessita de tratamento abrangente, intensivo e com intervenções precoces e agressivas. A terapia pulmonar tem como objetivo eliminar as secreções e controlar as infecções respiratórias. A fisioterapia respiratória é obrigatória para drenagem de secreções abundantes e viscosas, que normalmente começam a se instalar nas pequenas vias aéreas, onde as taxas de fluxo respiratório são mais baixas. A antibioticoterapia destina-se a reduzir e controlar as infecções brônquicas e retardar o progresso do dano pulmonar. Corticosteroides são úteis quando houver concomitância com a aspergilose broncopulmonar alérgica ou nas doenças restritivas graves. Broncodilatadores β–adrenérgicos são mais úteis quando a obstrução é parcialmente reversível.

Tuberculose

A escolha do esquema terapêutico depende da extensão da doença, do hospedeiro e da probabilidade de resistência medicamentosa. A terapia padronizada para a tuberculose pulmonar recomendada é um esquema de 6 meses de INH (isoniazida) e RIP (rifampicina), suplementado nos dois primeiros meses por PZA (pirazinamida). Essas crianças devem ser acompanhadas de modo a promover a adesão à terapia, monitorizar as reações tóxicas aos medicamentos e assegurar que a tuberculose esteja sendo corretamente tratada. Uma das maiores prioridades da equipe de saúde é interromper a transmissão da infecção entre os contatos íntimos.

Aspiração de Corpo Estranho

Broncoscopia.

Síndrome de Löefller

Tem bom prognóstico e resolve-se de modo espontâneo com tratamento de suporte e remoção da exposição.

CONSIDERAÇÕES FINAIS

Este capítulo objetiva dar uma visão panorâmica sobre as principais patologias que cursam com sibilância nesta faixa etária (até 2 anos de idade). Um estudo mais detalhado de cada manifestação clínica poderá ser encontrado em capítulos específicos. Devemos enfatizar, entretanto, que, para chegar a um diagnóstico correto, é imprescindível realizar uma anamnese criteriosa e um exame físico completo, para que seja possível selecionar, no diagnóstico diferencial do lactente sibilante, as patologias mais prováveis. Assim, a pesquisa laboratorial e radiológica deverá ser direcionada para essas patologias, das mais comuns às mais raras, evitando exames complementares desnecessários e de alto custo.

Em resumo, acreditamos que o diagnóstico clínico se sobrepõe ao laboratorial e radiológico, e, seguindo este percurso, poderemos, a nosso ver, chegar a um tratamento mais eficaz para nosso pequeno paciente.

Bibliografia

Acharler LB, Phillips BR, Zeiger RS, et al. Episodic use of an inhaled corticosteroid or leukotriene receptor antagonist in preschool children with moderate-to-severe intermittent wheezing. J Allergy Clin Immunol 2008; 122: 1127–1135.

Ana Caroline C. Dela Bianca, Gustavo F. Wandalsen, Dirceu Sole, Rev. bras. alerg. imunopatol. 2010; 33(2):43-50: Lactente, sibilo, asma, prevalência, fator de risco.

Anete Sevciovic Grumach. Alergia e Imunologia na Infância e na Adolescência, Atheneu 2001.

Anita L. Kozyrskyj, Cameron A. Mustard, and Allan B. Becker. Childhood Wheezing Syndromes and Healthcare Data, Pediatric Pulmonology 2003;36: 131-136.

Anne Kotaniemi-Syrjanen, Raija Vainionpaa, Tiina M.Reijonen,Matti Waris, Kaj Korhonen, and Matti Korppi. Rhinovirus-induced wheezing in infancy – the first sign of childhood asthma? J Allergy Clin Immunol, January 2003: 66-71.

Anne Kotaniemi-Syrjanen, Tiina M. Reijonen, Jarkko Romppanen, Kaj Korhonen, Kari Savolainen, and Matti Korppi. Allergen-Specific Immunoglobulin E Antibodies in Wheezing Infants: The Risk for Asthma in later Childhood, Pediatrics march 2003; vol. 111: e255-261.

Ataide A. Camara, Jorgete M. Silva, Virginia P.L. Ferriani, Katia R. C. Tobias, Izolete S. Macedo, Marcio A. Padovani, Charlotte M. Harsi, M. Regina A. Cardoso, Martin D. Chapman, Eurico Arruda, Thomas A. E. Platts-Mills, and L. Karla Arruda. Risk factors for wheezing in a subtropical environment: Role of repiratory viruses and allergen sensitization. J Allergy Immunol march 2004:551-557.

Athanasisos G. Kaditis, Konstantinos Gourgoulianis, and Glenna Winnie. Anti-inflammatory treatment for recurrent wheezing in the first five years of life, Pediatric Pulmonology 2003; 35:241-252.

Baena-Cagnani CE, Badellino HA. Diagnosis of allergy and asthma in childhood. Curr Allergy Asthma Rep 2011; 11: 71–77.

Benjamin J. Song and Andrew H. Liu. Metropolitan endotoxin exposures, allergy and asthma, Curr Opin Allergy Clin Immunol 2003; 3: 331-335.

Benjamin J. Song and Andrew H. Liu. Metropolitan endotoxin exposure, allergy and asthma, Curr Opin Allergy Clin Immunol 2003, 3: 331-335.

Bhatt JM, Smyth AR. The management of pre-school wheeze. Paediatr Respir Rev 2011; 12: 70–77.

Brand PL, Baraldi E, Bisgaard H, et al. Definition, assessment and treatment of wheezing disorders in preschool children: an evidence-based approach. Eur Respir J 2008; 32: 1096–1110.

Brum Negreiros, Celso Ungier. Alergologia Clínica, Atheneu, 1995.

Castro-Rodriguez JA, Rodrigo GJ. Efficacy of inhaled corticosteroids in infants and preschoolers with recurrent wheezing and asthma: a systematic review with meta-analysis. Pediatrics 2009; 123: e519–e525.

Caudri D, Wijga A, CM AS, et al. Predicting the long-term prognosis of children with symptoms suggestive of asthma at preschool age. J Allergy Clin Immunol 2009; 124: 903–910, e1–e7. 47-Castro-Rodriguez JA. The Asthma Predictive Index: a very useful tool for predicting asthma in young children. J Allergy Clin Immunol 2010; 126: 212–216.

Diagnosis and treatment of asthma in childhood: a PRACTALL consensus report", L. B. Bacharier et al. Allergy. Volume 63 Issue 1 Page 5-34, January 2008.

Fernando D. Martinez. Respiratory syncytial virus bronchiolitis and the pathogenesis of childhood asthma, Pediatr Infect Dis J, 2003; 22:S76-82.

Fernando D. Martinez. Respiratory syncytial virus bronchiolitis and the pathogenesis of childhood asthma, Pediatr Infect Dis J, 2003; 22:S76-82.

Frey U, von Mutius E. The challenge of managing wheezing in infants. N Engl J Med 2009; 360: 2130–2133.

G Wennergren. Review article outcome of wheezing in early childhood, Acta Pediatr 2003; 92:1366-1368.

G. Bolte, W. Bischof, M. Borte, I. Lehmann, H. E. Wichmann and J. Heinrich. Early endotoxin exposure and atopy development in infants: results of a birth cohort study, Clin Exp Allergy 2003;33:770-776.

Garcia-Marcos L, Martinez FD. Multitrigger versus episodic wheeze in toddlers: new phenotypes or severity markers? J Allergy Clin Immunol 2010; 126: 489–490.

Global Initiative for Asthma. Global strategy for the diagnosis and management of asthma in children 5 years and younger, 2009.

Guidelines for Diagnosis and Management of Asthma – Update on Selected topics 2002 National Institutes of Health, National Heart, Lung and Blood. June 2002.

Guilbert TW, Morgan WJ, Zeiger RS, et al. Long-term inhaled corticosteroids in preschool children at high risk for asthma. N Engl J Med 2006; 354: 1985–1997.

Henderson J, Granell R, Heron J, et al. Associations of wheezing phenotypes in the first 6 years of life with atopy, lung function and airway responsiveness in mid-childhood. Thorax 2008; 63: 974–980.

Herberto Jose Chong Neto, Nelson Augusto Rosario, Sibilância no lactente: epidemiologia, investigação, tratamento; Pediatr J, RioJ, vol.86 no.3 Porto Alegre May/June 2010.

III Consenso Brasileiro no Manejo da Asma; 2002.

José A. Castro-Rodriguez, Carlos E. Rodriguez-Martinez, Adnan Custovic, Infantile and preschool asthma, Eur Respir Monogr 2012;56:10-21

Karin C. Lodrup Carlsen andKai-Hakon Carlsen, Athma in children: the road to individual asthma phenotypes, Eur Respir Monogr 2012;56:1-9

Kathrin Negele, Joachin Heirich, Michael Borte, Andrea Von Berg, Beate Schaaf, Irina Lehmann, H-Erich Wichmann and Gabriele Bolte. Mode of delivery and development of atopic disease during the first 2 years of life, Pediatr Allergy Immunol 2004;15: 48-54.

Kooi EM, Schokker S, Marike Boezen H, et al. Fluticasone or montelukast for preschool children with asthma-like symptoms: randomized controlled trial. Pulm Pharmacol Ther 2008; 21: 798–804.

L Lowe, C S Murray, L Martin, J Deas, E Cashin, G Poletti, A Simpson, A Woodcock, A Custovic. Reported versus confirmed wheezing and lung function in early life, Arch Dis Child 2004; 89: 540-543.

L. Zhang, E. Ferruzi, T. Bonfati, ML Auler, NE D'Avila, CS Faria and MM Costa. Long and short—term effect of prednisolone in hospitalized infants with acute bronchiolitis.

Lauren P. Koopman, Huub Savelkoul, Inesz J. Van Benten, Jorrit Gerritsen, Bert Brunekreef and Herman J. Neijns. Increased serum IL-10/IL-12 ratio in weezing infants, Pediatr Allergy Immunol 2003; 14:112-119.

Lorena Cifuentes, Solange Caussade, Claudia Villagran, Paula Darrigrande, Paula Bedregal, Gonzalo Valdivia, and Ignacio Sanchez. Risk Factors for Recurrent Wheezing Acute Bronchiolitis: A 12- Month Follow-up, Pediatric Pulmonology 2003; 36: 316-321.

Lynn M. Taussing, Anne L. Wright, Catharine J. Holberg, Marilyn Halonen, Wayne J. Morgan, Fernando D. Martinez. Tucson Children's Respiratory Study:1980 to present, J Allergy Clin Immunol april 2003: 661-675.

M.S. Kramer, T. Guo, R. W. Platt, Z. Sevkovskaya, I. Dzikovischs, J. P. Collet, S. Shapiro, B. Chalmers, E. Hodnett, I. Mezen, T. Ducruet, G. Shihkos and N. Bogdanovichs. Does previous infection protect against atopic eczema and recurrent wheeze in infancy? Clin Exp Allergy 2004; 34:753-756.

Maria Marluce dos Santos Vilela, João Paulo Lotufo. Alergia, Imunologia e Pneumologia, Série de Atualizações Pediátricas, Sociedade de Pediatria de São Paulo, Atheneu 2004.

Martinez FD, Chinchilli VM, Morgan WJ, et al. Use of beclomethasone dipropionate as rescue treatment for children with mild persistent asthma (TREXA): a randomised, double-blind, placebo-controlled trial. Lancet. 2011; 377: 650–657.

Martinez FD. Wright AL, Taussing LM, et al. Asthma and wheezing in the first six years of life. N Engl J Med1995; 332:133-8.

Matricardi PM, Illi S, Grüber C, et al. Wheezing in childhood: incidence, longitudinal patterns and factors predicting persistence. Eur Respir J 2008; 32: 585–592.

Muhammad Towhid Salam, Yu-Fen Li, Bryan Langholz, and Frank Davis Gilliland. Early-Life Environmental Risk Factors for Asthma: Finding from the Children's Health Study, Environmental Health Perspectives; may 2004; vol 112 num 6: 760-765.

Negele K, Heinrich J, Borte M, Von Berg A, Schaaf B, Lehman I, Wichmann H-E. Bolte G for the LISA Study Group, Mode of delivery and the development of atopic disease during the first 2 years of life. Pediatric Allergy Immunol 2004; 15: 48-54.

Neusa F. Wandalsen. Bebê Chiador, Pediatria Moderna, dezembro 1992; volume XXVIII; num: 7.

Panickar J, Lakhanpaul M, Lambert PC, et al. Oral prednisolone for preschool children with acute virus-induced wheezing. N Engl J Med 2009; 360: 329–338.

Pedersen SE, Hurd SS, Lemanske RF Jr, et al. Global strategy for the diagnosis and management of asthma in children 5 years and younger. Pediatr Pulmonol 2011; 46: 1–17.

R. J. Kurukulaaratchy, S. Matthews, S. T. Holgate, S. H Arshad. Predicting persistent disease among children who wheeze during early life, Eur Respir J 2003;22:767-771.

R. Stokes Peebles. Jr. Viral infections, atopy, and asthma: is there a causal relationship? J Allergy Clin Immunol January 2004, S15- S18.

Richard E. Behrman, Robert M. Kliegman, Waldo E. Nelson, Victor C Vaughan III, Textbook of Pediatrics, seventeenth edition, Elsevier, 2005.

Rodriguez-Martinez CE, Sossa-Briceno MP, Castro-Rodriguez JA. Discriminative properties of two predictive indices for asthma diagnosis in a sample of preschoolers with recurrent wheezing. Pediatr Pulmonol 2011; 46: 1175–1181.

Ronina A. Covar, Joseph D. Spahn. Treating the wheezing infant, Pediatr Clin N Am, 2003; 50:631-654.

S. Hasan Arshad, Ramesh J.Kurukulaarathy, Monica Fenn, RGN and Sharon Matthews. Early life risk factors for current wheeze, asthma, and bronchial hyperresponsiveness at 10 years of age, Chest 2005;127: 502-508.

Schultz A, Brand PL. Episodic viral wheeze and multiple trigger wheeze in preschool children: a useful distinction for clinicians? Paediatr Respir Rev 2011; 12:S160–164.

Schultz A, Devadason SG, Savenije OE, et al. The transient value of classifying preschool wheeze into episodic viral wheeze and multiple trigger wheeze. Acta Paediatr 2010; 99: 56–60.

Spycher BD, Silverman M, Brooke AM, et al. Distinguishing phenotypes of childhood wheeze and cough using latent class analysis. Eur Respir J 2008; 31: 974–981.

Spycher BD, Silverman M, Kuehni CE. Phenotypes of childhood asthma: are they real? Clin Exp Allergy 2010; 40:1130–1141

Stefano Guerra, I. Carla Lohman, Marilyn Halonen, Fernando D. Martinez and Anne L. Wright. Reduced interferon α production and soluble CD14 levels in early life predict recurrent wheezing by 1 year of age, American Journal of Respiratory and Critical Care Medicine 2004; vol 169: 70-76.

Valovirta E, Boza ML, Robertson CF, et al. Intermittent or daily montelukast versus placebo for episodic asthma in children. Ann Allergy Asthma Immunol 2011; 106: 518–526.

Von Mutius E. Trajectories of childhood wheeze. J Allergy Clin Immunol 2011; 127: 1513–1514.

CAPÍTULO

12

Aspergilose Broncopulmonar Alérgica

Alfeu Tavares França e Solange Oliveira Rodrigues Valle

CONSIDERAÇÕES GERAIS

Os fungos estão presentes universalmente e a exposição intra ou extradomiciliar é inevitável. O gênero *Aspergillus* é o principal causador de doenças na espécie humana. São sapróbios de distribuição universal, filamentosos e produzem esporos ou conídios encontrados com grande facilidade no solo, em vegetais ou qualquer outra matéria orgânica em decomposição aeróbia durante todas as estações do ano, o que explica a fácil propagação de seus conídios pelas correntes aéreas. A espécie *fumigatus* é responsável por uma variedade de manifestações pulmonares que vão depender da genética do indivíduo, assim como da sua resposta imunológica aos antígenos do *Aspergillus*. Nessa variedade, encontram-se asma alérgica; aspergilose invasiva, aspergiloma (micetoma); pneumonite de hipersensibilidade e aspergilose broncopulmonar alérgica que ocorre nos pacientes com asma ou com fibrose cística.

Os primeiros casos de aspergilose broncopulmonar alérgica (ABPA) foram descritos na Inglaterra em 1952. Posteriormente, Pepys conceituou a ABPA como uma asma de longa duração, apresentando testes cutâneos positivos com antígenos do *Af* (imediatos e semitardios) e anticorpos precipitantes no soro. Inicialmente, esta enfermidade foi considerada como uma raridade nos EUA. Em 1965, foi identificada a associação com a fibrose cística (FC). No Brasil, os primeiros casos de ABPA foram descritos por França, em 1974, em sua tese de livre-docência, e a associação com FC foi relatada na década de 1990.

CONCEITO

A ABPA ocorre em asmáticos atópicos, imunocompetentes, que desenvolvem complexas reações imunes causando inflamação crônica. É uma enfermidade não invasiva, bem estabelecida e com alto poder destrutivo pulmonar. Acomete também pacientes com FC. As manifestações clínicas podem variar de asma leve a doença pulmonar fibrótica fatal. Os fungos do gênero *Aspergillus* que estão amplamente distribuídos na natureza são os principais agentes etiológicos.

IMUNOPATOGÊNESE

Embora o gênero *Aspergillus* inclua mais de 130 espécies, o *Aspergillus fumigatus* (*Af*) é o principal agente etiológico. Outras espécies também podem ser patogênicas.

O *Af* é um fungo sapróbio, de distribuição universal, que pode ser encontrado na atmosfera em todas as estações do ano, no solo, em vegetais ou na matéria orgânica em decomposição aeróbica. É termo tolerante (cresce entre 12° e 52°C) e tem conídios que medem em torno de 2 a 3,5 micra de diâmetro, que aderem com facilidade ao epitélio inflamado das vias respiratórias mais calibrosas. Esta característica favorece a sua permanência prolongada no pulmão dos asmáticos e daqueles com FC, onde pode germinar e produzir metabólitos, que causam mais danos tissulares e maior penetração dos alérgenos. A espécie *fumigatus* produz micotoxinas e metabólitos tóxicos que interferem nos mecanismos de defesa do hospedeiro. Entre esses metabólitos estão incluídas endotoxinas, fumagilina, gliotoxina, ácido helvólico, aflatoxinas e fator inibidor do complemento. Essas substâncias causam diminuição dos batimentos ciliares, danos teciduais diretos pela reação inflamatória local, redução da aderência e da atividade fagocítica dos macrófagos e inibição do complemento, com consequente diminuição da opsonização. O *Af* também produz uma grande variedade de enzimas, tais como nucleases, fosfatases, peptidases, proteases e superóxido-dismutases.

Os alérgenos das espécies de *Aspergillus* podem ser proteínas, glicoproteínas e polissacarídeos. O *Asp f* 1 é uma proteína de 18 kDa, pertencente à família mitogilina, que se liga à IgE, sendo considerado um alérgeno principal deste fungo. Parece exercer um papel duplamente importante na patogênese da ABPA, promovendo colonização por meio da atividade citotóxica e causando reações inflamatórias, que envolvem imunoglobulinas da classe E. O *Asp f* 2 é uma proteína de 37 kDa que reage com anticorpos no soro de pacientes com ABPA, mas não com o soro de pacientes só sensíveis ao *Af*. O *Asp f* 4 e o *Asp f* 6 parecem ter comportamento semelhante.

Os conídios de *Af* são inalados e retidos no muco existente nos brônquios de indivíduos com asma e FC. Uma vez aderidos e por sua termotolerância, estes esporos germinam, produzindo vários antígenos e metabólitos tóxicos que irão agir sobre o sistema imune local e sistêmico.

Os antígenos do *Af*, ao se combinarem com os anticorpos reagínicos ligados aos receptores de alta afinidade presentes nas superfícies dos mastócitos e basófilos pulmonares, provocam a desgranulação deles, com liberação de mediadores químicos pré e recém-formados. Esses mediadores são responsáveis pelo processo inflamatório, pela contração da musculatura e pelo aumento de muco.

A ativação do sistema do complemento pode ocorrer pelas vias clássica e alternativa. Os complexos imunes formados na ABPA agem apenas localmente, não sendo circulantes.

As células T envolvidas são provavelmente células CD4+ do subtipo T_H2. Esse subtipo de célula atua no sítio inflamatório, secretando as interleucinas 4, 5 e 13, que aumentam a síntese e secreção de IgE, a produção, maturação e ativação de eosinófilos, a expressão de VCAM-1 nas células endoteliais e de seu ligante VLA-4 nas células T e nos eosinófilos. A IL 10 inibe o crescimento dos eosinófilos e promove sua apoptose, exercendo, assim, efeitos anti-inflamatórios. Na ABPA tem sido demonstrada redução dos níveis desta interleucina, favorecendo o infiltrado eosinofílico. As proteases liberadas pelo *Af* induzem a síntese de IL-8 pelas células epiteliais. Esta interleucina promove influxo de neutrófilos e ativação de eosinófilos.

Essas reações contribuem para as lesões brônquicas e do parênquima pulmonar, que podem culminar com o desenvolvimento de bronquiectasias e fibrose.

A fisiopatologia da ABPA não está totalmente esclarecida, sendo a genética considerada um dos fatores importantes. Alguns antígenos HLA, especialmente os HLA-DR2/DR5 e possivelmente os DR4/DR7, parecem predispor alguns indivíduos para ABPA, enquanto o HLA-DQ2 parece ter um efeito protetor. Polimorfismos da região estimuladora do gene da IL-10 estão associados à colonização pelo *Aspegillus* e ao desenvolvimento da ABPA em pacientes com FC. A variabilidade genética pode, por isso, proteger ou aumentar a suscetibilidade à ABPA. Além disso, os pacientes com ABPA sem FC apresentam frequência aumentada da mutação do gene do CFTR. Essas observações genéticas podem, finalmente, nos auxiliar a compreender os mecanismos envolvidos na resposta inflamatória ao *A. fumigatus* na ABPA.

Em adição aos fatores genéticos, pacientes com FC e asma podem ser mais suscetíveis à ABPA devido à presença de muco excessivo nas vias respiratórias, o que aumenta a retenção dos esporos do *A. fumigatus*. Os esporos, por isso, germinam nas vias respiratórias, onde liberam proteínas antigênicas. Isso provoca uma resposta do hospedeiro que é predominantemente mediada por linfócitos do tipo TH2, cuja resposta inflamatória também resulta em aumento da secreção de muco nas vias respiratórias, quimiotaxia de eosinófilos, infiltrados pulmonares e remodelamento das vias aéreas.

PATOLOGIA

Na ABPA, existe um intenso processo inflamatório misto que pode causar bronquiectasias centrais. Outros achados morfológicos nesses pacientes incluem síndrome de impactação mucoide, bronquiolite obliterante, pneumonia eosinofílica, bronquite e bronquiolite exsudativas eosinofílicas, vasculite e fibrose pulmonar.

O tampão mucoso é constituído de muco amarelo esverdeado, espesso e viscoso, e é denominado por alguns mucina alérgica. À microscopia observam-se fibrinas, cristais de Charcot-Leyden, eosinófilos degenerados e hifas fragmentadas de *Af*.

QUADRO CLÍNICO

A ABPA tem como principal manifestação clínica a asma, que pode variar de leve e intermitente até grave e de difícil controle. Na sua fase aguda, podemos observar tosse produtiva com expectoração acastanhada e espessa, febre, mal-estar, anorexia, emagrecimento, hemoptise, dor torácica e eliminação de tampões mucosos. Frequentemente está associada a outras manifestações alérgicas, como conjuntivite, rinite e dermatite atópica.

A prevalência de ABPA entre os asmáticos corticodependentes varia de 7% a 28%. Serpa, ao pesquisar os critérios de ABPA em 56 pacientes asmáticos sensíveis ao *Af* do Serviço de Imunologia do Hospital Universitário Clementino Fraga Filho (HUCFF) da UFRJ, encontrou uma prevalência de 19%. Com frequência o diagnóstico é feito em pacientes adultos, não havendo predileção por sexo ou raça. Na FC, essa prevalência varia de 2% a 15%. Valle identificou frequência de 12,5% nos pacientes com FC do Instituto Fernandes Figueira (IFF) da Fiocruz.

DIAGNÓSTICO

O diagnóstico da ABPA deve ser baseado na história clínica, nos testes cutâneos de hipersensibilidade, provas laboratoriais e achados radiográficos.

Para o diagnóstico da ABPA nos pacientes asmáticos, é necessário que eles preencham os critérios essenciais. Nos pacientes com FC, os critérios utilizados são os que seguem.

QUADRO 12-1 **Critérios para o diagnóstico de ABPA nos pacientes asmáticos**

Características clínicas e laboratoriais	Essenciais
Asma	Sim
Infiltrado pulmonar	Não
Reatividade cutânea imediata ao *Af*	Sim
IgE total elevada	Sim > 1.000 ng/mL
Anticorpos precipitantes para *Af*	Sim
Eosinofilia periférica	Não
IgE e IgG específicas elevadas para *Af*	Sim
Bronquiectasia central*	

*Quando a bronquiectasia central está presente, é denominada ABPA-BC, e, quando ausente, mas com critérios clínicos e sorológicos, ABPA-S.

Clássicos

- Deterioração clínica aguda ou subaguda não relacionada a outras etiologias.
- IgE sérica total acima de 1.000 UI/mL em pacientes que não estão em uso de corticosteroide oral.
- Reatividade cutânea imediata a antígenos do *Af* ou IgE sérica específica para *Af*.
- Anticorpos precipitantes ou IgG sérica específica para *Af*.
- Radiografia ou TC de tórax com alterações recentes que não desaparecem com antibiótico e fisioterapia.

Menores

- Deterioração clínica aguda ou subaguda não relacionada a outras etiologias.

- IgE sérica total acima de 500 UI/mL em pacientes que não estão em uso de corticosteroide oral. Em caso de suspeita de ABPA e nível de IgE sérica total de 200 a 500 UI/mL, é recomendado repetir o teste entre 1 e 3 meses. Se o paciente estiver tomando corticosteroide oral, deve-se repetir após suspensão.
- Reatividade cutânea imediata a antígenos do *Af* ou IgE sérica específica para *Af*.
- Um dos seguintes: anticorpos precipitantes ou IgG sérica específica para *Af*, ou radiografia ou TC de tórax com alterações recentes que não desaparecem com antibiótico e fisioterapia.

O teste de puntura é o exame preferencial para o início da investigação da ABPA. A reatividade cutânea aos antígenos do *Af* pode ser imediata e semitardia.

O teste intradérmico, considerado mais sensível, deve ser realizado quando o teste de puntura for negativo. É desnecessário prosseguir a investigação para ABPA quando não há reação pela via intradérmica.

Os índices de IgE e IgG específicas para o *Af* são importantes para diferenciar os pacientes com ABPA daqueles asmáticos apenas sensibilizados ao *Af*. Esses índices têm valor quando acima de 2. Esse exame não é utilizado rotineiramente; entretanto, o diagnóstico de ABPA pode ser firmado independentemente desse procedimento.

Hemmann *et al.* relataram que os pacientes com ABPA e aqueles sensíveis ao *Aspergillus* apresentam níveis elevados de IgE para os recombinantes do *Aspergillus* Asp f1, Asp f3, Asp f4 e Asp f6 e níveis elevados de IgE para Asp f4 e Asp f6 nos pacientes com FC associada à ABPA. Os marcadores biológicos, TARC e CCL17, têm sido utilizados em alguns centros para diferenciar as exacerbações bacterianas das ocasionadas pela ABPA. As recomendações para investigação sequencial de pacientes com asma e suspeita de ABPA encontram-se na Figura 12-1.

Estagiamento

A ABPA pode ser dividida conforme sua manifestação clínica em cinco estágios, que não representam fases da doença.

ESTÁGIO I – agudo: caracteriza-se pela presença do quadro clínico clássico, com dispneia, tosse com expectoração acastanhada, febre e mal-estar. Ocorrem infiltrados pulmonares, elevação da IgE sérica total e da IgE e IgG específicas para o *Af*, precipitinas séricas e eosinofilia periférica.

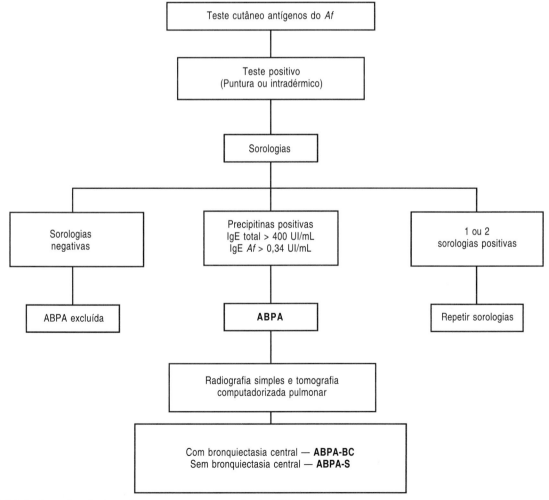

FIGURA 12-1   Investigação de pacientes com asma e suspeita de ABPA.

Estágio II – remissão: ocorre quando, após o tratamento com corticosteroides, há o desaparecimento dos sintomas respiratórios e das alterações radiográficas e sorológicas, sem recorrência por, no mínimo, 6 meses. A remissão pode ser permanente ou não.

Estágio III – exacerbação: o paciente apresenta todas as características do estágio agudo (I) ou ocorre uma elevação de pelo menos 100% da IgE total, além de novos infiltrados pulmonares na ausência de outras possíveis causas.

Estágio IV – asma corticodependente: inclui aqueles pacientes que necessitam de corticoterapia sistêmica ou inalatória para controlar a asma ou evitar exacerbações recorrentes da ABPA, além de apresentarem IgE total normal ou elevada, IgE e IgG séricas específicas elevadas, acompanhadas ou não dos achados laboratoriais presentes no estágio I.

Estágio V – fibrose pulmonar: neste estágio, estão presentes alterações fibróticas extensas e irreversíveis, com padrão de doença pulmonar obstrutiva e restritiva nas provas funcionais respiratórias. Pode evoluir com hipoxemia arterial, cianose, *cor pulmonale*, insuficiência respiratória e morte.

A ABPA pode ser classificada em ABPA-BC, quando estão presentes as bronquiectasias centrais, e em ABPA-S, quando as bronquiectasias estão ausentes, mas os critérios clínicos e sorológicos definem o diagnóstico. Pacientes do grupo ABPA-BC podem estar em qualquer estágio da doença, confirmando que esses estágios não são evolutivos.

Muitas vezes, a ABPA não é investigada na sua fase inicial por ter como manifestação clínica apenas asma leve. Posteriormente, como as complicações existentes são comuns a diversas enfermidades, esta condição clínica não é suspeitada. O curso da ABPA é insidioso, com períodos agudos, e, se não diagnosticada e tratada precocemente, pode evoluir para um quadro potencialmente fatal. Isso justifica a pesquisa de ABPA em todos os pacientes com asma.

Diagnóstico Diferencial

O diagnóstico diferencial da ABPA deve incluir sarcoidose, parasitoses, alveolite alérgica extrínseca, pneumonia eosinofílica, síndrome de Churg-Strauss, dentre outras. O envolvimento frequente dos segmentos posteriores dos lobos pulmonares superiores não raro leva a um diagnóstico equivocado de tuberculose.

Nas diferentes micoses broncopulmonares alérgicas (MBPA) encontramos quadros clínicos semelhantes ao da ABPA, porém causados por outros fungos, tais como *Candida albicans*, *Penicillium* sp., *Curvularia*, *Helminthosporium* e *Pseudallescheria boydii*.

TRATAMENTO E PREVENÇÃO

A prednisona é a droga preferencial. Os planos terapêuticos variam de acordo com os diferentes estágios da doença.

Nos estágios I e III, preconiza-se o uso de 0,5 mg/kg/dia de prednisona, em dose única matinal, durante 7 a 14 dias, passando, então, esta mesma dose para uso em dias alternados por 6 a 8 semanas. Ocorre diminuição ou resolução dos infiltrados pulmonares entre 1 e 2 meses e é esperada redução de 35% ou mais na concentração sérica de IgE total após 6 semanas do início do tratamento. Não se deve administrar a prednisona indefinidamente na expectativa de se reduzir a IgE total aos níveis normais. A dosagem da IgE total deve ser realizada em 6 a 8 semanas e, posteriormente, a cada 8 semanas durante um ano, para se determinar o nível basal. O aumento $\geq 100\%$ do nível basal indica exacerbação da doença. A retirada da prednisona, após o tratamento da fase aguda da ABPA ou de suas exacerbações, deve ser feita lentamente. Recomenda-se a diminuição de 5 a 10 mg a cada 2 semanas.

A radiografia de tórax ou a TC devem ser realizadas após 4 a 8 semanas para avaliação do infiltrado pulmonar. Se não ocorrer melhora do quadro clínico pulmonar, estará indicada a manutenção da corticoterapia diária ou, mesmo, aumento da dose até a resolução dos infiltrados.

No estágio IV, mantém-se a prednisona na menor dose necessária para controle dos sintomas, de preferência em dias alternados. A corticoterapia pode ser útil mesmo na fibrose pulmonar (estágio V), porém, nesses casos, devemos lembrar que os infiltrados pulmonares podem ser de origem bacteriana, justificando o emprego de antibióticos, oxigênio e fisioterapia respiratória.

No primeiro ano de tratamento recomenda-se a monitorização mensal dos níveis de IgE sérica total, pois, por refletir atividade da doença, é considerada um bom marcador de exacerbações ou melhora. É importante lembrar que os níveis séricos de IgE total raramente retornam aos limites considerados normais, sendo importante considerar como parâmetros de comparação o nível basal individual de cada paciente durante a fase de remissão. Na ausência de alterações séricas de IgE, radiografias de tórax de controle devem ser solicitadas a cada 3 a 6 meses no primeiro ano de tratamento e, depois, anualmente, assim como as provas funcionais respiratórias.

O emprego de corticosteroides tópicos inalatórios é útil para o controle da asma, mas não têm ação como terapêutica específica da ABPA. A imunoterapia específica é matéria de estudo. Alguns agentes antifúngicos têm sido empregados, junto com os corticosteroides, no tratamento da ABPA. Destes, o itraconazol é a droga que apresenta melhores resultados, uma vez que sua utilização leva a diminuição da necessidade de corticoterapia, redução dos níveis de IgE sérica e melhora nas provas funcionais respiratórias. A definição de esquemas terapêuticos com esses medicamentos ainda dependem de melhor avaliação da eficácia da droga, além da dose e do tempo de tratamento ideais.

Existem relatos do uso do omalizumabe, anticorpo monoclonal humanizado direcionado contra a IgE que evita a sua ligação aos receptores de alta e baixa afinidade nas células efetoras, como opção terapêutica em pacientes com FC apresentando efeitos adversos significativos com a corticoterapia sistêmica prolongada. Ainda existem poucos estudos sobre o uso do omalizumabe nos asmáticos com ABPA. Entretanto, têm sido observados redução dos escores clínicos da asma, dos marcadores inflamatórios e do uso corticosteroides orais.

A profilaxia deve ser feita orientando-se o paciente a evitar ambientes com altas concentrações do fungo, tais como locais com grandes quantidades de adubo químico, matéria orgânica em decomposição ou grãos estocados, e o uso de *Canabis sativa*.

É de grande importância controlar o processo inflamatório da asma, visando à diminuição das condições que favorecem a germinação dos conídios e a perpetuação dos danos tissulares.

PROGNÓSTICO

Está diretamente relacionado ao estágio da doença. Assim, é de grande importância o diagnóstico precoce, justificando-se a pesquisa de ABPA em todos os pacientes com asma ou fibrose cística. O tratamento adequado evita a evolução para as formas irreversíveis da doença.

Bibliografia

Arruda LK, Mann BJ, Chapman MD. Selective expression of a major allergen and cytotoxin, *Asp f* 1, in *Aspergillus fumigatus:* implications for the immunopathogenesis of *Aspergillus* –related diseases. J Immunol 149: 3354-3359, 1992.

Banerjee B, Kurup VP. Molecular biology of Aspergillus allergens. Immunol Allergy Clin North Am 18(3):601-18,1998.

Becker JW, Burke W, McDonald G et al. Prevalence of allergic bronchopulmonary aspergillosis and atopy in adult patients with cystic fibrosis. Chest 109:1536-40,1996.

Chauhan B, Knusten P, Hutcheson PS et al. T Cell subsets, epitope mapping, and HLA-restricition in patients with allergic bronchopulmonary aspergilosis. Joural of Clinical Investigation, vol 97, no 10, 2324-2331, 1996.

Chauhan B, Santiago L, Hutcheson PS et al. Evidence for the involvement of two different MHC class II regions in susceptibility or protection in allergic bronchopulmonary aspergillosis. Journal of Allergy and Clinical Immunology, vol 106, no 4, 723-729, 2000.

Chauhan B, Santiago L, Kirschmann DA et al. The Association of HLA-DR Alleles and T Cell Activation with Allergic Bronchopulmonary Aspergillosis. Journal of Immunology, vol 159, no8, 4072-4076,1997.

Collins J, Vos G, Hudes G et al. Allergic bronchopulmonary aspergillosis treated successfully for one year with omalizumab. Journal of Asthma and Allergy 5: 65-70, 2012.

Damaceno N, Rodrigo MC, Murumatu L, Rojas AC, Sanches CWO, Cruz IA, Jasinowodolinski D, Kiertsman B. Aspergilose broncopulmonar alérgica em pacientes com fibrose cística – relato de caso. J Pneumol 23(Supl 2) S29, 1997.

Denning DW, Van Wye JF, Lewiston NJ, Stevens DA. Adjunctive therapy of allergic bronchopulmonary aspergillosis with itraconazole. Chest 100: 813-819, 1991.

França AT. Asma brônquica: importância do *Aspergillus fumigatus*. Tese de Livre-docência. Rio de Janeiro: Universidade Federal do Rio de Janeiro, 1974.

França AT. Aspergilose broncopulmonar alérgica, 1ª ed. Rio de Janeiro, Studio Alfa: 125 p, 1996.

Geller M. Allergic bronchopulmonary aspergillosis does exist in Brazil. Ann Allergy 63:325-6,1989.

Greenberger PA, Miller TP, Roberts M, et al. Allergic bronchopulmonary aspergillosis in patients with and without bronchiectasis. Ann Allergy 70:333-8,1993.

Greenberger PA, Patterson R. Diagnosis and management of allergic bronchopulmonary aspergillosis. Ann Allergy 56: 444-448,1986.

Greenberger PA. Allergic bronchopulmonary aspergillosis. In: Middleton E, Reed CE, Ellis EE, Yunginger JW, Adkinson NF Jr, Busse WW, eds. Allergy: principles and practice, 5TH ed. St. Louis, Mosby: 981-993, 1998.

Greenberger PA. Allergic bronchopulmonary aspergillosis. J Allergy Clin Immunol 110:685-92,2002

Hemmann S, Ismail C, Blaser K, et al. Skin-test reactivity and isotype-specific immune responses to recombinant Asp f 3, a major allergen of Aspergillus fumigatus. Clin Exp Allergy 28:860-7,1998.

Hemmann S, Nikolaizik WH, Schöni H et al. Differential IgE recognition of recombinant Aspergilus fumigatus allergens by cystic fibrosis patients with allergic bronchopulmonary aspergillosis or Aspergilllus allergy. European Journal of Immunology, vol 28, no4, pp 1155-1160, 1998.

Hinson KFW, Moon AJ, Plummer NS. Bronchopulmonary aspergillosis: a review and report of eight new cases. Thorax 7 :317-33,1952.

Kane GC, Salazar A, Israel HL. Aspergillosis: expanding spectrum of pulmonary disease. Clin Pulm Med 5: 151-157, 1998.

Kanu A, Patel K. Treatment of allergic bronchopulmonary aspergillosis (ABPA) in CF with anti-IgE antibody (omalizumab).Pediatric Pulmonol 43:607-10, 2008.

Knusten AP, Slavin RG. Allergic Bronchopulmonary Aspergillosis in Asthma and Cystic Fibrosis. Clinical and Developmental Immunology vol. 2011: 1-13, 2011.

Knutsen AP, Chauhan B, Slavin RG. Cell-mediated immunity in allergic bronchopulmonary aspergillosis. Immunol Allergy Clin North Am 18: 575-599, 1998.

Latzin P, Hartl D, Ragemey N et al. Comparison of serum markers for allergic bronchopulmonary aspergillsis in cystic fibrosis. European Respiratory Journal, vol 31, no1, 36-42, 2008.

Mearns M, Young W, Batten J. Transient pulmonary infiltrations in cystic fibrosis due to allergic aspergillosis. Thorax 20(5):385-92,1965.

Neves ARR. Pesquisa de candidíase broncopulmonar alérgica em asmáticos sensíveis a *Candida albicans*. Tese de Mestrado. Rio de Janeiro: Universidade Federal do Rio de Janeiro, 91 p, 2004.

Oliveira ER. Valor da pesquisa da IgE específica aos alérgenos recombinantes r Asp f 1,2,3,4 e 6 do *Aspergillus fumigatus* no diagnóstico da aspergilose broncopulmonar alérgica. Tese de Mestrado. São Paulo: Universidade de São Paulo, p129, 2003.

Patterson R, Golbert T. Hypersensitivity disease of the lung. Univ Michigan Med Center J 34:8-11,1968.

Patterson R, Greenberger PA, Roberts M. Allergic bronchopulmonary aspergillosis, 1ST ed. Providence, Oceanside Publications: 73 p, 1995.

Pepys J. Hipersensitivity disease of the lungs due to fungi and organic dust. In: Karger S, ed. Monographs in Allergy. Basel: 1-147,1969.

Ricketti AJ, Greenberger PA, Mintzer PA, Patterson R. Allergic bronchopulmonary aspergillosis. Chest 86: 773-778, 1994.

Sarma PU, Banerjee B, Bir N, Kurup VP. Immunodiagnosis of allergic bronchopulmonary aspergillosis. Immunol Allergy Clin North Am 18: 525-547, 1998.

Scwartz HJ, Greenberger PA. The prevalence of allergic bronchopulmonary aspergillosis in patients with asthma, determined by serologic and radiologic criteria in patients at risk. J Lab Clin Med 117: 138-142, 1991.

Serpa FS. Aspergilose broncopulmonar alérgica: prevalência e critérios diagnósticos em pacientes asmáticos sensíveis ao *Aspergillus fumigatus*. Tese de Mestrado. Rio de Janeiro: Universidade Federal do Rio de Janeiro, 75 p, 1997.

Shah A. *Aspergillus* – associated Hipersensitivity Respiratory Disorders. Indian J Chest Dis Allied Sci 50:117-128, 2008.

Stevens DA, Moss RB, Kurup VP, et al. Allergic bronchopulmonary aspergillosis: in cystic fibrosis-state if the art:cystic fibrosis foundation consensus conference. Clinical Infectious Diseases, vl 37, no3, pp.S225-S264, 2003.

Stevens DA, Schwartz HJ, Lee JY, et al. A randomized trial of itraconazole in allergic bronchopulmonary aspergillosis. N Engl J Med 342: 756-762, 2000.

Tomee JFC, Kauffman HF. Putative virulence factors of *Aspergillus fumigatus*. Clin Exp Allergy 30: 476-484, 2000.

Valle SOR. Identificação de aspergilose broncopulmonar alérgica nos pacientes com fibrose cística e reatividade cutânea aos antígenos do *Aspergillus fumigatus*. Tese de Mestrado. Rio de Janeiro: Universidade Federal do Rio de Janeiro: 101 p, 1998.

Wark PAB, Gibson PG. Allergic bronchopulmonary aspergillosis: New concepts of pathogenesis and treatment. Respirology 6,1-7,2000.

Wojnarowski C, Eichler I, Gartner C et al. Sensitization to Aspergillus fumigatus and lung function in cystic fibrosis. Am J Resp Crit Care Med 155:1902-7,1997.

13

Asma Ocupacional

Alexandre Pinto Cardoso

INTRODUÇÃO

A asma é doença multifatorial que parece ser geneticamente heterogênea. De fato, envolve um grande número de genes, bem como de fatores ambientais que podem influenciar sua expressão fenotípica. O meio ambiente capaz de interagir com predisposição genética em caso de asma envolve desde o lugar em que o indivíduo nasceu e cresceu, sua dieta, tipos de doença de que é ou foi portador, escolaridade, local de trabalho, eventos psicológicos, dentre outros aspectos. Asma e alergia são excelentes modelos de estudo de doenças complexas que envolvem genética e meio ambiente, e a asma ocupacional se presta bastante bem a estes estudos.

A primeira descrição de asma ocupacional foi feita no ano de 1700, por Bernardino Ramazzini. No seu estudo ele descreve os sintomas de tosse e dispneia, que acometem os padeiros, moleiros e trabalhadores em armazéns de cereais. O caráter alérgico da doença foi reconhecido, pela primeira vez, em 1909, por Cole, que descreveu um caso de alergia ao trigo com *scratch test* positivo. Em 1916, Schloss demonstrou testes cutâneos de reação imediata positivos ao extrato de farinha de trigo. Em 1929, De Besche transferiu passivamente a reatividade cutânea, com soros de padeiros asmáticos, de acordo com a técnica de Prausnitz-Küstner, dando, assim, suporte à teoria da presença de anticorpos reagínicos na alergia causada por farinha de trigo. Pacientes com asma preexistente podem desenvolver sensibilização específica a um agente ocupacional reconhecidamente alergênico, e podem ser considerados como casos de AO. Além disso, com frequência os casos de AO desencadeiam crises por estímulos inespecíficos tais como exercícios físicos, infecções e outros.

Casos de síndrome de disfunção reativa de vias aéreas, mais conhecidas como *reactive airways dysfunction syndrome* – RADS, são considerados como de AO por parte de alguns autores, porém a sua ocorrência fora do ambiente ocupacional é frequente, o que não se encaixa na definição de doença ocupacional.

O American College of Chest Physician (ACCP), por meio do *Consensus Statement on "Assessment of Asthma in the Workplace"*, propôs como critérios para a RADS: 1) ausência de sintomas respiratórios prévios; 2) início dos sintomas após exposição única; 3) exposição a altas concentrações de gases, fumaças ou vapores com propriedades irritantes; 4) início dos sintomas 24 h após a exposição, com persistência dos sintomas por no mínimo 3 meses; 5) sintomas semelhantes aos da asma, com tosse, sibilos e dispneia; 6) presença de obstrução das vias aéreas, comprovada por provas de função respiratória e/ou presença de responsividade brônquica inespecífica; e 7) descartar a possibilidade de qualquer outra doença pulmonar.

Além disso, o relato de asma preexistente muitas vezes não pode ser comprovado.

A asma ocupacional se tornou a doença pulmonar ocupacional mais prevalente em países desenvolvidos. Levantamentos feitos no Reino Unido e no Canadá dão conta de que a asma é a afecção pulmonar mais frequentemente relatada, variando de 26% a 52%, respectivamente.

A asma afeta a população mundial. A proporção de casos novos diagnosticados que são devidos à asma ocupacional é desconhecido. Nos EUA, os casos novos estão estimados em 15%, cifra similar à encontrada no Japão. Desde que o melhor tratamento ou o de escolha passou a ser a remoção da pessoa afetada da exposição do agente causal, o número de pessoas que requerem a troca de ocupação vem aumentando e suas consequências econômicas são consideráveis.

Cerca de 250 agentes podem causar a asma ocupacional. Os isocianatos, largamente usados em várias indústrias, são os responsáveis mais comuns pela doença A prevalência de asma em pessoas expostas ao isocianato é de 10%.

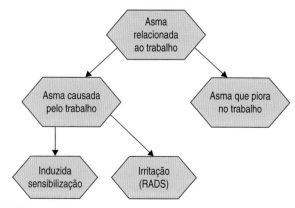

FIGURA 13-1   Asma e local de trabalho.

CLASSIFICAÇÃO E DEFINIÇÃO

As duas categorias de asma que ocorrem no local de trabalho são a asma ocupacional e a asma agravada pela exposição ocupacional. A asma ocupacional é caracterizada por limitação do fluxo aéreo variável, hiper-responsividade ou ambas, devido à exposição a um meio ambiente ocupacional específico, e não por outro estímulo fora do local de trabalho.

A asma agravada pela exposição ocupacional é preexistente ou concorrente, ou seja, é agravada por irritantes ou estímulos físicos no ambiente de trabalho. A asma ocupacional também pode se desenvolver em quem seja portador de asma, após a exposição ao meio ambiente de trabalho. Dois tipos de asma ocupacional podem ser observados: os que têm período de latência e os sem período de latência. O primeiro tipo é o mais comum, que ocorre em um período de exposição que pode levar meses ou anos e pode incluir todos os níveis de instâncias imunológicas, embora mecanismos imunológicos não tenham sido identificados para muitos agentes. Os casos sem período de latência seguem-se à exposição maciça a irritantes gasosos, químicos, em uma ou mais exposições.

AGENTES CAUSAIS

Os agentes causais de asma ocupacional com período de latência envolvem uma larga gama de substâncias, naturais e sintéticas, encontradas em diversas fases do processo industrial; alguns exemplos são apresentados no Quadro 13-1. Esses agentes podem ser divididos entre aqueles que são imunoglobulina E(IgE)-dependentes e aqueles que são IgE-independentes. A asma induzida por estes dois grupos de agentes diferem na apresentação clínica, no tipo de reação produzida durante testes inalatórios e também pela população de risco T. Clorina e amônia são os mais frequentes agentes causais da asma ocupacional sem latência.

FISIOPATOLOGIA

Asma Ocupacional com Período de Latência

A hiper-responsividade brônquica é característica da asma ocupacional com período de latência; ela pode diminuir com o afastamento e voltar a aumentar com a reexposição ao agente sensibilizante ou teste de broncoprovocação. As reações precoce e tardias também estão presentes, como na asma não ocupacional, na forma IgE-dependente. Na IgE-independente é possível que ocorram a fase tardia isolada, as duas fases ou ainda reações atípicas. Os diferentes padrões são pouco compreendidos.

A asma ocupacional induzida por agentes IgE-dependentes é similar à asma alérgica não relacionada com o trabalho. Uma boa parte dos compostos de elevado peso molecular (> 5.000 dáltons) induz a asma produzindo anticorpo (Ac) IgE específico. Alguns compostos com baixo peso molecular(< 5.000 dáltons), como os ácidos anídricos e os sais de platina, agem como haptenos e induzem a formação de Ac 1gB específico após combinarem com proteínas do corpo. A reação específica entre o antígeno (Ag) e a 1gB desencadeia a cascata de eventos e é responsável pela ativação das células inflamatórias. Mediadores inflamatórios pré-formados e recém-formados são liberados e passam a influir no processo inflamatório. É importante lembrar que, para muitas moléculas de baixo peso molecular, como os isocianatos, Ac 1gB específico pode não ser encontrado ou estar presente em pequeno percentual de pacientes; nesses casos, ele pode ser um marcador de exposição, e não de doença.O papel do linfócito T na asma ocupacional

---

QUADRO 13-1 **Agentes mais comuns causadores de asma relacionada ao trabalho e tipo de atividade profissional relacionada**

Enzimas	**Trabalhadores da indústria de detergentes, padeiros, trabalhadores farmacêuticos**
Látex	Trabalhadores da área de saúde
Borracha	Trabalhadores da indústria e instaladores de carpetes, trabalhadores farmacêuticos
Frutos do mar	Processadores da indústria de alimentos
BAIXO PESO MOLECULAR	
Isocianatos (diisocianato de tolueno – TDI; diisocianato de difenilmetano – MDI; diisocianato de hexametileno – HDI)	Pintores, trabalhadores de indústria de plástico, borrachas, espuma, tintas, poliuretanos, vernizes, resinas, instaladores de isolantes térmicos
Poeira de madeira	Lenhadores, carpinteiros
Anidridos ácidos (ftálico, reimetílico, hímico)	Trabalhadores e usuários de resina epóxi, plásticos, inseticidas, tintas, indústria aeronáutica, automobilística, química, de inseticidas
Metais (platina, cromo, cobalto, zinco)	Trabalhadores em refinarias, soldadores, galvanoplastia, cromações
Colofônio (breu ou resina de pinheiro)	Soldadores da indústria eletrônica
Aminas (etilenodiamina, Monoetanolamina, parafenilenodiamina)	Soldadores, trabalhadores com seladoras e vernizes, borracha, esmalte de unha, tintas, desinfetantes
Tintas, corantes	Trabalhadores da indústria têxtil e de plásticos
Cloramina T	Limpadores, zeladores

Fonte: Chan-yeung M, Malo JL,1995.

encontra-se ainda sob intensa investigação, e parece que está envolvido diretamente no processo e não apenas como indutor ou supressor da síntese de IgE. Uma evidência que suporta esta afirmação é a proliferação de linfócitos do sangue periférico de pacientes afetados quando estimulados por níquel, cobalto ou isocianatos.

As alterações patológicas são idênticas às da asma não ocupacional, comprovadas em modelos experimentais.

Fisiopatologia da asma sem período de latência

O mecanismo da asma induzida por irritantes é desconhecido. Embora as alterações patológicas sejam as mesmas encontradas na asma com latência, com algumas diferenças, fibrose mais forte e pequena quantidade de linfócitos T sugerem ausência de mecanismo imunológico.

EPIDEMIOLOGIA

Não existem ainda estudos populacionais sobre prevalência de asma ocupacional. No entanto, vários trabalhos de prevalência são conduzidos entre trabalhadores expostos a situações de risco. Na asma ocupacional com latência, elevada exposição é igual a elevadas taxas de prevalência. História de atopia com ou sem tabagismo é um sinalizador importante. Em trabalhadores expostos aos sais de platina, o tabaco é mais importante do que a atopia. O papel do tabagismo não está tão bem estabelecido para outros agentes e não tem a mesma importância na asma ocupacional 1gE-independente. A duração da exposição não é importante. Cerca de 40% dos pacientes com asma ocupacional apresentam sintomas nos primeiros 2 anos de exposição. Um estudo mostrou que HLA classe II estão envolvidos na asma induzida por isocianatos; esses estudos, no entanto, necessitam ser confirmados. Na asma, a 1gB-independente (sem latência), não tem sido muito estudada e parece que o grau de exposição teria mais importância do que características pessoais.

CONSEQUÊNCIAS A LONGO PRAZO

A maioria dos pacientes portadores de asma ocupacional com latência não recaem após anos de afastamento da exposição. Uma persistente hiper-responsividade brônquica a agentes farmacológicos com ou sem sintomas de asma associados pode ocorrer em trabalhadores cuja exposição a agentes sensibilizantes tenha cessado há pouco tempo. Uma vez iniciado o processo inflamatório, pode ele mesmo se autoperpetuar. A exposição continuada em trabalhadores afetados é associada à piora da asma. Em consequência, o diagnóstico precoce e o pronto afastamento são essenciais no tratamento da asma ocupacional.

DIAGNÓSTICO

Pode-se suspeitar de AO em todo caso de asma com tempo de início na fase adulta ou de piora da asma na fase adulta.

O diagnóstico de asma ocupacional deve incluir tanto o diagnóstico de asma quanto estabelecer a relação entre ela e a exposição ocupacional. História compatível, presença de limitação do fluxo aéreo de modo variável, na ausência deste, presença de hiper-responsividade brônquica por teste de broncoprovocação. A melhora dos sintomas durante os finais de semana é sugestiva, mas não suficientes. Prurido e lacrimejamento oculares, além de coriza, com frequência fazem parte do quadro.

Consensos internacionais têm sugerido que para se obter o diagnóstico de AO os seguintes critérios devem ser adotados: (A) diagnóstico de asma; (B) início da asma após a entrada no local de trabalho; (C) associação entre sintomas de asma e trabalho; e (D) um ou mais dos seguintes critérios – (1) exposição a agentes no trabalho que possam apresentar risco de desenvolvimento de asma ocupacional; (2) mudanças no volume expiratório forçado no primeiro segundo ou no pico de fluxo expiratório (PFE) relacionadas à atividade de trabalho; (3) mudanças na reatividade brônquica relacionadas à atividade de trabalho; (4) positividade para um teste de broncoprovocação específico; ou (5) início da asma claramente associado à exposição a um agente irritante no local de trabalho.

Podem ser realizados testes objetivos, que vão desde os cutâneos antígeno-específicos até a broncoprovocação com antígenos específicos. Infelizmente, não existe até o momento padronização comercial para esses testes, o que limita seu uso. Pode-se realizar broncoprovocação farmacológica com metacolina ou carbacol após 2 semanas de afastamento do local de trabalho, e a possibilidade de melhora declina com o tempo de afastamento. O número de critérios necessários para estabelecer a relação da asma com o local de trabalho dependerá do objetivo colimado, isto é, tratando-se de levantamentos epidemiológicos, os critérios têm maior sensibilidade e menor especificidade; no entanto, com finalidade médica, testes mais específicos devem ser usados. O diagnóstico de asma ocupacional traz consideráveis implicações sociais e econômicas para o trabalhador, seus familiares, empregadores e agências governamentais (Quadro 13-2).

CONCLUSÃO

O conhecimento da asma ocupacional tem aumentado consideravelmente nos últimos anos. Aumentou o número de agentes capazes de induzi-las e também nossa capacidade de identificá-la, entender seu mecanismo patogênico e história natural, mas, apesar desses avanços, ainda há muito a se conhecer. Enquanto doenças ocupacionais como a silicose e a asbestose podem ser erradicadas por ações e medidas de prevenção, parece que não teremos o mesmo desfecho para a asma ocupacional por conta da introdução constante de novos agentes químicos nos locais de trabalho. Aumentar o diagnóstico e supervisionar ambientes possivelmente capazes de induzir o aparecimento da asma ocupacional são o desafio deste novo século.

QUADRO 13-2   Métodos diagnósticos e avaliação crítica

Métodos	Vantagens	Desvantagens
Questionário	Simples, sensível	Baixa especificidade
Testes Imunológicos	Simples, sensível	Pode ser utilizado para SAPM e algumas SBPM; pouco disponível comercialmente
Responsividade brônquica inespecífica (metacolina, histamina, carbacol)	Simples, sensível	Necessidade de testes repetidos quando ocorrem testes negativos; não específico para AO
Monitorização do pico de fluxo expiratório	Simples, barato	Baixa sensibilidade comparado ao VEF_1; não padronizado; dependente de colaboração e honestidade do paciente
Medidas do VEF_1 antes e após o trabalho	Simples, barato	Baixa sensibilidade e especificidade
Medidas seriadas do VEF_1 no trabalho, sob supervisão	Se negativo, afasta-se o diagnóstico, pois o indivíduo testado está sob condições de trabalho	Requer colaboração do paciente; um teste positivo pode ocorrer por irritação
Escarro induzido	Simples, barato	Sensibilidade e especificidade desconhecidas; teste muito demorado
Responsividade brônquica específica	Específico e, se positivo, confirmatório	Realizado em centros muito especializados; caro; demorado; teste negativo não exclui AO

SAPM, substância de alto peso molecular; SBPM, substância de baixo peso molecular; VEF_1, volume expiratório forçado no primeiro segundo; AO, asma ocupacional

Bibliografia

American Thoracic Society Ad Hoc Committee on Impairment Disability Evaluation in Subjects with Asthma. Guidelines for the evaluation of impairment disability in patients with asthma. Am Rev Respir Dis 1993;147:1056-61.

Bemstein IL, Chan-Yeung M, Maio JL, Bemstein Di. De.nition and classication of asthma. In: Bemstein IL, Chan-Yeung M, Maio JL, Bemstein Dl, eds. Asthma in the workpiace. New York: Marcei Dekker, 1993:1-4.

Bignon JS, Aron Y, Ju LJ, et ai. HLA class li alieles in isocyanate-induced asthma. Am J Respir Crit Care Med 1994;149:71-5.

Blanc P. Occupationai asthma in a national disability survey. Chest 1987;92: 613-7.

Brooks SM, Weiss MA, Bemstein iL. Reactive airways dysfunction syndrome (RADS): persistent astflma syndrome after high levei irritant exposures. Chest 1985;88:376-84.

Chan-Yeung M, Lam S, Kennedy SM, Frew AJ. Persistent asthma after re p e a te d exposure to high concentrations of gases in pulpmills. Am J Respir CrU Care Med 1994;149:1676-80.

Chan-Yeung M, Leriche J, Maclean L, Lani S. Comparison of ceilular and protein changes in bronchial lavage.uid of symptomatic and asymptomatic patients with red cedar asthma on follow-up examination. Clin Allergy 1988; 18:359-65.

Chan-Yeung M, Maio J-L. Epidemioiogy of occupational asthma. ln: Busse VVW, Hoigate ST, eds. Asthma and rhinitis. Boston: Biackwell Scientific Pubilcations, 1995:44-57.

Chan-Yeung M, Maio J-L. Epidemiology of occupationai asthma. In: Busse WN, Hoigate ST, eds. Asthma and minitis. Boston: BiackweIi Scienti.c Publications, 1995:44-57.

Chan-Yeung M, Maio K. Aetiologic agents in occupationai asthma. Eur Respir J 1994;7:346-71.

Chan-Yeung M, Malo JL. Occupational asthma. N Engl J Med. 1995;333(2):107-12

Chan-Yeung M. Occupationai asthma. Chest 1990;98:Supp1148s-161s.

Venables KM, Dalty MB, Nunn AJ, et ai. Smoking and occupational aliergy in workers in a piatinum re.nery. BMJ 1989;299:939-42.

Contreras GR, Rousseau R, Chan-Yeung M. Occupationai respiratory diseases in British Columbia, Canada in 1991. Occup Environ Med 1994;51:710-2.

Côté J, Kennedy S, Chan-Yeung M. Outcome of patients with cedar asthma with continuous exposure. Am Rev Respir Dis 1990;141:373-6.

Dewitte JD, Chan-Yeung M, Maio JL. Medicoiegai and compensation aspects of occupationai asthma. Eur Respir J 1994;7:969-80.

Diagnosis and Management of Work-Related Asthma: ACCP Consensus Statement. Chest 134/3 September, 2008 Supplement.

Dykewicz MS. Occupational asthma: current concepts in pathogenesis, diagnosis and management. J Allergy Clin Immunol 2009;123:519-28.

Frew AJ, Chan 11, Dryden P, Salari El, Lam S, Chan-Yeung M. immunologic studies of the mechanisms of occupational asthma caused by westem red cedar. J Aiiergy Cliii lmmunol 1993;92:466-78.

Gallagher JS, Tse CST, Brooks SM, Bemstein IL. Diverse pro.les of immunoreactivity in toluene diisocyanate (TDI) asthma. J Occup Med 1981;23:610-6.

Karol MH. Animal models of occupational asthma. Eur Respir J 1994;7:555-68.

Kay AB, Conigan CJ, Frew N. The role of ceiluiar immunoiogy in asthma. Eur Respir J Suppl 1991; 1 3:1 05s-1 12s.

Keskinen M, Alanko K, Saarinen L. Occupational asthma iri Finland. Clin Allergy 1978;8:569-79. Gautrin D,Newman-Taylor AJ, Nordman H,J-L MaloControversies in epidemiology of ocupacional asthma Eur Respir J 2003;22: 551-559.

Kobayashi S. Occupational asthma due to inhaIation of pharmacological dusts and other chemicai agents with some reference to other occupational asthmas in Japan. in: Yamamura Y, Frick QL, Horiuchi Y, eds. Allergology: proceedings of the VIII intemational Congress of Allergoiogy, Tokyo, October 14-20, 1973. Amsterdam: Excerpta Medica, 1974:124-32.

Kusaka Y, Nakano Y, Shirakawa T, Morimoto K. Lymphocyte transformation with cobalt in hard metal asthma. Ind F-tealth 1989;27:155-63.

Lagier F, Cartier A, Maio JL. Statistiques médico-légales sur l'ast me Professionnet au Québecde 1986 à 1988. Rev Mal Respir 1990;7:337-41.

Lam S, Wong R, Chan-Yeung M. Nonspeci.c bronchial reactivity in occupational asthma. J Aliergy Chn lmmunol 1979;63:28-34.

Maio JL, Ghezzo El, D'Aquino C, L'Archeveque J, Cartier A, Chan-Yeung M. Natural history of occupationai asthma: relevance of type of agent and other factors in the rate of deveiopment of symptoms in affected subjects. J Allergy Clin lmmunol 1992;90:937-44.

Mapp CE, Boschetto P, Dai Vecchio L, Maestreili P, Fabbri LM. Occupationai asthma dueto isocyanates. Eur Respir J 1988;1:273-9.

Meredith SK, Taylor VM, McDonald JC. Occupational respiratory disease in the United Kingdom 1989: a report to the British Thoracic Society and me Society of Occupational Medicine by me SWORD project group. Br J Ind Med 1991;48:292-8.

Pepys J, Pickering CAC, Hughes EG. Asthma dueto inhaied chemical agents – compiex salts of platinum. Clin Allergy 1972;2:391-6.

Relily MJ, Rosenman KD, Watt FC, etal. Surveiliance for occupational asthma – Michigan and New Jersey, 1988-1992. MMWR CDC Surveili Summ 1994;43:9-17.

Saetta M, Maestrelli P, Di Stefano A, et ai. Effect of cessation of exposure to toiuene diisocyanate (TDI) on bronchiai mucosa of subjects with TDiinduced asthma. Am Rev Respir Dis 1992;145:169-74.

Thiel H. Bakers asthma: A classical occupational allergy. In: Settipane GA, ed. Current treatment of ambulatory asthma. New England and Regional Allergy Proceedings Providence, Rhode Island, p. 169-187, 1986.

Zeiss CR, Patterson R, Pruzansky JJ, Milier MM, Rosenberg M, Levitz D. Trimelic anhydride-induced airway syndromes: clinical and immunologic studies. J Allergy Clin immunol 1977;60:96-103.

CAPÍTULO

14

Rinites

Clóvis Eduardo Santos Galvão

INTRODUÇÃO

A rinite, que é a mais prevalente das doenças respiratórias crônicas, é considerada um problema global de saúde pública. Embora não esteja entre as doenças de maior gravidade, afeta a qualidade de vida dos pacientes e dificulta o controle da asma. Sua prevalência mundial é estimada em torno de 30% da população em geral. No Brasil, o International Study of Asthma and Allergies in Childhood (ISAAC) mostrou que a prevalência média de sintomas relacionados à rinite alérgica foi de 29,6% entre adolescentes e de 25,7% entre escolares, colocando nosso país no grupo daqueles que apresentam as maiores taxas de prevalência de rinite alérgica no mundo.

Constitui um grupo heterogêneo de distúrbios nasais caracterizados clinicamente por prurido nasal intenso, espirros em salva, obstrução e coriza nasais, consequentes ao processo inflamatório da mucosa nasal. Pode ser causada por fatores alérgicos, não alérgicos, infecciosos, hormonais e ocupacionais, dentre outros. A rinite alérgica é a forma de rinite crônica mais comum; entretanto, 30% a 50% das rinites podem ser causados por fatores não alérgicos.

PATOGÊNESE E CLASSIFICAÇÃO

O nariz é composto anatomicamente por duas partes: o nariz externo e as cavidades nasais. Estas estruturas sofrem influências ambientais com repercussões diretas no quadro das rinites alérgicas e não alérgicas. O conhecimento das estruturas nasais e do seu funcionamento é fundamental para o diagnóstico e tratamento adequados das rinopatias. A cavidade nasal é dividida ao meio pelo septo nasal, composto de cartilagem e osso. Os cornetos superiores, médios e inferiores em cada narina são responsáveis pela filtração e regulação da umidade e da temperatura do ar que entra nas vias aéreas nasais. A cavidade nasal e os cornetos são cobertos por um epitélio colunar ciliado pseudoestratificado. Uma fina camada de muco recobre o epitélio nasal e movimenta-se continuamente por meio da ação dos cílios. Infecções ou processos inflamatórios presentes nas rinites desregulam o *clearance* mucociliar. Devido à natureza altamente vascularizada dos tecidos nasais, as mudanças vasculares podem provocar obstrução nasal importante.

O nariz é um órgão ricamente inervado pelo sistema nervoso autônomo. A resposta observada após o estímulo simpático é de esvaziamento dos sinusoides nasais, diminuindo a resistência ao fluxo aéreo, além de vasoconstrição. A estimulação parassimpática promove aumento acentuado na produção de muco e aumento discreto na resistência ao fluxo aéreo. A mucosa nasal apresenta ainda inervação não adrenérgica não colinérgica (NANC), que quando estimulada secreta neuropeptídeos (neurocininas A e B, substância P, CGRP), causando vasodilatação, secreção mucosa e inflamação neurogênica.

As rinites podem ser classificadas quanto ao tempo de permanência dos sintomas em: agudas, quando os sintomas estão presentes por um período menor que 3 semanas, subaguda, até 3 meses, e crônica, acima de 3 meses. Podem ser classificadas segundo a etiologia em: rinites alérgicas (sazonal e perene) e rinites não alérgicas (que podem ser infecciosas ou não infecciosas – rinite eosinofílica não alérgica, hormonal, induzida por drogas, induzida por irritantes, alimentar, emocional, atrófica e idiopática). No caso das rinites alérgicas, a classificação mais utilizada atualmente é aquela proposta pelo ARIA (*Allergic Rhinitis and its Impact on Asthma*) (Quadro 14-1).

QUADRO 14-1 **Classificação da rinite alérgica proposta pelo ARIA**

INTERMITENTE	PERSISTENTE
< 4 dias por semana ou < 4 semanas	≥ 4 dias por semana e ≥ 4 semanas
LEVE	MODERADA-GRAVE **(um ou mais itens)**
Sono normal Atividades diárias, esportivas e recreação normais Atividades normais na escola e no trabalho Sem sintomas incômodos	Sono anormal Interferência com atividades habituais Dificuldades na escola ou no trabalho Sintomas incômodos

A patogênese varia de acordo com a etiologia do processo. Na rinite alérgica, que apresenta um caráter genético importante, inicia-se em qualquer faixa etária, porém é mais frequente em crianças e adolescentes. As manifestações nasais citadas anteriormente podem ser acompanhadas por outros sintomas, como prurido na orofaringe, sintomas oculares (prurido, lacrimejamento, hiperemia conjuntival) e prurido no conduto auditivo. As reações são devidas a mediadores químicos, que podem estar associados a mecanismo imunológico ou não, que por sua vez podem interagir entre si durante uma crise de alergia. O mecanismo imunológico aqui envolvido é mediado por anticorpos da classe IgE, e o principal fator agravante ou precipitante das crises são os alérgenos ambientais (poeira doméstica, ácaros, fungos, epitélio, saliva e urina de animais, barata e polens). Os odores fortes e a fumaça de cigarro são os principais irritantes inespecíficos, desencadeando os sintomas por meio de mecanismos não imunológicos.

DIAGNÓSTICO

Antes de instituir um tratamento para as rinites, o diagnóstico precisa ser firmemente estabelecido. A completa avaliação de um paciente com rinite deve incluir uma boa anamnese e exame físico detalhado, além de exames complementares.

História Clínica

A avaliação dos sintomas apresentados deve considerar o padrão dos sintomas (sazonal ou perene), a intensidade, frequência, identificação dos fatores desencadeantes, resposta à medicação, condições coexistentes e informações detalhadas sobre o ambiente onde o paciente vive e trabalha, que são informações importantes que devem constar na anamnese. Com relação ao quadro clínico, alguns sintomas podem sugerir o diagnóstico de rinite alérgica ou não alérgica, como, por exemplo, a presença de prurido nasal ou a associação de prurido ocular e lacrimejamento, que é altamente sugestiva de rinite alérgica. A história familiar também é mais comum na rinites alérgica do que na não alérgica.

Exame Físico

O exame físico cuidadoso é essencial para determinar a presença de problemas anatômicos no órgão de choque, diagnosticar lesões, substanciar a história clínica e acompanhar a resposta ao tratamento instituído. Com o uso de um espéculo nasal e iluminação indireta, a rinoscopia anterior pode revelar alterações no septo nasal, aspecto da mucosa e presença de polipose nasal, dentre outras. No exame físico devemos ainda estar atentos à presença de sinais sugestivos como a prega transversa sobre o nariz, cianose da região periorbital, linhas de Dennie-Morgan e respiração bucal. Laringoscopia indireta e palpação do pescoço podem ser úteis em alguns casos.

Exames Complementares

Os exames complementares gerais podem auxiliar no diagnóstico das rinites. O hemograma com neutrofilia e desvio à esquerda sugere um quadro infeccioso, enquanto eosinofilia é sugestiva de processo alérgico. O exame endoscópico, com ótica rígida ou flexível, pode ser necessário nos casos refratários ao tratamento clínico, confirmando ou não a presença de pólipos, tumores, corpo estranho, sinusites etc.

Na citologia nasal, a presença de eosinófilos sugere rinite alérgica ou não-alérgica com eosinofilia, a de neutrófilos, rinite infecciosa. Os testes cutâneos de hipersensibilidade imediata a aeroalérgenos por meio de puntura (*prick test*) são os mais utilizados no diagnóstico etiológico da rinite alérgica e permitem avaliar a presença de IgE específica ligada aos mastócitos. Existem ainda vários métodos disponíveis para a dosagem de IgE sérica específica *in vitro*, sendo o imunoenzimático o mais utilizado. Os exames de imagem, como radiografia simples, tomografia e ressonância magnética, têm sua indicação mais precisa nos diagnósticos diferenciais ou na avaliação das complicações de rinopatias.

TRATAMENTO

A seguir, serão discutidas as principais abordagens existentes para o tratamento da rinite, lembrando que as condutas devem ser individualizadas levando-se em consideração as particularidades de cada paciente e enfatizando a importância do conhecimento sobre a fisiopatologia da doença.

Farmacoterapia

Ao selecionar medicamentos para o tratamento da rinite deve-se considerar a etiologia e fisiopatologia do processo, como já enfatizado anteriormente. A seguir apresentam-se os principais grupos de drogas que, sozinhas ou em associação, podem controlar os sintomas em quase todos os casos, melhorando a qualidade de vida dos pacientes. A ausência de boa resposta ao tratamento convencional indica a necessidade de encaminhamento ao especialista.

Anti-histamínicos

Os anti-histamínicos sao antagonistas competitivos dos receptores H_1 da histamina, constituindo, portanto, uma arma terapêutica fundamental no combate à rinite alérgica, sendo indicados na prática tanto para o alívio dos sintomas agudos intermitentes quanto no tratamento a longo prazo da rinite perene, apresentando um papel menor no tratamento das rinites não alérgicas. Reduzem os espirros, a rinorreia, o prurido nasal e ocular, mas têm efeito menor na obstrução nasal. Os anti-histamínicos clássicos apresentam estrutura química similar à da histamina. São altamente lipofílicos e penetram facilmente no sistema nervoso central, causando sedação excessiva em 10% a 20% dos pacientes, interferindo com atividades diárias que exigem maior concentração. Podem ainda causar efeitos colaterais antisserotonina e anticolinérgico. Esses problemas têm sido contornados com o desenvolvimento de antagonistas H_1 não sedantes. Esses antagonistas de segunda geração praticamente não atravessam a barreira hematoencefálica, e em doses terapêuticas não causam sedação. Atualmente, temos à disposição drogas anti-histamínicas mais recentes, compostas por metabólitos ativos, como fexofenadina, levocetirizina e desloratadina, que além do efeito anti-H1 parecem ter um efeito anti-inflamatório evidenciado *in vitro*. Outros anti-histamínicos também se tornaram disponíveis recentemente em nosso país, como rupatadina e bilastina.

Descongestionantes

A obstrução nasal decorre do edema, mas também, e predominantemente, da congestão dos sinusoides venosos na mucosa nasal. Todos os vasoconstritores nasais disponíveis comercialmente para uso na rinite apresentam propriedades agonistas alfa-adrenérgicas, interferindo com a transmissão adrenérgica simpática e causando contração da musculatura lisa do tecido erétil do vaso na mucosa nasal. Essas drogas reduzem o bloqueio nasal relacionado a fatores alérgicos ou não alérgicos, mas não exercem efeito no processo inflamatório, sem melhorar a rinorreia, o prurido nasal ou espirros. Os vasoconstritores nasais podem ser administrados localmente como gotas ou *sprays* nasais (nafazolina) ou oralmente (efedrina, pseudoefedrina). A administração tópica diminui o risco de efeitos colaterais sistêmicos, como perda de apetite, nervosismo, distúrbios do sono, taquicardia, retenção urinária etc. Ambas as formas de administração são recomendadas por apenas 7 a 10 dias, para evitar o desenvolvimento de congestão rebote.

São comuns associações para o uso oral de anti-histamínicos e descongestionantes, que têm mostrado bons resultados quando comparados com placebo ou drogas individuais. Devem ser prescritos com cautela em indivíduos com história de hipertensão arterial, arritmias e hipertireoidismo.

Estabilizadores de Mastócitos

O cromoglicato dissódico é um fármaco anti-inflamatório capaz de reduzir a atividade de várias células inflamatórias, incluindo os mastócitos. Originalmente, foi classificado como estabilizador da membrana dos mastócitos por evitar a desgranulação e consequente liberação de mediadores inflamatórios em animais experimentais. Embora no homem este efeito estabilizador de membrana não tenha se mostrado tão efetivo, vem sendo usado em quadros leves a moderados de rinite alérgica, na prevenção dos eventos inflamatórios consequentes às reações alérgicas, requerendo administração regular, 4 a 6 vezes ao dia, por via tópica nasal, porém com eficácia limitada. Embora melhor do que o placebo, o cromoglicato reduz os sintomas em apenas 30% a 50% e é mais eficaz no alívio dos espirros e rinorreia do que na obstrução nasal, apresentando poucos efeitos colaterais importantes, a não ser reações locais como ardor nasal, epistaxe e tosse. A eficácia do tratamento é mais evidente nos casos de etiologia comprovadamente alérgica, apresentando eosinofilia nasal e ausência de pólipos nasais em pacientes jovens.

Corticoides

Os estudos realizados por vários investigadores demonstram que os corticoides, sobretudo quando administrados topicamente na mucosa nasal, influenciam várias células envolvidas na inflamação, o que justifica seu excelente efeito no tratamento das rinites, sendo considerados atualmente a medicação mais potente disponível para o tratamento da rinite alérgica. Podem ser administrados por via tópica, parenteral ou oral.

Os corticoides sistêmicos (via oral ou parenteral) são reservados para uso nos quadros graves que não são controlados pelas medidas de rotina, devendo ser usados apenas por períodos limitados e nunca cronicamente, devido aos efeitos colaterais. Devem ser empregados com precauções e quando não houver contraindicações, como ceratite herpética, osteoporose em estado avançado, hipertensão arterial grave, diabetes, úlcera gástrica, infecções crônicas, crianças ou durante a gravidez. Não se deve estimular o emprego das apresentações de depósito para uso parenteral, pois, embora eficazes, podem acarretar efeitos colaterais graves que não podem ser revertidos, além de suprimirem a função do córtex adrenal por longos períodos de tempo.

Os corticoides intranasais são um avanço no tratamento da rinite alérgica porque eles inibem a resposta inflamatória celular. Sua capacidade de diminuição do bloqueio nasal, ao lado de sua eficácia em relação às rinites não alérgicas, os coloca em situação de destaque em comparação com os anti-histamínicos sistêmicos. Eles se mostram mais eficazes no controle sintomático de rinites alérgicas do que o cromoglicato dissódico e os descongestionantes. Às vezes inicialmente, quando da presença acentuada de congestão nasal, o emprego de descongestionantes tópicos mostra-se vantajoso antes do uso tópico nasal do corticoide.

As reações locais constituem a grande maioria dos efeitos adversos dos corticoides tópicos nasais. Ocasionalmente, pode ocorrer a formação de crostas, sensação de queimadura, ressecamento da mucosa nasal, irritação local e secreção nasal com raias de sangue, e o glicol pode causar desconforto em alguns indivíduos. Esses efeitos podem ser evitados com cuidados simples na administração, e as soluções aquosas já disponíveis melhoraram sobremaneira a irritação que acontecia principalmente pelo pH ácido e alto conteúdo de propileno glicol e o uso de gás freon como propelente. Estudos demonstram que o tratamento prolongado não provoca alterações atróficas na mucosa nasal. Os corticoides tópicos nasais atualmente disponíveis são todos eficazes na redução dos sintomas nasais de prurido, espirros, rinorreia e obstrução associados à rinite alérgica, e são usados no seu tratamento desde 1974 nos Estados Unidos. De início foi introduzido o dipropionato de beclometasona e, subsequentemente, tornaram-se disponíveis o acetonido de triancinolona, a flunisolida, budesonida, propionato de fluticasona, furoato de fluticasona, mometasona e a ciclesonida. Embora existam resultados contraditórios, a maioria dos estudos demonstra que, nas doses recomendadas, os corticoides tópicos nasais não afetam órgãos sensíveis ao fármaco por via sistêmica.

Antileucotrienos

Em nosso meio, o único antileucotrieno disponível é o montelucaste, que é um antagonista seletivo do receptor do leucotrieno cisteínico tipo 1. Os leucotrienos atuam como mediadores inflamatórios e têm importante papel na fisiopatologia da rinite alérgica. Os estudos clínicos já demonstraram que o uso de montelucaste por via oral, na dose de 10 mg uma vez ao dia (para adultos), é bem tolerado e traz alívio significativo dos sintomas nasais diurnos e noturnos, além dos sintomas oculares da rinite alérgica. Sua eficácia é baixa como monoterapia, sendo mais utilizado como tratamento adjuvante em pacientes que não apresentam resposta satisfatória a anti-histamínicos e corticoides intranasais.

Anticorpos Anti-IgE

Considerando o papel fundamental dos anticorpos IgE na fisiopatologia das doenças alérgicas e a possibilidade de reduzir o seu nível sérico, eles têm sido imaginados como alternativa terapêutica para estas doenças. Após várias tentativas, um agente biológico eficaz foi obtido com o anticorpo recombinante monoclonal humanizado (rhuMAb)-E25, conhecido como omalizumabe. Uma série de ensaios clínicos controlados demonstrou sua eficácia e segurança no tratamento da asma alérgica de difícil controle, e o tratamento com omalizumabe já se encontra nas diretrizes internacionais sobre o manejo da asma. Alguns estudos relatam uma eficácia evidente também na rinite alérgica, mas o custo do tratamento com anti-IgE sugere a sua utilização apenas em doentes com rinite concomitante com a asma, uma vez que sua indicação somente para rinite ainda não está estabelecida em bula. Além disso, existem dados que indicam a utilidade do omalizumabe, quando administrado em combinação com a imunoterapia alérgeno-específica, visando à redução das reações adversas ao tratamento e ao aumento da eficácia clínica.

Cirurgia

Ocasionalmente, os pacientes podem necessitar de intervenção cirúrgica para corrigir anormalidades no nariz e seios da face. Quando distúrbios estruturais são acompanhados de alergia nasal, a maioria dos pacientes deve ser tratada com uma combinação de abordagens farmacológicas e cirúrgicas.

Controle Ambiental e Imunoterapia

No tratamento das rinites alérgicas, o paciente pode ainda ser bastante beneficiado com o uso de mais duas abordagens: controle ambiental e imunoterapia alérgeno-específica.

Após o estabelecimento de uma relação causal entre o sintoma alérgico e a presença desses inalantes, o controle intradomiciliar tornou-se parte integrante do tratamento da rinite alérgica e outras alergias respiratórias, cabendo ao médico tomar conhecimento das medidas existentes e decidir quais as medidas mais adequadas ao ambiente de cada paciente. A avaliação deste ambiente pode ser feita mesmo na pré-consulta, pela equipe auxiliar do médico ou pelo próprio médico, por meio de questionários direcionados para este fim. As medidas de controle ambiental devem ser adotadas sempre que possível até mesmo quando sua eficácia não é completa, pois podem, de um modo geral, melhorar o estado do paciente, além de reduzir a necessidade do tratamento farmacológico. É importante que a intensidade das medidas se relacione com o quadro clínico e com a sensibilização dos pacientes, o que justifica a individualização das orientações. As medidas de controle ambiental devem conter ainda orientações em relação aos poluentes e irritantes inespecíficos, que, embora não induzam reações imunologicamente mediadas, podem intensificar ou mesmo desencadear crises de alergia.

Com melhor padronização dos extratos e orientações mais precisas em relação à sua indicação, a imunoterapia tem sido mais utilizada nos últimos 15 anos. De maneira geral, a imunoterapia específica deve ser considerada em pacientes que apresentam um difícil controle do quadro a despeito da farmacoterapia adequada ou diante da impossibilidade de controle ambiental eficiente. A via de administração preferencialmente utilizada é a subcutânea, na qual diversos regimes podem ser adotados. No tratamento inicial ou indução, inicia-se com pequenas doses do alérgeno, aumentadas progressivamente, 1 a 2 vezes por semana, até se atingir a dose de manutenção em aproximadamente 3 meses. Durante a manutenção, a dose é repetida mensalmente por um período de 3 a 5 anos. A adesão do paciente ao regime de imunoterapia pode fazer a diferença entre o sucesso e o fracasso do tratamento, pois, como se sabe, todo tratamento que necessita de longos prazos amarga altas taxas de abandono. Diversos trabalhos têm mostrado a eficácia da imunoterapia por outras vias de administração (a sublingual é a mais promissora), entretanto são necessários estudos posteriores para padronização e comprovação da eficácia destas alternativas, atraentes pelos menores riscos de efeitos colaterais e pela comodidade do uso. As reações adversas podem ser locais ou sistêmicas. Ocorrem em 5% a 35% dos pacientes com asma. As locais podem ser do tipo reação papular urticariforme e são muito comuns, e as reações sistêmicas, que em geral ocorrem 30 minutos após a administração da dose, podem ser órgão-específicas (crise de rinite) ou generalizadas (urticária, angioedema, choque anafilático), por isso deve ser realizada por profissionais capacitados, que tenham a seu dispor todas as condições e equipamentos necessários para tratamentos de emergência em caso de reações graves.

Os estudos mostram que, com medicação apropriada, orientação e educação adequadas, os sintomas de rinite podem ser bem controlados, com prejuízo mínimo da qualidade de vida do paciente.

Bibliografia

Brozek JL, Bousquet J, Baena-Cagnani CE, Bonini S, Canonica W, Casale TB et al. Allergic Rhinitis and its Impact on Asthma (ARIA) guidelines: 2010 revision. (*J Allergy Clin Immunol 2010;126:466-76.*

Casale TB, Condemi J, LaForce C, Nayak A, Rowe M, Watrous M, et al. Effect of omalizumab on symptoms of seasonal allergic rhinitis: a randomized controlled trial. JAMA. 2001;286(23):2956-67.

Castro FFM. Rinite alérgica: modernas abordagens para uma questão clássica. São Paulo: Lemos Editorial, 1997. 295p.

Christiansen SC, Martin SB, Schleicher NC, Koziol JÁ, Hamilton RG, Zural BL. Exposure and sensitization to environmental allergen of predominantly hispanic children with asthma in San Diego's inner city. Allergy Clin Immunol 1996; 98:288.

Dykewicz MS. Rhinitis and sinusitis. J Allergy Clin Immunol 2003; 111:S520-9.

McCubbin MM, Milavetz G, Grandgeorge S et al. A bioassay for topical and systemic effect of three inhaled corticosteroids. Clin Pharmacol Ther 1995; 57: 455-60.

Meltzer EO. The pharmacologycal basis for the treatment of perennial allergic rhinitis and non-allergic rhinitis with topical corticosteroids. Allergy 1997: 52 (suppl 36):33-40.

Nayak AS, Philip G, Lu S, Malice MP, Reiss TF; Montelukast Fall Rhinitis Investigator Group. Efficacy and tolerability of montelukast alone or in combination with loratadine in seasonal allergic rhinitis: a multicenter, randomized, double-blind, placebo-controlled trial performed in the fall. Ann Allergy Asthma Immunol. 2002;88(6):592-600.

Pedersen S et al. A comparison of the efficacy and safety of inhaled corticosteroids in asthma. Allergy 1997; 52 (suppl 39): 1-34.

Ribeiro JD, Toro AA, Baracat EC. Antileukotrienes in the treatment of asthma and allergic rhinitis. J Pediatr (Rio J). 2006;82(5 Suppl):S213-21. Simons FER, Simons KJ. The pharmacology and use of H_1-receptor antagonist drugs. N Engl J Med 1994; 330: 1663-70.

Sarinho E, Cruz AA. Anti-IgE monoclonal antibody for the treatment of the asthma and other manifestations related to allergic diseases. J Pediatr (Rio J). 2006;82(5 Suppl):S127-S32

Solé D, Wandalsen GF, Camelo-Nunes IC, Naspitz CK; ISAAC – Brazilian Group. Prevalence of symptoms of asthma, rhinitis, and atopic eczema among Brazilian children and adolescents identified by the International Study of Asthma and Allergies in Childhood (ISAAC) – Phase 3. J Pediatr (Rio J). 2006;82(5):341-6.

Suonpää J. Treatment of allergic rhinitis. Ann Med 1996; 28: 17-22.

CAPÍTULO

15

Sinusite e Polipose Nasossinusal

João Ferreira de Mello Júnior e Olavo Mion

SINUSITE

O melhor termo a ser utilizado no caso deste distúrbio é rinossinusite, pois em geral os quadros de rinite e sinusite coexistem no mesmo paciente, contudo no texto serão utilizados porque são termos consagrados. A rinossinusite é uma doença que atinge cerca de 14% da população, restringindo as atividades de milhões de pessoas diariamente. São gastos milhões em antibióticos, em internações e cirurgias por ano. O gasto com trabalho e dinheiro vem aumentando consideravelmente a cada ano.

Existe uma forte ligação entre rinite e sinusite, de 25% a 78% segundo diversos estudos. A associação com asma também é muito forte, cerca de 70%.

Nos últimos anos, diversos consensos e guias sobre o tema foram disponibilizados, como o EPOS 2012 (European Position Paper on Rhinosinusitis and Nasal Polyps), o CPG:AS (Clinical and Practice Guideline: Adult Sinusitis), o JTFPP (Joint Task Force on Practice Parameters) e o RI (Rhinosinusitis Initiative).

Definição, Incidência e Classificação

Do ponto de vista histopatológico, a rinossinusite é uma inflamação das mucosas nasal e paranasal. Advém de uma reação a um agente físico, químico ou biológico (bacteriano, fúngico ou viral), como também pode ser decorrente de mecanismos imunológicos e alérgicos. Por definição (EPOS), é caracterizada por:

- Obstrução nasal.
- Rinorreia anterior ou posterior.
- Dor/pressão facial.
- Alterações do olfato (hiposmia ou anosmia).

Os pacientes apresentam dois ou mais desses sintomas, e necessariamente um deles deverá ser obstrução nasal e/ou rinorreia. Além disso, devemos encontrar pólipos nasais, edema ou secreção purulenta no meato médio ou ainda alteração da mucosa do complexo ostiomeatal na tomografia computadorizada de seios paranasais. No caso das crianças, substituem-se as alterações do olfato por tosse.

A sinusite aguda tem prevalência de 6% a 15% e, segundo o EPOS, tem duração de até 12 semanas. Compreende quadros virais, pós-virais e bacterianos. As sinusites virais

duram menos de 10 dias. As pós-virais são aquelas em que há aumento da sintomatologia após 5 dias ou sua persistência por mais de 10 dias e menos de 12 semanas. Devemos pensar em etiologia bacteriana quando há pelo menos três dos seguintes sinais ou sintomas: secreção clara ou purulenta unilateral; dor unilateral intensa; febre (>38°C); PCR elevado; piora do quadro após fase de melhora. É muito importante ressaltar que apenas uma pequena porcentagem dos quadros pós-virais corresponde a sinusites bacterianas.

A sinusite recorrente é caracterizada por mais de três episódios ao ano, e a crônica (mais de 12 semanas) pode ter períodos de agudização. Existem duas categorias de rinossinusite crônica, uma com pólipos e eosinofilia e outra sem. Sua prevalência é variável, sendo estimada em até 15% nos EUA. Em São Paulo, está ao redor de 5,5%. A polipose nasossinusal é uma doença prevalente e que apresenta variações em suas características e etiologias. Atinge 1% a 4% da população em geral, com incidência maior em pacientes asmáticos ou com fibrose cística. É uma entidade de múltiplas causas, cujo resultado final é o pólipo, que é constituído por uma estrutura edematosa que demonstra alta densidade de células inflamatórias. Em termos clínicos, a polipose nasossinusal é caracterizada por inflamação eosinofílica, sendo acompanhada de intolerância ao ácido acetilsalicílico em até 25% dos casos. O quadro de polipose nasossinusal e doença respiratória exacerbada por aspirina (DREA) é conhecido como síndrome de Samter, ou tríade de Vidal. Foram ainda confirmadas associações entre polipose nasal eosinofílica e síndrome de Churg-Strauss e sinusite fúngica alérgica. A alergia como fator predisponente da polipose nasal é irrelevante, sendo sua frequência de aproximadamente 1%.

Diagnóstico e Quadro Clínico

O exame externo pode mostrar edema ou eritema da face, principalmente do maxilar, da região periocular e frontal, acometendo o indivíduo uni ou bilateralmente.

Por meio da rinoscopia anterior podemos encontrar uma mucosa hiperemiada, edemaciada, com secreção purulenta ou crostas e pólipos; porém, não conseguimos ver toda a extensão das fossas nasais. A endoscopia nasal, por outro lado, nos permite um exame mais apurado.

A especificidade da rinoscopia anterior quando realizada por um profissional experiente é de 75%. A utilização de vasoconstritor tópico nasal durante o exame clínico pode levar a uma mudança dos sintomas, como melhora da dor e da pressão, ou até o aparecimento de secreção nas fossas nasais.

A endoscopia nasal realizada por profissional capacitado é útil no diagnóstico. Existe uma alta correlação entre os achados endoscópicos e a tomografia computadorizada. Estudos prospectivos demonstraram sensibilidade e especificidade de 75% e 84%, respectivamente. O valor preditivo positivo é de 74% e o negativo é de 64% para a rinossinusite crônica.

O diagnóstico das rinossinusites é clínico. A radiografia dos seios paranasais, quando solicitada, deve ser realizada com o paciente em posição ortostática; porém, o seu papel é controverso e discutível. A opacificação dos seios paranasais tem especificidade de 85%, nível hidroaéreo de 80% e espessamento mucoso de 40%. Por outro lado, a ausência de sinais tem 90% de especificidade em afastar o diagnóstico. Ele não terá utilidade alguma no controle evolutivo da doença.

Com a evolução dos exames de imagem, que proporcionam cada vez mais detalhes com menor risco e custo, a tomografia computadorizada tomou o lugar da radiografia como o exame padrão para as rinossinusites. A ressonância magnética avalia melhor os tecidos moles e não causa exposição à radiação; entretanto, a tomografia é o exame recomendado nos casos de rinossinusite crônica. Os achados na rinossinusite aguda são espessamento mucoso, opacificação dos seios paranasais e nível hidroaéreo, e na crônica são os mesmos, somados à existência de pólipos.

Devemos lembrar que esses achados podem ser encontrados em 27% a 42% de indivíduos assintomáticos. Portanto, as alterações radiográficas devem ser correlacionadas com o quadro clínico, excetuando-se os pólipos obstrutivos ou outras massas inflamatórias intranasais.

Agentes Infecciosos

Os vírus mais frequentes encontrados são *Rhinovirus, Influenza e Parainfluenza.* Os microrganismos obtidos por aspiração do seio maxilar por punção ou cirurgia, tanto em adultos quanto em crianças, com rinossinusite aguda maxilar, frontal e etmoidal adquirida na comunidade, são: *Streptococcus pneumoniae* (30% a 60%), *Haemophilus influenzae* (20% a 30%), *Moraxella catarrhalis* (12% a 28%) e *Streptococcus* beta-hemolíticos. *Staphylococcus aureus* e *H. influenzae* são mais comuns na sinusite esfenoidal. Cepas produtoras de betalactamase de *H. influenzae* e *M. catarrhalis* são obtidas em cerca de 20% a 27% dos casos, respectivamente. A infecção polimicrobiana está presente em um terço dos casos. Bactérias entéricas são raramente encontradas. Os microrganismos anaeróbios são isolados nas rinossinusites agudas associadas a doenças de origem odontogênica, em geral como extensão da infecção das raízes dos dentes pré-molares e molares.

Pseudomonas aeruginosa e outras bactérias Gram-negativas são comuns em sinusites nosocomiais, especialmente em pacientes que usam cateteres ou sondas nasais, naqueles submetidos à ventilação mecânica, nos portadores de infecção pelo HIV e nos que têm fibrose cística. Por outro lado, a sinusite fúngica é comum em pacientes imunocomprometidos ou diabéticos.

Na rinossinusite crônica, os microrganismos são os mesmos da aguda; porém, há maior prevalência de *Staphylococcus aureus,* anaeróbios e fungos. Eles são *S. pneumonia, H. influenzae, M. catarrhalis, Staphylococcus aureus* e *Staphylococcus* coagulase-negativo, ao passo que os anaeróbios são *Peptostreptococcus, Bacteroides, Prevotella* e *Clostridium.* Vale ressaltar que os agentes infecciosos nas rinossinusites crônicas não são a causa da doença e provavelmente apenas a modulam.

Na rinossinusite fúngica alérgica encontram-se *Curvularia, Aspergillus, Alternaria, Bipolaris, Penicillium, Rhizopus, Cladosporium, Dreschlera, Exserohilum, Fusarium* e *Chrysosporium.* Algumas das características desta forma de sinusite são a polipose nasal, características tomográficas, como velamento de múltiplos seios paranasais e a existência de áreas de atenuação. Há cultura ou coloração positiva para fungos e mucina alérgica com elementos fúngicos sem invasão tecidual.

Fisiopatologia

O primeiro estágio de uma sinusite, em geral, é uma infecção viral que se prolonga por mais de 10 dias. Estima-se que uma pequena porcentagem de pacientes com IVAS, cerca de 0,5%, evolua para infecção bacteriana aguda.

Quando algum fator etiológico gera obstrução do complexo ostiomeatal, há o aparecimento de hipóxia e diminuição do pH no interior do seio paranasal, com consequente comprometimento do batimento ciliar, favorecendo o crescimento bacteriano. Este, por sua vez, desencadeia mais inflamação, o que causa mais obstrução do complexo, perpetuando o processo. É interessante ressaltar que nos indivíduos alérgicos existe, nos quadros sinusais infecciosos, maior eosinofilia e maior processo inflamatório local.

A rinossinusite crônica com e sem polipose não corresponde a uma doença única, mas sim a alterações encontradas em diversos quadros, portanto não há um único mecanismo fisiopatológico envolvido. Várias teorias são propostas para explicar seu desenvolvimento, podendo ser dividida em três grandes grupos. A primeira delas está relacionada aos agentes infecciosos. Há cerca de 10 anos supunha-se que os fungos eram os principais responsáveis, mas atualmente acredita-se que, em alguns pacientes, possam ter ação modulatória. Os superantígenos, que são capazes de desencadear uma resposta imunológica maciça, podem ter papel no aparecimento e manutenção da doença. Por fim, os biofilmes parecem estar associados a uma perpetuação do processo inflamatório local. Clinicamente, observa-se que sua presença associa-se a quadros mais graves da doença e pior evolução pós-operatória.

A segunda hipótese refere-se às alterações do sistema imunológico, pois alguns estudos demonstram haver redução das células T reguladoras, dos TLRs (*toll-like receptors*) 2 e 9, de agentes antibacterianos como a psoriasina e a calprotectina e de TGF-beta e aumento do BAFF (fator ativador de linfócitos B).

A terceira alteração observada, em certos pacientes, é a maior produção de leucotrienos e menor de prostagladinas nos pacientes com rinossinusite crônica com polipose, principalmente nos que têm doença respiratória exacerbada por aspirina (DREA).

TRATAMENTO

O tratamento da rinossinusite viral é sintomático. Os descongestionantes tópicos ou orais são eficazes nos casos leves. Atualmente, dispomos de vacinas, assim como medicamentos antivirais, para evitar e reduzir o desenvolvimento de gripe, respectivamente. Não há, no entanto, prevenção ou tratamento específico bastante eficaz para os resfriados. Nos casos de rinossinusite pós-viral, os corticosteroides tópicos nasais podem ser utilizados.

Para a rinossinusite bacteriana, recomenda-se a utilização de antibióticos por um período de 7 a 10 dias. Os de primeira escolha são a amoxicilina ou sulfametoxazol-trimetoprim (pelo baixo custo). Como segunda opção, temos a amoxicilina associada ao ácido clavulânico, cefalosporina de segunda ou terceira geração, macrolídeos e, em adultos, quinolonas.

Atualmente, o tratamento de escolha para os casos de rinossinusite crônica é o corticosteroide tópico intranasal. Embora não seja um tratamento curativo, como o substrato histopatológico é um processo inflamatório, trata-se da melhor forma de controlar a doença. Os antibióticos devem ser utilizados nos casos de exacerbação. Recomendam-se medicamentos eficazes contra bactérias produtoras de betalactamase, tanto aeróbias quanto anaeróbias, como amoxacilina mais ácido clavulânico, sulfas, clindamicina, cloranfenicol, metronidazol com um macrolídeo, e as novas quinolonas. Embora exista controvérsia, nos pacientes que apresentam níveis normais de IgE os macrolídeos podem ser empregados por longo prazo devido aos seus efeitos anti-inflamatórios. Quando o paciente não responde ao tratamento clínico, deve ser considerada a abordagem cirúrgica, facilitando a drenagem dos seios paranasais.

Como tratamento coadjuvante, temos a lavagem nasal com soro fisiológico ou solução hipertônica a 3%. Nos casos de edema intenso, corticosteroides sistêmicos por curto tempo são úteis. Os anti-histamínicos podem ser utilizados em pacientes portadores de rinite alérgica. Descongestionantes tópicos devem ser ministrados por 5 a 7 dias, e há controvérsias quanto ao uso dos sistêmicos.

Nos casos de DREA, a indução de tolerância ao ácido acetilsalicílico é uma opção. A despeito de encontrarem-se alterações do metabolismo do ácido araquidônico em alguns pacientes, a recomendação do EPOS é de que os antileucotrienos não devem ser utilizados, uma vez que não há evidência científica de sua efetividade. Do mesmo modo, não há indicação para terapia com anti-IgE.

Bibliografia

Alobid I, Benitez P, Bernal-Sprekelsen M, Roca J, Alonso J, Picado C, et al. Nasal polyposis and its impact on quality of life: comparison between the effects of medical and surgical treatments. Allergy. 2005;60(4):452-8.

Csomor P, Sziklai I, Karosi T. Effects of intranasal steroid treatment on the presence of biofilms in non-allergic patients with chronic rhinosinusitis with nasal polyposis. Eur Arch Otorhinolaryngol. 2013 Aug 25. [Epub ahead of print]

Fokkens WJ, Lund VJ, Mullol J, Bachert C, Alobid I, Baroody F et al. European Position Paper on Rhinosinusitis and Nasal Polyps. Rhinology. 2012; (23): 1-298.

Hsu J, Peters AT. Pathophysiology of chronic rhinosinusitis with nasal polyp. Am J Rhinol Allergy. 2011; 25(5): 285-90.

Kalish L, Snidvongs K, Sivasubramaniam R, Cope D, Harvey RJ. Topical steroids for nasal polyps. Cochrane Database Syst Rev. 2012 Dec 12;12.

Lal D, Hwang PH. Oral corticosteroid therapy in chronic rhinosinusitis without polyposis: a systematic review. Int Forum Allergy Rhinol. 2011;1(2):136-43.

Meltzer EO, Hamilos DL. Rhinosinusitis diagnosis and management for the clinician: a synopsis of recent consensus guidelines. Mayo Clin Proc. 2011; 86(5): 427-43.

Pezato R, Świerczyńska-Krępa M, Niżankowska-Mogilnicka E, Derycke L, Bachert C, Pérez-Novo CA. Role of imbalance of eicosanoid pathways and staphylococcal superantigens in chronic rhinosinusitis. Allergy. 2012; 67(11):1347-56.

Pilan RR, Pinna FR, Bezerra TF, Mori RL, Padua FG, Bento RF et al. Prevalence of chronic rhinosinusitis in Sao Paulo. Rhinology. 2012; 50(2): 129-38.

Poetker DM, Jakubowski LA, Lal D, Hwang PH, Wright ED, Smith TL. Oral corticosteroids in the management of adult chronic rhinosinusitis with and without nasal polyps: an evidence-based review with recommendations. Int Forum Allergy Rhinol. 2013; 3(2):104-20.

Rudmik L, Schlosser RJ, Smith TL, Soler ZM. Impact of topical nasal steroid therapy on symptoms of nasal polyposis: a meta-analysis. Laryngoscope. 2012; 122(7):1431-7.

Wei CC, Adappa ND, Cohen NA. Use of topical nasal therapies in the management of chronic rhinosinusitis. Laryngoscope. 2013; 123(10):2347-59.

CAPÍTULO

16

Anafilaxia

Carlos Loja e Andréia Garcês

HISTÓRICO

Anafilaxia (*ana*: contra; *phylaxis*: protetor) é um termo introduzido pelos pesquisadores franceses Paul Portier e Charles Richet em 1901 para explicar os efeitos da toxina da anêmona (água-viva) em cães previamente sensibilizados. Foi observado que, após exposições subsequentes, os cães morriam de forma aguda, de causa não compreensível para a época (a Figura 16-1 apresenta o selo comemorativo).

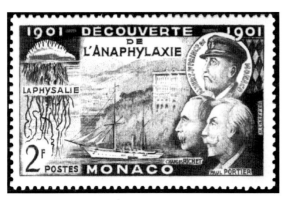

FIGURA 16-1 Selo comemorativo da descoberta da anafilaxia.

Atualmente, sabe-se que se trata de uma reação de hipersensibilidade do tipo I da classificação de Gell e Coombs, mediada pela imunoglobulina da classe IgE, com liberação de mediadores pré-formados dos mastócitos e basófilos, desencadeando reações sistêmicas graves em indivíduos previamente sensibilizados para algum alérgeno.

A anafilaxia é definida como uma reação alérgica aguda sistêmica grave e potencialmente fatal. Os termos reação *anafilactoide* ou *pseudoanafilática* tradicionalmente se referem às reações clinicamente indistinguíveis das reações anafiláticas verdadeiras, mas sem a participação de IgE. Atualmente, recomenda-se que esses termos não sejam mais utilizados e que todas as reações, por suas características clínicas idênticas, sejam referidas como *anafilaxia*.

EPIDEMIOLOGIA

A incidência exata de reações anafiláticas não é bem conhecida, uma vez que nem sempre são diagnosticadas ou documentadas. No entanto, sabe-se que está aumentando, principalmente entre os jovens. A prevalência durante a vida é estimada em 0,05% a 2%, e as mortes por anafilaxia variam de 0,33 a 3 por 1 milhão de pessoas ao ano. Na distribuição entre os sexos, há frequência um pouco maior nas mulheres adultas.

DIAGNÓSTICO CLÍNICO

A Organização Mundial de Alergia (World Allergy Organization – WAO) definiu critérios diagnósticos clínicos que mostraram grande sensibilidade (96,7%) e especificidade (82,4%) para o reconhecimento das reações anafiláticas (Quadro 16-1).

A anafilaxia pode ser identificada quando pelo menos 1 dos 3 critérios está presente, com início de minutos a horas:

1. Envolvimento da pele ou mucosa mais um dos seguintes: a) acometimento respiratório; b) redução da pressão arterial (PA) ou sintoma de disfunção orgânica.
2. Dois ou mais dos seguintes após exposição a alérgeno provável: a) acometimento da pele ou mucosa; b) acometimento respiratório; c) redução da PA ou sintomas associados; d) sintomas gastrointestinais persistentes.
3. Redução da PA após exposição a um alérgeno conhecido.

Os sinais e sintomas de anafilaxia aparecem 5 a 30 minutos após o agente ser injetado e em minutos até 2 horas após a ingestão. No entanto, podem ocorrer de imediato ou até várias horas após a exposição. Em geral, quanto mais rápida, mais grave será a reação.

As manifestações clínicas mais comuns são as cutâneas, presentes em mais de 90% dos casos. São resultado do aumento da permeabilidade vascular e da vasodilatação. As principais são urticária e angioedema, que ocorrem 85% a 90% das vezes. Rubor, prurido e calor também podem aparecer (Quadro 16-2).

O trato respiratório é envolvido em até 70% dos casos. Ocorrem dispneia, broncospasmo, estridor laríngeo, broncorreia e edema de mucosa respiratória (trato inferior, laringe, rinite), causando hiperinsuflação pulmonar e hipoxemia. A insuficiência respiratória pode ocorrer por obstrução, edema pulmonar vasogênico ou por insuficiência miocárdica, ou ainda pela síndrome da angústia respiratória aguda.

DIAGNÓSTICO E TRATAMENTO DAS DOENÇAS IMUNOLÓGICAS

QUADRO 16-1   Critérios clínicos para diagnóstico de anafilaxia

Início agudo (minutos a horas), com envolvimento da pele, mucosa ou ambos (p. ex., urticária generalizada, prurido, eritema, angioedema de lábios, língua, úvula), mais pelo menos um dos seguintes:

1. Comprometimento respiratório (ex: dispneia, sibilância, estridor, queda do pico de fluxo expiratório, hipoxemia).
2. Redução da pressão arterial ou sintomas de disfunção orgânica (p. ex., hipotonia/ colapso, síncope, incontinência).

OU

Dois ou mais dos seguintes (minutos a horas) após exposição a um alérgeno ou desencadeante **provável** para o paciente:

3. Envolvimento de pele e/ou mucosas (p. ex., urticária generalizada, prurido, eritema, angioedema de lábios, língua, úvula).
4. Comprometimento respiratório (p. ex., dispneia, sibilância, estridor, queda do pico de fluxo expiratório, hipoxemia).
5. Redução da pressão arterial ou sintomas associados (p. ex., hipotonia/colapso, síncope, incontinência).
6. Sintomas gastrointestinais persistentes (p. ex., cólicas abdominais, vômitos).

OU

Redução da pressão arterial (minutos a horas) após exposição a um alérgeno **conhecido** para o paciente.

7. Lactentes e crianças: pressão sistólica baixa específica para a idade ou redução acima de 30%.
8. Adultos: pressão sistólica abaixo de 90 mmHg ou redução acima de 30% da basal.

Observação: hipotensão em crianças (pressão sistólica)

- Recém-nascido (0 a 28 dias): < 60 mmHg
- 1 a 12 meses: <70 mmHg
- 1 a 10 anos: < (70+[2 × idade]) mmHg
- Maiores que 10 anos: < 90 mmHg

QUADRO 16-2   Sinais e sintomas de anafilaxia

Pele, tecido subcutâneo e mucosa (80% a 90%)

- Rubor/eritrodermia (*flushing*), prurido, urticária, angioedema, *rash* morbiliforme, ereção pilar.
- Edema, eritema e prurido perorbitais, hiperemia conjuntival, lacrimejamento.
- Prurido e edema de lábios, língua, úvula, palato.
- Prurido dos meatos auditivos externos.
- Prurido palmoplantar, genital.

Aparelho respiratório (70%)

- Nariz: prurido, congestão, rinorreia, espirros.
- Laringe: prurido e aperto na garganta, disfonia, rouquidão, estridor, tosse seca, disfagia.
- Pulmões: taquipneia, dispneia, dor torácica em aperto, tosse espástica, sibilos, broncospasmo, redução do pico de fluxo expiratório.
- Cianose.
- Insuficiência respiratória.

Trato gastrointestinal (45%)

- Dor abdominal, náuseas, vômitos, diarreia.

Aparelho cardiovascular (45%)

- Dor torácica.
- Taquicardia, bradicardia, outras arritmias, palpitação.
- Hipotensão, lipotimia, incontinência fecal ou urinária, choque.
- Parada cardíaca.

Sistema nervoso central (15%)

- Aura com sensação de morte iminente, ansiedade, cefaleia pulsátil, alteração do estado mental, tonteira, confusão, visão em túnel.
- Em lactentes e crianças: mudança brusca de comportamento, como irritabilidade, parar de brincar, buscar os pais.

Outros

- Gosto metálico.
- Cólicas e sangramento por contração uterina.
- Gravidez: prurido vulvovaginal intenso, dor lombar, cólicas uterinas, sofrimento fetal e parto prematuro.

Os sinais e sintomas cardiovasculares ocorrem em até 45% das vezes, e são resultantes principalmente da vasodilatação sistêmica e do aumento da permeabilidade vascular, causando perda de até 50% da volemia para o espaço intersticial. A presença comprovada de mastócitos no miocárdio também contribui para os sintomas. Há, portanto, hipotensão, tonteira, síncope e diaforese. Ocorre taquicardia compensatória, mas também pode aparecer bradicardia por aumento da reatividade vagal. O reflexo vagal de Bezold-Jarisch, originado na parede miocárdica inferoposterior por isquemia, também pode acontecer. O miocárdio tem a contratilidade deprimida, diminuindo o débito cardíaco, tanto por ação direta dos mediadores quanto por hipoxemia. Pode haver, ainda, espasmo coronariano, precipitando uma síndrome coronariana aguda principalmente em pacientes com doença aterosclerótica prévia. Ocorrem colapso cardiovascular e choque quando os mecanismos vasopressores compensatórios não são suficientes, sendo algumas das principais causas de óbito. A resistência vascular periférica geralmente está diminuída, mas, em alguns casos, pode estar elevada pela máxima vasoconstrição reflexa. Nesse caso, a resposta a agentes vasopressores é ineficaz. O ECG pode mostrar elevação do segmento ST, achatamento de ondas T, bloqueios e arritmias, principalmente contrações ventriculares prematuras.

O envolvimento do trato gastrointestinal provoca sintomas em até 45% das vezes. Pode haver náuseas, vômitos, diarreia e dor abdominal.

Cefaleia também pode aparecer e é mais comum na anafilaxia induzida por exercício do que por outras causas. Manifestações menos usuais são síncope isolada sem outros comemorativos, dor retroesternal e crise convulsiva. Raramente pode ocorrer hemorragia adrenal, agravando a hipotensão. Essa hipótese deve ser considerada em casos de hipotensão refratária.

Sinais e sintomas característicos de anafilaxia na gravidez incluem prurido vulvovaginal intenso, dor lombar, cólicas uterinas, sofrimento fetal e parto prematuro.

As principais causas de óbito são obstrução das vias respiratórias e choque circulatório.

As formas de apresentação são: unifásica (maioria), bifásica (23%), com recorrência dos sintomas em até 8 horas, ou protraída (1%), com persistência dos sintomas até 48 horas a despeito da terapia ou, ainda, com múltiplas recorrências. As formas bifásica e protraída ocorrem mais facilmente quando o tratamento é atrasado, quando os sintomas se desenvolvem em mais de 30 minutos após a exposição e quando o agente é recebido pela via oral, principalmente alimentos. São menos responsivas à terapia instituída.

Em algumas situações, a identificação da anafilaxia é prejudicada por fatores como deficiência auditiva ou visual, doenças neurológicas, condições psiquiátricas, alterações cognitivas, abuso de substâncias, uso de sedativos, hipnóticos, antidepressivos e extremos de idade.

FISIOPATOLOGIA

De acordo com o mecanismo envolvido, as reações anafiláticas podem ser classificadas em imunológicas (ou alérgicas), não imunológicas ou idiopática. As imunológicas são ainda divididas em mediadas por IgE e não mediadas por IgE (Figura 16-2).

O evento básico para a ocorrência de uma reação anafilática é a degranulação de mastócitos e basófilos, resultando em uma resposta imediata, por meio de mediadores pré-formados, e tardia, predominantemente celular e por meio de mediadores pós-ativados. Os efeitos dos mediadores são principalmente na microcirculação, provocando uma resposta sistêmica.

A resposta anafilática mediada por IgE requer exposição prévia do organismo ao antígeno, de maneira que haja sensibilização de mastócitos e basófilos com a fixação do anticorpo aos receptores de alta afinidade pela porção Fc da IgE (FcεRI). Em exposições subsequentes, a interação do antígeno com a IgE ligada à membrana celular é capaz de promover a degranulação, liberando mediadores pré-formados e pós-ativados. É a reação de hipersensibilidade do tipo 1 (Figura 16-3). Ocorre em anafilaxia por alimentos, veneno de *Hymenoptera*, medicamentos como betalactâmicos, alguns agentes biológicos, látex, fluido seminal, alérgenos inalatórios, e já foi descrita para os radiocontrastes.

As reações imunológicas não mediadas por IgE são menos comuns e podem ser causadas por diversos mecanismos, culminando na degranulação de mastócitos e basófilos. A IgG pode promover a degranulação principalmente de basófilos e liberação do fator de ativação plaquetário (PAF) em modelos experimentais. A anafilaxia mediada por IgG tem sido descrita para o ferro dextran de alto peso molecular e anticorpos monoclonais como infliximab. Outros mecanismos incluem imunocomplexos, citotoxicidade, alterações no metabolismo do ácido araquidônico, neuropeptídeos e ativação direta de múltiplas vias da inflamação, como o sistema complemento, a via da coagulação, fibrinólise e o sistema cinina–calicreína (Figuras 16-4 e 16-5 e Quadro 16-3). É o caso da maioria das reações por radiocontraste e de alguns medicamentos. Fatores inerentes ao paciente, como a diminuição da degradação de mediadores, também podem causar ou agravar as reações (pacientes com baixos níveis de PAF-hidrolase ou da enzima conversora de angitensinogênio – ECA). A mutação do receptor de IgG FcγRIIa foi associada à anafilaxia por imunocomplexos durante a reposição de gamaglobulina intravenosa em pacientes com imunodeficiência comum variável.

Nas reações anafiláticas não imunológicas há ativação direta de mastócitos e basófilos, como ocorre com algumas drogas (p. ex., opioides, que se ligam a receptores específicos nos mastócitos cutâneos), etanol e fatores físicos como exercício, frio e luz solar.

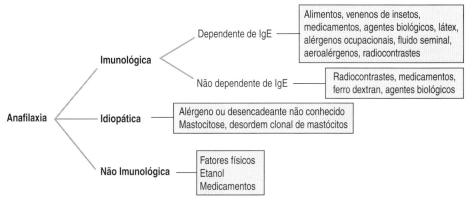

FIGURA 16-2 Classificação e causas da anafilaxia.

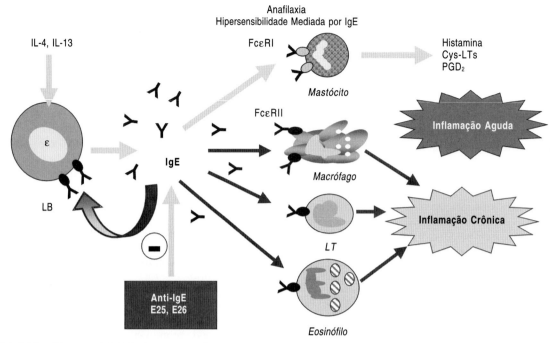

FIGURA 16-3 Hipersensibilidade do tipo 1 imediata.

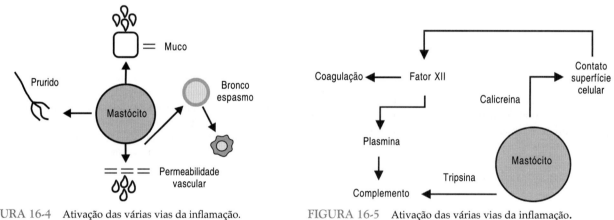

FIGURA 16-4 Ativação das várias vias da inflamação.

FIGURA 16-5 Ativação das várias vias da inflamação.

QUADRO 16-3 Ativação das várias vias de inflamação

Via ativada	Efeitos
Coagulação	↓ Fatores V, VII, VIII e fibrinogênio
Complemento	↓ C3 e C4, formação de C3a, C4a e C5a
Cinina – calicreína	↓ Cininogênio de alto peso molecular, formação dos complexos inibidor de calicreína-C1 e inibidor de XIIa-C1

A anafilaxia idiopática não tem um mecanismo fisiopatológico conhecido. Pode ser precipitada por alérgenos ou desencadeantes ainda não diagnosticados ou pode ser uma manifestação de doença mastocitária.

Os mediadores liberados são os responsáveis pelas manifestações clínicas da anafilaxia (Quadro 16-4). Os pré-formados são histamina, triptase, quimase, carboxipeptidase A e proteoglicanas. Os mediadores neoformados são os leucotrienos (LTB4, LTC4 e LTD4), prostaglandinas (PGD2 e PGF2), tromboxano A2, PAF e citocinas (IL-6, IL-33, TNFα). Os efeitos dessas substâncias ocorrem principalmente em órgãos ricos em mastócitos, como a pele, os tratos respiratórios inferior e superior, a língua, o trato gastrointestinal e o sistema cardiovascular, incluindo o coração.

A histamina é o principal efetor da anafilaxia, e suas ações ocorrem por meio dos receptores H1 e H2. Os efeitos mediados pelo receptor H1 são: aumento da permeabilidade vascular, contração do músculo liso (nos tratos respiratório e gastrointestinal), vasodilatação (indireta, pelo estímulo de produção de óxido nítrico pelo endotélio), aumento da frequência cardíaca e força de contração, espasmo coronariano, aumento da viscosidade do muco e estimulação de terminações nervosas, provocando liberação de neuropeptídeos, prurido e irritação de receptores vagais.

Quando estimulados, os receptores H2 provocam vasodilatação por efeito direto. São os principais mediadores dos efeitos cardíacos, aumentando o inotropismo e o cronotropismo (ação no nodo sinoatrial alterando o

QUADRO 16-4   Mediadores da anafilaxia

Mediadores	Ação fisiopatológica	Correlação clínica
Histamina	H1: contração do músculo liso, aumento da permeabilidade vascular, aumento da produção de óxido nítrico, espasmo, rubor, prurido, diarreia e dor abdominal, coronariano, aumento da viscosidade do muco, estimulação vagal, hipotensão, rinorreia, broncorreia H2: vasodilatação direta, aumento do cronotropismo e inotropismo cardíacos, aumento da quantidade de muco	Broncospasmo, urticária, angioedema, rubor, prurido, diarreia e dor abdominal, hipotensão, rinorreia, broncorreia
Metabólitos do ácido araquidônico	LTC4, LTD4, LTE4: espasmo bronquiolar, hiper-responsividade brônquica, aumento da secreção de muco, aumento da permeabilidade vascular LTB4: aumento da permeabilidade vascular, quimiotaxia, aumento das moléculas de adesão PGD2: broncoespasmo, inibição da agregação plaquetária	Broncospasmo, broncorreia, perpetuação da inflamação, coagulação intravascular disseminada
PAF	Ativação plaquetária, ativação da cascata de coagulação, broncospasmo	Broncospasmo, hipotensão, choque
Triptase, quimase, carboxipeptidase, catepsina G	Clivagem de componentes do complemento, quimiotaxia, ativação da degranulação de mastócitos, clivagem de neuropeptídeo, conversão da angiotensina I em II, ativação da coagulação	Perpetuação da inflamação; podem contribuir para a resposta vasopressora com angiotensina II
Heparina	Anticoagulação, inibição do complemento, quimiotaxia, inibição de citocinas, ativação do sistema cinina–calicreína	Pode evitar coagulação intravascular disseminada; aumenta a inflamação
Citocinas	Quimiotaxia	Perpetuação da inflamação; reações tardias

influxo de cálcio). Os efeitos combinados H1 e H2 são os principais responsáveis pelas manifestações resultantes da vasodilatação (hipotensão, rubor, cefaleia) e hipersecreção de muco.

Os metabólitos do ácido araquidônico provocam broncospasmo, hipersecreção de muco, aumento da permeabilidade vascular e quimiotaxia de eosinófilos. A triptase estimula a ativação do sistema complemento por meio da clivagem de C3, exerce quimiotaxia de eosinófilos e neutrófilos, perpetua a ativação dos mastócitos e estimula a conversão de angiotensina I em angiotensina II. O PAF provoca broncospasmo e ativa a cascata da coagulação, podendo causar coagulação intravascular disseminada. Tem apresentado correlação com a gravidade da reação. O óxido nítrico, cuja produção é estimulada por histamina, PAF, leucotrienos, bradicininas e acetilcolina, provoca vasodilatação e aumento da permeabilidade vascular. Ao mesmo tempo exerce efeitos benéficos, como broncodilatação, vasodilatação coronariana e inibição da degranulação.

A quimiotaxia exercida pelos mediadores provoca o recrutamento e ativação de eosinófilos, que estimulam mais degranulação de mastócitos. Esse mecanismo é o responsável pela fase tardia da reação.

DIAGNÓSTICO DIFERENCIAL

Os diagnósticos diferenciais devem ser considerados em qualquer situação compatível com anafilaxia, mesmo nos pacientes que já apresentaram reação (Quadro 16-5).

A reação vasodepressora (vasovagal) é uma condição que pode ser idêntica à anafilaxia. É provocada por um evento ameaçador ou estresse emocional, e caracteriza-se por hipotensão, palidez, fraqueza, náuseas, vômitos e diaforese, porém sem manifestações cutâneas e geralmente com bradicardia.

QUADRO 16-5   Diagnóstico diferencial de anafilaxia

Condições comuns
- Urticária generalizada aguda
- Crise de asma
- Síncope
- Reações vasovagais
- Aspiração de corpo estranho
- Eventos cardiovasculares (infarto agudo do miocárdio, embolia pulmonar)
- Eventos neurológicos (convulsão, acidente vascular cerebral)

Síndromes pós-prandiais
- Síndrome de alergia oral
- Escombroidose
- Glutamato monossódico
- Sulfitos

Aumento da histamina endógena
- Mastocitose/desordens clonais de mastócitos
- Leucemia basofílica

Síndromes com rubor (*flushing*)
- Perimenopausa
- Síndrome carcinoide
- Epilepsia autonômica
- Síndromes paraneoplásicas (p. ex., carcinoma medular de tireoide)

Choque
- Hipovolêmico
- Cardiogênico
- Distributivo
- Séptico

Outros
- Angioedema não alérgico
- Síndrome do homem vermelho (vancomicina)
- Urticária vasculite
- Urticária da síndrome de hiper-IgE
- Feocromocitoma
- Síndrome do extravasamento capilar idiopático

Condições associadas a rubor também podem ser confundidas com anafilaxia, como síndrome carcinoide, síndromes paraneoplásicas (p. ex., tumor de pâncreas, carcinoma medular de tireoide), síndrome do climatério, feocromocitoma, rosácea, hipoglicemia, ingestão de álcool ou outras drogas, epilepsia autonômica, ataques de pânico, reação induzida por niacina etc.

As síndromes pós-prandiais, como a "síndrome do restaurante", que consiste em rubor, tonteira, taquicardia, náuseas e vômitos após a ingestão de alimentos que contenham glutamato monossódico, sulfito ou histamina, devem ser consideradas.

Doenças em que há aumento da produção endógena de histamina, como mastocitose sistêmica, leucemia aguda promielocítica, urticária basofílica e cisto hidático podem mimetizar anafilaxia e ainda precipitar uma verdadeira reação.

A síndrome de disfunção das cordas vocais provoca fechamento involuntário da glote e pode ser confundida com edema de laringe. O "estridor de Munchausen" refere-se a pacientes que aduzem voluntariamente as cordas vocais, provocando o estridor e simulando edema de laringe. A anafilaxia somática indiferenciada é uma condição em que há sinais e sintomas de anafilaxia, porém sem dados confirmatórios objetivos, sem resposta à terapia e com sinais psicológicos de somatização.

Angioedema hereditário, urticária crônica, farmacodermias e corpo estranho em via aérea também podem confundir o diagnóstico. Ainda, a síndrome do extravasamento capilar, associada à gamopatia monoclonal, pode provocar angioedema, sintomas gastrointestinais e choque.

ETIOLOGIA

As principais causas de anafilaxia variam de acordo com a faixa etária e com diferenças geográficas. Os alimentos são os principais desencadeadores em crianças, adolescentes e adultos jovens. Em adultos e idosos há maior frequência de venenos de insetos, medicamentos e anafilaxia idiopática.

Alimentos

Os alimentos são a principal causa de anafilaxia, e correspondem a 30% dos casos fatais. Os mais implicados na literatura internacional são amendoim, outras sementes oleaginosas, crustáceos, peixe, leite de vaca, soja, ovo e gergelim. No Brasil, os alimentos mais associados à anafilaxia na infância são leite de vaca, clara de ovo e frutas, enquanto no adulto são os crustáceos. A anafilaxia causada por alimentos com frequência acomete adolescentes e adultos jovens com alergia alimentar previamente conhecida. A asma é um fator de risco para reações graves e fatais. As reações bifásicas são mais comuns do que nas outras causas de anafilaxia, e também são associadas às reações graves. A triptase sanguínea, utilizada como marcador sorológico da reação, é menos frequentemente elevada na anafilaxia por alimentos do que por outras causas. A IgE contra o antígeno alimentar pode ser detectada *in vivo* ou *in vitro* na maioria das vezes. Reações imunológicas e não imunológicas para aditivos alimentares, como condimentos, corantes e conservantes, contaminantes (p. ex., ácaros) e parasitas podem ocorrer.

A anafilaxia oral acarina, ou anafilaxia da panqueca, ocorre após a ingestão de farinha contaminada com ácaros. São pacientes atópicos, sensibilizados, geralmente adolescentes e adultos jovens, que apresentam sintomas 10 a 45 minutos após ingerir alimento preparado com farinha contaminada. Na maioria das vezes, há história de hipersensibilidade aos anti-inflamatórios não esteroidais (AINEs). A maior parte dos casos ocorre nos climas tropicais e subtropicais, onde o calor e a umidade favorecem a proliferação dos ácaros, mas produtos dessas regiões transportados para outros climas também podem causar reação. Os pacientes não têm hipersensibilidade ao trigo, que deve ser pesquisada, e a presença dos ácaros na farinha deve ser demonstrada.

A anafilaxia alimentar induzida por exercício ocorre em pacientes sensibilizados que se exercitam 1 a 4 horas após ingerir qualquer alimento, ou um alimento específico, como trigo, grãos, sementes oleaginosas e frutos do mar. Na anafilaxia induzida por exercício dependente de trigo, os antígenos mais implicados são a gliadina (principalmente ω_5-gliadina e $\gamma/\beta/\alpha$-gliadina) e a glutenina de alto peso molecular.

A anafilaxia tardia por carne vermelha foi primeiramente descrita no sudeste dos Estados Unidos, com casos já detectados em outras regiões, e consiste no surgimento de urticária, angioedema, dispneia, hipotensão e até choque 3 a 5 horas após a ingestão de carne de boi, porco ou cordeiro. A reação é mediada por IgE contra um antígeno oligossacarídeo, a galactose-alfa 1,3-galactose (alfa-Gal), presente nos mamíferos não primatas. Também é encontrado na porção Fab do anticorpo monoclonal cituximab e em gelatinas derivadas de animais (presente em coloides expansores plasmáticos, vacinas e preparações orais), podendo causar reação cruzada com essas substâncias. As reações guardam relação com exposição prévia a picada de carrapato e dieta rica em gorduras. Testes cutâneos com a carne fresca têm melhores resultados do que com extratos, e também pode ser pesquisada a IgE específica no sangue.

Medicamentos e Agentes Biológicos

Os medicamentos são a segunda causa mais frequente de anafilaxia, e os mais implicados são os antibióticos betalactâmicos seguidos dos anti-inflamatórios não esteroidais (AINEs). Em alguns estudos no Brasil e na América Latina, os medicamentos têm aparecido como a principal causa de anafilaxia, e os AINEs são mais frequentemente implicados do que os antibióticos. As reações anafiláticas aos medicamentos podem ser mediadas por IgE ou por outros mecanismos imunológicos. A via de administração do medicamento e a frequência influenciam no risco de anafilaxia. A via oral é mais segura, e a parenteral aumenta o risco de reação. Medicamentos administrados de maneira contínua provocam menos reação do que em intervalos (p. ex., insulina).

Penicilinas e AINEs: As reações mais graves às penicilinas estão classicamente associadas à hipersensibilidade aos determinantes menores. A anafilaxia aos AINEs não apresenta relação com as demais reações a esses medicamentos, como a doença respiratória exacerbada pela aspirina ou urticária crônica, e parece ser específica à droga, não à classe.

Anafilaxia peroperatória: pode ocorrer por diversas drogas. As reações anafiláticas durante anestesia geral ocorrem de 1 em 4.000 a 1 em 25.000, e seu reconhecimento é dificultado pela menor frequência das reações cutâneas, podendo ocorrer somente com colapso cardiovascular. Os relaxantes musculares são os medicamentos mais implicados (60% a 70%), seja por liberação direta de histamina (p. ex., succinilcolina) ou mediada por IgE, que confere reação cruzada (p. ex., pancurônio, vecurônio). Outros medicamentos que podem causar anafilaxia nesse período são tiopental, propofol, opioides, antibióticos, protamina e expansores plasmáticos. Componentes transfusionais do sangue também podem causar diversas reações, e o cimento ósseo metilmetacrilato já foi associado a manifestações sistêmicas.

Quimioterápicos: têm sido causa frequente de anafilaxia, devido ao seu uso crescente. Os agentes mais implicados são os que contêm platina, como cisplatina e carboplatina. Componentes como solventes e heparina também podem provocar. Protocolos de dessensibilização rápida têm sido empregados com sucesso.

Agentes biológicos e anticorpos monoclonais: podem causar anafilaxia, como cetuximabe, infliximabe e omalizumabe. Com o aumento do uso do omalizumabe nos últimos anos, têm sido observadas reações anafiláticas com frequência de 0,09% a 0,2%. Essa constatação levou o comitê da American Academy of Allergy, Asthma and Immunology e do American College of Allergy, Asthma and Immunology a recomendar o uso de adrenalina autoinjetável a todos os pacientes para os quais o omalizumabe seja prescrito. Reações à primeira infusão de cituximabe podem ocorrer em pacientes sensibilizados ao oligossacarídeo alfa-Gal, encontrado nas carnes vermelhas.

Insetos

Os insetos mais implicados nas reações anafiláticas são da ordem *Hymenoptera*, como abelhas, vespas, marimbondos e formigas. Ocorre anafilaxia em 3% dos adultos e 1% das crianças picadas. As reações são mediadas por IgE contra o veneno inoculado. As manifestações cutâneas são mais frequentes nas crianças, hipotensão e choque nos adultos, e sintomas respiratórios em ambos. Os casos graves podem estar relacionados à presença de mastocitose sistêmica, que deve ser pesquisada.

Menos frequentemente pode ocorrer anafilaxia à saliva após mordida de insetos como mosquitos, moscas e carrapatos.

Meios de Contraste Radiológicos

Reações graves aos radiocontrastes ocorrem em menos de 0,1% dos exames, e estima-se que a mortalidade é de 1 em 75.000 pacientes. O uso dos produtos com menor osmolaridade diminuiu esse índice em um quinto. Os maiores fatores de risco são história de reação prévia, atopia, asma e doença cardiovascular. Apesar de haver sido descrita reação com participação de IgE, a grande maioria ocorre por mecanismo imunológico não dependente de IgE. Reações ao gadolínio e à fluoresceína também têm sido documentadas. Em pacientes de risco, pode-se empregar um pré--tratamento farmacológico para evitar reações graves.

Látex

Crianças com espinha bífida ou malformações geniturinárias, profissionais da saúde e demais exposições ocupacionais são mais sensibilizados ao látex do que a população em geral, e suscetíveis a reações graves. A atopia também é um fator de risco, e o látex é responsável por 17% das anafilaxias intraoperatórias. As reações são mediadas por IgE, que pode ser detectada *in vitro* ou *in vivo* (apesar de não haver extratos padronizados para os testes cutâneos), e vários antígenos do látex já foram descritos. Pode ocorrer reação cruzada, inclusive anafilaxia, com frutas e vegetais, como castanha, banana, abacate, kiwi, mamão papaia, pêssego, abacaxi, mandioca e outros.

Exercício Físico

Na anafilaxia por exercício ocorrem sintomas como cansaço, calor, rubor, prurido, urticária, podendo progredir para angioedema, sintomas respiratórios e choque durante a atividade física. Cofatores e outros desencadeantes podem estar presentes, como alimentos, drogas, alérgenos inalatórios, clima quente, álcool etc. e a atopia é um fator de risco. O diagnóstico é de exclusão e requer a avaliação de possíveis sensibilizantes. O paciente deve parar de se exercitar imediatamente ao primeiro sinal de reação.

Extratos Alergênicos da Imunoterapia

Existe um pequeno risco de reação grave potencialmente fatal à imunoterapia, principalmente em pacientes com asma não controlada. Recomenda-se que seja administrada em estabelecimentos de saúde equipados com profissionais treinados em reconhecer e tratar anafilaxia, e aguardar 30 minutos após a aplicação.

Alérgenos Inalatórios

Polens, gramíneas, caspa de animais e ácaros raramente podem causar reações anafiláticas mediadas por IgE em pacientes sensibilizados.

Fluido Seminal

Ocorre anafilaxia por fluido seminal através de IgE contra uma proteína do plasma seminal ente 12 e 17 kd, podendo estar implicado o antígeno prostático específico (PSA). É uma doença rara, geralmente acomete mulheres atópicas, e o condom evita a reação.

Anafilaxia Catamenial

A anafilaxia catamenial ou cíclica é um tipo raro e se refere a reações sistêmicas que ocorrem no período perimenstrual. Todas as demais possíveis causas de anafilaxia devem ser investigadas, portanto o diagnóstico é de exclusão. Não se conhecem ao certo os mecanismos envolvidos, mas hipersensibilidade à progesterona e participação de prostaglandinas já foram consideradas.

Anafilaxia Idiopática

Na anafilaxia idiopática (AI) o agente causal ou precipitante não é identificado, o que pode ocorrer em até dois terços dos casos. As demais causas devem ser pesquisadas, incluindo mastocitose sistêmica, angioedema hereditário e antígenos previamente desconhecidos (p. ex., alfa-Gal), sendo assim um diagnóstico de exclusão. Cerca de 40% dos pacientes são atópicos. Pode ser classificada em infrequente (AI-I) ou frequente (AI-F), esta definida como a ocorrência de mais de seis episódios por ano ou mais de dois em 2 meses. Pode, ainda, ser classificada como generalizada (AI-G) ou como angioedema isolado (AI-A), geralmente de vias aéreas superiores. Nos casos frequentes está indicado tratamento supressivo com prednisona, que tem apresentado bons resultados.

FATORES DE RISCO E COFATORES

Algumas condições aumentam os riscos de anafilaxia grave e/ou seu reconhecimento, e outras podem facilitar a reação (Quadro 16-6).

QUADRO 16-6 **Fatores de risco para anafilaxia ou reação grave**

Idade	• Recém-nascidos • Adolescentes e adultos jovens • Gestantes • Idosos
Comorbidades	• Atopia (rinite alérgica, dermatite atópica) • Asma e outras doenças pulmonares crônicas • Doenças cardiovasculares • Mastocitose/desordens clonais dos mastócitos • Doenças psiquiátricas
Uso de medicações e drogas recreativas	• Betabloqueadores • Inibidores da ECA • Etanol • Sedativos • Hipnóticos • Antidepressivos • Drogas recreacionais
Cofatores	• Exercício • Infecção aguda • Estresse emocional • Alteração da rotina • Período pré-menstrual

Fatores relacionados à idade: recém-nascidos e crianças pequenas não podem descrever sintomas. Além disso, alguns sinais normais se confundem com as reações, como choro, rubor, regurgitação e incontinência. Adolescentes e adultos jovens caracteristicamente apresentam comportamento de risco, como a não adesão a medidas como dieta, tratamento de comorbidades e o porte de adrenalina autoinjetável. Além disso, frequentemente se expõem a cofatores desencadeantes, como consumo de álcool, drogas recreativas e exercício. Idosos e adultos de meia-idade apresentam risco de reação grave devido às comorbidades conhecidas ou subclínicas, principalmente cardiovasculares, e às medicações utilizadas, muitas vezes múltiplas. O tecido cardíaco normalmente abriga mastócitos, que aumentam nas áreas iquêmicas. Também estão presentes nas placas ateroscleróticas. Nesses pacientes, a anafilaxia

pode se manifestar como uma síndrome coronariana aguda, independente do uso de adrenalina.

Na gravidez e no parto, a anafilaxia pode causar hipoxemia fetal com encefalopatia isquêmica e danos permanentes ao SNC, e morte do feto ou bebê. Durante a gestação, as causas de anafilaxia são as mesmas da população em geral. No parto, as causas mais comuns são antibióticos betalactâmicos e desencadeantes peroperatórios, como látex, bloqueadores neuromusculares, ocitocina, anestésicos e transfusão de sangue ou componentes.

A presença de comorbidades, principalmente não controladas, aumenta o risco de reações graves. As principais são asma ou outras doenças pulmonares crônicas, doenças cardiovasculares, mastocitose ou desordem mastocitária clonal, atopia (rinite, dermatite atópica) e doenças psiquiátricas (p. ex., depressão).

O uso de medicamentos pode agravar a reação, como os inibidores da ECA, ou dificultar o tratamento, como os betabloqueadores. Estudo recente mostrou que o uso de anti-hipertensivos (inibidores da ECA, betabloqueadores, bloqueadores do canal de cálcio, bloqueadores do receptor de angiotensina e diuréticos) foi associado a maior envolvimento sistêmico e maior número de hospitalizações por anafilaxia na emergência. Medicamentos sedativos, hipnóticos, antidepressivos, etanol e drogas recreativas podem dificultar o reconhecimento da reação.

Cofatores desencadeantes facilitam ou amplificam uma reação anafilática. São eles exercício, consumo de álcool, AINEs, infecções agudas, febre, estresse emocional, alteração da rotina, como viagens, e período pré-menstrual.

AVALIAÇÃO LABORATORIAL

As dosagens de histamina plasmática ou urinária e triptase plasmática podem auxiliar no diagnóstico de anafilaxia. A histamina plasmática deve ser dosada na primeira hora após o início dos sintomas, e a urinária pode ser detectada até 24 horas. A triptase utilizada é a forma beta (madura), secretada na degranulação. É mais bem detectada nas primeiras 2 horas, sendo útil até 6 horas após o evento. Tem o valor positivo preditivo de 92,6%, mas o valor preditivo negativo é de apenas 52%. Em caso de morte de origem não determinada, a dosagem de triptase até 15 horas *post mortem* pode ser útil, mas também pode estar elevada em outras condições. A triptase geralmente está elevada nos casos de anafilaxia por veneno de insetos, medicamentos parenterais e nos casos em que há hipotensão. Na anafilaxia por alimentos e reação sem hipotensão, pode estar normal. Portanto, tanto a triptase quanto a histamina normais não excluem o diagnóstico. Quando possível, deve-se medir a triptase basal do paciente e compará-la com medidas seriadas na reação. A triptase normal em adultos é de até 11,4 ng/mL, e é maior nos lactentes. Um aumento pode ser considerado significativo quando é maior que 20% + 2 ng/mL. Na anafilaxia a triptase basal é normal, e pode estar aumentada em condições como mastocitose, leucemia mieloide aguda, síndrome hipereosinofílica com mutação de F1P1L1-PDGFRA, síndromes mielodisplásicas e insuficiência renal terminal. Níveis acima de 20 ng/mL sugerem mastocitose sistêmica, que deve ser pesquisada por meio de biópsia de medula.

Outros biomarcadores têm sido estudados para conseguir melhor precisão diagnóstica, como PAF, carboxipeptidase A3, quimase, bradicinina, citocinas, cisteinil leucotrieno E4, prostaglandina D2 e 9-α-11-β prostaglandina F2.

TRATAMENTO DA FASE AGUDA

Em virtude do risco de vida, uma reação anafilática deve ser prontamente reconhecida e tratada.

A abordagem inicial deve ser imediata (Quadro 16-7). O local de atendimento deve dispor de um protocolo de emergência, material adequado e uma equipe treinada (Quadro 16-8). Deve-se remover a exposição ao agente causal (p. ex., parar a infusão de um medicamento) e avaliar rapidamente o paciente quanto a circulação, via aérea, respiração, estado mental, pele e estimativa do peso. Simultaneamente, chamar ajuda e aplicar adrenalina intramuscular na região anterolateral da coxa. Posicionar o paciente em decúbito dorsal, com os membros inferiores elevados. Nas grávidas, a posição deve ser virada para a esquerda para evitar a compressão da veia cava inferior pelo útero. Posteriormente, administrar oxigênio suplementar, garantir um acesso venoso, iniciar reposição volêmica e, se indicado, iniciar ressuscitação cardiopulmonar por meio de compressões torácicas contínuas. Monitorar regularmente a pressão arterial, frequência cardíaca, respiração, oxigenação, e obter eletrocardiograma. Se possível, iniciar monitorização contínua.

A adrenalina é o principal medicamento no tratamento da fase aguda da anafilaxia. Sua ação alfa-agonista aumenta a resistência vascular periférica por meio de vasoconstrição, aumentando a pressão arterial e melhorando o angioedema e a urticária. O efeito beta-agonista provoca broncodilatação, aumenta a força de contração do coração e o débito cardíaco e evita maior liberação de mediadores. Deve ser prontamente aplicada através da via intramuscular (IM) no músculo vasto lateral da coxa. A via IM é importante porque a adrenalina tem ação vasodilatadora no tecido muscular, garantindo rápida absorção. A dose é de 0,3 a 0,5 mL da solução 1:1.000 (0,3 a 0,5 mg) em adultos e 0,01 mg/kg em crianças (máximo 0,3 mg). Pode ser repetida a intervalos de 5 a 15 minutos. A maioria dos pacientes responde a 1 ou 2 doses. A falha no uso de adrenalina é associada a maior fatalidade, encefalopatia hipóxica/isquêmica e reações bifásicas. Infelizmente, tem sido subempregada tanto pelos pacientes em risco quanto pelos profissionais nas emergências e estabelecimentos de saúde. Na América Latina, foi demonstrado que apenas 37,3% dos pacientes com anafilaxia receberam adrenalina no tratamento da reação aguda.

Efeitos transitórios podem ocorrer com a dose recomendada de adrenalina, como palidez, tremor, ansiedade, palpitação, tonteira e cefaleia. Isso se deve à sua estreita janela terapêutica. Doses tóxicas geralmente ocorrem por via intravenosa e podem provocar arritmias ventriculares, crise hipertensiva e edema pulmonar. No entanto, não há contraindicação para o uso de adrenalina para tratamento da crise aguda de anafilaxia, mesmo em pacientes com doenças cardiovasculares prévias ou idosos.

Outros medicamentos usados no tratamento das reações anafiláticas são considerados de segunda linha, e nunca devem substituir a adrenalina. Anti-histamínicos H1 aliviam o angioedema, urticária e prurido. Não existe consenso quanto à dose ou via de administração, e deve-se ter cautela quanto aos efeitos dos anti-H1 de primeira geração no sistema nervoso central (SNC). O uso concomitante com anti-histamínicos H2 potencialmente contribui para alívio do rubor, cefaleia e outros sintomas.

Agonistas beta-adrenérgicos inalatórios podem ser administrados como adjuvantes no tratamento do broncospasmo, porém não evitam ou revertem edema ou obstrução das vias aéreas superiores.

QUADRO 16-7   **Tratamento da anafilaxia aguda**

Passos iniciais:
1) Possuir protocolo emergencial por escrito para reconhecimento e tratamento de anafilaxia e treiná-lo regularmente.
2) Remover a exposição ao agente causal, se possível (p. ex., cessar a infusão do medicamento).
3) Avaliar circulação, via aérea, respiração, estado mental, pele e peso corporal.

Imediatamente e simultaneamente:
4) Chamar ajuda (equipe de emergência, ambulância etc.), se possível.
5) Aplicar adrenalina intramuscular na face anterolateral da coxa, 0,01 mg/kg da solução 1.1000 (1 mg/mL), máximo de 0,5 mg no adulto e 0,3 mg na criança. Registrar a hora de aplicação e repetir em 5 a 15 minutos se necessário. A maioria dos pacientes responde a 1 ou 2 doses.
6) Posicionar o paciente em decúbito dorsal, ou em posição de conforto (em caso de esforço respiratório ou vômitos). Elevar os membros inferiores. Impedir que o paciente se sente ou se levante abruptamente, o que pode ser fatal devido à síndrome do ventrículo vazio.

Quando indicado, a qualquer momento do atendimento:
7) Administrar oxigênio suplementar em fluxo alto (6 a 8 L/min) através de máscara facial ou por via orofaríngea.
8) Assegurar acesso venoso, e, quando indicado, iniciar ressuscitação volêmica rápida com solução salina a 0,9% (p. ex., 5-10 mL/kg no adulto ou 10 mL/kg na criança, nos primeiros 5 a 10 minutos).
9) Quando indicado, a qualquer momento, iniciar ressuscitação cardiopulmonar com compressões torácicas contínuas. No adulto, 100 a 120 compressões/minuto com 5 a 6 cm de profundidade, e na criança pelo menos 100 compressões/min com profundidade de 5 cm, sendo 4 cm nos lactentes. A relação compressão/ventilação deve ser 30:2 para uma pessoa no atendimento.

Adicionalmente:
10) A intervalos regulares e frequentes, deve-se monitorar a pressão arterial, frequência cardíaca, respiração e oxigenação, e obter eletrocardiogramas. Iniciar monitorização não invasiva contínua, se necessário.

QUADRO 16-8 Medicamentos e equipamentos necessários para o tratamento de anafilaxia

Medicamentos

Primeira linha
- Adrenalina 1.1000 (1 mg/mL) para injeção IM (0,01 mg/kg, máximo 0,5 mg em adultos e 0,3 mg em crianças)

Segunda linha
- Anti-histamínico para infusão IV (p. ex., difenidramina, 25 a 50 mg em adultos, 1 mg/kg em crianças, máximo 50 mg)
- Agonistas beta-adrenérgicos em solução para nebulização (p. ex., salbutamol 2,5 a 3 mg/3 mL em adultos, 2,5 mg/3 mL em crianças)
- Corticosteroide para infusão IV (p. ex., hidrocortisona, 200 mg em adultos, máximo de 100 mg em crianças, ou metilprednisolona, 50 a 100 mg em adultos e 1 mg/kg em crianças, máximo de 50 mg)
- Anti-histamínico H2 para infusão IV, que deve ser lenta (p. ex., ranitidina, 50 mg em adultos, e 1 mg/kg em crianças, máximo de 50 mg)

Suprimentos

Manejo da via aérea
- Oxigênio suplementar (tanque de oxigênio, válvula medidora de fluxo, tubo de extensão)
- Ambu, bolsa/válvula/máscara, com reservatório (volume 700 a 1.000 mL para adultos, 100 a 700 mL para crianças)
- Máscaras faciais (para lactentes, pré-escolares, escolares e adultos)
- Cânula orofaríngea (6, 7, 8, 9 e 10 cm)
- Máscaras portáteis, cânulas nasais, máscara laríngea
- Material para sucção
- Material para intubação

Manejo da hipotensão e choque
- Bolsas de solução salina a 0,9%
- Gazes/algodão com álcool
- Torniquetes
- Jelcos intravenosos (tamanhos 14, 16, 18, 20 e 22)
- Agulhas tipo borboleta (*scalp*) (tamanhos 19, 21, 23 e 25)
- Seringas e agulhas (1, 10 e 20 mL)
- Equipos
- Conectores

Outros materiais
- Protocolo por escrito para tratamento de anafilaxia (com drogas, dosagens, telefones de emergência)
- Fluxogramas para registrar o tempo e eventos
- Esparadrapo
- Luvas, preferencialmente sem látex

Equipamentos

Essenciais
- Estetoscópio
- Esfigmomanômetro (lactentes, crianças, adultos, obesos)
- Relógio
- Prancha para ressuscitação cardiopulmonar
- Equipamento para sucção
- Equipamento para intubação
- Equipamento para ressuscitação volêmica

Desejáveis
- Aparelho de eletrocardiograma
- Equipamento de monitorização contínua de PA não invasiva
- Equipamento de monitorização cardíaca contínua não invasiva
- Oxímetro
- Desfibrilador

IM, intramuscular; IV, intravenosa.

Os corticosteroides podem ter ação na fase tardia da reação bifásica. No entanto, uma revisão recente de estudos randomizados controlados não mostrou benefícios.

Nos casos indicados deve ser realizada intubação orotraqueal por profissional experiente, ou ainda cricotireoidotomia de emergência. Hipotensão refratária à adrenalina IM pode ser tratada com adrenalina intravenosa (IV), utilizando-se solução 1.100000 em infusão de 30 a 100 mL/h (5-15 μg/min). Podem ser utilizados vasopressores, como dopamina, dobutamina, noradrenalina, fenilefrina e vasopressina. A inibição da síntese de óxido nítrico através do azul de metileno 1% (p. ex., infusão de 1,5 mg/kg) também pode ser útil em pacientes refratários à adrenalina com hipotensão, apesar de ter sido empregado com sucesso em casos sem hipotensão. O ácido tranexâmico pode ser útil nos casos de coagulação intravascular disseminada.

Pacientes em uso crônico de betabloqueador podem ser refratários à adrenalina e se beneficiam do uso de glucagon devido a seus mecanismos inotrópicos e cronotrópicos independentes do estímulo adrenérgico. A dose recomendada é 1 a 5 mg IV (20 a 30 μg/kg, máximo 1 mg em crianças), administrada em 5 minutos, seguida de infusão de 5 a 15 μg/min. Agentes anticolinérgicos também podem ser úteis em pacientes em uso de betabloqueador, como a atropina nos casos de bradicardia, e ipratrópio nos broncospasmos resistentes.

Na gravidez e nos extremos de idade, o tratamento é o mesmo da população em geral. Nas grávidas o feto também deve ser monitorado e, caso necessário, deve ser realizado parto cesáreo de emergência.

Em virtude da possibilidade de reação bifásica, o paciente deve ficar em observação por até 2 horas nos casos leves e 24 horas ou mais nos casos mais graves. Na alta, a educação do paciente com anafilaxia já deve ser iniciada, por meio da prescrição e de instruções quanto ao uso de adrenalina autoinjetável, orientação de portar um plano de ação para as crises, de portar identificação de risco de anafilaxia e ser encaminhado para investigação com o especialista.

AVALIAÇÃO DO PACIENTE COM HISTÓRIA DE ANAFILAXIA

O paciente com história de reação anafilática deve ser encaminhado ao especialista em alergia e imunologia para avaliação. A principal ferramenta é uma história clínica da reação detalhada e bem realizada. Deve-se pesquisar os sintomas, às vezes com o acompanhante ou cuidador, a hora do dia em que ocorreu, as circunstâncias, a duração e o tratamento instituído. Para o diagnóstico da causa, é preciso buscar todas as substâncias ingeridas horas antes do evento, alimentos, informações a respeito da exposição a insetos, exposições físicas ao frio ou calor, atividades realizadas no dia ou durante a reação (exercício, atividade sexual) e relação com o ciclo menstrual. Comorbidades, como atopia e outras que aumentam o risco de reações, devem ser analisadas.

DIAGNÓSTICO DA ETIOLOGIA

Para a detecção da causa, nos casos indicados deve-se pesquisar a presença de IgE específica *in vivo* e/ou *in vitro*

3 a 4 semanas após a reação. Os testes cutâneos (puntura, intradérmico) podem ser realizados com extratos padronizados ou o alérgeno *in natura*. Nos casos negativos com o alérgeno muito sugestivo, deve-se repetir o teste ou usar IgE sérica específica após semanas a meses. No entanto, a demonstração da IgE específica indica sensibilização, e não necessariamente a causa da reação. Um exemplo é a detecção de sensibilização para veneno de insetos em 28,5% de adultos assintomáticos. Portanto, a interpretação dos resultados deve sempre ser realizada de acordo com a história clínica.

Além disso, nos casos não mediados por IgE ou que gerem dúvidas, pode ser realizado o teste de provocação. Contudo, os riscos e benefícios devem ser bem avaliados, o procedimento deve ser conduzido em ambiente hospitalar com equipe treinada para reações graves e o paciente ou responsável deve consentir por escrito.

Novos testes têm sido pesquisados para melhor precisão diagnóstica ou de prognóstico, como o uso de alérgenos recombinantes, *microarray*, teste de ativação de basófilos, perfil de citocinas etc. A determinação de IgE específica por CRD (*component-resolved diagnosis*) é útil na identificação de alérgenos e/ou reatividade cruzada que aumentem o risco de anafilaxia, como por exemplo ω5-gliadina em pacientes com alergia a trigo, ovomucoide na alergia a ovo, LTPs (*lipid transfer protein*) na alergia a frutas e vegetais etc.

TRATAMENTO E PREVENÇÃO DA ANAFILAXIA A LONGO PRAZO

A educação do paciente ou responsável é essencial também no consultório do especialista, e sua condição e riscos devem ser corretamente esclarecidos. É essencial reafirmar que o paciente carregue consigo de forma visível a identificação de alerta médico e um plano de emergência por escrito para o momento da crise (Figura 16-6). A importância da adrenalina autoinjetável deve ser assegurada. Existem dispositivos para autoaplicação disponíveis para comercialização, geralmente em doses fixas de 0,3 mg para adultos e 0,15 mg para crianças, sendo alguns com até duas doses. Caso não haja disponibilidade para tais dispositivos, uma alternativa é portar uma seringa já com a medicação aspirada na dose correta, ou com a ampola do medicamento acompanhada de instruções de preparo. O médico deve educar o paciente quanto ao modo e ao momento de aplicação. Estudos demonstram que a adrenalina para autoinjeção é prescrita menos do que o necessário.

Para tratamento e prevenção, é importante que o fator causal e os desencadeantes sejam conhecidos. O tratamento e a estabilização das comorbidades que aumentam a gravidade das reações reduzem esse risco a longo prazo. Medicamentos que podem agravar as reações devem ter seus riscos e benefícios avaliados. Dependendo do alérgeno ou desencadeante envolvido, deve-se evitar o contato e/ou indicar imunomodulação por meio de imunoterapia, dessensibilização ou medicamentos.

Pacientes com anafilaxia alimentar devem realizar dieta de exclusão. Os rótulos dos alimentos devem ser avaliados, e as diferentes nomenclaturas para um determinado componente devem ser conhecidas (p. ex., leite de vaca,

PLANO DE AÇÃO EM ANAFILAXIA

NOME:______________________ IDADE:__________
ALÉRGICO A:______________________
ASMA: ☐ SIM (risco de reação grave) ☐ NÃO
OUTRAS DOENÇAS:______________________
____
MEDICAÇÕES EM USO:______________________
____

SINTOMAS DE ANAFILAXIA:
BOCA: coceira, inchaço dos lábios e/ou língua
GARGANTA: coceira, aperto, rouquidão
PELE: coceira, urticária, vermelhidão, inchaço
INTESTINO: vômitos, diarreia, cólicas
PULMÃO: falta de ar, tosse, chiado
CORAÇÃO: pulso fraco, tonteira, desmaio

O QUE FAZER:
1) INJETAR ADRENALINA NA COXA
Outros medicamentos:______________________
BOMBINHA DE ASMA E ANTI-ALÉRGICOS NÃO SUBSTITUEM A ADRENALINA
2) LIGAR PARA A EMERGÊNCIA. Número______________
3) LIGAR PARA CONTATOS:
CONTATO 1: Nome ______________________
Tefefone______________ Celular______________
CONTATO 1: Nome ______________________
Tefefone______________ Celular______________
COMENTÁRIOS:______________________

______________ ______________
Assinatura do médico Paciente ou responsável

FIGURA 16-6 Exemplo de plano de ação em anafilaxia.

caseína, traços de leite). Dietas muito restritivas devem ter a supervisão do nutricionista para evitar prejuízo nutricional, especialmente em crianças. Medidas de imunomodulação têm sido estudadas, como a imunoterapia oral para leite de vaca e outros alimentos. A prevenção da anafilaxia oral acarina é o armazenamento da farinha em locais refrigerados e sem umidade para evitar a contaminação com ácaros.

O tratamento da anafilaxia medicamentosa é a não exposição dos pacientes a tal droga ou a componentes que tenham reação cruzada. O paciente deve portar por escrito uma lista explicativa com tais medicações. Quando não existe medicamento substituto, pode ser realizada dessensibilização em ambiente hospitalar por equipe treinada. Existem protocolos de dessensibilização para vários medicamentos. Nos casos de reação a meios de contraste radiológicos, os exames subsequentes devem ter indicação clínica precisa, usar preferencialmente os contrastes não iônicos e considerar pré-medicação com corticosteroide e anti-histamínicos (Quadro 16-9).

Nos casos de anafilaxia causada por veneno de insetos, a imunoterapia específica está indicada e é eficaz em 90% a 98% dos casos. A imunoterapia para látex tem sido estudada, porém com muitos eventos adversos. Pacientes de risco devem evitar a exposição, utilizar identificação e, caso necessário, procedimentos médicos e cirúrgicos devem ser realizados em um ambiente sem látex. Frutas e vegetais que fazem reação cruzada também devem ser evitados. A imunoterapia subcutânea ou intravaginal para anafilaxia

QUADRO 16-9 Pré-tratamento para o uso de radiocontrastes

Medicamento	Dose
Prednisona	50 mg VO 13, 7 e 1 hora antes
Difenidramina*	50 mg IM 1 hora antes
Efedrina	25 mg VO 1 hora antes (contra-indicada em doença cardiovascular; opcional)
Ranitidina	150 mg VO 3 horas antes (opcional)

Em caso de exame de emergência: Hidrocortisona, 200 mg IV imediatamente e de 4/4h até a administração do contraste. Difenidramina, 50 mg IM 1 hora antes.

VO, via oral; IM: intramuscular; IV, intravenosa.

*O anti-histamínico pode ser administrado por via oral. Pode ser utilizado anti-histamínico oral de segunda geração caso os efeitos sedativos dos de primeira geração sejam indesejáveis.

ao fluido seminal tem sido empregada com sucesso. O uso do condom evita reações. A hipersensibilidade ao fluido seminal não causa infertilidade, e há relatos de gravidez após imunoterapia ou através de métodos artificiais (fertilização *in vitro*).

No caso de pacientes com anafilaxia ao exercício, deve-se recomendar evitar cofatores como alimentos, álcool e AINEs 4 a 6 horas antes da atividade física, evitar ambientes muito úmidos, extremos de temperatura ou altos níveis de polens, e se exercitar com alguém que saiba reconhecer e tratar anafilaxia. O paciente precisa ser orientado a parar de se exercitar ao primeiro sinal de reação. Medicamentos como anti-histamínicos orais de uso crônico têm sido usados, porém sem evidências de evitar reação.

Pacientes com anafilaxia idiopática frequente (seis ou mais reações em 1 ano ou dois ou mais em 2 meses) se beneficiam da terapia supressora empírica com prednisona oral. Um exemplo de esquema é 40 a 60 mg por dia, durante 1 a 2 semanas, com diminuição para dias alternados, depois redução de 5 mg da dose a cada 1 a 2 semanas, em um total de 3 meses. Geralmente é associado anti-histamínico oral diário (p. ex., cetirizina 10 mg ou hidroxizine 25 a 50 mg), mantido durante 1 ano. Outros medicamentos também têm sido usados, como cetotifeno 1 a 2 mg a cada 12 horas, montelucaste e omalizumabe. A ausência de resposta ao corticosteroide em 2 a 3 semanas requer a revisão do diagnóstico. A anafilaxia catamenial não responde ao corticoide, e seu tratamento ainda não está bem estabelecido.

CONSIDERAÇÕES FINAIS

A anafilaxia é uma condição potencialmente fatal. No entanto, é pouco reconhecida tanto pela população geral quanto pelos profissionais de saúde. O desenvolvimento de consensos diagnósticos e terapêuticos pela WAO na última década tem contribuído para uma melhor percepção das reações anafiláticas. No Brasil, a Associação Brasileira de Alergia e Imunopatologia (ASBAI) tem realizado esforços em estudar a epidemiologia da anafilaxia no nosso meio. Isso é importante para traçar planos de educação e garantir o tratamento adequado, como, por exemplo, o acesso à adrenalina autoinjetável, que ainda é deficiente para a nossa população.

Bibliografia

Bauer C et al. Heterogeneity in presentation and treatment of catamenial anaphylaxis. Ann Allergy Asthma Immunol 2013;article in press.

Bauer C, Vadas P, Kelly K. Case report: Methylene blue for the treatment of refractory anaphylaxis without hypotension. Am J Emerg Med 2013;31(1):264e3-5.

Belhocine W et al. Total serum tryptase levels are higher in young infants. Pediatr Allergy Immunol 2011;22(6):600-7.

Bernd L et al. Anafilaxia no Brasil – Levantamento da ASBAI. Rev Bras Alerg Imunopatol 2010;33:190-198.

Bernd L et al. Guia prático para o manejo da anafilaxia – 2012. Rev Bras Alerg Imunopatol 2012;35:53-70.

Blatman K, Ditto A. Idiopathic anaphylaxis. Allergy Asthma Proc 2012;33:S84-7.

Campbell R et al. Evaluation of National Institute of Allergy and Infectious Disease/Food Allergy and Anaphylaxis Network criteria for the diagnosis of anaphylaxis in emergency department patients. J Allergy Clin Immunol 2012;129:748-52.

Chen Y, Quirt J, Lee K, Proposed mechanism for food and exercise induced anaphylaxis based on case studies. Allergy Asthma Clin Immunol 2013;9(1):11.

Chinuki Y et al. CD203c expression-based basophil activation test for diagnosis of wheat-dependent exercise-induced anaphylaxis. J Allergy Clin Immunol 2012;129:1404-6.

Choo K, Simons E, Sheikh A. Glucocorticoids for the treatment of anaphylaxis: Cochrane systematic review. Allergy 2010;65:1205-1211.

Commins S, Platts-Mills T. Allergenicity of carbohydrates and their role in anaphylactic events. Curr Allergy Asthma Rep 2010;10:29-33.

Dinakar C. Anaphylaxis in children: current understanding and key issues in diagnosis and treatment. Curr Allergy Asthma Rep 2012; 12:641-9.

Ewan P et al. BSACI guidelines for the investigation of suspected anaphylaxis during general anaesthesia. Clin Exp Allergy 2010(40): 15-31.

Gallagher M et al. Strategies for living with the risk of anaphylaxis in adolescence: qualitative study of young people and their parents. Prim Care Respir J 2012;21(4):392-7.

Hofmann S et al. IgE detection to $\alpha/\beta/\gamma$-gliadin and its clinical relevance in wheat-dependent exercise-induced anaphylaxis. Allergy 2012;67:1457-60.

Jaqua N, Peterson M, Davis K et al. Exercise-induced anaphylaxis: a case report and review of the diagnosis and treatment of a rare but potentially life-threatening syndrome. Case Reports in Medicine 2013;2013:1-4.

Lee M, Akin C. Mast cell activation syndrome. Ann Allergy Asthma Immunol 2013;111:5-8.

Lee S et al. Antihypertensivemedication use is associated with increased organ system involvement and hospitalization in emergency department patients with anaphylaxis. J Allergy Clin Immunol 2013;131:1103-8.

Lieberman J, Chehade M. Use of omalizumab in te treatment of food allergy and anaphylaxis. Curr Allergy Asthma Rep 2013;13:78-84.

Lieberman P et al. The diagnosis and management of anaphylaxis practice parameter: 2010 update. J Allergy Clin Immunol 2010;126: 477-80.

Lieberman P. Biphasic anaphylaxis, Allergy Clin Immunol Int – J World Allergy Org 2004;16:241.

Lieberman P: Anaphylaxis. In: Holgate S, Adkinson Jr N, Busse W et al eds. Meddleton's Allergy: Principles and Practice. Philadelphia: Mosby Elsevier; 2009:1027-50.

Lockey R. Adolescents and anaphylaxis. Prim Care Respir J 2012;21(4): 365-6.

Michalska-Krzanowska G. Tryptase in diagnosing adverse suspected anaphylactic reaction. Adv Clin Exp Med 2012;21(3):403-8.

Mullins R et al. Relationship between read meat allergy and sensitization to gelatin and galactose-α-1,3-galactose. J Allergy Clin Immunol 2012;129:1334-42.

Pastorino A et al. Anafilaxia:diagnóstico. Rev Assoc Med Bras 2013; 59(1): 7-13.

Portier P, Richet C. De l'action de certain venins. C Roy Soc Biol 1902; 54:170.

Ring J. Anaphylaxis. Basel: Karger; 2010 Chemical Immunology and Asthma vol 95.

Saleh H et al. Anaphylatic reactions to oligosaccharides in read meet: a syndrome in evolution. Clin Mol Allergy 2012;10:5.

Sánchez-Borges M et al. Anaphylaxis from ingestion of mites: Pancake anaphylaxis. J Allergy Clin Immunol 2013;131:31-5.

Sicherer S, Leung D. Advances in allergic skin disease, anaphylaxis, and hypersensitivity reactions to foods, drugs, and insects in 2012. J Allergy Clin Immunol 2013;131:55-66.

Simons E et al. 2012 Update: World Allergy Organization Guidelines for the assessment and management of anaphylaxis. Curr Opin Allergy Clin Immunol 2012;12:389-399.

Simons E et al. World Allergy Organization Guidelines for the assessment and management of anaphylaxis. J Allergy Clin Immunol 2011;127:587-93.

Simons E, Schatz M. Anaphylaxis during pregnancy. J Allergy Clin Immunol 2012;130:597-606.

Simons E. Anaphylaxis. J Allergy Clin Immunol 2010;125:S161-81.

Solé D et al. Anaphylaxis in Latin America: a report of the online Latin American survey on anaphylaxis (OLASA). Clinics 2011;66(6):943-47.

Stoevesandt J et al. Over- and underestimated parameters in severe Hymenoptera venom-induced anaphylaxis: Cardiovascular medication and absence of urticarial/angioedema. J Allergy Clin Immunol 2012;130:698-704.

Vadas P, Perelman B, Liss G. Platelet-activating factor, histamine, and tryptase levels in human anaphylaxis. J Allergy Clin Immunol 2012;131:144-9.

Valent P. Mast cell activation syndromes: definition and classification. Allergy 2013;68:417-24.

Van der Heijden J et al. A novel splice variant of FcγRIIa: a risk factor for anaphylaxis in patients with hypogamaglobulinemia. J Allergy Clin Immunol 2013;131:1408-16.

CAPÍTULO

17

Alergia Alimentar e Alergia ao Látex

Cristina Miuki Abe Jacob e Ana Paula Beltran Moschione Castro

ALERGIA ALIMENTAR

Introdução

Alergia alimentar (AA) é uma reação adversa aos alimentos em que há envolvimento do sistema imunológico em sua patogênese. Os mecanismos envolvidos podem ser dependentes da imunoglobulina E (IgE) ou não mediados pela IgE. O primeiro tipo engloba todas as reações imediatas, definidas como aquelas que aparecem até 2 horas após o contato com a alimento desencadeante, enquanto no tipo não IgE mediado as manifestações podem ocorrer até vários dias após a ingestão do alimento.

Atualmente se constata um aumento da prevalência desta doença, em especial em países industrializados, embora também seja observada em países em desenvolvimento. As causas para esta constatação ainda estão em discussão, mas certamente fatores epigenéticos participam desta mudança na prevalência da AA. A prevalência estimada para os dias atuais está acima de 2% e abaixo de 10% na população americana, e nos primeiros 5 anos de vida da criança esta prevalência atinge 6% a 8%.

O desenvolvimento de alergia alimentar depende de vários fatores, entre eles: herança genética do hospedeiro, alergenicidade do alimento ingerido e qualidade da barreira intestinal do indivíduo. Neste último item vale ressaltar o papel da microbiota intestinal como um fator protetor para o desenvolvimento da AA.

Vários alimentos podem desencadear AA, sendo os mais comumente citados, nos Estados Unidos, os seguintes: leite, clara de ovo, soja, trigo, amendoim, castanhas, peixe e frutos do mar. Estes alimentos têm em comum algumas características que lhes conferem a possibilidade de causar AA, entre elas as glicoproteínas, que apresentam peso molecular entre 10 e 70 kDa e têm epitopos alergênicos resistentes à cocção e ao processo digestivo. Na criança predominam, como causa de AA, os seguintes alimentos: leite de vaca, ovo, soja, trigo e amendoim, enquanto nos adultos predominam castanhas, peixes e frutos do mar. Mais recentemente, a mudança de hábitos dietéticos da população brasileira com a introdução de novos alimentos tem adicionado novos alimentos à lista anterior, sendo observada AA causada por *kiwi*, por castanhas em crianças e por vários grãos recém-consumidos pela população.

Fisiopatologia da Alergia Alimentar

Além das características fisicoquímicas dos alérgenos, para que ocorra a AA é de fundamental importância que haja uma quebra dos mecanismos de tolerância do trato gastrointestinal (TGI). Esses mecanismos são fundamentais para a manutenção da homeostase nas mucosas, pois todos os dias uma série de proteínas estranhas é absorvida sem que, necessariamente, ocorra um processo inflamatório. Esse equilíbrio dinâmico entre anergia e resposta efetiva é garantido por uma série de mecanismos inespecíficos, como o suco gástrico, o peristaltismo, a barreira epitelial e a flora intestinal, além de componentes do sistema imunológico, como a imunoglobulina A (IgA) e os linfócitos T de ação reguladora (Treg), que permitem o reconhecimento antigênico, mas não amplificam a resposta inflamatória. Quando ocorre uma falha dos mecanismos de defesa, há ativação de linfócitos T auxiliares do tipo Th2, especialmente nos processos mistos ou mediados por IgE e do tipo Th1 nas respostas mediadas por células. Neste caso a célula dendrítica, apresentadora de antígeno, é estimulada para desencadear uma resposta não tolerogênica, iniciando assim uma reação inflamatória no TGI característica da AA.

Quadro Clínico

As manifestações clínicas relacionadas à alergia alimentar são bastante diversas e, quanto à fisiopatologia, podem ser divididas em:

- Mediadas por IgE: urticária, angioedema, síndrome da alergia oral (SAO), broncospasmo desencadeado por alimentos e reação anafilática.
- Não mediadas por IgE: a maior parte dos quadros ocorre no trato gastrintestinal, destacando-se a proctite alérgica e as enterocolites alérgicas.
- Quadros mistos: ocorre o envolvimento da IgE específica para o alimento, além de um infiltrado de linfócitos T e eosinófilos. Neste grupo destacam-se os quadros eosinofílicos que podem acometer o esôfago, o estômago e porções dos intestinos delgado e grosso, além da dermatite atópica e de alguns raros quadros de asma.

Com relação aos sítios acometidos, é importante ressaltar que a pele e o trato gastrointestinal costumam ser os mais afetados e que manifestações isoladas no aparelho respiratório são bastante raras. Uma das manifestações cutâneas mais frequentemente relacionadas à alergia alimentar é a urticária, associada ou não ao angioedema. Urticária de contato aguda também pode ser desencadeada por alimentos, ocorrendo com mais frequência com frutas, vegetais, peixes e frutos do mar. Em contraste com a urticária aguda, a alergia alimentar raramente é associada à urticária crônica. A dermatite atópica (DA) pode estar relacionada à alergia alimentar em até 30% dos casos, especialmente na DA moderada ou grave.

Entre as manifestações gastrointestinais destaca-se a síndrome da alergia oral (SAO). Esta síndrome se manifesta mais comumente no adulto, especialmente em países com polinose, mas também pode acometer pacientes pediátricos. Os sintomas decorrem da degranulação dos mastócitos na mucosa oral, causando prurido e edema de lábios, língua, palato e garganta, ocasionando inclusive sensação de inchaço e dificuldade de deglutir. Os principais alimentos envolvidos são legumes e frutas, que, quando consumidos crus, podem apresentar reação cruzada com polens típicos de locais com clima temperado. Um pequeno percentual de pacientes pode evoluir com manifestações sistêmicas.

Os quadros eosinofílicos do trato gastrointestinal são distúrbios mistos que se caracterizam por um infiltrado de eosinófilos que pode envolver toda a espessura da parede do esôfago, o estômago e o intestino delgado. Os sintomas clínicos relacionam-se com a porção do TGI acometido.

Atualmente constata-se um aumento do número de pacientes com esofagite eosinofílica (EE), cujas manifestações são muito semelhantes às do refluxo gastroesofágico sem, entretanto, desenvolver uma boa resposta à terapêutica medicamentosa. O diagnóstico é realizado pela biópsia, que revela infiltrado eosinofílico, com número de eosinófilos maior ou igual a 15 por campo de grande aumento, sendo o ideal a contagem em pelo menos quatro campos de locais diferentes.

A gastroenterite eosinofílica caracteriza-se por dor abdominal, náuseas e vômitos, além de dificuldade de ganho de peso e de estatura. Os pacientes podem apresentar diarreia, sangue nas fezes e, em casos mais raros, o infiltrado eosinofílico pode causar estenose ou perfurações no TGI. Quando há associação com AA, os alimentos mais envolvidos são leite de vaca, soja, trigo e ovo.

Entre as manifestações gastrointestinais da AA destacam-se a proctocolite eosinofílica e a enterocolite induzida por proteína alimentar. A proctite alérgica é um dos clássicos exemplos de alergia alimentar não IgE mediada. O quadro caracteriza-se por sangramento intestinal vivo, com manutenção do bom estado geral, e cerca de 60% dos lactentes ainda estão sendo amamentados quando as manifestações têm início, ressaltando ainda mais a possibilidade de passagem de proteínas do leite de vaca pelo aleitamento materno.

A enterocolite induzida por proteína alimentar é outra manifestação de alergia alimentar não mediada por IgE em que a sintomatologia é rica, caracterizada por náuseas, diarreia e irritabilidade, sobretudo em lactentes que desenvolvem os sintomas precocemente. Cerca de 20% dos casos podem evoluir com choque, necessitando de cuidados intensivos. Os sintomas ocorrem em geral até 3 horas após a ingestão do alimento e a exposição contínua pode levar a sangramento intestinal e comprometimento do estado geral. Além dos alimentos classicamente citados, há descrições de enterocolite envolvendo grãos, vegetais e carne.

As manifestações respiratórias raramente ocorrem de maneira isolada, sendo frequentemente associadas a outras manifestações clínicas de AA. Embora essas manifestações raramente se associem à AA, é importante lembrar que, quando presentes, conferem maior gravidade ao caso, principalmente quando se apresentam na forma de asma. Nos casos de óbito por AA, com frequência há o relato de associação com asma. Não há evidências de que otites bacterianas ou serosas recorrentes possam estar relacionadas à alergia alimentar.

As reações anafiláticas caracterizam-se pela gravidade e absoluta necessidade de rápida intervenção. Cerca de um terço dos episódios de anafilaxia nos Estados Unidos relacionam-se à ingestão de alimentos. A definição de anafilaxia nem sempre é consensual, o que pode dificultar sua identificação e, por consequência, seu manejo e prevenção. Atualmente, a anafilaxia é definida pelo envolvimento de pelo menos dois sistemas após a ingestão do alimento suspeito, não sendo obrigatório o comprometimento cardiovascular.

Fatores de risco relacionados à morte por anafilaxia incluem: faixa etária de adolescência e adultos jovens, presença de asma de qualquer gravidade, alergia a amendoim e retardo na administração de adrenalina (mais de 30 minutos após o início dos sintomas). É importante ressaltar que 20% a 30% dos casos de anafilaxia apresentam uma resposta bifásica, ou seja, os sintomas podem retornar 2 a 4 horas após o início do quadro. O tratamento da anafilaxia não difere nos casos de desencadeante alimentar: os pacientes alérgicos devem ser orientados a portar adrenalina injetável, disponível para crianças acima de 10 kg.

Uma manifestação rara de anafilaxia associada à alergia alimentar é o desencadeamento de sintomas após a ingestão do alimento seguida de atividade física. Nesses casos, as manifestações ocorrem somente com essa associação e os pacientes devem ser orientados a evitar a prática de atividade física até 4 a 6 horas após a ingestão do alimento. Ainda mais raramente, os sintomas podem ocorrer após a ingestão de qualquer alimento.

Diagnóstico da Alergia Alimentar

A anamnese detalhada é um dos principais instrumentos no diagnóstico de alergia alimentar. A descrição adequada dos sintomas é fundamental para se avaliar a real possibilidade de alergia alimentar, pois, ocasionalmente, o paciente ou seus familiares podem atribuir à ingestão do alimento sintomas não relacionados à alergia alimentar. Os episódios mais recentes devem ser descritos de maneira pormenorizada, pois são os que reproduzem de maneira mais fidedigna a sequência de eventos após o contato com o alimento suspeito.

A quantidade de alimento ingerida pode auxiliar no diagnóstico do mecanismo envolvido, pois manifestações mediadas por IgE podem ocorrer com quantidades mínimas do alérgeno. Outros dados, como tempo de aleitamento materno, presença de outras alergias e realização de atividade física após as refeições, são informações úteis ao diagnóstico. Após uma anamnese cuidadosa será possível estabelecer, na maior parte das vezes, o mecanismo fisiopatológico envolvido, se é IgE mediado ou não, e quais são os alimentos suspeitos.

O exame físico pode ser normal se o paciente estiver fora de uma crise, entretanto é importante avaliar se há comprometimento do estado nutricional ou sinais de atopia.

A avaliação laboratorial é complementar à anamnese e é importante ressaltar que os exames acessíveis ao diagnóstico de alergia alimentar estão, em sua maior parte, direcionados à avaliação de manifestações mediadas por IgE.

Pesquisa de IgE Específica

Prick teste (*in vivo*) e ImmunoCAP (*in vitro*).

É importante destacar que testes com resultados positivos indicam apenas sensibilização e que a relação causal entre alimento e sintoma somente poderá ser estabelecida pela anamnese e, eventualmente, complementada com teste de provocação oral.

Prick teste – Neste teste, aplica-se uma gota do extrato sobre a pele e, com uma lanceta padronizada, perfura-se a gota, atingindo até a porção epicutânea da pele. O valor preditivo positivo do teste é de apenas 50%, e o valor preditivo negativo é de 90%. Portanto, caso a pesquisa resulte negativa, há até 90% de chance de que o paciente não seja alérgico a determinado alimento. Entretanto, seu valor preditivo positivo é baixo, significando que testes podem ser positivos mesmo em pacientes sem AA. O resultado é lido após 15 minutos, medindo-se o diâmetro médio da pápula. Considera-se o teste positivo quando o diâmetro médio é superior a 3 mm desde que se mantenha uma diferença mínima de 2 mm em relação ao controle negativo. Existe uma variação desse teste denominada *prick to prick*, em que, em vez da utilização de extratos, o alérgeno testado é oferecido na forma *in natura* e, após a introdução da lanceta no alimento, ela é aplicada sobre a pele do paciente, procedendo-se à leitura da mesma maneira do *prick* teste convencional. Atenção especial deve ser dada às seguintes condições:

- Pacientes com reações anafiláticas: pelo risco de graves reações durante a realização do teste, cabe ao médico especialista avaliar o caso e optar pela realização do teste em situações especiais.
- Pacientes em uso de anti-histamínicos: esses medicamentos interferem completamente nos resultados. Recomenda-se que a medicação seja suspensa, em média, 5 dias antes da realização do teste. Antidepressivos também podem alterar a resposta ao teste.
- Pacientes com dermografismo: a hiper-reatividade cutânea pode gerar resultados falso-positivos.
- Pacientes com lesões cutâneas extensas – que não permitem a aplicação do teste – ou com distúrbios graves de coagulação.

ImmunoCAP – Em geral, este método apresenta os mesmos níveis de sensibilidade e especificidade conferidos pelo *prick* teste.

Embora o resultado do teste não seja imediato e seja necessária uma punção venosa para a sua realização, ele pode ser solicitado a pacientes com reações anafiláticas, com lesões cutâneas e em uso de anti-histamínicos. Os valores obtidos devem ser sempre correlacionados aos achados clínicos. Atualmente, tenta-se estabelecer valores de corte de IgE específica acima dos quais há 95% de chance de que o paciente seja alérgico a determinado alimento.

Os *testes de provocação* são parte do arsenal disponível para o diagnóstico de alergia alimentar, constituindo instrumentos fundamentais para identificar os processos mediados ou não por IgE. Um aspecto importante a ser ressaltado é o extremo cuidado que se deve ter ao indicar um teste de provocação, pois se trata de um procedimento que pode envolver riscos de acordo com a sintomatologia apresentada pelo paciente. Além disso, nos casos IgE mediados deve ser sempre realizado em ambiente que possibilite o atendimento de anafilaxia.

Os testes de provocação podem ser realizados de três maneiras:

- Provocação aberta: o alimento é oferecido ao paciente sem necessidade de fase placebo.
- Teste simples-cego: o alimento é oferecido ao paciente com uma fase placebo. Neste caso, apenas o paciente e seus familiares desconhecem em que momento o alimento é oferecido.
- Teste de provocação duplo-cego placebo-controlado: o alimento é oferecido ao paciente com uma fase placebo. Neste caso, o médico, o paciente e os familiares desconhecem em que momento o alimento é oferecido.

O **teste de provocação aberto** pode ser indicado nos casos que apresentam sintomatologia objetiva à ingestão do alimento.

O **teste simples-cego** é indicado nos casos em que as crianças ou seus familiares apresentam reservas quanto a determinado alimento, sendo necessário mascará-lo para que não haja o desencadeamento de sintomas apenas pela expectativa de sua ingestão.

O *teste duplo-cego placebo-controlado* é considerado o padrão-ouro para o diagnóstico de alergia alimentar. Embora seja, na maior parte das vezes, adotado para fins acadêmicos, há situações na prática clínica em que ele pode ser aplicado. Para sua realização é necessária uma equipe treinada, pois não se trata de teste isento de riscos, devendo ser realizado sempre em ambiente hospitalar. O preparo do paciente envolve o afastamento do alimento por no mínimo 7 dias, assim como de medicamentos que possam interferir na avaliação do teste.

Um ponto fundamental no teste é o adequado preparo do alérgeno a ser testado, que pode ser administrado de maneira liofilizada (exceto peixe) ou oculto em preparações que não permitam a sua identificação. O teste é realizado em duas fases, com o oferecimento do placebo ou alérgeno em uma ordem a ser determinada por um membro da equipe que não avaliará o paciente. Ao final do teste, o paciente deverá ainda permanecer em observação.

Outros testes foram adicionados a estes com o passar do tempo, destacando-se:

Components resolved diagnostic (CRD) – Assemelha-se a um ImmunoCAP, mas, em vez de usar *pool* de proteínas dos alimentos, utiliza apenas componentes proteicos de interesse para alergia alimentar. Assim, este teste é capaz de auxiliar no diagnóstico de reações cruzadas entre alimentos diferentes, mas com proteínas comuns. Além disso, como a sensibilização a determinadas proteínas de um alimento apresenta significado prognóstico ou é marcador de gravidade, este teste pode auxiliar no prognóstico ou evolução da AA.

ISAC teste-Immuno Solid-phase Allergen Chip – Este teste utiliza cerca de 150 proteínas para avaliação de sensibilização alérgica, com apenas 0,3 mL de sangue para sua realização. Sua indicação pode auxiliar casos em que a história clínica não oferece pistas para a identificação do agente desencadeante ou na suspeita de múltipla sensibilização ou reações cruzadas.

Tratamento

As orientações gerais que devem ser dadas ao paciente e família, quanto ao tratamento da AA, incluem:

- Restrição total do alérgeno para evitar reatividade clínica, em especial nos casos anafiláticos. Nesta fase, são fundamentais a educação e a orientação do paciente e de seu meio social.
- Manutenção do estado nutricional do paciente, oferecendo opções palatáveis e, se possível, dentro do seu hábito alimentar.
- Orientação do paciente e de sua família quanto ao reconhecimento de uma crise alérgica e aos primeiros cuidados a serem tomados.
- Leitura cuidadosa de todos os rótulos (de alimentos, cosméticos e medicamentos) e o conhecimento de termos sinônimos do alérgeno para sua correta identificação. Orientar quanto ao uso do SAC das indústrias quando houver dúvidas.
- Esclarecimento do significado das expressões "pode con-ter", "contém traços de", "produzido em uma fábrica que também processa/usa", "produzido no mesmo equipamento". Orientar quanto ao risco da contaminação cruzada no preparo dos alimentos ou na área de sucção.
- Orientação sobre o risco de exposição via inalação do alimento durante o processamento.
- Orientação quanto aos ambientes de risco, tais como restaurantes, festas infantis, escolas, viagens e casas de amigos.
- Orientações específicas para pacientes anafiláticos: ter sempre consigo um plano de emergência, telefones de contato, orientação quanto ao uso de adrenalina autoinjetora e reforço da necessidade de uma identificação junto ao paciente informando ser portador de anafilaxia.

Orientação Nutricional

O acompanhamento do estado nutricional dos pacientes durante dietas de restrição deve ser sempre obrigatório devido ao alto risco nutricional. O fornecimento de substitutos adequados nutricionalmente é fundamental e deve ser sempre priorizado. Atenção deve ser dada ao risco de monotonia alimentar, que prejudica o interesse do paciente pelos alimentos.

Tratamento da Alergia ao Leite de Vaca

A alergia ao leite de vaca é a alergia alimentar mais prevalente na infância. Devido à importância do leite na dieta das crianças, deve-se utilizar um substituto adequado, seguindo as orientações fornecidas pelos consensos nacionais ou internacionais disponíveis. Algumas orientações são fundamentais, como:

- Não usar bebidas, e sim fórmulas, para crianças com menos de 2 anos.
- Fórmulas de soja só devem ser utilizadas em bebês com mais de 6 meses de idade. Seu uso em nosso meio é justificado pelo seu custo. Na Europa, seu uso se restringe a crianças com mais de 1 ano de idade.
- Leites de outros mamíferos não devem ser alternativas de substituição ao leite de vaca, pois apresentam limitação nutricional e podem ser antigenicamente semelhantes.

Atenção especial deve ser dada ao cálcio, já que a dieta de restrição de leite de vaca restringe de maneira importante a ingestão deste micronutriente. Quando os substitutos não conseguem fornecer as quantidades necessárias para a criança, a reposição deve ser feita pela suplementação de cálcio com boa biodisponibilidade.

O tratamento da alergia ao leite de vaca depende da faixa etária da criança e de se ela está recebendo leite materno ou não.

Resumidamente, as condutas preconizadas pelos consensos são:

- Crianças com menos de 1 ano de idade em aleitamento materno exclusivo – manutenção do aleitamento, com dieta materna restrita em leite e derivados.
- Crianças com menos de 6 meses sem aleitamento materno – a primeira opção é a fórmula extensamente hidrolisada e, em caso de não resposta ou anafilaxia, deve ser indicada a fórmula de aminoácidos.
- Crianças com mais de 6 meses sem aleitamento materno – a primeira opção é a fórmula extensamente hidrolisada e, em caso de não resposta ou anafilaxia, deve ser indicada a fórmula de aminoácidos. Nesta situação, a fórmula de soja pode ser utilizada em situações especiais (de acordo com os custos).
- Crianças de 1 a 2 anos – a primeira opção é a fórmula extensamente hidrolisada e, em caso de não resposta ou anafilaxia, deve ser indicada a fórmula de aminoácidos. Nesta situação, a fórmula de soja pode ser utilizada em situações especiais (de acordo com os custos). Complementações com refeições de sal isentas de leite de vaca ou derivados podem ser incluídas no cardápio, estimulando-se a mastigação e o desenvolvimento do paladar.

Tratamento da anafilaxia – Nos casos de anafilaxia, a droga mais importante é a adrenalina, cuja dose recomendada é de 0,01 mg/kg de peso, sendo o máximo de 0,5 mg. Estudos recentes têm demonstrado que a injeção de adrenalina intramuscular na região lateral da coxa tem absorção mais favorável e deve ser a via de preferência para sua aplicação. A prescrição da adrenalina autoinjetável é uma intervenção importante para os pacientes com história prévia ou de risco para a anafilaxia causada por alimentos. A dose preconizada é de 0,15 mg para crianças com peso entre 10 e 20 kg; 0,3 mg para aquelas com peso acima de 28 kg; e uma dose individualizada, a depender da história prévia das reações, para aquelas entre 20 e 28 kg. Todos os pacientes que tiveram uma reação aguda e necessitaram da aplicação de adrenalina autoinjetável devem ser encaminhados ao serviço médico de emergência, onde devem ser observados por 4 a 6 horas devido à possibilidade de reações bifásicas.

Outros Tratamentos

Vários tratamentos têm sido preconizados para o desenvolvimento de tolerância em AA. Há estudos que avaliam anticorpos monoclonais (omalizumabe), ervas chinesas, dessensibilização oral e administração de probióticos. Até o momento esses tratamentos estão em experimentação, não sendo rotineiramente usados como terapêutica da AA.

ALERGIA AO LÁTEX

Introdução

As proteínas do látex ou borracha natural estão amplamente distribuídas em uma série de produtos presentes no cotidiano da vida moderna. O látex, este produto leitoso (daí vem sua denominação), fica presente no caule das plantas com importante função de proteção contra antimicrobianos. Embora seja produzido por pelo menos 2.000 espécies de plantas de 300 gêneros diferentes, é importante saber que a principal fonte de borracha natural é a seiva da árvore *Hevea brasiliensis*. Erroneamente, pode-se inferir que essa proteína está presente em produtos fabricados com borracha sintética, como as originadas de derivados do petróleo (à base de butil) ou o neopreme, butadienos e acrinonitrilo, utilizado na fabricação de algumas vestimentas, mas esses polímeros não apresentam reatividade cruzada com o látex.

O látex apresenta elevado conteúdo proteico, tendo sido identificados cerca de 150 polipeptídeos, dos quais mais de 50 apresentam potencial alergênico. É importante ressaltar que o processo de produção da borracha pode interferir diretamente no desencadeamento de reações alérgicas. Produtos produzidos por meio de redução de pH em um processo denominado coagulação ácida resultam em uma borracha resistente o suficiente para a fabricação de pneus ou solas de sapatos, com consequente redução da alergenicidade. Quando não ocorre essa acidificação, acrescenta-se amônia ao produto, que rompe algumas organelas proteicas (corpos lutoides) presentes no látex e expõe porções solúveis do látex que contêm polipeptídeos de baixo peso molecular e capacidade alergênica. O produto originado é mais maleável e útil na fabricação de luvas, balões e outros objetos de elevado potencial alergênico.

As primeiras descrições de possibilidade de alergia a borracha datam da década de 1930, mas só a partir dos anos 1980 houve um acréscimo substancial nos casos descritos, tornando o látex a causa mais frequente de anafilaxia no período peroperatório. Tudo isso provavelmente ocorreu pelo aumento exponencial da utilização de luvas que continham talco, fortemente recomendada para a proteção contra doenças infectocontagiosas em diversos procedimentos e por inúmeros profissionais além da equipe médica. A atual redução ou eliminação do talco das luvas tem contribuído para a diminuição dos casos novos de alergia ao látex. Outro fator que pode ter colaborado para o aumento da prevalência de alergia ao látex relaciona-se às técnicas de produção que promovem o amadurecimento artificial da árvore, o que pode contribuir para mudanças na composição do produto e aumento da alergenicidade.

A prevalência de alergia ao látex é difícil de ser determinada e é fortemente relacionada às características da população. Se tomarmos a população em geral, o número de pacientes comprometidos não chega a 1%, mas, se considerarmos as diversas populações de risco para o desenvolvimento de alergia ao látex, o número tende a ser bem mais elevado, variando de 3% a 12% entre os grupos de maior risco. Nas décadas de 1980 e 1990 o látex chegou a figurar como uma importante causa de anafilaxia, correspondendo a 16,6% de todos os casos ocorridos em pacientes em centros cirúrgicos. Entretanto, a precoce detecção do paciente de risco e a adoção de medidas adequadas têm reduzido essas taxas.

Existem três grandes **grupos de risco** para o desenvolvimento de alergia ao látex. O primeiro deles relaciona-se aos adultos que trabalham em áreas com elevada exposição aos componentes proteicos do látex. Neste grupo incluem-se dentistas, anestesistas e todo o grupo de profissionais que trabalham em áreas de cuidados intensivos. Estudos demonstram que estes profissionais podem trocar de luva até 100 vezes ao dia, aumentando os riscos de sensibilização e desenvolvimento de reações alérgicas. Trabalhadores da indústria da borracha também apresentam elevada prevalência de alergia ao látex. Além destes profissionais, devem ser considerados trabalhadores da construção, cabelereiros e equipes de resgate, entre outros.

O tempo de exposição aos alérgenos parece ser fator fundamental à sensibilização. Estudos que avaliaram profissionais em início de carreira e posteriormente, após 3 a 4 anos de formação, encontraram taxas de incremento de sensibilização de até 10 vezes.

O segundo grupo de risco é composto por pacientes que necessitam de manipulações cirúrgicas repetidas, com destaque para nefropatas e neuropatas, especialmente crianças, que apresentam maior prevalência de sensibilização do que os adultos. A presença de espinha bífida parece ser um fator de risco independente do número de intervenções cirúrgicas, sendo inclusive recomendados cuidados profiláticos e a realização de procedimentos em ambientes livres de látex, mesmo antes de se detectar sensibilização. A taxa de sensibilização em pacientes com meningomielocele pode chegar a 72%.

O terceiro grupo de risco relaciona-se a pacientes que apresentam outras atopias, como asma, rinite, dermatite atópica e urticária. Neste último grupo incluem-se aqueles que apresentam alergia a determinados tipos de frutas, caracterizando a síndrome látex-fruta.

Alérgenos do Látex

Por ser um produto de elevado conteúdo proteico, o látex apresenta elevado poder de alergenicidade.

Existem atualmente 14 alérgenos do látex descritos e incluídos em grupos específicos de acordo com suas características (Quadro 17-1). Muitos destes alérgenos são pedaços de organelas celulares e enzimas responsáveis pelo alongamento da proteína do látex; outros estão presentes em outras espécies, como fungos. Os alérgenos do látex estão presentes no produto *in natura*, mas também após o seu processamento, gerando neoalérgenos. É necessário destacar que algumas proteínas podem ser adicionadas durante o processamento, como a caseína, o que pode ser um fator importante na sensibilização e desenvolvimento de manifestações alérgicas. Por outro lado, alérgenos do látex, como as chitinases, não apresentam importância fundamental nos pacientes sensibilizados ao látex, mas se distribuem por outras espécies vegetais, sendo importantes no desenvolvimento de sensibilização cruzada a outras plantas e podendo trazer dificuldades na avaliação de testes laboratoriais. O antígeno Hev b1, presente na proteína responsável pelo alongamento da borracha, é um dos principais alérgenos do látex, especialmente nos pacientes com espinha bífida. Estudos que avaliaram indivíduos sensibilizados ao látex demonstraram positividade a este alérgeno entre 54% e 100% dos pacientes com espinha bífida e entre 13% e 32% em pacientes da área da saúde. Ainda com relação aos alérgenos, é importante lembrar que o processo de fabricação do látex pode contribuir para modificar sua estrutura proteica e facilitar o surgimento de novos alérgenos.

Quadro Clínico

As manifestações clínicas relacionadas à alergia ao látex estão inseridas em dois grandes grupos de acordo com os mecanismos fisiopatológicos envolvidos, podendo ser mediadas através das reações de hipersensibilidade do tipo I de Gell e Coombs ou do tipo IV.

Manifestações clínicas relacionadas ao tipo I (IgE-mediadas). Neste grupo estão incluídos vários possíveis sintomas, desde reações leves até reações de maior morbimortalidade. Para que elas ocorram é necessário que haja a sensibilização, ou seja, que o paciente apresente anticorpos da classe IgE-específicos a pelo menos 1 dos alérgenos do látex. Em geral, a sensibilização ocorre pelo contato com materiais que contenham látex, especialmente luvas, entretanto a inalação de partículas aerossolizadas também

suscita reações alérgicas. Há poucos estudos que estimem a quantidade mínima de alérgenos necessária à gênese dos sintomas, destacando-se o estudo de Bauer *et al.*, que estimaram 0,6 ng/m^3 de antígenos de látex como suficiente para sensibilização. É importante ressaltar que este valor é cerca de 100 a 1.000 vezes menor do que as quantidades de látex encontradas em centros cirúrgicos.

Entre os sintomas gerados pela inalação ou contato com luvas incluem-se os mais leves e moderados, como conjuntivite, rinite, urticária local e asma. A asma está especialmente relacionada a pacientes que trabalham em áreas onde há elevados níveis de partículas de látex em aerossol, caracterizando-se na maior parte das vezes como doença ocupacional. Manifestações mais graves, como urticárias extensas e reações anafiláticas que incluem boncospasmo grave, hipotensão e choque, estão geralmente relacionadas ao contato com látex por via parenteral ou através de mucosas e são reações extremamente graves, que podem ser fatais caso não haja reconhecimento e atendimento rápidos.

Manifestações clínicas relacionadas ao tipo IV (resposta celular tardia). A dermatite de contato relacionada ao látex é o sintoma alérgico mais comumente descrito. Trata-se de uma reação tardia em geral secundária aos produtos de baixo peso molecular utilizados na produção do látex, como os antioxidantes e aceleradores, destacando-se os tiurans. Neste caso, também é necessária a sensibilização prévia e os sintomas se iniciam cerca de 48 a 72 horas após o contato com o alérgeno. A maior parte dos pacientes apresenta dermatite de contato nas mãos relacionada com a utilização de luvas e caracterizada por eritema e vesículas. Recentemente houve uma diminuição na utilização de tiuram, o que poderá contribuir para a redução da incidência deste tipo de manifestação.

QUADRO 17-1   **Alérgenos do látex e suas características**

Alérgeno	Importância como alérgeno	Relevância Clínica	Sinonímia
Hev b 1	Maior/menor	Alérgeno principal na espinha bífida	Fator alongador da borracha
Hev b 2	Maior	Alérgeno secundário, mas relevante em profissionais da saúde	Beta 1-3, glucanase
Hev b 3	Maior/menor	Alérgeno principal na espinha bífida	Partícula pequena da proteína C da borracha
Hev b 4	Não avaliado	Alérgeno secundário, mas relevante em profissionais da saúde	Componente da micro-hélice da borracha
Hev b 5	Maior	Alérgeno principal entre profissionais da saúde	Proteína C ácida do látex
Hev b 6.01	Maior	Alérgeno principal entre profissionais da saúde	Heveína
Hev b 6.02	Maior	Verificada reatividade cruzada com frutas (abacate, castanha e banana)	Domínio-C
Hev b 6.03	Maior		Proteína C semelhante a patatina
Hev b 7	Menor	Alérgeno secundário, mas relevante em profissionais da saúde	–
Hev b 8	Não avaliado	Pan-alérgenos com reatividade cruzada, banana e polens	–
Hev b 9	Menor		Profilina do látex
Hev b 10	Menor		Enolase do látex
Hev b 11	Menor	Pan-alérgenos com reatividade cruzada a abacate, castanha e banana	Superóxido dismutase de manganês
Hev b 12	Menor	Pan-alérgenos com reatividade cruzada. Possibilidade família das rosáceas	
Hev b 13	Maior	Alérgeno secundário, mas relevante em profissionais da saúde	
Hev b 14	Alérgeno maior?		Grupo das chitinases

Fonte: Sá AB, Mallozi MC, Solé D. Alergia ao látex: atualização. Rev. bras. alerg. imunolpatol. 2010;33(5):173-183.

102 DIAGNÓSTICO E TRATAMENTO DAS DOENÇAS IMUNOLÓGICAS

Existem ainda sintomas relacionados à irritação causada pela utilização de luvas de látex que não se caracterizam como um processo alérgico, imunomediado. Em geral, esses pacientes apresentam eritema nas plantas das mãos, prurido e descamação. O principal fator responsável por esta irritação pode ser o talco adicionado às luvas, que mantém seu pH mais alcalino. A remoção deste produto colabora para a diminuição da incidência dos sintomas.

Síndrome Látex-fruta (SLF)

A síndrome látex-fruta caracteriza-se pela associação de sintomas de alergia após contato com látex e alguns alimentos especialmente derivados de plantas, não exclusivamente frutas. As primeiras descrições de reação cruzada entre o látex e algum alimento ocorreram em 1989 na França e em 1991 nos Estados Unidos, ambos relacionando-o à banana. Entretanto, foi somente em 1994 que Blanco *et al.* instituíram o conceito de síndrome látex-fruta, estabelecendo a correlação entre o látex e os diversos alimentos.

Estima-se que 30% a 50% dos pacientes com alergia ao látex apresentem reações alérgicas a alimentos e, embora a lista de alimentos descritos seja bastante extensa (Quadro 17-2), o abacate, a banana e o *kiwi* figuram entre os mais citados. Esta grande diversidade de alimentos incluídos também reflete diversas possibilidades de reação cruzada, envolvimento de vários alérgenos e de pan-alérgenos, que são proteínas ou sequências proteicas de elevada alergenicidade largamente distribuídas no ambiente.

Para que se compreendam e se valorizem os alérgenos relacionados à síndrome látex-fruta é necessário que se

QUADRO 17-2   **Principais alimentos relacionados à síndrome látex-fruta**

Tipo *	Alimento	Proteína envolvida
I	Melancia	
	Cenoura	
	Maçã	
	Cereja	
	Coco	
	Abricó (damasco)	
	Morango	
	Espinafre	
II	Pêssego	
	Figo	
	Melão	
	Abacaxi	
III	Abacate	Chitinase classe I
	Banana	Chitinase classe I
	Castanha	Chitinase classe I
	Maracujá	Chitinase classe I
	Kiwi	Chitinase classe I
	Mamão papaia	Chitinase classe I
	Manga	Chitinase classe I
	Tomate	Chitinase classe I
	Querimoia (atemoia)	
	Pimentão	Profilina, beta 3 glucanase
	Batata	Proteína semelhante à patatina
	Aipo	Profilina

*Tipo I: Frutas que foram implicadas na SLF somente com evidências clínicas.
Tipo II: Frutas que foram implicadas na SLF com evidências clínicas e testes laboratoriais de inibição de RAST.
Tipo III: Frutas que foram implicadas na SLF com evidências clínicas e caracterização do alérgeno responsável pela reação cruzada.

discuta o conceito de reação cruzada. Uma reação alérgica cruzada ocorre quando a IgE específica originalmente sintetizada contra um alérgeno reage a outro de origem diferente. Isso efetivamente se confirma quando o paciente apresenta sintomas sem nunca ter entrado em contato com o alérgeno, o que muitas vezes é difícil de se estabelecer.

Muito se tem estudado sobre as características dos alérgenos isoladamente, mas é necessário conhecer melhor os atributos necessários ao desenvolvimento de alergia cruzada. Sabe-se apenas que, além da exposição ao alérgeno, características do hospedeiro também são importantes. Quanto ao alérgeno, sua afinidade à IgE, os níveis de IgE específica mais elevados e exposições repetidas parecem ser fatores facilitadores do aparecimento de reações cruzadas. As características estruturais do alérgeno, na sua maior parte proteínas, parecem ser o fator mais importante para o desenvolvimento de reações cruzada. Podem ocorrer similaridades, tanto relacionadas à estrutura primária (sequência de aminoácidos) quanto à estrutura terciária (conformação tridimensional). Em geral, as reações cruzadas ocorrem quando a similaridade entre os dois alérgenos é de 70% ou mais e raramente são correativos quando apresentam homologia inferior a 50%. Outro aspecto comum a estes epitopos reconhecidos em proteínas diferentes é que representam estruturas proteicas filogeneticamente relacionadas ou preservadas durante o processo evolutivo.

Os avanços tecnológicos permitiram estudar e mapear a maior parte dos mais de 400 alérgenos já catalogados (www.allergen.org), desvendando-se sua estrutura primária e, em alguns casos, sua conformação tridimensional. Isto possibilitou um melhor conhecimento dos alérgenos e o seu agrupamento em um pequeno número de famílias do tamanho da sua similaridade estrutural, esclarecendo alguns aspectos sobre a reatividade cruzada. No caso do látex, as chitinases estão entre os principais alérgenos relacionados à síndrome látex-fruta, proteínas importantes para a preservação. Apenas quatro destes alérgenos estão relacionados à síndrome látex-fruta (Hev b 2, Hev b 6.02, Hev b 7 e Hev b 8).

A maior parte dos pacientes desenvolve inicialmente alergia ao látex e posteriormente às frutas, mas são necessários mais estudos para que se entendam os mecanismos exatos de sensibilização.

Diagnóstico

O diagnóstico de alergia ao látex baseia-se em uma anamnese acurada em que se relaciona o contato com o látex ao desenvolvimento de sintomas compatíveis com alergia. Nem sempre é fácil detectar o látex como desencadeante do sintoma apresentado, mas uma adequada e cuidadosa anamnese apresenta elevados valores preditivo positivo e negativo na suspeição do agente envolvido. É muito importante lembrar outros diagnósticos diferenciais. No caso das reações sistêmicas que envolvem colapso cardiovascular, especialmente as que ocorrem durante procedimentos cirúrgicos, é necessário descartar reações adversas a medicamentos como anestésicos ou outras drogas utilizadas durante o intraoperatório (Figura 17-1).

Mesmo com história sugestiva, a confirmação por meio de testes laboratoriais é sempre recomendada. Nos pacientes com manifestações IgE-mediadas é possível a realização de testes *in vitro* e *in vivo*.

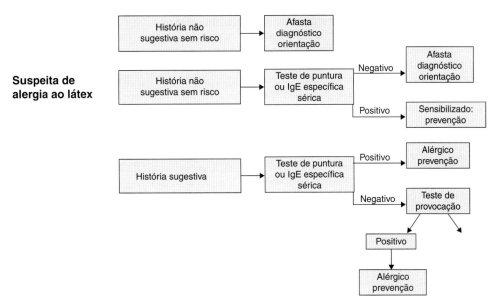

FIGURA 17-1 Sugestão de algoritmo para o diagnóstico de alergia ao látex. *Fonte: Cabañes et al. Latex allergy: Position Paper. J Investig Allergol Clin Immunol. 2012;22(5):313-30.*

Os testes *in vitro* são bastante utilizados nos Estados Unidos e avaliam a quantidade de IgE específica para látex. A FDA aprovou três técnicas de IgE específicas para avaliação do látex: ImmunoCAP, HY-TecEIA system e Alastat. Todos os testes apresentam elevado grau de especificidade com sensibilidade variável; o ImmunoCap, um dos mais estudados, apresenta valores de especificidade variando entre 80% e 87% e sensibilidade entre 50% e 80%. Vale ressaltar que a sensibilidade pode variar enormemente de acordo com a população estudada. Geralmente profissionais da saúde apresentam elevados níveis de sensibilização, sem manifestações clínicas correspondentes. Outro aspecto que necessita ser mais bem avaliado é a resposta variável aos diferentes epitopos do látex, pois estudos recentes têm demonstrado baixa capacidade de diagnosticar sensibilização aos alérgenos Hev b 2,4,5,6 e 7b. Tem sido avaliado atualmente o papel dos alérgenos recombinantes; por meio de técnicas bastante avançadas, são produzidos componentes da proteína que induzem alergenicidade. A alergenicidade destes componentes pode ser avaliada em ensaios como o ImmunoCAP ISAC, um *microarray* que avalia por meio da presença de IgE específica através de um método semiquantitativo. Os componentes rHev b 1, rHev b 3, rHev b 5, rHev b 6.01 e rHev podem ser avaliados por meio deste método. Vale ressaltar que a realização destes testes como rastreadores de possíveis pacientes alérgicos em indivíduos sem evidências clínicas de sensibilização não é recomendada.

Testes cutâneos para a pesquisa de IgE específica são amplamente utilizados em países europeus e no Canadá. Os testes podem conter látex associado à amônia, látex sem amônia ou podem resultar da maceração de luvas diluídas em soro fisiológico. A sensibilidade e a especificidade destes testes são semelhantes às dos teste *in vitro*. Devido ao risco potencial de reações graves, recomenda-se que os testes sejam realizados em ambiente hospitalar por equipe especializada e apta ao atendimento de emergências.

Aos pacientes com dermatite de contato ocasionada pelo látex recomenda-se a realização de teste de contato com o látex e as demais substâncias utilizadas na sua fabricação, com destaque para o tiuram. Nos testes de contato as misturas de aditivos podem ser mais úteis do que sua aplicação em separado, destacando-se carba mix, parafenilenodiamina e tiuram mix.

O teste de provocação pode ser indicado quando os pacientes apresentam quadros clínicos sugestivos com testes inconclusivos. O teste de provocação mais utilizado denomina-se *use test*, com a luva de látex. Embora haja discrepâncias quanto ao tempo de permanência do indivíduo com a luva, em geral o teste é realizado em duas etapas. Em um primeiro momento, apenas um dedo do paciente é colocado por 5 minutos em contato com a luva e, caso o resultado seja negativo, ele calça a luva por completo por 15 minutos. Pode-se utilizar na outra mão uma luva de nitrilo como controle negativo.

No caso de sintomas respiratórios, é possível realizar a broncoprovocação específica com látex aerossolizado. É importante estar preparado para as possíveis reações adversas.

Síndrome Látex-fruta: Diagnóstico

Nos pacientes com alergia ao látex e sintomas clínicos suspeitos de reatividade com frutas, deve-se proceder à pesquisa de IgE específica para as frutas mais prevalentes e pertencentes ao hábito alimentar do paciente. Caso o resultado seja positivo e a história clínica seja sugestiva, deve-se evitar a fruta, mas se o paciente consome a fruta regularmente sem sintomas, ele pode permanecer ingerindo o alimento da mesma maneira. Quando o consumo não ocorre frequentemente, pode-se solicitar que o paciente evite o consumo ou pode-se realizar provocação aberta em ambiente seguro.

TRATAMENTO

O tratamento dos pacientes alérgicos ao látex envolve três abordagens diferenciadas: tratamento das crises, prevenção e dessensibilização.

O tratamento relacionado às crises envolve intervenções específicas conforme as queixas apresentadas. Especial atenção deve ser dada aos quadros mais graves, que envolvem instabilidade cardiovascular ou broncospasmo grave, cujo tratamento segue as normas de emergência, mantendo oxigenação e perfusão adequadas. Neste contexto, a adrenalina é fundamental e estes pacientes devem ser orientados a portar dispositivos de injeção rápida da droga e cartões de identificação.

A prevenção é o principal pilar do tratamento da alergia ao látex e, para que seja bem-sucedida, é fundamental a adequada orientação ao paciente. É necessário um maior empenho da indústria e dos órgãos reguladores deste país para que se consigam prestar esclarecimentos precisos aos pacientes. Um dos maiores problemas para que se possa elaborar uma lista adequada de produtos que contenham látex é a dificuldade do reconhecimento desta substância nos produtos industrializados; não há legislação para regulamentação da rotulagem e frequentemente ocorre alteração de itens que compõem os produtos, incluindo ou retirando o látex sem a devida notificação. Nos Estados Unidos, a FDA, órgão regulador de alimentos e medicamentos, solicitou que fossem colocados avisos visíveis sobre a presença de látex nos produtos e sinais de alerta a pacientes informando o caráter alergênico de tais produtos. Uma alternativa seria a criação de um símbolo universal que indicasse a presença de látex, facilitando a visualização pelo paciente.

Para garantir segurança aos pacientes é importante que se criem ambientes livres de látex em hospitais, especialmente em centros cirúrgicos, recomendando-se utilização de luvas sem talco ou mesmo luvas feitas em vinil ou nitrilo. Quando não é possível a adoção de tais medidas, a Sociedade Americana de Anestesiologia, por meio de uma força-tarefa, recomenda que a intervenção a ser realizada seja a primeira da manhã, pois há menor concentração de particulado em suspensão. Não há consenso quanto à pré-medicação com anti-histamínicos e corticosteroides nos pacientes de risco, embora alguns relatos recomendem a utilização destes últimos medicamentos com ou sem adrenalina no intraoperatório. Uma outra estratégia a ser adotada é a diminuição da utilização do látex na indústria. Em 1997 a Academia Americana de Alergia, Asma e Imunologia recomendou a suspensão da fabricação de luvas de látex que contivessem talcos em sua formulação, visto que contribuem para o aumento da aerossolização de partículas alergênicas. Com relação à dermatite de contato, houve redução da utilização de tiuram, alérgeno importante neste tipo de manifestação clínica.

A dessensibilização é uma terceira possível abordagem terapêutica, especialmente indicada aos pacientes que precisam abandonar seus empregos por causa da alergia ou que necessitam de diversas intervenções cirúrgicas e não têm à disposição rotineiramente ambientes livres de látex. Há relatos na literatura de algumas experiências bem-sucedidas de imunoterapia, embora já tenham sido relatadas reações adversas graves, sendo necessária melhor padronização da dose de manutenção; portanto este tratamento ainda não é uma rotina na prática diária.

Embora tenha-se avançado substancialmente, o estudo da alergia ao látex é altamente promissor e contribuirá para a melhora da qualidade de vida destes pacientes, que tanto sofrem.

Bibliografia

Arvola T, Holmberg-Marttila D. Benefits and risks of elimination diets. Ann Med. 1999; 31(4):293-8.

Baur X, Chen Z, Raulf-Heimsoth M, Degens P. Protein and allergen content of various natural latex articles. Allergy. 1997 Jun;52(6):661-4.

Beezhold DH, Sussman GL, Liss GM, Chang NS. Latex allergy can induce clinical reactions to specific foods. Clin Exp Allergy 1996; 26:416.

Berin MC, Sampson HA. Food allergy: an enigmatic epidemic. Trends Immunol 2013; 34(8):390-5.

Brehler R, Kütting B. Natural rubber latex allergy: a problem of interdisciplinary concern in medicine. Arch Intern Med. 2001 Apr 23;161(8):1057-64.

Cabañes N, Igea JM, de la Hoz B, Agustín P, Blanco C, Domínguez J, Lázaro M, Lleonart R, Méndez J, Nieto A, Rodríguez A, Rubia N, Tabar A, Beitia JM, Dieguez MC, Martínez-Cócera C, Quirce S; Committee of Latex Allergy; SEAIC. Latex allergy: Position Paper. J Investig Allergol Clin Immunol. 2012;22(5):313-30.

Cullinan P, Brown R, Field A, Hourihane J, Jones M, Kekwick R, Rycroft R, Stenz R, Williams S, Woodhouse C; British Society of Allergy and Clinical Immunology. Latex allergy. A position paper of the British Society of Allergy and Clinical Immunology. Clin Exp Allergy. 2003 Nov;33(11):1484-99.

De Sá, AB. Mallozi M,e Solé D. Alergia ao látex: atualização Rev. Bras. Alerg. Imunopatol. 2010; 33(5):173-183.

Dellon S. Diagnosis and management of eosinophilic esophagitis. Clin Gastroenterol Hepatol 2012;10(10):1066-78.

Grimshaw KEC. Dietary management of food allergy in children. Proc Nutr Soc. 2006;65:412-7.

Guia prático de diagnóstico e tratamento daAlergia ao Leite de Vaca mediada por IgE. Rev Bras Alerg Imunopatol 2012;35(6):203-32.

Gushken AKF, Castro APM, Yonamine GH, Corradi G, Pastorino AC, Jacob CMA. Double-blind, placebo-controlled food challenge test in Brazilian children: adaptation for the clinical practice. Allergo Immunophatol (Madri) 2013;41(2):94-101

Hefle SL, Furlong TJ, Niemann L, Lemon-Mule H, Sicherer S, Taylor S. Consumer attitudes and risks associated with packaged foods having advisory labeling regarding the presence of peanuts. J Allergy Clin Immunol. 2007;120(1):171-6.

Kurup VP, Fink JN. The spectrum of immunologic sensitization in latex allergy. Allergy. 2001 Jan;56(1):2-12.

Mansoor DK, Sharma HP. Clinical presentation of food allergy. Pediatr Clin N Am 2011;58:315-26.

Mofidi S. Nutritional management of pediatric food hypersensitivity. Pediatrics. 2003;111(6Pt3):1645-53.

Nowak-Wegrzyn A, Sampson HA. Future Therapies for Food Allergy. J Allergy Clin Immunol 2011;127(3):558-73.

Nowak-Wegrzyn A. Adverse reactions to foods. Med Clin North Am. 2006;90(1):97-127.

Ownby DR. A history of latex allergy. J Allergy Clin Immunol 2002; 110(2):S27-32.

Palosuo T, Alenius H, Turjanmaa K. Quantitation of latex allergens. Methods. 2002 May;27(1):52-8.

Poley GE Jr, Slater JE. Latex allergy. J Allergy Clin Immunol. 2000 Jun;105(6 Pt 1):1054-62.

Prescott S, Allen KJ. Food allergy: Riding the second wave of the allergy epidemic. Pediatr Allergy Immunol 2011;22:155-60

Rolland JM, O'Hehir RE. Latex allergy: a model for therapy. Clin Exp Allergy 2008; 38:898.

Sampson HA. Food allergy. Part 1: Immunopathogenesis and clinical disorders. J Allergy Clin Immunol. 1999;103(3Pt2):717-28.

Scurlock AM. Food allergy in children. Immunol Allergy Clin North Am. 2005;25(2): 369-88.

Simons FE, Ardusso LR, Bilò MB, et al. World Allergy Organization anaphylaxis guidelines: summary. J Allergy Clin Immunol 2011; 127:587-Muraro A, Roberts G, Worm M, et al. Anaphylaxis: Guidelines from the European Academy of Allergy and Clinical Immunology. Allergy 2013 (epub ahead of print).

Simons FER. First-aid treatment of anaphylaxis to food: focus on epinephrine. J Allergy Clin Immunol. 2004;113(5):837-44.

Steinman HA. "Hidden" allergens in foods. J Allergy Clin Immunol. 1996;98(2):241-50.

Tarlo SM, Sussman GL, Holness DL. Latex sensitivity in dental students and staff: a cross-sectional study. J Allergy Clin Immunol. 1997 Mar;99(3):396-401.

Vickery BP, Chin S, Burks W. Pathophysiology of Food allergy. Pediatr Clin N Am 2011;58:363-76.

Wagner S, Breiteneder H. The latex-fruit syndrome. Biochem Soc Trans. 2002 Nov;30(Pt 6):935-40.

World Allergy Organization (WAO). Diagnosis and Rationale for Action against Cow's Milk Allergy (DRACMA). Pediatr Allergy Immunol 2010;21(Suppl 21):1-121.

CAPÍTULO

18

Alergia Medicamentosa

Luiz Antonio Guerra Bernd

INTRODUÇÃO

Considera-se reação adversa a medicamento qualquer efeito não terapêutico nas doses habitualmente empregadas para prevenção, diagnóstico ou tratamento de doenças. Estas reações podem ser previsíveis, isto é, comuns, de ocorrência em qualquer indivíduo, ou imprevisíveis, incomuns, não relacionadas à atividade farmacológica da droga. As reações previsíveis englobam toxicidade ou superdosagem, efeitos colaterais, efeitos secundários e a interação entre drogas. As reações imprevisíveis estão associadas à suscetibilidade individual, como na intolerância, idiossincrasia e nas reações de hipersensibilidade (reações alérgicas e pseudoalérgicas). Estas últimas respondem por aproximadamente 25% do total das reações adversas a medicamentos.

Reações adversas a medicamentos são frequentes na prática médica. Levantamentos indicam prevalência de 2% a 6% entre pacientes internados. Todavia, é difícil estabelecer a incidência em pacientes ambulatoriais, sobretudo porque essas reações raramente são reportadas.

Na nomenclatura atual, **hipersensibilidade** é o termo usado para descrever qualquer reação objetiva iniciada por estímulo definido e cujos sinais e sintomas podem ser reproduzidos. **Alergia** é a reação de hipersensibilidade iniciada por mecanismo imunológico, podendo ser mediada por anticorpos ou por células. As reações a drogas que surgem em consequência de reação imunológica são chamadas de **alergia a drogas**, acrescentando-se o mecanismo da reação, por exemplo, **alergia a droga mediada por IgE**. Em sua maior parte, as reações a medicamentos não são provocadas por mecanismo imunológico. Assim,

essas reações devem ser consideradas como **reações por hipersensibilidade não alérgica** (reações pseudoalérgicas ou, ainda, reações por hipersensibilidade não imune).

MECANISMO

Substâncias de alto peso molecular atuam como antígenos completos, podendo induzir diretamente resposta imune. Medicamentos comuns têm baixo peso molecular e, assim, atuam como haptenos, necessitando combinação com proteínas para se tornarem imunogênicos. A reação se faz com a própria droga ou com seus metabólitos. Um conceito mais recente estabelece que pode ocorrer interação direta de certas drogas com receptores de linfócitos T e moléculas HLA, o *conceito p-I* (*pharmacological interaction*). Nesta situação, as reações podem ocorrer no primeiro contato com a droga.

CLASSIFICAÇÃO

Uma vez ativado, o sistema imune pode provocar vários tipos de reação de hipersensibilidade, independentemente do mecanismo de ativação. A classificação de hipersensibilidade de Gell e Coombs é a maneira mais didática para entender os fundamentos das reações de hipersensibilidade alérgica. Conforme essa classificação (Quadro 18-1), o tipo I (**anafilático**) ocorre pela formação de anticorpos IgE para fármacos ou seus metabólitos (haptenos). A ligação de antígeno (fármaco associado à proteína carregadora) com anticorpos IgE fixados à membrana de mastócitos determina a ativação destas células e a consequente

QUADRO 18-1   Reações imunológicas provocadas por medicamentos

Tipo	Mecanismo efetor	Características clínicas
I – Anafilático	IgE, mastócitos e basófilos	Anafilaxia, urticária, angioedema, broncospasmo
II – Citotoxicidade	IgM, IgG, complemento, fagocitose	Pênfigo ou penfigoide, nefrites, citopenias, pneumonites
III – Complexos Imunes	IgG, IgM, complemento, fagocitose	Doença do soro, febre, urticária, glomerulonefrites, vasculopatias
IV– Hipersensibilidade Tardia	Linfócitos T, citocinas, mononucleares, células de Langerhans	Vários padrões clínicos mais bem caracterizados nos subtipos IVa-IVd

liberação de substâncias com atividade em vasos, musculatura lisa, glândulas e terminações nervosas. Esta situação é típica das reações alérgicas agudas clássicas, como urticária/angioedema e anafilaxia. Todavia, deve ser ressaltado que certos medicamentos induzem essas manifestações por meio da ação direta em mastócitos, não ocorrendo formação de IgE.

Muitas reações de **hipersensibilidade não alérgicas** (ou não imunes) simulam clinicamente as reações alérgicas mediadas por IgE. Vários mecanismos podem estar envolvidos nesses quadros, como: 1) ativação direta de mastócitos (codeína, morfina etc.); 2) alteração do metabolismo do ácido araquidônico (AAS, dipirona, AINH); 3) ativação do sistema do complemento (sulfas, contrastes radiológicos, soros heterólogos); 4) acúmulo de bradicinina (inibidores da ECA). De modo geral, essas reações surgem após períodos variados de uso sem apresentar efeito adverso, o que também é característico das reações de natureza alérgica.

O tipo II (**citotóxico**) é caracterizado pela ação de anticorpos IgG ou IgM específicos para metabólitos de fármacos adsorvidos na membrana celular ou por sequências da membrana celular alteradas pela droga. A ativação deste mecanismo determina destruição da célula-alvo e perda da função celular e tecidual. Anemias, leucopenias e trombocitopenia são as manifestações clínicas associadas a este mecanismo de hipersensibilidade.

O tipo III (**complexos imunes**) de Gell e Coombs identifica a reação que ocorre pela formação de complexos solúveis entre antígeno e anticorpo. Uma vez combinados no soro, podem precipitar em diversos tecidos. A precipitação de complexos Ag-Ac determina a ativação do sistema do complemento, atração e ativação de polimorfonucleares e mononucleares, provocando lesão tecidual. Exemplo desta situação é a doença do soro, caracterizada por quadro urticariano, acompanhada de artralgia e febre. Com a pequena utilização de soros heterólogos, quadros similares ao da doença do soro têm sido associados a diversos medicamentos.

O tipo IV (**hipersensibilidade tardia**) é mediado por linfócitos T e seus produtos solúveis, as citocinas. Recentemente foi introduzido o conceito de subtipos de hipersensibilidade tipo IV. Estes subtipos contribuem para o melhor entendimento de várias formas de reações a medicamentos (Quadro 18-2).

Em muitos eventos provocados por medicamentos são observados aspectos de mais de um tipo de hipersensibilidade atuando em conjunto.

EPIDEMIOLOGIA

Em metanálise de 39 estudos prospectivos nos EUA, verificou-se a incidência de 2,1% de reações adversas graves em pacientes hospitalizados. Combinando-se os dados destes pacientes com os de pacientes que são hospitalizados em virtude de reações adversas a medicamentos, os autores chegaram à incidência de 6,7% de reações adversas em pacientes internados e calcularam em 0,32% a frequência de reações fatais nesses levantamentos. Um estudo realizado em dois hospitais britânicos determinou que a reação adversa a medicamentos é responsável por 5% a 6% do total das hospitalizações em pacientes com mais de 16 anos.

A incidência real das reações adversas, todavia, é praticamente impossível de ser determinada porque grande parte das reações não é notificada. O advento de drogas imunomoduladoras poderá aumentar a incidência de reações imunológicas, uma vez que estas medicações podem se comportar como antígenos completos.

MANIFESTAÇÕES CLÍNICAS

A expressão clínica das reações a medicamentos é variável. A pele com frequência é atingida, de maneira isolada ou acompanhando quadros sistêmicos. O acometimento específico de determinados órgãos é menos comum. O Quadro 18-3 apresenta manifestações clínicas desencadeadas por hipersensibilidade a medicamentos.

Urticária

É uma das apresentações mais comuns de reação de hipersensibilidade a drogas. É caracterizada pela formação de placas edemaciadas, com bordos irregulares, pruriginosas, surgindo em vários locais, simultaneamente ou não. Nos quadros agudos as placas urticadas são evanescentes, desaparecendo em minutos a poucas horas. Muitas vezes, a urticária está acompanhada de angioedema, caracterizado pelo edema de partes moles, como pálpebras, lábios e órgãos genitais. Durante uma crise aguda de urticária, sempre devemos pesquisar reação a medicamentos. A urticária pode surgir tanto devido à presença de anticorpos IgE para a droga quanto por hipersensibilidade não alérgica (reação pseudoalérgica). Analgésicos e anti-inflamatórios não hormonais (AINH) são os principais agentes

QUADRO 18-2 **Subtipos de hipersensibilidade tardia em reações a medicamentos**

Tipo	Mediador	Inflamação	Clínica
IVa	Linfócitos Th1/Tc1 IFN-gama, TNF-alfa	Células T Macrófagos	Dermatite de Contato
IVb	Células Th2, IL-4, IL-13, IL-5	Ação de Eosinófilos	Erupção maculopapular Exantema com eosinofilia síndrome DRESS
IVc	Células T citotóxicas	Células T Queratinócitos, apoptose	Dermatite de Contato Erupção maculopapular, Exantema Erupções bolhosas (SJS, TEN)
IVd	Células T CXCL8 GM-CSF	Neutrófilos	Pustulose exantemática generalizada aguda (PEGA)

18. ALERGIA MEDICAMENTOSA

QUADRO 18-3   Manifestações clínicas, desencadeantes e tratamento das reações a drogas

Manifestação	Desencadeantes comuns	Tratamento
Urticária e angioedema	AAS, AINH, antibióticos	Anti-histamínicos (anti-H1, ± anti-H2), corticosteroides VO
Angioedema	AINH, inibidores da ECA	Anti-histamínicos
Anafilaxia	Antibióticos, relaxantes musculares	Adrenalina, anti-histamínico, corticosteroide, beta2-agonista etc.
Erupção morbiliforme	Antibióticos	Anti-histamínico (?), medicação tópica
Eritema Fixo	Tetraciclina, AINH	Medicação tópica
Eritema multiforme, síndrome de Stevens-Johnson e necrólise epidérmica tóxica	Sulfas AINH, anticonvulsivantes	Medicação tópica, reposição líquidos, anti-histamínicos, corticosteroides VO (conforme a extensão das lesões)

causais de crises de urticária em nosso meio. Antibióticos e a associação sulfametoxazol-trimetoprim também são causadores habituais.

Angioedema

Com frequência acompanha os casos de urticária. No contexto de reações a drogas, a ocorrência de angioedema isolado ou sucessão de episódios de edema palpebral ou labial deve suscitar o esclarecimento sobre o consumo de analgésicos e AINH. Inibidores da ECA (enzima conversora da angiotensina), como enalapril, captopril e demais, podem causar crises de angioedema, mesmo após longos períodos de uso sem a ocorrência de efeitos adversos.

Anafilaxia

É o quadro mais grave de hipersensibilidade a medicamentos. A liberação maciça de mediadores inflamatórios de mastócitos determina o surgimento abrupto de manifestações cutâneas, respiratórias, gastrointestinais e cardiovasculares. A reação anafilática pode representar uma sensibilização alérgica verdadeira mediada por anticorpos IgE ou ocorrer na ausência de sensibilização imune. O quadro clínico se expressa poucos minutos após o contato com o agente desencadeante. Quanto mais precoce a reação, maior o potencial de gravidade. Urticária e angioedema são comuns, afetando a face e muitas vezes a laringe, acompanhadas ou não de dispneia e sibilância. Alguns pacientes apresentam cólicas abdominais, náuseas e vômitos. Nos quadros de maior gravidade, há perda de controle de esfíncteres e da consciência devido à vasodilatação periférica e queda da pressão arterial.

As condições descritas anteriormente estão associadas à ativação de mastócitos em reação mediada por IgE ou por outra forma de ativação. Certos quadros de hipersensibilidade a drogas envolvem a participação preponderante de linfócitos T (Quadro 18-2). Algumas dessas reações caracterizam-se por síndromes graves, acometendo pele e mucosas. Os quadros clínicos que acometem extensivamente a pele são abordados no **Capítulo 19.**

AVALIAÇÃO E DIAGNÓSTICO

Determinadas manifestações são muito sugestivas de reação a medicamentos, como, por exemplo, urticária, angioedema, eritema fixo e eritema multiforme. Estabelecer uma rotina de investigação favorece a eficácia da avaliação. Ter um questionário padronizado pode ser de grande valia na investigação de alergia a medicamentos.

Diante de um paciente com quadro clínico sugestivo de reação a medicamentos, é necessário obter história clínica minuciosa. As características do início do episódio, o tipo da manifestação clínica inicial e sua evolução devem ser detalhados. O paciente deve informar toda a medicação utilizada antes do surgimento do quadro clínico, inclusive drogas de uso contínuo, como anti-hipertensivos, hipoglicemiantes, anticonvulsivantes, antidepressivos, ansiolíticos etc. É importante conhecer as medicações usadas de forma esporádica, como analgésicos, anti-inflamatórios, vitaminas, fitoterápicos, preparações homeopáticas etc.

O diagnóstico de reação de hipersensibilidade a drogas pode ser simples quando ocorre relação temporal entre a ingestão de medicamento e o surgimento de manifestação clínica compatível. Contudo, é difícil estabelecer com certeza o agente causal em grande número das reações de hipersensibilidade a drogas, principalmente quando o paciente faz uso de vários medicamentos. Muitas vezes a etiologia é presumida, considerando-se o quadro clínico e o tipo de medicamentos utilizados pelo paciente. Estar atento à possibilidade de reação a drogas é a primeira atitude positiva para o diagnóstico.

Para a identificação do agente causal, a história clínica, o tipo de manifestação clínica e o exame do paciente podem ser complementados pelo uso apropriado de provas laboratoriais, testes cutâneos e provas de provocação com medicamentos.

Testes Cutâneos (Puntura e Intradérmico)

Os testes cutâneos para detecção de anticorpos IgE podem ser utilizados quando o alérgeno é substância de alto peso molecular, como hormônios e enzimas.

Substâncias de baixo peso molecular não têm condições de induzir reatividade cutânea. Como se desconhece o fragmento reativo das drogas, também é impossível obter material para aplicar nas técnicas de detecção de anticorpos IgE *in vitro*.

A penicilina e os bloqueadores neuromusculares são a exceção. A penicilina origina dois grupos de metabólitos denominados determinantes maiores (peniciloil) e determinantes menores (benzilpenicilina). As reações urticarianas e aceleradas são provocadas por sensibilização às moléculas determinantes maiores. A reação imediata, anafilática, é determinada pelas moléculas determinantes menores. Teste cutâneo com preparações que contêm essas moléculas apresentam sensibilidade e especificidade muito boas.

Bloqueadores neuromusculares podem causar reações anafiláticas em procedimentos cirúrgicos. Testes cutâneos com esses produtos contribuem para orientar a equipe cirúrgica e evitar a repetição de reações agudas.

Testes cutâneos (puntura e intradérmicos) devem ser aplicados com cautela, respeitando-se as concentrações indicadas de cada medicamento. Não devem ser aplicados testes cutâneos com medicamentos quando ainda não se dispõe da padronização da técnica. Testes mal conduzidos podem provocar reações locais inespecíficas, induzindo diagnóstico errôneo de alergia mediada por IgE e, também, ao se introduzir pequenas quantidades de medicamento podem ser induzidas reações sistêmicas em pacientes altamente sensibilizados.

Testes de Contato

Testes de contato têm sido utilizados na avaliação de reações de hipersensibilidade tardia a medicamentos. Em determinados centros os resultados são muito bons, permitindo identificar agentes causais desde reações morbiliformes a reações cutâneas graves. Todavia, este procedimento não está padronizado e recomenda-se prudência na sua aplicação e interpretação.

Determinação de IgE Específica

A presença de anticorpos IgE para medicamento não incrimina necessariamente o produto como agente causal de alguma reação. A identificação desses anticorpos pode contribuir para a avaliação diagnóstica, em conjunto com dados clínicos e demais provas.

Testes de Estimulação de Linfócitos

A estimulação de linfócitos em cultura pode ser utilizada para caracterizar resposta imune celular a drogas. É um método sofisticado, que requer laboratório especializado, empregado em alguns centros de pesquisa. A técnica ainda não está padronizada para uso rotineiro em reações a drogas.

Ativação de Basófilos

A determinação de ativação de basófilos tem sido utilizada na avaliação de reações a medicamentos e antígenos. No momento, esta técnica é utilizada em determinados centros de pesquisa e não está definitivamente padronizada. A ativação de basófilos não está disponível para uso clínico em nosso meio.

Teste de Provocação

A técnica de provocação com medicamentos é considerada o "padrão-ouro" na avaliação de reações a drogas. A provocação pode confirmar uma hipótese diagnóstica, assim como evidenciar que determinado medicamento é inócuo para o paciente, evitando prescrições mal orientadas.

Considerado o risco de reações ao procedimento, a técnica de provocação com drogas deve ser realizada somente em centros especificamente preparados para esta finalidade.

Prova de Reintrodução

A reintrodução de medicamento pode ser indicada na investigação de hipersensibilidade não imune (reações pseudoalérgicas). O exemplo mais comum da aplicação desta técnica é na avaliação de reações aos anestésicos locais. Para estes procedimentos, existem condutas padronizadas que permitem esclarecer o caso diminuindo os riscos do paciente.

Dessensibilização

A dessensibilização consiste na introdução gradativa de doses crescentes de medicamento até atingir a dose plena indicada para o tratamento de paciente reconhecidamente sensível. Existem protocolos bem definidos para este procedimento. Somente há justificativa para a dessensibilização em situações graves e sem outras alternativas terapêuticas, como infecções graves. Outras indicações são no emprego de sulfametoxazol-trimetropim em pacientes aidéticos; AAS em pacientes com alterações da agregação plaquetária; medicamentos usados em oncologia, como quimioterápicos, anticorpos monoclonais etc.

SITUAÇÕES ESPECIAIS

Certos medicamentos apresentam importância particular em reações a drogas. Isso ocorre pela frequência com que induzem reações, gravidade dos episódios, ou, ainda, pela importância única, como nas reações transoperatórias. Uma avaliação mal conduzida pode determinar a restrição desnecessária de certas drogas e a prescrição de medicamentos de segunda escolha ou mesmo mais onerosos.

Penicilina

A penicilina e seus derivados como amoxicilina, cefalosporinas e monobactâmicos constituem o principal grupo de fármacos associados a quadros alérgicos mediados por IgE ou por outros mecanismos imunes. Levantamentos indicam a ocorrência de 1,2 caso de anafilaxia para cada 10.000 aplicações de penicilina. Apesar de rara ocorrência, a penicilina é a causa mais comum de anafilaxia nos EUA, sendo responsável por 75% das mortes nestas circunstâncias.

A alergia à penicilina pode ser avaliada por meio de testes cutâneos utilizando-se as moléculas determinantes maiores (benzilpeniciloil) e determinantes menores (penicilina G ou mistura de determinantes menores). Estudos recentes sugerem que, além do anel betalactâmico, as cadeias laterais podem induzir sensibilização. No momento, os testes cutâneos são aplicados com determinantes maiores – disponíveis comercialmente como peniciloil-polilisina (PPL) – e mistura de determinantes menores ou penicilina G. A utilização de penicilina G para testes cutâneos não apresenta a mesma sensibilidade das determinantes menores. Na Europa está disponível a preparação de determinantes menores. De modo geral, cada serviço de alergia prepara o próprio extrato de mistura de determinantes menores para testes cutâneos.

O teste cutâneo positivo indica que o paciente apresenta anticorpos IgE para a penicilina e, portanto, pode desenvolver reação alérgica imediata (anafilaxia ou outras formas de apresentação) se entrar em contato com a droga. O teste cutâneo negativo indica ausência de sensibilização IgE mediada. O valor preditivo de teste negativo é muito alto. O teste *in vitro* não tem valor preditivo aceitável (Quadro 18-4).

QUADRO 18- 4   **Reação cruzada entre ácido acetilsalicílico e antiinflamatórios não hormonais**

Drogas que inibem preferencialmente COX-1 e apresentam reação cruzada com AAS	Ibuprofeno, diclofenaco, piroxicam, naproxeno, indometacina, ácido mefenâmico etc.
Drogas que são inibidores fracos da COX-1 e somente am altas concentrações	Paracetamol
Drogas que inibem preferencialmente COX-2, mas também inibem COX-1 em altas concentrações	Nimesulida, meloxicam
Inibidores seletivos de COX-2 não inibem COX-1; não ocorre reação cruzada	Celecoxib, rofecoxib, valdecoxib

Se o paciente tiver história convincente de reação à penicilina e não for possível avaliá-lo adequadamente, será mais prudente indicar um antibiótico não betalactâmico.

Sulfonamidas

Reações a sulfonamidas podem ser imediatas, como urticária/angioedema e anafilaxia ou tardias, caracterizadas desde por eritema morbiliforme a formas graves de dermatites, como DRESS e SSJ.

O diagnóstico deve ser realizado pelo conjunto de história clínica e tipo de manifestações apresentadas. A dessensibilização pode ser necessária em certas ocasiões.

Anestésicos Locais

Eventualmente se descrevem manifestações clínicas durante procedimentos que empregam anestésicos locais. As queixas mais comuns são mal-estar, náusea, tontura, aperto no peito ou na garganta, sensação de sufocação, eritema facial e, eventualmente, desmaio. Estes sintomas podem surgir em conjunto ou nas suas várias combinações. É notável que na maior parte destas situações a melhora clínica e o controle dos sintomas ocorram sem necessidade de medicação. Também é comum a ausência de manifestações cutâneas (prurido ou urticária), que em 80% a 90% dos casos de reações alérgicas ou pseudoalérgicas se fazem presentes. Esses quadros sugerem reação vasovagal.

São raras as reações verdadeiramente alérgicas ou com mecanismo imunológico aos anestésicos locais. Berkun e colaboradores avaliaram, por meio de testes cutâneos, 236 pacientes com história de reação a anestésicos e não encontraram nenhuma reação positiva. Em outro grupo de 177 pacientes, foram identificadas três reações aos testes cutâneos, sendo duas imediatas. Quando estes dois pacientes foram submetidos à reintrodução, não apresentaram reação.

Apesar da baixa incidência de reação de hipersensibilidade, muitas vezes é necessário esclarecer com segurança tanto o paciente quanto o cirurgião-dentista. Nesta situação, é possível aplicar testes cutâneos e de reintrodução com anestésicos locais. Utilizando-se protocolos bem formulados, como o de DeSwarte e Patterson, é possível avaliar com precisão esse grupo de pacientes.

Anestesia Geral (Reação Peroperatória)

A anafilaxia é o evento mais grave entre as manifestações de hipersensibilidade em procedimentos anestésicos. As reações imediatas podem surgir na indução anestésica, na cirurgia ou, mesmo, na fase de recuperação. Reações tardias, que surgem mais de 24 horas após cirurgias, também podem ser observadas.

Em países da Europa, a incidência de reação imediata em cirurgias encontra-se entre 1:10.000 e 1:20.000 dos procedimentos. Os agentes desencadeantes principais são bloqueadores neuromusculares, látex, antibióticos, hipnóticos, opiáceos, anti-inflamatórios não hormonais, clorexidina, expansores plasmáticos e corantes.

A identificação dos desencadeantes é fundamental para a prevenção de novos episódios. A história clínica, o momento da reação e os testes cutâneos (puntura e intradérmicos) com medicamentos constituem a forma adequada para o diagnóstico. A aplicação de testes cutâneos deve seguir protocolos já avaliados, usando concentrações não irritativas dos medicamentos. O valor preditivo de testes cutâneos negativos com bloqueadores neuromusculares é muito elevado, conferindo segurança ao paciente e cirurgião.

Analgésicos e Anti-inflamatórios não Hormonais (AINHs)

Reações de hipersensibilidade como analgésicos e anti-inflamatórios não hormonais são muito frequentes em ambulatórios de alergia clínica. Urticária e angioedema são as formas mais comuns de apresentação. Ácido acetilsalicílico (AAS), dipirona e anti-inflamatórios não hormonais são os principais desencadeantes de urticária e angioedema em nosso meio. A hipersensibilidade pode se manifestar isoladamente ou a vários desses medicamentos. Todavia, é muito frequente que as pessoas desenvolvam reação sucessivamente a AAS, dipirona e AINH.

O mais comum é que essas reações não envolvem a formação de anticorpos IgE. Nesses pacientes ocorre bloqueio da atividade da enzima cicloxigenase, provocando diminuição dos níveis de PGE_2 e perda da sua atividade protetora sobre os mastócitos. Estas células, uma vez ativadas, liberam histamina e outros mediadores inflamatórios na pele e em diversos outros tecidos, provocando as manifestações clínicas características.

É comum ocorrer reação cruzada entre o AAS e os vários anti-inflamatórios não hormonais. Os inibidores preferenciais da cicloxigenase-2 (COX-2) podem ser úteis neste grupo de pacientes. Todavia, também se registram reações com estes produtos em pacientes previamente sensíveis a

AAS e AINH e mesmo naqueles que não apresentavam reações a analgésicos. O Quadro 18-4 descreve o risco de reação cruzada entre o ácido acetilsalicílico e vários tipos de analgésicos e AINH.

Recentemente, a EAACI apresentou ampla revisão sobre as reações adversas de analgésicos e anti-inflamatórios não hormonais. No estudo são apresentados métodos padronizados para avaliação diagnóstica e o manejo de pacientes com reações adversas, respiratórias e/ou cutâneas.

Anticonvulsivantes

Os anticonvulsivantes aromáticos, como carbamazepina, fenitoína e fenobarbital, estão associados a frequentes reações de hipersensibilidade. As manifestações mais comuns são mediadas por linfócitos T, provocando desde exantemas a dermatites esfoliativas graves. A associação de reatividade à carbamazepina com HLA-B*15:02 está comprovada.

O diagnóstico é feito pela história clínica e o tipo de manifestação. Provas que avaliam a hipersensibilidade tardia podem ser aplicadas, como o teste cutâneo intradérmico e o teste de contato.

Contrastes Radiológicos

Contrastes radiológicos provocam reações adversas com relativa frequência. As reações podem ser imediatas ou surgir após 24 horas do procedimento. O desenvolvimento de produtos com menor osmolaridade e não iônicos determinou efetiva redução na prevalência desses eventos. Segundo Hagan, a frequência de reações com produtos iônicos é de 11% a 12%, e com os não iônicos é de 0,2%.

Alguns centros diagnósticos preconizam a utilização de premedicação com anti-histamínicos e corticosteroides para todo paciente com história de atopia ou de reações prévias a medicamentos. Na verdade, os fatores de risco para reações aos contraste são asma brônquica, reação prévia a contraste e história de atopia. O uso de betabloqueadores, ácido acetilsalicílico e anti-inflamatórios não hormonais pode contribuir para aumentar o risco de reações.

Em certas situações, poderá ser indicado o uso de premedicação. Esquemas que empregam corticosteroides e drogas anti-H1 (associadas ou não a anti-H2) têm conseguido impedir ou diminuir a extensão de reações aos contrastes.

Reação a Múltiplas Drogas

Alguns pacientes relatam reações a várias drogas e têm receio de usar medicamentos em geral. Este grupo de pacientes constitui um verdadeiro desafio para o clínico. Muitos destes casos não resistem à avaliação diagnóstica correta.

A história de sensibilidade a vários antibióticos pode dificultar o manejo clínico de pacientes internados e também a prescrição em atendimentos ambulatoriais. Se este tipo de hipersensibilidade representa uma síndrome clínica – a síndrome de reação a múltiplas drogas – é fato a ser confirmado.

Existem fatores que parecem estar associados à maior incidência de reações a medicamentos, como reação prévia à penicilina, hipersensibilidade a AAS e AINH, urticária crônica e via de aplicação da medicação. Por outro lado, parece claro que o estado psíquico do paciente pode facilitar uma maior referência a reações adversas de intolerância a medicamentos.

No manejo deste tipo de paciente é necessário seguir a rotina clássica de investigação, estabelecendo uma história precisa da(s) reação(ões) prévia(s), medicamentos associados ao evento, via de aplicação etc. Seguir uma conduta padronizada assegura confiança ao paciente e maior possibilidade de obter sucesso na avaliação como apresentado por Gruchalla RS. Conforme a avaliação, pode ser aconselhável trocar a prescrição atual, recorrer à pré-medicação ou efetuar a reintrodução gradativa controlada.

Antineoplásicos

Medicamentos usados no tratamento de neoplasias são frequentes causadores de reações de hipersensibilidade. Drogas quimioterápicas apresentam diferentes riscos potenciais para a indução dessas reações. Produtos biológicos de aplicação mais recente, como anticorpos monoclonais, citocinas e outros moduladores biológicos, apresentam risco elevado de induzir reações de hipersensibilidade alérgica, uma vez que, tendo estrutura proteica, são altamente imunogênicos.

A avaliação de reações deve ser individualizada e muitas vezes é necessária a dessensibilização para permitir a continuidade do tratamento.

Infecção pelo HIV

Pacientes infectados pelo HIV apresentam risco maior de sofrer reações de hipersensibilidade a medicamentos. Isso inicialmente foi notado com sulfametoxazol-trimetoprim e, a seguir, foi demonstrado inclusive com drogas antirretrovirais. As manifestações cutâneas são mais comuns. Os quadros variam de intensidade e de repercussão clínica, de exantemas a dermatites esfoliativas graves.

A natureza da maior frequência de reações provavelmente envolve fatores imunológicos e genéticos. Já se demonstrou associação da presença de certas moléculas HLA com maior suscetibilidade a reações de hipersensibilidade, HLA-B*57:01 e abacavir, por exemplo.

Muitos pacientes podem necessitar se submeter à dessensibilização ou à reintrodução gradativa para prosseguir com o tratamento.

TRATAMENTO E PREVENÇÃO

A primeira atitude ante uma manifestação clínica possivelmente associada a medicamento é suspender o uso dele. As erupções exantemáticas podem melhorar espontaneamente, sem medicação. Se ocorrer prurido, haverá indicação de anti-histamínicos. Nos surtos de urticária e angioedema, o uso de anti-histamínicos é mandatório. O tempo de uso será determinado pela evolução clínica. Em alguns casos, poderá haver necessidade de acrescentar o uso de corticosteroides por via oral por alguns dias. Os quadros dermatológicos mais graves podem requerer internação hospitalar. Quanto mais precoce a intervenção com o uso de medicação antialérgica, melhor o prognóstico e a rapidez da melhora clínica.

Após a resolução da fase aguda de uma reação a medicamentos, é importante a orientação para a prevenção de novos episódios. O paciente deve receber toda informação sobre a condição clínica que apresentou; o nome do agente desencadeante (genérico e de marcas proprietárias); drogas com possibilidade de reação cruzada; o risco corrido se vier a sofrer novas reações; e as medicações opcionais com a mesma indicação terapêutica.

Se houver risco de ingestão inadvertida do medicamento e indução de manifestações graves, como anafilaxia, o paciente deverá dispor da medicação de emergência (p. ex., anti-histamínico, corticosteroide, adrenalina, beta2-agonista) e saber aplicá-la na eventualidade de nova crise. O paciente deve conhecer os locais de atendimento de emergência na sua cidade e em outros locais que venha a frequentar.

É conveniente que o paciente adote um *cartão de identificação* informando sobre a sua condição e listando as drogas envolvidas. Sempre que necessitar de assistência médica, o paciente deverá alertar o médico assistente sobre o seu passado alérgico. É função do médico alergista estar disponível para prestar informações sobre a história alérgica do paciente.

Se houver necessidade de uso de alguma medicação potencialmente capaz de induzir reações, aconselha-se que o paciente seja medicado previamente com corticosteroides e anti-histamínicos (anti-H1 ou associação de anti-H1 + anti-H2). Existem vários protocolos para a aplicação nestas situações.

O paciente deve ser orientado a evitar medicamentos sem prescrição médica e sempre preferir medicamentos por via oral, deixando medicações injetáveis somente para uso hospitalar. Diante de um paciente que informe ter apresentado reação de hipersensibilidade a determinado medicamento no passado é mais seguro evitar a droga em questão, mesmo que a história não seja convincente.

PERSPECTIVAS

A hipersensibilidade a medicamentos é fato comum na prática ambulatorial. É possível prever o aumento da incidência dessas reações a partir da maior utilização de produtos biológicos, como anticorpos monoclonais, citocinas e outros.

Apesar da extraordinária evolução da indústria farmacêutica nas últimas décadas, pouco se modificou no diagnóstico da alergia a medicamentos. Os métodos de investigação ainda não são totalmente eficientes.

No entanto, o desenvolvimento crescente de técnicas laboratoriais e da busca pela padronização de testes *in vivo* permite algum otimismo sobre a evolução no diagnóstico precoce e na prevenção de reações alérgicas a medicamentos.

Bibliografia

Aberer W., Bircher A., Romano A., et al. Drug provocation testing in diagnosis of drug hypersensitivity– Position paper. Allergy 2003: 58: 854-863.

Asero R. Multiple drug allergy syndrome. Current Allergy Reports 2001; 1:18-22.

Barbaud A., Collet E., Milpied B. et al. A multicentre study to determine the value and safety of drug patch tests for the three main classes of severe cutaneous adverse drug reactions. Br J Dermatol 2013; 168:555-62.

Berges-Gimeno M.P., Angel-Pereira D., Ferreiro-Monteagudo R. et al. Hypersensitivity and desensitization to antineoplastic agents: outcomes of 189 procedures with a new short protocol and novel diagnostic tools assessment. Allergy 2013; DOI: 10.1111/all.12105.

Berkes E.A. Anaphylactic and Anaphylactoid Reactions to Aspirin and Other NSAIDs. Clinical Reviews in Allergy & Immunology 2003; 24:137-147.

Berkun Y., Ben-Zvi A., Levy Y. et al. Evaluation of adverse reactions to local anesthetics: experience with 236 patients. Ann Allergy Asthma Immunol. 2003;91:342-345.

Bernd L.A.G., Fleig F., Alves M.B. et al. Anafilaxia no Brasil – Levantamento da ASBAI. Rev. Bras. Alerg. Imunopatol. 2010; 33:190-198.

Bircher A.J. Approach to the patient with a drug hypersensitivity reaction – clinical perspectives. IIn: Drug hypersensitivity. edited WJ Pichler, Karger, Basel, Suíça, 2007, 352-365.

Brockow K., Garvey L.H., Aberer W. et al. Skin test concentrations for systemically administered drugs – an ENDA/EAACI Drug Allergy Interest Group position paper. Allergy 2013; 68:702-712.

Brockow K., Romano A., Blanca M., et al. General considerations for skin test procedures in the diagnosis of drug hypersensitivity. Allergy 2002: 57:45-51.

Caubet J-C, Pichler W.J., Eigenmann P. Mechanisms of drug allergy. Pediatr Allergy Immunol 2011; 22:559-567.

Chiriaca A.M., Demoly P. Multiple drug hypersensitivity syndrome. Curr Opin Allergy Clin Immunol 2013, 13:323-329.

Confino-Cohen R., Goldberg A. Safe administration of contrast media: what do physicians know? Ann Allergy Asthma Immunol. 2004; 93:166-170.

Demoly P, Bousquet J. Epidemiology of drug allergy. Curr Opin Allergy Clin Immunol 2001; 1: 305-310.

Demoly P., Bousquet J. Drug allergy diagnosis work up. Allergy 2002: Volume: 57 (Suppl. 72):37-40.

Demoly P., Kropf R., Bircher A., Pichler W.J. Drug hypersensitivity: questionnaire. Allergy 1999; 54:999-1003.

DeSwarte RD, Patterson R. Drug allergy. In: Allergic diseases, diagnosis and management. Edited by: Patterson R, Grammer LC and Greenberger PA. Lippincott-Raven, Philadelphia, EUA., 5th ed., 317-412.

Ebo D.G., Leysen J., Mayorga C. The in vitro diagnosis of drug allergy: status and perspectives. Allergy 2011; 66:1275-1286.

Empedrad R., Darter A.L., Earl H.S, et al.. Nonirritating intradermal skin test concentrations for commonly prescribed antibiotics. J Allergy Clin Immunol. 2003 Sep; 112:629-30.

Ensina L.F., Fernandes F.R., Di Gesu G.M. et al. Reações de Hipersensibilidade a Medicamentos – Parte III. Rev. Bras. Alerg. Imunopatol. 2009; 32:178-183.

Ensina L.F., Fernandes F.R., Di Gesu G.M. et al. Reações de Hipersensibilidade a Medicamentos. Rev. Bras. Alerg. Imunopatol. 2009; 32: 42-47.

Ensina L.F., Fernandes F.R., Di Gesu G.M. et al. Reações de Hipersensibilidade a Medicamentos – Parte II. Rev. Bras. Alerg. Imunopatol. 2009; 32: 74-83.

Executive Summary of Disease Management of Drug Hypersensitivity: A Practice Parameter Ann Allergy Asthma Immunol. 1999; 83:665-700.

Friedmann P.S., Ardern-Jones M. Patch testing in drug allergy. Curr Opin Allergy Clin Immunol 2010; 10:291-296.

Gall H., Kaufmann R., Kalveram C.M. Adverse reactions to local anesthetics: Analysis of 197 cases. J Allergy Clin Immunol 1996; 97:933-937.

Geller M., Malaman M.F., Chavarria M.L. et al. Alergia a sulfas. Rev. Bras. Alerg. Imunopatol. 2008; 31(3):102-107.

Goksel O., Aydın O., Atasoy C. et al. Hypersensitivity Reactions to Contrast Media: Prevalence, Risk Factors and the Role of Skin Tests in Diagnosis – A Cross-Sectional Survey. Int Arch Allergy Immunol 2011;155:297-305.

Gruchalla R.S. Understanding drug allergies. J Allergy Clin Immunol 2000;105: S637-44.

Gruchalla RS. Approach to the patient with multiple antibiotic sensitivities. Allergy Asthma Proc 2000;21(1):39– 44.

Gruchalla R.S. Clinical assessment of drug-induced disease. Lancet 2000; 356:1505-11.

Gruchalla R.S. Drug Allergy. J Allergy Clin Immunol 2003;111:S548-59.

Hagan J.B. Anaphylactoid and adverse reactions to radiocontrast agents. Immunol Allergy Clin N Am 2004; 24: 507-519.

Hausmann O., Schnyder B., Pichler W.J. Etiology and pathogenesis of adverse drug reactions. Chem Immunol Allergy, 2012: 97;37-46.

Johansson S.G.O., Bieber T., Dahl R. et al. Revised nomenclature for allergy for global use: Report of the Nomenclature Review Committee of the World Allergy Organization, October 2003. J Allergy Clin Immunol 2004; 113:832-6.

Kowalski M.L., Makowska J.S., Blanca M. et al. Hypersensitivity to nonsteroidal anti-inflammatory drugs (NSAIDs) – classification, diagnosis and management: review of the EAACI/ENDA# and GA2LEN/HANNA. Allergy 2011; 66: 818-829.

Lazarou J., Pomeranz B.H., Corey P.N. Incidence of Adverse Drug Reactions in Hospitalized Patients: A Meta-analysis of Prospective Studies. JAMA 1998; 279(15);1200-1205.

Liu A., Fanning L., Chong H. et al. Desensitization regimens for drug allergy: state of the art in the 21st century. Clinical & Experimental Allergy, 2011; 41:1679-1689.

Macy E. Multiple antibiotic allergy syndrome. Immunol Allergy Clin N Am 2004; 24: 533-543.

Macy E., Ho N.J. Multiple drug intolerance syndrome: prevalence, clinical characteristics, and management. Ann Allergy Asthma Immunol 2012; 108:88-93.

Mas Chaponda M., Pirmohamed M. Hpersensitivity reactions to HIV therapy. Br J Clin Pharmacol 2011; 71:659-671.

Mertes P.M., Demoly P., Malinovsky J.M. Hypersensitivity reactions in the anesthesia setting/allergic reactions to anesthetics. Curr Opin Allergy Clin Immunol 2012, 12:361-368.

Mertes P.M., Malinovsky J.M., Jouffroy L. et al. Reducing the Risk of Anaphylaxis During Anesthesia: 2011 Updated Guidelines for Clinical Practice. J Investig Allergol Clin Immunol 2011; 21(6):442-453.

Messaad D., Sahla H., Benahmed S. et al. Drug Provocation Tests in Patients with a History Suggesting an Immediate Drug Hypersensitivity Reaction. Ann Intern Med. 2004; 140:1001-1006.

Mirakian R, Ewan P. W., Durham S. R. et al. BSACI guidelines for the management of drug allergy. Clin Exp Allergy 2009; 39:43-61.

Pagani M. The Complex Clinical Picture of Presumably Allergic Side Effects to Cytostatic Drugs: Symptoms, Pathomechanism, Reexposure, and Desensitization. Med Clin N Am 2010; 94:835-852.

Park B.K, Naisbitt D J, Demoly P. Drug hypersensitivity. In: Allergy, 4th edition, ST Holgate, MK Church, DH Broide, FD Martinez, Elsevier Saunders, 2012, London UK, 321-330.

Pastorino A.C., Rizzo M.C., Rubini N. et al. Projeto Diretrizes AMB/CFM: Anafialxia_ Diagnóstico. http://www.projetodiretrizes.org.br/diretrizes11/anafilaxia_diagnostico.pdf

Pichler W.J. Drug hypersensitivity reactions: classification and relationship to T-cel activation. In: Drug hypersensitivity. Edited WJ Pichler, Karger, Basel Suíça, 2007; 168-189.

Pirmohamed M., James S., Meakin S. et al. Adverse drug reactions as cause of admission to hospital: prospective analysis of 18,820 patients. BMJ 2004; 329:15-19.

Romano A., Torres M.J., Castells M.. Diagnosis and management of drug hypersensitivity reactions. J Allergy Clin Immunol 2011; 127:S67-73.

Sánchez-Borges M., Capriles-Hulett A., Caballero-Fonseca F. Cutaneous Reactions to Aspirin and Nonsteroidal Antiinflammatory Drugs. Clinical Reviews in Allergy & Immunology 2003; 24:125-135.

Scherer K., Brockow K., Aberer W. Desensitization in delayed drug hypersensitivity reactions – an EAACI position paper of the Drug Allergy Interest Group. Allergy, 2013; 68:844-852.

Schnyder B., Pichler W.J. Allergy to sulfonamides. J Allergy Clin Immunol. 2013 Jan;131(1):256-7.e1-5.

Turvey S.E.; Cronin B.; Arnold A.D. et al. Antibiotic desensitization for the allergic patient: 5 years of experience and practice. Ann Allergy Asthma Immunol. 2004; 92:426-432.

Vultaggio A., Maggi E., Matucci A. Immediate adverse reactions to biologicals: from pathogenic mechanisms to prophylactic management. Current Opinion in Allergy and Clinical Immunology 2011; 11:262-268.

CAPÍTULO

19

Farmacodermias

Marcus Schorr e Gilberto Cesar Ferreira

INTRODUÇÃO

São considerados farmacodermias quadros de manifestações cutâneas (pele e/ou mucosas) induzidas por uso de drogas, tanto na forma propedêutica, como nos medicamentos, quanto introduzidos involuntariamente, como nos casos de aditivos e conservantes presentes nos alimentos.

O lançamento constante de novas drogas, o uso e até abuso de medicamentos populares e o desconhecimento, na maioria das vezes, da derivação química da droga utilizada, que nem sempre está explícita na bula, faz com que a incidência de erupções medicamentosas seja cada vez mais frequente na clínica. O paciente, apesar de orientado sobre um determinado medicamento que deve ser afastado, muitas vezes não sabe que outros fármacos utilizados podem ter a mesma derivação ou podem apresentar reação cruzada, como nos casos do piroxicam e do timerosal.

Praticamente todas as drogas são capazes de produzir alterações cutâneas, tanto como uma forma alérgica quanto como um agressor facultativo em reação secundária e característica da droga.

As reações cutâneas manifestam-se sob os mais diversos aspectos morfológicos, podendo uma única droga provocar muitas síndromes, ficando na dependência da reação do indivíduo; por outro lado, uma mesma síndrome pode ter como causas as mais diversas drogas. Contudo, as reações costumam apresentar um padrão geralmente constante com relação à droga usada, o que nos permite ter um quadro de correspondência clínica. Assim, uma droga que produz, por exemplo, um quadro de eritema fixo costuma sempre reproduzir esta mesma reação quando repetida no mesmo indivíduo.

Na realidade, a reação a uma mesma droga pode ter diversos tipos de manifestações cutâneas e imitar toda e qualquer doença de pele.

Deve-se, portanto, suspeitar de farmacodermia em uma dermatose que surge de forma súbita e de causa inexplicada, e cujas erupções evolutivas surgidas com a introdução da droga sofram regressão com o seu afastamento.

UMA DROGA PODE IMITAR QUALQUER DOENÇA DE PELE

O início de uma erupção cutânea não depende da quantidade e sim da qualidade do agente causador, mas, sem dúvida, o quadro será mais extenso ou mais grave de acordo com a quantidade da droga usada.

As reações cutâneas manifestam-se sob os mais diferentes aspectos e formas, podendo se apresentar como um simples caso de prurido ou como manifestações bem conhecidas, como as urticárias, mas muitas vezes levando a complicações com quadros mais complexos, como o eritema polimorfo ou as formas mais graves de síndromes bolhosas e vasculites.

O lançamento de novos medicamentos traz dificuldades ao especialista, e a procura da causa é realizada praticamente pela exclusão de suspeitos e por uma coleta criteriosa dos dados históricos e clínicos do paciente. O eczema de contato causado por cremes e pomadas na pele é a exceção, pois a realização do *patch test* confirma o medicamento tópico que está causando a hipersensibilidade.

Exames laboratoriais, como o RAST, podem ajudar na pesquisa, sobretudo com relação à penicilina, mas os testes em consultório para drogas injetáveis são relativamente perigosos, e, comprovada a necessidade do uso de um antibiótico em caso de suspeita, principalmente se for a penicilina, o teste deverá ser feito em ambiente hospitalar.

Felizmente, a grande maioria das reações é mais simples e em geral produzida por analgésicos e anti-inflamatórios não hormonais; é preciso não esquecer que onde há antibiótico existe infecção e febre, portanto, o uso destas medicações pode ser a causa da reação. A utilização exagerada desses medicamentos e a tendência do paciente a não considerá-los remédios pode esconder, por omissão da informação, a verdadeira causa do quadro.

MECANISMOS IMUNOLÓGICOS

De acordo com o comitê de Alergia às Drogas da Organização Mundial de Alergia (WAO), em sua maioria, as reações aos fármacos devem ser consideradas como reações de hipersensibilidade não alérgicas, ou seja, não apresentam mecanismos imunológicos envolvidos e se relacionam basicamente com efeitos metabólicos das moléculas do fármaco no organismo humano.

Assim, reações às drogas podem ser ocasionadas por mecanismos imunológicos e não imunológicos. Irritações, queimaduras, hiperemias, descamações e ressecamentos são alguns dos mais diversos problemas não imunológicos que uma substância pode causar, principalmente quando da utilização de forma tópica. Alguns medicamentos, por exemplo, produzem reações fototóxicas, semelhantes ao eritema após exposição ao sol, pois têm a capacidade de absorver a radiação solar, produzindo quadros clínicos específicos nas áreas expostas. As sulfas e as fenotiazidas são alguns dos mais diversos medicamentos que causam este tipo de manifestação.

As farmacodermias podem ser ocasionadas por qualquer dos vários mecanismos imunológicos da classificação de Gell e Coombs. A presença de um anticorpo IgE específico a um fármaco tem importante valor preditivo. Entretanto, muitos medicamentos podem apresentar reações imediatas, como urticária e angioedema, sem a participação de IgE. Mas, quando as manifestações ocorrem mais tardiamente, o entendimento do mecanismo imunológico torna-se difícil. Algumas reações dermatológicas podem ocorrer até 5 dias após o início de uma medicação (1 a 3 dias na pustulose exantematosa aguda [PEGA] e na erupção fixa por droga), enquanto em manifestações mais graves o aparecimento das erupções pode levar mais tempo (7 a 21 dias na síndrome de Stevens-Johnson [SSJ] ou na necrólise epidérmica tóxica [NET] e 14 a 42 dias na síndrome de hipersensibilidade, também denominada reação a droga com eosinofilia e sintomas sistêmicos – DRESS).

Estudos *in vitro* e *in vivo* demostram a importância dos linfócitos T nas reações cutâneas tardias às drogas, sendo a subpopulação de linfócitos T CD8 as células efetoras mais frequentemente envolvidas nas reações graves.

Nas últimas duas décadas, transcreveu-se em numerosos artigos a hipótese de que algumas drogas poderiam funcionar como haptenos ou pró-haptenos, ligando-se especificamente a proteínas séricas ou até mesmo a células apresentadoras de antígenos para posterior ligação e ativação de linfócitos T.

As drogas são compostos com baixo peso molecular (menos de 1kDa), consideradas pobremente imunogênicas. Entretanto, após ligação covalente a proteínas séricas ou celulares, são apresentadas ao complexo principal de histocompatibilidade (MHC) tipo I ou II para reativação das células T.

A análise imuno-histoquímica e funcional de um fármaco causador de reatividade em clones de célula T demonstra um padrão fenotípico de hipersensibilidade tardia do tipo induzido por citocinas. Os exantemas maculopapulares podem ter natureza TH1 ou TH2.

Recentemente ocorreram grandes avanços por meio de estudos de associação entre alelos HLA e a indução de hipersensibilidade a drogas específicas. Os resultados desses estudos farmacogenéticos permitem prever o risco de reações adversas em doentes tratados com certas drogas, incluindo drogas antiepilépticas e outras aromáticas, como carbamazepina, alopurinol e abacavir. No entanto, diferentes populações étnicas mostram variações nas associações genéticas. Uma forte associação entre a síndrome de Stevens-Johnson (SSJ) e a necrólise epidérmica tóxica (NET) induzida por carbamazepina e HLA-B*1502 foi encontrada em pacientes do sudeste asiático, mas não em pacientes caucasianos e japoneses. A hipersensibilidade ao abacavir parece estar associada à presença de alelos HLA-B*5701. Essas diferenças podem, pelo menos em parte, ser devidas a diferenças na frequência de alelos em diferentes populações étnicas. A triagem farmacogenética com base em associações entre as reações adversas e alelos HLA específicos ajuda a evitar doenças graves associadas à hipersensibilidade a drogas. A U.S. Food and Drug Administration (FDA) recomenda a triagem genética antes de iniciar a terapia com esses medicamentos.

SÍNDROMES CLÍNICAS

Prurido por Droga

O prurido pode ser a única manifestação de uma reação a droga, de forma paroxística, localizada ou generalizada, podendo, pelo ato traumático da coçadura, complicar com alterações cutâneas secundárias, como escoriações e quadros infecciosos, deixando, às vezes, sequelas. Ele pode ser agudo ou crônico (quando perdura por mais de 6 semanas). O ato de coçar é mediado pela via final de terminações nervosas não mielínicas tipo C, localizadas na junção derme–epiderme e na epiderme, existindo uma subpopulação de fibras que respondem somente à histamina e outras que são histamino-independentes. O prurido pode se desenvolver por diferentes mecanismos patogênicos: alérgicos, pseudoalérgicos, neurogênicos, devidos à vasodilatação, dentre outros.

"Pinicações", ou sensação como "pontadas de agulha", também são queixas frequentes.

As manifestações do prurido podem estar ligadas às vias de eliminação da droga ingerida e, não raro, o paciente apresenta prurido anal ou vaginal por esta causa.

Reação Acneiforme

O aparecimento abrupto de lesões acneiformes (reações foliculares inflamatórias que se assemelham à acne vulgar e que se manifestam clinicamente como pápulas e pústulas) pode ser originado de fármacos que contenham iodetos, corticoides, anticoncepcionais e hormônios androgênicos. Derivados do petróleo, quando utilizados topicamente, podem produzir o quadro por tamponamento e obstrução dos poros.

As lesões ocorrem predominantemente na face e região externa, porém quadros mais exuberantes podem se formar com lesões vegetantes, como no iododerma, devido à utilização de iodetos (Figura 19-1 – ver caderno colorido).

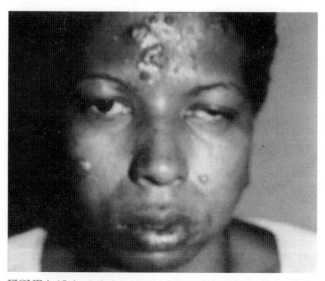

FIGURA 19-1 Iododerma – tratamento de esporotricose com iodo.

Eritema Pigmentar Fixo

É a forma mais frequente de erupção por droga, tendo-a como única forma desencadeante. Sempre a relação causa–efeito está bem definida (droga–lesão). Apresenta-se como lesões eritematosas, geralmente arredondadas, com bordas lisas e bem delimitadas, podendo, às vezes, existir leve prurido, geralmente subjetivo. Evolui do vermelho, na fase aguda, para o violáceo, e deixa sempre, na regressão, sequelas pigmentares devido ao acúmulo de melanina na epiderme. Pode apresentar-se como lesão única ou múltiplas e com localização em qualquer parte da pele, até em regiões de mucosa. As lesões antigas reascendem sempre pela reexposição ao desencadeante, podendo surgir novas lesões em outras localizações. Em alguns casos, ocorre vesícula ou bolha centrando a lesão (eritema fixo bolhoso) ou halo hipocrômico envolvendo a vesícula (lesões em íris). O Center of Diseases Control (CDC) publicou, em seu boletim semanal do dia 21/11/2013, casos de eritema pigmentar fixo associado a antibiótico contendo sulfametoxazol-trimetoprim, como constituinte de um antigripal fabricado em El Salvador e vendido na cidade de Washington (EUA) na área metropolitana (Figura 19-2 – ver caderno colorido).

Urticária e Angioedema

A urticária e o angioedema, na prática clínica, talvez sejam as formas mais comuns de reações cutâneas induzidas por drogas, principalmente nos adultos. As urticárias traduzem-se por placas eritematosas intensamente pruriginosas que aparecem e desaparecem sem deixar marcas, não existindo qualquer local de predileção. Placas urticariformes que não desaparecem e têm localização preferencial em membros inferiores devem ser diferenciadas das vasculites, as quais também têm as drogas como fatores desencadeantes, porém muitas doenças reumatológicas podem ser causadoras deste processo cutâneo.

O angioedema, por sua vez, é o edema das mucosas, traduzindo-se por edema da mucosa ocular, oral ou genitália.

Em casos de urticárias associadas ao angioedema, deve ser feita a pesquisa de uma droga como fator desencadeante na maioria das vezes. O médico deve ser insistente em sua anamnese, pois quase sempre haverá omissão ou até mesmo mentira sobre a utilização ou não de uma determinada droga. Quando em investigação, o paciente, na maioria dos casos por fatores culturais, acredita ser um alimento ou corante o causador da reação, não desconfiando do medicamento que utiliza há anos (em geral, um anti-inflamatório não hormonal) que agora causou sensibilização. Pelo uso frequente e indiscriminado dos analgésicos e anti-inflamatórios, e pela mistura deles a vários medicamentos para alívio dos sintomas de gripes ou resfriados, estas substâncias são causas muito frequentes de urticária e angioedema e devem ser incessantemente investigadas.

Quadros de dermografismo (urticária fictícia) podem ocorrer por drogas (anti-inflamatórios não hormonais, anticoncepcionais, hormônios tireoidianos). Nesses casos, o prurido precede a lesão, que aparece pelo trauma sobre a pele com liberação de histamina.

O angioedema e a urticária (aguda e crônica) induzidos pela aspirina são muito frequentes. Ainda que o mecanismo da patogênese não seja ainda completamente compreendido, a superprodução crônica de derivados leucotrienocisteínicos devido à inibição da cicloxigenase é um achado frequente.

Eritema Polimorfo (Multiforme)

Síndrome caracterizada pelo polimorfismo das lesões eritematosas, representado por simples urticárias a lesões maculopapulares, algumas vezes em "forma de íris" (com centro curado), podendo evoluir com bolhas na pele e mucosas e adquirir aspecto herpetiforme. A distribuição geralmente ocorre nas extremidades distais, podendo disseminar-se, envolvendo a palma das mãos, o tronco, a mucosa da boca e da genitália. As lesões aparecem em 1 a 2 semanas, com resolução total em torno de 4 semanas nos casos menos graves.

São múltiplos os agentes etiológicos envolvidos nesta enfermidade, estando as reações a drogas entre as principais causas.

O eritema polimorfo deve ser considerado como evolução de uma reação imunológica mais grave, não anafilática, com reações tipos II e III, ligação da droga a receptores antigênicos celulares ou a formação de imunocomplexos e ativação do sistema do complemento, produzindo reações cutâneas mais intensas, como bolhas e descamação. Caso a reação imunológica perpetue-se, geralmente evolui para a síndrome de Stevens-Johnson, que pode ser fatal (Figura 19-3 – ver caderno colorido).

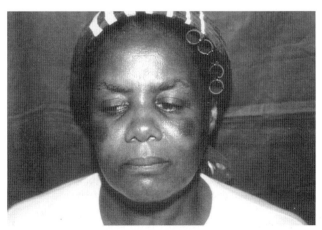

FIGURA 19-2 Eritema fixo bilateral de face por uso de fenilbutazona.

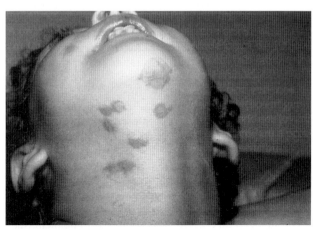

FIGURA 19-3 Eritema polimorfo por pastilha contendo penicilina.

Síndrome de Stevens-Johnson (SSJ)/Necrólise Epidérmica Tóxica (NET)

A síndrome de Stevens-Johnson e a necrólise epidérmica tóxica são variantes da mesma condição, distintas, entretanto, do eritema multiforme. Consiste em manifestações clínicas raras, de início agudo e potencialmente fatal devido às graves lesões da pele e do tecido mucoso.

Quase sempre são causadas por reações a medicamentos (Quadro 19-1), porém raramente estão associadas a vacinação e infecção (em especial pelo *Mycoplasma*). Não há predileção por raça ou sexo, mas pode haver uma incidência mais aumentada em pessoas infectadas pelo vírus da imunodeficiência humana, talvez devido à grande quantidade de medicamentos que consomem.

QUADRO 19-1 Principais drogas envolvidas nas SSJ/NET

Drogas que frequentemente causam SSJ/NET	
Antibióticos Antifúngicos Antivirais	• Sulfonamidas, cotrimoxizol; betalactamicos (*i.e.*, penicilinas, cefalosporinas) • Imidazoles antifúngicos • Nevirapina
Alopurinol	
Anti-inflamatórios não esteroidais	• Naproxeno • Ibuprofeno
Anticonvulsivantes	• Carbamazepina • Fenitoína • Fenobarbital • Ácido valproico • Lamotrigina

As reações medicamentosas em ambas as síndromes desenvolvem-se usualmente na primeira semana da antibioticoterapia e após cerca de 2 meses quando são evidenciadas com os anticonvulsivantes. Mas desenvolvem-se com outras drogas em um período de dias a 1 mês.

O quadro clínico característico inicia-se com sintomas respiratórios, como uma gripe, e evolui abruptamente para um *rash* avermelhado, quente e doloroso, inicialmente no tronco e posteriormente na face e nos membros. Aparecem máculas, púrpuras e vesículas que coalescem formando bolhas que se rompem. É uma desordem eruptiva acompanhada de reação sistêmica aguda, e, à medida que a doença progride, o envolvimento mucoso atinge os olhos, a boca e genitália, com aspecto necrosante. Em geral o paciente pode apresentar olhos vermelhos, úlceras bucais, dificuldade de engolir, tosse e desconforto respiratório, úlceras genitais e no trato urinário, além de diarreia.

O diagnóstico é suspeitado clinicamente e baseado na área de superfície de pele lesada. Na síndrome de Stevens-Johnson, a superfície corpórea é afetada em menos de 10% e a pele fica difusamente avermelhada, com máculas purpúricas e lesões em alvo atípicas. No momento em que a superfície corpórea atingida fica entre 10% e 30%, encontramos já uma transformação para necrólise epidérmica tóxica, ficando este processo estabelecido quando há um aumento para mais de 30% de pele lesada. Neste momento, encontramos uma erupção generalizada com bolhas extensas, que facilmente se rompem e provocam o descolamento da pele, e áreas de necrose epidérmica, semelhantes às que ocorrem no quadro de grande queimado (Figura 19-4 – ver caderno colorido).

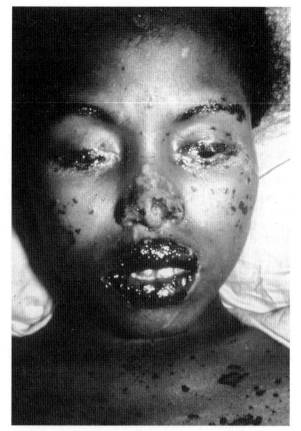

FIGURA 19-4 Síndrome de Stevens-Johnson por sulfa.

Reação a Droga com Eosinofilia e Sintomas Sistêmicos (DRESS)

A reação a droga com eosinofilia e sintomas sistêmicos (DRESS) é uma resposta de hipersensibilidade idiossincrásica caracterizada por uma erupção eritematosa maculopapular que tipicamente se desenvolve 2 a 6 semanas após o fator precipitante entrar em contato com o organismo. A incidência estimada é de que a síndrome ocorra na faixa de 1:10.000 exposições aos fármacos. Os achados típicos incluem febre, hepatite, linfadenomegalia, anormalidades hematológicas (leucocitose, eosinofilia e presença de linfócitos atípicos), além do envolvimento de outros órgãos. O termo foi utilizado pela primeira vez em 1996 por Bocquet *et al.*, em uma tentativa de unificar os muitos nomes dados às diferentes reações que pareciam ter um substrato fisiopatológico comum.

Diferentes mecanismos têm sido implicados no desenvolvimento das manifestações clínicas após exposição à droga: defeitos na detoxificação contribuindo para a formação de metabólitos reativos e subsequente reação imunológica; acetilação lenta; reativação do herpes-vírus, incluindo Epstein-Barr e herpes-vírus humanos tipos 6 e 7. A detecção da reativação do herpes tipo 6 tem sido proposta como marcador diagnóstico da DRESS.

A falência multiorgânica muitas vezes apresenta-se de maneira gradual, apesar da descontinuação da droga responsável. Os órgãos afetados incluem, em ordem de frequência, pele, fígado, rins, pulmões, coração e, mais raramente, sistema nervoso central, tireoide, pâncreas, cólon, músculos e serosa. As drogas mais envolvidas com DRESS são os antiepilépticos (carbamazepina, lamotrigina e fenobarbital), alopurinol, sulfassalazina, nevirapina e abacavir.

Pustulose Exantemática Generalizada Aguda (PEGA)

A pustulose exantemática generalizada aguda é uma entidade clínica que surge como um eritema difuso (escarlatiniforme), preferencialmente em áreas intertriginosas e face, com evolução para um quadro clínico dermatológico caracterizado pelo aparecimento de pequenas múltiplas pústulas não foliculares estéreis. Há edema da face e lesões purpúricas nas pernas. Ocorre envolvimento mucoso em 20% dos casos, porém de forma branda e autolimitada. Febre, hemograma com leucocitose e eosinofilia podem estar presentes.

Com a retirada do agente farmacológico agressor, na maioria das vezes a lesão regride em 4 a 10 dias, sendo evidenciada no período de melhora uma descamação lamelar ou puntiforme.

Os fármacos mais envolvidos incluem uma longa lista de antibióticos, tuberculostáticos (isoniazida e estreptomicina), antifúngicos, alopurinol, anticonvulsivantes, diclofenaco, enalapril, dissulfiram, furosemida, hidroxicloroquina, paracetamol, mercúrio, talidomida, inibidores de proteases e bamifilina.

O teste de contato é positivo em 50% dos casos com a droga suspeita. Os níveis de interleucina 8 podem estar elevados. A PEGA parece ser a expressão de uma reação, na qual uma molécula ligada à droga inicia uma resposta imune droga-específica CD4 e CD8 positiva, com expressão de interleucina 8.

Vasculites e Púrpuras

O termo vasculite significa inflamação dos vasos sanguíneos, que podem ser artérias ou veias, de pequeno ou grosso calibre. A inflamação de um vaso sanguíneo leva ao espessamento de sua parede, que, por sua vez, diminui a luz por onde passa o sangue. Conforme esse espessamento progride, o vaso pode ser obstruído, cessando o fluxo sanguíneo por completo. Se não tratada a tempo, a vasculite leva à cicatrização, necrose e morte definitiva dos vasos acometidos. Aneurisma e rotura dos vasos sanguíneos são duas graves complicações.

As causas ainda não estão totalmente esclarecidas, porém as vasculites são em geral processos mediados por defeitos no sistema imune, podendo ser ocasionadas por alterações primárias na parede dos vasos sanguíneos ou secundárias a diversos fatores, como lúpus e artrite reumatoide; infecções como hepatite C, sífilis e AIDS; ou como reação a certos medicamentos.

Clinicamente, consistem em erupções eritematosas, puntiformes, que não desaparecem à vitropressão e, quando causadas por medicamentos, regridem com a sua supressão, evoluindo para lesões pardacentas que desaparecem sem deixar sequelas. A angiíte necrosante é o comprometimento das artérias e veias com depósitos fibrinoides.

A púrpura é a manifestação mais constante dos quadros de vasculite e o quinino, a penicilina e a aspirina são drogas geralmente comprovadas como desencadeantes do processo, que em certos casos é precedido de fragilidade capilar, como na púrpura de Henoch-Schönlein, quadro em que as lesões tendem a regredir em 3 semanas.

Dermatite Bolhosa

As bolhas podem ser a lesão única e isolada de uma dermatite por droga, porém tendem a ser numerosas e confluir, podendo reproduzir quadros semelhantes aos do pênfigo e da dermatite herpetiforme de Duhring. Podem estar presentes em síndromes mais complexas, como no eritema polimorfo, na síndrome de Stevens Johnson e na síndrome de Lyell.

Reação Tipo "Doença do Soro" (ou Soro-símile)

Diferentes fármacos não proteicos, principalmente drogas de baixo peso molecular, são capazes de causar uma reação tipo doença do soro (RTDS). Entre eles encontram-se os antibióticos betalactâmicos, ciprofloxacin, sulfonamidas, bupropiona, estreptoquinase, metronidazol, carbamazepina e alopurinol, dentre outros. Contudo, a incidência de RTDS é bem inferior à de doença do soro ligada a proteínas heterólogas.

As manifestações clínicas habitualmente surgem no período de 7 a 10 dias após a administração do agente sensibilizante, sendo este o período necessário para que haja o pico de imunocomplexos circulantes. Entre os sintomas, observam-se cefaleia, erupção maculopapular ou urticariforme, artralgia, linfadenopatia, edema (resultante do comprometimento renal), turvamento da visão e problemas gastrointestinais, como náuseas, vômitos e dores abdominais.

Esta patologia costuma ser autolimitada, e a sintomatologia some à medida que os imunocomplexos vão sendo eliminados do organismo. No entanto, a administração repetida do fármaco sensibilizante pode resultar em uma reação potencialmente grave, causando vasculite, nefropatia, complicações respiratórias e colapso cardiovascular.

Eritema Nodoso

O eritema nodoso caracteriza-se pelas lesões nodulares, persistentes, dolorosas, localizadas na face anterior da região tibial, bilaterais, como nos caso das estreptococcias e da tuberculose. No caso das reações medicamentosas e hanseníase, as lesões ultrapassam essas áreas, podendo apresentar-se até na face. Aspirina, barbitúricos, sulfas e brometos podem se destacar como drogas causadoras desta síndrome. Uma anamnese bem conduzida, na maioria dos casos, esclarece o agressor.

As reações por droga carecem das complicações clínicas da hanseníase e desaparecem com o afastamento do medicamento suspeito, não ocorrendo, entretanto, nos indivíduos doentes.

Erupção-sósia (JODASSOHN)

As reações dermatológicas por medicamentos podem mimetizar aquelas decorrentes de outras causas, como líquen plano, eczemátides, pitiríase, eritema nodoso e lúpus. Esses quadros podem ser induzidos por griseofulvina, reserpina, fenilbutazona e hidrazida, sendo esta última causadora de uma síndrome lupoide. A exposição ao medicamento está relacionada com o aparecimento das lesões, e o afastamento do fármaco suspeito acarreta a cura rápida do processo.

Eritrodermia

É uma síndrome com eritema e edema generalizado, que ocupa toda a extensão do tegumento, com prurido intenso e descamação de aspecto esfoliativo, ocorrendo geralmente quando há persistência do uso de uma droga que já estaria produzindo uma reação adversa mais benigna. O aparecimento é rápido e tende a regredir com a supressão do medicamento envolvido.

Banhos com aroeira são causas comuns no Brasil, ocasionando casos de eritrodermia mais persistente e de maior gravidade.

Sais de ouro, sulfas, barbitúricos e antibióticos são drogas implicadas neste tipo de reação, sendo a suposição, na maioria das vezes, clínica.

Eczema de Contato Medicamentoso

Durante muitos anos o uso tópico da sulfa liderou como principal causa de hipersensibilidade nesses eczemas, e, com o seu desuso terapêutico, a prometazina e os anti-histamínicos (uso tópico), e mais recentemente os derivados mercuriais (principalmente timerosal), assumiram a maior incidência da sensibilização. O quadro em nada difere das dermatites de contato, e a localização das lesões ocorre nas áreas de exposição da pele ao alérgeno usado, mas podem incidir a distância quando ele é levado pelos dedos a outras áreas, principalmente as pálpebras (antena do eczema de contato).

Pelo uso constante e até extemporâneo de pomadas e cremes medicamentosos, este tipo de eczema ocorre em larga escala na população, com incidência mais comum diretamente ligada aos produtos populares alardeados pela propaganda nos meios de comunicação.

Certas formas de eczema só ocorrem com fotossensibilização e é característico as lesões só existirem em áreas expostas, poupando as regiões cobertas pela vestimenta ou protegidas, como a pálpebra superior e a face anterior do pescoço.

Lazzarini et al. estudaram um grupo de 329 pacientes submetidos a testes de contato, e 42 (13%) tiveram testes de contato positivos e relevantes para medicamentos tópicos, pelo princípio ativo e/ou por outros componentes. Entre os testes positivos, 36 (85,7%) corresponderam aos princípios ativos e 28 (66,7%) a outros componentes das fórmulas, com alguns pacientes apresentando mais de um teste positivo. Entre os princípios ativos, a neomicina foi o mais frequente.

Erupções Mobiliformes

Muitos fármacos podem produzir quadros exantemáticos. A erupção, por seu caráter difuso, assume aspecto morbiliforme e reproduz fielmente o quadro de virose exantemática. Com a manutenção da droga as lesões podem evoluir terminando, às vezes, em quadro de eritrodermia. A presença de prurido e os dados da anamnese fazem o diagnóstico diferencial.

Bibliografia

Negreiros B, Ungier C. Alergologia Clínica. Editora Atheneu,1995. Edição 1. p. 365-369.

Castro JL, Freitas JP, Brandão FM, Themido R., Sensitivity to thimerosal and photosensitivity to piroxicam, Contact Dermatitis. 1991 Mar;24(3):187-92.

Ensina, Luis Felipe; Fernandes, Fátima Rodrigues; Di Gesu, Giovanni; Malaman, Maria Fernanda; Chavarria, Maria Letícia; Bernd, Luiz Antonio Guerra. Reações de hipersensibilidade a medicamentos / Drug hypersensitivity reactions,Rev. bras. alergia imunopatol;32(2):42-47, mar.-abr. 2009

QUADRO 19-2 Reações cutâneas e principais drogas envolvidas

Acneiforme	
Brometos	Iodetos
Anticoncepcionais	Corticoides
Isoniazida	Propranolol

Eczemas	
Sulfa	Neomicina
Timerosal	Procaína
Prometazina	

Eritema Pigmentar Fixo	
Piramido	Fenolftaleína
Barbitúricos	Sulfas
Fenilbutazona	Fenacetina
AAS	Codeína
Griseofulvina	Meprobamato

Eritema Polimorfo	
Fenotiazida	Sulfas
Penicilinas	Barbitúricos
Fenilbutazona	Griseofulvina
Inibidores da cicloxigenase	

Exantemática (símile)	
Barbitúricos	Sulfas
Fenilbutazona	Ampicilina
Fenotiazidas-digitais	Penicilinas
Tetraciclinas	

Lúpus Eritematoso (símile)	
Hidrazida	Hidantoína
Sulfas	Barbitúricos
Reserpina	Trimetadiona

Púrpuras e Vasculites	
Barbitúricos	Sulfas
Quinino	AAS
Fenilbutazona	Fenotiazidas
Sais de ouro	Salicilatos-tetraciclinas
Inibidores da cicloxigenase	

Urticárias e Angioedema	
Penicilinas	AAS
Dipirona	Fenilbutazona
Griseofulvina	Fenotiazidas
Barbitúricos	Salicilatos-tetraciclinas
Inibidores da ECA	

Vesicobolhosas	
Brometos	Iodetos
Barbitúricos	Digitais
Sulfas	Fenilbutazona
Penicilinas	Fenolftaleína

Bellón T, Blanca M., The innate immune system in delayed cutaneous allergic reactions to medications; Curr Opin Allergy Clin Immunol. 2011 Aug;11(4):292-8.

Roujeau JC., Immune mechanisms in drug allergy; Allergol Int. 2006 Mar;55(1):27-33

Aihara M.,Pharmacogenetics of cutaneous adverse drug reactions; J Dermatol. 2011 Mar;38(3):246-54

CDC,TMP-SMX products sold OTC led to adverse reaction; MMWR. 2013;62:914-916

Kim,Seung-Hyun – Genetic mechanism of aspirin-induced urticarial angioedema, .CurrOpin Allergy ClinImmunol 06:266-270,2006.

http://dermnetnz.org/reactions/sjs-ten.html

Cacoub P, Musette P, Descamps V, Meyer O, Speirs C, Finzi L, Roujeau JC, The DRESS syndrome: a literature review; Am J Med. 2011 Jul;124(7):588-97

Ensina, Luis Felipe; Fernandes, Fátima Rodrigues; Di Gesu, Giovanni; Malaman, Maria Fernanda; Chavarria, Maria Letícia; Bernd, Luiz Antonio Guerra. Reações de hipersensibilidade a medicamentos- Parte III - Rev. bras. alergia imunopatol;32(5):178-183, 2009

Lazzarini R.; Duarte I.; Braga J.C.T.; LigabuAn S.L., Dermatite alérgica de contato a medicamentos de uso tópico: uma análise descritiva;Bras. Dermatol. vol.84 nº 1 Rio de Janeiro Jan./Feb. 2009

CAPÍTULO

20

Alergia a Insetos

Paulo Ferreira Lima e Priscila Geller Wolff

INTRODUÇÃO

As reações anafiláticas ocasionadas por venenos de himenópteros ocorrem em 0,3 a 3% da população em geral. O mais antigo relato de morte por uma reação alérgica por picada de inseto foi a do Faraó Menes, do antigo Egito, em 2641 a.C., que teria morrido após a picada de uma vespa. Desde então, inúmeros relatos foram descritos e, a partir da disponibilidade dos venenos para a investigação da resposta imunológica humana a eles, foi possível a evolução das ferramentas diagnósticas e terapêuticas hoje disponíveis para a condução dos casos de alergia a venenos de *Hymenoptera*.

A maior parte das reações ocorre em indivíduos jovens (< 20 anos de idade), embora os casos fatais tendam a ocorrer na população adulta. A prevalência de sensibilização aos venenos de insetos em adultos, com detecção de IgE específica, é de 9,3% a 28,7%, podendo ser maior no grupo de apicultores. A anafilaxia por insetos da ordem *Hymenoptera* é responsável por 40 a 50 mortes ao ano nos Estados Unidos, sendo a vespa germânica a principal causa destes episódios naquele país. Na França, a anafilaxia por veneno de himenóptero é responsável por 16 a 38 casos de óbitos ao ano.

Na América do Sul, assim como no Brasil, não há estatísticas definidas. Provavelmente as estatísticas brasileiras não diferem das internacionais, uma vez que se trata de um país de agricultura forte e clima tropical. Assim, o tema de alergias a insetos é de extrema importância em nosso meio.

CLASSIFICAÇÃO

Os himenópteros constituem a terceira ordem de insetos em termos numéricos, que compreendem cerca de 100.000 espécies identificadas no mundo. Esta ordem se subdivide em duas subordens – *Symphyta* e *Apocrita*. A subordem *Apocrita* inclui os insetos do grupo *Aculeata*, que se caracterizam por conter o ferrão (acúleo) acoplado às suas glândulas. Neste grupo estão as famílias das abelhas (*Apidae*) e das vespas (*Vespidae*).

Há nove tipos voadores de insetos na ordem *Hymenoptera* já reconhecidos como causa de reações anafiláticas. São subdivididos em três famílias de importância médica: *Apidae, Vespidae* e *Formicidae*.

O primeiro grupo, *Apidae*, engloba as abelhas europeias domésticas, dóceis, que picam sob provocação, e as abelhas africanas, que são também conhecidas como abelhas assassinas devido à sua agressividade. Do cruzamento entre estas espécies surgiram as abelhas africanizadas (*Apis mellifera*) que se disseminaram pela América Central, América do Sul e sul da América do Norte (Arizona e Califórnia).

A família *Vespidae* engloba as vespas de importância médica dos gêneros *Polistes, Vespula* e *Dolichovespula,* como:

- Vespa germânica ou *Vespula vulgaris.*
- Vespa de face amarela ou Vespa *simillima.*
- Vespa de face branca – *Dolichovespula maculata.*
- Marimbondos ou *Polistes dominulus, Polistes fuscatus.*

Os ninhos de marimbondos tendem a se localizar no interior das paredes, dentro das residências e também nos jardins. Já os ninhos de vespas são cinza e de grande volume, usualmente subterrâneos ou localizados em rochas de jardins. Tantos os marimbondos quanto as vespas podem ser encontrados próximo a lixeiras e locais onde se acumulam restos de alimentos, como parques e zoológicos.

A família *Formicidae* inclui as formigas-cortadeiras (saúva e quenquéns) e a formiga-de-fogo ou formiga lava-pés (as principais espécies são *Solenopsis invicta* e *Solenopsis richteri*). São encontradas no sul dos Estados Unidos e também na América Central e América do Sul. A formiga-de-fogo tem sua distribuição no Brasil nas regiões Sul, Sudeste e Centro-Oeste. Sua picada é extremamente dolorida e pode ocasionar anafilaxia. As formigas podem picar repetidas vezes se não forem retiradas. Os formigueiros são de coloração ferrugem e podem estar presentes em gramados, parques e jardins.

COMPONENTES DOS VENENOS

Há um crescente interesse científico pelo estudo dos venenos de himenópteros e sua composição. Os venenos de abelhas e vespas têm sido estudados e muitos de seus componentes moleculares já foram identificados.

Dentre os componentes proteicos dos venenos de himenópteros, os mais importantes são as enzimas fosfolipase A1, fosfolipase A2, hialuronidase, antígeno 5 e proteinases.

Dentre os componentes peptídicos, que correspondem até 70% do conteúdo total desses venenos, os mais importantes são:

Peptídeos dos venenos das vespas

- Cininas, análogas da bradicinina, responsáveis pela dor, hipotensão e contração da musculatura lisa.
- Mastoparanos, tetradecapeptídeos hidrofóbicos, responsáveis pela desgranulação de mastócitos.
- Peptídeos quimiotácticos, tridecapeptídeos hidrofóbicos, com atividade quimiotáctica.
- Peptídeos com ação antibiótica.

Peptídeos dos venenos das abelhas

- Peptídeos policatiônicos, melitina (Api m III), apamina, tertiapina, secapina, peptídeo-MCD e bombolitinas, responsáveis pela lise celular, ação neurotóxica e desgranulação mastocitária.

Peptídeos dos venenos de formigas

- Peptídeos pequenos e lineares, como Myr, pilosulin, poneratoxina, ponericina, ectatormin, responsáveis por atividade lítica, ação antibiótica e liberação de histamina.

TIPOS DE REAÇÕES

Há cinco tipos de reações clínicas a venenos de himenópteros: esperada, local, rara, tóxica e anafilática. Esta classificação é útil para basear a indicação imunoterápica específica (Quadro 20-1).

QUADRO 20-1 **Indicação de imunoterapia (ITV) a venenos de *Hymenoptera* em pacientes com demonstração de testes cutâneos positivos**

Reação	Itv
Esperada (dor e edema transitórios)	Não
Grande local	Não
Anafilática leve (urticária generalizada)	
• < 16 anos	Controversa
• > 16 anos	Sim
Anafilática moderada ou severa	Sim
Doença do soro	Sim
Reação tóxica	Sim
Mastocitose sistêmica indolente	Sim
Síndrome de ativação mastocitária	Sim

A reação esperada, considerada "normal", caracteriza-se por eritema leve com menos de 5 cm, edema e dor. Trata-se de uma reação transitória e limitada à área da picada. Neste caso, o tratamento consiste em aplicação de compressa local gelada e medicação analgésica.

A reação grande local consiste em eritema com mais de 12,5 cm de diâmetro, com duração acima de 24 horas, ocorrendo em 7% a 17% da população. Há intensos edema e eritema locais, que podem durar até 10 dias. Estas reações são distinguidas das reações anafiláticas porque se concentram no sítio contíguo ao local da picada (p. ex., edema no membro superior contíguo à picada). Já as reações anafiláticas ocorrem em sítios distintos e não contíguos ao local da picada do inseto (p. ex., uma picada na mão e urticária na face). O tratamento da reação grande local deverá utilizar gelo local, analgésicos e prednisona em alguns casos. Indivíduos que apresentaram uma reação grande local

tendem a apresentá-la novamente em caso de picada de inseto. Geralmente não têm maior risco de reações anafiláticas (< 5%); portanto, não há indicação de imunoterapia nesses casos. Após a ocorrência de picada de abelha que tenha ocasionado uma reação grande local, as chances de ocorrer uma reação anafilática futura após novo evento são de aproximadamente 5%.

A doença do soro é um tipo raro de reação que se caracteriza por urticária, febre, fadiga e artralgia que se manifestam 7 dias após picada de inseto. Há risco de anafilaxia após nova picada e a imunoterapia pode ser indicada em caso de teste positivo para *Hymenoptera*. Reações neurológicas, nefríticas e vasculíticas já foram reportadas até 2 semanas após o evento.

Reações tóxicas ocorrem após múltiplas, repetidas e simultâneas picadas de insetos devido ao maior volume de veneno e podem resultar em hipotensão, colapso cardiovascular e até morte. A imunoterapia somente deve ser indicada nos casos de reações tóxicas cujos testes sejam positivos para *Hymenoptera*.

Existe reação cruzada entre as espécies da família *Vespidae* e não entre elas e a família *Apidae*.

DIAGNÓSTICO

As reações decorrentes de picadas de insetos são classificadas como alérgicas quando há detecção de IgE específica para um veneno particular.

A presença da IgE específica deflagra a ativação mastocitária com decorrente liberação de mediadores de ação imunoinflamatória e vasogênica. Consequentemente, ocorrem sintomas e sinais cutâneos e sistêmicos de anafilaxia, como angioedema, urticária, hipotensão, broncospasmo, colapso cardiovascular e edema de glote. Cerca de 60% dos adultos e 20% a 30% das crianças com história de anafilaxia por picada de inseto terão anafilaxia após nova picada de inseto. A imunoterapia para esses casos proporciona proteção contra reações anafiláticas em até 97% em episódios de picadas de insetos posteriores. Portanto, a imunoterapia é indicada para pacientes com anafilaxia e teste cutâneo positivo para veneno de *Hymenoptera*.

Os testes cutâneos para venenos devem ser realizados ao menos 3 semanas após um episódio anafilático suspeito.

Crianças com menos de 16 anos com história de reações cutâneas e sistêmicas (urticária/angioedema) não necessariamente requerem imunoterapia com venenos, devido ao baixo risco de apresentarem reações anafiláticas futuras.

A dosagem de triptase sérica poderá estar elevada (> 11 ng/mL) em um grupo de pacientes com hipersensibilidade a picadas de insetos. Alguns desses pacientes têm quadro de mastocitose sistêmica ou síndrome de ativação mastocitária. Nesses casos, a anafilaxia pós-picada de inseto pode ser a primeira manifestação dessas entidades.

Os testes *in vivo* cutâneos para *Hymenoptera* utilizam extratos proteicos de venenos de abelha, vespa germânica, vespa de face amarela e vespa de face branca e marimbondo. Para a formiga de fogo, é utilizado extrato de corpo inteiro. Usualmente, os testes devem iniciar com testes cutâneos de puntura utilizando 0,01 ug/mL e, subsequentemente, são realizados testes intradérmicos escalonados com as concentrações de 0,0001, 0,001, 0,01, 0,1 e 1 ug/mL.

TRATAMENTO

A imunoterapia padronizada foi escolhida para os venenos de abelha, vespa germânica, vespa de face amarela, vespa de face branca, marimbondo e para a formiga-de-fogo. Este tratamento deve ser utilizado com dose inicial de 0,05 ug e continuado com doses semanais progressivas até a fase de manutenção de 100 ug, que corresponde, empiricamente, ao dobro do veneno de uma picada de himenóptero. No caso específico da imunoterapia para formiga-de-fogo (*Solenopsis invicta* e *Solenopis richteri*), a dose de manutenção é 0,5 mL por via subcutânea de 1:100 wt/vol (*whole-body extract/volume*) de extrato de corpo total.

A manutenção mensal deverá ser mantida pelo período mínimo de 3 anos. Estudos demonstram maior proteção contra eventos anafiláticos quando se mantém a imunoterapia por 4 a 5 anos. Os riscos de reações sistêmicas devido à imunoterapia são de 3% a 12%, similares à estatística relacionada à imunoterapia com aeroalérgenos.

A imunoterapia com venenos reduz o risco de anafilaxia pós-picada do respectivo inseto de 60% para 3%. Esta incidência pode aumentar após a descontinuação da imunoterapia, porém não ultrapassa 10%.

Os pacientes em vigência do tratamento imunoterápico correm risco de reações anafiláticas se expostos a picada de himenópteros, devendo ter orientação médica para portar adrenalina autoinjetora. Em geral, as reações por picada de himenópteros durante o curso da imunoterapia com venenos são menos intensas do que as do período pré-imunoterapia. A chance de recidiva de reações sistêmicas é maior nas seguintes situações:

- Pacientes com histórico de reações sistêmicas durante o período de imunoterapia, seja por picada de himenóptero ou pela própria imunoterapia.
- Pacientes com eventos que contemplem múltiplas picadas de inseto.
- Pacientes sensíveis a veneno de abelha.

O risco de reações graves, quase fatais, é maior em pacientes com histórico de reações graves anafiláticas e naqueles com elevação da triptase sérica basal ou com mastocitose. Em alguns casos, argumenta-se que a imunoterapia para himenópteros estaria indicada em pacientes com mastocitose sistêmica indolente ou síndrome de ativação mastocitária, mesmo havendo testes negativos aos venenos, devido ao risco potencial de reações graves nessas circunstâncias.

A prevenção de situações de risco de picadas de insetos é sempre aconselhável, envolvendo medidas como evitar vestimentas de cores vibrantes e perfumes quando em ambientes externos, dar preferência ao uso de calças, blusas de mangas compridas e sapatos fechados quando em locais de risco, evitar situações em que haja alimentos, refrigerantes e lixo expostos, como nos piqueniques.

A utilização de adrenalina autoinjetora em adultos e crianças deverá sempre ser encorajada pelo médico em caso de reação sistêmica. Após a administração da adrenalina autoinjetora, o paciente deve procurar uma unidade hospitalar próxima para uma avaliação médica. Em alguns casos, uma nova aplicação de adrenalina pode ser necessária, com intervalo de até 15 minutos. Anti-histamínicos, corticosteroides sistêmicos e medidas de suporte fazem parte do arsenal terapêutico.

QUANDO INTERROMPER A IMUNOTERAPIA PARA HIMENÓPTEROS

- Após 4 a 5 anos de imunoterapia, independentemente da persistência dos testes cutâneos positivos.
- Quando os testes cutâneos tornarem-se negativos após 4 anos de tratamento. No entanto, o nível da sensibilidade não é preditivo do desfecho clínico, podendo haver pacientes com testes negativos a venenos de *Hymenoptera* com recidivas de reações graves e até mesmo fatais.
- Manutenção da imunoterapia indefinidamente a cada 6 ou 8 semanas em casos de anafilaxia grave a venenos de himenópteros.

PRURIGO ESTRÓFULO

Definição

Dermatose desencadeada por reação de hipersensibilidade a picadas de insetos (principalmente pulgas, carrapatos e mosquitos), de predomínio na faixa pediátrica, que se caracteriza por lesões eritematopapulopruriginosas, associadas a ponto hemorrágico central e vesículas de conteúdo seroso em áreas expostas. A infecção secundária é frequente. Sua manifestação independe de fatores hereditários, sexo ou cor. No adulto, pode estar associada a neoplasias malignas ou imunodepressão.

Incidência

Constitui a dermatose alérgica infantil mais frequente no Brasil. Tem maior incidência em crianças de 2 a 7 anos. Acomete qualquer grupo etário, sendo mais rara na idade adulta (Figura 20-1 – ver caderno colorido). As lesões persistem por 2 a 10 dias e, após a resolução, permanecem lesões cicatriciais pigmentadas. Localizam-se predominantemente nos membros, podendo acometer o tronco e, menos frequentemente, a face.

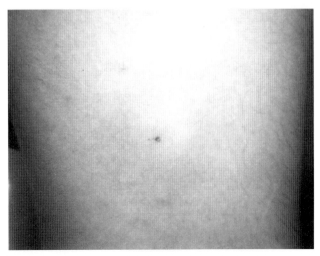

FIGURA 20-1 Pápulo-urticariforme com ponto hemorrágico.

Sinonímia

- Prurigo estrófulo
- Estrófulo infantil
- Prurigo simples agudo
- Urticária papular
- *Lichen urticatus*
- *Lichen strophulus*

Forma das Lesões

- Papulourticariforme
  - Associada a ponto hemorrágico (Figura 20-1 – ver caderno colorido).
  - Associado a vesícula (Figura 20-2 – ver caderno colorido).

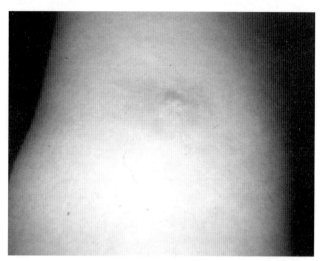

FIGURA 20-2 Pápulo-urticariforme com vesículas.

- Vesículas isoladas (Figura 20-3 – ver caderno colorido).
- Múltiplas vesículas sobre base urticariforme (Figura 20-3 – ver caderno colorido).

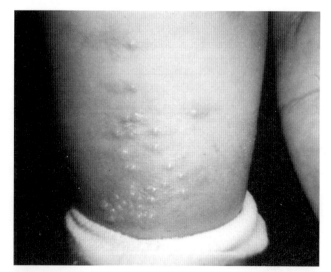

FIGURA 20-3 Múltiplas vesículas sobre base urticariforme.

- Bolhas (Figura 20-4 – ver caderno colorido).
- Lesões escabiose-símile (Figura 20-5 – ver caderno colorido).

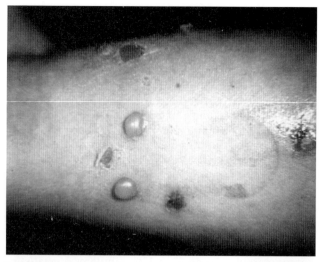

FIGURA 20-4 Bolhas.

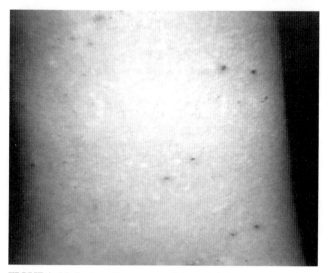

FIGURA 20-5 Semelhantes a escábio após infecção.

- Associado à infecção secundária (Figuras 20-6, 20-7 e 20-8 – ver caderno colorido).

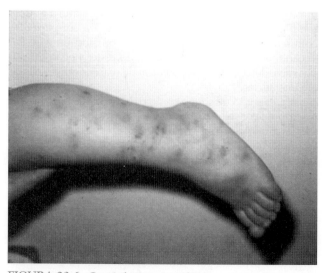

FIGURA 20-6 Com infecções secundárias.

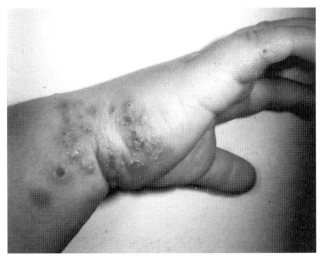

FIGURA 20-7 Com infecções secundárias.

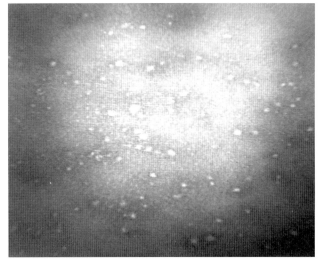

FIGURA 20-10 Sequelas hiper/hipocrômicas pós-infecção.

Diagnóstico Diferencial com outras Dermatoses

- Varicela
- Dermatite herpetiforme
- Impetigo
- Iododerma
- Escabiose
- Pênfigo
- Prurigo de Hebra

O diagnóstico do prurigo estrófulo é clínico. A imunoterapia para prurigo estrófulo é questionável; há alguns trabalhos realizados sobre este tema.

O tratamento deve ser profilático e sintomático:

- Prevenção de picadas de mosquitos (telas, cortinados, repelentes, uso de roupas que cubram os membros, eliminação de focos de proliferação de insetos).
- Anti-histamínicos orais.
- Medicação tópica: corticosteroides tópicos de baixa potência, antibióticos tópicos para lesões isoladas.
- Antibióticos sistêmicos – em casos de infecção bacteriana secundária.

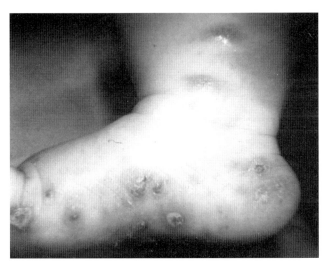

FIGURA 20-8 Com infecções secundárias.

- Edema em cachimbo (Figura 20-9 – ver caderno colorido).
- Lesões cicatriciais.
    - Hipocrômicas e hipercrômicas (Figura 20-10 – ver caderno colorido).

CONCLUSÕES

A ordem *Hymenoptera* constitui a terceira ordem de insetos em termos numéricos, que compreende cerca de 100.000 espécies já identificadas. É subdividida em três famílias de importância médica: *Apidae*, *Vespidae* e *Formicidae*.

As reações anafiláticas ocasionadas por venenos de himenópteros ocorrem em 0,3 a 3% da população em geral.

A maior parte das reações ocorre em indivíduos jovens (< 20 anos de idade), embora os casos fatais tendam a ocorrer na população adulta. A prevalência de sensibilização aos venenos de insetos em adultos, com detecção de IgE específica, é de 9,3 a 28,7%, podendo ser maior no grupo de apicultores. A anafilaxia por insetos da ordem *Hymenoptera* é responsável por 40 a 50 mortes ao ano nos Estados Unidos. Na França, quadros de anafilaxia por veneno de himenópteros são responsáveis por 16 a 38 casos de óbitos

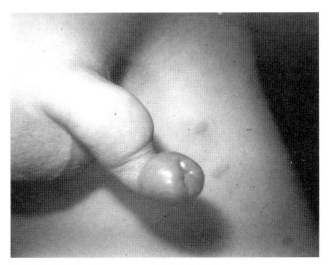

FIGURA 20-9 Edema em cachimbo (pênis).

ao ano. Na América do Sul, assim como no Brasil, não há estatísticas definidas. O nosso clima tropical, a abundante natureza e a intensa atividade agrícola fazem do tema de alergia a insetos um assunto de extrema importância.

O advento da padronização de extratos de venenos de himenópteros para investigação e tratamento tornou o diagnóstico de alergia a *Hymenoptera* objetivo. A indicação de imunoterapia específica segue critérios definidos pelo tipo de reação apresentada, sendo responsável por redução significativa de eventos anafiláticos. Medidas educacionais de prevenção de picadas de insetos e de tratamento adequado das reações anafiláticas são fundamentais no manejo destas reações potencialmente fatais.

Bibliografias

Castro FM, Palma MS. Alergia a Venenos de Insetos. Ed. Manole, 12ª edição, 2009.

Chaffee FH. The prevalence of bee sting allergy in an allergy population. Acta Allergol 1970; 25: 292-293.

Cohen SG, Samter M, eds. Excerpts from classics in allergy. 2nd ed. Carlsbad, Calif.: Symposia Foundation, 1993.

Geller M. Dermatose alérgica bolhosa após picada de mosquito. J Bras Méd 1996; 70:55-56.

Golden DBK. Epidemiology of allergy to insect venoms and stings. Alergy Proc 1989; 10:103-107.

Hoffman DR, Dove DE, Moffitt JE, Stafford CT. Allergens in *Hymenoptera* venom. XXI Cross-reactivity and multiple reactivity between fire ant venom and bee and wasp venoms. J. Allergy Clin Immunol. 1988; 82: 828-834.

King TP, Joslyn A, Kochoumian L. Antigens cross-reactivity of venoms proteins from hornets, wasps, and yellow jackets. J Allergy Clin Immunol 1985; 75:621-628.

Korteba PA, Greenberger PA. Stinging insect allergy and venom immunotherapy. Allergy Asthma Proc 33:S12-14, doi:10.2500/aap.2012.33.3534, 2012.

Lieberman P, Golden D. When to discontinue venom immunotherapy: The role of retesting to venom. J Allergy Clin Immunol: In Practice 2013;1:202-203.

Lima PF, Kotzias Fº JA. Prurigo estrófulo: níveis de IgE sérica pós-imunoterapia. Anais do VI Congresso Latinoamericano de Alergia e Imunologia. Guarujá-São Paulo, 1992.

Lima PF, Porto NH. Prurigo estrófulo: avaliação da imunoterapia. Anais do VI Congresso Latino-americano de Alergia e Imunologia. Guarujá – São Paulo, 1977.

Lima PF. Dermatoses alérgicas: estrófulo. Anais do I Congresso de Alergia e Imunopatologia de Pernambuco e V Encontro Norte – Nordeste de Imunologia. Recife – PE; 1987.

Lima PF. Reação anafilática e óbito por picada de himenópteros. Reunião da Regional – SBAI-SC – 2004.

Niedoszytko M, deMonchy J, vanDoormaal JJ, et al. Mastocytosis and insect venom allergy: diagnosis, safety and efficacy of venom immunotherapy. Allergy 2009;64:1237-1245.

Settipane GA, Boyd GK. Prevalence of bee sting allergy in 4.992 boy scouts. Acta Allergol 1970; 25: 286-297.

Simons FER, Peng Z. Mosquito allergy. In: Levine MI, Lockey RF, Milwaukee (VVI) eds. American Academy of Allergy, Asthma and Immunology monograph on insect allergy 2003; 175-203.

Solé D, Bernd LAG, Rosário Filho NA. Tratado de Alergia e Imunologia Clínica. Ed. Atheneu, 2011.

CAPÍTULO

21

Alergia Ocular

João Ferreira de Mello Júnior e Maria de Fátima Marcelos Fernandes

INTRODUÇÃO

Estima-se que 30% da população apresentem algum sintoma de alergia e 40% a 80% deles tenham sintomas oculares. Frequentemente a alergia ocular é associada a outras doenças atópicas, como rinite alérgica, asma e dermatite atópica.

Quatro camadas estão comumente envolvidas nas reações imunológicas oculares: 1) a porção anterior, composta de uma camada fluida de lágrimas e da conjuntiva; 2) a esclera colagenosa, que está envolvida nas doenças do tecido conectivo; 3) a úvea, tecido altamente vascularizado, envolvida nas reações inflamatórias associadas a imunocomplexos circulantes e reações de hipersensibilidade celular; e 4) a retina, importante extensão do sistema nervoso central.

As condições inflamatórias do olho são altamente proeminentes por causa da sua considerável vascularização e da sensibilidade dos vasos da conjuntiva. Os linfócitos T e B estão presentes na submucosa, com predomínio dos primeiros. Os mastócitos e macrófagos também estão presentes em grande quantidade. Os mastócitos que apresentam triptase e quimase (MC_{TC}) em seus grânulos secretórios representam 90% em relação aos que só apresentam triptase (MC_T) e estão localizados na substância própria; não há mastócitos no epitélio normal.

A eficácia da resposta imune parece ser decorrente de três fatores: 1) a natureza e função das células apresentadoras de antígenos; 2) a integridade da barreira hematológica ocular; e 3) a presença de um ambiente intraocular imunomodulador.

O olho apresenta características imunológicas especiais, uma vez que está relativamente isolado do sistema imunológico sistêmico. O desvio imune associado à câmara anterior (ACAID) consiste em uma resposta sistêmica incomum a materiais antigênicos injetados na câmara anterior do olho.

As células dendríticas parecem ser as células de mensagem capazes de migrar por meio do humor aquoso e através da malha trabecular para dentro dos vasos sanguíneos, e trafegar preferencialmente até o baço. O antígeno nos olhos é apresentado no contexto das moléculas de MHC classe I, e não da molécula da classe II. Uma vez que o antígeno tenha se ligado às células apresentadoras de antígenos, ambos migram para fora do olho, através da malha trabecular, para o sangue e então para o baço, onde se localizarão nas zonas paracorticais. Nesta região, as células apresentadoras de antígenos, derivadas do olho

em conjunto com as células *natural killer*, atraem e ativam as células T reguladoras que medeiam o ACAID.

Nas alergias oculares, os mastócitos têm importante papel no processo inflamatório por serem um dos primeiros tipos de células a responder na exposição antigênica. Os mastócitos previamente sensibilizados apresentam uma grande quantidade de IgE ligada em sua superfície pela porção Fc da imunoglobulina. Quando o alérgeno se liga a esta IgE, existe uma alteração da permeabilidade da membrana celular, resultando em influxo de cálcio e consequente degranulação destas células, com liberação de mediadores químicos (Figura 21-1).

Os principais mediadores liberados são a histamina, proteoglicanos (heparina), proteases (triptase e quimase) e o fator quimiotático para eosinófilos (ECF-A). O influxo de cálcio ativa a enzima fosfolipase A2, que libera ácido araquidônico, substrato para a formação de prostaglandinas e leucotrienos.

Outros mediadores, como as cininas, as prostaciclinas e o tromboxano, também estão envolvidos nesta resposta alérgica (reação do tipo I de Gell e Coombs). Todas essas substâncias liberadas serão responsáveis pelos principais sintomas característicos das alergias oculares: prurido, lacrimejamento, hiperemia, quemose conjuntival e edema palpebral.

Os mastócitos também interagem com várias outras células que estão na conjuntiva, incluindo fibroblastos e células dendríticas, que também produzem vários mediadores solúveis, como citocinas, quimiocinas e receptores de superfície.

Os eosinófilos são atraídos para o local do processo inflamatório e ativados, liberando seus mediadores (proteína básica principal, proteína catiônica eosinofílica etc.), causando maior dano epitelial, ativação de fibroblastos e cronificação da inflamação.

No epitélio normal do olho não existem eosinófilos; na conjuntivite alérgica sazonal fora de crise também não; porém, nas formas mais graves e crônicas de alergia ocular, como ceratoconjuntivite vernal, ceratoconjuntivite atópica e conjuntivite papilar gigante, seu número está muito elevado.

MANIFESTAÇÕES CLÍNICAS

Clinicamente, o que caracteriza as alergias oculares é a presença de eritema, prurido, lacrimejamento e edema

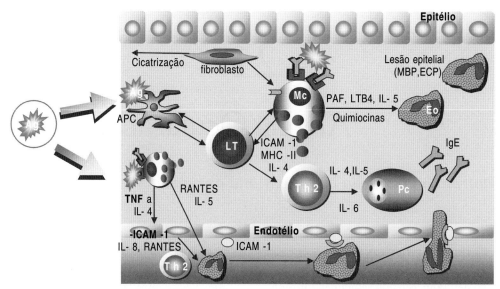

FIGURA 21-1 O alérgeno, ao entrar em contato com o indivíduo previamente sensibilizado, ativa os mastócitos que liberam mediadores presentes em seus grânulos (pré-formados), mediadores formados na hora, derivados dos fosfolípides de membrana (leucotrienos, prostaglandinas e PAF), e citocinas. Todas esses mediadores levam a um processo inflamatório agudo, expressão de moléculas de adesão (ICAM-1), atração de eosinófilos para o local que, ao serem ativados, liberam proteína básica principal (MBP), proteína catiônica eosinofílica (ECP), ampliando o dano celular e contribuindo para a cronificação do processo. Paralelamente, o alérgeno que foi fagocitado por células apresentadoras de antígenos (APC), ao ser reconhecido por linfócitos T facilita a diferenciação da subpopulação Th2, fazendo aumentar os níveis de IgE específica. Modificada de Bielory, L.

Fonte: J Allergy Clin Immunol 2000:106; 805-816.

da conjuntiva. O eritema corresponde à vasodilatação, o prurido é decorrente da estimulação nervosa e o edema, da permeabilidade alterada das vênulas pós-capilares. O prurido é um dos principais sintomas. A fricção ocular pode ser intensa e desempenhar importante papel no desenvolvimento do ceratocone. O lacrimejamento é comum, e o acúmulo de muco e secreção pode ser muitas vezes problemático, com a secreção profusa, úmida e espessa. A fotofobia indica envolvimento corneano e é acompanhada do blefarospasmo. O desconforto matinal, caracterizado por dificuldade de abrir os olhos devida a muco espesso, fotofobia e blefarospasmo, é uma importante queixa.

Com base nas manifestações clínicas, as alergias oculares podem ser classificadas nos seguintes tipos: 1) agudas: conjuntivite alérgica sazonal (CAS) e perene (CAP); 2) crônicas: ceratoconjuntivite primaveril ou vernal (CCV), ceratoconjuntivite atópica (CCA). A conjuntivite papilar gigante (CPG) associada a lentes de contato e a próteses é frequentemente incluída neste grupo, mas não é uma alergia ocular real, tem como agentes causadores microtraumas crônicos causados pelos agentes estranhos ao olho e a blefaroconjuntivite de contato alérgica (BCA) é frequentemente causada por cosméticos e medicamentos tópicos oculares.

Também há uma classificação mais atual, proposta pela Sociedade Internacional de Inflamação Ocular, que divide a alergia ocular em três grupos: IgE mediadas (CAS e CAP), IgE e não IgE mediada (CCV e CCA) e não IgE-mediada (CPG e BCA).

Conjuntivites Alérgicas Sazonal e Perene

As conjuntivites alérgicas sazonal e perene são as formas mais prevalentes de alergia ocular, afetando em torno de 15% a 20% da população.

Raramente são seguidas de prejuízo visual permanente, e com frequência são associadas a sintomas de rinite alérgica e asma. A conjuntivite alérgica sazonal é desencadeada por polens, principalmente de gramíneas, bétula e ambrosia. Por causa do limitado período em que ficam no ar, os sintomas estão confinados ao período de exposição. Já na conjuntivite alérgica perene, alérgenos como ácaros da poeira domiciliar e epitélio de animais estão presentes o tempo todo, tornando os sintomas perenes, mas podem ocorrer também exacerbações sazonais em 79% dos casos.

Os olhos apresentam prurido, ficam róseos e lacrimejantes. As superfícies tarsais são levemente hiperemiadas, edemaciadas, e pequenas papilas podem ser vistas. Pode haver mínimo acometimento da conjuntiva bulbar. A conjuntivite alérgica perene pode ser considerada como o equivalente perene da conjuntivite alérgica sazonal, e os sinais e sintomas são idênticos, até mesmo a característica benigna do quadro.

O mecanismo fisiopatológico é tipicamente a reação tipo I de Gell e Coombs. Na fase imediata, o alérgeno penetra e se liga à IgE por meio dos receptores de alta afinidade (FcεRI) na superfície dos mastócitos, resultando na liberação de seus mediadores pré-formados e mediadores formados na hora (metabólitos do ácido araquidônico); na fase tardia, que ocorre 4 a 6 horas após a exposição alergênica, os eosinófilos e linfócitos T são as células mais importantes. Citocinas liberadas pelos linfócitos T auxiliadores do tipo 2 (Th2) são proinflamatórias, mas o mastócito também libera interleucinas do tipo Th2 (IL-4, IL-5, IL-6, IL-13 e TNF-α) (Figura 21-2). Em adição, as moléculas de adesão realizam papel fundamental no processo inflamatório da CAS e CAP. A expressão de ICAM-1 (molécula de adesão intercelular 1) está aumentada e é importante fator para a migração dos eosinófilos. Também encontramos aumento de E-selectina

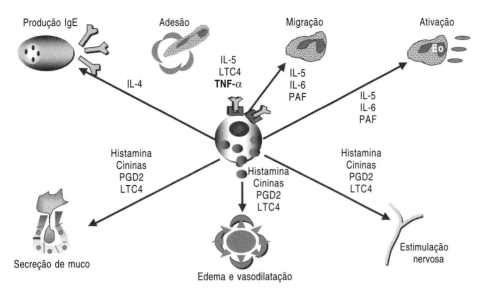

FIGURA 21-2 O mastócito ativado libera mediadores como histamina, cininas, prostaglandinas (PGD2) e leucotrienos (LTC4), que participam ativamente na vasodilatação e aumento de permeabilidade vascular, aumento de secreção glandular e estimulação nervosa que, clinicamente, é traduzida por hiperemia, quemose, lacrimejamento e prurido ocular.

e VCAM-1 (molécula de adesão de células vasculares 1) em todos os tipos de alergia ocular.

Mecanismos neurogênicos também têm participação ativa; em qualquer tipo de agressão ocular há a liberação de neuromediadores locais por meio de uma resposta inflamatória neurogênica com a liberação de vários tipos de neuropeptídeos que têm importante papel na patogênese da resposta alérgica. O reflexo ocular-nasal está aumentado nos pacientes alérgicos e é a base para explicar o benefício dos corticoides tópicos nasais em relação aos sintomas oculares.

Ceratoconjuntivite Atópica

Foi descrita pela primeira vez em 1952 associada à dermatite atópica. Trata-se de um quadro bem conhecido e ocorre em torno de 25% a 42% dos pacientes com dermatite atópica, enquanto 95% dos pacientes com ceratoconjuntivite atópica apresentam eczema e cerca de 87% têm história de asma. Essa condição pode ser considerada como o equivalente adulto da ceratoconjuntivite vernal.

É uma doença crônica rara que acomete adultos jovens atópicos, principalmente do sexo masculino, e que cursa com alteração da visão. Os sintomas tipicamente se iniciam na juventude e persistem até a quarta ou quinta década de vida, com pico entre 30 e 50 anos. A história familiar geralmente revela outras condições atópicas, como asma, rinite e urticária.

A ceratoconjuntivite atópica manifesta-se como prurido ocular bilateral e lacrimejamento. A secreção é viscosa e filamentosa, por causa do acúmulo de restos celulares, fibrina e mucina. Queixas como queimação, fotofobia e visão borrada são frequentes.

As margens palpebrais e a pele ao redor do olho são notadamente comprometidas nessa doença. Geralmente há eczema facial que acomete as pálpebras e o profundo edema da pele, que pode causar a formação da linha de Dennie-Morgan. As margens palpebrais ficam espessadas, posteriormente arredondadas, muitas vezes queratinizadas e cronicamente colonizadas por *Staphylococcus epidermidis* e *S. aureus*. A conjuntiva torna-se cronicamente inflamada, com intensa infiltração e papilas aumentadas, e é típico o envolvimento de papilas da conjuntiva inferior, comparado com o envolvimento da conjuntiva superior na ceratoconjuntivite vernal.

Fissuras laterais secundárias à fricção excessiva podem ser vistas, bem como o sinal de Hertoghe, caracterizado pela ausência das sobrancelhas laterais, que sinaliza formas graves.

No epitélio corneano encontram-se os pontos de Horner-Trantas, que são indicativos de restos celulares em degeneração. A córnea também pode apresentar microcistos, úlceras (infecciosas ou não) e cicatrizes. A neovascularização pode se estender até a córnea central, acarretando distúrbio visual.

O ceratocone ocorre de 7% a 16% dos pacientes com ceratoconjuntivite atópica e em cerca de 1,5% a 16% dos pacientes com dermatite atópica. Papilas gigantes podem ou não estar presentes. A catarata é uma complicação importante nesse tipo de ceratoconjuntivite e pode ter seu desenvolvimento acelerado com o uso crônico de corticosteroide. Já foram relatadas associações ao descolamento de retina, mas a causa ainda é incerta.

No diagnóstico a história de atopia é extremamente importante, pois é raro encontrar ceratoconjuntivite atópica em pacientes sem história familiar de atopia e sem manifestação sistêmica da doença. O seu caráter perene distingue-a da conjuntivite alérgica sazonal e da ceratoconjuntivite vernal, sendo exacerbada pelo contato com ácaros e epitélio de animais.

Ceratoconjuntivite Vernal

É uma doença inflamatória grave, bilateral, relativamente rara e recorrente da córnea e da conjuntiva. O termo vernal vem do grego; significa "ocorre na primavera" e descreve, portanto, a predileção geralmente sazonal, sobretudo da primavera até o outono. Afeta crianças pequenas, em geral tem início antes dos 10 anos de idade e normalmente resolve-se na puberdade, sobretudo em meninos, os quais costumam ter uma história pessoal de atopia. Por outro lado, em locais como Oriente Médio, Extremo Oriente, Costa do Mediterrâneo, América do Sul e África, com climas áridos e quentes, este tipo de conjuntivite apresenta diferentes características e é muitas vezes um processo inflamatório contínuo de elevada morbidade que ocorre em qualquer período do ano e com menor associação à atopia.

Embora considerada como uma doença autolimitada, tem potencial para produzir graves consequências visuais, não somente pela doença em si, mas pelas complicações de seu tratamento. Cerca de 80% dos pacientes têm menos de 14 anos, o que faz dela uma doença de jovens (infância e adolescência). Tem maior prevalência no sexo masculino, na relação 2:1, com duração média de 4 a 10 anos, e alguns pacientes apresentam resolução espontânea.

Os sintomas são prurido intenso, acompanhado de fotofobia, sensação de corpo estranho e ardor. Dependendo do comprometimento corneano, pode haver baixa visual. O sinal mais clássico é a presença de papilas gigantes na conjuntiva tarsal superior, infiltradas de fibrina e muco (Figura 21-3 – ver caderno colorido). A pálpebra pode se apresentar caída (ptose) e com blefaroespasmo. Frequentemente observa-se, além da hiperemia conjuntival, uma secreção mucosa abundante.

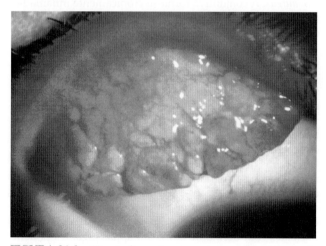

FIGURA 21-3 Hipertrofia papilar em paciente com ceratoconjuntivite vernal. *Foto cedida pela Dra. Maria Emília Xavier dos S. Araújo – Serviço de Oftalmologia do Hospital do Servidor Público Estadual de São Paulo.*

A ceratoconjuntivite vernal pode apresentar duas formas clínicas: palpebral ou tarsal e límbica. A forma palpebral é manifestada pelo desenvolvimento de papilas gigantes, com mais de 1 mm de diâmetro, podendo atingir até 8 mm, também conhecidas como papilas em forma de paralelepípedo (*cobblestoning*), situadas na conjuntiva tarsal superior. Muitas vezes, o peso das papilas gigantes pode causar ptose. Quando a doença está em atividade, as superfícies da conjuntiva são edemaciadas e infiltradas, com secreção viscosa, constituída de muco e células. A secreção pode cobrir as papilas gigantes e formar uma pseudomembrana na conjuntiva palpebral, denominada sinal de Maxwell-Lyons. As alterações podem ter características muito diferentes de um olho para o outro no mesmo indivíduo.

A forma límbica ocorre mais comumente em pacientes da raça negra e em ambientes quentes e secos. Os pontos de Horner-Trantas podem ser vistos nas papilas límbicas. O limbo pode ainda estar hiperemiado e infiltrado, com discreto edema, caracterizando as vegetações.

O aspecto mais grave dessa condição é o acometimento corneano, que pode variar desde alterações pontuais no epitélio (ceratite punctata) até macroerosões e formação de placas. Complicações na córnea podem causar perda da visão. A úlcera em escudo, tipicamente um defeito epitelial na região central da córnea, com opacificação da membrana de Bowman, é uma forma grave de lesão, difícil de tratar e que pode causar cicatriz corneana. Essa úlcera parece resultar de efeitos tóxicos de mediadores químicos, como a proteína básica principal. Na fisiopatologia, além do envolvimento dos mastócitos, tanto na CCA quanto na CCV, temos a participação de LTH2 liberando IL-4 e IL-13, que exercem efeito estimulante sobre a proliferação e migração dos fibroblastos. Em resposta a essas citocinas, os fibroblastos conjuntivais sintetizam colágeno dos tipos I, III e IV, proteína da matriz extracelular (EMC) e inibidor tecidual de metaloproteinases (MMP), e estes fatores contribuem para a formação das papilas gigantes.

Os eosinófilos degranulados e suas enzimas, como a proteína básica principal e a proteína catiônica eosinofílica, são encontrados na lágrima e na conjuntiva, mas a característica mais marcante é a presença de grande número de células T, particularmente do tipo CD4+, o que sugere o envolvimento de uma reação inflamatória tardia, explicando a abundância de fibroblastos e colágeno sintetizados no sítio inflamatório. Os linfócitos Th2 também liberam IL-4 e IL-5, que participam na ativação e quimiotaxia dos eosinófilos. Na CCV, apenas TH2 estão ativados; já na CCA, Th1 e TH2 estão envolvidos. Outros tipos de linfócitos, os Th17 e T reguladores (T reg), também contribuem para a patogênese da alergia ocular, porém o papel destas células na ativação do mastócito ainda precisa ser mais bem esclarecido.

Conjuntivite Papilar Gigante

Acomete indivíduos expostos a vários tipos de corpos estranhos ao olho, como lentes, suturas corneanas expostas, adesivos teciduais (Figura 21-4 – ver caderno colorido), próteses oculares plásticas e cola de cianocrilato. Essa alteração tem muitas semelhanças com a ceratoconjuntivite vernal, porém não envolve a córnea.

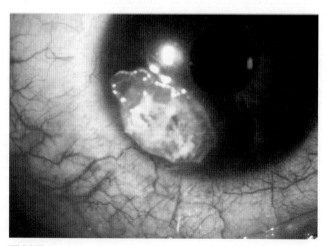

FIGURA 21-4 Adesivo tecidual causando Conjuntivite papilar gigante. *Foto cedida pela Dra. Maria Emília Xavier dos S. Araújo – Serviço de Oftalmologia do Hospital do Servidor Público Estadual de São Paulo.*

A conjuntivite papilar gigante pode estar associada à atopia e ter aumento dos sintomas durante a primavera; ocorre em ambos os sexos e em todas as idades. Apresenta um epitélio conjuntival irregular, com número elevado de papilas, infiltrado que consiste em eosinófilos, mastócitos, macrófagos, fibroblastos e linfócitos T auxiliadores. Encontramos na lágrima aumento de IL-3, IL-4, IL-5, IgG, IgE e IgM. Depósitos nas lentes de contato gelatinosas são um achado constante, mas nem todos os pacientes progridem para a conjuntivite papilar gigante. Já foi sugerido que uma combinação de resposta alérgica aos depósitos e trauma pode contribuir para a doença.

O quadro mais frequente ocorre com o uso de lentes de contato, que acomete cerca de 20% dos usuários, sendo 10 vezes maior a incidência em quem usa lentes gelatinosas, em comparação com as rígidas. Os sintomas ocorrem em poucas semanas a muitos meses após o início do uso de lentes de contato. O paciente queixa-se de prurido e queimação quando a lente é removida, e a lente tende a se deslocar para baixo da pálpebra superior; também há sintomas de descarga de muco matutina, fotofobia e visão borrada pelo acúmulo de muco nas lentes ou pelo seu deslocamento. Papilas gigantes (com mais de 0,3 mm) são vistas na pálpebra superior da conjuntiva e hiperemia.

Lentes de contato descartáveis foram sugeridas como tratamento alternativo para esta conjuntivite. O quadro tende a remitir com a retirada do corpo estranho ou da lente de contato.

Blefaroconjuntivite de Contato Alérgica

Uma grande quantidade de agentes pode ser aplicada direta ou indiretamente nas pálpebras ou conjuntiva e causar alergia, como aerossóis e substâncias presentes no ambiente, cosméticos aplicados na face ou em outras partes do corpo, preparações oftálmicas usadas nos cuidados com as lentes (limpeza e esterilização) ou colírios com medicamentos sensibilizantes (anestésicos, neomicina, antivirais, pilocarpina, timolol), preservativos das substâncias oftalmológicas (timerosal, cloreto de benzalcônio, clorbutanol, clorexidina e EDTA), perfumes, plantas e látex, além de substâncias irritantes, como sabonetes, detergentes, solventes e produtos de limpeza.

A reação alérgica envolvida nesses casos é a hipersensibilidade do tipo IV de Gell e Coombs, e, com a ativa participação de células T, compreende duas fases distintas: de sensibilização e de elicitação.

A fase de sensibilização inicia-se quando moléculas de baixo peso, também denominadas haptenos, são aplicadas sobre a pele de indivíduos geneticamente predispostos. O hapteno atravessa a camada córnea e conjuga-se a uma proteína carreadora, transformando-se em um antígeno. Esse complexo antigênico é capturado pelas células de Langerhans na epiderme, sendo processado e expresso na sua superfície, juntamente com o complexo de histocompatibilidade MHC classe II.

Essas células migram para os linfonodos regionais, onde apresentam o antígeno aos linfócitos T CD4+ virgens que se diferenciam em células T de memória e efetoras, as quais migram através da corrente sanguínea para a derme e epiderme. Esta fase ocorre em torno de 10 a 14 dias.

A fase de elicitação é decorrente de exposições subsequentes ao alérgeno no indivíduo previamente sensibilizado. O alérgeno, nesta ocasião, é capturado, processado e apresentado também por outras células, como os queratinócitos, para os linfócitos T de memória ou efetores situados na derme, levando à sua ativação, com consequente geração e liberação de uma série de mediadores inflamatórios responsáveis pelo dano celular e lesão da pele. Esta fase dura em torno de 48 horas após a reexposição.

Clinicamente, podem aparecer lesões súbitas com vesículas, prurido, queimação, eritema e lacrimejamento. A pálpebra apresenta-se espessada, eritematosa, descamativa, às vezes ulcerada, e o paciente relata a sensação de peso nos olhos (Figura 21-5 – ver caderno colorido). Caso a conjuntiva esteja envolvida, podem ser observadas vasodilatação, quemose e, às vezes, formação de papilas.

Em alguns casos, o agente causador é facilmente identificado, porém é necessário submeter o paciente a um teste de contato para identificá-lo e confirmá-lo.

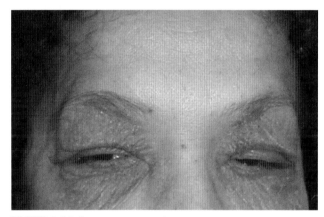

FIGURA 21-5 Paciente com dermatite de contato na região periocular.

O tratamento consiste na remoção do agente causador, e o alívio sintomático pode ser obtido com corticosteroide tópico, observando-se sempre as precauções quanto aos efeitos colaterais.

DIAGNÓSTICO

O diagnóstico das alergias oculares é essencialmente clínico. Na história clínica, é fundamental pesquisar outros sintomas de alergia, caracterizar bem a cronologia da evolução do quadro, pesquisar fatores desencadeantes ambientais domiciliares e/ou profissionais, antecedentes familiares e pessoais de atopia.

O exame físico é bastante útil na investigação das afecções alérgicas e deve ser realizado sistematicamente para confirmação diagnóstica. Pode ser feito a olho nu, utilizando-se iluminação indireta, embora lupas ou lentes de aumento sejam de grande ajuda.

No exame oftalmológico, é importante observar as pálpebras e suas bordas, o aspecto dos cílios, que podem estar ausentes em processos crônicos, conjuntiva bulbar e tarsal, a córnea e, quando presente, a característica da secreção (Quadro 21-1).

Geralmente, a conjuntiva tarsal apresenta um comprometimento mais intenso do que a conjuntiva bulbar, e é importante a observação dos folículos e papilas nos quadros alérgicos.

DIAGNÓSTICO E TRATAMENTO DAS DOENÇAS IMUNOLÓGICAS

130

QUADRO 21-1   Características principais das alergias oculares

	Idade (anos)	Gravidade	Prurido	Secreção	Comprometimento da pálpebra	Hipertrofia papilar	Quemose
CAPS	10-40	Leve a moderada	+	Clara e mucoide	–	–	+
CCA	Adultos jovens		++	Mucoide em fio	+	++	±
CCV	< 10		+++	Mucoide em fio	+	++	±
BCA	Qualquer		+	Pouca	++	–	±
CPG	Qualquer		++	Clara e branca	–	++	±

CAPS: conjuntivite perene e/ou sazonal; CCA: ceratoconjuntivite atópica; CCV: ceratoconjuntivite vernal; BCA: blefaroconjuntivite de contato alérgica; CPG: conjuntivite papilar gigante.

Quanto à avaliação laboratorial, devem-se utilizar exames gerais (hemograma, citológico conjuntival e dosagem de IgE total) e específicos para confirmar a etiologia alérgica e identificar o agente causador. Os testes cutâneos de leitura imediata e a pesquisa de IgE específica no sangue são exemplos de formas para identificar a causa da alergia fundamentais nas CAP, CAS, CCA e CCV. Se houver suspeita de dermatite de contato alérgica, deverão ser realizados os testes de contato.

O maior índice de positividade nos testes cutâneos imediatos ou de IgE específica no sangue é encontrado na conjuntivite alérgica perene, cerca de 89% dos pacientes e principalmente para alérgenos dos ácaros; na conjuntivite alérgica sazonal, teremos testes positivos principalmente para polens em 43% dos casos. Na ceratoconjuntivite vernal, encontramos com maior frequência testes positivos para ácaros, gramíneas e *parietariae* principalmente nas formas tarsal (66,5% dos pacientes) e límbica (43%).

No teste citológico de conjuntiva, serão analisados os números de mastócitos e eosinófilos. Na CAP há aumento de eosinófilos variando de 24% a 84% dos pacientes, enquanto na CAS, de 25 a 43%, e nos pacientes com ceratoconjuntivite vernal, em 63% dos casos.

A provocação conjuntival, quando positiva, possibilita comprovar o agente etiológico e também é utilizada em estudos da fisiopatologia da alergia ocular e para verificar a eficácia de fármacos, da imunoterapia e de imunomoduladores.

Outras investigações laboratoriais e pesquisa na lágrima de vários mediadores (triptase, histamina, citocinas, proteína catiônica eosinofílica, IgE específica e inespecífica, entre outros) estão reservadas à pesquisa científica.

TRATAMENTO

Medidas Gerais

O tratamento da conjuntivite alérgica deve ser realizado inicialmente com medidas inespecíficas:

- Evitar o contato com os agentes desencadeantes, principalmente os aeroalérgenos (ácaros da poeira, baratas, polens, fungos, epitélio de animais, dentre outros) e substâncias irritantes por meio do controle ambiental. Essas medidas devem enfatizar os cuidados com o quarto do paciente, em especial colchões e travesseiros, que podem ser protegidos com capas antiácaro, e realizar a higiene regular de todo o ambiente com a retirada de todos os objetos que acumulem pó e que sejam de difícil limpeza.
- Usar compressas frias para reduzir o prurido ocular. Sempre que possível, todos os medicamentos de uso tópico ocular devem ser aplicados gelados, o que proporciona alívio sintomático adicional. É muito importante não deixar que o paciente coce os olhos porque este ato estimula a liberação dos mediadores da reação alérgica, levando à piora dos sintomas.
- Lubrificar os olhos por meio de substitutos da lágrima, que agem diluindo os alérgenos que entram em contato com a superfície ocular, removendo-os para fora do olho.
- Pacientes com blefarite associada devem realizar higiene das pálpebras com produtos específicos ou xampu neutro diluído.

Tratamento Medicamentoso

O tratamento medicamentoso pode ser realizado com vários grupos químicos de medicamentos isolados ou em associação, como anti-histamínico tópico e sistêmico, estabilizador da membrana de mastócito, drogas de ação dual (anti-histamínica e estabilizadora de mastócito), anti-inflamatório não hormonal (AINH) tópico e corticosteroide tópico (Quadro 21-2).

Anti-histamínicos: esses medicamentos tópicos são bloqueadores dos receptores H1, presentes na conjuntiva, responsáveis principalmente pela sensação de prurido. Têm início de ação rápido e são indicados nos casos em que o prurido é predominante, sintomático, já que praticamente não evitam

QUADRO 21-2   Principais medicamentos utilizados no tratamento das alergias oculares

Anti-histamínico	Estabilizador de mastócito	Ação dual	Anti-inflamatório não hormonal	Corticosteroides
Antazolina	Cromoglicato	Azelastina	Cetoralac	Dexametasona
Emedastina	Lodoxamida	Cetotifeno	Diclofenaco	Fluormetolona
Feniramina	NAAGA	Olopatadina	Flurbiprofeno	Lotprednol
Levocabastina	Nedocromil	Epinastina	Indometacina	Prednisolona
Pirilamina	Pemirolast	Alcaftadina	Pranoprofeno	Rimexolona

NAAGA: ácido N-actilaspartilglutâmico.

a liberação dos outros mediadores dos mastócitos e das outras células que participam da inflamação alérgica. Podem ter efeito irritante tópico, e seu uso prolongado pode causar sensibilização, piorando o quadro alérgico. Outros efeitos colaterais são midríase, fotofobia e paralisia do músculo ciliar. A associação com vasoconstritores não é recomendada pelos efeitos colaterais desses medicamentos, sem grandes vantagens terapêuticas. Os anti-histamínicos orais podem ser associados principalmente quando existem outras manifestações alérgicas, diminuindo, também, os sintomas oculares.

Estabilizadores de mastócitos: são drogas que têm em comum a habilidade de inibir a degranulação e ativação dos mastócitos. São indicados nos casos de conjuntivite alérgica com recorrência frequente, e, por terem início de ação lento, pode haver necessidade da associação de outra droga mais rápida no tratamento.

O cromoglicato a 2% e 4% é o típico representante desse grupo. Sua eficácia parece ser a concentração dependente; tem início de ação em torno de 2 a 5 dias, com efeito máximo em torno de 15 dias. Tem a vantagem de desencadear mínimo efeito colateral, sendo uma droga muito segura.

A solução a 4% deve ser aplicada 4 a 6 vezes por dia, podendo ser usada em menor dosagem à medida que ocorre melhora dos sintomas. Os principais efeitos adversos são queimação e sensação de pontada.

A lodoxamida a 0,1% é um estabilizador de membrana de mastócito cerca de 2.500 vezes mais potente do que o cromoglicato na prevenção da liberação de histamina. Além de ser eficaz na redução dos níveis de triptase e no recrutamento de células inflamatórias, também reduz significativamente o nível de proteína catiônica eosinofílica na lágrima e, portanto, a ativação do eosinófilo. A solução a 0,1% deve ser usada 4 vezes ao dia, liberada para crianças a partir dos 2 anos, e pode ser usada continuamente por 3 meses.

O ácido N-acetilaspartilglutâmico a 4,9% também é um estabilizador de membrana cuja eficácia ainda não foi muito bem estabelecida, e é menos utilizado do que a lodoxamida.

Drogas de ação dual: são assim chamadas por terem efeitos anti-histamínico e inibidor da liberação de mediadores; assim, agem bloqueando a ação da histamina, bem como sua liberação, inibindo citocinas, moléculas de adesão e leucotrienos.

A olopatadina a 0,1% ou a 0,2% é 10 vezes mais potente na inibição da secreção de citocinas do que a antazolina e feniramina e, além de bloquear os receptores H1, também inibe a liberação de prostaglandinas e triptase pelos mastócitos. Tem ação por mais de 8 horas, podendo ser usada na dose de 2 vezes ao dia na concentração 0,1% e 1 vez ao dia quando for 0,2%.

O cetotifeno a 0,025% é um potente antagonista H1, como a emedastine e a azelastina, e também inibe a liberação de vários mediadores, incluindo a formação dos leucotrienos e a migração de eosinófilos. Deve ser administrado 2 a 4 vezes ao dia.

O cloridrato de epinastina a 0,05% bloqueia receptores H1 com alta afinidade e também tem atividade estabilizadora de mastócitos e atua na inibição de mediadores inflamatórios de eosinófilos e neutrófilos. A administração é de 1 gota de 12 em 12 horas.

A alcaftadina a 0,25% tem propriedade anti-histamínica com atividade nos receptores H1 e H2 e a possibilidade de reduzir o recrutamento conjuntival de eosinófilos. Deve ser administrada 1 gota 1 vez ao dia.

Anti-inflamatórios não hormonais: têm pequeno papel no tratamento das alergias oculares, diminuindo o prurido e a hiperemia. Têm a vantagem de não apresentar os efeitos colaterais dos corticosteroides. Não devem ser utilizados em pacientes com tríade de asma, polipose nasal e sensibilidade à aspirina, nem em caso de reações alérgicas por AINH e usuários de lentes de contato. Inibem a enzima cicloxigenase, diminuindo os níveis de prostaglandinas E_2 e I_2. Devem ser utilizados até 4 vezes ao dia.

Corticosteroides: bloqueiam a biossíntese dos mediadores e interrompem a comunicação intracelular, impedindo a liberação de citocinas. Os mais potentes são a dexametasona e a prednisolona. Apresentam início de ação rápida e são drogas potentes; porém, em virtude dos efeitos colaterais no uso prolongado, como catarata, glaucoma, infecções virais e infecções bacterianas, devem ser usados nas crises em alta dose e frequência, mas por período curto e, imediatamente, deve ser introduzida outra forma de tratamento para evitar a recorrência do quadro. Os corticosteroides modificados têm por objetivo causar menos efeitos colaterais; é o caso do loteprednol e da rimexolona, um derivado da prednisolona, que é rapidamente inativado na câmara anterior do olho.

Corticosteroides tópicos nasais, como propionato de fluticasona, furoato de mometasona e furoato de fluticasona, em várias metanálises, têm revelado melhora dos sintomas oculares quando comparados com placebo, justificando o seu uso.

MODULAÇÃO DO SISTEMA IMUNE

A modulação do sistema imune pode ser realizada pela imunoterapia alérgeno-específica ou com o uso de drogas.

A ciclosporina a 1% a 2% tópica tem sido usada com sucesso no tratamento de formas graves de ceratoconjuntivite atópica e vernal. Por causa de sua lipofilidade, deve ser dissolvida em uma base de álcool e óleo, que causa visão borrada, ardência intensa, lacrimejamento, edema, prurido e, mais raramente, blefarospasmo. O uso sistêmico pode ser útil quando outra forma de tratamento é ineficaz nos casos graves de CCA.

A pomada oftalmológica de tacrolimo a 0,03% é um antibiótico macrolídeo com propriedades imunomoduladoras potentes. Tem sido usada com bom resultado no tratamento da rejeição de transplante de córnea, ceratites, esclerites, penfigoide ocular e uveítes e topicamente na dermatite atópica. É utilizada 1 a 2 vezes ao dia. Estudo realizado com suspensão oftálmica de tacrolimo a 0,1%, 1 gota 2 vezes ao dia, após 4 semanas de uso demonstrou melhora estatisticamente significante nas formas graves de alergia ocular, como a CCV e CCA.

A imunoterapia com alérgeno está bem estabelecida para a conjuntivite alérgica. É indicada para pacientes que apresentam doença com evidência de mecanismo dependente de anticorpos IgE-específicos a alérgenos clinicamente relevantes. Tem se mostrado eficaz e segura no tratamento das conjuntivites alérgicas, na maior parte dos casos, reduzindo a necessidade de medicação para o controle dos sintomas e necessitando doses maiores de antígenos para desencadear prurido, hiperemia e quemose em testes de provocação conjuntival com alérgenos.

Deve ser prescrita quando os métodos usuais de controle ambiental e medicação sintomática são ineficientes no controle dos sintomas. A utilização deve estar de acordo com as indicações e contra-indicações absolutas e relativas do Informe da Organização Mundial de Saúde sobre imunoterapia com alérgenos.

Esta forma de tratamento promove várias alterações imunológicas que diminuem o processo inflamatório alérgico em vários aspectos, desde a diminuição de mediadores do mastócito até a mudança da resposta imune de Th2 para Th1, evitando a progressão de outras condições atópicas associadas. A principal via de administração é a subcutânea, porém estudos atuais têm demonstrado melhora clínica com a via sublingual e tópica ocular para alérgenos de polens e ácaros.

Nas investigações de novas possibilidades terapêuticas destacamos o uso de anticorpos anti-IgE, principalmente para as formas graves e de difícil controle, e os estudos têm revelado bons resultados com esta medicação por via subcutânea.

DOENÇAS IMUNOLÓGICAS DO OLHO

Existem várias doenças localizadas nos olhos com evidências da mediação do sistema imune; entre elas, as uveítes são de grande importância. A fisiopatologia das uveítes é complexa, e 40% estão associados a etiologia infecciosa ou a doenças sistêmicas (p. ex., doença reumática), e os 60% restantes são de causa idiopática.

Várias hipóteses de mecanismos fisiopatológicos estão descritas na forma idiopática, como presença de imunocomplexos, anticorpos antinucleares e defeito na imunidade mediada por células.

A classificação mais comum é realizada segundo a localização: anterior, intermediária e posterior. A forma anterior é a mais frequente, ocorrendo em 70% dos pacientes. As principais características são vermelhidão, dor, fotofobia e pupila miótica, e o tratamento deve ser feito com corticosteroides tópicos. Na forma intermediária (20% dos casos), muitas vezes encontramos envolvimento bilateral, visão borrada e esfumaçada; porém, em geral, a visão não

é gravemente comprometida e não há vermelhidão nos olhos, sendo o tratamento mais efetivo o uso de corticosteroides em injeções perioculares ou sistêmicas. A forma posterior ocorre em 10% dos pacientes e pode se manifestar com vermelhidão, dor, fotofobia e, principalmente, importante perda da visão. Afastada a causa de agente infeccioso, o tratamento deve ser feito com corticosteroides sistêmicos ou drogas imunossupressoras.

Bibliografia

Ackerman S, D'Ambrosio FJ, Greiner JV, et al. A multicenter evaluation of the efficacy and duration of action of alcaftadine 0.25% and olopatadine 0.2% in the conjunctival allergen challenge model. Journal of Asthma and Allergy 2013; 6:43-52.

Bielory L, Mongia A. Current opinion of immunotherapy for ocular allergy. Curr Opin Allergy Clin Immunol 2002; 2(5):447-452.

Bielory L. Allergic and immunologic disorders of the eye. Part II: Ocular allergy. J Allergy Clin Immunol 2000; 106(6):1019-1032.

Bielory L. Allergic and imunologic disorders of the eye. Part I: Immunology of the eye. J Allergy Clin Immunol 2000; 106(5):805-816.

Burks AW, Calderon MA, Casale T, et al. Update on allergy immunotherapy: American Academy of Allergy, Asthma & Immunology / European Academy of Allergy and Clinical Immunology / PRACTALL Consensus Report. J Allergy Clin Immunol 2013; 131:1288-96.

Calderon MA, Penagos M, Sheikh A, Canonica GW, Durham S. Sublingual immunotherapy for treating allergic conjunctivitis. Cochrane Database of Syst Ver. 2011; 7:CD007685.

Church MK, McGill JI. Human ocular mast cells. Curr Opin Allergy Clin Immunol 2002; 2(5):419-422.

Holland GN, Stiehm R. Special considerations in the evaluation and management of uveitis in children. Am J Ophthalmol 2003; 135:867-878.

Hom MM, Fall OD, Bielory L. The anatomical and functional relationship between allergic conjunctivitis and allergic rhinitis. Allergy Rhinol 2013; 4:e110-e119.

Kari O, Saari KM. Diagnostics and New Developments in the Treatment of Ocular Allergies. Curr Allergy Asthma Rep 2012; 12:232-239.

Klerk T A, Sharma V, Arkwright P D, Biswas S. Severe vernal keratoconjunctivitis successfully treated with subcutaneous omalizumab. Journal of AAPOS. 2013; 17:305-306.

La Rosa M, Lionetti E, Reibaldi M, Russo A, et al. Allergic conjunctivitis: a comprehensive review of the literature. Italian Journal of Pediatrics 2013; 39:1-8.

Mishra GP, Tamboli V, Jwala J, Mitra AK. Recent Patents and Emerging Therapeutics in the Treatment of Allergic Conjunctivitis. Recent Pat Inflamm Allergy Drug Discov. 2011; 5(1):26-36.

Oboki K, Ohno T, Saito H, Nakae S. Th17 and allergy. Allergol Int. 2008; 57:121-34.

Ohashi Y et al. A Randomized Placebo-Controlled Clinical Trial of Tacrolimus

Ophthalmic Suspension 0.1% in Severe Allergic Conjunctivitis. Journal of Ocular Pharmacology and Therapeutics 2010; 26:165-173.

Sánchez MC, Parra BF, Matheu V, et al. Allergic Conjunctivitis.J Investig Allergol Clin Immunol 2011; 21(2):1-19.

Santos MS, Alves MR, Freitas D et al. Ocular allergy Latin American consensus. Arq Bras Oftalmol 2011; 74(6):452-6.

CAPÍTULO

22

Imunologia da Reprodução

Priscila Geller Wolff, Mario Geller, Morton Scheinberg e Marcio Coslovsky

INTRODUÇÃO

Sob o prisma imunológico, a gravidez é um fenômeno particular e paradoxal: o feto se desenvolve durante a gestação como um transplante hemialogenético, uma vez que 50% dos antígenos transplantados (HLA-classe I: A, B, e C e HLA-classe II: DP, DQ e DR) são de origem paterna, sendo, teoricamente, alvos de rejeição pelo sistema imune materno durante o primeiro trimestre da gestação. Pesquisas biotecnológicas aplicadas à imunologia da reprodução possibilitaram elucidar o paradoxo imunológico da gravidez. Atualmente sabe-se que o sistema imune materno reconhece o feto e que esta resposta ativa é importante e protege a gestação, porém, há muitos mecanismos que interferem com a possível rejeição do concepto.

A compreensão das alterações imunológicas relacionadas a abortamentos de repetição, infertilidade e insucessos de terapias de fertilização *in vitro* possibilita a aplicabilidade das modernas provas imunológicas e sua interpretação, permitindo o uso racional da conduta preventiva e imunoterapêutica.

Cerca de 15% das gestações terminam espontaneamente em abortamento. São descritos como causas destes abortamentos fatores genéticos, infecciosos, anatômicos, hematológicos, endócrinos, imunológicos e idiopáticos. As trombofilias hereditárias e adquiridas devem sempre ser pesquisadas na população de abortamento recorrente. (Quadro 22-1 e Gráfico 22-1). Atualmente, considera-se que esta pesquisa não seja de exceção, devendo fazer parte do rol de investigação da população com histórico de perdas gestacionais.

É de conhecimento médico que a gravidez é um fenômeno predominantemente Th2 do ponto de vista imunológico, sendo responsável pela manutenção e desenvolvimento adequados da gestação.

Quando ocorre um desequilíbrio na resposta imune, com predomínio da população de linfócitos citotóxicos CD8+ e de células *natural killer* – CD56+/CD16+, há produção de citocinas de padrão Th1, como TNF-alfa e IFN-gama, que podem determinar a agressão e morte das células fetoplacentárias.

MANIFESTAÇÕES CLÍNICAS COM IMPLICAÇÃO IMUNOLÓGICA NA REPRODUÇÃO HUMANA

Abortamento Recorrente

Abortamentos de repetição, infertilidade e falhas na fertilização *in vitro* são condições frequentes na rotina clínica de reprodução humana. Como a população de mulheres com essas manifestações clínicas constitui um grupo heterogêneo, existe a necessidade de identificar marcadores laboratoriais que sinalizem para a natureza e diagnóstico do problema clínico, permitindo a introdução de um tratamento específico. As trombofilias podem ser divididas em dois grupos: adquiridas e hereditárias. No grupo das

GRÁFICO 22-1. Trombofilias encontradas em população de abortamento recorrente.

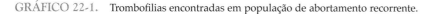
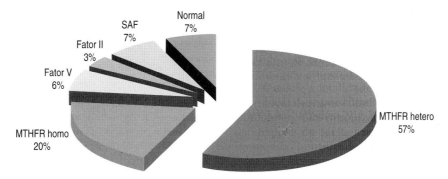

Fonte: Geller P, Yadid I, Coslovsky M, Ajzman J, Geller M, 2007. Clínica Primordia, Rio de Janeiro.

DIAGNÓSTICO E TRATAMENTO DAS DOENÇAS IMUNOLÓGICAS

QUADRO 22-1 Mecanismos imunológicos na infertilidade e no abortamento de repetição

Alterações imunológicas	Mecanismos
Compatibilidade HLA materno-paterna	Ausência de anticorpos protetores Ativação da resposta imune citotóxica
Anticorpos antiespermatozoides	Imobilização de espermatozoides
Anticorpos antiovário	Insuficiência ovariana prematura
Anticorpos antizona pelúcida	Impedimento da fecundação
Anticorpos antifosfolipídeos	Microtromboses placentárias Vasculites Alteração da formação do sinciciotrofoblasto
Anticorpos antinucleares	Vasculites Alteração da implantação embrionária

trombofilias adquiridas destaca-se a síndrome antifosfolípide e, dentre as trombofilias hereditárias, as mais frequentes na população são: mutação do fator V de Leiden, mutação G20210A da protrombina, mutação C677T e A1298C da metilenotetraidrofolato redutase (MTHFR) e deficiência de proteína C e de proteína S livre.

A avaliação do perfil hematológico baseia-se na obtenção da anamnese dirigida, da história familiar e da análise laboratorial da paciente. Esta análise global é de extrema importância na abordagem de pacientes com histórico de abortamento recorrente, complicações obstétricas anteriores, história familiar positiva para trombofilia, malformações e cromossomopatias na prole, em especial a síndrome de Down (trissomia do cromossomo 21). Em relação aos eventos de complicação obstétrica anterior, podemos destacar insuficiência placentária, crescimento fetal restrito, óbito fetal, doença hipertensiva específica da gestação (DHEG), pré-eclâmpsia, prematuridade e hematoma retroplacentário.

As trombofilias hereditárias não são tão raras e devem fazer parte da investigação neste grupo de pacientes.

Salienta-se também a importância da avaliação imunológica de pacientes com histórico de abortamento de repetição, infertilidade e falhas de fertilização *in vitro*. Foi demonstrado que a terapia imunológica, quando indicada apropriadamente, contribui elevando os índices de fertilização, implantação e gravidez, auxiliando as técnicas de fertilização *in vitro* e reduzindo as perdas gestacionais.

O abortamento é definido como a perda gestacional antes de 20 semanas de gravidez ou peso fetal abaixo de 500 gramas.

Aproximadamente 15% de todas as gestações diagnosticadas (beta-HCG positivo e/ou ultrassonografia) terão evolução para aborto espontâneo entre 4 e 20 semanas.

O abortamento de repetição é definido como três ou mais perdas gestacionais antes de 20 semanas ou feto com peso inferior a 500 gramas. Pode ser classificado em primário ou secundário. Cerca de 2% a 5% dos casais em idade reprodutiva apresentam histórico de abortamentos de repetição segundo este critério.

As etiologias descritas para o abortamento de repetição podem ser classificadas como:

1) Genéticas
2) Endócrinas
3) Anatômicas

4) Infecciosas
5) Hematológicas (trombofilias)
6) Imunológicas
7) Comportamentais
8) Desconhecida.

Etiologias Genéticas

Correspondem a 3% a 6% dos casos. A anormalidade mais frequente é a translocação balanceada observada no cariótipo de um dos parceiros. Outras alterações cromossômicas possíveis são mosaicismo sexual, inversão cromossômica e cromossomos em anel. Essas alterações cromossômicas geram embriões com cromossomopatias, com evolução para o aborto. Há ainda as causas de cromossomopatias na prole de progenitores normais geneticamente. Fatores de risco frequentes para cromossomopatias no embrião são deficiência de ácido fólico no momento da divisão celular, idade materna avançada ou mutações novas.

Etiologias Endócrinas

Respondem por aproximadamente 5% das causas de abortamento de repetição. Dentre elas, a mais frequente é a insuficiência de corpo lúteo, caracterizada por produção insuficiente de progesterona na segunda fase do ciclo. Patologias da tireoide (hiper e hipotireoidismo), quando bem controladas, não se relacionam com o abortamento de repetição, no entanto, sabe-se que a presença de anticorpos antitireoidianos (antitireoglobulina e anti-TPO) correlaciona-se com abortamentos de repetição, tendo ênfase o envolvimento do mecanismo autoimune. Pacientes com história de síndrome de ovários policísticos apresentam também incidência elevada de abortamento espontâneo. O diabetes melito não controlado também pode estar implicado na etiologia do aborto de repetição.

Etiologias Anatômicas

As alterações anatômicas mais descritas são malformações uterinas, pólipos e miomas uterinos, sinéquias e incompetências istmocervicais. Estas alterações são investigadas por histerossalpingografia e histeroscopia, podendo ser diagnosticadas precocemente e corrigidas por videolaparoscopia. Correspondem a aproximadamente 5% das causas de abortamentos de repetição.

Etiologias Infecciosas

As infecções do aparelho reprodutor feminino por clamídia, gonococos, micoplasma e ureaplasma estão associadas à doença inflamatória pélvica, envolvida na patogênese de aderências tubárias, que podem levar à gravidez ectópica e a elevada incidência de abortamento de repetição. Elas podem também afetar a imunologia uterina, que, ao ativar as células NK, favorecem o predomínio da resposta Th1.

Etiologias Hematológicas – Trombofilias

A relação entre distúrbios da coagulação, trombofilias e alterações gestacionais estão sendo cada vez mais estudadas. Destacam-se as trombofilias hereditárias e adquiridas como importantes causas de abortamentos recorrentes.

Etiologias Imunológicas

A etiologia imunológica pode relacionar-se a abortos de repetição. Este grupo pode ser dividido em etiologia autoimune e aloimune.

Etiologias Comportamentais

É descrita uma maior incidência de abortos espontâneos em mulheres com hábito de ingestão excessiva de café e álcool, assim como tabagismo e uso de drogas. Mulheres expostas à radiação e gases anestésicos também apresentam maior risco de aborto.

Etiologia Desconhecida

Apesar dos avanços biotecnológicos para a investigação diagnóstica laboratorial, há ainda um percentual de casos de abortamento recorrentes em que não é possível identificar um agente causal. Nesses casos, a etiologia imunológica também parece exercer um papel importante.

Trombofilias

As trombofilias podem ser divididas em dois grupos: as adquiridas e as hereditárias. No grupo das trombofilias adquiridas destaca-se a síndrome antifosfolípide.

A evolução gestacional depende de uma adequada circulação uteroplacentária. Anormalidades nesta vascularização se relacionam com várias patologias gestacionais, dentre elas abortamentos, óbito fetal, pré-eclâmpsia, prematuridade e descolamento prematuro de placenta (DPP). A investigação das trombofilias hereditárias e adquiridas pode ser realizada através de testes laboratoriais disponíveis. Durante a gestação, devem ser monitorados os níveis de D-dimero em pacientes de risco para eventos tromboembólicos e pré-eclâmpsia.

Síndrome Antifosfolípide

A associação entre anticorpos antifosfolípides (AcAF) e perdas gestacionais foi descrita pela primeira vez em 1975 por Nilsson *et al.* e em 1980 por Soulier e Boffa.

O diagnóstico da síndrome antifosfolípide (SAF) é realizado através da presença de critérios clínicos e laboratoriais, como descrito no Quadro 22-2.

O quadro clínico da síndrome antifosfolípide apresenta-se como:

a) um ou mais óbitos fetais sem causa aparente após 10 semanas de gestação, com morfologia fetal normal na avaliação macroscópica ou ultrassonográfica;
b) um ou mais partos prematuros antes de 34 semanas gestacionais em decorrência de pré-eclâmpsia grave ou insuficiência placentária;
c) três ou mais abortos espontâneos consecutivos antes de 10 semanas de gestação, sem outras causas determinadas.

Além de aborto recorrente, óbito fetal e pré-eclâmpsia grave, a SAF pode estar relacionada à trombose no período gestacional, insuficiência placentária, sofrimento fetal e parto prematuro.

Estima-se uma incidência de SAF de até 40% em pacientes com aborto de repetição.

Como já mencionado, a exposição tissular ocorrida a cada perda gestacional (morte celular fetal e de células placentárias) eleva em 15% a incidência da síndrome antifosfolípide.

Existem vários tipos de moléculas fosfolipídicas, as quais fazem parte da composição das membranas celulares. Anticorpos contra algumas dessas moléculas se relacionam com insucessos gestacionais. Os anticorpos pesquisados são anticardiolipina, anticoagulante lúpico, antifosfatidilserina, antiácido fosfatídico, antifosfatidilinositol e antifosfatidiletanolamina.

Os pacientes com SAF tendem apresentar tromboses, as quais podem estar relacionadas a alterações no balanço eicosanoide, nas células endoteliais e plaquetas, no nível placentário e na ativação imunológica.

A síndrome antifosfolípide, embora amplamente descrita na correlação com abortamentos de repetição, também pode correlacionar-se com infertilidade e falhas repetidas de fertilização *in vitro* (FIV).

Baixos títulos de AcAF estão relacionados com melhores resultados gestacionais. Vários tratamentos têm sido propostos para a SAF, entre eles o uso de medicações anticoagulante (heparina de baixo peso molecular) e antiplaquetárias (ácido acetilsalicílico) e de medicações que tendem a diminuir a produção de anticorpos (corticosteroides e imunoglobulina humana endovenosa).

QUADRO 22-2   Critérios clínicos e laboratoriais para o diagnóstico de síndrome antifosfolípide*

Achados clínicos	Achados laboratoriais
Perda gestacional	Anticoagulante lúpico positivo
Trombose (venosa ou arterial)	Anticardiolipina IgG + (> 20 GPL)
Trombocitopenia autoimune	Anticardiolipina IgM + (> 20 MPL)
Doença autoimune: LES**	
Outros (Coombs positivo, livedo reticular)	–

* Pacientes devem ter pelo menos um critério clínico e um laboratorial.
** Lúpus eritematoso sistêmico.

Trombofilias Hereditárias

Atualmente, já existem testes genéticos laboratoriais disponíveis para a investigação dessas trombofilias (Quadro 22-3).

MUTAÇÃO DO FATOR V DE LEIDEN

A mutação no gene que codifica o fator V, localizado no cromossomo 1, promove uma alteração no fator V que o torna mais resistente à ação da proteína C (anticoagulante fisiológico). O fator V, com esta alteração, foi denominado fator V de Leiden. Essa é a trombofilia hereditária mais frequente. Sua prevalência na população em geral varia de 3% a 7% para indivíduos heterozigotos e em torno de 1% para indivíduos homozigotos, dependendo da etnia. Esta mutação correlaciona-se com abortamentos de repetição, óbito fetal e prematuridade.

MUTAÇÃO DA ANTITROMBINA III

A antitrombina III é um anticoagulante fisiológico que age inibindo os fatores IX, X, XI e XII da cascata de coagulação. Sua deficiência pode ser causada por mais de 80 mutações diferentes, em sua maioria de caráter autossômico dominante. Tais mutações podem promover alterações quantitativas e/ou qualitativas. A deficiência de antitrombina III é a trombofilia que apresenta maior risco para trombose, mesmo quando em heterozigose. Cerca de 70% das pacientes com deficiência de antitrombina III irão apresentar trombose venosa durante a gestação. A prevalência de tal deficiência varia de 1:600 a 1:5.000. Estudos mostram que a deficiência de antitrombina III correlaciona-se a elevado risco de abortamento e óbito fetal.

MUTAÇÃO DA ENZIMA METILENOTETRAHIDROFOLATO REDUTASE (MTHFR)

A mutação em um gene (C677T) que codifica a enzima MTHFR promove uma alteração na estrutura de tal enzima, deixando-a termolábil, inativa. Recentemente, foi descoberta uma nova mutação que promove inativação da MTHFR, a 1298C.

A MTHFR é uma enzima fundamental na conversão de homocisteína em metionina, e nesse processo estão envolvidos outros cofatores, como ácido fólico, vitaminas B_6 e B_{12}.

Indivíduos que apresentam mutação da MTHFR podem apresentar elevação dos níveis de homocisteína sanguínea, principalmente os homozigotos para C677T ou heterozigotos para ambas as mutações. A elevação da homocisteína relaciona-se com um risco elevado para doenças cardiovasculares e insucessos gestacionais (aborto recorrente, pré-eclâmpsia, óbito fetal). A mutação na MTHFR também está relacionada com malformações fetais, como os defeitos de fechamento do tubo neural e fenda palatina. O estado heterozigoto para a mutação C677T pode ser observado em torno de 40% em determinadas populações. Cerca de 30% dos indivíduos que se apresentam heterozigotos para C677T também são heterozigotos para A1298C. Homozigotos são encontrados em 5% a 15% da população, em diferentes etnias. Estudos demonstram que pacientes com hiper-homocisteinemia apresentaram um risco de aborto 2,5 vezes maior do que a população normal.

O diagnóstico é realizado com a detecção genética das mutações C677T e A1298C, além da determinação do nível de homocisteína sérica. O tratamento durante a gestação é realizado com o uso de medicações anticoagulantes e suplementação vitamínica (ácido fólico e vitamina B_{12}), além do estímulo a caminhadas regulares da gestante durante o curso da gravidez.

MUTAÇÃO DO GENE DA PROTROMBINA (FATOR II)

A mutação no gene G20210A que codifica o fator II se correlaciona com um risco elevado de tromboembolismo, devido à maior produção de fator II (coagulante). A mutação no gene G20210A da protrombina é encontrada em 1% a 3% da população sem história clínica de tromboembolismo e em até 6% da população com história de trombose venosa. Responde por até 18% das trombofilias hereditárias. Portadores da mutação do fator II apresentam aumento de 2 a 5 vezes no risco de trombose. Estudo recente mostrou a presença da mutação no gene da protrombina em torno de 7% a 8% das pacientes com abortamentos espontâneos, em comparação com 3,8% de mulheres sem história de abortamento.

COMPATIBILIDADE HLA MATERNO-PATERNA

Os antígenos HLA paternos das células placentárias são denominados HLA-G. Normalmente, os antígenos HLA paternos diferem dos maternos, levando o sistema imunológico materno a desenvolver anticorpos da classe IgG denominados anticorpos bloqueadores ou protetores, que aderem à placenta, isolando-a e escondendo-a do sistema imune materno. Portanto, a existência desses anticorpos permite o desenvolvimento fetal e evolutivo da gestação sem que ocorra rejeição imune materna.

Quando há histocompatibilidade materno-paterna, a mãe não produz esses anticorpos bloqueadores ou os produz em quantidades insuficientes, expondo o complexo fetoplacentário, de modo que o sistema imune materno o

QUADRO 22-3 **Resumo da prevalência das trombofilias**

Trombofilias	% População em geral	% Pacientes com história de trombose
Deficiência de proteína C	0,2 a 0,4	3
Deficiência de proteína S	Não conhecida	1 a 2
Deficiência de antitrombina III	0 a 0,2	1
Fator V de Leiden	5	20
Mutação do gene protrombina	2	6
Mutação da MTHFR	5	10

reconhece com *self* (próprio) alterado, levando à ativação de respostas imunes citotóxicas (resposta celular do tipo Th1), favorecendo, então, a agressão citotóxica materna ao trofoblasto, com consequente falência da divisão e crescimento de células placentárias e rejeição do concepto. Sinergisticamente, a morte celular decorrente de abortamentos de repetição, endometriose e múltiplas tentativas de fertilização *in vitro* promove lesão tissular, com a exposição de fosfolipídeos de membrana, ativando a resposta imune para a síntese de autoanticorpos e anticorpos antifosfolipídeos: anticardiolipina, fosfatidilserina, fosfatidiletanolamina e anticorpos antinucleares (Quadro 22-4).

QUADRO 22-4   **Provas imunológicas: perfil de infertilidade**

Painel de autoimunidade e anticorpos antifosfolipídeos

FAN
Anticardiolipina IgM, IgG
Antifosfatidilserina IgM, IgG, IgA
Antifosfatidiletanolamina IgM, IgG, IgA
Antibeta 2 glicoproteína I IgM, IgG
Anticoagulante lúpico
Avaliação de trombofilia
Mutação da protrombina – G20210A
Mutação do fator V de Leiden
Mutação da MTHFR – C677T e A1298C
Proteína S livre
Proteína C funcional
Antitrombina III
D-dímero

Dosagem de subpopulações linfocitárias

Linfócitos T CD4+, CD8+
Linfócitos B CD19+, CD20+
Células Natural Killer CD16+/CD56+
Cross-match do casal (microlinfotoxicidade e/ou citometria de fluxo)

Uma história obstétrica de abortos de repetição na ausência de anticorpos maternos antilinfocitários de origem paterna (*cross-match* negativo) aventa a possibilidade de que se possa utilizar imunoterapia linfocitária. A imunoterapia com linfócitos paternos consiste em imunizações preparadas a partir de sangue do esposo e administradas por via subcutânea ou intradérmica a intervalos de 4 a 6 semanas. Previamente à preparação das vacinas com os linfócitos do esposo, é realizada uma triagem sorológica rigorosa para doenças infecciosas. Após três imunizações, o casal realiza um novo *cross-match* para detectar a presença de anticorpos bloqueadores por técnicas de microlinfotoxicidade e/ou citometria de fluxo. Segundo as estatísticas mais recentes, 50% a 85% das pacientes engravidam nos primeiros 12 meses pós-imunização. O principal efeito da imunoterapia com linfócitos paternos é promover o aparecimento de anticorpos bloqueadores, levando assim à tolerância imunológica materna. Estudos de ensaios imunológicos *in vitro* demonstraram, por meio da análise da secreção de citocinas, conversão da resposta Th1 em Th2 e redução da atividade das células NK. A elevação do número e da atividade das células NK (CD56+ e CD16+) no sangue materno periférico identifica um grupo de mulheres que poderá beneficiar-se também do uso de imunoglobulina humana endovenosa.

Drogas biológicas como o anti-TNF (antifator de necrose tumoral), que ao reduzir o predomínio da resposta Th1 pode potencialmente beneficiar pacientes cuja expressão elevada do TNF-alfa, estariam envolvidas na patogênese de infertilidade, abortamentos recorrentes e falhas de fertilização *in vitro*.

OUTRAS CAUSAS DE INFERTILIDADE

Mecanismos menos frequentes de infertilidade e falhas na implantação, como baixa reserva ovariana e presença de anticorpos antiespermatozoides, também devem ser investigados.

A reserva ovariana pode ser avaliada através de anticorpos antiovário e dosagens de FSH e inibina B no terceiro dia da menstruação. A presença de anticorpos antiovário, além de poder induzir a uma insuficiência ovariana prematura, interfere nos mecanismos de fertilidade, podendo ser detectada através da queda dos níveis séricos de inibina B e FSH, componentes folicular e hipofisário da função ovariana.

A presença de anticorpos antiespermatozoides no homem está associada à imobilização dos espermatozoides e contribui para até 6% das causas de infertilidade. Esta alteração pode ser contornada com técnicas de fertilização assistida.

Casais em investigação de infertilidade devem ser avaliados por meio da execução do cariótipo.

GESTAÇÃO APÓS FERTILIZAÇÃO *IN VITRO*

Nos últimos 15 anos, a reprodução assistida ganhou importância no mundo. Desde o primeiro nascimento oriundo de técnicas de reprodução assistida, na Inglaterra, em 1978, até os dias de hoje, percorremos um progresso científico raro em outras áreas da medicina. Neste momento, alguns milhares de bebês devem sua concepção aos centros de reprodução humana espalhados em diversos países. Vários trabalhos científicos foram desenvolvidos com o objetivo de assegurar a saúde dessas crianças e as particularidades do pré-natal dessas gestantes. Este capítulo objetiva a atualização deste tema na comunidade científica, permitindo a condução da gestação pós-tratamento de forma segura e apropriada, tendo em vista as semelhanças e diferenças entre a gestação pós-FIV e a gestação espontânea.

Dados coletados na Austrália, Estados Unidos, Reino Unido e França confirmam não haver diferenças estatísticas entre bebês nascidos por meio de tratamentos em centros de reprodução e a população em geral. Nesses dados, os problemas neonatais estão primariamente relacionados às gestações múltiplas. Em gestação única após tratamento de reprodução assistida poderíamos esperar um pequeno aumento de prematuridade, de baixo peso ao nascimento e de fetos PIG (pequenos para a idade gestacional). Em pacientes jovens com transferência embrionária única, a gravidez tem o mesmo prognóstico da gravidez espontânea. A seguir, estão listadas algumas teorias que explicam os resultados adversos:

1. Infertilidade como fator de risco independente – pacientes em filas de espera para tratamento em centros

de reprodução que engravidam espontaneamente têm a mesma incidência de prematuridade e de baixo peso em comparação com as que foram submetidas a tratamento. Portanto, a infertilidade parece ser mais relevante para estes achados do que propriamente o tratamento de reprodução.

2. Infertilidade masculina como fator de risco – a infertilidade masculina pode ser ocasionada por alterações no cromossomo Y. Essas alterações podem ser transmitidas à prole principalmente nos bebês de sexo masculino. São necessários esclarecimento e consentimento para a orientação desses casais. A infertilidade masculina tem sido considerada como um fator importante relacionado a falhas de fertilização *in vitro* e também a alterações cromossômicas na prole.

ANEUPLOIDIAS

Quando a contagem de espermatozoides está abaixo de 20 milhões, pode-se esperar 2,1% de anormalidades cromossômicas. Quando a motilidade dos espermatozoides é inferior a 50%, espera-se 1,9% de anormalidades cromossômicas. O risco de anormalidades cromossômicas para a população em geral é de 1,4%. Portanto, há um conceito de que quanto pior o espermograma, maior a taxa de aneuploidia.

Os índices de aneuploidia são mais elevados em pacientes que fizeram mesa/tese (coleta de epidídimo e testículo), em comparação com pacientes que fizeram ICSI com espermatozoides no material ejaculado.

Há aumento do índice de mosaicismo em embriões provenientes de TESE (3,4%).

O número de malformações foi igual em ICSI e FIV (3,8%) no estudo de Brussels.

As malformações no ICSI estão relacionadas tanto à concentração de espermatozoides quanto à origem do sêmen. O sêmen com a menor concentração de espermatozoides e o de origem testicular apresentam uma taxa maior de aneuploidia.

Vários estudos europeus realizados na Bélgica, Alemanha e França concluíram que as malformações provenientes de ICSI eram maiores quando era utilizado sêmen de origem testicular.

Um estudo de Bonduelle *et al.* acompanhou durante 5 anos os filhos únicos nascidos de fertilização e observou que, durante a infância, 3% das crianças nascidas de ICSI apresentaram malformações, em comparação com 2,3% de crianças nascidas de FIV, sendo o índice de malformação por ICSI maior em meninos (8,2%) do que em meninas (3,6%).

Já há experiência e estatística apontando algumas diferenças e possíveis efeitos adversos em gestantes de reprodução assistida (Quadro 22-5).

QUADRO 22-5   Eventos adversos em reprodução

	Centro de reprodução	Gravidez espontânea
Gravidez múltipla	26%	1%
Prematuridade e baixo peso (PIG) em gravidez única	7%	4%
Placenta prévia	2,8%	0,5%

GESTAÇÃO MÚLTIPLA

Ao se verificar o índice de gemelaridade após tratamento e gravidez espontânea, não há diferenças significativas no prognóstico gestacional. O fator gerador do risco gestacional e neonatal é a própria gemelaridade, e não a forma de obtenção de gestação (FIV *versus* espontânea).

É necessário observar a idade da gestante, a multiparidade e o biótipo da gestante como fatores coadjuvantes das dificuldades gestacionais observadas.

As gestações trigemelares (triplos) são consideradas de altíssimo risco para prematuridade, baixo peso, sequelas neonatais, além da sobrecarga sobre o organismo materno e suas consequências, como hipertensão arterial, toxemia gravídica, diabetes gestacional, descolamento prematuro de placenta (DPP), rotura uterina etc.

Estudos recentes realizados com gestantes de triplos evidenciaram que as principais complicações foram prematuridade (> 90%), pré-eclâmpsia (> 40%), parto cesáreo (>88%) e baixo peso (30% a 75%). Ressaltam-se também morbimortalidade neonatal aumentada e malformações. As gestações trigemelares apresentam elevada incidência de complicações obstétricas e exigem internações maternas e neonatais prolongadas, decorrendo aumento de infecções neonatais, principal causa de mortalidade neonatal.

Devido a esse arsenal de eventos adversos advindos da gestação múltipla, a maioria dos serviços de reprodução adotou técnicas e critérios para redução do número de triplos, o que de fato tem ocorrido nos últimos anos, procedimento inclusive incluído como recomendação do Conselho Regional de Medicina para as novas diretrizes em reprodução assistida.

GESTAÇÃO ÚNICA

Diferentemente do que ocorre com as gestações múltiplas, torna-se mais difícil a compreensão dos riscos gestacionais e neonatais aumentados observados em gestações únicas obtidas após tratamento de reprodução assistida. Podemos esperar duas vezes mais prematuridade e baixo peso decorrentes de gestação única pós-tratamento. Há também aumento discreto na mortalidade perinatal. Não foram observadas diferenças obstétricas em estudos com pacientes jovens e gestação única pós-tratamento quando comparadas às gestações espontâneas, sugerindo a idade do casal como fator de risco preponderante. Como usualmente a idade do casal que está sendo submetido às técnicas de reprodução assistida é mais elevada, ela contaria como fator de risco independente para complicações obstétricas pós-tratamento.

Recentemente, a modalidade ICSI específica para o fator masculino (baixo número de espermatozoides e baixa motilidade) foi considerada relevante para gravidez de risco, sendo os espermatozoides considerados importantes para a implantação embrionária e por pequenas malformações transmissíveis à prole masculina (p. ex., hipospadia).

Diversos estudos relatam taxas similares de malformações congênitas quando comparadas às da população em geral.

Um estudo europeu de acompanhamento de crianças nascidas de ICSI observou discreto aumento de aneuploidias (0,6% *versus* 0,2%), aumento de anomalias estruturais autossômicas (0,4% *versus* 0,07%) e outras aberrações estruturais. Não houve aumento na taxa de malformações congênitas. Alguns autores, entretanto, sugerem que essas alterações no cariótipo fetal não estariam relacionadas especificamente ao procedimento ICSI, mas relacionadas ao fato de que a fertilidade masculina é muitas vezes de origem genética, mesmo quando o cariótipo paterno é normal. Assim, deve-se considerar importante a avaliação do cariótipo de homens com reduzida contagem de espermatozoides. Esses casais devem ser devidamente orientados quanto aos riscos.

No âmbito das discussões acerca da segurança e dos efeitos provenientes das modernas técnicas de reprodução assistida, cabem aqui alguns questionamentos.

Como essas gestações são mais bem documentadas desde a triagem dos casais inférteis até a obtenção da gestação propriamente, poder-se-ia atribuir esse discreto aumento das alterações perinatais e neonatais à melhor documentação científica das gestações obtidas em centros de reprodução?

Ainda há dados insuficientes sobre os efeitos da estimulação ovariana, da inseminação intrauterina e da própria gravidez espontânea em casais inférteis, portanto, estes métodos considerados de baixa complexidade não são necessariamente desprovidos de riscos.

Dados suficientes indicam que a subinfertilidade ou a própria infertilidade são fatores de risco para o aumento de malformações, contando, muitas vezes, como fatores preponderantes independentes do método de obtenção gestacional.

Dados sobre os efeitos da manipulação embrionária (biópsia, *assisted hatching*, biópsia de corpúsculo polar) e das diferenças de condições de cultivo dos embriões ainda são insuficientes, sendo necessários mais estudos.

CONCLUSÕES

A avaliação imunológica por meio de anamnese dirigida e análise laboratorial demonstrou ser uma ferramenta importante no acompanhamento de pacientes com histórico de abortamento de repetição, infertilidade e falhas de fertilização *in vitro*.

Muitos avanços biotecnológicos aplicados à imunologia da reprodução ocorreram para a melhor compreensão do paradoxo imunológico da gravidez, possibilitando a identificação de alterações imunológicas associadas a abortamentos de repetição, infertilidade e insucesso de terapias de fertilização. Há, portanto, indicação de padronização da avaliação imunológica laboratorial para esses pacientes, incluindo a realização de *cross-match* por microlinfotoxicidade e/ou citometria de fluxo para avaliação da compatibilidade materno-paterna, diagnóstico de fatores autoimunes, pesquisa de anticorpos antifosfolípides, quantificação de linfócitos T, linfócitos B, células *natural killer* (CD56+, CD16+) e investigação de trombofilias hereditárias. Esta gama de conhecimentos é de fundamental importância para o uso racional de condutas imunoterapêuticas que auxiliem casais na obtenção de gravidez bem-sucedida.

O conhecimento dos riscos referentes aos procedimentos ligados à reprodução humana e sua prevenção quando possível devem ser discutidos com os casais inférteis antes da gravidez, incluindo o detalhamento dos riscos referentes às gestações múltiplas e a prematuridade.

Cabe também a explanação ao casal diante da infertilidade masculina quanto aos riscos aumentados de aneuploidias e malformações na prole, principalmente no grupo com fator masculino grave. O pré-natal dessas gestantes deve ser diferenciado e incluído no setor de risco dos serviços obstétricos.

Bibliografia

Barini R, Couto E, Annichino-Bizzacchi JM. Comparative study of thrombogenic factors between women with recurrent spontaneous abortion and fertile women. American Journal of Reproductive Immunology, AJRI, 2001; 45(6):366.

Behar E, Carp H, Livneh A, et al. Differential suppression activity induced by paternal leukocyte immunization in habitual abortion. Gynecol Obstet Invest. 1993; 36(4):202-7.

Bonduelle M, *et al*. A multicenter cohort study of the physical health of 5-year old children conceived after ICSI, IVF and natural conception. Hum Reprod, 2005; 20(2):413-419.

Bonduelle M, *et al*. Neonatal data on a cohort of 2889 infants Born after ICSI (1991-1999) and 2995 infants born after IVF(1983-1999). Hum Reprod, 2002; 17 (3):671-694.

Bonduelle M, et al. Prenatal testing in ICSI pregnancies incidence of chromosomal anomalies in 1586 karyotypes and relation to sperm parameters. Hum Reprod, 2002; 17 (10):2600-2614.

Coulam CB, Goodman C. Increased pregnancy rates after IVF/ET with intravenous immunoglobulin treatment in women with elevated circulating CD56+ cells. Early Pregnancy. 2000 Apr; 4(2):90-8.

E.J. Margalioth, A.Ben-Chetrit, M. Gal et al. Investigation and treatment of repeated implantation failure following IVF-ET. Human Reproduction 2006; 21(12): 3036-43.

Geller M, Geller Wolff P. Alergopatias e Modificações Imunológicas. Biotecnologia Aplicada à Reprodução. Obstetrícia, 10ª edição, vol. I, Rio de Janeiro, Editora Guanabara Koogan, p.546-553, 2005.

Geller Wolff P, Schaimberg M, Geller M. Abortos de repetição e falhas na fertilização in vitro. Novos aspectos laboratoriais. Laes Haes 2004; 147:148-150.

Geller, M, Coslovsky, S. Imunopatologia da reprodução. An Acad Nac Med 1994; 154:126-7.

Geller, M, Coslovsky, S. Imunotolerância na gravidez. J Bras Med 1987; 52:50-2.

Jeremiah ZA, Adias TC, Opiah M, et al. Elevation in D-dimer concentrations is positively correlated with gestation in normal uncomplicated pregnancy. Int J Womens Health. 2012;4:437-43.

Malinowski, A., Prochawska, A., Banasik, M., *et al*. – Clinical and immunological condition of newborns of mothers treated for recurrent spontaneous abortions with paternal lymphocytes immunization. J Obstet Gynecol Reprod Biol 1997; 73(1):55-61.

Malinowski, A., Prochawska, A., Banasik, M., *et al*. – Clinical and immunological condition of newborns of mothers treated for recurrent spontaneous abortions with paternal lymphocytes immunization. J Obstet Gynecol Reprod Biol 1997; 73(1):55-61.

Ntrivalas EI, Kwak-Kim JY, Gilman-Sachs A, et al. Status of peripheral blood natural killer cells in women with recurrent spontaneous abortions and infertility of unknown aetiology. Hum Reprod 2001;16:855-61.

Ribeiro CV, Fonseca TC, Rossi LM, Hassun Filho PA, Coslovsky M, Yadid IM. Are chromosomal abnormalities compatible with development to the blastocyst stage? Fertility and Sterility 2006; 86 p. S481-S482.

Rimm A, et al. A meta-analysis of controlled studies comparing major malformations rates in IVF and ICSI infants with naturally conceived children. J Assist Reprod Genet 2004; 21(12):437-443.

Szpakowski A, Malinowski A, Zeman K, *et al*. The influence of paternal lymphocytes immunization on percentual of peripheral blood CD16+/CD56+ cells in women with primary recurrent spontaneous abortion. Ginekol Pol 2001; 72(12):1063-8.

Van Steirteghem A, Bonduelle M, Devroey P, Liebaers I. Follow up of children Born after ICSI – Human Reprod 2002; 8 (2): 111-116.

Wallace DJ, Weisman MH.The Use of Etanercept and Other Tumor Necrosis Factor-a Blockers in Infertility: It's Time to Get Serious J Rheumatol. 2003 Sep; 30(9):1897-9.

Wennerholm UB, et al. Paternal sperm count, growth and cognitive development in children born with gestacional age more than 32 weeks after assisted reproductive therapy. Hum Reprod, 2006; 21(6):1514-1520.

Yamada H, Morikawa M, Kato EH, et al. Pre-conceptional natural killer cell activity and percentage as predictors of biochemical pregnancy and spontaneous abortion with normal chromosome karyotype. Am J Reprod Immunol. 2003 Oct; 50(4):351-4.

CAPÍTULO

23

Alergia e Gravidez

Mario Geller e Priscila Geller Wolff

INTRODUÇÃO

A atopia está em ascensão no mundo, principalmente nas regiões mais desenvolvidas e industrializadas.

A teoria da higiene é a mais aceita para explicar tal fato. A diminuição da prevalência das infecções comuns da infância, devido à universalização das imunizações, e o uso indiscriminado de antibióticos levam a uma menor expressão de Th1, favorecendo, portanto, o predomínio de Th2. A interação dos genes com o meio ambiente também é um fator contribuinte importante para a maior expressão fenotípica das alergias nessas populações.

Doenças alérgicas como asma, rinite e dermatoses pruriginosas são condições frequentes na população, e a asma é uma das principais doenças crônicas complicadoras da gestação, afetando cerca de 8% das gestantes. O alergista e o obstetra devem empregar modalidades terapêuticas seguras tanto para a mãe quanto para o feto, abstendo-se da prescrição de medicamentos potencialmente teratogênicos mas mantendo a constante preocupação com o emprego da terapia antialérgica eficaz preconizada.

Cerca de 20% das mulheres em idade reprodutiva apresentam alguma manifestação alérgica. A asma pode manifestar-se pela primeira vez durante a gestação ou pode ter o seu padrão modificado durante neste período. Cerca de um terço das gestantes asmáticas tem piora do quadro, um terço melhora e um terço mantém o mesmo padrão pré-gravídico. De modo geral, a asma grave tende a piorar na gravidez e a leve a melhorar. A asma gestacional, quando bem tratada e conduzida, é controlável, tornando o parto consequentemente seguro. A asma na gravidez requer acompanhamento contínuo, objetivando a normalização da função pulmonar e da oxigenação sanguínea, reduzindo, portanto, a morbimortalidade materna e fetal associada à hipoxemia. A sensibilização alérgica intrauterina já foi sugerida como importante no desenvolvimento de atopia em crianças; no entanto, esta teoria não foi completamente provada. Em 2010 foi demonstrado que o padrão de dieta materna na gestação não está associado à asma na prole. No passado, estudos em crianças com alergia alimentar evidenciaram associação entre a ingestão materna de amendoim durante a gestação e alta sensibilização a amendoim em crianças atópicas. Atualmente trabalhos sugerem que o consumo de amendoim e nozes na gestação pode, inclusive, reduzir o risco de desenvolvimento de alergia nas crianças. Recentemente, demonstrou-se que a administração

materna de probióticos na gestação e no período de aleitamento é segura e eficaz na redução do risco de eczema nas crianças cujas mães tenham risco para atopia. Um estudo holandês demonstrou que a modalidade do parto (cesárea *versus* vaginal) e o local (parto domiciliar *versus* hospitalar) influenciam na microbiota gastrointestinal do recém-nato e, consequentemente, no risco de manifestações alérgicas.

As crises asmáticas podem ocasionar complicações maternas e fetais. As complicações maternas incluem abortamento, pré-eclâmpsia, hipertensão gestacional, hiperêmese gravídica, hemorragia vaginal, parto induzido e complicado, ou até a mesmo a morte materna. As complicações fetais incluem prematuridade, crescimento intrauterino restrito, baixo peso ao nascimento, hipóxia, mortalidade neonatal e malformações fetais. A asma mal controlada durante a gestação correlacionou-se a risco significativo de prematuridade e crescimento fetal reduzido. Dados anteriores correlacionaram prematuridade, corioamnionite e o desenvolvimento de sibilância na infância, principalmente na população afro-americana; no entanto, estudo recente com adultos nascidos prematuros e com baixo peso ao nascimento (≤ 1.500 g) evidenciou menor incidência de atopia em comparação com adultos nascidos a termo. Esse estudo aponta a hipótese de que a propensão à atopia é determinada durante as fases precoces do desenvolvimento. Em 2012, realizou-se estudo populacional que não demonstrou associação entre o peso ao nascer e o risco de asma durante os primeiros 6 anos de vida.

Quanto ao risco de desenvolvimento de asma na infância, foi sugerido que a exposição pré-natal a inibidores de bomba de prótons associa-se a esta condição. Demonstrou-se de maneira independente a correlação entre ansiedade materna gestacional e desenvolvimento de asma na infância, o que poderia ter implicações práticas de intervenções para reduzir o estresse materno na gestação. Foi demonstrado também que a obesidade materna está relacionada a maior risco de asma na prole. A epigenética (interação genética e meio ambiente) é também importantíssima na fase intrauterina do desenvolvimento fetal, portanto as influências do ambiente anterior ao nascimento podem ser determinantes no aparecimento posterior das manifestações atópicas e de demais condições mórbidas.

O monitoramento da função pulmonar e os cuidados pré-natais apropriados são essenciais para a prevenção dos estados emergenciais e para o reconhecimento precoce do feto em risco. A asma na gestação deve ser conduzida com os mesmos recursos diagnósticos, terapêuticos e cuidados ambientais existentes para a asma da não gestante. O objetivo primordial deve ser a intervenção precoce, evitando as exacerbações asmáticas. O tabagismo materno deve ser fortemente contraindicado, tendo sido demonstrada a associação entre comprometimento da função pulmonar nas crianças em idade pré-escolar e mães fumantes.

A anafilaxia durante a gestação e o trabalho de parto tem sido reconhecida pelo seu potencial catastrófico tanto para a mãe quanto para o feto. Durante o parto, os principais agentes etiológicos implicados são antibióticos betalactâmicos, látex, opiáceos, analgésicos, anti-inflamatórios não hormonais e anestésicos. A administração da adrenalina deve ser prontamente encorajada, e, no caso de ressuscitação cardiorrespiratória, deve-se manter a pressão sistólica materna acima de 90 mmHg para garantir a adequada perfusão placentária. Nesses casos, há indicação de parto cesáreo de emergência. Estratégias que visem à adequada profilaxia desta condição e adequado e correto tratamento dos episódios anafiláticos têm sido amplamente discutidos na comunidade científica.

RINITE E GRAVIDEZ

Os sintomas de rinite ocorrem em cerca de 20% das gestações. As apresentações mais prevalentes são rinite alérgica, rinite vasomotora, rinite medicamentosa e rinossinusite bacteriana. Um terço das mulheres com rinite piora com a gravidez. A rinite tem um impacto negativo importante na qualidade de vida das gestantes, sendo um fator de risco para a asma associada e, também, uma condição predisponente para o surgimento de sinusite. O tratamento da rinite deve, portanto, ser otimizado e precoce durante toda a gestação.

Há um tipo peculiar de rinite gravídica que é uma variante da rinite vasomotora, a qual pode surgir logo após a instalação da gravidez e decorre do aumento no fluxo sanguíneo dos cornetos nasais, de maior atividade das glândulas da submucosa produtoras do muco nasal e de relaxamento da musculatura lisa dos vasos sanguíneos nasais. Este quadro está associado à elevação dos níveis hormonais de estrogênio e progesterona característicos da gravidez. A rinite gestacional piora a partir do segundo trimestre e atinge o pico no último trimestre do ciclo gestatório, desaparecendo em até 1 semana após o parto, tendo, portanto, bom prognóstico.

O tratamento da rinite na gravidez consiste em farmacoterapia específica e controle ambiental rigoroso, evitando-se a exposição aos aeroalérgenos específicos (ácaros da poeira domiciliar, fungos, pólens, antígenos de animais domésticos, baratas etc.) e aos irritantes inespecíficos da mucosa nasal (fumaça, odores fortes, materiais de limpeza, perfumes etc.). O estresse decorrente da ansiedade deverá ser valorizado, requerendo, inclusive, apoio profissional em alguns casos.

O abuso dos descongestionantes tópicos nasais deverá ser sempre desencorajado, uma vez que poderá complicar o quadro com o aparecimento da rinite medicamentosa.

Idealmente, deve-se evitar a utilização de fármacos no primeiro trimestre gestacional, quando o risco de anomalias fetais é maior. Cerca de 1% a 5% dessas anomalias

são provocadas por medicamentos. A Food and Drug Administration (FDA/EUA) estabeleceu categorias de segurança (A, B, C, D e X) para os medicamentos empregados na gravidez, já que existem poucos estudos que documentem este tipo peculiar de segurança farmacoterápica. Esta classificação é aceita universalmente e permite a avaliação da relação risco/benefício no tratamento das alergias presentes na gravidez (Quadro 23-1).

As categorias de risco estabelecidas pela FDA para o tratamento da rinite durante a gravidez estão listadas no Quadro 23-2.

O posicionamento interdisciplinar sobre a relação risco/benefício no tratamento das alergias e da asma durante a gravidez foi estabelecido por uma comissão conjunta do ACAAI-ACOG (Colégio Americano de Alergia, Asma e Imunologia-Colégio Americano de Obstetras e Ginecologistas). A imunoterapia não aumenta o risco de complicações perinatais ou teratogênese, embora as reações anafiláticas pós-imunoterápicas sejam potencialmente perigosas para o binômio mãe-feto. As doses imunoterápicas de manutenção podem ser mantidas ou preferencialmente reduzidas na gravidez. O aumento nas doses e concentrações imunoterápicas, quando realmente necessário, deverá ser sempre muito cauteloso, levando-se em consideração a razão risco/benefício de sua prescrição. É consenso que a imunoterapia não deve ser iniciada na gravidez. Toda imunoterapia deverá ser revista e individualizada na gestante alérgica. Documentou-se que a imunoterapia durante

QUADRO 23-1 **Categorias de risco (classificação da FDA/USA) para os medicamentos utilizados na gravidez**

Categorias	Comentários
A	Não foram demonstrados, em estudos adequados, riscos ao feto no primeiro trimestre da gravidez, nem nos demais trimestres de gestações humanas
B	Estudos em animais não mostraram risco fetal; porém, não existem estudos em mulheres grávidas
	Ou
	Estudos em animais evidenciaram riscos, porém estudos adequados em seres humanos não mostraram riscos no primeiro trimestre e nem evidência de riscos nos demais trimestres da gestação
C	Estudos em animais mostraram efeitos adversos fetais; porém, não existem estudos humanos adequados; a relação risco/benefício poderá ser aceitável na gravidez
	Ou
	Não há estudos em animais, nem estudos adequados em seres humanos
D	Há evidências de risco fetal humano, porém o benefício potencial na grávida poderá ser aceitável
X	Estudos em animais ou em seres humanos mostraram anomalias fetais
	Ou
	Relatos de reações adversas indicam a evidência de risco fetal. A relação risco/benefício é desfavorável na gravidez

QUADRO 23-2 Categorias de risco na conduta terapêutica da rinite na gravidez

Medicamentos	Categorias
Corticoides intranasais	
Budesonida	B
Beclometasona	C
Fluticasona (proprionato e furoato)	C
Triancinolona	C
Flunisolida	C
Mometasona	C
Ciclesonida	C
Cromoglicato	B
Anti-histamínicos	
Fexofenadina	C
Desloratadina	C
Loratadina	B
Cetirizina	B
Levocetirizina	B
Clorfeniramina	B
Difenidramina	B
Clemastina	B
Tripelenamina	B
Hidroxizina	C
Rupatadina	B
Bilastina	B
Descongestionantes	
Pseudoefedrina	C
Anti-histamínicos/descongestionantes	
Loratadina/pseudoefedrina	B/C
Fexofenadina/pseudoefedrina	C
Cetirizina/pseudoefedrina	B/C
Outros *sprays* nasais	
Azelastina	C
Ipratrópio	B
Oximetazolina	C

a gestação antiacarina em ratas protegeu a prole contra o aparecimento de alergias. Estudo recente sugere que a baixa idade gestacional ao nascimento, independentemente do peso, está associada a menor risco de rinite alérgica futura, provavelmente decorrente da proteção ocasionada pela exposição precoce aos patógenos, o que favorece a resposta imune Th1.

Não foram demonstradas anomalias fetais com anti-histamínicos, mesmo quando utilizados no primeiro trimestre da gravidez. Estudos em humanos demonstraram segurança dos anti-histamínicos pouco ou não sedantes, como a cetirizina e a loratadina, e, recentemente, a levocetirizina e a bilastina. Até o presente momento não foi documentada a existência de anomalias fetais com a azelastina tópica nasal, sendo classificada como categoria C. A pseudoefedrina é considerada o descongestionante de escolha durante a gravidez. Casos raros e isolados de anomalias fetais relacionadas com descongestionantes orais foram,

no entanto, relatados. A corticoterapia intranasal deverá ser contemplada para o controle adequado da rinite crônica. Embora não haja estudos específicos sobre o uso dos corticoides intranasais durante a gestação, recomenda-se a budesonida como corticosteroide de escolha na gravidez. A fluticasona mostrou-se segura e eficaz no tratamento da rinite vasomotora gestacional.

As *sinusites* bacterianas são seis vezes mais frequentes na gravidez, mostrando-se assintomáticas em 50% dos casos, portanto, devem ser consideradas em casos de rinite e asma de difícil controle. O tratamento, incluindo antibioticoterapia, deverá basear-se em anamnese, exame físico e citologia nasal, já que os métodos radiológicos investigativos devem ser evitados durante a gravidez.

ASMA E GRAVIDEZ

A asma é a doença crônica respiratória mais frequente na gravidez, ocorrendo em até 8% das grávidas. A asma em atividade na gestação pode ocasionar complicações maternas e fetais. As complicações maternas incluem abortamento, pré-eclâmpsia, hipertensão gestacional, hiperêmese gravídica, hemorragia vaginal, complicações no parto e até morte materna. As complicações fetais incluem prematuridade, crescimento intrauterino restrito, baixo peso ao nascimento, hipóxia, mortalidade neonatal e malformações fetais. O tratamento antiasmático deverá ser, portanto, sempre muito eficaz na gravidez. A asma na gravidez requer acompanhamento contínuo, objetivando a normalização da função pulmonar e da oxigenação sanguínea, reduzindo, portanto, a morbimortalidade materna e fetal associada à hipoxemia.

Um terço das gestantes asmáticas melhora, um terço piora e um terço permanece estável. Geralmente, a asma grave tende a piorar e a leve a melhorar. Há tendência para a repetição dos padrões asmáticos de gestações anteriores. Geralmente as exacerbações asmáticas ocorrem entre a 24ª e a 36ª semana da gestação, sendo raras nas quatro últimas semanas e também durante o trabalho de parto. Cerca de dois terços das gestantes asmáticas retornam ao seu padrão prévio no período de 3 meses após o parto. As variáveis gestacionais influenciam a rinite e a asma, merecendo então consideração criteriosa. Quando a asma é bem controlada durante a gravidez, os resultados obstétricos são semelhantes aos observados nas gestantes saudáveis.

Quanto ao risco de desenvolvimento de asma na infância, há evidências de correlação entre a ansiedade materna gestacional e o desenvolvimento de asma na infância, o que poderia explicar também o aumento da incidência de asma mundialmente, apontando a necessidade de intervenções para reduzir o estresse materno na gravidez. Foi demonstrado também que a obesidade e o tabagismo maternos durante a gestação são fatores de risco importantes para a ocorrência de asma nos filhos gerados. Na medicina atual, a interação entre a genética e o meio ambiente tem sido reconhecida como de papel fundamental na origem das doenças alérgicas, bem como de outras condições mórbidas.

O monitoramento da função pulmonar e os cuidados pré-natais apropriados são essenciais para a prevenção dos estados emergenciais e para o reconhecimento precoce do feto em risco. A asma na gestação deve ser conduzida com os mesmos recursos diagnósticos, terapêuticos e cuidados ambientais existentes para a asma da não gestante. Deve-se evitar a corticofobia por parte dos médicos e das pacientes. O objetivo primordial deve ser a intervenção precoce, evitando as exacerbações asmáticas.

Na gravidez há aumento da ventilação-minuto de repouso, efeito da estimulação central respiratória pela progesterona. Pode então surgir alcalose respiratória, compensada pela excreção renal de bicarbonato. Clinicamente, poderá haver sensação dispneica sem a presença de asma. Não há alterações fisiológicas nas espirometrias obtidas durante o ciclo gestatório (VEF1, CVF, FEF 25-75). Na asma ativa da gestante, a diminuição do pCO_2 associada à hiperventilação induz hipoperfusão sanguínea uteroplacentária, com consequente hipóxia fetal. O feto também se adapta constantemente às modificações cardiovasculares gestacionais. A obtenção de espirometria seriada é essencial para o bom manejo terapêutico da asma gestacional. Devem ser consideradas outras causas de dispneia na gravidez: anemia, insuficiência cardíaca, embolia pulmonar e a própria ansiedade comumente observada.

Há correlação entre a alergia a baratas e a gravidade da asma na gravidez. O controle ambiental durante a gestação pode ser útil tanto para a gestante atópica quanto para a diminuição da incidência de atopia respiratória na prole gerada. A farmacoterapia adequada é fundamental para o controle clínico da grávida asmática. Como vemos, o tripé controle ambiental/medicamentos antiasmáticos/imunoterapia específica é também a base da proposta terapêutica na asma gestacional. Em publicação na qual foram avaliadas 4.344 gestações de mulheres asmáticas, foi demonstrada correlação estatisticamente significativa entre exacerbações de asma no primeiro trimestre gestacional e risco aumentado de 48% de malformações fetais.

A farmacoterapia da asma durante a gravidez é norteada pela classificação de risco da FDA (Quadro 23-3). Por razões éticas, não há estudos duplo-cegos controlados com placebo durante a gravidez. Dados epidemiológicos e acompanhamentos populacionais, com análise científica e crítica retroativa, são frequentemente utilizados. Há uma tendência, universal e generalizada, de se empregar os medicamentos mais antigos e familiarizados, que já exista e tenham um perfil de segurança aceitável. A maioria dos agentes antiasmáticos existentes pertencem às categorias B e C da FDA.

Segundo recomendação do NAEPP (National Asthma Education and Prevention Program), o controle adequado da asma durante a gestação é importante para a saúde materna e fetal, sendo o uso regular de corticosteroides inalatórios a terapêutica preferencial a longo prazo para asma. Os corticosteroides tópicos inalatórios devem ser considerados na asma persistente praticamente em todas as suas categorias. A experiência publicada nos EUA com a beclometasona e na Suécia com a budesonida, utilizadas no primeiro trimestre gestacional, confirmaram a sua segurança quanto ao aparecimento de malformações congênitas. A budesonida é classificada na categoria B, sendo o corticosteroide de escolha na gestação, por causa de sua segurança na utilização durante a lactação. Embora não haja extensos dados sobre a segurança dos mais novos e potentes corticosteroides inaláveis, como a ciclesonida, fluticasona e mometasona, não há evidências de que estas

QUADRO 23-3 Categorias de risco na conduta terapêutica da asma na gravidez

Medicamentos	Categorias
Broncodilatadores	
Albuterol	C
Pirbuterol	C
Levalbuterol	C
Salmeterol	C
Formoterol	C
Metaproterenol	C
Terbutalina	B
Ipratrópio	B
Tiotrópio	C
Fenoterol	C
Bambuterol	C
Indacaterol	C
Epinefrina	C
Cromonas	
Cromoglicato	B
Nedocromil	B
Corticoides inaláveis	
Budesonida	B
Beclometasona	C
Fluticasona	C
Triancinolona	C
Flunisolida	C
Ciclesonida	C
Mometasona	C
Fluticasona/salmeterol	C
Budesonida/formoterol	B/C
Mometasona/formoterol	C
Antileucotrienos	
Zafirlucaste	B
Montelucaste	B
Corticoides orais	
Prednisona	D
Prednisolona	C
Teofilina	**C**
Omalizumabe	B

preparações não sejam seguras na gestação. Os antileucotrienos zafirlucaste e montelucaste pertencem à categoria B, e seu uso na gestação não foi associado a malformações fetais ou a eventos adversos perinatais. O uso de beta-agonistas inalados de curta ação durante a gestação está associado a menor risco de pré-eclâmpsia, sendo seguros nesta população. Os beta-agonistas de ação prolongada são utilizados em associação a corticoides inaláveis para o controle da asma moderada e grave persistentes. Constitui boa alternativa a adição da teofilina. A corticoterapia oral, quando necessária para a asma grave, aguda ou persistente, é segura, principalmente quando empregada por períodos curtos, sendo a prednisolona a mais segura na gestação, classificada na categoria C. Quando o seu uso é prolongado, deve-se ter atenção quanto ao risco de diabetes melito e hipertensão arterial, condições associadas à morbimortalidade materna e fetal. Estudos recentes demonstraram que a corticoterapia na gestação é tão segura quanto eficaz. Revisões recentes apontam que os beta-agonistas e corticosteroides inalados não afetam o crescimento fetal, no entanto, o uso de corticosteroide sistêmico na gestação leva a déficit de 200 g no peso ao nascimento quando comparado com grupo controle. As teofilinas apresentam efeitos colaterais e podem agravar as frequentes náuseas e o refluxo gastroesofágico gestacionais. Como a dose terapêutica da teofilina é muito próxima à sua dose tóxica, quando esta é empregada os seus níveis séricos devem ser monitorados. Na era das terapias biológicas, o omalizumabe (medicação anti-IgE) pode ser utilizado na gestação, pertencendo à categoria B.

A adrenalina deverá sempre ser administrada nos quadros de anafilaxia. A anafilaxia durante a gestação e o trabalho de parto tem sido reconhecida pelo seu potencial catastrófico tanto para a mãe quanto para o feto. Durante o parto os principais agentes etiológicos implicados são antibióticos betalactâmicos, látex, opiáceos, analgésicos, anti-inflamatórios não hormonais e anestésicos. A administração da adrenalina deve ser prontamente encorajada, e, no caso de ressuscitação cardiorrespiratória, deve-se manter a pressão sistólica materna acima de 90 mmHg, para garantir a adequada perfusão placentária. Nestes casos, há indicação de parto cesáreo de emergência.

Na gravidez, não se deve utilizar tetraciclinas, preparações contendo iodo, sulfonamidas e anti-inflamatórios não esteroidais no último trimestre, e agentes alfadrenérgicos, com exceção da pseudoefedrina. Estudo anterior evidenciou que a exposição pré-natal às drogas inibidoras de bomba de prótons aumenta o risco de desenvolvimento de asma na infância. A ausência de acidez gástrica dificultaria a digestão proteica, possibilitando maior sensibilização às proteínas de alérgenos alimentares.

A sensibilização alérgica intrauterina já foi sugerida como importante no desenvolvimento de atopia em crianças, no entanto, esta teoria não foi completamente provada. Em 2010 foi demonstrado que o padrão de dieta materna na gestação não está associado à asma na prole. No passado, estudos em crianças com alergia alimentar evidenciaram associação entre a ingestão materna de amendoim durante a gestação e alta sensibilização a este alérgeno em crianças atópicas. Atualmente trabalhos sugerem que o consumo de amendoim e nozes na gestação pode inclusive reduzir o risco de desenvolvimento de alergia nas crianças. Recentemente, demonstrou-se que a administração materna de probióticos na gestação e no período de aleitamento é segura e eficaz na redução do risco de eczema nas crianças cujas mães tenham risco para atopia.

No parto podem ser empregados os mesmos medicamentos utilizados durante a gestação. Nos casos em que é empregada a corticoterapia prolongada durante a gestação, sistêmica ou inalatória, torna-se necessário prevenir a insuficiência suprarrenal aguda no trabalho de parto, mediante a administração parenteral de 100 mg de hidrocortisona oito horas antes, durante e oito horas após o parto. A conduta anestésica na asma apresenta cuidados especiais, e, no parto, deve-se preferir a anestesia regional (raquianestesia com analgesia ou peridural).

DERMATOSES ALÉRGICAS E GRAVIDEZ

A urticária e o angioedema podem ocorrer na gestação e serem limitados ao período gestacional. A patogênese da urticária gravídica é desconhecida. Questiona-se a participação da progesterona nesta dermatose gestacional pruriginosa, como se fosse um processo de autossensibilização. Mais recentemente tem sido valorizado o aspecto emocional, ansiedade e apreensões como fator causal ou de exacerbação do prurido gestacional. O tratamento com anti-histamínicos leva em consideração os mesmos critérios já mencionados para o tratamento da rinite alérgica. O corticosteroide deve ser empregado quando necessário e, em caso de edema de glote, disponibilizar epinefrina para uso intramuscular emergencial na face anterolateral da coxa.

Podem ocorrer erupções polimórficas na gravidez, principalmente em primíparas (76%) e nas cinco últimas semanas da gestação, e ainda podem surgir as seguintes afecções cutâneas: *herpes gestationis*, foliculite pruriginosa da gravidez, prurigo gestacional, impetigo herpetiforme e *pruritus gravidarum*.

Geralmente, o angioedema hereditário é bem tolerado durante o ciclo gestatório. O uso de esteroides masculinos, como danazol e estanozolol, está contraindicado na gravidez devido ao risco de virilização fetal, portanto, o controle do angioedema hereditário durante a gestação deve contemplar o afastamento de fatores predisponentes, como, por exemplo, o trauma, manipulações dentárias e estresse. Em caso de episódio agudo de angioedema hereditário, deve-se instituir tratamento com o concentrado ou recombinante humanizado do inibidor da C1 esterase, ou mesmo plasma fresco, e recentemente a administração subcutânea de anticalicreína e do antagonista do receptor II da bradicinina (icatibanto), sempre em ambiente hospitalar seguro. Não existem dados clínicos sobre a exposição ao icatibanto durante a gravidez. Estudos em animais revelaram efeitos sobre a implantação no útero e sobre o parto, mas o risco potencial para o ser humano é desconhecido. O icatibanto deve ser utilizado apenas durante a gravidez se o benefício justificar o risco potencial para o feto. Das novas drogas disponíveis para angioedema hereditário agudo, somente o icatibanto está aprovado e disponível no Brasil.

A gestação não costuma alterar o quadro clínico da dermatite atópica.

A conduta alergológica nas farmacodermias deve sempre levar em consideração a relação risco/benefício.

É, portanto, imprescindível a segurança na farmacoterapia das dermatoses gestacionais.

CONCLUSÕES

A asma, a rinite e as alergias, de modo geral, são de evolução imprevisível na gravidez. Aproximadamente um terço das gestantes asmáticas piora, um terço melhora e um terço permanece estável. Em geral, a asma grave piora, havendo uma tendência à repetição dos padrões asmáticos dos ciclos gestatórios anteriores. Os medicamentos antiasmáticos apresentam menos riscos do que a asma não controlada. Fatores precipitantes de qualquer natureza devem ser identificados e abolidos. As gestantes, asmáticas ou não, devem abster-se completamente do tabagismo (ativo ou passivo). É fundamental o acompanhamento clínico periódico, sempre associado à determinação objetiva dos parâmetros de função pulmonar (espirometria pré e pós-broncodilatação). A imunoterapia não deve ser iniciada, podendo, no entanto, ser continuada, com muita cautela, durante a gravidez de mulheres atópicas. Em caso de necessidade, como sífilis gestacional, pode-se empregar protocolos de dessensibilização para antibióticos, como, por exemplo, para a penicilina.

A assistência ao parto implica a adequada integração entre o obstetra, o anestesista e o médico responsável pelo tratamento da asma. A medicação de eleição para indução do trabalho de parto é a ocitocina, e o misoprostol vaginal/cervical pode ser empregado para o preparo pré-parto. A anestesia regional/raquianestesia deve ser a preferida. Em caso de anestesia geral, o agente indutor de escolha é a cetamina e, como alternativa, o propofol, podendo ser empregados os agonistas beta$_2$-adrenérgicos e os anticolinérgicos na fase pré-anestésica. A ocitocina é a medicação de escolha para a hemorragia pós-parto. Tanto a ergonovina quanto a metilergonovina têm sido associadas ao broncospasmo e devem ser evitadas.

Durante a gestação e o parto deve ser evitada a hipóxia materna e fetal, com o objetivo de diminuir a morbimortalidade. O tratamento antiasmático pode incluir os medicamentos anti-inflamatórios controladores (corticosteroides tópicos inalatórios e sistêmicos), os agonistas beta$_2$-adrenérgicos inalatórios de curta e longa duração, os anticolinérgicos, a terapia anti-IgE, os antileucotrienos e o oxigênio. A boa relação médico–paciente e o apoio psicológico são fundamentais para o sucesso do tratamento da asma na gravidez. É também necessária a educação complementar da gestante asmática e de sua família próxima.

A rinite acomete 20% das gestações, podendo piorar no terceiro trimestre da gravidez, provavelmente devido à elevação da progesterona. Ela pode ser adequadamente controlada com o uso de anti-histamínicos (orais e tópicos nasais), tratamento anti-inflamatório (corticosteroides tópicos nasais) e imunoterapia específica, além do controle ambiental individualizado.

Futuramente, a imunogenética e as suas amplas aplicações terapêuticas, a imunotolerância induzida, vacinas de DNA e a utilização de anticorpos monoclonais específicos para o bloqueio dos vários processos imunopatológicos presentes nas alergias serão empregadas com grande sucesso. Muitas dessas estratégias terapêuticas já estão em andamento.

Bibliografia

Bakhireva LN, Jones KL, Schatz M, et al. Safety of leukotriene receptor antagonists in pregnancy. J. Allergy Clin. Immunol. 2007; 119:618.

Bakhireva LN, Jones KL, Schatz M. et al. Asthma medication use in pregnancy and fetal growth. Allergy Clin. Immunol. 2005; 116:503.

Blais L, Forget A. Asthma exacerbations during the first trimester of pregnancy and the risk of congenital malformations among asthmatic women. J. Allergy Clin. Immunol. 2008; 121:1379.

Cookson H, Granell R, Joinson C, et al. Mothers' anxiety during pregnancy is associated with asthma in their children. J Allergy Clin Immunol. 2009;123:847.

Crump C, Sundquist K, Sundquist J, Winkleby M. Gestational age at birth and risk of allergic rhinitis in young adulthood. J Allergy Clin Immunol 2011;127:1173-1179.

Falt A, Bengtsson,T, Kennedy BM. et al. Exposure of infants to budesonide through breast milk of asthmatic mothers. J Allergy Clin Immunol 2007; 120:798.

Geller M, Geller Wolff P. Asma, Rinite e Dermatoses Pruriginosas. Obstetrícia, vol. I, pp: 650-657, Editora Gen/Guanabara Koogan, 12ª edição, Rio de Janeiro, RJ, 2013.

Geller M, Saubermann LF, Wolff H. A propósito da conduta anestésica na asma. J Bras Med 2001; 80:38-40.

Geller M, Saubermann LF, Wolff H. Paciente asmático e a anestesia. Rev Bras Alerg Imunopatol 2001; 24: 169.

Kalliola S, Pelkonen AS, Malmberg LP, et al. Maternal smoking affects lung function and airway inflammation in young children with multiple-trigger wheeze. J Allergy Clin Immunol 2013;131:730-735.

Lange NE, Rifas-Shiman SL, Camargo CA, et al. Maternal dietary pattern during pregnancy is not associated with recurrent wheeze in children. J Allergy Clin Immunol. 2010; 126:250-255.

Luskin AT. An overview of the recommendations of the Working Group on Asthma and Pregnancy. National Asthma Education and Prevention Program. J Allergy Clin Immunol 1999; 103(2 Pt 2): S350-353.

Maslova E, Granstrom C, Hansen S, et al. Peanut and tree nut consumption during pregnancy and allergic disease in children – should mothers decrease their intake? Longitudinal evidence from the Danish National Birth Cohort. J Allergy Clin Immunol 2012;130:724-732.

Nimwegen F, Penders J, Stobberingh E, et al. Mode and place of delivery, gastrointestinal microbiota, and their influence on asthma and atopy. J Allergy Clin Immunol 2011;128:948-955.

Rautava S, Kainonen E, Salminen, et al. Maternal probiotic supplementation during pregnancy and breast-feeding reduces the risk of eczema in the infant. J Allergy Clin Immunol 2012;130:1355-1360.

Siltanen M, Wehkalampi K, Hovi P, et al. Preterm birth reduces the incidence of atopy in adulthood. J Allergy Clin Immunol. 2011;127:935.

Simons FER, Schatz M. Anaphylaxis during pregnancy. J Allergy Clin Immunol 2012;130:597-606.

Victor Jr JR, Fusaro AE, Duarte AJS, Sato MN. Preconception maternal immunization to dust mite inhibits the type I hypersensitivity response of offspring. J Allergy Clin Immunol 2003; 111:269-277.

Yang HJ, Qin R, Katusic S, et al. Population-based study on association between birth weight and risk of asthma: A propensity score approach.Ann Allergy 2012 110;1:18-23.

Yen EH, Dehlink E, Huh S, et al. Acid blocking therapy during pregnancy increases the odds for childhood asthma. J. Allergy Clin. Immunol. 2008; 121:794.

CAPÍTULO

24

Alergia em Anestesia

Luiz Fernando Saubermann, Helio Wolff e Mario Geller

INTRODUÇÃO

As reações alérgicas estão entre as principais causas de morbidade e mortalidade em anestesia; a incidência varia de 1:3.500 a 1:20.000 anestesias. A entrevista pré-anestésica é fundamental, pois uma história de alergia e asma alerta o anestesiologista quanto à estratégia a ser adotada. Esse contato anestesiologista–paciente ocorre durante a visita pré-anestésica (95% dos casos) ou durante consulta pré-anestésica (5% dos casos). A ocorrência de anafilaxia durante uma anestesia é rara e, por isso, não está entre as primeiras suspeitas diagnósticas do anestesiologista. Em um estudo que envolveu 42 anestesiologistas experientes e um simulador, nenhum deles diagnosticou a anafilaxia durante os primeiros 10 minutos. A anafilaxia pode ocorrer subitamente durante uma anestesia: muitas drogas são administradas em curto espaço de tempo, especialmente no período da indução da anestesia. Além disso, os pacientes estão inconscientes ou sedados e cobertos por campos cirúrgicos – o que dificulta a identificação de sinais cutâneos. Os primeiros sinais e sintomas de anafilaxia detectados durante uma anestesia costumam ser o broncospasmo e o colapso cardiovascular. A sua incidência é a seguinte: cardiovasculares, 73,6%; cutâneos, 69,6%, e broncospasmo, 44,2%.

Os bloqueadores neuromusculares (58,08%), o látex (19,65%) e os antibióticos (12,85%) são os agentes mais envolvidos. Aparentemente, a incidência em mulheres é maior. Em crianças, o maior envolvido foi o látex (41,8%), seguido dos bloqueadores neuromusculares (31,97%) e dos antibióticos (9,02%). Em contraste com adultos, não houve predominância do sexo feminino.

A anafilaxia ao látex pode ocorrer em pacientes submetidos a várias cirurgias, ou em pacientes urológicos submetidos a múltiplos cateterismos, em pessoas da área de saúde e em indivíduos atópicos. Contrastando com os agentes de indução de anestesia, bloqueadores neuromusculares, sedativos e opioides que podem provocar reação alérgica no início, a anafilaxia ao látex pode ocorrer durante a fase de manutenção ou no final da anestesia.

O sugammadex, uma gama-ciclodextrina modificada, tem sido usado recentemente para o antagonismo do bloqueio neuromuscular do rocurônio e do vecurônio. Há um relato de caso de anafilaxia produzida pelo sugammadex em um paciente de 17 anos, confirmado por testes cutâneos. Por sua vez, há indícios do benefício do uso de sugammadex no processo anafilático produzido pelo rocurônio pelo encapsulamento e inativação de sua molécula.

FISIOPATOLOGIA

A anafilaxia é uma reação de hipersensibilidade do tipo I, como também a asma e a rinite alérgicas. Apresenta-se como uma síndrome clínica que afeta múltiplos órgãos e sistemas. As suas manifestações clínicas são derivadas da liberação imediata de mediadores pelos mastócitos e basófilos. Após exposição inicial a um antígeno em pacientes suscetíveis, a IgE é produzida e se liga aos mastócitos e basófilos. Quando ocorre uma nova exposição, o antígeno multimérico se liga a dois receptores de IgE presentes na superfície dos mastócitos, induzindo fosforilação da tirosina com a ativação da tirosina-cinase. Esse processo inicia a cascata de sinalização celular que culmina com o aumento do cálcio intracelular, provocando a liberação de mediadores pré-formados, como a histamina, triptase, proteoglicanos e o PAF (fator de ativação plaquetária). O metabolismo dos fosfolipídios de membrana produz os leucotrienos (LTC_4, LTE_4 e LTD_4) e as prostaglandinas (PGs).

Histamina, PGD_2 e LTC_4 são os mediadores vasoativos que causam alterações de aumento na permeabilidade vascular, ocasionando urticária, angioedema, hipotensão e broncoconstrição, sinais e sintomas frequentes em episódios de anafilaxia em anestesia.

As reações anteriormente denominadas anafilactoides não são mediadas por IgE e induzem manifestações clínicas por meio da ativação direta dos mastócitos e basófilos, assim como da cascata do complemento. Essas manifestações clínicas são indistinguíveis de uma reação anafilática mediada por IgE. Os sintomas progridem rapidamente e podem afetar múltiplos órgãos e sistemas, incluindo a pele (prurido, rubor, urticária, angioedema), olhos (conjuntivite), vias aéreas superiores (rinite e edema de glote) e inferiores (broncoconstrição com sibilos, dispneia e cianose), o trato gastrointestinal (dor abdominal, náuseas, vômitos e diarreia) e o sistema cardiovascular (taquicardia, hipotensão e choque), podendo evoluir até colapso cardiovascular e morte. O início e o tipo de sintomas dependem das concentrações dos agentes causadores, embora mínimas concentrações do alérgeno possam produzir reações graves e potencialmente fatais. A sensibilidade do paciente e a via de administração são os fatores determinantes, e a infusão intravenosa de alérgenos pode desencadear sintomas cardiovasculares de apresentação rápida.

DIAGNÓSTICO

Enquanto o diagnóstico inicial de anafilaxia peroperatória se baseia na história, exame físico e manifestações clínicas, o diagnóstico retrospectivo deve se basear em testes alérgicos cutâneos e sorológicos

A triptase sérica é uma protease de origem mastocitária que está aumentada em casos de anafilaxia, sinalizando o mecanismo imunomediado envolvido. O aumento das triptases alfa e beta, proteases predominantemente mastocitárias, pode ser mensurado no soro 30 minutos após os primeiros sinais de anafilaxia e correlaciona-se com a presença de hipotensão. A meia-vida da triptase é de 2 horas, e o seu nível decresce gradualmente. A triptase pode não estar aumentada na ausência de hipotensão, ou pode permanecer aumentada durante dias em casos de anafilaxias bifásicas e de início tardio. A triptase mastocitária pode ser também liberada por ação de drogas farmacológicas, as quais causam ativação não imunológica e a degranulação direta de mastócitos. A elevação da triptase sérica não diferencia os casos de reações anafiláticas das reações anteriormente denominadas anafilactoides. Similarmente, a ausência de elevação da triptase sérica não elimina a hipótese de anafilaxia, já que há relatos de casos de anafilaxia mediada por IgE com ausência de elevação da triptase sérica.

A histamina sérica, mediador também liberado maciçamente pelos mastócitos durante as reações anafiláticas, não é mensurada rotineiramente em virtude da sua meia-vida de apenas alguns minutos. A quantificação de histamina urinária nas 24 horas que sucedem um episódio anafilático reflete a liberação deste mediador por mastócitos e basófilos.

Testes *in vitro* disponíveis na prática clínica detectam a presença de anticorpos da classe IgE por testes de radioimunoensaio. Esses testes mensuram a presença de IgE específica à determinada droga no soro, podendo ser realizados em pacientes que apresentem lesões cutâneas extensas, que estejam recebendo anti-histamínicos ou que tenham apresentado episódio recente de anafilaxia. Os testes de radioimunoensaio são de alta especificidade e relativa baixa sensibilidade para a maioria das drogas. Os indivíduos podem permanecer sensibilizados por mais de 30 anos após a exposição aos bloqueadores neuromusculares, diferentemente de outras drogas, como os antibióticos betalactâmicos, para os quais os pacientes podem perder a sensibilização ao longo do tempo.

Testes *in vivo* incluem os testes cutâneos realizados por técnicas de punção e intradérmicas. Não se recomenda a realização rotineira de testes cutâneos para drogas anestésicas para todos os pacientes que serão submetidos à anestesia em virtude da possibilidade de sensibilização subclínica. Cerca de 9,3% da população apresentam resultados de testes cutâneos positivos para um ou mais bloqueadores neuromusculares, e a IgE específica para os íons de amônio quaternário é encontrada quando não há sintomas clínicos. A maior limitação dos testes de punção é a possibilidade de ativação inespecífica e irritativa dos mastócitos dérmicos, ocasionando resultados falso-positivos. O resultado de um teste positivo tem valor preditivo alto no contexto histórico de anafilaxia. Geralmente os testes cutâneos de punção são negativos para os anestésicos locais, e, no contexto de uma história clínica positiva, há a necessidade de realização de testes injetáveis de provocação.

Os testes cutâneos intradérmicos para os anestésicos locais, bloqueadores neuromusculares e propofol são realizados por meio da diluição de 1:10 da concentração usada nos testes de punção. São introduzidos 0,02 a 0,03 mL intradermicamente, estimulando uma resposta de mastócitos da derme mais profunda. A realização de testes cutâneos para detecção de IgE específica para o látex é de extrema importância na investigação de anafilaxia peroperatória. O risco de uma reação anafilática induzida pela realização de testes cutâneos é pequeno (< 0,1% para antibióticos). Os testes cutâneos devem ser realizados 4 a 6 semanas após o episódio anafilático, já que ocasionalmente pode ocorrer depleção dos mediadores citoplasmáticos de mastócitos e basófilos durante a anafilaxia, havendo a possibilidade de resultado falso-negativo se esses testes forem realizados antes desse período. Em virtude do risco de reações sistêmicas, esses testes devem ser realizados por profissionais treinados e em ambiente adequado.

PROFILAXIA

Antes da realização de qualquer anestesia, deve-se obter uma história detalhada envolvendo as reações alérgicas prévias. Ao identificar um paciente de risco, o anestesiologista deverá evitar determinadas drogas, tentando substituí-las, a fim de evitar uma reação anafilática. Pacientes com níveis de IgE elevados são considerados como de risco para o uso de propofol e de látex.

A história de alergia a frutas deve alertar o anestesiologista para a possibilidade de 11% de risco de alergia ao látex, enquanto pacientes alérgicos ao látex apresentam 35% de risco de reação alérgica a frutas.

A Força-Tarefa de Sensibilidade ao Látex da Sociedade Americana de Anestesiologistas recomenda que os pacientes sensíveis ao látex sejam operados no primeiro horário da manhã, quando os níveis de aeroalérgenos do látex são menores. Isso, entretanto, não é aceito pelos alergistas. Pacientes do sexo feminino são mais afetados do que os do sexo masculino.

Em pacientes com passado de anafilaxia e testes positivos, pode-se evitar um novo episódio desde que não se usem novamente as mesmas drogas.

Pacientes com anafilaxia e para os quais não existam drogas alternativas podem ser cautelosamente dessensibilizados em hospitais com UTI disponível. O mecanismo de dessensibilização permite a introdução em incrementos de uma determinada droga até se atingir a dose plena. Os pacientes perdem transitoriamente a positividade dos testes cutâneos após a dessensibilização. O mecanismo é desconhecido, mas a tradução de sinal nos mastócitos é suprimida durante o processo. Não existem vantagens em pré-medicar pacientes alérgicos com os bloqueadores H1 e H2 ou corticoides antes de uma nova anestesia. Eles poderiam mascarar os sinais precoces de uma reação anafilática e devem ficar reservados para o tratamento da anafilaxia.

TRATAMENTO

O tratamento consiste em suspender a administração da droga causadora, interromper os efeitos dos mediadores pré-formados e liberados em resposta ao antígeno e evitar a liberação de mais mediadores. O tratamento deve ser imediato, porque a anafilaxia ameaça a vida e pode produzir colapso cardiovascular. A interrupção dos anestésicos e de drogas e a administração precoce de adrenalina são os princípios fundamentais do tratamento. A adrenalina é a droga preferencial graças aos seus efeitos alfa (mantém a pressão arterial) e beta (promove o relaxamento da musculatura lisa brônquica). As doses preconizadas são de 0,2 microgramas/kg em *bolus* venoso para tratar a hipotensão e de 0,1 a 0,5 mg IV quando há colapso cardiovascular. A demora em diagnosticar e iniciar o tratamento com a adrenalina pode resultar em anafilaxia bifásica ou morte.

Deve-se administrar oxigênio a 100% para melhorar o aporte e compensar o consumo aumentado de oxigênio. A reposição com 2 a 4 litros de solução cristalóide compensará a vasodilatação periférica que acompanha a anafilaxia. O tratamento deve incluir inibidores de receptores H1 (difenidramina 0,5-1 mg/kg), inibidores H2 (ranitidina, 150 mg, ou cimetidina, 400 mg), broncodilatadores (nebulização com albuterol e brometo de ipratrópio) e corticosteróides (hidrocortisona 1 a 5 mg/kg). A hidrocortisona é a melhor indicação graças ao seu rápido início de ação. A extubação deve ser postergada por causa do edema de vias aéreas e da inflamação, que podem se estender por 24 horas.

Pode ser necessária uma infusão de adrenalina para manter a pressão arterial. Broncodilatadores devem ser mantidos durante o broncospasmo. Antagonistas de receptores H1 devem também ser mantidos enquanto houver urticária e angioedema.

O anestesiologista deve estar atento quanto ao risco de insuficiência suprarrenal aguda em pacientes que tenham feito uso de corticoides, tópicos ou sistêmicos, por pelo menos 2 semanas nos últimos 6 meses. A conduta é administrar parenteralmente a hidrocortisona, 300 mg distribuídos no pré, per e pós-operatório (100 mg espaçados a cada 8 horas).

CONCLUSÕES

As reações alérgicas ocorrem em 1:3.500 até 1:20.000 anestesias. Muitas drogas podem ser responsabilizadas, e a principal causa são os bloqueadores neuromusculares (69,2%), seguidos do látex (12,1%), antibióticos (8%) e drogas de indução (3,7%). As manifestações clínicas anafiláticas podem não ser tão evidentes durante a anestesia em virtude da sedação ou inconsciência, e incluem broncospasmo, colapso cardiovascular, urticária e angioedema. O diagnóstico laboratorial pode ser feito por meio da dosagem da triptase sérica. É difícil dosar a histamina sérica por causa da sua curta meia-vida.

Testes de radioimunoensaio podem ser realizados para a dosagem de IgE específica para determinadas drogas no soro. A profilaxia inclui a obtenção cuidadosa de história quanto a reações adversas a drogas e alergias. Não há vantagens evidentes em pré-medicar pacientes alérgicos com bloqueadores H1 e H2 ou corticoides.

As reações anafiláticas aos contrastes radiológicos iodados, iônicos e hiperosmolares respondem por 2,4% a 3,1%

de todas as reações adversas e não necessariamente podem ser evitadas de modo completo com a pré-medicação com os corticoides. As reações aos contrastes iodados não iônicos, rubor e *rash* cutâneo são algo frequentes e evitáveis com a pré-medicação com anti-histamínicos e corticoides.

As drogas consideradas mais seguras estão assinaladas no Quadro 24-1.

O tratamento da anafilaxia deve ser imediato e agressivo, sendo indicado o uso de adrenalina, broncodilatadores, expansores volêmicos, vasopressores, anti-histamínicos, corticoides e oxigênio. Ocasionalmente podem ser empregados, também, o glucagon e o azul de metileno (agente antifator de ativação plaquetária/PAF).

QUADRO 24-1 **Drogas empregadas em anestesia – percentual de responsabilidade nas reações IgE-mediadas**

Drogas % total	Nome	Percentual dos casos IgE-mediados
Anestésicos venosos – 2,34%	Tiopental	9,3%
	Midazolam	32,60%
	Propofol	55,80%
	Cetamina	2,30%
Bloqueadores neuromusculares – 58,08%		
Despolarizante	Succinilcolina	33,4%
Não despolarizantes aminoesteroides	Pancurônio	3,60%
	Rocurônio	29,30%
	Vecurônio	10,20%
Benzoquinolínicos	Cisatracúrio	1,70%
	Mivacúrio	2,50%
	Atracúrio	19,30
Opioides – 1,69%	Nalburfina	12,9%
	Morfina	35,5%
	Fentanil	22,6%
	Sufentanil	22,6%
	Remifentanil	6,5%
Antibióticos –12,85%	Penicilina	49%
	Cefalosporinas	37%
	Outros	14%
Látex – 19,65%		
Coloides – 3,43%	Gelatina	88,9%
	Hetastarch	9,5%
	Albumina	1,6%
Anestésicos locais – 0,33%	Bupivacaína	50%
	Lidocaína	33,3%
	Mepivacaína	16,7%
Outros agentes – 2,40%	Azul patente	25%
	Azul de metileno	2,3%
	Aprotinina	11,4%
	Protamina	9,1%
	AINEs	6,8%
	Papaína	6,8%
	Esteroides	2,3%
	Hialuronidase	2,3%
	Povidona	2,3%
	Contraste	2,3%

Bibliografia

Berry AJ, Katz JD, Brown RH, et al. Natural rubber latex allergy: considerations for anesthesiologists. Park Ridge, IL: American Society of Anesthesiologists, 1999:1-34.

Bettmann MA, Heeren T, Greenfield A, Goudey C. Adverse events with radiographic contrast agents: results of the SCVIR contrast agent registry. Radiology 1997; 203: 611-620.

Borish L, Tamir R, Rosenwasser LJ. Intravenous desensitization to beta-lactam antibiotics. J Allergy Clin Immunol 1987; 80: 314-319.

Castells MC, Horan RH, Ewan PW, et al. Anaphylaxis, In: Holgate ST, Churchil MK, Lichenstein LM, eds Allergy, 2nd ed. London, Mosby 2001: 163-173.

Fasting S, Gisvold SE. Serious intraoperative problems: a five-year review of 83,844 anesthetics. Can J Anaesth 2002; 49: 545-553.

Fisher MM, Baldo BA. Mast cell tryptase in anaesthetic anaphylactoid reactions. Br J Anaesth 1998; 80: 26-29.

Fisher MM, Baldo BA. The incidence and clinical features of anaphylactic reactions during anesthesia in Australia. Ann Fr Anesth Reanim 1993; 12: 97-104.

Hepner DL, Castells MC. Anaphylaxis during the perioperative period. Anesth Analg 2003; 97: 1381-1395.

Jacobsen J, Lindekaer AL, Ostergaard HT, et al. Management of anaphylactic shock evaluated using a full-scale anesthesia simulator. Acta Anaesth Scand 1988; 1: 39-46.

Koppert W, Blunck JA, Petersen LJ, et al. Different patterns of mast cell activation by muscle relaxant in human skin. Anesthesiology 2001; 95: 659-667.

L. Menedez-Ozcoidi, Jr Ortiz-Gomez, Jm Olaguibel Ribero, MJ Salvador Bravo. Allergy to low dose sugammadex. Case report.Anaesthesia 2011 66 :217-219.

Laroche D, Namour F, Lefrançois C, et al. Anaphylactoid and anaphylactic reactions to iodinated contrast material. Allergy 1999; 54 (Suppl 58): 13-16.

Lasser EC, Berry CC, Mishkin MM, et al. Pretreatment with corticosteroids to prevent adverse reactions to nonionic contrast media. AJR Am J Roentgenol 1994;162: 523-526.

Laxenaire MC, Mata-Bermejo E, Moneret-Vautrin DA, et al. Life-threatening anaphylactoid reactions to propofol. Anesthesiology 1992; 77: 275-280.

Lee JM, Greenes DS, Biphasic anaphylactic reactions in pediatrics. Pediatrics 2000; 106: 762-766.

Levy JH, Yegin A. Anaphylaxis: what is monitored to make a diagnosis? How is therapy monitored? Anesthesiol Clin North Am 2001; 19: 705-715.

Maria Y, Grosdidier, Haberer JP, et al. Prospective preoperative survey of 300 patients using prick tests with muscle relaxants. Ann Fr Anesth Reanim 1989; 8: 301-305.

Moscicki RA, Sockin SM, Corsello BF, et al. Anaphylaxis during induction of general anesthesia: subsequent evaluation and management. J Allergy Immunol 1990; 86: 325-332.

Nicklas RA, Bernstein IL, Li JT, et al. Algorithm for the treatment of acute anaphylaxis. J Allergy Clin Immunol 1998; 101: S 469-471.

Nicklas RA, Bernstein IL, Li JT, et al. Evaluation and management of patients with a history of anaphylaxis. J Allergy Clin Immunol 1998; 101: S 482-485.

Paul Michel Mertes, Francois Alla,Phillippe Trechot,Yves Auroy, Eric Jougla. Anaphylaxis during anaesthesia in France : an 8-year national survey.J Allergy Clin Immunol 2011, 128 (2): 366-373.

Pereira C, Rico P, Lourenço M, et al. Specific immunotherapy for occupational latex allergy. Allergy 1999; 54: 291-293.

Porri F, Pradal M, Rud C, et al. Is systemic preoperative screening for muscle relaxant and latex allergy advisable? Allergy 1995; 50: 374-377.

Sampson HA, Mendelson L, Rosen JP. Fatal and near-fatal anaphylactic reactions to food in children and adolescents. N Engl J Med 1992; 327: 380-384.

Sanford JP. The technique of penicillin desensitization: how to reduce anaphylaxis risk when only penicillin will do. J Crit Ilness 1992; 7: 791-795.

Schwartz LB, Bradford TR, Rouse C, et al. Development of a new more sensitive immunoassay for human tryptase: use in systemic anaphylaxis. J Clin Immunol 1994; 14: 190-204.

Setlock MA, Cotter TP, Rosner D. Latex allergy: failure of prophylaxis to prevent a severe reaction. Anesth Analg 1993; 76: 650-652.

Sicherer SH. Clinical implications of cross-reactive food allergens. J Allergy Clin Immunol 2001; 108: 881-890.

Takashi K, Takahito T, Maynko H, Tomoaki Y, Koishi Y, Maretaka Y. Succesfull management of rocuronium induced anaphilactic reaction with sugammadex, a case report. J of Clinical Anesth 2012 Vol 24 issue 1 :62-64

Thong BYH, Chan Y. Anaphylaxis during surgical and interventional procedures. Ann Allergy Asthma Immunol 2004; 92: 619-628.

Vervloet D, Magnan A, Birnbaum J,et al. Allergic emergencies seen in surgical suits. Clin Rev Allergy Immunol 1999; 17: 459-467.

Wassenfallen JB, Frey PC. Long term evaluation of usefulness of skin and incremental challenge tests in patients with history of adverse reaction to local anesthetics. Allergy 1995; 50: 162-165.

Weiss ME, Hirshman CA. Latex allergy. Can J Anaesth 1992; 39: 528-532.

CAPÍTULO

25

Dermatite Atópica

Mario Cezar Pires e Rosana Neves dos Santos Rodrigues

INTRODUÇÃO

A dermatite atópica (DA) é uma dermatose inflamatória crônica que evolui em surtos, tem lesões eczematosas com localizações típicas de acordo com a idade e como principal sintoma o prurido. Promove alteração importante na qualidade de vida dos pacientes e seus familiares, e mais de 50% dos casos evolui com outras desordens atópicas, como asma e rinite.

EPIDEMIOLOGIA

A prevalência dessa dermatose está crescendo e, segundo o ISAAC (International Study of Asthmaand Allergies in Childhood), tem variação mundial entre 0,3% e 20%.

Aproximadamente 60% dos casos têm início durante o primeiro ano de vida e 85% até o quinto ano, fato que caracteriza o início precoce da doença, e 60% dos casos moderados e graves mantêm a doença na idade adulta, o que configura a sua cronicidade.

Há décadas, muitos estudos tentam correlacionar a DA com vários fatores de risco, como a exposição precoce alérgenos e irritantes, maior ingestão de aditivos alimentares e urbanização da população. Embora tenham a sua relevância, atualmente sabe-se que um fator muito importante para o desenvolvimento da doença é a alteração da barreira cutânea.

FATORES GENÉTICOS

O caráter hereditário presente na DA é demonstrado há muito tempo em vários estudos; um deles, realizado em gêmeos, mostrou concordância de 86% em pares monozigóticos e 21% em dizigóticos. Outro fato relevante é que, quando um dos pais tem DA, a probabilidade do filho de desenvolver quadro atópico é de 56% e, quando ambos têm a doença, esta probabilidade aumenta para 81%.

No Brasil há poucos estudos que abordem aspectos epidemiológicos ou genéticos da dermatite atópica. Trabalho relevante foi realizado por Botelho, Couto, Lançoni, Mori, Fernandez e Mello em 1994, que, em estudo retrospectivo, encontraram 56,6% de portadores de DA com alergia respiratória associada e 80% com antecedentes familiares e/ou pessoais de atopia.

A atopia mostra padrão complexo de herança, que não é explicável em termos de único defeito genético. Um *locus* predisponente para a atopia foi identificado no cromossomo 11q em pacientes com asma. No entanto, quando foram estudados pacientes com dermatite atópica, esta ligação não foi confirmada.

Nos últimos anos, a literatura aponta que modificações genéticas também podem determinar alterações da barreira cutânea devido a mutações que acontecem no gene da filagrina, importante proteína epidérmica. Essas mutações já são conhecidas, e as mais importantes na DA são R501X e 2282de14. Estão presentes em grande parte dos doentes que têm dermatite atópica, inclusive naqueles que desenvolveram também asma e/ou rinite, porém não são encontradas em pacientes que apresentam somente quadro respiratório.

PATOGÊNESE

A DA é uma doença complexa que ocorre pela interação de fatores genéticos, imunológicos e ambientais.

Estudos atuais demonstram que a alteração da barreira cutânea é um defeito primário na DA e que o processo inflamatório é secundário a essa alteração.

Recentemente, foram descritas mutações de perda de função em dois genes que codificam a expressão da filagrina em crianças com ictiose vulgar. A filagrina está envolvida na formação do fator de hidratação natural e função de barreira cutânea. Posteriormente observou-se que essas mutações eram mais frequentes em portadores de dermatite atópica, tendo sido detectadas em cerca de 60% das crianças com esta dermatose na Europa Ocidental. Esses achados comprovam a propensão ao dano à barreira cutânea observada nos portadores de dermatite atópica.

O processo inflamatório decorrente das alterações na barreira cutânea pode se instalar mesmo em locais de pele sã, onde se observa infiltrado perivascular de linfócitos T que sintetizam preferencialmente IL-4 e IL-13. Essas citocinas são responsáveis pela produção de IgE (cerca de 85% dos casos de DA apresentam níveis de IgE elevados).

Entretanto, nesses pacientes, existe uma maior complexidade na resposta imunológica, como a que envolve o padrão bifásico de secreção das citocinas.

Os ceratinócitos, que são células dendríticas presentes na pele, exercem papel fundamental no desencadeamento da resposta imune, pois são células apresentadoras de antígenos por excelência e imprescindíveis à resposta adaptativa do sistema imunológico. Na DA, as células dendríticas apresentam em sua superfície receptores de alta afinidade para a IgE (FcεRI), que podem captar alérgenos ligados a esta imunoglobulina e facilitar a maturação e ativação celular. Com isso, inicialmente linfócitos T do tipo Th2 são estimulados e produzem IL-4 e IL-13. Posteriormente, ocorre ativação de interleucinas do tipo Th1, em decorrência do aumento de macrófagos, células dendríticas e eosinófilos, os quais expressam IL-12, e também em decorrência de quimiocinas como RANTES, quimiocinas C-C, proteína 4 quimiotática e eotaxinas.

A liberação desse *pool* de citocinas com a presença do fator de necrose tumoral (TNF-α) promove um aumento da expressão da molécula de adesão celular vascular (VCAM-1) pelas células endoteliais, o que facilita a migração de linfócitos e eosinófilos para os sítios de inflamação.

Ainda com referência aos ceratinócitos, são células importantes para a manutenção da integridade da pele e, após estímulos como coçadura, produzem quimiocinas e citocinas que aumentam a inflamação (TNF-α,IFN–γ). Atuam também sintetizando linfopoietinas que facilitam a maturação de células dendríticas, fundamentais na apresentação de antígenos aos linfócitos T. Ceratinócitos são fontes importantes de peptídeos antimicrobianos: catelicidinas e defensinas, que agem impedindo a proliferação bacteriana e viral. Na dermatite atópica, sua ausência pode facilitar a instalação de infecções por estafilococos, varicela e herpes simples.

Outro fator que poderia contribuir para os quadros infecciosos frequentes na DA seria a alteração da inibição de proteases ambientais, como aquelas de bactérias ou alérgenos que penetram no tegumento e podem desencadear infecções bacterianas e/ou manutenção da inflamação. O inibidor de proteinase serina (Kazal5) é codificado pelo gene SPINK5, o mesmo identificado na doença de Netherton, uma dermatose rara associada a sintomas de atopia e altos índices de IgE. Uma variante de polimorfismo desse gene, denominada Glu420Lys, que codifica Kazal5, expresso na pele, modifica a função dessa proteinase e mostrou associação significativa com DA em dois estudos de coorte independentes.

Isso é consistente com o fato de um terço dos doentes com dermatite atópica sofrer infecções bacterianas graves frequentes e das lesões de 90% deles serem colonizadas com *S. aureus*. Além disso, quase todas as colônias desta bactéria na pele de portadores de dermatite atópica têm altos níveis de atividade proteolítica, ao contrário do que ocorre com cepas isoladas de controles saudáveis. Isso indica que SPINK5 possivelmente tem importância na supressão desta atividade proteolítica. Muitas crianças com DA têm altos títulos de IgE específica contra alérgenos ambientais, como *Dermatophagoidespteronyssinus*, *Dermatophagoides farinae* e *Blomiatropicalis*. O mais estudado destes ácaros é o *D. pteronyssinus*, e seus principais alérgenos estão presentes nas bolotas fecais, sendo proteases com vários efeitos nas células epiteliais, incluindo rompimento da adesão intercelular, permeabilidade celular aumentada e início da morte celular.

Se essas fontes externas de proteases são importantes na patogênese da doença, então a inibição da sua atividade será possivelmente uma abordagem terapêutica da dermatite atópica.

A perpetuação desse processo inflamatório aumenta a liberação de histamina, citocinas e ativa neurotransmissores que contribuem para a piora do prurido e a perda da integridade cutânea, a qual, por sua vez, retroalimenta a inflamação, confirmando a complexidade da doença.

AUTOALERGIA

Estudos recentes mostraram que os autoanticorpos têm um importante papel nas formas mais graves da DA porque certos alérgenos apresentam semelhanças estruturais e imunológicas com algumas sequências de aminoácidos presentes em determinadas proteínas humanas. Assim, a presença de autoanticorpos parece contribuir para o processo alérgico inflamatório na DA, embora não esteja bem estabelecido o seu mecanismo; no entanto, temos duas hipóteses:

1. Os autoalérgenos podem apresentar ligação cruzada com os mastócitos e, por meio da liberação de mediadores inflamatórios, causar sintomas do tipo imediato.
2. A apresentação dos autoalérgenos IgE-mediados via células dendríticas ou monócitos leva à proliferação de células T, com consequente liberação de citocinas, induzindo, assim, uma reação do tipo tardia.

Alguns estudos recentes mostraram o que se chama de autoalergia na dermatite atópica. O mecanismo seria semelhante ao que ocorre no mimetismo molecular. Haveria a presença de epítopos comuns entre alérgenos ambientais e proteínas próprias humanas, levando a reações cruzadas e possibilidade de reação inflamatória ou alterações nas funções destas proteínas. Em nossa tese de doutorado, demonstramos a presença de epítopos comuns entre um ácaro ambiental, a *Blomiatropicalis*, e uma proteína de choque térmico humana, a HSP-70. Houve uma reatividade tanto IgG quanto IgE contra uma proteína de 14 KDa do ácaro que reagia também com a HSP-70. Assim, o contato de certos doentes portadores de dermatite atópica com aquele ácaro levaria à produção de IgG e IgE contra a proteína de 14 Kda, e esses anticorpos também reagiriam contra a HSP-70 humana, criando, assim, a possibilidade de uma autoalergia. Este mecanismo também foi demonstrado com outras proteínas por outros autores.

INFECÇÕES CUTÂNEAS

A pele do paciente atópico é mais suscetível a infecções virais, fúngicas e bacterianas. No primeiro grupo estão o herpes simples, verrugas e molusco contagioso. Entre as fúngicas, os principais agentes são o *Trichophytonrubrum* e a *Malassezia* sp. Em relação ao quadro bacteriano, o *Staphylococcus aureus* é o principal agente.

O *Staphylococcus aureus* tem um importante papel na indução e na manutenção do quadro de DA. Sabemos que 90% das lesões de pele na DA são colonizadas pelo *S. aureus*, mesmo quando não há sinais de infecção ativa. Entre as toxinas liberadas por esta bactéria, algumas têm propriedades de superantígenos, ou seja, têm a capacidade de penetrar na pele, ligando-se aos receptores do MHC e provocando uma ativação de linfócitos T, com consequente liberação de citocinas. Agem também diretamente nos ceratinócitos, levando à indução de moléculas de adesão e liberação do TNF-α. Na DA, mais importante do que a ação de superantígeno é a capacidade de ele se comportar como mais um alérgeno, desencadeando uma resposta IgE específica. Alguns pacientes produzem IgE contra os superantígenos estafilocócicos. A presença de IgE contra essas toxinas bacterianas correlaciona-se com a gravidade da doença. Assim, com todos esses fatores pertinentes ao *Staphylococcus aureus*, podemos observar que, mesmo sem lesões características de infecção, esta bactéria pode induzir, amplificar e manter o processo inflamatório da DA. Em quadros de difícil controle, deve-se pensar em um processo infeccioso e tratá-lo adequadamente.

HIPERSENSIBILIDADE ALIMENTAR

Em certos pacientes observou-se que, quando ocorria a retirada de determinados alimentos, os sintomas melhoravam. Esta relação foi notada com maior relevância clínica em crianças com menos de 2 anos, mas continua sendo um tema controverso. Principalmente em crianças maiores e adultos, não é possível estabelecer uma relação entre alergia alimentar e dermatite atópica. Os alimentos mais frequentemente implicados nesses quadros em crianças são leite de vaca, ovo, trigo e soja, enquanto, nos adultos, alguns autores acreditam que os frutos do mar podem piorar o quadro dermatológico de alguns doentes. Como sabemos que alguns alimentos são liberadores diretos de histamina (morango, *kiwi*, frutos do mar etc.), eles devem ser evitados em pacientes com dermatite atópica.

QUADRO CLÍNICO

A DA tem como principal sintoma o prurido, o qual é variável, mas sempre está presente na doença, e contribui muito na alteração da qualidade de vida do paciente, principalmente porque interfere no sono.

Clinicamente, apresenta lesões eczematosas que podem ser agudas, subagudas ou crônicas, e a distribuição dessas lesões varia de acordo com a idade.

Didaticamente, dividimos o quadro clínico da dermatite atópica em três fases:

1. Fase infantil (0 a 2 anos): lesões predominam na face e superfície extensora dos membros, sendo mais frequente o eczema agudo, com vesículas, secreção e eritema, podendo haver infecção secundária (Figuras 25-1 e 25-2 – ver caderno colorido).

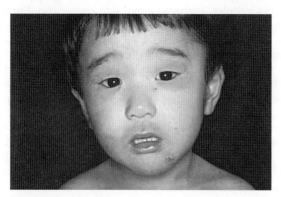

FIGURA 25-1 Lesões eczematosas agudas na face de criança com DA.

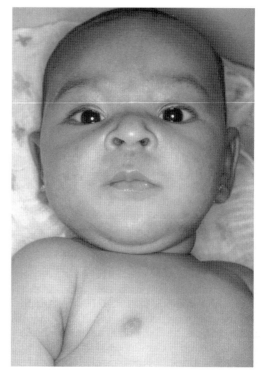

FIGURA 25-2 Lesões da dermatite atópica poupando o maciço médio facial.

2. Fase pré-puberal (2 a 12 anos): lesões tendem a se localizar nas dobras flexoras, principalmente poplíteas e cubitais, sendo nessa fase mais secas, com eritema e descamação, o que caracteriza o eczema subagudo (Figuras 25-3 e 25-4 – ver caderno colorido).

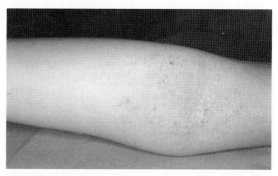

FIGURA 25-3 Lesões eczematosas subagudas na dobra cubital.

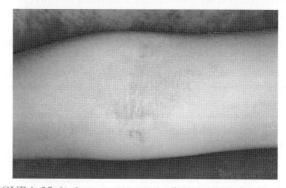

FIGURA 25-4 Lesões eritematosas discretamente descamativas da dermatite atópica.

3. Fase adulta (acima dos 12 anos): nessa fase as lesões podem ocorrer em locais variados, porém mantendo a tendência nas dobras flexoras. Aqui, as lesões são crônicas e tendem à liquenificação. Os adultos também podem apresentar surtos de agudização (Figuras 25-5 e 25-6 – ver caderno colorido).

Outros quadros cutâneos podem estar presentes nesses pacientes e ser úteis no diagnóstico da DA; os principais são:

1. Xerose/asteatose (pele seca).
2. Ictiose (presente em cerca de 20% a 30% dos casos) (Figura 25-7 – ver caderno colorido).

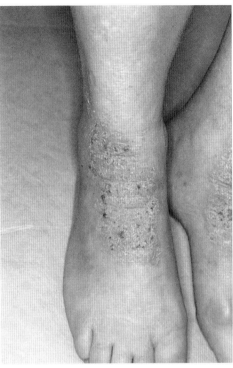

FIGURA 25-5   Lesões liquenificadas em paciente com DA na fase adulta.

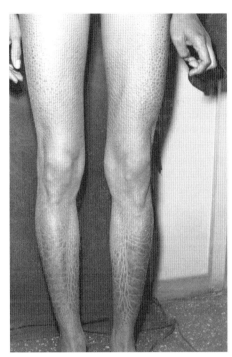

FIGURA 25-7   Escamas poligonais nas pernas de paciente com ictiose vulgar.

3. Hiperlinearidade palmar (provavelmente devida ao quadro de dermatite irritativa crônica de mãos, com coçadura frequente).
4. Ceratose pilar (Figura 25-8 – ver caderno colorido).

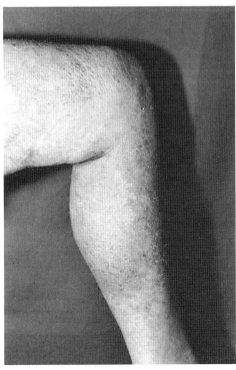

FIGURA 25-6   Lesões crônicas em paciente com DA.

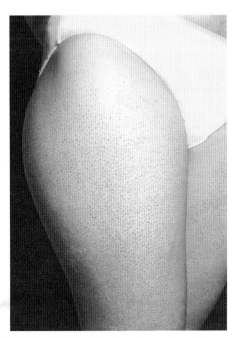

FIGURA 25-8   Pápulas foliculares da ceratose pilar.

5. Eczema de mamilo.
6. Prega de Dennie-Morgan (segunda prega infraorbital).
7. Catarata (relacionada com a própria dermatite ou com o uso crônico de corticoides tópicos ou sistêmicos).
8. Pulpites (também conhecidos como *fingertips*).
9. Ceratocone.
10. Pitiríase alba (relacionada com a pele seca).

DIAGNÓSTICO

O diagnóstico da dermatite atópica é clínico e baseado em uma história clínica detalhada, investigação de atopia pessoal e familiar, presença do prurido e de lesões características de acordo com a idade.

Para fins didáticos ou de pesquisa, existem vários critérios para esse diagnóstico, e os mais aceitos são os de Hanifin e Rajka (Quadro 25-1).

QUADRO 25-1   **Critérios de Hanifin e Rajka modificados**

Critérios clínicos maiores (três ou mais)

Prurido
Morfologia e distribuição típica das lesões
Dermatite crônica e recidivante
História pessoal ou familiar de atopia

Critérios clínicos menores ou relativos (três ou mais)

Exame dermatológico
Asteatose
Hiperlinearidade palmar
Ceratose pilar
Ictiose vulgar
Pregas infraorbitais de Dennie-Morgan
Pitiríasealba
Dermografismo branco
Palidez ou eritema facial
Quelite
Eczema de mamilo
Pregas anteriores no pescoço
Acentuação perifolicular
Escurecimento periorbital

Alopecia areata
Sinal de Hertog (rarefação de sombrancelha)

História clínica
Início precoce da doença
Tendência a infecções cutâneas
Conjuntivites recorrentes
Curso influenciado por fatores ambientais
Tendência a dermatites inespecíficas de mãos e pés
Curso influenciado por fatores emocionais
Hipersensibilidade alimentar
Prurido com sudorese
Urticária colinérgica
Enxaqueca (?)
Hipersensibilidade ao níquel

Dados complementares
Elevação da IgE sérica
Positividade aos testes de sensibilidade imediata a alérgenos ambientais
Catarata
Ceratocone

Além dos achados clínicos, alguns exames laboratoriais podem ser úteis, como:

- Hemograma (pesquisa de eosinofolia).
- Dosagem de IgE (os níveis de IgE correlacionam-se com a gravidade).
- Testes cutâneos de sensibilidade imediata (*prick-test*) quando necessário, porém com o cuidado de realizá-lo em pele sem lesões.
- Dosagem IgE-específica (RAST) quando o teste cutâneo não pode ser realizado.
- Teste de contato atópico é aquele realizado com aeroalérgenos e/ou alimentos. Muitos estudos consideram esse exame como auxiliar no diagnóstico de dermatite atópica, e vários pacientes apresentam reatividade a ácaros como *Dermatophagoides pteronyssinus*, *Blomiatropicalis* e *Dermatophagoides farinae*.
- Teste de contato padrão pode ser indicado para excluir a dermatite alérgica de contato ou investigar a associação dessas dermatoses e, quando positivo, deve-se investigar a sua correlação clínica com a doença.

DIAGNÓSTICO DIFERENCIAL

A DA deve ser diferenciada de algumas dermatoses, principalmente de:

- Dermatite seborreica.
- Dermatite de contato.
- Escabiose.
- Pitiríase rósea.
- Psoríase invertida.
- Parapsoríase.
- Eczema numular.
- Dermatofitoses.
- Síndrome de Netherton.

Algumas imunodeficiências apresentam lesões que se assemelham às que ocorrem na DA, como síndrome de WIskott-Aldrich e síndrome Hiper-IgE, esta última cursando com níveis extremamente elevados de IgE e infecções sistêmicas importantes.

TRATAMENTO

É dividido em cuidados gerais e terapêuticas medicamentosas.

Cuidados Gerais

É necessário um bom vínculo entre o médico e o paciente e seus familiares. Orientá-los em relação à doença proporciona boa aderência ao tratamento.

Algumas recomendações são importantes, como:

- Tomar banhos rápidos e com água morna.
- Diminuir o uso de sabonetes e dar preferência aos líquidos.
- Evitar o sabonete de glicerina puro, pois resseca a pele.
- Preferir banhos de imersão, que são melhores do que duchas (estimulam o prurido).
- Evitar toalhas muito ásperas, enxugar sem coçar a pele.
- Aplicar um hidratante logo após o banho (até 3 minutos).
- Evitar o contato com substâncias irritantes, como sabões e detergentes.

- Usar roupas leves, claras, de algodão, e evitar o contato com lã.
- Lavar todas as roupas novas antes de usá-las, assim como remover todo o sabão delas. Não utilizar amaciantes nas roupas.
- Usar sandálias quando possível e evitar tênis.
- Evitar roupas apertadas.

Manter-se sempre que possível em temperatura ambiente estável, evitando atividades que levem à sudorese. A natação é uma boa opção de esporte para esses pacientes, principalmente quando a água é salgada. A água de piscina é prejudicial, mas, pela necessidade de esporte, pode-se permitir, desde que logo depois a água com cloro seja removida com banho e seja aplicado hidratante.

Orientação do ambiente quanto aos aeroalérgenos: evitar carpetes, tapetes, cortinas e móveis estofados. Devem ser tomados os mesmos cuidados utilizados para portadores de rinite, porém a eficácia deste controle ambiental na DA é menos visível. Não se deve coçar ou atritar a pele, e as unhas devem ser mantidas bem curtas.

Atenção especial tem de ser dada ao aspecto emocional, pois este fator piora o quadro em muitos casos, principalmente porque a autoimagem fica abalada. As crianças necessitam, para o seu desenvolvimento, do toque na pele, do carinho, especialmente dos pais. A criança com dermatite atópica pode ter dificuldades no seu desenvolvimento psicossocial, pois este toque ou carinho irá gerar o prurido, com piora da sua pele. Este aspecto deve ser considerado durante a orientação aos pais. O carinho tem de ser realizado sem estimular o prurido. Mesmo em adultos, a questão do atrito na pele tem implicações sociais, e, em alguns casos, isso chega a interferir, inclusive, no aspecto sexual. Se o paciente for submetido a situações como exames escolares ou problemas difíceis no trabalho, que lhe tragam ansiedade, deve-se administrar medicamentos que possam ajudar na prevenção do quadro. Apoio psicológico ou terapia de grupo ajudam em casos selecionados.

Terapêutica Medicamentosa

a. Hidratação: fundamental no tratamento, visto que a pele do atópico é ressecada. Recomenda-se usar hidratantes diariamente, mas evitando-se a ureia em concentrações acima de 5%, pois é irritativa nesses pacientes. Após a descoberta das mutações dos genes que codificam a filagrina, o papel dos hidratantes na DA deixou de ser mero adjuvante para ser parte ativa do tratamento. Assim, vários hidratantes foram desenvolvidos, cada qual com suas características próprias e indicados para uso na pele atópica. Atualmente, consideramos fundamental a escolha e uso correto do hidratante na DA. Nas fases mais críticas ou quando a pele estiver mais acentuadamente ressecada, a preferência deve ser por hidratantes que contenham ceramidas, colesterol e ácidos graxos. Alguns compostos também contêm substâncias anti-inflamatórias, e isso pode ser útil em certos casos. Nas fases de manutenção, outros produtos com custo menor, contendo glicerina e/ou outros higroscópicos, são adequados. O hidratante deve ser usado preferentemente na forma de creme e loções são aceitas apenas nas fases de remissão. O creme deve ser usado logo após o banho, nos primeiros 3 minutos. Mais uma ou duas aplicações independentes do banho podem ser feitas.

b. Corticosteroides tópicos: são medicamentos muito eficazes na DA porque inibem as citocinas e células inflamatórias. Usamos, preferencialmente, os de baixa e média potência não fluorados, como hidrocortisona (base, acetato, butirato), desonida, mometasona e aceponato de metilprednisolona. Para lesões agudas e subagudas estão indicados cremes, e para lesões crônicas, pomadas. O uso contínuo aumenta o risco de efeitos colaterais, como estrias, atrofia de pele, erupção acneiforme, catarata etc. O fenômeno de taquifilaxia é descrito em pacientes com DA em uso crônico de corticosteroides tópicos. Também foi relatado que esses pacientes apresentam maior grau de sensibilização aos corticoides tópicos, tendo sido, inclusive, indicados em alguns casos testes de contato com esses produtos. Por esses motivos, evitamos o uso em demasia de corticosteroides tópicos na pele de pacientes com DA e, em muitos casos, recomendamos apenas uma aplicação ao dia ou a alternância com imunomoduladores.

Recentemente, alguns autores têm preconizado o uso de corticoides tópicos de baixa potência nas dobras de flexão de pacientes com dermatite atópica, mesmo com pouca ou nenhuma lesão, duas vezes por semana, preventivamente. Esta abordagem terapêutica é conhecida como proativa.

c. Corticosteroides sistêmicos: devem ser usados com muita cautela e apenas nos casos mais graves, pois podem levar a uma piora do quadro após a retirada. A nossa preferência é o deflazacorte (1,5 mg/kg/dia), por apresentar menos efeitos colaterais (no entanto, seu custo é elevado), ou a prednisona/prednisolona (1 mg/kg/dia), por períodos curtos (máximo de 10 dias). Os corticosteroides injetáveis de depósito estão contraindicados, tanto pelos efeitos adversos que provocam quanto pela possibilidade de indução de dependência da droga.

d. Anti-histamínicos: devem ser indicados para tentar diminuir o prurido, mas a sua ação não é eficaz em todos os pacientes. Temos preferência pelos anti-histamínicos clássicos por sua ação sedativa, como hidroxizine, clemastina, difenidramina e outros.

e. Antibióticos: estão indicados quando há indícios de infecção bacteriana. As cefalosporinas ou a eritromicina por via oral são as preferidas. As drogas tópicas serão indicadas quando as lesões forem localizadas; nestes casos, a mupirocina é a escolha. A pele do paciente com dermatite atópica apresenta uma inversão da flora bacteriana, com predomínio do *S. aureus* (cerca de 80%) em relação ao *S. epidermidis*. Provavelmente em virtude da produção de toxinas estafilocócicas que agem como superantígenos, a eliminação desta bactéria da pele melhora o quadro dermatológico. Trabalhos recentes demonstraram a eficácia de antissépticos tópicos, como o povidine, na prevenção de surtos agudos de dermatite atópica.

f. Ácido gama-linolênico e diomo-gama-linolênico: podemos fazer a suplementação dessas substâncias por via oral, como tratamento adjuvante. Hoje em dia, sabemos que essas drogas têm muito mais efeito na hidratação da pele do que na inflamação. Empregamos o óleo de borragem (1 a 2 g ao dia) ou óleo de prímula (2 a 4 g ao dia) em cápsulas com 500 mg. Em crianças pequenas, podemos formular 300 mg em emulsão, administrando até 1.200 mg ao dia, porém o gosto não é agradável e, muitas vezes, não é tolerado. Em estudo realizado no Brasil, no Instituto da Criança do HCFMUSP, foi mostrado que, mesmo sem alterar significativamente os níveis de ácido γ-linolênico e diomo-γ-linolênico, a suplementação de óleo de borragem em crianças com dermatite atópica melhorou os escores de gravidade.

g. Ultravioleta: é uma boa opção para pacientes resistentes à terapia convencional. O melhor espectro de ultravioleta para o tratamento de dermatite atópica aguda é a UVA-1 (360 a 400 nm). A indicação é para casos moderados a graves. A UVB-NB (banda estreita), de 309 a 311 nm, é indicada em casos leves a moderados e na manutenção, com poucos efeitos adversos.

h. Ciclosporina A: eficaz e usada nos casos graves com dependência do corticosteroide sistêmico ou resistência aos outros tratamentos. A dose é baixa, 3 a 5 mg/kg/dia, com redução lenta e gradativa, pois existe a possibilidade de rebote. A resposta ao tratamento, principalmente o prurido, costuma ser rápida. Ressaltamos os efeitos colaterais, como o risco de hipertensão arterial e insuficiência renal, assim como o seu alto custo. Durante o tratamento, a pressão arterial tem de ser monitorizada semanalmente, e os níveis de ureia, creatinina, depuração renal, ácido úrico, colesterol, triglicérides e magnésio, mensalmente. Os efeitos adversos da ciclosporina são monitoráveis, e sua principal vantagem é a ausência de ação mielotóxica. Um aumento da pressão arterial de até 25% do nível pré-tratamento indica redução da dose, enquanto acima de 25% impõe a retirada da droga.

i. Azatioprina: é um imunossupressor indicado para casos graves de dermatite atópica. É eficaz em doses de 100 a 150 mg por dia. É uma droga mielotóxica, e foram descritos casos de carcinogênese. No entanto, estudos recentes mostraram que este potencial carcinogênico é dependente da idade do paciente e que outros fatores o influenciam. A azatioprina começa a agir após 4 a 5 semanas de uso e este é um dos fatores limitantes ao seu uso mais amplo, além do custo elevado. A droga é metabolizada pela enzima tiopurina metil transferase (TPMT) e sua toxicidade depende disto. A deficiência de TPMT é geneticamente determinada. Níveis baixos ou ausentes desta enzima estão relacionados à aplasia de medula, enquanto níveis elevados aumentam o risco de hepatotoxicidade. Assim, o ideal seria a dosagem desta enzima antes do início do tratamento, porém o custo é elevado.

j. Interferônios: foram usados de maneira experimental, principalmente o δ-IFN, com melhora em casos graves. No entanto, seus efeitos colaterais e alto custo dificultam o uso na prática clínica.

l. Macrolídeos: são drogas conhecidas como imunomoduladoras, embora tenham, na verdade, ação imunossupressora. A ciclosporina é a mais conhecida deste grupo. Tem boa ação quando utilizada por via sistêmica, porém é ineficaz quando utilizada topicamente em virtude da sua baixa absorção. Outros componentes deste grupo têm sido estudados e apresentam uma boa atividade tópica; entre eles, destacamos o tacrolimo (FK 506) e o pimecrolimo.

l.1 Tacrolimo (FK 506): é uma droga imunomoduladora sintetizada a partir de um fungo (*Streptomycestsukubaensis*) encontrado nas montanhas Tsukuba, no Japão, daí o nome tacrolimo (*ta*-tsukuba, *crol*-macrolídeo, *imus*-imunossupressor). É usado sistemicamente em transplantados, na psoríase e no tratamento de várias outras doenças (comprimidos de 1 e 5 mg) e topicamente na forma de pomada a 0,03% e 0,1%. Alguns estudos mostraram sua efetividade quando usado topicamente, pois age inibindo a secreção de algumas citocinas (Th1 e Th2). O FK 506 liga-se a uma proteína conhecida como FK-BP, inibindo a formação do complexo calmodulina–calcineurina fosfatase, impedindo a formação e migração para dentro do núcleo do fator nuclear de ativação de linfócitos T citosólico (NF-ATc). A calcineurina fosfatase é responsável pela desfosforilação do NF-ATc e sua ação é cálcio-dependente. Como não ocorre a ligação do NF-ATc com o NF-ATn (nuclear), não há a transcrição para a região promotora do gene de várias citocinas. O tacrolimo também inibe a liberação de histamina e outros mediadores químicos pelos mastócitos, pois ela é cálcio-dependente. Bloqueia, também, a transcrição dos genes envolvidos com a síntese de leucotrienos e tem efeito nas células de Langerhans, diminuindo a afinidade do receptor de IgE. Esta droga não causa atrofia cutânea. O tacrolimo é formulado em pomada a 0,03% (para crianças e face de adultos) e 0,1% (para corpo de adultos). Os efeitos colaterais citados são sensação de ardência no local da aplicação nos primeiros dias de tratamento e aumento de infecções locais, sendo as mais comuns as foliculites, o eczema herpético e o herpes simples. No entanto, essas infecções também são mais comuns em pacientes com dermatite atópica.

l.2 Pimecrolimo: é um derivado da ascomicina (ASM 981) obtido a partir do fungo *Streptomyces hygroscopicus*. Por via tópica, é indicado em dermatoses inflamatórias. Ao contrário da ciclosporina, tem boa efetividade quando aplicado topicamente na pele em creme a 1%. Embora o seu mecanismo de ação não esteja totalmente esclarecido, acredita-se que seja principalmente decorrente da ligação à enzima macrofilina-12, bloqueando a calcineurina fosfatase e, como consequência, impedindo a formação do fator nuclear ativador de células T citosólico (FN-ATc), que impossibilita que a região promotora dos genes de várias citocinas seja ativada, de maneira semelhante à do tacrolimo. Por causa do seu caráter lipofílico, é formulado em creme com boa absorção cutânea, porém sem atingir níveis séricos significativos, o que praticamente elimina a possibilidade de efeitos colaterais sistêmicos. O pimecrolimo inibe a transcrição genética para a secreção de citocinas de células Th1 (IL-2, γ-IFN) e TH2 (IL-4, IL-5). Ela também impede a degranulação de mastócitos e a liberação de IgE e outros mediadores inflamatórios. O principal efeito colateral é um discreto ardor nos primeiros dias de tratamento. Foram descritos casos de infecção cutânea sobretudo em pacientes com dermatite atópica, o que parece ser mais provavelmente decorrente da própria dermatose do que da droga. Tanto com pimecrolimo quanto com tacrolimo, há relatos raros de erupção variceliforme de Kaposi, mas não foi comprovado nexo causal com as drogas, pois esta é uma complicação da própria dermatite atópica. Esses casos responderam bem ao tratamento antiviral, sem sequelas. O seu uso tópico é bem tolerado e não há evidências de induzir atrofia cutânea.

Alguns estudos, inclusive, mostraram recuperação da atrofia provocada pelos corticosteroides tópicos.

Nenhuma das duas drogas deve ser usada continuamente e em crianças abaixo de 2 anos, pois sua segurança a longo prazo ainda não foi totalmente estabelecida. Há dúvidas na literatura quanto ao maior risco do desenvolvimento de linfomas e câncer de pele não melanoma com a utilização a longo prazo de pimecrolimo e tacrolimo.

M. Probióticos: são bactérias comensais que auxiliam o equilíbrio imunológico do sistema digestório. Prebióticos são compostos que estimulam o crescimento dessas bactérias, enquanto simbióticos são a associação dos dois produtos. São utilizadas terapeuticamente para repor bactérias perdidas em quadros diarreicos ou desnutricionais. Nos quatros atópicos, sua utilidade ainda não foi totalmente esclarecida. No intestino há normalmente predomínio de *Bifidobacteria e Lactobacillus* em relação à *Clostridia*. O atópico apresenta desequilíbrio, com menor proporção de *Bifidobacteria* e *Lactobacillus*. Assim, alguns estudos sugeriram efeito benéfico com o uso de compostos em concentrações elevadas de *Bifidobacteria* e *Lactobacillus*. Até o presente, o que foi comprovado é que o emprego de probióticos para gestantes e crianças atópicas diminui o risco de desenvolvimento e gravidade da DA.

Bibliografia

Alani, M; Haarlov, N. The house dust mite: a possible source of allergen in the environment of patients with atopic dermatitis. J. Natl. Med. Assoc., 64:302-4, 1972.

Alani, M; Hjorth, N. Sensitivity to house dust mites in atopic dermatitis. Acta Allergol., 25:41-7, 1970.

Araujo, A; Callot, J; Basset, A. Role des acariens dans les allergies aux poussieres (note preliminaire). Bull. Soc. Fr. Dermatol. Syphiligr., 75:696-7, 1968.

Baggio, D; Ambrózio, LC; Antilla, MA. Ácaros ambientais e as manifestações alérgicas. Rev. Bras. AlergiaImunol., 12:56-68, 1989.

Barnetson, RSTC; MacFarlane, HAF; Benton, EC. House dust mite allergy and atopic eczema: a case report. Br. J. Dermatol., 116:857-60, 1987.

Bieber, T; Rieger, A; Neuchrist, C; Prinz, JC; Rieber, EP; Boltz.Nitulescu, G; Scheiner, O; Kraft, D; Ring, J; Stingl, G– Induction of FcRII/CD23 on human epidermal Langerhans cells by human recombinant interleukin 4 and -interferon. J. Exp. Med., 170:309-14, 1989.

Bieber, T; Ring, J.In vivo modulation of the high-affinity receptor for IgE (FcRI) on human epidermal Langerhans cells.Int. Arch. Allergy Immunol., 99:204-7, 1992.

Bos, JD; Wierenga, EA; Smitt, JHS; Van Der Heijden, FL; Kapsenberg, ML. Immune dysregulation in atopic eczema. Arch. Dermatol., 128:1509-12, 1992.

Botelho, FP; Couto, WMF; Lançoni, G; Mori, JC; Fernandez, MFM; Mello, JF. Dermatite atópica: aspectos clínicos e epidemiológicos. Rev. Bras. Alergia Imunopatol., 17:100, 1994.

Bruynzeel-Koomen, C; Van Wichen, DF; Toonstra, J; Berrens, L; Bruynzeel, PLB. The presence of IgE molecules on epidermal Langerhans cells in patients with atopic dermatitis. Arch. Dermatol. Res., 278:199-205, 1986.

Coca AF; Cooke RA.On the classification of the phenomena of hypersensitiveness.J. Immunol., 8:163-82, 1923.

Coleman, R; Trembath, RC; Harper, JI.Chromossome 11q13and atopy underlying atopic eczema.Lancet, 341:1121-2, 1993.

Cookson, WOCM; Sharp, PA; Faux, JA; Hopkin, JM.Linkage between immunoglobulin E responses underlying asthma and rhinitis and chromossome 11q.Lancet, 1:1292-5, 1989.

Cookson, WOCM; Young, RP; Sandford, AJ.Maternal influence of atopic IgE responses on chromossome 11q.Lancet, 340:381-4, 1992.

Cookson, WOCM .The genetics of atopy.J. Allergy Clin. Immunol., 94: 643-4, 1994.

Couto, WMF; Botelho, FP; Mori, JC; Fernandez, MFM; Mello, JF.Incidência das doenças alérgicas no Serviço de Alergia e Imunologia do HSPE. Rev. Bras. AlergiaImunopatol., 17, [abstract 97], 1994.

Dahl, M. Atopic Dermatitis. In: Clinical Immunodermatology.3 ed. St Louis, Mosby-Year Book, 1996. p. 345-52.

Dutra, CS; Almeida, LN. Dermatite atópica: estudo da reatividade cutânea imediata e tardia. Rev. Bras. AlergiaImunopatol., 13:283-300, 1990.

Elias, PM. et al. Epidermal pathogenesis of inflammatory dermatoses.Am J Contact Dermatitis, 10: 119-126, 1999.

Ellis, R. Heat shock proteins. Am. Rev. Biochem., 60:321-47, 1991.

Fargeas, C; Wu, CY; Nakajima, T; Cox, D; Nutman, T; Delespesse, G. Differential effect of transforming growth factor B on the synthesis of Th1 and Th2-like lymphokines by human T lymphocytes. Eur. J. Immunol., 22:2173-6, 1992.

Gondo, A; Saeki, N; Tokuda, Y. IgG4 antibodies in patients with atopic dermatitis.Br. J. Dermatol., 117:301-10, 1987.

Grewe, M; Walther, S; Gyufko, K; Czech, W; Schopf, E; Krutmann, J. Analysis of the cytokine pattern in situ in inhalant allergen patch test reactions of atopic dermatitis patients. J. Invest. Dermatol., 105:407-10, 1995.

Hanifin, JM. Assembling the puzzle pieces in atopic inflammation.Arch. Dermatol., 132:1230-2, 1996.

Hanifin, JM; Lobitz, WC Jr. Newer concepts of atopic dermatitis.Arch. Dermatol., 113:663-70, 1977.

Hanifin, JM; Rajka, G. Diagnostic features of atopic dermatitis.ActaDermatol. Venereol. [Suppl. 92]:44-7, 1980.

Henocq, E; Bazin, JC; Girard, J. Les allergenes: squames humaines et poussiere de maison. Etude comparative dans l'ezema atopique. Rev. Fr. Allergol., 6:213-20, 1966.

Ishizaka, K; Ishizaka, T; Hornbroook, MM. Physico-chemical properties of human reaginic antibody: IV. Presence of a unique immunoglobulin as a carrier of reaginic activity.J. Immunol., 97:75-85, 1968.

Jones, HE; Inouye, JC; McGerity, JL; Lewis, HE.Atopic disease and serum immunoglobulin-E.Br. J. Dermatol., 92:17-25, 1975.

Juhlin, L; Johansson, SGO; Bennich, H; Hogman, C; Thyresson, N. Immunoglobulin E in dermatoses. Arch. Dermatol., 100:12-6, 1969.

Kay, J; Gawkrodger, DJ; Mortimer, MJ; Jaron, AG.The prevalence of childhood atopic eczema in a general population.J. Am. Acad. Dermatol., 30:35-9, 1994.

Keyse, SM; Tyrrel, RM. Hemeoxygenase is the major 32 kDa stress protein induced in human skin fibroblasts by UVA radiation, hydrogen peroxide and sodium arseniate. Proc. Natl. Acad. Sci. USA, 86:99-103, 1989.

Kim NY, Ji GE. Effects of probiotics on the prevention of atopic dermatitis. Korean J Pediatr. 2012 Jun;55(6):193-201.

Kubota, Y; Koga, H; Imayama, S; Hori, Y. Reduction of environmental mites improved atopic dermatitis patients with positive mite-patch tests. J. Dermatol., 19:177-80, 1992.

Kumei, A. Investigation of mites in the houses of atopic dermatitis (AD) patients, and clinical improvements by mite elimination. Aerugi, 44: 116-27, 1995.

Langeland, T; Braathen, LB; Borch, M. Studies of atopic patch tests. ActaDerm.Venereol. (Suppl. 144):105-9, 1989.

Leiferman, KM. Eosinophils in atopic dermatitis. J. Allergy Clin. Immunol., 94:1310-7, 1994.

Leung, DYM. Atopic dermatitis: The skin as a window into the pathogenesis of chronic allergic diseases. J. AllergyClin. Immunol., 96:302-1995.

Lima, HC. Imunodermatologia clínica da dermatite atópica. In: Tópicos em Imunodermatologia Clínica. Câmara Brasileira do Livro, São Paulo, 2004.

Mackie; R.M.The immunology of atopic dermatitis.Clin. Exp. Allergy, 21(Suppl 1):290-3, 1991.

Manetti, R; Parronchi, P; Giudizi, MG; Picini, MP; Maggi, E; Trinchieri, G; Romagnani, S. Natural killer cell stimulatory factor (interleukin 12 [IL-12]) induces T helper type 1 (Th1)-specific immune responses and inhibits the development of IL-4-producing Th cells. J. Exp. Med., 177:1199-204, 1993.

Marsh, DG; Neely, JD; Breazeale, DR; Ghoah, B; Freidhoff, LR; Erlich-Kautzky, E; Schou, C; Krishnaswamy, G; Beaty, TH. Linkage analysis of IL-4 and other chromossome 5q31.1 markers and total serum immunoglobulin E concentrations. Science, 264:1152-6, 1994.

Mendes, E. Alérgenos inalantes. In:____. Alergia no Brasil. Alérgenos regionais e imunoterapia. São Paulo, Manole, 1989. p. 35-51.

Mitchell, EB; Crow, J; Chapman, MD; Jouhal, SS; Pope, FM; Platts-Mills, TAE.Basophils in allergen-induced patch test sites in atopic dermatitis. Lancet, 1:127-30, 1982.

Mudde, GC; Van Reijsen, FC; Boland, GJ; De Gast, GC; Bruijnzeel, PLB; Bruijzeel-Koomen, CAFM. Allergen presentation by epidermal Langerhans cells from patients with atopic dermatitis is mediated by IgE. Immunology, 69:335-41, 1990.

Negreiros, EM; Müller, ML. Conceito de atopia. Rev. Bras. Alergia Imunopatol., 11:38-40, 1988.

Ogawa, M; Berger, PA; McIntyre, OR; Clendenning, WE; Ishizaka, K. IgE in Atopic Dermatitis.Arch. Dermatol., 103:575-80, 1971.

Ohman, S; Johansson, SG.Allergen-specific IgE in atopic dermatitis.Acta-Dermatol.Venereol., 54:283-90, 1974.

Palmer, CAN. et al. Common loss-of-function variants of the epidermal barrier protein fillagrin are major predisposing factor for atopic dermatitis. Nat Genet. www.nature.com/naturegenetics on line 19 March 2006.

Pires, MC. Reatividade das imunoglobulinas IgG e IgE anti-Blomiatropicalis em pacientes com dermatite atópica. Relação com a HSP 70. [Tese de doutorado]. Hospital do Servidor Público Estadual de São Paulo, 1997.

Pires, MC. Dermatite atópica. In: Terapêuticas das dermatites atópica e de contato. 1ª ed., Lemos Editorial, São Paulo, 2003.

Platts-Mills, TAE; Chapman, MD. Dust mites: Immunology, allergic disease, and environmental control. J. Allergy Clin. Immunol., 80:755-75, 1987.

Platts-Mills, TAE; Mitchell, EB; Rowntree, S; Chapman, MD; Wilkins, SR.The role of dust mite allergens in atopic dermatitis.Clin. Exp. Dermatol., 8:233-47, 1983.

Sandilands, A. et al. Comprehensive analysis of the gene encoding filaggrin uncovers prevalent and rare mutations in ichthyosis vulgaris and atopic eczema. Nat Genet. 2007; 39(5): 650-654, 2007.

Tang LJ et al. Meta-analysis of probiotics preventing allergic diseases in infants.ZhonghuaErKeZaZhi. 2012 Jul; 50(7):504-9.

Yesilova Y et al. Effect of probiotics on the treatment of children with atopic dermatitis. Ann Dermatol. 2012 May; 24(2):189-93.

CAPÍTULO

26

Dermatite de Contato

Martti Antila

ASPECTOS HISTÓRICOS

A dermatite de contato é uma reação inflamatória da pele desencadeada pelo contato direto de diversos agentes encontrados no nosso ambiente, tanto de forma natural quanto sintetizados pelo homem. Provavelmente é uma das doenças de pele mais reconhecidas na história, no entanto, os primeiros relatos são do século I, com descrição de prurido e lesões cutâneas graves em indivíduos que haviam feito corte de pinheiros. Após esta descrição, diversas outras foram feitas na literatura.

DEFINIÇÃO

A dermatite de contato é um processo inflamatório da pele, que acontece após sensibilização por contato direto e desencadeado também pelo contato direto na pele. Esta reação pode ocorrer tanto por mecanismo não alérgico (irritativo), como por mecanismo de hipersensibilidade (alérgico).

CLASSIFICAÇÃO

1. Dermatite de contato alérgica.
2. Dermatite de contato irritativa.
3. Dermatite de contato de reação imediata.
4. Dermatite de contato por proteínas.
5. Dermatite de contato fotoalérgica.
6. Dermatite de contato não eczematosa.

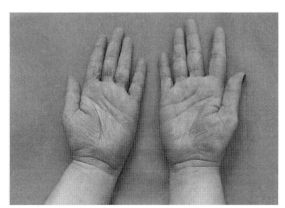

FIGURA 26-1 Dermatite de contato irritativa.

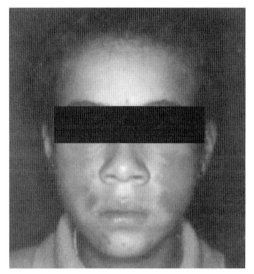

FIGURA 26-2 Urticária de contato.

EPIDEMIOLOGIA

A dermatite de contato alérgica tem uma prevalência que varia na de 1,7% a 6,3 % população em geral, mas as interpretações destes dados são dificultadas pela forma dos questionários e das avaliações clínicas. Quanto à dermatite de contato irritativa, são poucos os dados disponíveis, e na maioria das vezes podem estar associadas à dermatite de contato alérgica. Em trabalhos de prevalência de eczema de mão, por exemplo, a incidência variou de 1,9% a 14,6%, com nítido predomínio para o sexo feminino, também na sensibilização ao níquel e cosméticos. No entanto, o predomínio do sexo masculino ocorre nas dermatoses ocupacionais, sendo uma das principais causas de doença ocupacional em diversos países industrializados. Em nosso meio não temos dados epidemiológicos disponíveis, e isso ainda é dificultado pela grande quantidade de plantas e automedicação existente.

FISIOPATOLOGIA DA DERMATITE DE CONTATO ALÉRGICA

A dermatite de contato alérgica é uma forma clássica de reação de hipersensibilidade tardia (reação tipo IV de Gell e Coombs), cujos sintomas aparecem 24 a 48 horas, por vezes até mais tarde, após a exposição ao antígeno.

A propensão do sistema imune cutâneo para desencadear a dermatite de contato alérgico (DCA), por produtos químicos aparentemente inofensivos, enquanto é também um sistema de defesa eficaz, representa um paradoxo dermatológico.

Aparentemente um papel importante na sinalização em DCA é feito pelos Toll-like receptor (TLR) 2 e TLR4, que surgem a partir de sua ativação por padrões extracelulares moleculares associados à presença do perigo. Ativação dos TLR4 / 2 resultam na expressão de interleucinas (IL) IL-1β, IL –6, IL –12, IL –18 e IL –23, fator de necrose tumoral e interferon-α. Estas citocinas promovem a sensibilização e facilitam o desencadeamento de alergia de contato através de múltiplos mecanismos, incluindo o recrutamento de células CD4 + Th1 e as células Th17. Como células Th1 secretam grandes quantidades de DAMPs (*danger-associated molecular patterns*), um circuito imune DAMP (*feedback* positivo) é criado. Este é um importante fator de sensibilização e inflamação da pele.

Há uma interferência inclusive por bactérias patogênicas extracelulares, mas não bactérias comensais, ajudando a estimular a expressão de Th1 e Th17 promotoras de citocinas via TLR2 e TLR4.

Isso induz também um circuito imunitário. A capacidade do sistema imune da pele para ativar os mecanismos de defesa do hospedeiro e para distinguir entre as bactérias patogénicas e comensais fornece uma explicação para a sensibilização da pele e DCA.

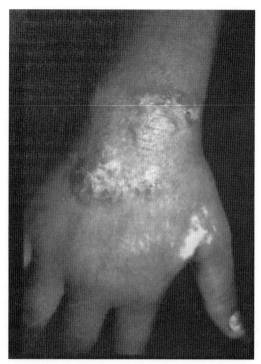

FIGURA 26-4   Dermatite de contato por couro bicromato de potássio.

CLÍNICA

A dermatite de contato alérgica produz na fase aguda eritema, com vesículas e secreção, na forma subaguda eritema mais intenso, descamação e secreção (Figura 26-3 – ver caderno colorido), e, já na forma crônica, hiperceratose, fissuras e liquenificação (Figura 26-4 – ver caderno colorido). No entanto, como a dermatite de contato alérgica pode imitar quase todas as formas de lesões cutâneas, atualmente a ICDRG decidiu conceituar como síndrome de dermatite de contato alérgica.

A síndrome de dermatite de contato alérgica pode ser definida como um conjunto de sintomas e sinais, que podem ocorrer em três fases ou estágios, desde a localizada como a disseminada, relatados a seguir (Figura 26-5).

Estágio 1

Os sintomas cutâneos são limitados ao local da aplicação ou contato do(s) alérgeno(s), levando à formação de placas eritematosas, com ou sem edema, presença de vesícula ou até bolhas. Na fase crônica, as lesões passam a ser secas e descamativas. Com o aparecimento algumas vezes de hiper ou hipopigmentação, lesões liquenoides ou mesmo com aparecimento de prurido, sem lesão cutânea específica.

Algumas vezes ocorrem variações topográficas, que pode confundir na hora da formação da hipótese diagnóstica por parte do médico assistente, como nos casos descritos a seguir.

- Disseminação por via aérea de alérgenos, como partículas de poeira, polens, gases e vapores.
- Autotransferência – quando o paciente transfere ele mesmo alérgeno do local de aplicação para outra localidade, onde, então, ocorrerão o aparecimento do processo infamatório e do surgimento das lesões. O exemplo mais clássico é o da dermatite de contato por esmalte de unha, quando as lesões aparecem no pescoço e pálpebras, e não nas mãos e região periungueal, que seria de se esperar.
- Heterotransferência – também conhecido como dermatite de contato conubial, consorte ou por procuração; nesta situação o parceiro "transfere" o alérgeno.

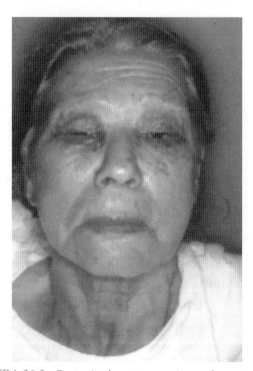

FIGURA 26-3   Dermatite de contato por timerosal.

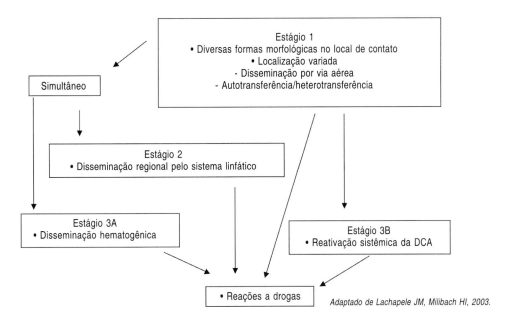

FIGURA 26-5 Síndrome de dermatite de contato alérgica.

Estágio 2

Disseminação regional dos sintomas via sistema linfático, com sintomas aparecendo a distância do local de aplicação ou contato com alérgeno, mas sempre mais intensas nesta região. As lesões são progressivas a partir do local inicial, com aparência eritematosa ou mesmo placas eritematovesiculares, sem margens definidas, e com lesões tipo eritema multiforme ou como urticária papular.

Estágio 3

Nesta fase observamos a disseminação hematogênica das lesões, ou mesmo pela reativação das lesões por via sistêmica, sendo didaticamente dividida em duas fases:

Estágio 3A

Pode ser definida como disseminação generalizada das lesões cutâneas, via vasos sanguíneos do local de aplicação/contato, penetrando através da pele sadia ou já previamente lesionada, causando lesões a distância, com a formação de lesões secundárias (reações tipo "ide"). As lesões podem ser em placas, mais raramente vesiculares ou descamativas, algumas vezes podem lembrar lesões tipo desidrose em região palmoplantar. Malten denominou estas lesões de "chemides", podendo ocorrer concomitantemente com o estágio 2.

Estágio 3B

Nesta fase da síndrome da dermatite de contato podemos apresentar reação localizada ou generalizada desencadeada por introdução sistêmica do alérgeno, quer seja por ingestão, inalação ou injeção. O alérgeno poderá ser ele mesmo o alérgeno ou substâncias quimicamente semelhantes.

Dermatite de Contato não Eczematosa

A dermatite alérgica de contato geralmente se apresenta como um processo eczematoso, não é raro, no entanto, a dermatite de contato apresenta-se com características não eczematosas. As razões deste polimorfismo clínico das diferentes modalidades de dermatite de contato, bem como da sensibilidade individual as várias estruturas cutâneas alvo.

Estas entidades clínicas devem obviamente ser diferenciados a partir do correspondente dermatite "pura", que não estão associadas com o contato com agentes exógenos.

Formas de dermatite de contato não eczematosa

- Eritema multiforme *like*.
- Dermatite de contato purpúrica.
- Dermatite de contato liquenoide.
- Dermatite de contato liquenoide.
- Dermatite de contato pigmentar.
- Dermatite de contato pustular.
- Dermatite de contato disidrosiforme.

As lesões em mãos são uma das principais queixas no consultório do alergista e dermatologista, sendo que a disidrose é um quinto destes casos. É importante podermos diferenciar da dermatite de contato alérgica disidrosiforme (Tabela 26-1).

TABELA 26-1 Diagnóstico diferencial entre DCA disidrosiforme e disidrose

Característica	DCA disidrosiforme ACD	Disidrose
Palmas/solas	+++	+++
Mãos/pés	+++	+
Dorso		
Eritema	+++	+
Vesículas hemorrágicas	+	–
Bolhas	+	+ +++
DCA (lesão primária)	Presente	Ausente
Espongiose	+++	+
Exocitose	+++	+
Vesícula	Mínima	Largas e coalescentes

HISTOPATOLOGIA

A histopatologia não é utilizada de forma rotineira no diagnóstico da dermatite de contato, uma vez que não há grandes diferenças entre a dermatite de contato alérgica e a irritativa. Todavia, é uma arma importante no diagnóstico diferencial de algumas patologias, nas quais a dermatite de contato entra como uma possibilidade. Na fase aguda a epiderme apresenta espessura normal, sendo encontrada espongiose, vesículas, bolhas e a presença de células mononucleares, na derme, infiltrado inflamatório mononuclear, com vasos dilatados. Já na fase subaguda, a espongiose e a vesiculação são encontrados na epiderme, juntamente com paraceratose, espongiose. Na forma crônica observamos importante hiperceratose e paraceratose focal, acantose e espongiose, e na derme infiltrado inflamatório, com linfócitos, eosinófilos e eventualmente neutrófilos.

DIAGNÓSTICO

O diagnóstico da dermatite de contato baseia-se em:

- Anamnese – que deverá ser minuciosa, incluindo-se os hábitos, mesmo que esporádicos, atividades de lazer (passatempos), ocupação, tratamentos, cosméticos etc. Com relação às lesões, detalhar início, local, frequência, presença de prurido.
- No exame físico usar ambiente adequado, com luminosidade suficiente, observando todas as características da lesão (das lesões), distribuição. O diagnóstico da causa pode ser suspeito, apenas, pela localização das lesões (Quadro 26-1).
- Teste de contato (teste epicutâneo – *Patch test*) – teste utilizado na rotina, sendo a principal forma de diagnóstico etiológico da dermatite de contato (será mais detalhadamente descrita a seguir).

QUADRO 26-1 **Sensibilizantes de acordo com a localização da dermatite**

Local	Produto suspeito
Pés	Calçados, borracha, cimento, pisos, medicamentos
Membros inferiores	Medicamentos, roupas, borracha, corantes, cosméticos
Região anal	Preparados para hemorroidas, papel, sabões, amaciantes de roupa, borracha
Genitais	Borracha, medicamentos, plantas, amaciantes de roupa
Mãos	Sabões, detergentes, alvejantes, alimentos, plantas, borracha, cimento, metais, medicamentos, cosméticos
Axilas	Desodorantes, roupas, metais, cremes depilatórios
Tronco	Cosméticos, roupas, plantas, bandagens, metais, borracha
Pescoço	Metais, perfumes, esmaltes, aeroalérgenos, roupas, medicamentos, tintura de cabelo
Face	Cosméticos, perfumes, esmaltes, aeroalérgenos, medicamentos
Pálpebras	Esmalte, cosméticos, soluções de lente de contato, colírios, medicamentos, tintas, verniz
Orelha	Metais, medicamentos, tintura
Couro cabeludo	Tintura, xampu, metais, medicamentos

- Teste de provocação (*Use test*) – algumas vezes o teste de contato torna-se inconclusivo, assim passamos a usar o produto, na mesma forma e concentração que o paciente usava, sendo algumas vezes indicado principalmente nas reações por cosméticos.
- Teste de punctura (*Prick test*). Teste de leitura imediata, 20 minutos, sendo importante para o diagnóstico de algumas formas de urticária de contato, e na diferenciação, da dermatite de contato com outras dermatoses alérgicas IgE mediadas. Neste teste aplicamos um extrato alergênico ou mesmo o produto *in natura* (neste caso será denominado *Prick to Prick*), e sobre ele fazemos uma punctura. A pápula medida é comparada ao controle positivo (histamina) e controle negativo. Este teste deverá ser feito em local adequado, com material necessário para se tratar uma reação sistêmica, sempre a cargo de médico especialista, com treino para a realização do teste.

Metodologia do Teste de Contato (*Patch Test*)

Este método tem como propósito desencadear, reproduzir uma miniatura da reação eczematosa, aplicando-se alérgenos por meio de oclusão, em pele sadia de pacientes com suspeita de dermatite de contato, sendo uma visualização *in vivo* da reação tipo IV (de Gell e Coombs), e desde que seja realizado dentro de normas abaixo descritas, será aceitável como prova de sensibilização alérgica.

Algumas normas deverão ser seguidas para que este teste tenha valia e seja comparável e confiável, segundo ICDRG e GBEDC:

Contensores

Existem diversos tipos de contensores no mercado mundial, mas o mais difundido e aceito é o Finn Chamber® (Figura 26-6), que também foi adotado no Brasil pelo GBEDC como sendo o padrão. É um círculo de metal (alumínio), com a borda externa sobressalente, fazendo uma oclusão importante, assim a reação esperada tem tamanho definido, não espalhando para uma área maior do que a esperada. Tem diâmetro de 8 mm, com uma área de 50 mm^2 e capacidade de 20 µL de volume. Estas câmaras de alumínio são aplicadas em uma fita adesiva (com acrilato) da Scanpor®, disponível em fitas 1, 5 e 10 câmaras. Para situações especiais temos a possibilidade de usar câmaras cobertas com propileno, e também câmara de diâmetro maior (12 mm e 18 mm).

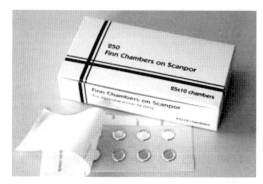

FIGURA 26-6 Exemplo de contensor.

Extratos

É imperativo que os extratos usados na rotina tenham definidas suas características, como concentração, capacidade intrínseca de penetração na pele, veículo e uniformidade de concentração, oclusão no contensor e tempo e exposição.

O controle de qualidade deverá ser rigoroso, com análise da pureza das substâncias utilizadas na manufaturas dos extratos e dados dos fornecedores. Deve-se lembrar que a responsabilidade do conhecimento desses dados cabe também ao médico que está realizando o teste, pois alterações das situações acima poderão incorrer em erros na interpretação dos resultados.

Baterias Padrão

Desde a década de 1960, com a formação do ICDRG, diversas propostas de baterias de padrão foram feitas, com diferenças regionais, mas no geral muitas das substâncias estão repetidas. Na década de 1990 começaram os estudos no Brasil, tendo sido publicada em 2.000 a proposta de bateria padrão brasileira, com 30 substâncias, e hoje, com mais de 5.000 testes realizados, mostrou ser a mais adequada à nossa realidade, e em revisões desta bateria foram realizadas, tanto que a ordem de colocação foi alterada, para evitar reações falso-positivas (Quadro 26-2).

BATERIAS ADICIONAIS

Diversas são as baterias adicionais que temos no mundo, como cosméticos, metais, acrilatos, cabeleireiros, sapatos, borrachas, têxteis etc. Em nosso mercado, está disponível apenas o teste adicional de cosméticos, mas podemos encontrar comercialmente outras baterias para dentistas, cabelereiros, de ccalázios etc (Quadro 26-3).

TÉCNICA

Indicação

Os pacientes com suspeita de dermatite de contato alérgica, assintomáticos, e com local de aplicação sem lesões.

Irradiação Solar

A irradiação UVB reduz o número de células de Langherans e a intensidade da resposta do teste de contato em humanos. Assim, a exposição solar no local do teste deverá ser evitada por pelo menos 7 dias (GBPDC) e 4 semanas (ICDRG).

Medicamentos
Corticosteroides de Uso Tópico

Podem causar testes falso-negativos, portanto, devem ser evitados no local do teste por pelo menos 15 dias, enquanto os corticosteroides orais, em doses iguais ou inferiores a 20 mg de prednisona, aparentemente não diminuíram a positividade. De maneira prática, o uso de corticosteroides orais, por período inferior a 10 dias, podem ser testados após 7 dias, mas os de uso crônico devem ficar sem a medicação por tempo superior a 20 dias, e no caso de uso de corticosteroides de uso injetável de depósito, por tempo superior a 20 dias.

QUADRO 26-2 Bateria-padrão brasileira

Nº	Substância	Concentração
1	Antraquinona	2%
2	Bálsamo do Peru	25%
3	PPD(MIX)	0,4%
	N-isopropil, N-fenil, parafenilenodiamina	
	N-N difenil, parafenilenodiamina	
4	Hidroquinona	1%
5	Bicromato de potássio	0,5%
6	Propilenoglicol	10%
7	Butil-fenol para-terciário	1%
8	Neomicina	20%
9	Irgasan	1%
10	Kathon CG	0,5%
11	Cloreto de cobalto	1%
12	Lanolina	30%
13	Tiuram(MIX)	1%
	Tetrametiltiuran dissulfito (TMTD)	
	Tetrametiltiuran monossulfito (TMTM)	
14	Etilenodiamina	1%
15	Perfume (MIX)	7%
	Álcool cinâmico	
	Aldeído alfa-amil cinâmico	
	Eugenol	
	Isoeugenol	
	Geraniol	
	Hidroxicitronelal	
	Oak Moss absolute	
16	Mercapto (MIX)	2%
	Mercaptobenzotiazol	
	Dibenzotiazol dissulfeto	
	Morfolinilmercaptobenzotiazol	
	N-Ciclo-hexil 2 benzotiazol sulfonamida	
17	Benzocaína	5%
18	Quaternium 15	0,5%
19	Quinolina (MIX)	6%
	Clorquinaldol	
	Clioquinol	
20	Nitrofurazona	1%
21	Paraben (MIX)	15%
	Metilparabeno	
	Etilparabeno	
	Propilparabeno	
	Butilparabeno	
	Benzilparabeno	
22	Resina – Epóxi	1%
23	Timerosal	0,05%
24	Terebintina	10%
25	Carba (MIX)	3%
	Difenilguanidina	
	Dimetilditiocarbamato de zinco	
	Dietilditiocarbamato de zinco	
26	Prometazina	1%
27	Sulfato de níquel	5%
28	Colofônio	20%
29	Parafenilenodiamina	1%
30	Formaldeído	1%

QUADRO 26-3 Baterias adicionais

Germall 115	2% vaselina sólida
BHT	2% vaselina sólida
Resina Tonsilamida/Formaldeído	10% vaselina sólida
Trietanolamina	2,5% vaselina sólida
Bronopol	0,5% vaselina sólida
Cloracetamida	0,2% vaselina sólida
Ácido Sórbico	2% vaselina sólida
Tioglicolato de Amônio	2,5% vaselina sólida
Amerchol L – 101	100%
Clorhexidine	% água

Anti-histamínicos

A interferência desta classe de medicamentos não foi avaliada, mas é aceito que esta classe de medicamentos não interfira diretamente na realização e intensidade das reações, mas, no entanto, esta regra não serve no caso do teste de contato na dermatite atópica (ver adiante).

Imunomoduladores

A ciclosporina na dose de 3 mg/kg por via oral não demonstrou alterar a reatividade no teste de contato, mas no entanto poucos foram os estudos relacionados, e não temos dados disponíveis sobre as outras drogas como azatriopina e drogas citostáticas usadas em quimioterapia. Tanto o pimecrolimo quanto o tacrolimo agem na dermatite atópica e na dermatite de contato, devendo assim ser evitada no local do teste.

Local de Aplicação do Teste

O local de escolha é a linha superior da escápula (Figuras 26-7 e 26-8), mantendo-se 5 cm da coluna vertebral. Na impossibilidade de realizar neste local, podemos aplicar na face lateral e posterior do braço ou linha médio axilar.

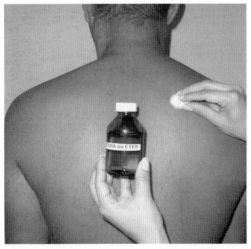

FIGURA 26-7   Marcação das beiradas do teste com tinta resistente.

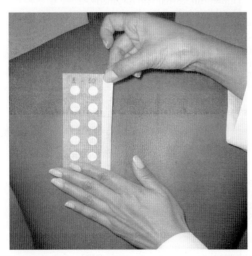

FIGURA 26-8   Marcação das beiradas do teste com tinta resistente.

Pelos

Caso o local de aplicação seja de muitos pelos, o ideal seria a retirada (depilação) 1 a 2 dias antes da aplicação.

Aplicação

O contensor com as substâncias devem ser aplicadas em pele sadia, após limpeza, de preferência com éter para desengordurar da melhor forma possível (Figura 26-7), assim o esparadrapo poderá aderir mais fortemente.

Marcação das Beiradas do Teste com Tinta Resistente

Primeira Leitura

De 24 a 48 horas após a aplicação, mas o GBPDC padronizou como 48 horas a primeira leitura, e após 30 minutos da retirada do contensor (Figura 26-9).

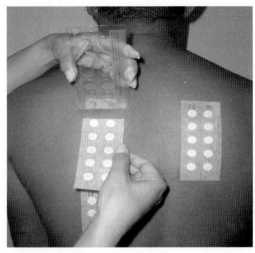

FIGURA 26-9   Primeira leitura.

Segunda Leitura

De 72 a 96 horas, e esta última é a que foi aceita pelo GBPDC (Figura 26-10).

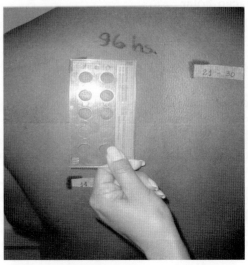

FIGURA 26-10   Segunda leitura.

Leituras Adicionais

Alguns casos, principalmente quando há suspeita de doença ocupacional, e no caso dos reatores tardios, a leitura de 7 dias poderá acrescentar dados importantes, e muitas vezes conclusivos (Figura 26-11 – ver caderno colorido).

QUADRO 26-4 Critérios de leitura

Interpretação	Escore
Negativo	– (sem reação)
Duvidoso	–? (eritema mal definido)
Positivo fraco	+ (eritema definido, infiltração e pápula)
Positivo Forte	++ (eritema definido, infiltração, pápula e vesícula)
Positivo muito forte	+++ (eritema definido, infiltração, pápula e vesículas coalescentes formando bolhas)
Reação irritativa	IR
Não testado	NT

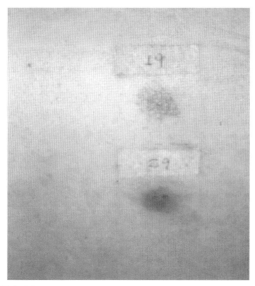

FIGURA 26-11 Testes números 19 e 29.

SITUAÇÕES ESPECIAIS

Testando Crianças

A indicação, técnica e metodologia nas crianças é a mesma dos adultos, e a maioria dos autores concorda que o teste de contato é seguro para as crianças (Figura 26-12 – ver caderno colorido).

Gravidez e Teste de Contato

Não há indícios de que os alérgenos usados no teste de contato sejam absorvidos, mas por precaução o ICDRG adotou a não realização do teste em grávidas, e ainda alguns locais preferem, também, não testar lactentes (exceto na dermatite atópica).

Teste de Contato em Negros

Na leitura da positividade, nos critérios de positividade, segundo item 3.10, o eritema torna-se um pouco mais difícil

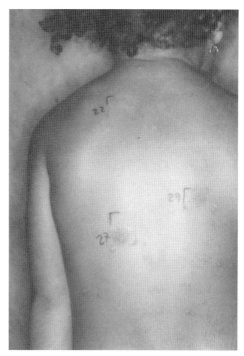

FIGURA 26-12 Teste em criança com positividade ao níquel (número 27) e timerosal (número 29).

de visualizar, apresentando este local uma tonalidade mais escura, e por vezes amarelada, e as pápulas podem ser confundidas com pústulas.

Fotopatch Test (Teste de Contato com a Aplicação de Luz)

É o teste de contato com a adição de uma fonte de luz ultravioleta (UV), para induzir a formação de um fotoalérgeno. A metodologia foi padronizada em 1982 pelo Grupo Escandinavo de Pesquisa em Fotodermatologia.

- Aplicação dos alérgenos nas costas, em duplicata.
- Após 24 horas é retirado um dos contensores, e irradiado com UVA 5J/cm².
- Os restantes dos contensores são retirados após 24 horas.
- Leituras finais com mais 24 a 48 horas.
- Existe uma bateria especial para ser adicionada no foto *patch test*.

TESTE DE CONTATO EM DERMATITE ATÓPICA (ATOPY PATCH TEST – APT)

A dermatite atópica é uma doença inflamatória crônica da pele (Capítulo 25), e cujo diagnóstico é feito pela combinação de fatores como, anamnese, exame físico, Prick Test, RAST e por último, o teste de contato, tanto com aeroalérgenos quanto com alimentos, complementando o diagnóstico de uma possível causa na piora do quadro da dermatite atópica (Quadro 26-5). A aplicação e leitura (Quadro 26-6) são semelhantes na pesquisa da dermatite de contato, mudando alguns itens como a intensidade, mas neste caso específico os anti-histamínicos podem interferir de maneira importante na leitura do teste.

QUADRO 26-5 Critérios de leitura

Interpretação	Escore
Negativo	Sem reação
Duvidoso	Eritema maldefinido
+	Eritema, infiltração
++	Eritema, pápulas – até 3
+++	Eritema, pápulas – acima de 4
++++	Eritema e papilas coalescentes
+++++	Eritema e vesículas

Muito tem se discutido quanto à especificidade e valia deste método na dermatite atópica. O Quadro 26-6 apresenta uma noção melhor.

QUADRO 26-6

Teste	Sensibilidade	Especificidade
Teste cutâneo de leitura imediata (*prick test*)	69% a 82%	44% a 52%
IgE específico (RAST)	65% a 94%	42% a 64%
Teste de contato (APT)	42% a 56%	69% a 92%

Assim, vemos que o ideal seria a associação dos métodos apresentados anteriormente, conforme a anamnese, e exame físico, cabendo ao médico fazer a opção adequada.

TRATAMENTO

O tratamento da dermatite de contato sempre será baseado na exclusão da causa e, principalmente, nomear o agente causador, para que excessos na exclusão de agentes não acarretem alterações na vida e cotidiano dos pacientes. Mas, quando estamos diante de lesões já formadas, ativas, poderemos utilizar esquemas terapêuticos para aliviar tanto a fase imediata quanto a crônica.

No eczema agudo, poderemos utilizar em situações de exsudação, compressas com soro fisiológico, permanganato de potássio 1:40.000 ou água de Alibuour 1/20. Para uso tópico, ainda podemos utilizar corticosteroides na forma de cremes como desonida a 0,05% e valerato de betametasona a 0,05%, hidrocortisona a 1%, mometasona e clobetasol a 0,05 %. Os anti-histamínicos não devem ser utilizados por via tópica, mas podem ser utilizados por via sistêmica para o controle do prurido, algumas vezes muito intenso, mas nos casos mais intensos pode-se usar corticosteroides orais como a prednisolona 1 mg/kg, e em algumas situações imunossupressores orais (ciclosporina).

Na fase crônica empregam-se os corticosteroides em pomada ou unguento, ou então os imunossupressores macrolídeos (tacrolimo e pimecrolimo), que apresentam potente ação local, sem apresentar os efeitos adversos comuns aos corticosteroides, sobretudo se forem utilizados em locais como a face. Alguns trabalhos ainda mostram que essas duas novas drogas podem impedir o aparecimento de lesões de dermatite de contato em pacientes previamente sensibilizados.

Deve ser dada orientação quanto à escolha de alternativas, e sempre que possível adequada hidratação e proteção solar, para a manutenção da pele no melhor estado possível.

Bibliografia

Ackerman AB, Ragaz A. A plea to expunge the term "eczema" fron lexicon of dermatology and dermatopathology. Arch Dermatol Forch 1982; 240:407-411.

Agroup G. Hand eczema and other dermatosies em South Sweden. Acta Derm Venereal Suppl (Stockh) 1969; 49:61.

Avemberg KM. Footnotes on allergy. Pharmacia, Upsala, 1980.

Belliboni, N et al. Estudo multicêntrico para elaboração de uma bateria-padrão brasileira de teste de contato. Ann Bras Dermatol, Rio Janeiro 2000; 75(2): 147-156.

Catagne D. Dermatoses professionelles provoquées par lês bois tropicaux. Thesis Bodeaux, 1976.

Darsow U, Laifaoui J, Kerschenlohr K, Wollenberg A, Przybilla B, Wuthrich B et al. The prevalence of positive reactions in the atopy patch test with aeroallergens and food allergens in subjects with atopic eczema: a European multicenter study. Allergy. Dec 2004; 59(12):1318-25.

Darsow U, Vieluf D, Ring J for the APT study group.Evaluating the relevanc of aeroallergen sensitization in atopic eczema using the tool "atopy patch test": a randomized, double-blind multicenter study. J Am Acd Dermatol 1999; 40:187-193

Domenico Bonamonte, Caterina Foti, Michelangelo Vestita, and Gianni Angelini Noneczematous Contact Dermatitis Review ArticleAllergy Volume 2013 (2013), Article ID 361746, 10 pages. Disponível em: http://dx.doi.org/10.1155/2013/361746

Dooms-Grossens A. Allergic contact dermatitis to ingredients used in topical applied pharmaceutical products and cosmetic. Katholieke Universiteit, Leuven, Belgium, 1982. Thesis.

Ficher AA. Systemic contact-type dermatites. In: Contact Dermatites. Lea and Febiger, Philadelphia, 1986; 118-131.

Gibbs,RC, Differential Diagnosis in Dermatology, 1977, PG 82; ISBN: 0-9648671-1-7.

Gober MD, Gaspari AA. Allergic contact dermatitis. Curr Dir Autoimmun. 2008; 10:1-26. doi: 10.1159/000131410.

Hannuksela M, Salo H. The repeated open application test (ROAT). Contact Dermatitis 1986; 14:221-227

Jansén CT, Wennersten G, Rystedt I, Thune P, Brodgagen H. The Scandinavian standard photopatch test procedure. Contact Dermatitis 1982; 8: 155-158

Lachapelle JM,Maibach (2003) HI The International Contact Dermatites Reaserch Group. In: Lachapelle JM,Maibach HI (Eds). Patch Testing Prick Testing. A Practical Guide. Springer Berlin Heildelberg New York, 2003, pp 1-4.

Lachapelle JM, Maibach. Patch Testing Prick Testing. A Practical Guide. Springer-Berlin Heildelberg New York, 2003.

Lachepelle JM. Comparative histopatology of allergic and irritant patch test reaction in man. Current concepts and new prospects. Arch Belg Dermatol 1973; 29:83-92.

Malten KE, Nater JP, van Ketel WG. Patch test guidelines. Dekker an van de Vegt, Nijmegen, 1976.

McFadden JP, Puangpet P, Basketter DA, Dearman RJ, Kimber I. Br J Dermatol 2013 Apr; 168(4):692-9. doi: 10.1111/bjd.12145.

Meding BE, Swanbeck G. Prevalence of hand eczema in an industrial city. Br J Dermatol 1987; 116:627-634

Menné T, Bogan O, Green A. Nikkel allergy and hand dermatitis in stratified sample of the Danish female population: an epidemiological study including a statistic appendix. Acta Derm Venereol (Stckh) 1982; 62:35-41.

Menné T, Vein K. Systemic contact dermatitis. In: Rycroft RJG, Menné T, Frosch PJ, Benezra C (eds). Textbook of Contact Dermatites. (3rd ed). Springer Berlin Heildelberg New York, 2001; 355-366.

Pires MC, Sittart JAS. Dermatite atópica e de contato. Lemos Editorial, São Paulo, 2003, 51-17.

Pirilä V(1975) Chamber test versus patch test for epicutaneous testing. Contact Dermatitis 1:48-52

Rea JN, Newhouse ML, Halil T. Skin diseases in Lambeth. A community study of prevalence and use of medical care. Br J Prev Soc Med 1976; 30: 107-114

Rostenberg A. An anecdotal biographical history of poison ivy. Arch Dermatol 1955; 72:438-445.

Sugai T. Contact dermatitis syndrome (CDS) Environ Dermatol (Nagoya) 2000; 7:543-544

Turjanmaa K "Atopy patch tests" in the diagnosis of delayed food hypersensitivity. 2002 Allerg Immunol (Paris). Mar 2002; 34(3):95-7. Review.

Vaaranen V, Vasama M, Alho J. Occupational diseases in Finland. Occupational diseases in Finland in 1982. Institute of occupational health. Publication Office, Vantaa. Finland, 1983.

van der Valk PGM, Maibach HI. The irritant contact dermatitis syndrome. CRC Press, Boca Raton, 1995.

Why does allergic contact dermatitis exist?

Wilkinson DS, Fregert S, Magnusson B, Bandmann HJ, Calnan CD, Cronin E et al. Terminology of contact dermatitis. Acta Dermato-Venearologica 1970; 50:287.

Willis CM, Stephens CJM, Wilkinsom JD. Epidermal damage induced by irritants in man; a light and electron microscope study. J Invest Dermatol 1989; 93:695-699.

CAPÍTULO

27

Urticária e Angioedema

Cláudia Soïdo Falcão do Amaral, Maria Luiza Oliva Alonso e Manoel Medeiros Junior[†]

INTRODUÇÃO

Urticária e angioedema constituem duas entidades clínicas de ocorrência isolada ou associada e com elevada prevalência. Estima-se que 15% a 25% da população apresente pelo menos um episódio de urticária em algum momento da vida. O sexo feminino é mais acometido que o masculino, em uma proporção de 2:1. A urticária como manifestação isolada ocorre em cerca de 50% dos pacientes, enquanto o angioedema em 10% dos casos. A associação das duas entidades é observada em cerca de 40% dos casos.

A placa urticariana é caracterizada por três achados típicos: edema central de tamanho variado, normalmente acompanhado por halo eritematoso, prurido ou em alguns casos sensação de queimação e natureza transitória, fugaz, com a pele retornando à aparência normal em 1 a 24 horas. O angioedema é resultado do comprometimento vascular na derme profunda e no tecido subcutâneo. Há envolvimento frequente das membranas mucosas e, em alguns casos, relato de dor ao invés de prurido. Sua resolução é mais lenta, podendo ocorrer entre 24 e 72 horas. Sintomas sistêmicos raramente acompanham as erupções e a remissão ocorre sem lesões residuais, como pigmentação ou atrofia cutânea.

Arbitrariamente, são definidas como agudas as formas clínicas em que a resolução dos episódios ocorre antes de 6 semanas, contrastando com as crônicas, cujo quadro persiste acima deste período.

Mais recentemente, os consensos internacionais (EAACI/GA²LEN/EDF/WAO) têm classificado as urticárias de acordo com as manifestações clínicas, duração e dependência ou não de estímulos físicos externos, ao invés das classificações anteriores frequentemente relacionadas à fisiopatologia. A classificação atual dos diferentes subtipos de urticária mostra grande variação clínica entre eles: urticária espontânea, urticárias físicas e outras desordens urticarianas. Em um mesmo paciente, podem coexistir dois ou mais subtipos.

As urticárias espontâneas são divididas em agudas e crônicas. Nas agudas, as placas urticarianas têm duração inferior a seis semanas. Nas crônicas, a duração das placas é maior do que seis semanas.

As urticárias físicas, embora de natureza crônica, são classificadas separadamente, pois dependem de um estímulo físico para se manifestarem, diferente das urticárias espontâneas agudas e crônicas.

Outras desordens urticarianas incluem a urticária aquagênica, urticária colinérgica, urticária de contato e anafilaxia induzida por exercício/urticária.

A atividade da doença é avaliada por meio de um sistema de escore baseado no número de placas em 24 horas e na intensidade do prurido (Quadro 27-1). A avaliação por 24 horas em dias sequenciais é capaz de mostrar o quanto a atividade da doença varia durante o dia.

QUADRO 27-1   **Atividade da urticária em função do número de pápulas e do prurido**

Atividade da doença		
Pápulas	**Prurido**	**Escore**
Ausentes	Ausente	0
Leve (< 20 pápulas/24 horas)	Leve	1
Moderado (21 a 50 pápulas/24 horas)	Moderado	2
Intenso (> 50 pápulas/24 horas ou áreas de grande confluência de pápulas)	Intenso	3

O escore final é obtido pelo somatório entre pápulas e prurido = 0 a 6

Fonte: Zuberbier T, Maurer M. Urticaria: Current Opinions about Etiology, Diagnosis and Therapy. Acta Derm Venereol 2007.

É importante ressaltar que a urticária pode estar presente em outras condições clínicas, como, por exemplo, na anafilaxia ou na síndrome de Muckle-Wells. Da mesma maneira, o angioedema pode ser desencadeado pela liberação de histamina e estar associado ou não à urticária, podendo também ocorrer em consequência da liberação de bradicinina ou estar associado a determinadas doenças dermatológicas como na queilite granulomatosa.

Mosquitos, pulgas e carrapatos também podem causar um tipo especial de urticária (urticária papulosa), afetando principalmente a população infantil.

Em função do maior conhecimento sobre as diferenças entre os mecanismos fisiopatológicos das doenças, algumas condições clínicas que eram formalmente classificadas dentro do grupo das urticárias não são mais consideradas subtipos da doença. Atualmente, são descritas como doenças relacionadas à urticária por razões históricas (urticária pigmentosa/mastocitose e urticária vasculite) e como síndromes que podem estar relacionadas tanto à urticária quanto ao angioedema. Estas últimas incluem: Síndrome de Muckle-Wells (urticária recorrente, surdez sensorioneural amiloidose, febre, artrite), Síndrome de Schnitzler (gamopatia monoclonal, febre recorrente, artrite), Síndrome de Gleich (angioedema episódico com eosinofilia, gamopatia IgM) e Síndrome de Wells (celulite eosinofílica, dermatite granulomatosa com eosinofilia).

URTICÁRIAS ESPONTÂNEAS – AGUDAS E CRÔNICAS

Agudas

As urticárias agudas são aquelas que, por definição, caracterizam-se por um período de duração das placas urticarianas menor do que seis semanas, com ou sem angioedema. Sua prevalência está em torno de 15% a 20%.

Diferentes alérgenos têm sido implicados, como alimentos, drogas, veneno de insetos, infecções virais e bacterianas, parasitoses e outros.

Os alimentos que mais comumente causam urticária são os crustáceos, leite, ovo e amendoim. A ingestão de grandes quantidades de alimentos ricos em histidina, aminoácido precursor da histamina como morangos, cacau, nozes e amendoim, pode resultar no aparecimento de episódios de urticária e/ou angioedema.

Outra possibilidade é a urticária de contato pela hipersensibilidade ao látex mediada por IgE, assim como as reações látex-alimentos.

A picada de insetos tais como abelhas, vespas e formigas pode resultar em urticária e/ou angioedema, às vezes acompanhados de sintomas sistêmicos de intensidade variável sendo o mais grave deles, o choque anafilático.

As drogas estão entre as principais causas da doença. Elas podem atuar como alérgenos (p. ex., penicilina) ou pseudoalérgenos (p. ex., anti-inflamatórios não hormonais – AINH). Urticária e angioedema também podem resultar de reações citotóxicas (p. ex., pós-transfusional) e de reações adversas ou de idiossincrasia nas quais não existe o envolvimento de resposta imune. As drogas que liberam ou produzem espontaneamente histamina, os inibidores da enzima conversora da angiotensina e aquelas que interferem no metabolismo do ácido araquidônico (analgésicos e AINH), também estão entre as possíveis causas.

Apesar de todo o conhecimento em relação à urticária aguda, estima-se que em 50% dos casos a etiologia seja desconhecida (urticária aguda idiopática).

Crônicas

As urticárias crônicas são caracterizadas pela duração das lesões por um período acima de 6 semanas. É mais comum em adultos, principalmente do sexo feminino. Alguns pacientes apresentam angioedema simultaneamente. Estima-se que sua prevalência esteja em torno de 1%.

Raramente causadas por mecanismo mediado por IgE. Em geral, estão relacionadas às reações pseudoalérgicas a alimentos ou aditivos alimentares, infecções, mecanismos de autoimunidade, parasitoses e outros. Entretanto, na maioria dos casos não há identificação da causa (mais de 30%).

Aproximadamente 30% a 50% dos pacientes com urticária crônica (UC) produzem anticorpos IgG contra a subunidade do receptor de alta afinidade (FcεRIα) para IgE, ou contra a própria IgE. A observação preliminar de que o teste intradérmico com soro autólogo provocava testes positivos em 30% desses indivíduos com UC estimulou novos estudos que determinaram que essa positividade era devida à produção de autoanticorpos IgG antirreceptor de alta afinidade de IgE (FcεRIα) de mastócitos ou basófilos ou de IgG anti-IgE. Estudos mais recentes mostram que o teste com plasma autólogo tem apresentado maior positividade quando comparado ao teste com o soro.

As doenças tireoidianas, em especial a tireoidite de Hashimoto, com a presença de autoanticorpos (antitireoperoxidase e antitireoglobulina), têm sido observadas em associação à UC. Outras desordens, como tumor de ovário e diabetes tipo I, também são descritas.

Urticária e/ou angioedema podem estar relacionados com infecção em 5% dos casos. Infecções virais, como hepatites A, B e C, vírus Epstein Barr e herpes simples são relatadas na literatura.

Drogas como o ácido acetilsalicílico (AAS) e os AINH são importantes causas de UC. Outras classes envolvidas são anti-hipertensivos, hipoglicemiantes, anticonvulsivantes e outras.

Doenças malignas como as linfoproliferativas, as numerosas desordens autoimunes (lúpus eritematoso sistêmico, polimiosite, dermatomiosite, síndrome de Sjögren, doença de Still etc.) e a urticária vasculite (com níveis normais ou reduzidos de complemento) fazem parte da investigação das urticárias crônicas.

Em geral, o tratamento da doença de base contribui para a regressão do quadro de urticária.

URTICÁRIAS FÍSICAS

As urticárias físicas constituem um grupo de dermatoses com disfunção mastocitária, caracterizadas por diminuição do limiar para a degranulação citoplasmática de mediadores após estimulação por fatores de natureza física, que incluem pressão, frio, vibração, luz solar e calor. Cerca de 20% a 30% dos pacientes portadores de urticárias crônicas apresentam urticárias desencadeadas por agentes físicos, com incidência de 6% a 17% nas crianças.

As urticárias físicas representam, portanto, um subgrupo heterogêneo, dentro das urticárias crônicas, no qual urticária e/ou angioedema surgem após estímulos físicos desencadeantes. Segundo a classificação vigente (EACCI/GALEN/EDF/WAO), incluem dermografismo, urticária tardia de pressão, angioedema vibratório, urticária localizada ao calor, urticária ao frio e urticária solar (Quadro 27-1).

Em geral, apresentam duração efêmera, não ultrapassando 2 horas, com exceção da urticária e/ou angioedema tardios por pressão. A área afetada permanece refratária ao estímulo por várias horas subsequentes. Diferentes formas de urticárias físicas podem coexistir no mesmo paciente.

As urticárias físicas têm, em geral, o seu diagnóstico confirmado por provas de provocação com o estímulo que as desencadeia. Todos os cuidados para tratamento de possíveis reações anafiláticas induzidas pelos testes de provocação devem estar disponíveis, especialmente na urticária ao frio.

Os pacientes podem permanecer sem sintomas por semanas ou meses quando o estímulo é evitado, sendo este um ponto importante de diferença em relação à urticária espontânea crônica. As urticárias físicas variam quanto à gravidade, dependendo do estímulo e de características individuais.

DERMOGRAFISMO OU URTICÁRIA FACTÍCIA

O dermografismo é a urticária física mais comum, acometendo 2% a 5% da população. Tem manifestação isolada ou pode estar associado a outras urticárias, especialmente as crônicas. As lesões são, em geral, pápulas eritematosas lineares, intensamente pruriginosas, que surgem minutos após atrito ou pressão sobre a pele. O prurido cutâneo precede o aparecimento das pápulas lineares, característica esta que diferencia o dermografismo das outras formas de urticária. Em alguns casos, pode ser precipitado por medicamentos (p. ex., penicilina, AINH, famotidina), após infestação por escabiose ou infecções virais. O estresse pode agravá-lo. O diagnóstico é confirmado pela reprodução da lesão, aplicando-se uma firme pressão com um objeto de ponta romba sobre a pele do paciente (Figura 27-1 – ver caderno colorido).

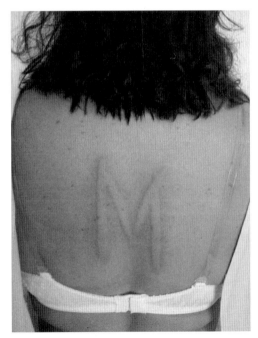

FIGURA 27-1   Dermografismo.

URTICÁRIA E ANGIOEDEMA TARDIOS POR PRESSÃO

Esse quadro clínico é frequente e afeta, particularmente, adultos em qualquer idade, sendo descrito em mais de um terço dos pacientes com urticária crônica. As lesões caracterizam-se por edema profundo, com ou sem eritema, acompanhado de desconforto doloroso, em queimação, surgindo de 30 minutos até 9 horas após um estímulo de pressão na pele, com pico entre 4 e 6 horas após e podendo durar de 12 a 72 horas. As áreas mais afetadas são as palmas, plantas, cinturas pélvica e escapular, mas qualquer área do corpo pode ser acometida. O quadro pode ser acompanhado de febre, leucocitose com desvio à esquerda, astenia, mialgias e artralgias. O diagnóstico é confirmado aplicando-se um estímulo de pressão sobre a pele, por meio da técnica de Warin (provocação com peso) ou do dermatografômetro. Na urticária e angioedema tardios por pressão a resposta aos anti-histamínicos é, em geral, insatisfatória.

URTICÁRIA AO FRIO

A urticária ao frio caracteriza-se pelo aparecimento rápido de prurido, eritema e pápula após exposição a um estímulo frio (ambiental ou por contato). É uma forma rara de urticária física que pode ser classificada em familiar (autossômica dominante) ou adquirida (primária ou idiopática, secundárias e atípicas). Os sintomas, tipicamente, ocorrem pela exposição ao ar e ambiente frios, contato com objetos e superfícies frias, e ingestão de alimentos e líquidos gelados. Quando há intensa exposição ao frio, por exemplo, durante um mergulho pode ocorrer a liberação maciça de mediadores citoplasmáticos mastocitários, configurando-se, então, um quadro anafilático grave.

O diagnóstico é estabelecido pela história clínica e exame físico e confirmado pelo teste de provocação com gelo, no qual se aplica um cubo de gelo no antebraço do paciente durante 5 minutos, observando-se a pele por 10 minutos após a remoção do gelo e reaquecimento cutâneo. Os testes positivos exibem uma placa urticariforme no local (Figura 27-2 – ver caderno colorido). O teste do cubo do gelo é positivo nas formas adquiridas, primárias ou secundárias, sendo negativo nas demais. Quanto menor o tempo necessário para se obter a resposta positiva provocativa ao frio, maior a gravidade do quadro (tempo do teste de crioestimulação). Este teste é útil também para avaliar a remissão espontânea e a resposta terapêutica.

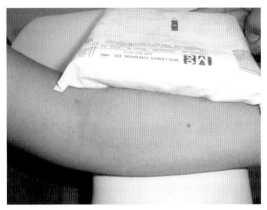

FIGURA 27-2   Urticária ao frio. Teste de provocação com gelo positivo.

A urticária ao frio é geralmente primária ou idiopática e surge no adulto jovem. Pode ser secundária à presença de crioglobulinas, crioaglutininas, criofibrinogênio, hemolisinas de Donath-Landsteiner (sífilis secundária), mononucleose infecciosa, sarampo, vasculites, doenças autoimunes, hepatites (principalmente B), neoplasias e a diversas outras patologias. As formas atípicas são vistas ocasionalmente. Lesões disseminadas podem ocorrer em áreas cobertas, além das áreas expostas, em resposta ao frio ambiental.

O tratamento consiste em orientar o paciente a evitar situações desencadeantes, tais como mudanças bruscas de temperatura, contato com água fria, incluindo piscina e praia, especialmente desacompanhado, devendo sempre portar adrenalina autoinjetora. A indução de tolerância é possível em alguns casos.

URTICÁRIA LOCALIZADA AO CALOR

A urticária ao calor é uma entidade rara, na qual os pacientes relatam urticária ou angioedema restritos às áreas em contato com o calor, que surgem entre 2 e 15 minutos após a exposição, podendo persistir por horas. Sensação de queimação no local também é descrita. O teste de provocação, neste caso, consiste em aplicar sobre a face anterior do antebraço, por 5 minutos, um tubo de ensaio contendo água a 44°C. A indução de tolerância pode ser obtida.

URTICÁRIA SOLAR

A prevalência estimada de urticária solar é de 0,4% dos casos. A exposição à luz solar induz em minutos, em indivíduos suscetíveis, o aparecimento de prurido, urticária e/ou angioedema nas áreas expostas. Em geral, as lesões desaparecem em poucas horas. Sintomas de anafilaxia podem acompanhar o quadro clínico se grandes áreas do tegumento forem expostas à luz solar. A urticária acomete mais frequentemente adultos jovens, sobretudo durante o verão, e os que vivem em regiões tropicais. A urticária solar é classificada em seis tipos distintos: os tipos I (280 nm a 320 nm) e IV (400 nm a 500 nm) podem ser transferidos passivamente, podendo ser mediados por IgE; o tipo VI (400 nm) está associado à protoporfiria eritropoiética; os tipos II, III e IV não são transferidos pelo soro, e são induzidos por comprimentos de ondas de 320 nm a 400 nm, 400 nm a 500 nm e 280 nm a 500 nm, respectivamente. O diagnóstico é confirmado pelo fototeste, através da exposição à luz solar ou a uma fonte luminosa. O tratamento da urticária solar inclui o uso de filtros solares, estando indicado tentar a indução de tolerância.

URTICÁRIA/ANGIOEDEMA VIBRATÓRIOS

Constitui outra forma rara de urticária física, adquirida ou familiar (herança autossômica dominante), onde prurido, edema e eritema surgem em minutos, em resposta a um estímulo vibratório aplicado sobre a pele e/ou mucosa. Assim, cavalgar, andar de motocicleta, utilizar ferramentas podem desencadear o quadro clínico, associado ou não a sintomas sistêmicos como dispnéia e *rash* facial. O diagnóstico é confirmado pelo teste de provocação com um estímulo vibratório (vórtex) aplicado sobre a face anterior do antebraço do paciente. A tolerância pode ser alcançada por meio de provocação com estímulos vibratórios sucessivos e graduados.

OUTRAS CAUSAS DE ANGIOEDEMA

O angioedema caracteriza-se por edema da derme profunda e do tecido subcutâneo resultante de extravasamento vascular secundário à liberação de mediadores. Causas e mecanismos variados podem resultar em angioedema, com ou sem urticária. Os quadros induzidos pela liberação de histamina (angioedema histaminérgico), mediados ou não por IgE, são os mais frequentes, sendo comum a associação com urticária. Entre os quadros mediados pela bradicinina, temos o angioedema hereditário (AEH), o angioedema adquirido (AEA) com déficit de inibidor de C1 esterase e o induzido por inibidores da enzima de conversão da angiotensina (iECA). Em alguns casos, o mecanismo permanece desconhecido (angioedema idiopático).

Nos pacientes com angioedema recorrente sem urticária, deve-se pensar na possibilidade de deficiência do inibidor de C1-esterase (= inibidor de C1 = C1-INH), proteína envolvida na regulação dos sistemas do Complemento, de contato, da coagulação e fibrinolítico. A deficiência de C1-INH resulta em edema recorrente, afetando extremidades, face, laringe e mucosa gastrointestinal. Essa deficiência pode ser hereditária (AEH) ou adquirida (AEA).

O AEH (autossômica dominante) tem três variantes descritas. O tipo I ocorre em 85% dos casos e caracteriza-se por níveis baixos de C1-INH. No tipo II, que afeta 15% dos pacientes, existe uma disfunção de C1-INH, cujos níveis são normais ou mesmo elevados. O terceiro tipo é o AEH com C1-INH normal (anteriormente, denominado tipo III), com (subtipo A) ou sem (subtipo B) mutação do fator XII.

A deficiência adquirida (AEA) de C1-INH também é rara e apresenta duas formas distintas. O tipo I está associado a linfomas, leucemia crônica linfocítica e outras doenças linfoproliferativas. No tipo II, tem sido descrita a produção de anticorpos anti-C1-INH. Em ambos, o início geralmente é mais tardio que no AEH (após a quarta década) e os níveis de C1q estão reduzidos.

OUTRAS DESORDENS URTICARIANAS

Urticária Aquagênica

A urticária aquagênica é uma forma rara de urticária, precipitada pelo contato da pele com a água, independentemente de sua temperatura. As placas surgem em cerca de 30 minutos. São puntiformes, perifoliculares e semelhantes na aparência à urticária colinérgica, sendo mais comum no sexo feminino. Normalmente inicia após a puberdade, mas pode ocorrer na infância. Sintomas sistêmicos como cefaleia e sintomas respiratórios já foram relatados, assim como formas familiares e localizadas da doença. Acredita-se que a água atue como um veículo solúvel, permitindo que um antígeno atravesse o estrato córneo da derme onde vai haver degranulação de mastócitos com liberação de histamina e outros mediadores. O diagnóstico é feito por meio de teste de provocação com água a 37° C, aplicada diretamente sobre a pele.

Urticária Colinérgica

A urticária colinérgica é uma desordem comum, mais frequente em adultos jovens, provocada pelo aumento passivo da temperatura corporal (exercícios físicos, transpiração, banhos quentes e emoção). O quadro começa com prurido, queimação ou irritação **e** é seguido pelo aparecimento de pequenas pápulas, circundadas por halo eritematoso, as quais podem coalescer (aspecto de "ovo frito"). O quadro clínico demora de minutos a cerca de 8 horas e pode vir acompanhado de sintomas gerais, como vertigem, náuseas, cefaleia e síncope. Ocasionalmente, podem ocorrer angioedema e sintomas de anafilaxia. Um dos aspectos que diferencia a anafilaxia/urticária induzida por exercício e a urticária colinérgica é o aumento passivo da temperatura corporal. O teste diagnóstico consiste na provocação com exercício (p. ex., corrida em esteira por 10 a 20 minutos). O teste intradérmico com a metalina é positivo em um terço dos casos.

Urticária de Contato

A urticária de contato pode ser resultado de mecanismos imunológicos e não imunológicos. No primeiro caso, as reações são IgE-mediadas e dependentes da liberação de mediadores de mastócitos e/ou basófilos, a partir do contato de um antígeno com a pele intacta. Reações de urticária e/ou angioedema IgE-mediadas relacionadas ao látex também são descritas. Outros agentes desencadeantes são: medicamentos tópicos, cosméticos e alimentos. A urticária de contato por mecanismos não imunológicos é provocada por agentes que penetram na pele e causam degranulação de mastócitos, como persulfato de amônia, dimetilsulfóxido e aldeído cinâmico. Outros fatores desencadeantes são produtos animais e químicos. Geralmente as lesões são restritas à área de contato, mas podem ocorrer sintomas sistêmicos especialmente naquelas cujas reações são mediadas por IgE.

Anafilaxia/Urticária Induzida por Exercício

A anafilaxia induzida por exercício aumentou nos últimos anos em função da difusão da prática esportiva. Sua prevalência está em torno de 3% a 4% do total das anafilaxias.

O quadro clínico caracteriza-se por prurido e sensação de calor generalizados, lesões urticarianas formando placas gigantes, angioedema, sintomas gastrointestinais, respiratórios, cardiovasculares podendo chegar ao choque anafilático e óbito.

Normalmente, o paciente apresenta o quadro de anafilaxia após a realização de exercício físico. Em alguns casos, pode haver dependência alimentar independente do paciente ter IgE específica ou não para o alimento envolvido. O quadro ocorre quando o exercício é pós-prandial. Os alimentos mais envolvidos são trigo, laticínios, ovo, crustáceos, aipo, mostarda, milho, soja, castanhas, amendoim, pêssegos e lentilha. Há relatos de reações a panquecas feitas com farinha contaminada por ácaros da poeira e a salames contaminados com *Penicillium lanoso caeruleum.*

Medicamentos podem estar envolvidos, principalmente o AAS e os AINH, mas também antibióticos como penicilina e cefalosporinas. Além desses medicamentos, as condições climáticas como o calor intenso podem estar associadas.

O teste de provocação com corrida em esteira por 20 minutos com ou sem alimento, se negativo, não afasta o diagnóstico.

A conduta nestes casos inclui a prevenção em relação aos fatores desencadeantes, uso de anti-histamínicos orais e necessidade de portar adrenalina autoinjetora e/ou estar sempre acompanhado de alguém que saiba aplicar a medicação.

TRATAMENTO

O tratamento das urticárias e do angioedema consiste em medidas gerais e farmacológicas, mas sempre de forma individualizada. As orientações visam à eliminação de possíveis causas como medicamentos, alimentos, infecções e processos inflamatórios. Nas urticárias físicas e nas outras desordens urticarianas, afastar os agentes desencadeantes e em casos específicos avaliar a possibilidade da indução de tolerância.

Em relação ao tratamento farmacológico, os anti-histamínicos (anti-H1) são as drogas de escolha. Os de segunda geração têm sido preconizados como os de primeira linha no tratamento sintomático das urticárias para evitar os efeitos de sedação e os efeitos colinérgicos dos anti-histamínicos de primeira geração. O corticosteroide pode ser usado nos quadros graves e na associação com angioedema, por curto prazo.

Outras drogas citadas como alternativas são: dapsona, ciclosporina, sulfassalazina, metotrexato, colchicina, varfarina, interferon, imunoglobulina humana e omalizumabe (anti-IgE). A fototerapia também é citada na literatura.

Nas crianças o tratamento é semelhante ao dos adultos, dando-se preferência aos anti-histamínicos de segunda geração.

O AEH não responde aos anti-histamínicos e corticosteroides, necessitando de tratamento específico adequado para diminuir a morbimortalidade.

Nas grávidas e lactantes deve-se ter mais cuidado, especialmente no primeiro trimestre de gestação. Em geral, recomenda-se o tratamento com loratadina (classe B – FDA/EUA) restringindo-se o aumento da dose. Caso seja necessário um anti-histamínico de primeira geração, deve-se utilizar a clorfeniramina (classe B – FDA/EUA).

Aspectos Psicossociais e de Qualidade de Vida

Enquanto a qualidade de vida relacionada à saúde (QVRS) tem sido amplamente estudada em diversas doenças dermatológicas, poucos estudos são realizados em relação à urticária, que tanto afeta o cotidiano do paciente comprometendo vários aspectos de sua vida: social, profissional e de lazer, além do importante impacto sobre a vida familiar.

Recentemente foi validado um questionário específico, inclusive no Brasil, o Chronic Urticaria Quality of Life Questionnaire (CU-Q2OL), considerado de fácil aplicação e aceitação. Visa melhorar a abordagem e o acompanhamento destes pacientes e consequentemente, a sua qualidade de vida.

Bibliografia

Abbas AK, Lichtman AH. Diseases caused by immune responses: hipersensitivity and autoimmunity. In: Cellular and Molecular Immunology. Abbas AK, Lichtman AH (eds.). 5th ed., Philadelphia, Saunders. 2003; 411-31.

Addo HA. UVB phototherapy and photochemotherapy (PUVA) in treatment of polymorphic light eruption and solar urticaria. Br J Dermatol. 1987;116:539-47.

Alves GF, Nogueira LSC, Varella TCN. Dermatologia e Gestação. Na Bras Dermatol. 2005; 80(2):179-86.

Amar SM, Dreskin SC: Urticaria. Prim Care 2008; 35: 141-157.

Arıkan-Ayyıldız Z, Işık S, Çağlayan-Sözmen S. Cold, cholinergic and aquagenic urticaria in children: presentation of three cases and review of the literature. The Turkish Journal of Pediatrics. 2013; 55: 94-98.

Baiardini I, Giardini A, Pasquali M, Dignetti P, Guerra L, Specchia C et al. Quality of life and patients satisfaction in chronic urticaria and respiratory allergy. Allergy 2003; 58: 621–623.

Bowen T, Cicardi M, Fakas H, et al. Canadian 2003 international Consensus Algorithm for the diagnosis, therapy and management of hereditary angioedema. J Allergy Clin Immunol 2004;114:629-637.

Caballero T, Baeza ML, Cabañas R. Consensus Statement on the Diagnosis, Management, and Treatment of Angioedema Mediated by Bradykinin. Part I. Classification, Epidemiology, Pathophysiology, Genetics, Clinical Symptoms, and Diagnosis. J Invest Allergol Clin Immunol. 2011;Vol. 21(5):333-347.

Circolo A, Strunk RC. Hereditary angioedema-understanding the basis of C1 inhibitor deficiency. The immunologist. 1997;5:166-70.

Criado PR, Criado RFJ, Maruta CW et al. Urticária. An Bras Dermatol. 2005;80(6):613-30.

Criado RFJ, Philippi JC, Franco RS, Mello JF. Urticárias. Ver. Bras. Alerg. Imunopatol. 2005;28(6):273-283.

Dias GAC, Pires GV, Valle SOR, França AT, Papi JA, Dortas Jr SD, Levy SAP, I. Baiardini I & Canonica GW. Cross-cultural adaptation of the Brazilian–Portuguese version of the chronic urticaria quality-of-life questionnaire – CU-Q2oL. Allergy 2011;66(11):1487-93.

Fonacier LS, Dreskin SC, Leung DY. Allergic skin diseases. J Allergy Clin Immunol 2010, 125 (Suppl 2):S 138-149.

Frigas E, Park MA. Acute Urticaria and Angioedema. Am J Clin Dermatol 2009;10(4):239-250.

Geller M, Medeiros Jr M, Geller P. Urticárias físicas: dermatoses com disfunção mastocitária – classificação. An Bras Dermatol. 2001;76: 105-13.

Geller M. Angioedema vibratório. Ann Acad Nac Med.1995;155:240-1.

Geller M. Urticárias físicas – atualização. An Bras Dermatol. 1989;64: 317-9.

Geller M. Urticárias físicas: disfunção mastocitária. Condutas preventivas, diagnósticas e terapêuticas. Einstein. 2007; 5(3):273-280.

Godse KV, Vijay Zawar V, Krupashankar DS, Girdhar M, Kandhari S, Dhar S, Ghosh S, Rajagoplan M, Zuberbier T . Consensus Statement of the Management of Urticaria. Indian J Dermatol 2011; 56 (5):485-489.

Grattan CEH, Sabroc RA, Greaves MW. Chronic urticaria. J Am Acad Dermatol. 2002; 46:645-57.

Grattan CEH, Wallington TB, Wurin RP et al. A serological mediator in chronic idiophatic urticaria. A clinical, immunological, and histological evaluation. Br J Dermatol. 1986;114:583-90.

Greaves MW. Urticaria and angioedema. In: Allergic Skin Diseases. Leung DYM, Greaves MW (eds.) New York: Marcel Dekker, 2000. cap. 8, p.171-93.

Hide M, Francis DM, Grattan CEH et al. Autoantibodies against the high affinity IgE receptor as a cause of histamine release in chronic urticaria. N Engl J Med. 1993;328:1599-604.

Kanani A, Schellenberg R, Warrington R. Urticaria and angioedema. Allergy, Asthma & Clinical Immunology 2011,7 (Suppl 1):59.

Kaplan AP, Natbony SF, Tawil AP, Fructer L, Foster M. Exercise induced anaphylaxis as a manifestation of cholinergic urticaria. J Allergy Clin Immunol.1981;68:319-24.

Kaplan AP. Chronic urticaria: pathogenesis and treatment. J Allergy Clin Immunol. 2004;114:465-74.

Kaplan AP. Clinical practice. Chronic urticaria and angioedema. N Engl J Med. 2002; 346:175-9.

Kaplan AP. Urticaria and angioedema. In: Allergy: principles and practice. Adkinson Jr NF, Yunginger JW, Busse WW, Bochner BS, Holgate ST, Simons FER (eds.) 1st. Ed., Philadelphia, Mosby. 2003:1537-58.

Kirton V. Contact urticaria and cinnamic aldehyde. Contact Dermatitis.1978;4:374-5.

Kozel MAM, Sabroe RA. Chronic Urticaria. Aetiology, Management and Current and Future Treatment Options. Drugs 2004; 64 (22): 2516-2536.

Lang DM, Aberer W, Bernstein JA, Chng HH, Grumach AS et al. International Consensus om Hereditary and Acquired Angioedema. Ann Allergy Asthma Immunol.2012;109:395-402.

Latex Allergy: an emerging healthcare problem. American College of Allergy, Asthma & Immunology position statement. Ann Allergy Asthma Immunol.1995;75:19-21.

Lawlor EF. The physical urticarias. In: In: Allergic Skin Diseases. Leung DYM, Greaves MW (eds.) New York: Marcel Dekker, 2000. cap. 9, p.195-211.

Lima SO, Rodrigues CS, Camelo-Nunes IC, Solé D. Urticárias Físicas: Revisão. Rev. bras. alerg. imunopatol. 2008; 31(6): 220-226.

Mahzoon S, Yamamoto S, Greaves MW. Response of skin to ammonium persulphate. Acta Derm Venereol.1997;57:125-6.

Markovic SN, Inwards DJ, Frigas EA, Phylick RP. Adquired C1 esterase inhibitor deficiency. Ann Intern Med. 2000;132:144-50.

Medeiros Jr M. Aquagenic urticaria. J Invest Allergol Clin immunol.1996;6:63-4.

Medeiros Jr. M, Soares ACB, Mendes CMC. Urticária e angioedema: avaliação de 793 casos. Rev. bras. alerg Imunopatol. 1999;22:179-87.

Odom RB, Maibach HI. Contact urticaria: a different contact dermatitis. Cutis. 1976;18:672-6.

Orfan NA, Kolski GB. Physical urticarias. Ann Allergy.1993;71:205-12.

Patterson R, Mellies CJ, Blankenship ML et al. Vibratory angioedema: a hereditary type for physical hypersensitivity. J Allergy Clin Immunol.1972;50:174-82.

Pecquet C, Laynadier F, Dry J. Contact urticaria ans anaphylaxis to natural latex. J Am Acad Dermatol.1990;22:631-3.

Poonawalla T, Kelly B: Urticaria: a review. Am J Clin Dermatol 2009,109-21

Sánchez-Borges M, Asero R, Ansotegui IJ et al. Diagnosis and Treatment of Urticaria and Angioedema: A Worldwide Perspective - WAO Position Paper. WAO Journal. 2012; 5(11):125–147

Sanchez-Borges, M., et al., Dust mite ingestion-associated, exercise-induced anaphylaxis. J Allergy Clin Immunol, 2007. 120(3): 714-6.

Taylor JS, Evey P, Helm T, Wagner W. Contact urticaria and anaphylaxis from latex. Contact Dermatitis. 1990;23:277-8.

Ting S, Reimann BEF, Raubs DD et al. J Allergy Clin Immunol. 1983; 71:546-51.

Valle SOR, França AT, Campos RA, Grumach AS. Angioedema hereditário. Rev. bras. alerg. imunopatol.2010;33(3):80-87.

Valle SOR, França AT. Urticária e Angioedema. In: Tratado de Alergia e Imunologia Clínica. Associação Brasileira de Alergia e Imunopatologia. Solé D, Bernd LAG, Filho, NAR. (eds.) 1ª Ed., Atheneu, São Paulo. 2011:319-336.

Zuberbier T, Asero R, Bindslev-Jensen G, Canonica WG, Church MK, Giménez- Arnau AM et al. EAACI/ GA²LEN/ EDF/ WAO guideline: definition, classification and diagnosis of urticaria. Allergy 2009; 64: 1417-1426.

Zuberbier T, Asero R, Bindslev-Jensen G, Canonica WG, Church MK, Giménez- Arnau AM et al. EAACI/ GA²LEN/ EDF/ WAO guideline: management of urticaria. Allergy 2009; 64: 1427-1443.

Zuberbier T, Maurer M. Urticaria: Current Opinions about Etiology, Diagnosis and Therapy. Acta Derm Venereol 2007; 88: 196-205.

Zuberbier T. Classification of Urticaria. Indian J Dermatol 2013;58(3):208-210.

CAPÍTULO

28

Buloses

David R. Azulay, Luna Azulay-Abulafia e Rubem David Azulay[†]

INTRODUÇÃO

As doenças primariamente bolhosas são definidas como dermatoses de natureza geralmente autoimune, caracterizadas clinicamente por bolhas ou, menos frequentemente, por vesículas. Elas podem ter localizações *intraepidérmicas* (*acantolíticas*) ou *subepidérmicas*. Do ponto de vista clínico, as bolhas intraepidérmicas tendem a ser mais efêmeras e superficiais, como no caso dos pênfigos. As bolhas subepidérmicas, por sua vez, tendem a ser maiores e mais duradouras, como nas demais doenças do grupo das buloses autoimunes. A denominação *bulose* ficaria restrita ao grupo dessas doenças de natureza exclusivamente autoimune, que serão abordadas neste capítulo.

Quando as bolhas surgem como consequência de traumas por defeitos em quaisquer das diversas estruturas que compõem a zona da membrana basal, constituem-se, então, as *mecanobuloses* (epidermólises bolhosas) que, em geral, são de transmissão genética. Por fugirem do objetivo deste capítulo, não serão aqui estudadas.

Para facilitar o entendimento desse grupo de doenças, apresentamos a Figura 28-1 (ver caderno colorido).

PÊNFIGOS

Conceito

São doenças *bolhosas autoimunes* com tendência à progressão, de evolução crônica e ilimitada, com prognóstico reservado. As bolhas são intraepidérmicas e decorrem de processo acantolítico, induzido por autoimunidade. Os antígenos variam segundo o tipo de pênfigo, podendo ser as desmogleínas, desmocolinas e desmoplaquinas moléculas constituintes dos desmossomos, incluindo a placa desmossômica (Quadro 28-1).

Epidemiologia

O pênfigo vulgar (PV) é uma doença relativamente rara, ocorrendo com maior frequência na idade adulta (depois

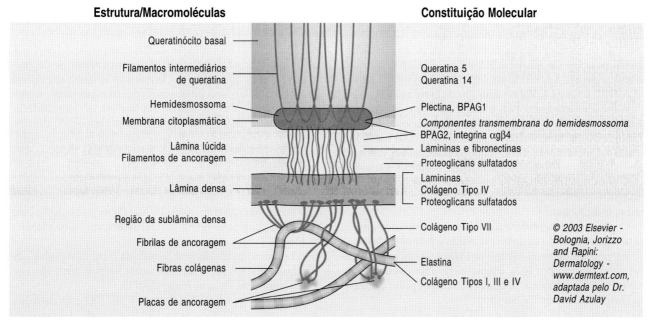

FIGURA 28-1 Componentes da zona da membrana basal.
Figura adaptada pelo Dr. David Azulay a partir de Bolognia, Jorizzo e Rapini, 2003.

DIAGNÓSTICO E TRATAMENTO DAS DOENÇAS IMUNOLÓGICAS

QUADRO 28-1   Pênfigos

Doenças	Anticorpos	Antígenos	Peso em kDa
Pênfigo vulgar	IgG	Desmogleína 3	130
		Desmogleína 1	160
Pênfigo foliáceo	IgG	Desmogleína 1	160
Pênfigo induzido por drogas	IgG	Desmogleína 1	160
		Desmogleína 3	130
Pênfigo paraneoplásico	IgG	Desmogleína 1	160
		Desmogleína 3	130
		Plectina	500
		Desmoplaquina I	250
		Desmoplaquina II	210
		Periplaquin	190
		Etc.	
Pênfigo IgA	IgA	Desmocolina 1	110/100

dos 40 anos); ocasionalmente, pode ocorrer em crianças. Na idade adulta ambos os sexos são atingidos igualmente, o que não ocorre antes dos 20 anos, quando a incidência é maior no sexo feminino (5,5:1). Incide predominantemente na raça branca, porém é uma doença universal. As duas variantes do pênfigo vegetante (PVe), tanto Hallopeau (forma localizada) quanto Neumann (forma disseminada), são expressões raras de PV.

O pênfigo foliáceo (PF) clássico tem as mesmas características epidemiológicas do PV, com algumas variações entre diferentes populações. O PF endêmico é descrito em algumas regiões de países sul-americanos, como Brasil, Colômbia, El Salvador e Peru. A epidemiologia desta forma de pênfigo é peculiar por sua ocorrência familial, afetando inclusive crianças e, sobretudo, populações rurais. O PF brasileiro (PFB) ou PF endêmico é uma doença de elevada frequência na zona rural de alguns estados brasileiros (região Centro-Oeste, Triângulo Mineiro, Oeste Paulista etc.), atingindo todos os grupos etários (cerca de 33% abaixo dos 20 anos de idade). Além disso, tem, provavelmente, conotação genética, considerando-se sua elevada frequência familial (12% dos casos). Há maior incidência de HLA-DRB1*04 e DRB1*14 como fator de suscetibilidade, variando nos alelos. No PV, os alelos são HLA-DRB1*0402 e DRB1*1401; já no PF, os alelos são HLA-DRB1*0404, DRB1*1402 e DRB1*1406; os HLA-DR7, DR3 e DQW2 conferiram certa resistência ao PF.

A endemicidade do PFB é maior ao longo dos rios no período de colonização, tendendo a diminuir com o posterior desenvolvimento urbano. Acredita-se que o mosquito *Simulium nigrimanum* (borrachudo) possa ser o vetor ou mesmo desencadear autoimunidade e, portanto, a doença.

É mais difícil estabelecer a epidemiologia dos pênfigos induzidos por substâncias, variando com os medicamentos e suas indicações.

O pênfigo herpetiforme é raro, afeta igualmente ambos os sexos, tendo sido descrito em adultos jovens e idosos.

As pessoas de meia-idade e os idosos são os mais afetados pelo pênfigo por IgA, diagnosticado necessariamente por imunofluorescência, já que clinicamente pode apresentar características de PV ou PF.

O pênfigo paraneoplásico (PP) está relacionado com neoplasias tanto benignas quanto malignas; apresenta a distribuição epidemiológica dos tumores associados.

Etiopatogenia

São doenças autoimunes que teriam como sede primária os desmossomos. Os pênfigos foram definidos como doenças autoimunes antidesmogleína, exceto o PP, que tem como antígenos a desmoplaquina e o antígeno do penfigoide bolhoso 1, além das desmogleínas. As desmogleínas são glicoproteínas transmembrana dos desmossomos; pertencem à superfamília das moléculas de adesão célula–célula que são cálcio-dependentes e denominadas caderinas. A causa pela qual estes elementos tornam-se antigênicos e induzem a produção de anticorpos permanece obscura.

Sabe-se que, no PV, o principal antígeno desmossômico envolvido é a desmogleína 3 (Dsg3) de 130 kDa, ao passo que, no PF, é a desmogleína 1 (Dsg1) de 160 kDa. Os pacientes com PV com acometimento exclusivo das mucosas têm anticorpos apenas contra a Dsg3 (a Dsg1 é praticamente ausente nelas). Isso é verdadeiro para as formas restritas às mucosas, já que, nas formas mucocutâneas, os pacientes também apresentam anticorpos anti-Dsg1. No PF, os pacientes apresentam anticorpos apenas anti-Dsg1, e, por isso mesmo, não apresentam lesões mucosas.

A *imunofluorescência direta* (IFD) revela 100% de resultados positivos, sendo utilizada a área lesional ou perilesional. O anticorpo é do tipo IgG, mas podem estar associadas também IgA (25%) e IgM (40%) e C_3 em 100% dos casos. Nos casos recentes de lesões exclusivamente orais, C_3 pode ser o único elemento encontrado. Outro ponto interessante é que a IFD pode permanecer positiva na pele de indivíduo em cura clínica por vários anos e, sem medicação de manutenção. A deposição das imunoglobulinas e/ou complemento e, consequentemente, da fluorescência ocorre nos espaços intercelulares dos queratinócitos. A acantólise *in vitro* é provocada pela adição de soro de doente de PV ou PF à cultura de células epiteliais humanas ou de macacos, e sabe-se que esta ocorre sem ativação do complemento.

A *imunofluorescência indireta* (IFI) revela IgG_1 e IgG_4 antidesmogleína em títulos elevados, conhecidos como anticorpos do tipo pênfigo. Atualmente, o método ELISA é empregado no monitoramento da atividade dos PF e PV, por intermédio da titulação dos anticorpos anti-Dsg1 e 3, com sensibilidade e especificidade superiores às dos demais métodos sorológicos. Convém salientar que existem casos de pênfigo sem anticorpos séricos específicos, sobretudo em doença localizada ou em fase inicial; na realidade, mais de 95% dos doentes apresentam anticorpos do tipo pênfigo. A sensibilidade do teste varia em função do substrato utilizado. Por outro lado, pacientes sem lesão podem apresentar níveis por vezes elevados desses anticorpos, sobretudo nas áreas endêmicas de PFB.

Os pênfigos induzidos por medicamentos apresentam IFD do mesmo padrão que o PV e o PF, explicando-se pelo fato de os grupos sulfidrila reagirem de forma cruzada com as Dsg1 e 3.

O pênfigo herpetiforme apresenta o mesmo padrão de IFD que o PV e o PF. A nomenclatura herpetiforme deve-se a características clínicas e não de IFD.

O pênfigo por IgA caracteriza-se por IFD com depósito de imunoglobulina do tipo A1. Não existe depósito de IgG ou de IgM. Existem dois tipos de pênfigo por IgA: tipo *dermatose pustulosa subcórnea* e tipo *intraepidérmico neutrofílico*. A localização do depósito pode ser subcórnea no primeiro tipo e, no segundo, nas camadas inferiores da epiderme. Na variante subcórnea, o antígeno reconhecido é a desmocolina 1 e na intraepidérmica são as Dsg1 e 3. Há alguns casos em que o depósito de IgA se dá em toda a extensão da epiderme. Os pacientes devem apresentar, além da deposição de IgA intraepidérmica, autoanticorpos circulantes do tipo IgA.

Nos casos de PP, há IFD com IgG intercelular e complemento, além de complemento com distribuição linear ou granular na junção dermoepidérmica. A IFI é positiva em cerca de 70% dos casos e revela anticorpos circulantes do tipo pênfigo na pele e nas mucosas, além de anticorpos contra os epitélios simples, colunares e transicionais.

Alguns aspectos imunológicos de interesse: (1) casos típicos de pênfigo provocados pela d-penicilamina (inclusive com a permanência de anticorpos antipênfigo anos após a retirada do medicamento e o restabelecimento do doente); (2) presença eventual de anticorpos do tipo pênfigo em queimados, em outras doenças autoimunes (miastenia grave, lúpus eritematoso sistêmico, penfigoide cicatricial), em farmacodermias bolhosas (Lyell, entre outras) e em farmacodermias maculopapulosas penicilínicas; (3) associação de pênfigo com outras doenças autoimunes (miastenia grave, timoma, lúpus eritematoso); (4) o líquido da bolha é pobre em complemento; (5) a presença de padrão lúpico (banda antimembrana basal) em casos de pênfigo eritematoso do tipo Senear-Usher.

Classificação

Os diferentes tipos de pênfigo devem ser reconhecidos pelas diferenças clinicopatológicas e também pelo prognóstico que encerram. A classificação dos diversos pênfigos com seus eventuais subtipos pode ser observada a seguir:

A. Pênfigo vulgar (PV)
    Pênfigo vegetante (PVe) (Hallopeau e Neumann)
B. Pênfigo foliáceo (PF)
    PF endêmico, PF brasileiro (fogo selvagem)
    Pênfigo eritematoso
C. Pênfigo induzido por fármacos
D. Pênfigo herpetiforme
E. Pênfigo por IgA (tipos dermatose pustulosa subcórnea e intraepidérmica neutrofílica)
F. Pênfigo paraneoplásico (PP)

Clínica

As manifestações clínicas variam de acordo com a sua classificação. O prurido é característico pênfigo herpetiforme, mas pode ocasionalmente ocorrer por IgA. Fotossensibilidade pode ser marcante, sobretudo no PF e também no PV. Escabiose e micoses superficiais podem originar prurido, muitas vezes mitigado pelo uso de corticosteroides sistêmicos. No PV e no PF podem ocorrer infecções que agravam o prognóstico. Muitas das intercorrências e alguns dos sintomas são secundários à terapêutica empregada. O uso continuado de corticoterapia sistêmica pode levar a interrupção do crescimento, descalcificação, fraturas espontâneas, dores e debilidade muscular. Independentemente da forma clínica, encontra-se com elevada frequência o sinal de Nikolsky. Este é obtido através da pressão com um dedo ou mesmo com um objeto rombo, em pele perilesional, o que pode provocar descolamento parcial ou total da epiderme.

PÊNFIGO VULGAR

A doença inicia-se, em geral, por bolhas na mucosa oral. Essa fase mucosa pode durar meses, sendo frequente o diagnóstico de estomatite aftosa. Seguem-se as bolhas cutâneas; estas, entretanto, em alguns casos, podem preceder as lesões mucosas ou aparecer concomitantemente. Na fase mucosa, em geral, o paciente é consultado por otorrinolaringologista ou dentista e recebe o diagnóstico de "aftas". As bolhas orais são efêmeras, rompendo-se precocemente e deixando áreas erosivas em número variável, podendo tornar-se extremamente dolorosas à alimentação. O envolvimento das mucosas ocorre em mais de 50% dos pacientes.

As bolhas cutâneas são pouco tensas, surgindo em pele aparentemente sadia. Apresentam crescimento centrífugo, alcançando tamanhos variados, chegando a vários centímetros. Podem ocorrer de forma isolada, mas têm tendência à generalização. Ao se romperem, deixam grandes áreas erosivas exsudantes, sem tendência à reparação, o que seria explicado pelo envolvimento de anexos (aspecto de "bife sangrento"). Lesões no colo uterino, ânus, reto, uretra, esôfago e conjuntiva ocorrem eventualmente. Prurido e dor podem estar presentes. Muitas vezes é perceptível um odor peculiar ("ninho de rato"), o que também ocorre no PF.

Neonatos podem apresentar a doença de forma transitória, sobretudo filhos de pacientes com PV, pois a epiderme deles apresenta, proporcionalmente, maior quantidade de Dsg3 quando comparada à do adulto. Com o tempo, ocorre a catabolização dos anticorpos maternos e o processo extingue-se.

Pênfigo Vegetante

Existem duas formas de PVe, variantes do PV.

Pênfigo Vegetante de Hallopeau

Forma localizada, relativamente benigna, em que as lesões inicialmente recordam as lesões cutâneas da piodermite vegetante, localizando-se em áreas de flexão, dando lugar a verdadeiras vegetações. Podem estar acompanhadas de lesões nas mucosas oral, genital e anal.

Pênfigo Vegetante de Neumann

Caracteriza-se por lesões vegetantes úmidas, com predileção pelas áreas de flexão (axilares, inguinais, genitália e períneo). Seu início, em geral, ocorre como o do PV, porém as lesões, durante o processo de reparação, vão se tornando vegetantes.

Pênfigo Foliáceo

A forma clássica (*doença de Cazenave*), assim como a endêmica (*fogo selvagem*), inicia-se, de modo geral, por lesões localizadas na face, no couro cabeludo e em região esternal e/ou interescapular (áreas ditas seborreicas). São lesões vesicocrostosas. As bolhas costumam ser pouco evidentes e tão efêmeras que podem passar despercebidas. O achado de crostas e/ou erosões, a localização e a idade do paciente tornam possível pressupor a natureza bolhosa do processo. O aspecto foliáceo decorre do fato de que essas bolhas, por aparecerem em surtos subentrantes, deixam intensa descamação, recobertas em parte por crostas que podem destacar-se. As lesões podem permanecer localizadas por tempo variável e, até mesmo, regredir espontaneamente por período variável (*fase pré-invasiva*). Na maioria dos casos, entretanto, o que ocorre é a tendência à generalização (*período invasivo*); chegando à universalização, isto é, toda a pele apresenta-se acometida, evoluindo, portanto, para eritrodermia esfoliativa (*período de estado*). Tardiamente, podem surgir lesões papilomatosas, verrucosas (acantomata, lesões verrucosas e persistentes), hiperpigmentação, aspecto de pele de leopardo e em "salpico de lama" (lesões amarronzadas), crostosas e focais como que jogadas no dorso. Outras eventuais manifestações são onicorrexe e onicólise com descoloração, alopecia difusa do couro cabeludo, das sobrancelhas, das axilas e do púbis, e ceratodermia palmoplantar. O acometimento de mucosas não é esperado. Febrícula irregular pode ocorrer.

Pênfigo Foliáceo Endêmico (Fogo Selvagem)

A clínica é semelhante à do PF clássico. A sensação de queimadura ou ardor das lesões justifica a denominação "fogo selvagem".

Pênfigo Eritematoso

Nada mais é do que uma forma benigna e localizada do PF, conforme já descrito, e que tem como sinonímia *síndrome de Senear-Usher*, já em desuso. Ocorre na etapa inicial ou regressiva (espontânea ou terapêutica) do PF. Chama-se a atenção para o aspecto morfotopográfico (lesão em "asa de borboleta" na face) que lembra o lúpus eritematoso. Em certos casos da síndrome de Senear-Usher, alguns autores observaram uma "banda lúpica" de IgG à IFD. Atualmente, alguns pacientes são descritos com ambas as enfermidades.

Pênfigo Induzido por Fármacos

A D-penicilamina é o principal fármaco causador, seguida do captopril (anti-hipertensivo), que são estruturalmente semelhantes por conterem o grupamento sulfidrila (tiol), que, por sua vez, faz reação cruzada com as desmogleínas. Outras substâncias (não tióis) também podem desencadear pênfigo: penicilina, rifampicina e outros inibidores da enzima conversora de angiotensina, como o enalapril. Interferon-α pode desencadear a doença; há um único relato de PVe no local da aplicação de imiquimode. É mais frequente o desencadeamento de PF do que PV (3 a 4:1). A suspensão da substância não interrompe obrigatoriamente o processo.

Pênfigo Herpetiforme

Alguns casos de PF ou de PV podem ter aspecto clínico (pênfigo herpetiforme) simulando dermatite de Duhring-Brocq inclusive com prurido. É menos frequente como variante do PV do que do PF. A imunofluorescência é a encontrada nos pênfigos.

PÊNFIGO POR IgA

Trata-se de uma entidade rara responsiva à dapsona, caracterizada por vesículas ou pústulas, sobre base eritematosa ou pele normal. Estas lesões agrupam-se, exibindo aspecto anular ou circinado. Elas se localizam em áreas intertriginosas, nas laterais do tronco e na parte proximal dos membros. O sinal de Nikolsky pode ser negativo.

PÊNFIGO PARANEOPLÁSICO

Descrito em 1990, caracteriza-se clinicamente por mucosite erosiva e dolorosa (Figura 19-12). Esta manifestação é muito intensa, com má resposta à terapêutica. As lesões cutâneas polimórficas lembram eritema multiforme ou lúpus subagudo. A intensidade do acometimento da traqueia, dos brônquios e dos pulmões leva, com frequência, o paciente ao óbito. Este acometimento pulmonar, que não ocorre no PV, viabilizou a criação do conceito de *síndrome multiorgão autoimune paraneoplástica*. Linfoma não Hodgkin é a neoplasia mais comumente associada (38,6%); outras doenças linfoproliferativas podem estar relacionadas, como *doença de Castleman* (mais comum em jovens e crianças assim como em chineses, 18,4%) e leucemia linfocítica crônica (18,4%). Timoma (5,5%), sarcoma e carcinomas (mama, brônquios e pâncreas) também foram descritos.

Existe uma associação significante entre PP e HLA classe II DRB1*03 e em chineses HLA-Cw*14.

Histopatologia

A histopatologia dos pênfigos caracteriza-se por bolhas intraepidérmicas e fendas decorrentes de acantólise (lise dos acantos, denominação antiga dos desmossomos das células malpighianas); no interior das bolhas, identificam-se células acantolíticas. No PV, a localização da clivagem acantolítica é suprabasal, enquanto, no PF, é na granulosa. Por vezes, em uma fase inicial, antes que ocorra a acantólise, há invasão de eosinófilos na epiderme, conhecida como *espongiose eosinofílica*.

No PVe, encontra-se caracteristicamente hiperplasia epitelial com grande quantidade de eosinófilos.

No pênfigo por IgA, a histopatologia varia: no tipo dermatose pustulose subcórnea há infiltrado neutrofílico; no tipo intraepidérmico neutrofílico, o infiltrado pode envolver os folículos pilosos.

No PP, ocorre acantólise suprabasal e também, caracteristicamente, degeneração vacuolar da basal, bem como queratinócitos disceratóticos.

Diagnóstico

Pode ser feito por histopatologia (bolha acantolítica) acompanhada preferencialmente pela IFD e IFI e citologia do líquido das bolhas (células acantolíticas), associadas à clínica. Em algumas situações particulares, pode-se solicitar sorologia para detecção de Dsg1 ou 3, com títulos que podem estar relacionados com a atividade da doença no PV e no PF.

Diagnóstico Diferencial

Lesões mucosas: aftas, herpes, eritema multiforme, líquen plano, doença de Behçet, penfigoide bolhoso e penfigoide cicatricial; lesões cutâneas: farmacodermia,

Stevens-Johnson, eritrodermias de outra natureza, dermatite seborreica, lúpus eritematoso e outras doenças vesicobolhosas.

Do ponto de vista histopatológico, faz-se com doença de Darier, Hailey-Hailey e de Grover.

Tratamento

Nas fases graves da doença, o tratamento deve ser feito com elevadas doses de prednisona (1 a 2 mg/kg de peso, sobretudo para o PV), por um período nunca inferior a 6 semanas. A dose deve ser automaticamente aumentada (mais 40 a 60 mg) se não houver resposta clínica após 14 dias de tratamento. Depois de 6 semanas, as doses devem baixar gradualmente (7 a 21 dias) até uma dose de manutenção. Visando "poupar corticoide", faz-se cada vez mais a associação a imunossupressores. Os mais utilizados são: metotrexato (20 mg, 1 vez/semana), ciclofosfamida (100 mg/dia) ou azatioprina (150 mg/dia). A administração de prednisona, em dias alternados, após o controle da doença, também pode ser feita. A terapêutica do pênfigo deve ser realmente muito agressiva. Essa conduta é a ideal, sobretudo para o PV e, até mesmo, para os casos de PF. Nas formas benignas (vegetante e eritematoso), as doses são menores.

Nas formas irresponsivas, pode-se fazer pulso com corticoide (p. ex., metilprednisolona, 500 mg a 1 g/dia durante 5 dias consecutivos) e/ou imunossupressor, em especial a ciclofosfamida. Nessas situações, uma dose menor de ciclofosfamida ou corticoide oral é administrada entre os ciclos. Outra opção de eficácia ainda maior é a utilização de pulso de imunoglobulina intravenosa na dose de 400 mg/kg/dia em infusão lenta (4 a 4,5 h) ou 2 g/kg/ciclo divididos em 3 dias a cada mês até a remissão e, a partir daí, aumenta-se o intervalo em 2 semanas para cada novo ciclo. Esta eficácia é alcançada com cerca de 18 ciclos, e o tempo médio sem doença foi de 20,4 semanas. Entre os efeitos colaterais desse tratamento estão: cefaleia, urticária, febre, artralgias, mal-estar e, bem raramente, insuficiência renal, meningite asséptica, acidente vascular cerebral e infarto do miocárdio.

Os antimaláricos podem ser usados como coadjuvantes nas formas localizadas de PF. A sulfona está indicada nas formas por IgA e herpetiformes. A betametasona e a triancinolona tópicas têm sido usadas com sucesso no PFB. Em certas formas localizadas, as injeções intralesionais têm sua indicação.

O *rituximabe* é um anticorpo quimérico monoclonal anti-CD20 do linfócito B que tem sido utilizado com grande sucesso em casos refratários tanto de PV quanto de PF. Recomenda-se uso semanal, por 4 semanas IV, na dose de 375 mg/m² de superfície corpórea, acompanhado da corticoterapia sistêmica. Todos os pacientes entraram em remissão.

A tendência atual é associar medicamentos que mitiguem a osteoporose causada pelos corticoides, sobretudo em mulheres na menopausa. Suplemento de cálcio (1.000 mg/dia), vitamina D (800 UI/dia) e bisfosfonatos também estão indicados. Há diversos compostos, inclusive com diferentes vias de aplicação; nos pacientes que não tolerarem esta classe de medicamento, pode ser empregada a calcitonina.

Recomenda-se expressamente evitar exposição solar e, dependendo do grau de fotossensibilidade, utilizar fotoprotetor.

Em caso de lesões refratárias aos tratamentos propostos, recomenda-se a pesquisa de eventual infecção viral concomitante, e, se confirmada, tratá-la conforme a etiologia.

Evolução e Prognóstico

São doenças de evolução crônica e não limitada. O prognóstico do PV e do PF é o de uma doença potencialmente fatal. Graças à introdução dos corticoides sistêmicos, o número de mortes diminuiu, ocorrendo em cerca de 10% dos pacientes. O PF é de melhor prognóstico que o PV, assim como são os respectivos subtipos. A instituição precoce da terapia adequada influencia favoravelmente a evolução. Em geral, a morte é resultante de infecções ou complicações do tratamento. Excepcionalmente pode ocorrer a transformação com maior frequência do PF em PV do que do PV em PF.

COMPLEXO PENFIGOIDE

Trata-se de um grupo de doenças que compartilham, ao menos parcialmente, certos antígenos; diferenças clínicas, epidemiológicas e histopatológicas, mesmo em conjunto, nem sempre tornam possível uma nítida diferenciação entre elas, embora as bolhas sejam sempre de localização subepidérmica. É, por vezes, mandatória a imunofluorescência para confirmação diagnóstica. Fazem parte desse grupo: penfigoide bolhoso, penfigoide cicatricial, penfigoide gestacional e epidermólise bolhosa adquirida, que surgem como consequência à presença de autoanticorpos contra componentes do complexo de adesão da zona da membrana basal (*junção dermoepidérmica*). A dermatite herpetiforme e a dermatose bolhosa por IgA linear compartilham a mesma imunoglobulina, só que com disposições próprias, e esta última compartilha também certos antígenos com as doenças do denominado grupo que forma o complexo penfigoide (Quadro 28-2).

PENFIGOIDE BOLHOSO

Conceito

Trata-se de erupção que ocorre, de preferência, em pessoas idosas, caracterizada por bolhas subepidérmicas, tensas, grandes, generalizadas (exceção de casos localizados, cerca de 15%), atingindo a pele e, ocasionalmente (30%), a mucosa oral, por mecanismo imunológico.

Epidemiologia

Relativamente raro, acomete preferencialmente indivíduos após a 6ª década de vida, com pico acima dos 80 anos; é indiferente quanto a sexo ou raça.

Etiopatogenia

É de causa desconhecida, embora imunológica, resultante da ligação de autoanticorpos contra os antígenos penfigoide 1 e 2 (AP1 e AP2), componentes normais da membrana basal e da zona da membrana basal. Esses autoanticorpos circulantes contra componentes do complexo hemidesmossômico do epitélio escamoso estratificado são do tipo IgG e ocorrem em cerca de 70% dos casos. Na imunofluorescência direta (IFD), C_3 em quase 100% e/ou IgG em 80%

DIAGNÓSTICO E TRATAMENTO DAS DOENÇAS IMUNOLÓGICAS

QUADRO 28-2 Complexo penfigoide

Doenças	Estrutura atingida	Antígenos	Peso em kDa
Penfigóide bolhoso	Placa de hemidesmossomo e filamentos de ancoragem	AP180	180
	Placa de hemidesmossomo	AP230	230
Penfigóide cicatricial	Placa de hemidesmossomo e filamentos de ancoragem	AP180	180
	Placa de hemidesmossomo	AP230	230
	Filamentos de ancoragem	Laminina 5 ($\alpha_3\beta_3\gamma_2$)	165, 140, 105
	Filamentos de ancoragem e matriz extracelular	Laminina 6 ($\alpha_3\beta_1\gamma_1$) α	165, 220, 200
	Placa de hemidesmossomo	Integrina $\beta_4$subunit$\beta\sigma\beta$	200
Penfigóide gestacional	Placa de hemidesmossomo e filamentos de ancoragem	AP180	180
	Placa de hemidesmossomo	AP230	230
Dermatose por IgA linear	Filamentos de ancoragem	AP180/antígeno LAD	97/120
	Placa de hemidesmossomo e filamentos de ancoragem	AP180	180
	Placa de hemidesmossomo	AP230	230
	Fibrilas de ancoragem	Colágeno VII	290/145
Epidermólise bolhosa	Fibrilas de ancoragem	Colágeno VII	290/145 adquirida

estão presentes na zona da membrana basal depositados dentro da lâmina lúcida. Os antígenos demonstrados por imunoprecipitação são proteínas de 230 kDa (AP1, apenas intracelular) para a maioria dos pacientes ou, então, de 180 kDa (AP2, colágeno XVII). Os anticorpos contra este antígeno são, sobretudo, especificamente contra o domínio não colágeno (NC16), logo ao lado da sua exteriorização junto à membrana plasmática. Os títulos desse autoanticorpo correlacionam-se com a atividade da doença. Outros elementos, como IgM (25%), IgA (25%), C_1q (50%), C_4 (25%), fator B (30%), properdina (90%) e fibrina (45%), podem ser encontrados. No líquido da bolha, os níveis de complemento são habitualmente baixos. Alguns achados imunológicos levam a crer que o complemento seja ativado tanto pela via clássica quanto pela alternada.

A associação a doenças malignas é resultante da faixa etária em que as duas ocorrem, não sendo, portanto paraneoplásica.

Clínica

A erupção pode iniciar-se por lesões eritematosas e/ou urticariformes, como bolhas generalizadas, tensas, grandes, às vezes hemorrágicas, em base eritematosa ou em pele normal, não agrupadas, com predileção pelas superfícies de flexão. As mucosas (oral e nasal) podem ser atingidas em cerca de 30% dos casos, porém, em geral, não deixam cicatrizes (frequentes no penfigoide cicatricial). O sinal de Nikolsky pode ser, por exceção, positivo. O estado geral do paciente pode estar comprometido em alguns casos. Excepcionalmente, podem ser encontradas vesículas agrupadas, simulando dermatite herpetiforme.

Têm sido descritas formas localizadas de PB em cerca de 15% dos casos; privilegia os membros inferiores (PB pré-tibial), região palmoplantar (PB desidrosiforme) e a forma semelhante ao prurigo nodular (PB nodular). As formas localizadas teriam autoanticorpos apenas contra o AP1, enquanto as extensas estariam relacionadas com o AP2.

Alguns fármacos podem desencadear quadros clínicos e imunopatológicos idênticos ao PB (D-penicilamina, captopril, furosemida, espironolactona, sulfassalazina, penicilinas etc.). Os pacientes desse subgrupo tendem a ser mais jovens que os da apresentação clássica.

Assim como os pênfigos, o PB pode ser desencadeado ou agravado pela radiação ultravioleta (UV), radioterapia, PUVA, queimadura e enxertos cutâneos.

A reconhecida associação líquen plano-penfigoide, isto é, quando os pacientes apresentam todas as características clinicoimunopatológicas das duas doenças, seria decorrente da exposição do AP2 após a agressão dos linfócitos T contra a membrana basal.

Histopatologia

A histopatologia convencional mostra bolha subepidérmica com degeneração da membrana basal. O assoalho da bolha pode mostrar um infiltrado celular rico ou pobre (praticamente acelular, que ocorre quando a bolha surge sobre base não eritematosa); predominam os eosinófilos (também no líquido da bolha). Às vezes, pode haver papilite eosinofílica ou, até mesmo, neutrofílica, como na dermatite herpetiforme. Pela microscopia eletrônica, verifica-se que a sede do processo está abaixo da membrana das células basais, na lâmina lúcida. Inicialmente, a bolha ocorre pelo rompimento dos filamentos de ancoragem. Por outro lado, a microscopia imunoeletrônica revela imunoglobulinas e C_3 nesse local. No lúpus eritematoso bolhoso e na epidermólise bolhosa adquirida, o local de clivagem encontra-se abaixo da lâmina densa (abaixo da sublâmina densa).

Diagnóstico

Em geral, é feito em idosos que apresentam bolhas tensas, generalizadas, sem prurido e com sinal de Nikolsky negativo. O elemento de maior valor diagnóstico é a IFD. Nesta, encontra-se um padrão linear, ao longo da membrana basal, de pele comprometida e/ou perilesional, ou mesmo de pele sã, de IgG e C_3 (os dois estão sempre presentes). A subclasse de IgG encontrada é primordialmente do tipo IgG_4. O achado de IgA e IgM (25% de frequência) não tem valor quanto ao diagnóstico. A IFI revela, no soro dos pacientes, IgG em 70% dos casos. Quando positivo, o teste reforça o diagnóstico; quando negativo, não o exclui (item *Epidermólise bolhosa adquirida*, a seguir).

A histopatologia convencional é útil (bolha subepidérmica com infiltração de eosinófilos), porém não é decisiva, pois há casos em que se superpõem aspectos de DH. Essa superposição pode ocorrer até mesmo na microscopia imunoeletrônica; por vezes, praticamente não há células inflamatórias. Cerca de 60% dos pacientes apresentam níveis elevados de IgE, e há eosinofilia periférica em aproximadamente 30%.

Evolução e Prognóstico

Raramente o PB leva a uma evolução fatal, mesmo na era pré-corticoide. As recorrências são frequentes, mas depois de algumas recidivas o processo extingue-se ao fim de poucos anos.

Tratamento

A medicação de escolha é a prednisona, em doses que dependem da gravidade do quadro, variando de 40 a 80 mg/dia. O esquema de retirada de corticoide não precisa ser tão lento quanto no caso do pênfigo. Cremes de corticoides ultrapotentes estão indicados nas formas localizadas. Podem-se associar citotóxicos (azatioprina, ciclofosfamida) e, nesse caso, a dose de prednisona deve ser menor (40 mg). Micofenolato de mofetila, metotrexato e ciclosporina podem ser usados. Há casos que respondem bem à sulfapiridina e à dapsona. Alguns trabalhos mostraram bons resultados com a associação de tetraciclina (2 g/dia) com niacinamida (1,5 a 2,5 g/dia). Imunoglobulina intravenosa e plasmaférese podem ser empregadas nos casos resistentes.

PENFIGOIDE CICATRICIAL (PENFIGOIDE DE MEMBRANAS MUCOSAS)

Conceito

Pela identificação molecular de diferentes antígenos, é adequado pensar que o penfigoide cicatricial (PC), ou penfigoide de membranas mucosas, representa um fenótipo mais do que uma doença apenas. São doenças vesicobolhosas crônicas, de evolução limitada, predominantemente circunscritas às mucosas, com involução cicatricial, o que implica grande morbidade. Tem como sinonímia: penfigoide oral, penfigoide ocular, pênfigo benigno das mucosas; o termo benigno refere-se à natureza relativamente circunscrita do processo.

Epidemiologia

Atinge adultos maduros e de idade avançada, com predominância feminina (2:1) e sem predileção racial.

Etiopatogenia

Resulta da união de autoanticorpos contra antígenos da zona da membrana basal. Na IFD, encontram-se, embora com baixa frequência, anticorpos do tipo IgG e, ocasionalmente, do tipo IgA. Em geral, os títulos de anticorpos são baixos (até 1:40). IFD de lesão ou área perilesional ou mesmo normal (mucosa ou pele) revela, na maioria dos casos (70%), um padrão linear na região da membrana basal, representado predominantemente por IgG e, com menos frequência, por C_3, IgA e IgM. Estudos revelam a ativação do complemento pelas vias clássica e alternada, de maneira idêntica à que ocorre no penfigoide bolhoso. Estudos com imunomicroscopia eletrônica mostram que apenas a parte extracelular distal do antígeno penfigoide seria o antígeno do PC e que a reatividade seria apenas contra o antígeno de 180 kDa. Alguns pacientes apresentam anticorpos contra outros antígenos como laminina 5 (antigamente chamada de *epiligrina*) e β_4 integrina. Pacientes com a doença desencadeada por anticorpos antilaminina 5 apresentam, com elevada frequência, neoplasias sólidas. A classificação mais adequada para os casos em que exista anticorpo contra o colágeno do tipo VII talvez seja epidermólise bolhosa adquirida. As formas ocular e oral da doença estão relacionadas com o HLA-DQB1.

Clínica

As bolhas são efêmeras e localizadas preferencialmente nas mucosas, que, por ordem de frequência, são: oral (91%), conjuntival (66%), esofágica (60%), laríngea (21%) e da genitália (19%). As lesões têm êxito cicatricial com a formação de sinéquias. Consequentemente, ocorrem cegueira uni ou bilateral e estenose orificial, obrigando até mesmo, por exemplo, à traqueostomia. O acometimento ocular inicia-se por conjuntivite e evolui com sensação de queimação; o processo cicatricial pode levar a triquíase e entrópio. Pode ocorrer gengivite descamativa. Lesões cutâneas são infrequentes (25% dos casos) e podem ou não ter bêxito cicatricial. Convém citar aqui um tipo puramente cutâneo, localizado e cicatricial (*tipo Brunsting-Perry de PC*), caracterizado por ondas sucessivas de bolhas situadas geralmente na cabeça e no pescoço e, com menor frequência, no tronco. Em um caso, foi possível observar um surto agudo generalizado, com lesões cutâneas e mucosas, após a ingestão de xarope de iodeto de potássio.

Histopatologia e Microscopia Eletrônica

A histopatologia revela bolha subepitelial com infiltrado histiolinfocitário, com pequeno número de eosinófilos e plasmócitos, que sao células tipicamente encontradas nas mucosas quando este for o local da biopsia. Em alguns casos, a clivagem se dá na lâmina lúcida com a lâmina densa no lado inferior da bolha. Em outros casos, a lâmina densa situa-se no lado superior da bolha; e, em um terceiro grupo de pacientes, a lâmina densa divide-se nas partes superior e inferior da clivagem.

Diagnóstico

É basicamente clínico – surtos de bolhas em mucosas com êxito cicatricial em pessoas de certa idade. A IFD e a histologia convencional confirmam o diagnóstico.

Tratamento

O tratamento certamente deve ter caráter multidisciplinar. Elevadas doses de prednisona podem ser utilizadas com o objetivo de evitar cegueira e estenose; a associação de citostático tem sido utilizada, em especial com a ciclofosfamida.

Pulsos de metilprednisolona e ciclofosfamida estão indicados nos casos mais graves, assim como imunoglobulina em altas doses, com boa resposta.

No tratamento da gengivite descamativa, está indicado o uso de moldeira de silicone com cobertura gengival com gel de clobetasol a 0,05%, 2 vezes/dia durante 20 minutos por ser efetivo.

O tipo localizado de Brunsting-Perry pode responder favoravelmente à sulfapiridina. A DDS também tem sido muito empregada. O tacrolimo tópico a 0,1% pode ser empregado como coadjuvante.

Procedimentos cirúrgicos como traqueostomia e gastrostomia têm sido indicados em determinados casos.

Evolução e Prognóstico

Ao contrário do penfigoide, a erupção é crônica e não apresenta remissões, porém é limitada e nunca leva ao êxito letal, a não ser, excepcionalmente, por uma complicação decorrente de estenose (p. ex., pneumonia por aspiração, em caso de estenose esofágica).

PENFIGOIDE GESTACIONAL (*HERPES GESTATIONIS*)

Conceito

Erupção pruriginosa, seguida pelo surgimento de lesões vesicobolhosas, relacionada com a gravidez e, muito provavelmente, de natureza autoimune, que ocorre durante a gestação (em geral, do quinto mês em diante) ou logo após o parto. Já foi associado à mola hidatiforme e ao coriocarcinoma gestacional. Assim, embora o termo gestacional seja mantido, não é totalmente adequado. É importante que seja abandonado o termo *herpes*, pois evita eventuais confusões com a doença viral.

Epidemiologia

É raríssima (1/50.000 parturientes) e menos comum em negros. Tem forte correlação com os antígenos HLA-DR3 e -DR4.

Etiopatogenia

Tem sido associado um fator hormonal, particularmente o estrogênio, mas há evidências muito fortes de que se trata também de patologia imunológica induzida por alguma alteração antigênica na gravidez. De especial interesse é a existência do fator HG sérico, que é um anticorpo da classe IgG_1 com grande capacidade de fixar complemento. A maioria das pacientes apresenta anticorpo contra o antígeno penfigoide de 180 kDa (AP2). Este antígeno é compartilhado com o PB (item *Penfigoide bolhoso*, subitem *Etiopatogenia*, apresentados anteriormente).

Clínica

Erupção pruriginosa que surge, em geral, após a 28ª semana de gestação ou no pós-parto imediato. Caracteriza-se por polimorfismo lesional: eritema, lesões urticariformes, bolhas pequenas (como vesículas), bolhas tensas, escoriações e crostas. As lesões geralmente começam ao redor do umbigo (80%), generalizando-se para todo o tronco e extremidades. Em geral, não afeta as regiões palmoplantares, face e mucosas. Pode haver exacerbação das lesões com o uso de estrógenos ou progesterona em pacientes portadores dessa diátese, mesmo fora da gravidez.

Histopatologia e Imunofluorescência

A histopatologia evidencia bolha subepidérmica com eosinófilos e necrose focal das células basais. À IFD é encontrada uma banda linear de C_3 na junção dermoepidérmica, e esse achado é característico em pele perilesional ou normal. Podem ser encontrados, raramente, IgG (40%), IgA e IgM. É interessante ressaltar que, às vezes, esse padrão de IFD também tem sido encontrado no recém-nascido, com ou sem manifestação clínica, comprovando a existência de anticorpo da classe IgG na gênese da doença. A imunomicroscopia eletrônica revela C_3 e IgG depositados na lâmina lúcida, como no PB. Realizando-se a técnica de imunofluorescência com *salt-split*, o depósito se dá no teto das bolhas, como no PB.

Diagnóstico

O elemento de maior valor, afora a clínica e a cronologia em relação à gravidez, é o achado de um padrão linear bem nítido de C_3 no nível da membrana basal, e a presença do fator sérico HG que, na prática, não é pesquisado.

Diagnóstico Diferencial

Outras doenças vesicobolhosas e dermatoses da gravidez devem ser consideradas, principalmente a dermatose denominada *placas e pápulas urticariformes pruriginosas* (PPUP) *da gravidez*, que, caracteristicamente, surge ao redor do umbigo e sobre as estrias abdominais, em geral no terceiro trimestre, e desaparece após o parto e não apresenta deposição de imunoglobulinas na junção dermoepidérmica, além de patologia que lembra eczema com numerosos eosinófilos. Por vezes, o penfigoide gestacional assemelha-se ao eritema polimorfo.

Tratamento

O tratamento, nos casos mais brandos, é feito com anti-histamínicos e corticoides tópicos da classe 1, sem grandes respostas. Nos casos mais graves, doses de 20 a 40 mg/dia de prednisona estão indicadas.

Evolução e Prognóstico

Em geral, em um período de 3 meses pós-parto, ocorre melhora clínica acentuada ou até cura. No entanto, podem surgir exacerbações no período menstrual ou após uso de pílula anticoncepcional que contenha progesterona. O risco de aborto e de prematuridade é cinco vezes maior do que na população em geral.

EPIDERMÓLISE BOLHOSA ADQUIRIDA

Conceito e Epidemiologia

A epidermólise bolhosa adquirida (EBA) é uma doença autoimune adquirida, portanto, há ausência de história familiar, como nas mecanobuloses hereditárias. Negros norte-americanos que apresentam o HLA-DR2 têm grande propensão a desenvolvê-la. Existe uma variante raríssima, própria de crianças, denominada *epidermólise bolhosa adquirida-IgA*. Não é rara a associação a outras doenças, tais como diabetes, lúpus eritematoso sistêmico, doença inflamatória do intestino (em especial Crohn), tireoidopatia, artrites, carcinomas e leucemias.

Clínica

Caracteriza-se por ser crônica, com bolhas induzidas por trauma, de distribuição predominantemente acral e em áreas de trauma, que involuem com cicatriz atrófica e/ou *milia*; pode acometer as unhas. O início, em geral, ocorre na idade adulta.

Histopatologia

A bolha tem localização subepidérmica com infiltrado inflamatório que, dependendo da fase, pode ser mínimo ou rico em neutrófilos; há deposição de IgG e C_3 na junção dermoepidérmica e, frequentemente, IgG circulante.

A diferenciação definitiva do penfigoide bolhoso (PB) é feita por meio de microscopia eletrônica de pele lesional ou, indiretamente, pelo uso de outro substrato (que não a pele do doente) após incubação com solução de 1M NaCl por 72 h (*salt-split skin technique*). Com essa técnica, no PB, a bolha forma-se na lâmina lúcida e a disposição dos anticorpos ocorre no teto e, eventualmente, também na base da bolha, ao passo que na EBA a disposição ocorre apenas na base, abaixo de lâmina densa. Os anticorpos são contra o colágeno tipo VII, principal componente das fibrilas de ancoragem formadas por três cadeias α. Estas, por sua vez, têm um componente não colágeno aminoterminal que corresponde a cerca de metade da massa das cadeias α e que é o principal epítopo dessa doença.

Tratamento

O tratamento é realizado de modo precário, com corticoides em altas doses ou imunossupressores (metotrexato, azatioprina, ciclofosfamida ou ciclosporina). Quando na patologia predominarem neutrófilos, a colchicina na dose de 1,5 a 2 mg/dia é uma boa indicação; dapsona ou sulfapiridina têm também ótima indicação, associada aos corticosteroides. Nas crianças, dapsona ou sulfonamidas são os fármacos de eleição. Na epidermólise bolhosa adquirida-IgA de crianças, o micofenolato de mofetila parece ser eficaz, atuando como agente poupador de corticosteroide. O tratamento de escolha nas formas extensas é feito com imunoglobulina intravenosa em ciclos, na dose de 1,5 mg/kg, dividida em 3 dias. A fotoforese foi usada com êxito em alguns casos resistentes. Orientação no sentido de evitar traumas e prevenção contra infecções estão entre as principais medidas a serem tomadas.

DERMATITE HERPETIFORME (DERMATITE DE DUHRING-BROCQ)

Conceito

Doença relativamente benigna, de caráter polimorfo, pruriginosa, com fases de exacerbação e acalmia relativa, associada, muitas vezes, à enteropatia do tipo glúten-sensível, geralmente assintomática.

Epidemiologia

É relativamente rara e predomina no adulto jovem, embora possa ocorrer na criança e no adolescente. Atinge mais o sexo masculino do que o feminino (2:1). É indiferente quanto à raça.

Etiopatogenia

De causa desconhecida, a DH tem patogenia imunológica. A IFD realizada em pele sã ou perilesional demonstra que há depósitos de IgA_1, sob a forma granular, na papila dérmica; ocasionalmente, IgG, IgM e complemento podem ser detectados.

Anticorpos séricos em títulos baixos, incluindo imunocomplexos circulantes, são detectáveis em cerca de 30% dos casos; eles não se relacionam com a gravidade clínica e são do tipo IgA antigliadina (fração solúvel alcoólica do glúten e seu componente antigênico), antirretículo e antiendomísio, e este último correlaciona-se com o grau de acometimento intestinal.

Na maioria dos casos (80% a 100%) comprova-se hipersensibilidade ao glúten, em geral assintomática. Esta enteropatia não é diferente da doença celíaca (DC). Os pacientes com DC e DH apresentam basicamente os mesmos HLA, que são -DR e -DQw2, presentes em cerca de 90% dos casos, e -B8, presente em cerca de 80%. Tanto na DC quanto na DH observam-se os mesmos anticorpos circulantes antirreticulina, endomísio, transglutaminase e gliadina.

A transglutaminase tecidual é responsável pela estabilidade da matriz extracelular. No intestino, essa enzima, em especial a T-gase 3, considerada o principal autoantígeno, promove a deaminação da gliadina e com esta formaria um complexo peptídio que se uniria à depressão antigênica da molécula da classe II do MHC HLA-DQ2 das células apresentadoras de antígeno. Este, por sua vez, seria apresentado aos linfócitos T sensibilizados, que seriam capazes de estimular a produção de linfócitos B do tipo IgA, os quais se comportariam como autoanticorpos contra vários alvos, entre os quais gliadina, complexo peptídio transglutaminase-gliadina e transglutaminases, inclusive epidérmicas. Supostamente, nos pacientes com DH, o que acontece no intestino poderia ocorrer na pele. A deposição dessas IgA na papila dérmica age como um fator quimiotático para coleções de neutrófilos ativados (*microabscesso de Piérard*), que, com suas enzimas proteolíticas, lesionam a lâmina lúcida, levando à formação de bolha subepidérmica.

Clínica

Em geral, o início é insidioso e pode processar-se por prurido e sensação de queimação, que pode preceder as manifestações objetivas em até 8 a 12 h. A erupção cutânea pode surgir concomitantemente, ou mesmo antes das sensações subjetivas. Lesões eritematosas, seropápulas eritematosas de aspecto urticariforme, pequenas bolhas (como vesículas) e até mesmo grandes bolhas constituem a erupção, que é simétrica e tende à generalização. Os locais de escolha são: regiões interescapular e sacra, nádegas, superfícies extensoras dos antebraços, joelhos, cotovelos, couro cabeludo e nuca. Um dos aspectos característicos, na maioria dos casos, é o agrupamento das lesões, portanto, com arranjo herpetiforme e com crescimento centrífugo, ou seja, maior quantidade de bolhas na periferia. Observam-se escoriações, lesões crostosas e despigmentação residual. Excepcionalmente, podem ocorrer lesões da mucosa oral, o que representa prognóstico ruim. Pode-se observar sintomatologia de má absorção, como esteatorreia (30%), dispepsia, perda de peso. Exames complementares demonstraram absorção anormal de d-xilose (até 30% dos casos), anemia por deficiência de folato e ferro e acloridria.

O iodo é reconhecidamente capaz de desencadear exacerbação da doença. Iodeto de potássio, meios de contraste, alimentos ricos em iodo, inclusive frutos do mar, preenchedores dentais que contenham tri-iodometano e doenças da tireoide (em tratamento ou não com compostos iodados) têm sido implicados no desencadeamento ou na exacerbação da DH.

Histopatologia e Microscopia Eletrônica

O local ideal da biopsia é a pele eritematosa próxima à bolha recente. Neste local encontra-se, inicialmente no topo da papila, acúmulo de neutrófilos que constituem os característicos *microabscessos de Piérard*. Eventualmente podem surgir eosinófilos, seguindo-se a formação da bolha, no início multilocular, entre a papila dérmica e a epiderme. Os neutrófilos apresentam-se degenerados por leucocitoclasia. A microscopia eletrônica revela bolha subepidérmica na zona da lâmina lúcida. Ainda que não tenha sido estabelecido o antígeno da DH, o depósito de IgA não está relacionado com qualquer estrutura reconhecida da pele. A biopsia de jejuno revela atrofia de vilosidade e aumento da contagem de linfócitos.

Diagnóstico

O elemento de maior valor é a IFD perilesional (padrão granular de IgA na papila). Na histologia, o elemento de maior valor é a papilite neutrofílica e/ou eosinofílica, o que muitas vezes não possibilita, isoladamente, um diagnóstico de certeza em relação ao penfigoide bolhoso. A resposta terapêutica satisfatória à dapsona e a piora com o uso de iodeto de potássio são características da DH.

Diagnóstico Diferencial

Deve ser feito com as demais buloses, em especial dermatose por IgA linear, farmacodermias, lúpus eritematoso sistêmico bolhoso e epidermólise bolhosa adquirida.

Tratamento

A resposta às sulfas é excelente. A primeira escolha é a dapsona (100 a 200 mg/dia, e a dose de manutenção pode chegar a 25 mg/dia ou em dias alternados). A sulfapiridina (500 mg, 4 vezes/dia, dose de ataque, e de manutenção de 1.000 ou 500 mg/dia) pode ser empregada quando não se tolera a dapsona. A terapêutica deve ser prolongada (meses ou anos). A colchicina é uma alternativa terapêutica válida.

Uma dieta livre de glúten é muito importante para determinados pacientes, pois gera grande melhora nas alterações mucosas, enquanto as lesões cutâneas são menos responsivas, necessitando de um tempo bem maior; os depósitos de IgA desaparecem da derme papilar; têm ação protetora contra o aparecimento de linfoma.

Evolução e Prognóstico

Evolui em surtos agudos com fases de relativa acalmia. Um pequeno número de pacientes consegue entrar em remissão. Parece encerrar um risco relativo de 2 a 3 vezes quanto ao desenvolvimento de neoplasia, em especial de linfoma gastrintestinal. Pacientes com DH apresentam maior incidência de doenças consideradas autoimunes como tireoidites, diabetes, anemia perniciosa etc.

DERMATOSE POR IgA LINEAR

Conceito e Epidemiologia

Erupção bolhosa ou vesicobolhosa, que acomete especialmente crianças em idade pré-escolar (a antigamente denominada *bulose crônica da infância*); há também outro pico de incidência em adultos, especialmente entre 60 e 65 anos de idade, e com ligeira predominância feminina.

Pode ser desencadeada por fármacos, em especial vancomicina, penicilina, cefalosporina, anti-inflamatórios não esteroides ocasionalmente e raramente lítio, ciclosporina e furosemida, entre outras.

Há relatos de associação a neoplasias, principalmente distúrbios mieloproliferativos; diversas outras neoplasias também ocorrem, como câncer de bexiga e rim; entretanto, essas relações são incertas. Outras associações descritas são com doenças autoimunes, assim como com as doenças inflamatórias intestinais, inclusive com desaparecimento da dermatose após colectomia.

Não há associação à enteropatia, ainda que histopatologicamente seja semelhante à dermatite herpetiforme (DH).

Etiopatogenia

Existe forte associação a HLA-B8, -CW7 e -DR3. Os principais antígenos envolvidos são o colágeno XVII, que corresponde ao antígeno penfigoide de 180 kDa (AP2), ou os produtos proteolíticos de sua clivagem, as moléculas de 97 kDa ou de 120 kDa. Esta última corresponde à porção distal do domínio extracelular do AP2, denominado *linear IgA dermatosis* – LAD1. Outros epítopos do AP2 e o colágeno VII também podem estar implicados.

Clínica

As lesões cutâneas podem ser placas urticadas, pápulas, vesículas e bolhas que podem ser, inclusive, hemorrágicas; lesões anulares com bolhas na periferia resultam no denominado aspecto "em colar de pérolas", que ocorre, com maior frequência, em crianças, assim como nestas é típica a localização perorificial.

Ocorre, também, acometimento mucoso importante e a intensidade varia de leve a grave, o que faz lembrar o penfigoide cicatricial (PC). As mucosas mais acometidas são a oral e a conjuntival (em 70% dos adultos).

Histopatologia e Imunofluorescência

A histopatologia é idêntica à da DH e reflete as características imunológicas próprias da doença: depósito linear de IgA e C_3 na zona da membrana basal; a deposição de IgA se dá na lâmina lúcida ou na zona da sublâmina densa.

Diagnóstico Diferencial

O diagnóstico diferencial clínico deverá ser feito com DH, penfigoide bolhoso, PC, lúpus eritematoso sistêmico e eritema polimorfo.

O diagnóstico diferencial histopatológico deverá ser feito essencialmente com a DH e requererá a imunofluorescência para confirmação.

Tratamento, Evolução e Prognóstico

O tratamento se faz com dapsona ou sulfonamida nos moldes da DH. A colchicina é uma alternativa terapêutica interessante. O processo costuma ser autolimitado, com remissão em 3 a 4 anos para crianças e em 3 a 6 anos para adultos, na maioria dos pacientes.

Bibliografia

Pênfigos
Alves C, Vieira N, Meyer I, Oliveira-Alves C, Toralles MB, Oliveira MF. Antígenos de histocompatibilidade humanos e dermatologia: da pesquisa para a prática clínica. An Bras Dermatol. 2006 Jan-Fev; 81(1):65-73.

Amagai M. Adhesion molecules: keratinocyte – keratinocyte interactions, cadherins and pemphigus. J Invest Dermatol. 1995 Jan;104(1):146-52.

Amagai M. Autoimmunity against desmosomal cadherins in pemphigus. J Dermatol Sci. 1999 Jun; 20(2):92-102.

Amagai M. Desmoglein as a target in autoimmunity and infection. J Am Acad Dermatol. 2003 Feb; 48(2):244-52.

Amagai M, Karpati S, Prussick R. Autoantibodies against the amino-terminal cadherin-like binding domain of pemphigus vulgaris antigens are pathogenic. J Clin Invest. 1992 Sep; 90(3):919-26.

Anhalat GJ. Paraneoplastic pemphigus. J Investig Dermatol Symp Proc. 2004 Jan; 9(1):29-33.

Cunha PR, Oliveira JR, Salles MJ, Jamora J, Bystryn JC. Pemphigus vulgaris with involvement of the cervix treated using thalidomide. Int J Dermatol. 2004 Sep; 43(9):682-4.

Czernik A, Camilleri M, Pittelkow, MR, Grando SA. Paraneoplastic autoimmune multiorgan syndrome: 20 years after. Int J Dermatol. 2011 Aug; 50(8):905-14.

Fernandes NC, Zubaty VM. Pulsoterapia com ciclofosfamida nos pênfigos: relato de sete casos. An Bras Dermatol. 2005 Mar-Apr; 80(2):165-8.

Fleischmann M, Celerier P. Long-term interferon-α theraphy induces autoantibody against epidermis. Dermatology. 1996; 192(1):50-5.

Friedman H et al. Endemic pemphigus foliaceus (fogo-selvagem) in Native Americans from Brazil. J Am Acad Dermatol. 1995 Jun; 32(6):949-56.

Hashimoto T et al. Studies of autoantigen recognized by IgA anti-keratinocyte cell surface antibodies. J Dermatol Sci. 1996 Apr;12(1):10-7.

Helou J, Allbuton J, Anhalat GJ. Accuracy of indirect immunofluorescence testing in the diagnosis of paraneoplastic pemphigus. J Am Acad Dermatol. 1995 Mar;32(3):441-7.

Joly P, Mouquet H, Roujeau JC, D'Incam M et al. A single cycle of rituximab for the treatment of severe pemphigus. N Engl J Med. 2007 Aug 9; 357(6):545-52.

Kanwar AJ, Vinay K. Rituximab in pemphigus. Indian J Dermatol Venereol Leprol. 2012 Nov-Dec; 78(6):671-6.

Komai A, Amagai M, Ishii K et al. The clinical transition between pemphigus foliaceus and pemphigus vulgaris correlates with the changes in autoantibody profile. Br J Dermatol. 2001 Jun; 144(6):1177-82.

Korman NJ, Eyre RW et al. Drug induced pemphigus: autoantibodies against the pemphigus antigens complexes are present in penicillamine and captopril-induced pemphigus. J Invest Dermatol. 1991 Feb; 96(2):273-6.

Lunardon L et al. Adjuvant rituximab therapy of pemphigus. A single-center experience with 31 patients. Arch Dermatol. 2012 Sep 1; 148(9):1031-6.

Martel P, Joly P. Pemphigus: autoimmune diseases of keratinocyte's adhesion molecules. Clin Dermatol. 2001 Nov-Dec; 19(6):662-74.

Mutasim DF. Management of autoimmune bullous diseases: pharmacology and therapeutics. J Am Acad Dermatol. 2004 Dec; 51(6):859-77.

Oliveira DP, Moura HH, Janini MER, Fernandes NC, Santos N. Diagnosis and treatment of persistent oral lesions caused by herpesvirus in a patient with pemphigus vulgaris. Int J Dermatol. 2011 Mar; 50(3):335-9.

Petzl-Erler ML, Santamaria J. Are HLA class II genes controlling susceptibility and resistance to Brazilian pemphigus foliaceus (fogo-selvagem)? Tissue Antigens. 1989 Mar; 33(3):408-14.

Rivitti EA, Sanches JA, Miyauchi LM et al. Pemphigus foliaceus autoantibodies bind both epidermis and squamous mucosal epithelium, but tissue injury is detected only in epidermis. The Cooperative Group on Fogo Selvagem Research. J Am Acad Dermatol. 1994 Dec; 31(6):954-8.

Schiavo AL, Sangiuliano S, Puca RS. Contact pemphigus: a side-effect of imiquimod therapy. Int J Dermatol. 2008 Jul; 47(7):765-7.

Complexo Penfigoide
Azulay DR, Azulay RD. Doenças intercorrentes no ciclo grávido-puerperal. In: Obstetrícia. 12 ed. Rio de Janeiro: Guanabara Koogan, 2009.

Campbell G, Campbell I, Lemos C, Friedman H. Penfigoide bolhoso: um caso induzido por droga. An Bras Dermatol. 1993 May-Jun; 68(3): 157-9.

Church R. Pemphigoid treated with corticosteroids. Br J Dermatol. 1960 Dec; 72:434-8.

Egan CA, Lazarova Z, Darling TN, Yee C, Coté T, Yancey KB. Anti-epiligrin cicatricial pemphigoid and relative risk for cancer. Lancet. 2001 Jun 9; 357(9271):1850-1.

Fivenson DP, Breneman DL, Rosen GB. Nicotinamide and tetracycline therapy of bullous pemphigoid. Arch Dermatol. 1994 Jun; 130(6):753-8.

Gammon WR et al. Increased frequency of HLA DR2 in patients with autoantibodies to EBA antigen: evidence that the expression of autoimmunity to type VII colagen is HLA class II allele associated. J Invest Dermatol. 1988 Sep; 91(3):228-32.

Gunther C, Wozel G. Topical tacrolimus treatment for cicatricial pemphigoid. J Am Acad Dermatol. 2004 Feb; 50(2):325-6.

Huges AP, Callen JP. Epidermolysis bullosa acquisita responsive to dapsone therapy. J Cutan Med Surg. 2001 Sep-Oct; 5(5):397-9.

Jenkins RE, Jones AS, Black MM. Clinical features and management of 87 patients with pemphigoid gestationis. Clin Exp Dermatol. 1999 Jul; 24(4): 255-9.

Katz SI, Hertz KC, Yaoita H. Herpes gestations: immunopathology and characterization of the HG factor. J Clin Invest. 1976 Jun; 57(6):1434-41.

Lehman JS, Camilleri MJ, Gibson LE. Epidermolysis bullosa acquisita: concise review and pratical considerations. Int J Dermatol. 2009 Mar; 48(3): 227-3.

Leverkus M, Georgi M, Nie Z, Hashimoto T, Bröcker EB, Zillikens D. Cicatricial pemphigoid with circulating IgA autoantibody to the BP 180 ectodomain: beneficial effect of adjuvant therapy with high-dose intravenous immunoglobulin. J Am Acad Dermatol. 2002 Jan; 46(1):116-22.

Mutasim DF. Management of autoimmune bullous diseases: pharmacology and therapeutics. J Am Acad Dermatol. 2004 Dec; 51(6):859-77.

Puppin Jr. D, Maceira JA, Azulay-Abulafia L, Sodré CT, Azulay DR, Azulay RD. Epidermólise bolhosa adquirida (penfigoide dermolítico). Arch Argent Dermatol. 1990; 11(1):161-8.

Shornick JK, Jenkins RE et al. Anti-HLA antibodies in pemphigoid gestationis. Br J Dermatol. 1993 Sep;129(3):257-9.

Sullivan TP, King LE, Boyd AS. Colchicine in dermatology. J Am Acad Dermatol. 1998 Dec; 39(6):993-9.

Tran MM, Anhalt GJ, Cohen BA. Childhood IgA-mediated epidermolysis bullosa acquisita responding to mycophenolate mofetil as a corticosteroid-sparing agent. J Am Acad Dermatol. 2006 Apr; 54(4):734-6.

Dermatite Herpetiforme (Dermatite de Duhring-Brocq)
Askling J, Linet M, Gridley G, Halstensen TS, Ekström K, Ekbom A. Cancer incidence in a population-based cohort of individuals hospitalized with celiac disease or dermatitis herpetiformis. Gastroenterology. 2002 Nov; 123(5):1428-35.

Herron MD, Zone JJ. Treatment of dermatitis herpetiformis and linear IgA dermatosis. J Dermatol Therapy. 2002; 15(4):374-81.

Karell K, Korponay-Szabo I, Szalai Z et al. Genetic dissection between coeliac disease and dermatitis herpetiformis in sib pairs. Ann Hum Genet. 2002 Nov; 66(Pt 5-6):387-92.

Katz KA, Roseman JE, Roseman RL, Katz SI. Dermatitis herpetiformis flare associated with use of triiodomethane packing strips for alveolar osteitis. J Am Acad Dermatol. 2009 Feb; 60(2):352-3.

Porter WM, Unsworth DJ, Lock RJ, Hardman CM, Baker BS, Fry L. Tissue transglutaminase antibodies in dermatitis herpetiformis. Gastroenterology. 1999 Sep; 117(3):749-50.

Sárdy M, Kárpáti S, Merkl B, Paulsson M, Smyth N. Epidermal transglutaminase (TGase 3) is the autoantigen of dermatitis herpetiformis. J Exp Med. 2002 Mar 18; 195(6):747-57.

Sulivan TP, King LE, Boyd AS. Colchicine in dermatology. J Am Acad Dermatol. 1998 Dec; 39(6):993-9.

Dermatose por IgA linear
Aboobaker J, Bhogal B, Black M. The localization of the binding site of circulating IgA antibodies in linear IgA disease of adults, chronic bullous disease of childhood. Br J Dermatol. 1987 Mar; 116(3):293-302.

Egan CA, Meadows KP, Zone J. Ulcerative colitis and immunobullous disease cured by colectomy. Arch Dermatol. 1999 Feb; 135(2):214-5.

Holló P. Linear IgA dermatosis associated with chronic clonal myeloproliferative disease. Int J Dermatol. 2003 Feb; 42(2):143-6.

Klein PA. Drug induced linear IgA dermatosis with vancomycin in a patient with renal insufficiency. J Am Acad Dermatol. 2000 Feb; 42(2 Pt 2): 316-23.

Mutasim DF. Management of autoimmune bullous diseases: pharmacology and therapeutics. J Am Acad Dermatol. 2004 Dec; 51(6):859-77.

CAPÍTULO

29

Psoríase: Uma Doença Sistêmica

Cid Yazigi Sabbag

INTRODUÇÃO

O enigma da psoríase passou a ser mais bem conhecido e atualmente – talvez não por muito tempo – é considerada uma doença crônica sistêmica e inflamatória que afeta a pele, semimucosas, mucosas e, em alguns casos, as articulações. Tem origem imunológica e predisposição genética.

O entendimento da psoríase ao longo dos séculos foi mudando drasticamente. Na Antiguidade, foi confundida com a lepra tanto pela aparência clínica quanto pela terminologia, e classificadas como *Leprosa graecorum* para uma clínica mais escamativa e *Psora leprosa* para quadros eruptivos, termos cunhados pelos dermatologistas ingleses Robert Willian e Thomas Bateman no século XVIII. A nomenclatura atual da psoríase foi proposta em 1841, por Ferdinand von Hebra. A psoríase artropática, ou artrite psoriática, também foi muito estudada, e segundo Franssen, citado por Kerkhof, essa forma ficou conhecida como *psoriasis arthritique*, segundo nome atribuído pelo médico francês Pierre Bazin, em 1860.

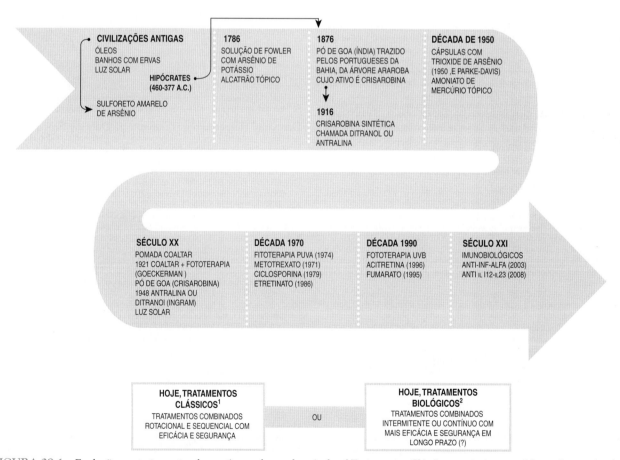

FIGURA 29-1 Evolução nos tratamentos da psoríase ao longo dos séculos. [1] Tratamentos Clássicos: metrotexano, ciclosporina e acitretina. [2] Tratamentos biológicos (2010): infliximabe, etanercepte, adalimumab e ustekinumab.
Fonte: Sabbag, C.Y. Psoríase – Descobertas Além da Pele. Yendis Editora, 2010.

Porém, a mudança mais representativa está relacionada ao tratamento, que passou do sulfito amarelo de arsênico, indicado por Hipócrates (460-377 a.C), para os medicamentos sistêmicos imunobiológicos com anticorpos monoclonais, proteínas recombinantes e proteínas de fusão, provenientes das pesquisas de engenharia genética. Provavelmente, em pouco tempo será anedótico que durante séculos tratamos a psoríase somente com medicamentos tópicos.

A psoríase hoje deixou de ser uma considerada uma doença crônica da pele e das articulações para ser uma doença sistêmica imunomediada, no grupo das MID (*immune mediated diseases*), levando, nos casos mais graves e de longa duração, ao desenvolvimento de comorbidades como síndrome metabólica, diabetes tipo 2, hipertensão arterial e aumento das doenças cardiovasculares devido ao processo inflamatório crônico. Esse novo conceito da psoríase exige uma avaliação multidisciplinar.

O dermatologista coordenará uma equipe com reumatologista, endocrinologista, cardiologista, clínico geral, nutricionista, psicólogo, fisioterapeuta, enfermeiro e dentista para atender adequadamente a pessoa com psoríase.

Poderíamos entender a psoríase como uma síndrome em que ocorrem interações entre genes e o meio ambiente em indivíduos suscetíveis. É conhecido o risco de psoríase em indivíduos cujos pais sofriam da doença. Projetos com genomas estão em andamento em centros de pesquisa de vários países, como coordenado pelo International Psoriasis Council, e atualmente mais de 20 genes de suscetibilidade foram associados à psoríase por meios de estudos de análise de ligação, estudos de associação e, especialmente, associação pangenômica. Mutações de genes responsáveis pela função da barreira epidérmica (LCE e beta-defensina) estão sendo pesquisados, assim como genes que participam da inflamação, angiogênese e diferenciação epidérmica (NfkB e IL23). Onoufriadis *et al.* identificaram mutações de IL-36RN/IL-1f5 nas formas graves da psoríase pustulosa generalizada. Em um futuro breve, os estudos do DNA e do RNA e a sua utilização para prever a resposta a medicamentos permitirão conhecer os marcadores farmacogenômicos individuais do metabolismo de medicamentos para melhor adequá-los a cada paciente. Todo esse conhecimento possibilitará um controle melhor das lesões cutâneas, alterações muscoesqueléticas e provavelmente, evitar as comorbidades.

Entre as comorbidades, não devemos desprezar as psicológicas, pois muitos pacientes ainda creem que a psoríase é uma doença emocional. Muitas vezes essa informação foi dada de forma iatrogênica pelos médicos, reforçada a cada vez que perguntavam se houve algum fator de estresse antes da piora clínica da psoríase. Como várias doenças inflamatórias sem cura, os portadores de psoríase podem ter menor nível de emprego e renda, o que é agravado pelo constante e alto custo dos tratamentos, muitas vezes custeados pelo próprio paciente, afetando o orçamento familiar e a qualidade de vida. Naturalmente, isso também causa impacto no sistema de saúde público e privado.

A psoríase tem alto grau de morbidade e alto custo para toda a sociedade.

Portanto, a quantidade de lesões inflamatórias tem um peso relativo na decisão por tratamentos mais intensivos, avaliando-se sempre a qualidade de vida em um contexto psicossocial daquele momento na vida do paciente.

EPIDEMIOLOGIA

No Brasil muitos doentes não têm acesso a um serviço de saúde, e as pessoas com psoríase que são atendidas não têm geralmente seus dados coletados e centralizados, pois a psoríase não é uma doença de notificação obrigatória aos órgãos oficiais de saúde.

A prevalência em todo o mundo é estimada em 0,6% a 4,8%.

Dados mais organizados, como os dos Estados Unidos, permitiram a conclusão de que a psoríase afeta todas as idades, gêneros, raças e etnias, ocorrendo na proporção de 2,5% entre caucasianos e 1,3% em afro-americanos. Eles estimam que 56 milhões de horas de trabalho sejam perdidas a cada ano pelas pessoas com psoríase e que sejam gastos anualmente de US$ 1,6 bilhão a US$ 3,2 bilhões com os tratamentos. Segundo Feldman, esses custos são maiores do que os de outras doenças crônicas, como enfisema e epilepsia.

Observam-se dois picos de início da psoríase, um na juventude ou mais raramente na infância e outro pico entre 50 e 60 anos. Há um consenso de que pacientes com história familiar e início precoce têm mais dificuldade no controle clínico. Segundo Soliani, em 15% dos portadores surge antes dos 10 anos de idade e em 73% antes dos 20 anos.

Evidências genéticas da psoríase aparecem nos casos de ocorrência familiar (por volta de 30%) e entre gêmeos monozigóticos (35% a 73%, contra 23 a 30% dos gêmeos dizigóticos, segundo Gudjonsson.

O comprometimento da articulação, denominado psoríase artropática, tem início geralmente dos 30 aos 50 anos de idade, mas pode surgir em qualquer idade e ocorre em aproximadamente 10% a 30 % das pessoas que já desenvolveram a psoríase na pele.

Toda equipe de saúde deve ficar atenta aos sinais e sintomas precoces de rigidez matinal e artralgias para encaminhar o paciente de maneira adequada ao tratamento reumatológico, evitando danos irreversíveis.

PATOGÊNESE

O exame dermatopatológico encontra, segundo Fitzpatrick:

- Espessamento acentuado (acantose) e também afinamento da epiderme, com alongamento das cristas interpapilares; chamado aspecto psoriasiforme.
- Aumento das mitoses dos queratinócitos, fibroblastos e células endoteliais.
- Hiperqueratose paraqueratótica, cujos núcleos ficam retidos na camada córnea.
- Presença de células inflamatórias na derme, geralmente linfócitos e monócitos e na camada epidérmica, com células polimorfonucleares, formando os característicos microabscessos de Munro na camada córnea.

Nestle lembra que as lesões da psoríase são avermelhadas devidos ao aumento do número de capilares tortuosos na superfície da pele.

Essas características induziam o pensamento de que a causa da psoríase é um defeito nos queratinócitos.

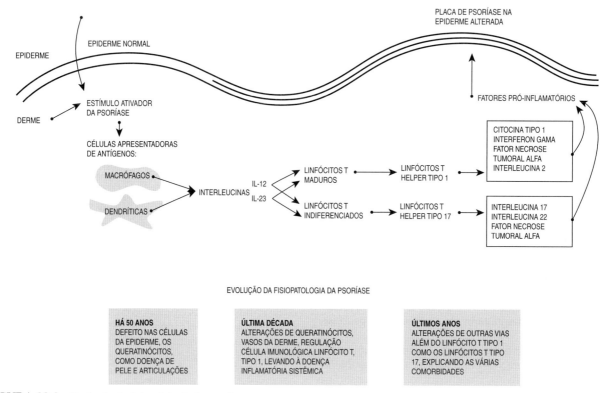

FIGURA 29-2   Evolução da fisiopatologia da psoríase.
Fonte: Sabbag, C.Y. Psoríase – Descobertas Além da Pele. Yendis Editora, 2010.

Entretanto, hoje se sabe que ocorrem alterações nas respostas imunes inata e adaptativa, envolvendo especialmente as células dendríticas da pele que são importantes para a patogênese da psoríase, como as células de Langerhans, plasmocitoides e mieloides, que atuam na ativação dos linfócitos T infiltrantes e sinapse imunológica, permitindo o reconhecimento dos antígenos na epiderme.

Em 2009, Frank Nestle propôs um modelo para explicar a fisiopatologia da psoríase e relatou que há uma ação recíproca entre o meio ambiente e fatores genéticos. Fatores desencadeantes iniciais, como trauma na pele e infecções bacterianas, iniciam uma cascata de eventos que incluem a formação de complexos DNA-LL-37, ativação das células dendríticas plasmocitoides e secreção de interferon gama. A ativação das células dendríticas mieloides levam a migração para os linfonodos e induzem a diferenciação de células linfócitos T *naive* para células efetoras como T *helper* tipo 17 (Th17), células T *helper* tipo 1 (Th1) ou células T citotóxicas tipo 1 (Tc1). As células efetoras recirculam até capilares da pele que interagem com receptores selectina e integrina. As células imunes expressam receptores quimiotáticos CCR6, CCR4 e CXCR3, que migram para o tecido cutâneo. A manutenção da psoríase depende da apresentação do autoantígeno para células T e a liberação da interleucina 23 para células dendríticas dérmicas, da produção de mediadores pró-inflamatórios, como o fator de necrose tumoral alfa e o óxido nítrico, interleucinas 17A, 17F e IL 22 pela via TH17, células citotóxicas Tc17 e interferon-gama e TNF-alfa pela via Th1. Esses mediadores atuam nos queratinócitos levando à ativação, proliferação e produção de peptídeos antimicrobianos (p. ex., LL-37, catelicidina e beta-defensina), quimiotáticos (CXCl1, CXCL9, CCL20) e proteínas S 100 pelos queratinócitos. Células dendríticas e T formam agrupamentos ao redor dos vasos na presença de citoquinas como CCL19 produzidas pelos macrófagos. A chave é a migração de linfócitos T da derme para a epiderme, que é controlada pela interação de alfa1-beta1-integrina nas células T e colágeno IV na membrana basal.

Esse complexo modelo certamente sofrerá alterações na medida em que novos mecanismos imunes forem descobertos.

Na artrite da psoríase, que é uma variante clínica de espondiloartropatia soronegativa (geralmente, fator reumatoide negativo), o processo é similar, provocando entesite, tendinite, osteíte e sinovite, levando a uma artropatia inflamatória em aproximadamente 30% dos pacientes de psoríase, como em um estudo de Zachariae *et al.* com mais de 5.000 pacientes de psoríase nórdicos. Até 85% desses pacientes sofrem lesões cutâneas nos 10 anos que antecedem o início dos sintomas articulares. Metade dos portadores pode ter danos estruturais nas articulações. Recentemente, viu-se correlação entre artrite da psoríase e envolvimento ungueal da psoríase, como fator predisponente.

O dermatologista e a equipe de saúde devem questionar se o paciente de psoríase tem sinais e sintomas musculoesqueléticos, especialmente se apresentar psoríase nas unhas, couro cabeludo e região sacral e história familiar de psoríase. O encaminhamento ao reumatologista deve ser precoce.

COMORBIDADES

Nos anos 1970, começaram as publicações em revistas científicas de dermatologistas que observavam número significativo de portadores de psoríase com sobrepeso ou obesidade mórbida. Em 1995, Henseler publicou um artigo que associava a psoríase a outras doenças e não pararam mais as pesquisas. Era preciso também avaliar se essas doenças não são causadas pelos efeitos colaterais do uso crônico de medicações específicas para psoríase, como o metotrexato que é acumulativo e pode ser hepatotóxico em doses altas e por longos períodos; ciclosporina que pode ser nefrotóxica e levar à hipertensão arterial; acitretina que pode alterar metabolismo dos lipídeos.

Nos pacientes com doenças crônicas reumatológicas há aumento da incidência das doenças cardiovasculares, mesmo afastando fatores de risco como idade, gênero, tabagismo, hipertensão arterial e dislipidemia envolvidos no processo de aterosclerose. Raychaudhuri *et al.* verificaram os pacientes com psoríase artropática têm prevalência muito alta de síndrome metabólica, a qual predispõe para um aumento no risco de ambas, diabetes e doença cardiovascular aterosclerótica.

Pesquisas recentes confirmam que doenças inflamatórias crônicas, como a psoríase moderada/grave, têm aumento das citoquinas pró-inflamatórias como o TNF-alfa, a qual reduz a atividade da insulina, contribuindo para o aumento da resistência a ela, mesmo na ausência de obesidade, que por sua vez pode induzir disfunção das células endoteliais. O desenvolvimento da síndrome metabólica com dislipidemia aterogênica, hipertensão, resistência à insulina e adiposidade central aumenta o risco de doença cardiovascular aterosclerótica e diabetes tipo 2.

Há semelhanças na patogênese das placas de psoríase e de aterosclerose onde ambas envolvem interação entre células T, leucócitos e citoquinas (IL-17, Il-23 e TNF alfa). Pacientes com psoríase apresentam níveis mais altos de selectina P, que é a molécula de adesão celular expressa na superfície de plaquetas ativadas, e com PSGL-1 expressa em leucócitos forma os agregados leucoplaquetários importantes na placa aterosclerótica.

O estilo de vida dos portadores de psoríase geralmente inclui sedentarismo agravado pelo constrangimento de frequentar academias e locais públicos, obesidade (que é fonte inflamatória), abuso de bebidas alcoólicas, tabagismo, ansiedade e depressão. Esses fatores aumentam o risco para comorbidades.

A doença hepática (esteatose não alcoólica) é mais comum nas pessoas com psoríase devido a vários mecanismos e fatores de risco, como uso do metotrexato, estatinas e à própria síndrome metabólica.

Porém, nos últimos anos vários trabalhos publicados por dermatologistas e reumatologistas membros do GRAPA (Group for Research and Assessment of Psoriasis and Psoriatic Arthritis) revelam que a psoríase é um risco independente para infarto do miocárdio, como publicações de Gelfand, Gladman e Griffiths na Inglaterra, Armstrong, Pradanovich, Raychaudhuri, Menter e Kimball nos EUA, Puig e Gonzalez na Espanha, Gisondi e De Simoni na Itália, Ahlehoff na Dinamarca e Van Kerkhof e Visser na Holanda, Coimbra em Portugal, Ludwing e Boehncke na Alemanha, El-Mongy do Egito, Tam em Hong Kong e muitos outros colegas em vários países.

Gelfand *et al.* encontraram risco relativo em pacientes de 30 anos de idade com psoríase leve a moderada de 1,29 a 3,10 vezes maiores, respectivamente, do que em controles.

Gisondi publicou dados do escore de risco de Framingham aumentados nos pacientes de psoríase, com especial aumento do risco de eventos cardiovasculares no grupo com mais de 50 anos de idade e não encontrou nenhuma relação entre a gravidade da psoríase, PASI, e o escore de Framingham. Mas havia correlação com biomarcadores como PCR, VEGF, resistina e insulina. Outros estudos, como Aydogan, revelam aumento nos níveis de parâmetros laboratoriais de síndrome metabólica em pacientes com psoríase moderada a grave, e a adiponectina, com propriedades cardioprotetoras, apresentou correlação inversa com o aumento do PASI. Em São Paulo, houve contribuições das pesquisas de Morton Scheiberg.

No Hospital Universitário da Universidade de São Paulo está em andamento um estudo prospectivo coordenado por Sabbag com 247 pacientes comparando o risco cardiovascular entre pacientes com psoríase leve e com a psoríase moderada/grave, por meio de angiotomografia das coronárias para avaliar escore de cálcio e lesões obstrutivas, ultrassom das carótidas para avaliar o espessamento dos vasos e marcadores laboratoriais para inflamação e para comorbidades, DLQI, Depressão PHQ-9 e PASI.

Como a psoríase é uma doença inflamatória sistêmica e imunomediada, o tratamento sistêmico poderia ter ação cardioprotetora. A fototerapia PUVA pode ter ação imunomoduladora, reduzindo as células dendríticas, segundo Nestle.

Provavelmente, o algoritmo de tratamento para psoríase irá mudar nos próximos anos, priorizando medicamentos sistêmicos já nas formas leves da psoríase.

FATORES DESENCADEANTES DA PSORÍASE

Fatores de Risco do Meio Ambiente

O meio ambiente tem diversos elementos de risco nas pessoas geneticamente predispostas à psoríase, relacionados ao primeiro sinal da doença ou ao seu agravamento. Alguns deles implicam melhora ou regressão total da psoríase.

Muitos pacientes relatam agravamento após alguma doença infecciosa. Recentemente surgiu a teoria da formação de superantígenos, por exemplo, bactérias, vírus e fungos que alteram o sistema imunológico, causando o desencadeamento da psoríase.

As infecções podem ser causadas por:

Bactérias

Há muitas décadas, mais precisamente em 1916, segundo Gudjonsson, verificou-se uma associação entre infecção na garganta e psoríase gutata. Especialmente o estreptococo beta-hemolítico pode deflagrar a psoríase pela primeira vez, do tipo psoríase gutata, ou exacerbar a já existente. Uma das explicações refere-se ao estreptococo "peptídeo M", que pode causar reação cruzada com a queratina da pele humana. A psoríase também pode ocorrer após infecção por outro tipo de bactéria, o *Staphylococcus aureus*. A amigdalectomia pode ajudar a evitar crises frequentes da psoríase.

Um alerta também para focos de infecção bacteriana dentária; nem sempre com sinais e sintomas evidentes, eles podem interferir na psoríase.

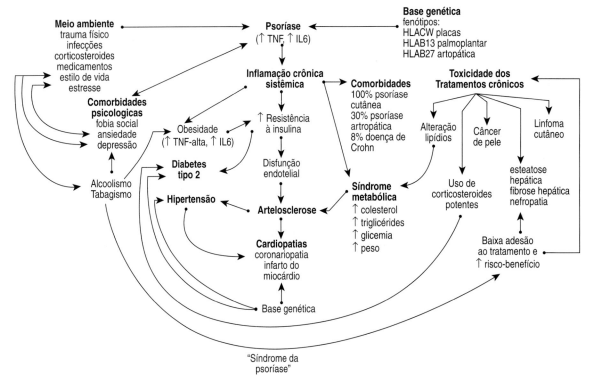

FIGURA 29-3 O indivíduo predisposto geneticamente sofre influências do meio ambiente que desencadeia a psoríase, a qual, dependendo da gravidade e do tempo de evolução, poderá levar a comorbidades. As comorbidades também poderão influenciar negativamente a evolução da psoríase e dos tratamentos.

Fonte: Sabbag, C.Y. Psoríase – Descobertas Além da Pele. Yendis Editora, 2010.

Outra situação causada na pele exposta diz respeito às lesões crônicas da psoríase, que, contaminadas por bactérias, formam crostas ou pus e exigem tratamento específico com antibiótico. O dermatologista deve estar atento a essa possibilidade.

Vírus

A psoríase pode estar controlada, mas surgir novamente após um quadro viral importante. Nesse caso, o sistema imunológico foi alterado após uma infecção por vírus: hepatite C ou B; AIDS, herpes, gripe influenza ou o H1N1, dengue e outros, exacerbando o quadro cutâneo ou articular.

Geralmente o tratamento para hepatite tipo C é feito com o medicamento interferon alfa, que também piora muito a psoríase; será difícil tratamento com medicamento oral para psoríase; a fototerapia é mais indicada.

No indivíduo infectado pelo HIV, tratamentos para psoríase grave devem ser mais cuidadosos; alguns podem diminuir ainda mais a defesa do corpo.

Puig, da Academia Espanhola de Dermatologia e Venereologia, já em 2009, recomendava às pessoas com psoríase a vacina antigripal trivalente (contra gripe A, B e C, influenza); principalmente antes de o paciente usar medicamentos sistêmicos como metotrexato, ciclosporina e imunobiológicos.

Fungos

Alguns fungos foram relacionados à exacerbação ou persistência da psoríase em alguns pacientes. Mulheres que desenvolvem frequentes infecções por fungos, como a candidíase vaginal, podem apresentar piora da psoríase na pele. A micose por cândida é geralmente provocada por leveduras do gênero *Candida albicans*. Outros fungos, os dermatófitos, também pioram a psoríase.

Alterações nas unhas dos pés geralmente significam uma simples micose, a onicomicose, confirmada por meio de exame micológico direto com cultura para fungos. Mas, simultaneamente, pode haver psoríase nas unhas com micose. Há relatos de casos da piora da psoríase após uso da terbinafina, medicamento oral para micose.

Consumo de Álcool, Alcoolismo e Tabagismo

Farber, estudioso da psoríase nos EUA, realizou levantamento em vários hospitais-dia de psoríase, revelando um aumento da ingestão do álcool em pacientes com quadros extensos, principalmente homens. "Isto ocorre devido a problemas emocionais inerentes a uma doença visível, agravando a mesma", afirma ele.

O consumo excessivo de bebidas alcoólicas interfere na adesão do paciente ao tratamento, além de diminuir a eficácia e aumentar a toxicidade do medicamento oral ou injetável.

A ingestão frequente e abusiva de álcool resulta em imunidade comprometida e risco maior de contrair infecções, piorando quadro da doença. Estudo húngaro, publicado por Farkas em 2008, comprovou que o álcool e seus metabólitos como a acetona, aumentam as substâncias inflamatórias (citocinas pró-inflamatórias e linfócitos) e a proliferação das células da pele, os queratinócitos, exacerbando a psoríase.

Vários estudos recentes têm ligado o fumo ao aumento da incidência de psoríase, bem como a diminuição da taxa de recuperação de psoríase em fumantes. Pesquisa publicada em 1999 por Naldi conclui que fumar dobra o risco de uma pessoa desenvolver psoríase; o risco aumenta com o número de cigarros fumados por dia e é maior em mulheres do que em homens. O dano para as mulheres que fumam mais de 20 cigarros por dia é de 2,5 vezes maior do que a taxa de não fumantes; nos homens o risco é 1,7 vez maior que a taxa de não fumantes. Existe a hipótese de que a nicotina tem efeitos internos sobre o sistema imunológico e o crescimento das células da pele, além da irritação externa provocada pela fumaça do cigarro sobre a pele. É comum a relação entre tabagismo e desenvolvimento da psoríase pustulosa de extremidades.

Dietas
Não há nenhuma dieta específica comprovada cientificamente que interfira na psoríase. Recomenda-se educação alimentar para evitar a síndrome metabólica.

Pesquisas de diversos países, incluindo o Centro Brasileiro de Psoríase, verificam uma média de 13% a 15% de sobrepeso nas pessoas com psoríase. Isso requer atenção e intervenção para evitar a obesidade.

Gisondi *et al.* publicaram, em 2008, tese que comprova a perda de 7%, em média, do peso em pacientes obesos com psoríase moderada e grave, com melhora da resposta ao tratamento com o medicamento ciclosporina, comparado com o grupo de pacientes que não fizeram dieta de baixa caloria e que usaram o mesmo medicamento.

Medicamentos que Pioram a Psoríase
Reações cruzadas podem ocorrer entre a pele e alguns medicamentos associados à exacerbação da psoríase, embora em apenas alguns indivíduos. Algumas vezes acontece logo após a ingestão da medicação; em outras, meses de pois. Os medicamentos associados à piora da psoríase até o momento são:

Lítio ou carbonato de lítio – Prescrito por psiquiatras para prevenção e tratamento da depressão psicótica ou de doença maníaca. Há mais de 20 anos é reconhecido como agravante da psoríase, semanas ou meses depois do uso. Há relatos de alterações de psoríase nas unhas, piora de psoríases em placas, pustulosa e, mais raramente, eritrodérmica.

Betabloqueadores – Os queratinócitos têm receptor beta, que pode reagir com o uso dos medicamentos betabloqueadores. Podem provocar um primeiro surto de psoríase ou piorar a psoríase já instalada, semanas ou meses depois de iniciado o tratamento com essas drogas. Outra enzima de conversão da angiotensina, como o captopril, que pode exacerbar a psoríase, assim como enalapril e ramipril em alguns poucos casos.

Antimaláricos para doenças reumatológicas, como a cloroquina e a hidroxicloroquina – Estão associados desde a década de 1950 à erupção ou agravamento da psoríase no indivíduo predisposto geneticamente. O tratamento da psoríase artropática está em desuso. A profilaxia com antimalárico, para o paciente de psoríase que irá viajar para áreas endêmicas, não é contraindicada.

Interferons, por exemplo o interferon-alfa – Prescrito para tratamento da infecção crônica do vírus da hepatite C ou da hepatite B podem alterar substâncias imunológicas, piorando a psoríase na pele e articulações. O próprio vírus da hepatite C pode desencadear ou agravar uma psoríase no indivíduo predisposto.

Anti-inflamatórios não hormonais, como piroxicam, indometacina e fenilbutazona – Podem piorar a psoríase, mas há controvérsias. Muitos causam reações medicamentosas na pele, diferentes das provocadas por psoríase.

Terbinafina – Antifúngico prescrito para micoses no corpo e nas unhas pode, às vezes, exacerbar a psoríase. Algumas bulas omitem essa informação.

Olanzapina – Medicamento antipsicótico, relativamente novo, com descrições de poucos casos de piora da psoríase após seu uso.

Venlafaxina – Prescrita para depressão; segundo a bula, ocasionalmente piora a psoríase.

Corticoide sistêmico – Deve ser evitado no paciente de psoríase, porque inicialmente melhora o quadro, para depois provocar grande piora e alastramento das lesões. Esse efeito, chamado rebote, costuma provocar lesões em 100% do corpo, como uma psoríase eritrodérmica.

Corticoide tópico, em creme, pomada, solução capilar e xampu deve ser empregado com restrição e orientação de um dermatologista. O corticoide de alta potência (p. ex., propionato de clobetasol) quando utilizado em grandes áreas do corpo e por várias semanas, provoca absorção através da pele para a corrente sanguínea, prejudicando o quadro de psoríase e induzir à forma grave.

Medicamentos biológicos anti-TNF alfa – São os biológicos injetáveis, usados para tratar artrite reumatoide, doença de Crohn, psoríase artropática e psoríase comum. Foram descritos raros casos de reação paradoxal, com piora da psoríase cutânea já existente ou desenvolvimento da psoríase tipo palmo-plantar.

Traumas Físicos e Ferimentos
Coçar piora a psoríase. Na pele ou nas unhas pode agravar uma lesão pré-existente ou produzir uma lesão de psoríase onde não existia. Esse estado chama-se Fenômeno de Köebner (ou isomórfico, mesma forma), em homenagem ao médico alemão Heinrich Köebner que fez a observação por volta de 1870. Não é exclusivo da psoríase e nem acontece em todos os pacientes, podendo surgir também no vitiligo e no líquen plano. Isso explica porque é mais comum psoríase no couro cabeludo, cotovelos e joelhos - áreas de traumas constantes.

Psoríase nas mucosas genitais pode piorar com o atrito; recomenda-se o uso de lubrificantes à base de gel nas relações sexuais.

Medicações para coceira (anti-histamínicos) geralmente têm pouca eficácia; o correto é não mexer na lesão.

Clima

Evitar ressecamentos, evitando ainda banho quente e demorado, assim como baixa umidade. No inverno praticamente não há exposição solar que auxilia o controle da psoríase; o frio está relacionado à piora da psoríase para grande maioria de pessoas.

Helioterapia é o termo para tratamento com luz solar com seu espectro de luz visível e raios infravermelhos e ultravioletas que não podem ser observados. Fundamental para vida e importante para tratamento da psoríase, ela pode ser substituída pela chamada fototerapia, luz artificial concentrada e pré-determinada, em exposições controladas em cabines com lâmpadas específicas ultravioleta A ou ultravioleta B.

Fatores Desencadeantes Internos

Gravidez e Hormônios

É fato que a maioria das mulheres com psoríase na pele melhora durante a gestação ou mantém o mesmo quadro clínico. Felizmente, pois os tratamentos nessa fase são muito restritos, devidos aos efeitos colaterais e riscos ao feto. Porém, também é comum a piora da psoríase após o parto.

Altos níveis dos hormônios estrógenos e estriol estão correlacionados com a melhora da psoríase. Mas os níveis de progesterona não afetam as lesões.

Fator Emocional

O fator emocional não é a causa da psoríase, mas pode afetar a doença e o indivíduo depois que ela se desenvolve.

Muitas pessoas se sentem culpadas por ter psoríase, acreditando que é doença psicossomática. Mas vários pacientes relatam que estão numa excelente fase da vida, com estabilidade emocional e financeira e a psoríase continua a piorar e se alastrar para todo o corpo.

Não é fácil ter psoríase; em cada fase da vida ela irá produzir impactos e deixar sequelas e histórias. Para enfrentar uma doença crônica são necessários apoios psicológicos nem sempre disponíveis para pessoa com psoríase e seus familiares. Todos são envolvidos e cada qual com seu próprio recurso podem auxiliar nesse percurso, ou complicá-lo. Incluo aqui os profissionais da saúde e, especialmente, médicos dermatologistas. Várias questões interferem no atendimento; alguns profissionais esquecem que, antes de tudo, devemos entender e apoiar o paciente em todas as suas complexidades.

A qualidade de vida da pessoa com psoríase, portanto, é prejudicada, produzindo maior ansiedade e estresse, sentimentos que fazem parte do cotidiano humano. A incapacidade para superar a vivência de experiências estressantes desgasta o indivíduo, provocando ruptura do bem-estar individual, causa do *distress*. É preciso separar a doença psoríase das ocorrências negativas do dia a dia. Podem-se prevenir o *distress* com diversas técnicas de relaxamento, acupuntura, hipnose, massagem terapêutica, meditação, biofeedback, terapia cognitiva e muitos outros procedimentos. Importante é ter o senso de controle sobre o estresse.

Grupos de Apoio e psicoterapia podem ser importantes para o paciente que deseja melhorar o seu enfrentamento em relação à psoríase.

CLÍNICA DA PSORÍASE CUTÂNEA

A psoríase pertence ao grupo das doenças de pele chamadas **eritêmato-escamosas,** devido às áreas avermelhadas que escamam. Nesse grupo, deve ser diferenciada das outras patologias como a dermatite seborreica (às vezes tão parecida que se usa o termo "seborríase'), a pitiríase rósea, líquen simples crônico e a parapsoríase, cujo nome é semelhante embora se trate de outra patologia.

As placas eritematosas da psoríase geralmente são bem delimitadas e contêm escamas prateadas aderentes, as quais resultam da hiperproliferação epidérmica a qual tem uma prematura maturação dos queratinócitos e incompleta cornificação com retenção do núcleo na camada córnea, chamada paraqueratose.

O diagnóstico geralmente é clínico e há vários sinais que auxiliam o médico a realizar o diagnóstico. Às vezes, aparece um halo esbranquiçado ao redor, chamado de **"anel de Woronoff",** nome do médico que o observou pela primeira vez, em 1926. Ao rasparmos as escamas esbranquiçadas da pele, elas ficam com a aparência de uma vela de parafina raspada, conhecido como **"sinal da vela"**, causando um leve sangramento, denominado **"orvalho sangrento ou de Auspitz"**. Nas unhas das mãos podem aparecer pequenos pontos, é a **"unha em dedal"** que acompanha muitos pacientes de psoríase, mas nem sempre a psoríase atinge as unhas. Outras vezes, pode só atingir as unhas sendo normalmente confundida como onicomicose por muito tempo antes do diagnóstico correto.

A Classificação Estatística Internacional de Doenças e Problemas Relacionados com a Saúde, **CID 10**, da Organização Mundial de Saúde – OMS seleciona a psoríase com os seguintes códigos:

L40.0 Psoríase Vulgar
L40.1 Psoríase Pustulosa Generalizada
L40. 2 Acrodermatite Contínua
L40. 3 Pustulose Palmar e Plantar
L40. 4 Psoríase Gutata
L.40.5 Artropatia Psoriática (M07.0-3, M09.0)
L40. 8 Outras formas de psoríase
L40. 9 Psoríase não especificada

PSORÍASE VULGAR: PSORÍASE CRÔNICA EM PLACAS

Trata-se da mais comum manifestação de psoríase, com placas de variados tamanhos e formas, distribuídas de forma bilateral (mas raramente simétrica) pelo corpo. Esse fato de aparecer nos dois lados do corpo confirma que a psoríase tem algum componente causal no sangue (sistêmico), havendo assim desencadeantes internos e externos.

As placas formam padrões variados, derivando seus nomes segundo os aspectos encontrados: numular (moedas); rupóide (ostras); anular (anéis); geográfica. A disposição das lesões também recebe nomes: difusas discretas, zosteriforme, arciformes, serpinginosas etc.

No corpo há locais onde ela é mais comum, sendo cerca de 80% em couro cabeludo, cotovelos e pernas. Quase 50% se apresentam nos joelhos, braços e tronco. É comum também nas partes inferiores do corpo e na base das costas, região lombar. Em 12% atinge as plantas dos pés.

Não é rara a psoríase nas unhas; segundo Fitzpatrick, pode ocorrer em 25% dos pacientes de psoríase; especialmente se houver artrite psoriática. Mais comum em pessoas com mais de 40 anos, principalmente nas unhas das mãos, segundo Farber. Pode ser confundida com micoses nas unhas (onicomicoses), mas um simples exame micológico direto com cultura para fungos dá o diagnostico correto. Estimas americanas da National Psoriasis Foundation são de 30% dos pacientes com psoríase nas unhas têm simultaneamente micose nas unhas, o que requer dois tratamentos específicos. Segundo estudo realizado por de Jong em 1.728 pacientes com psoríase , dos quais 79,2% apresentaram psoríase ungueal, especialmente nas unhas dos dedos dos pés. Destes, 51,8% sofreram pela dor causada pelas mudanças nas unhas e os restantes dos pacientes tiveram restrição em atividades diárias, rotinas da casa ou profissionais. Quase a totalidade referia constrangimento social.

Em vários portadores há sinais como pontos amassados (depressões puntiformes), chamados *pittings* ou "unhas em dedal". Podem levar a espessamento da unha (hiperqueratose subungueal), manchas amarelo-castanhas sob as placas ungueais, conhecidas como "manchas de óleo", manchas brancas (leuconíquias) e linhas estriadas transversais (linhas de Beau). Não se devem remover as cutículas de proteção ao redor das unhas, pois isso pode provocar lesões de psoríase nessas áreas e nas unhas (fenônemo de Köebner); evitar pequenos machucados e roer as unhas (onicofagia). Os tratamentos nas unhas são mais complexos devido à má absorção dos medicamentos tópicos e da luz ultravioleta, mas são possíveis. O medicamento sistêmico trata de forma mais eficaz a psoríase ungueal.

O couro cabeludo é mais sujeito à lesão, provocando problema psicossocial, pois fica mais difícil de disfarçar. Às vezes serve de 'termômetro' para a atividade da psoríase e leva o portador a procurar ajuda médica. A forma leve de psoríase no couro cabeludo pode ser confundida com a dermatite seborreica ou caspa, e sendo chamada de soborríase. É local comum de coceira que provoca feridas, que provoca mais coceira; instala-se um ciclo-vicioso (koebnerização), levando à piora da psoríase.

PSORÍASE GUTATA

O termo *gutata* deriva do latim e significa gotas. A psoríase eruptiva compõe-se de isoladas e numerosas lesões de 0,5 a 1,5 centímetros, que atingem o tronco superior e braços e aparecem de forma súbita. Preserva palmas das mãos e plantas dos pés e pode atingir, menos comumente, a face e o couro cabeludo.

Geralmente, ocorre como o primeiro surto de psoríase em crianças ou jovens; na literatura médica há porcentagens que variam de 49% a 95% dos pacientes nessa faixa etária. Segundo Fitzpatrick, esta forma atinge apenas 2% dos pacientes com psoríase. Surge subitamente e quase sempre associada a infecções respiratórias, da faringe ou amígdalas, causadas por bactérias estreptocócicas, podendo aparecer febre. A evolução da psoríase é boa, ocorrendo algumas vezes regressão espontânea em semanas ou meses, sem qualquer tratamento. Porém, quando surge em

adultos, existe a possibilidade não estar relacionada com infecção estreptocócica, costumando persistir.

Infelizmente o diagnóstico da psoríase gutata não é feito de imediato, ela aparenta quadros de intoxicação ou alergias. Nessa hipótese, prescrevem-se corticoides sistêmicos, principalmente injetáveis, melhorando o quadro clínico, mas causando o efeito rebote que piora a psoríase. O que poderia desaparecer acaba piorando.

PSORÍASE INVERTIDA OU FLEXURAL

A psoríase geralmente atinge áreas de extensão do corpo, mas em cerca de 2% a 6% pode atingir as áreas de dobras flexurais de axilas, submamárias, virilhas, perianais e até as mucosas genitais e de lábios, caso da psoríase invertida. Devido ao atrito da pele e à umidade dessas áreas, não há formação de escamas espessas típicas, mas uma maceração ou apenas vermelhidão. Deve-se combater a micose causada por fungos como a *Candida*, típica nessas áreas com umidade e que, inclusive, torna-se fator desencadeante da psoríase ou pode estar associada a ela. Podem ocorrer as duas patologias conjuntamente, necessitando diagnósticos corretos e tratamentos específicos.

Não raramente, pode ocorrer língua geográfica e língua fissurada e lesões aftoides concomitantes com a psoríase cutânea.

Em 10% dos portadores de psoríase, ocorre envolvimento da mucosa ocular, causando alterações como olho seco, em 20% a conjuntivite, em 10% uveíte, além de meibornite e blefarite seborreico-infecciosa.

Nos genitais, as lesões provocam constrangimento e alterações de comportamento a uma constante ansiedade. Os cuidados gerais são obrigatórios, como o uso de lubrificante íntimo na relação sexual.

PSORÍASE PALMOPLANTAR

Estudos de Larko demonstram que cerca de 12% dos portadores podem desenvolver a psoríase somente nas palmas das mãos e nas plantas dos pés. Atinge desde pequenas áreas, em geral as de maior atrito, até a totalidade delas. Segundo Striga, a associação com psoríase em outras localizações e o registro de antecedentes familiares desta dermatose situa-se em 7% a 25%.

As placas geralmente são bem delimitadas e podem ser tanto finas como espessas, provocando fissuras e dor. Como só atingem essas áreas do corpo, o diagnóstico definitivo de psoríase é mais difícil e feito após várias tentativas frustradas de tratamento para outras doenças, como micose (tíneas), alergias (dermatite de contato ou dermatite atópica) ou desidrose. É possível que haja necessidade de biópsia da lesão para um diagnóstico mais preciso.

O incômodo nas atividades de lazer e trabalho provoca irritações no portador, além de cobrança e explicação aos outros do que se trata; torna difícil até o ato de cumprimentar. Geralmente, o paciente diz se tratar de alergia ou dermatite de contato. Também provoca constrangimentos por ter aspecto de doença contagiosa e exames médicos autorizando a frequentar piscinas públicas pouco valem na prática.

Os tratamentos e cuidados gerais têm certa particularidade, como a dificuldade da exposição ao sol na planta dos pés. Mesmo a fototerapia deve dirigir-se somente a essas áreas. A espessura da pele nessas regiões do corpo é maior, dificultando a penetração de medicamentos tópicos; nesta situação recomenda-se fazer oclusão com filme plástico para aumentar a absorção do creme. A extensão da lesão e sua atividade irão determinar o tipo de intervenção terapêutica com tratamentos tópicos, fototerapia localizada ou medicações sistêmicas. Não é raro o rebote da psoríase quando se suspendem os tratamentos. Existe também possibilidade de infecção secundária por bactérias ou fungos no decorrer da psoríase; são dois problemas: a psoríase e a infecção, exigindo tratamento adicional específico.

Há um subtipo, chamado psoríase pustulose palmoplantar, com numerosas pústulas profundas, amarelas e estéreis, que rapidamente se rompem, tornando-se vermelho-escuras ou roxas e com crostas. A incidência é baixa, mas é recorrente por vários anos e não tem causa aparente. É mais comum em mulheres, segundo Fitzpatrick. Geralmente não acomete as unhas; é de difícil controle. Para o dermatologista, são diagnósticos diferenciais a acrodermatite contínua de Halloupeau e a acropustulose infantil, as quais também contêm pústulas intradérmicas de Kogoj.

PSORÍASE ERITRODÉRMICA

O termo eritrodérmico indica eritema generalizado, ou seja, em praticamente todo o corpo a pele fica vermelha e com lesões generalizadas, mas as escamas são finas. Raramente a psoríase eritrodérmica é a forma inicial de psoríase, sendo que geralmente evolui de quadros de psoríase em placas, e decorrente de vários fatores como reações súbitas aos tratamentos tópicos inadequados (corticoides potentes aplicados em áreas extensas; coaltar; antralina) ou sistêmicos (corticoides injetáveis e alguns imunosupressores. Outro possível surgimento da eritrodérmica seria resultado de tratamento de fototerapia com doses inadequadas de ultravioleta e também por queimadura após exposição solar intensa. Diagnóstico diferencial de eritrodermia são a dermatite atópica, quadros infecciosos, metabólicos e neoplasias.

Deve-se estar atento aos sinais e sintomas gerais apresentados pelo paciente de psoríase eritrodérmica; há gravidade quando ocorre febre, fadiga, desidratação, dores musculares, anemia, deficiência de proteínas, com necessidade de internação hospitalar.

PSORÍASE PUSTULAR GENERALIZADA OU VON ZUMBUSCH

Tipo bem mais raro, mais frequente em adultos, geralmente de início abrupto em áreas disseminadas, com vermelhidão (cor de fogo) da pele, dor e sensibilidade. Há sintomas de febre, mal-estar grave e fraqueza generalizada. Em poucas horas as pústulas se espalham como "lagos de pus", secam e descamam em 24 a 48 horas, deixando a pele lisa e brilhante. São frequentes os surtos em dias ou semanas e pode ser potencialmente fatal.

Existe a possibilidade de ser desencadeada por infecção; uso de corticoide (sistêmico ou até tópico fluorado); gravidez (também chamada "impetigo herpetiforme") e

drogas como lítio, propanolol, betabloqueadores, iodetos, salicilatos, progesterona e indometacina.

Sintomas como febre, calafrio, severo prurido, taquicardia, exaustão, anemia, perda de peso e debilitação, são possíveis. Essa forma requer hospitalização de emergência para restaurar a barreira da pele, prevenir perda de líquidos, estabilizarem a temperatura e o balanço hidroeletrolítico, pois leva à excessiva pressão no coração e rins, especialmente em idosos. Faz-se cultura para bactérias do sangue para afastar bacteremia.

TRATAMENTOS DA PSORÍASE E PSORÍASE ARTROPÁTICA

Os tratamentos da psoríase cutânea visam controlar no mínimo 50% das lesões e no máximo, todas as lesões lembrando ao paciente e seus familiares do caráter recorrente da psoríase cutânea e articular.

Uma forma resumida de classificar a psoríase é:

Leve
Quando atinge menos de 3% da área do corpo e sem qualquer alteração na qualidade de vida.

Moderada
Quando atinge de 3% a 10 % da área do corpo e provoca alguma alteração na qualidade de vida.

Grave
Quando atinge mais de 10% da área acometida pela psoríase e com alteração da qualidade de vida. Ou menos que 10%, mas que não responde a tratamentos tópicos e fototerapia.

Índices de gravidade da psoríase cutânea têm diversas falhas, mas são aceitos no meio acadêmico para pesquisas e para elaborar laudos para as autoridades da saúde. O mais comum é o **PASI** (do inglês, *Psoriasis Area and Severity Index*), Índice de Área e de Severidade da Psoríase. Nessa escala o corpo foi dividido em quatro grandes partes: cabeça, tronco, membros superiores e membros inferiores, correspondendo respectivamente a 10%, 30%, 20% e 40% de toda a superfície cutânea. Isso permite quantificar a área afetada e essa estimativa é transformada em um escore de 0 a 6, conforme a porcentagem de área afetada esteja igual a zero (0), menor do que 10% (1), de 11% a 30% (2), de 31% a 50% (3), de 51% a 70% (4), de 71% a 90% (5), e de 91% a 100% (6). Esse processo é repetido para as quatro partes do corpo, de forma que se obtenham quatro escores de área. As lesões são então avaliadas quanto à presença de eritema, escamação e infiltração, recebendo um escore de 0 a 4, conforme o item esteja ausente (0), leve (1), moderado (2), grave (3) ou muito grave (4). O escore para cada parte do corpo é obtido multiplicando-se a soma dos escores de severidade das três lesões básicas pelo escore de área, e multiplicando-se em seguida o resultado obtido pela constante porcentual representativa daquela parte do corpo. O PASI pode variar de 0 a 72; superior a 18 é considerada psoríase grave. "PASI 75", nos artigos científicos, significa que com determinado tratamento, houve redução de 75% do índice antes do tratamento; PASI final inferior a 8, é remissão. O termo recidiva da doença quando existe um aumento de 50% no índice pré-tratamento, após um período de melhora.

O **PASI** não se aplica a formas especiais de psoríase como a psoríase artropática, forma eritrodérmica (100% do corpo), forma palmoplantar e psoríase pustulosa. Para áreas específicas de psoríase utilizam-se os seguintes índices:

- **PPPASI ou** *PalmoPlantar Pustular Psoriasis Area and Severity Index*, para quantificar psoríase das palmas das mãos e plantas dos pés, com pústulas.
- **NAPSI ou** *Nail Psoriasis Severity Index*, para determinar acometimento nas unhas das mãos.
- **PSSI ou** *Psoriasis Scalp Severity Index*, para quantificar somente psoríase do couro cabeludo.

Certos investigadores também utilizam em protocolos de tratamentos, quando se deseja aferir a eficácia de um medicamento novo, o índice **PGA ou** *Physician's Global Assessment*, que compara a melhora clínica antes de depois de todo tratamento. Utiliza porcentagens de 100% ou remissão da psoríase; 75%-99% excelente; 50% a 74% boa; 25% a 49% leve; 1% a 24% pouca; nenhuma mudança ou piora.

Atualmente preconizam-se tratamentos com medicamentos sistêmicos ou fototerapia ultravioleta quando PASI, DLQI e BGA forem iguais ou superiores a 10.

Controlar o processo inflamatório da psoríase não é fácil e não raramente ocorre exacerbação inicial com os medicamentos sistêmicos ou fototerapia. Uma estratégia é iniciar com doses baixas para ir aumentando progressivamente; outra possibilidade é iniciar com doses altas para induzir uma melhora rápida, especialmente nos casos graves e extensos. A associação de duas medidas terapêuticas pode permitir o uso de doses mais baixas.

FOTOTERAPIA ULTRAVIOLETA

Experimentos com luz ultravioleta para tratar psoríase começaram a partir de 1920, mas somente em 1981 foi encontrado o parâmetro exato para radiação ultravioleta tipo UVB, de banda larga com emissão entre 290 e 320 nanômetros. Hoje, utilizam-se dois tipos de radiação:

- **UVA** (320 a 390 nanômetros), que por ser fraco, necessita da ingestão de medicação oral 2 horas antes, chamada psoraleno e, por essa razão, chamada **PUVA terapia** (acrônimo "P" de psoraleno + UVA) ou **fotoquimioterapia.**
- **UVB banda estreita ou** *narrow band* (311 a 313 nanômetros), que dispensa medicação oral prévia.

Lui H, 2005, confirma que o UVB reduz a apoptose das células linfócitos T.

Medicamentos clássicos para psoríase estão listados a seguir.

Acitretina

Medicamento da segunda geração de retinoides, derivados sintéticos da vitamina A ácida. Aprovado para tratamento da psoríase desde 1996 nos EUA. Não age no sistema imunológico. Comercializado na forma de comprimido, com duas dosagens, tomado após a refeição.

Sua melhor indicação é a psoríase eritrodérmica, levando em média 3 a 6 meses para branquear e depois mais 3 meses de manutenção, em média. Também é uma boa escolha na chamada psoríase pustulosa generalizada e na psoríase palmoplantar, clareando em cerca de 6 semanas e depois por mais 6 meses para manutenção, em média.

Na psoríase em placas e na gutata, ela tem moderada eficácia, podendo ser tomada com outra droga sistêmica e em combinação com a fototerapia UVB ou PUVA, ou ainda com sol natural moderado. Porém, ambos os medicamentos sempre em doses baixas e sob rígida supervisão médica para impedir queimadura no corpo.

Pode ser prescrita para crianças com psoríase grave e resistente a tratamentos, realizando controle ósseo com exames de imagem e uso por pouco tempo.

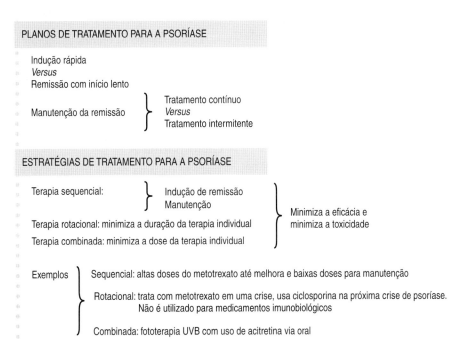

FIGURA 29-4 Planos de tratamento para a psoríase.
Fonte: Sabbag, C.Y. Psoríase – Descobertas Além da Pele. Yendis Editora, 2010.

A acitretina não trata a psoríase artropática de forma eficaz.

Contraindicações: insuficiência hepática ou renal; aumento dos lipídeos; osteoporose ou alterações ósseas; dermatite atópica; gravidez. Evita-se a administração em mulheres em idade fértil, e é obrigatório evitar uma gestação 3 anos depois da parada do uso da acitretina, porque é teratogênico. Quando administrado em mulheres, deve haver um Termo de Consentimento e Responsabilidade assinado, e usar dois métodos anticoncepcionais antes e por até 3 anos depois do tratamento. Também fica contraindicada a doação de sangue de mulheres e homens que fazem uso da acitretina e por mais 3 anos depois do término.

Efeitos colaterais: semelhantes ao excesso de vitamina A, ou seja, ressecamentos dos lábios e da pele. Também pode ocorrer coceira e dermatite, semelhantes à própria psoríase, pele frágil e alterações das unhas. Queda de cabelo não é comum, sendo reversível. Em pessoas susceptíveis pode ocorrer aumento de triglicérides e colesterol. Raramente ocorre aumento transitório das enzimas hepáticas, cirrose e hepatite em menos de 1%, osteoporose, artralgia, afinamento dos ossos largos e fechamento prematuro epífise nas crianças, xeroftalmia, blefaroconjuntivite e cegueira noturna. A cápsula da acitretina contém parabeno, podendo provocar reações nos pacientes que já são alérgicos a essa substância.

Não é raro no primeiro mês de tratamento com acitretina ocorrer exacerbação da psoríase, com extensão das já existentes e aparecimento de novas lesões, principalmente em pacientes graves, que pararam recentemente algum outro tratamento para psoríase. Isso deve ser alertado para o paciente não desista do medicamento, observando que haverá melhora gradual. Em alguns poucos casos, pode ocorrer uma reação de piora total da pele, denominada eritrodermia.

Interações medicamentosas: alguns remédios podem reagir com a acitretina e por isso sempre deverá informar o uso outros médicos, sendo os principais: tetraciclinas, contraceptivo com progesterona e anticonvulsivantes.

Vantagens: é seguro e por longo prazo de uso. O período sem psoríase costuma ser grande e em média 1 ano, segundo alguns estudos de Lebwoohl et col. Há maior regressão da psoríase quando combinado com a fototerapia, necessitando doses menores. Pode ser prescrita na sequência da ciclosporina, nos casos graves.

Desvantagens: resposta demorada e irregular (às vezes, cinco meses para dar bom resultado). Contraindicado para mulheres férteis.

Custo: cerca de R$ 330,00/mês, mas há disponível na rede pública de saúde.

Metotrexato

É usado para psoríase desde 1960 e foi oficialmente aprovado em 1971 pelo FDA-EUA. Há uma história que seu uso para psoríase foi descoberto por acaso, quando uma paciente com psoríase crônica foi tratar câncer de mama com a quimioterapia, utilizando altas doses do metotrexato, e teve regressão completa do câncer e da psoríase. A partir dessa observação, chegou-se a estudos e uma dosagem específica para psoríase, muito inferior à dosagem para tratamento de câncer e sem os efeitos colaterais desse tratamento. É uma quimioterapia em doses baixas.

É a medicação mais adequada para formas graves de psoríase cutânea. É o único tratamento para os dois tipos de psoríase, da pele e articulações, e ao contrário dos anti-inflamatórios, consegue bloquear o processo de degeneração óssea e dos tendões.

Atua no sistema imunológico (imunomodulador), mas nas doses prescritas para psoríase não é imunossupressor.

Apresentação em comprimidos ou injeções (no exterior, existe injeção subcutânea com melhores resultados).

O metotrexato tem ação acumulativa no fígado e por isso devemos calcular tudo que o paciente já tomou ao longo da vida e monitorar frequentemente as enzimas do fígado. Esse efeito piora com uso frequente de bebida alcoólica, para quem já teve hepatite crônica e com a associação de vários medicamentos para outras doenças (interação medicamentosa).

Contraindicações: gravidez e amamentação; homens em idade fértil que fazem o uso do metotrexato devem evitar ter filhos durante o tratamento; doentes renais; doentes hepáticos; alterações hematológicas; presença de infecções que estavam latentes: HIV, tuberculose (pedir, antes do início, o exame subcutâneo "PPD-Mantoux" para afastar contato com o bacilo de tuberculose), herpes-zóster; úlcera gástrica; imunodeprimidos por qualquer causa

Efeitos colaterais imediatos: Náuseas, anorexia e fadiga nas 24 horas, que desaparecem em duas semanas; diarreia. Lesões na boca do tipo aftas podem significar intolerância ao metotrexato e leucopenia. Efeitos poucos frequentes: reações à luz (rara, mas observe se o sol piora ou a fototerapia), pneumonite aguda, fibrose pulmonar, uveíte (se aconselha exame oftálmico de rotina), reativação de tuberculose ou hepatite.

Interações medicamentosas: Evitar o uso simultâneo com: sulfamidas, especialmente sulfametoxazol-trimetoprim; salicilatos, tetraciclinas, fenitoínas, probenecid, cetotifeno, acetominofen, alguns antiinflamatórios, furosemida.

Vantagens: melhora a partir da terceira semana. Tratamento muito barato e seguro quando bem administrado.

Desvantagens: os efeitos colaterais são potencialmente graves com várias interações medicamentosas. A monitorização deve ser frequente durante todo o uso. O clareamento pode não ser completo e pode haver taquifilaxia, isto é, na primeira vez o resultado é ótimo, nas demais nem tanto.

Custo: R$ 20,00/mês.

Ciclosporina A

Trata-se de uma droga imunossupressora, usada desde 1978 para prevenção da rejeição de órgãos em transplantes alogênicos de rim, fígado e coração. Também prescrita para doenças autoimunes com uveíte, dermatite atópica, artrite reumatoide, e em 1979 foi aprovada para tratamento da psoríase e desde 1995 na forma mais estável de microemulsão.

A história recente da psoríase passou por uma revolução após se perceber uma total regressão da psoríase grave e crônica de paciente que recebeu a ciclosporina prescrita para evitar a rejeição de um rim transplantado. Esse incidente chamou a atenção dos pesquisadores que mais tarde confirmaram que o sistema imunológico, linfócito T como o principal componente da evolução da psoríase e psoríase artropática.

As principais indicações são: psoríase em grandes placas, psoríase eritrodérmica e a forma pustulosa da psoríase. Há controvérsia se a ciclosporina trata a psoríase artropática.

Age rapidamente e de forma eficaz.

Não costuma provocar efeito rebote quando suspende o uso, mas há tendência de recorrência da psoríase nos primeiros meses após a parada. Pode-se, então, usá-la em ciclos de 3 a 4 meses.

Efeitos colaterais: toxidade renal, hipertensão, náusea, aumento da gengiva, aumento de pelos.

Contraindicações: gravidez (mas pode ser usada em casos gravíssimos de psoríase, avaliando risco–benefício. Está classificada na categoria C) ou amamentação; imunodeficiência por qualquer causa; hipertensão; insuficiência renal e/ou hepática; doenças cardiovasculares; alterações dos lipídeos. Também se deve evitar vacinação com vírus atenuado. Não usar medicações contendo potássio ou diuréticos poupadores de potássio. Também evitar dietas ricas em potássio.

Exames prévios: pressão arterial (medida a cada consulta e em casa, 1 vez por semana) e peso, hemograma, função hepática e renal, potássio sérico, ionograma, magnesemia, uricemia, urina completa.

Dose: por via via oral, dissolvida em suco ou leite, a dose depende do peso e da gravidade da psoríase.

Apresentação: comprimidos de 25 mg, 50 mg e 100 mg.

Vantagens: induz o clareamento total da psoríase de forma rápida.

Desvantagens: muito caro; efeitos colaterais potencialmente graves; frequentes monitorizações; só pode ser usada no máximo por dois anos; taquilifaxia deixa de agir bem numa segunda aplicação.

Custo médio: R$ 550,00/mês, porém pode ser fornecido pelo SUS.

Outros Medicamentos Clássicos

O micofenolato mofetil (MFM-*Cellcept*) tem atividade imunossupressora e é prescrito para tratamento de rejeição de transplante de órgãos e para psoríase. Foi aprovado pelo FDA-EUA em 1995 e tem efeito mais seletivo para os linfócitos na psoríase, isso antes da era das drogas biológicas. O MFM é administrado via oral. Os efeitos colaterais foram gastrointestinais, sem causar toxidade ao fígado. No Brasil é pouco utilizado para psoríase, porém ainda é utilizado na Alemanha (*Fumaderm*). Também tem ação imunológica, mas em desuso para tratamento da psoríase: hidroxiureia, 6-tioguanina, sulfasalazina, azatioprina.

O tratamento com os medicamentos clássicos tem alguns inconvenientes:

- Eficácia em curto prazo.
- Risco de toxidade acumulada.
- Numerosas interações com outros medicamentos.
- Alto índice de desistência pelos pacientes.

Há mais de 10 anos que especialistas em psoríase adotam um algoritmo para tratamento nas formas moderadas a graves da psoríase, utilizando inicialmente a fototerapia e depois os medicamentos clássicos (acitretina, metotrexato e ciclosporina) para finalmente justificar o uso dos medicamentos biológicos como infliximabe, etanercepte, adalimumabe e ustekinumabe.

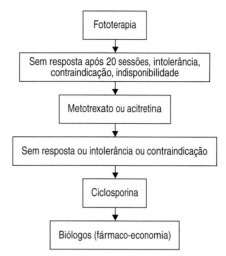

FIGURA 29-5 Algoritmo para tratamento das formas moderadas a graves da psoríase.

Assim, **Consenso de Tratamento para Psoríase** surge em vários países e cria normas também para indicação médica dos medicamentos biológicos. Os principais **critérios de inclusão** são:

- Somente para psoríase moderada ou grave.
- Quando houver falha no controle com outros tratamentos convencionais: metotrexato, acitretina e ciclosporina e fototerapia.
- Quando os efeitos colaterais, como danos ao fígado ou rins ou supressão da medula óssea, impediram de usar ou fizeram interromper tratamentos tradicionais.
- Como parte dos tratamentos rotatórios ou combinados.
- Em pacientes de psoríase com grave deterioração da qualidade de vida e/ou incapacidade física ou psicossocial.

A **avaliação prévia ao uso do medicamento biológico** deve ser a mais completa possível após exame clínico geral, com avaliação de altura, peso e circunferência abdominal. Exames laboratoriais devem incluir os de rotina como hemograma completo, função hepática e renal, glicemia, colesterol e triglicérides, e teste de gravidez quando necessário. São fundamentais as sorologias para hepatites, sífilis e HIV. Também é recomendável a avaliação do fator antinuclear (FAN) e antiDNAn para afastar risco de desenvolver a reação tipo lúpus-like. E radiografia do tórax e teste PPD, ambos para prevenção da tuberculose.

Os medicamentos biológicos são classificados de acordo com sua ação, ou seja:

- Agentes anti-TNF alfa: infliximabe, etanercepte e adalimumabe.
- Agentes anti p40 (IL-12 e Il-23): ustekinumabe.

O dermatologista volta a atuar como clínico geral do paciente de psoríase e deve estar atento à sua saúde em geral para evitar alterações graves.

Em relação à gravidez, os medicamentos biológicos poderão ser usados com relativa segurança (categoria B); é mais prudente um planejamento que interrompa o uso antes e depois da gestação.

O uso de biológicos em crianças com psoríase grave e psoríase artropática ainda é limitado; apenas o etanercepte teve sua aprovação nos EUA para artrite juvenil.

Todos eles são **contraindicados** nos casos de:

- Infecções ativas e oportunistas.
- Insuficiência cardíaca moderada ou grave (ICC).
- Vacinas com microrganismos vivos (BCG, caxumba, rubéola, catapora, febre amarela, poliomielite oral).

Precauções nos casos de:

- Neoplasias existentes a menos de cinco anos.
- Doenças desmielinizantes.
- Hepatite crônica por vírus B e C; infecção pelo HIV.
- Lúpus eritematoso.
- Gravidez e lactação.
- Cirurgias (suspender 2 a 4 semanas antes e depois).
- Vacinas vírus atenuado (suspender antes e depois).

Os quatro biológicos têm grande e similar eficiência e segurança. Não são todos iguais, e algumas características técnicas próprias fazem o médico optar pela prescrição de um deles. Há dezenas de estudos científicos publicados comprovando a eficácia dos medicamentos em que se utilizam o PASI 75 (Índice Área e de Gravidade da Psoríase), revelando a porcentagem de pacientes que tiveram uma melhora clínica de 75% das lesões em comparação ao início do tratamento. Pode-se também trocar um medicamento biológico por outro tipo de substância biológica quando houver perda da eficácia, ou tentar antes associar ao uso de medicamento clássico, como o metotrexato, para aumentar a eficácia.

Todos os medicamentos biológicos têm alto custo e difícil acesso, sendo a média anual de gastos de R$ 50.000,00 a R$ 80.000,00.

Geralmente aguardamos 12 semanas de uso para comprovar a ineficácia e substituir a medicação.

Infliximabe 100 mg (Remicade®-Janssen)

Primeiro medicamento biológico anti-TNF alfa e único de aplicação intravenosa, aplicado em hospital-dia ou clínica de infusão sob supervisão de equipe médica, por no mínimo duas horas. A dose para psoríase cutânea é maior do que a dose para as outras indicações do infliximabe, como artrite reumatoide e doença de Crohn e dependente do peso do paciente no dia da infusão. Fazem-se aplicações na fase de indução ou ataque, chamada semana zero, depois nas semanas dois, seis e, a partir daí, a cada oito semanas, quando se entra na fase de manutenção.

Estudos de Eficácia e Segurança: Spirit; Express I e II

Vantagens: resposta rápida à manutenção a cada oito semanas; a dose do infliximabe é ajustada ao peso do paciente a cada aplicação; acompanhamento de equipe médica durante aplicação; ampla casuística (mais de um milhão de casos em todo mundo). Melhor custo total ao final do tratamento em relação aos outros biológicos. Alguns planos de saúde cobrem o custo porque são medicamentos administrados por infusão endovenosa.

Desvantagens: infusão em hospital-dia por 2 a 3 horas; requer atenção às reações agudas (mais comuns na primeira ou segunda aplicação) ou de hipersensibilidade tardia da infusão. Essa hipersensibilidade pode provocar reação anafilática ao próprio infliximabe quando ele tiver o uso interrompido por vários meses ou anos e for reintroduzido depois. Por essa razão, não está indicado para terapia intermitente.

Etanercepte 50 mg (Enbrel®-Pfizer)

Os primeiros estudos começaram em 1992 e já foi utilizado por mais de 1.600.000 pacientes portadores de várias doenças como artrite reumatoide, espondilite anquilosante, artrite reumatoide juvenil poliarticular, psoríase artropática e psoríase moderada ou grave (dados até outubro de 2008). Na Europa, já foi aprovado seu uso para crianças com psoríase acima dos 8 anos de idade. É aplicado uma vez por semana, por injeção subcutânea, pelo próprio paciente.

Atua de forma rápida em poucas semanas de uso, melhorando progressivamente a pele e os sintomas articulares.

Estudos de Eficácia e Segurança: Estudo 318; Crystel; Nordic

Vantagens: uma injeção subcutânea semanal, em casa; não é necessário ajustar a dose segundo o peso do paciente (exceto em crianças e na obesidade mórbida). Demonstra excelente perfil de segurança e boa tolerância em terapia de manutenção de longo prazo, isto é, mais de 50 semanas (estudos atuais com 144 semanas contínuas). Pode ser retomada após interrupção, sem perda da eficácia, na chamada terapia intermitente (Estudo *Crystel de 2009*). Não foi reportado nenhum caso de tuberculose nos pacientes que fazem uso do etanercepte.

Adalimumabe 40 mg (Humira®-Abbott)

Também por meio de injeção subcutânea autoaplicável, a cada 2 semanas. Indicado para o tratamento de artrite reumatoide, doença de Crohn, psoríase moderada e grave e psoríase artropática. Mais de 190.000 pacientes utilizam o adalimumabe (2008) para suas várias indicações.

Estudos de Eficácia e Segurança: Reveal; Champion; Ps-I e II;PsA-I; Adept

Vantagens: seguro e com raros casos de tuberculose. Tem meia-vida longa, permitindo a administração a cada 14 dias.

Desvantagens: ação um pouco mais demorada do que a dos outros biológicos. Pode ser reintroduzido após interrupção, com alguma perda da eficácia (Estudo *Reveal* de 2007); oficialmente não foi aprovado para terapia intermitente. Toxidade em longo prazo desconhecida ainda.

Ustekinumabe 45mg (Stelara®-Janssen)

Não é um anti-TNF alfa, sendo o primeiro medicamento que age nas interleucinas 12 e 23 da psoríase, atuando como anti-p40.

Estudos de Eficácia e Segurança: Phoenix 1 e 2; Accept (Compara-se com Etanercepte)

As doses preconizadas são de 45mg ou 90mg (pacientes com mais de 100 kg), via subcutânea, a cada 12 semanas como fase de manutenção.

Ainda não houve tempo de observação de longo prazo quanto ao seu comportamento.

Vantagens: aplicação subcutânea a cada 12 semanas; mecanismo de ação novo para tratamento da psoríase e diferente dos anti-TNF alfa.

Desvantagens: não foi aprovado para terapia intermitente. Toxidade a longo prazo desconhecida ainda.

Os medicamentos biológicos permitem o uso a longo prazo com eficácia e segurança.

Ainda hoje é há controvérsias sobre se devemos interromper o uso do medicamento biológico ou manter um uso contínuo. Nossa experiência desde 2005 permite fazer as suposições contidas na Figura 29-6.

DROGAS EM PESQUISA PARA PSORÍASE

A psoríase é uma das doenças mais pesquisadas em vários países com a intenção de melhorar a eficácia e segurança dos medicamentos tópicos e sistêmicos e quem sabe, promover a cura.

Dados de 2012 da National Psoriasis Foundation – EUA relacionam vários medicamentos em pesquisa:

PESQUISA COM MEDICAMENTOS TÓPICOS
- Calcipotriene foam (STF 115469), GSK, vitamin D3 analog, faseII de estudo, para psoríase na infância.
- Tofacitinib (CP-690,550), Pfizer Inc., anti-inflamatório (JAK kinase inhibitor),fase III.
- AN2728, Anacor Pharmaceuticals Inc., anti-inflamatório (phosphodiesterase-4 inhibitor), fase II.
- AS101, BioMAS Ltd. anti-inflamatório (integrin inhibitor), fase II.
- CT 327, Creabilis Therapeutics, inibidor celular (Trk kinase blocker), fase II.
- DPIV/CD26 (IP10.C8), Immunotech, imunossupressor, fase II.
- INCB18424 (ruxolintinib), Incyte, anti-inflamatório (JAK kinase inhibitor), fase II.
- LEO 80185 (Taclonex), LEO Pharma, anti-inflamatório/inibidor celular (vitamin D/steroid), fase II, para psoríase adolescentes.

PESQUISA COM MEDICAMENTO ORAL
- Apremilast (CC-10004), Celgene Corporation, anti-inflamatório (phosphodiesterase-4 inhibitor), fase III. Psoríasis and Psoríase artropática.
- CF101, Can-Fite BioPharma, anti-inflamatório (adenosine A3 receptor inhibitor), fase III.
- Tofacitinib (CP-690,550), Pfizer Inc., anti-inflamatório (JAK kinase inhibitor), fase III, Psoríase e Psoríase artropática.
- Voclosporin (ISA247), Isotecknika, imunossupressor (calcineurin blocker), fase III.
- ACT-128800, Actelion, imunossupressor (S1P1 receptor agonist), fase II.

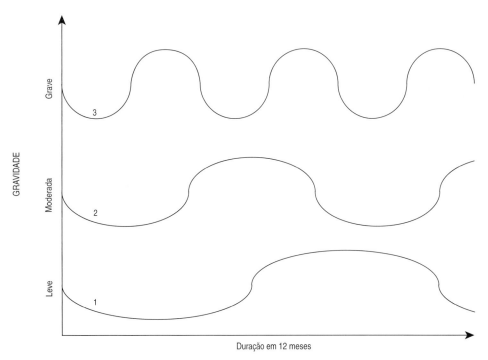

Paciente tipo 1 • paciente respondedor: possui poucas lesões no corpo, com boa resposta aos tratamentos, ficando meses ou anos sem nenhuma lesão de psoríase.

Paciente tipo 2 • paciente com dificuldade de resposta: possui placas em várias áreas, necessitando associar vários tratamentos tópicos, sistêmicos e fototerápicos com boa melhora, mas recidiva logo que suspende o tratamento.

Paciente tipo 3 • paciente não respondedor: possui psoríase grave com placas no corpo todo, que não respondem bem a quase todos os tipos de tratamentos, geralmente associados e em doses altas. Os tratamentos perdem a eficácia e provocam efeito rebote.

O **Paciente tipo 2** permite a tentativa da terapia intermitente de um medicamento sistêmico, isto é, suspende-se o uso e inicia-se em uma nova crise de psoríase. Para o paciente tipo 3 é aconselhável a terapia contínua até que haja perda da eficácia ou ocorra efeitos adversos sérios.

FIGURA 29-6 Gravidade da doença *versus* duração da utilização do medicamento.
Fonte: Sabbag, C.Y. Psoríase – Descobertas Além da Pele. Yendis Editora, 2010.

- AEB071, Novartis, anti-inflamatório(protein kinase C blocker), fase II.
- Alitretinoin, Basilea Pharmaceutica, inibidor celular (retinoid), fase II, Psoríase pustular.
- ASP015K, Astellas Pharma Inc., anti-inflamatório (JAK kinase inhibitor), fase II.
- Apo805K1, ApoPharma, fase II.
- BMS-582949, Bristol-Myers Squibb, anti-inflamatório (p38 MAP kinase blocker), fase II.
- FP187, Forward-Pharma GmbH, anti-inflamatório (fumaric acid), fase II.
- Hectoral (Doxercalciferol), Genzyme, inibidor celular (vitamin D derivative), fase II.
- LEO 22811, LEO Pharma, anti-inflamatório, fase II.
  - Ly3009104 (INCB28050), Eli Lilly & Co., inibidor JAK1 and JAK2, fase II.
- SRT2104, GlaxoSmithKline, anti-inflamatório (sirtuin activator), fase II.

PESQUISA COM MEDICAMENTO INJETÁVEL

- Brodalumab (AMG 827), Amgen, anti-inflamatório (IL-17 receptor blocker), fase III.
- Cimzia (Certolizumab Pegol), UCB Inc., anti-inflamatório (TNF blocker), fase Ii, psoríase e psoríase artropática.
- Ixekizumab (LY2439821), Eli Lilly & Co., anti-inflamatório (IL-17 blocker), fase III.
- SCH 900222, Merck, anti-inflamatório (IL-23 blocker), fase III.
- Secukinumab (AIN457), Novartis, anti-inflamatório (IL-17 blocker), fase III, Psoríase e psoríase artropática.
- Ustekinumab (Stelara), Janssen, anti-inflamátorio (IL-12/-23 blocker), fase III, psoríase artropática.
- (atualizado em agosto de 2012)

BIOSSIMILARES

Insulina, eritropoietina, hormônio do crescimento e imunobiológicos para tratamento da psoríase e psoríase artropática são exemplos de medicamentos de alto custo que estimulam as pesquisas para o surgimento de medicamentos biossimilares. Têm como justificativa básica a introdução mais rápida no mercado e preço competitivo em relação ao produto de referência biológico.

Porém, as moléculas são complexas e exclusivas de cada patente, o que dificulta a fabricação de um produto que mostre as mesmas características farmacológicas.

A Celltrion, na Coreia do Sul, conseguiu a aprovação do biossimilar do infliximabe (anticorpo monoclonal quimérico anti-TNF), como a denominação Remsima, pela Korea Food and Drug Administration, em julho de 2012. Foi submetido a estudos clínicos de fases 1 e 3, e os resultados demonstraram sua similaridade, eficácia e segurança com relação a molécula de referência. No entanto, ainda faltam estudos multicêntricos e com prazos mais longos para atestar sua equivalência farmacêutica e eficácia clínica no tratamento da psoríase e psoríase artropática.

CONCLUSÃO

A psoríase e a psoríase artropática atingem mais de 3 milhões de brasileiros que desejam atendimento adequado e multidisciplinar e acesso a tratamentos seguros e eficazes.

Médicos e profissionais da saúde devem estar atualizados e sempre atentos aos preceitos hipocráticos "Curar quando possível, aliviar quase sempre e apoiar sempre".

Bibliografia

Aydogan. Pôster P588 no 19°. Congresso EADV, 2010, Gotemburgo, Suécia.

Centro Brasileiro de Psoriase. "Brazilian Survey with Patients with Psoriasis"

Cid Yazigi Sabbag, Edna Prado Gonçalves. Revista Latinoamericana de Psoriasis y Artritis Psoriásica. Vol I - N° 3 - August 2011.

Farber EM. The natural history of psoriasis in 5600 patients. Dermatologica,1974; 148:1-18.

Farkas A, Kemény L. Psoriasis and alcohol: is cutaneous ethanol one of the missing links? Br J Dermatol. 2010 Apr; 162(4):711-6. Epub 2009 Nov 18.

Feldeman SR, Fleischer AB, et al. The economic impact of psoriasis increases with psoriasis severity. J Am Acad Dermatol.1997; 37:564-569.

Fitzpatrick, T.B. Atlas e Texto de Dermatologia, 4ª ed. 2002.

Gelfand JM, et al. Risk of Myocardial Infarction in Patients with Psoriasis. JAMA. 2006 Oct 11; 296(14):1735-41.

Gisondi P, Del Giglio M, Di Francesco V, Zamboni M, Girolomoni G. Weight loss improves the response of obese patients with moderate-to-severe chronic plaque psoriasis to low-dose cyclosporine therapy: a randomized, controlled, investigator-blinded clinical trial. Am J Clin Nutr. 2008 Nov; 88(5):1242-7.

Gisondi P. Prevalence of metabolic syndrome in patients with psoriasis. Br J Dermatol. 2007; 157:69-73.

Gudjonsson JE et al. Streptococcal throat infections and exacerbation of chronic plaque psoriasis: a prospective study. Br J Dermatol. 2003; 149:530-4.

Gudjonsson JE, Elder JT. Psoriasis: epidemiology. Clin Dermatol. 2007; 25: 535-46.

Henseler T, Christophers E. Disease concomitance in psoriasis. J Am Acad Dermatol 1995;32:982-6.

Increased prevalence of the metabolic syndrome in patients with psoriatic arthritis. Metabolic Synd 2010; 8(4):331-334.

Jong D et al. Psoriasis of the nail associated with disability in a large number of patients: results of a recent interview with 1728 patients. Dermatol 1996; 193:300-303.

Kerkhof, PV. Textbook of Psoriasis. Blackwell Science, 1999.

Larko O. Problem sites: scalp, palm and sole and nail. Dermatol Clin 1995; 13(4):757-70.

Lebwohl M, et al. Consensus conference acitretin in combination with UVB or PUVA in the treatment of psoriasis. J Am Acad Dermatol. 2001; 45:544-553.

Lui H. Universidade Brithish Columbia-Canadá, Relato no XVI Cilad, em Cartagena de Índias-Columbia, novembro de 2005.

Mehta N., Azfar R., Shin D., Neimann A., Troxel A., Gelfand J. Patients with severe psoriasis are at increased risk of cardiovascular mortality: cohort study using the General Practice Research Database. European Heart Journal 2010; 31,1000-1006.

Naldi I, Peli L, Parazzini F. Association of early-stage psoriasis with smoking and male alcohol consumption: evidence from an Italian case-control study. Arch Dermatol. 1999; 135(12):1479-84.

Nestle FO, Kaplan DH, Barker J. Mechanisms of disease psoriasis. N Engl J Med 2009; 361:496-509.

Onoufriadis et al. Mutations in Il-36RN/Il-1f5 are associated with the severe episodic inflammatory skin disease know as generalized pustular psoriasis. Am J Hum Genet 2011; 89(3):432-7.

Pardassi AG, Feldman SR, Clark A. Treatment of psoriasis. An algorithm-based approach for primary care physicians. American Academy of Family Physicians. 2000; 61(3).

Relatório de Recomendação da Comissão Nacional de Incorporação de Tecnologia no SUS-CONITEC 13. Ministério da Saúde- Secretaria de Ciência, Tecnologia e Insumos Estratégicos 2012.

Sabbag CY. Psoriase para Profissionais da Saude. Ed Yendis 2010.

Sabbag, CY. Avaliação de aterosclerose subclínica em pacientes com psoríase e psoríase artropática. Tese Doutorado, em andamento 2011-2012, Hospital Universitário da USP, São Paulo.

Soliani, A. et al. Psoríase eritrodérmica tratada com acitretin em um paciente pediátrico. Act Terap Dermatol 1999; 22.

Striga,S.Pustulosis palmoplantar Act Terap Dermatol 1998; 21.

Zacharie ET AL. Quality of life and prevalence of arthritis reported by 5795 members of the Nordic Psoriasis Associations. Acta Derm Venereol 2002; 82:108-113.

CAPÍTULO

30

Imunodeficiências Primárias: Quando Suspeitar

Aluce Loureiro Ouricuri e Andréia Garcês

INTRODUÇÃO

Muitas vezes os pediatras são procurados por pais de crianças que apresentam infecções respiratórias de repetição, iniciando após os 9 meses de idade e prolongando-se até a faixa etária dos primeiros 3 a 5 anos de vida. Essas enfermidades são, em sua grande maioria, infecções agudas das vias aéreas superiores, tais como otites, sinusites e amigdalites.

As imunodeficiências primárias são doenças congênitas causadas por defeitos em diferentes componentes do sistema imune. Algumas vezes, os sinais e sintomas são graves e característicos, e o diagnóstico é fácil. Na maioria dos casos, as infecções respiratórias são comuns. Sintomas gastrointestinais como diarreia e vômitos causados por infecções virais podem ser a primeira manifestação da síndrome de imunodeficiência combinada grave (SCID) ou vírus da imunodeficiência humana (HIV).

É importante lembrar que a maioria das crianças com infecções de repetição é normal, com bom desenvolvimento ponderoestatural, e não apresenta defeito em seu sistema imune. O aumento da frequência de infecções é decorrente da grande exposição antigênica à qual seu imaturo sistema imune é submetido.

O DESENVOLVIMENTO DO SISTEMA IMUNE

O sistema imune é parte da defesa do organismo, com a função de proteger o indivíduo da invasão microbiana. Contudo, ao nascimento, não está completamente desenvolvido em alguns aspectos, e só atinge a maturidade na idade escolar.

A proteção contra microrganismos invasores se dá por meio da imunidade adaptativa representada por linfócitos T e B, responsáveis pela memória imunológica. Esta não é transmitida passivamente da mãe para o feto através da placenta. Os lactentes e crianças pequenas adquirem tal memória por meio do contato com exposição antigênica, e diferem de crianças maiores e adultos pela ausência de exposição anterior a agentes agressores.

Célula T

Ao nascimento, os lactentes apresentam uma diminuição generalizada da função das células T, tais como: produção de citocinas, citotoxicidade, hipersensibilidade retardada e cooperação para a diferenciação das células B. Apesar de apresentarem número elevado de células T, não existe memória imunológica, e durante uma infecção, a aquisição da resposta antígeno-específica, dependente dessas células, é muito lenta.

Célula B

As respostas de anticorpos também não estão bem desenvolvidas ao nascimento. Os recém-nascidos normais têm níveis baixos de IgA e de IgM, possivelmente pela falta de estimulação antigênica. A IgM atinge os níveis de adulto na adolescência. A baixa quantidade de IgA é compensada pela alta concentração presente no leite materno, que confere a imunidade das mucosas. Os anticorpos IgG são transmitidos por via transplacentária durante a gestação e, de maneira mais intensa, no último trimestre. Como consequência, ao nascer, os pré-termos têm baixas concentrações e os recém-nascidos a termo podem ter níveis mais altos do que os maternos. A produção de IgG pela criança começa após os 4 a 6 meses de idade, quando aquelas recebidas passivamente pela mãe são catabolizadas, e o nível sérico alcança os de adulto entre os 5 e 6 anos.

Os lactentes, além de não produzirem anticorpos em quantidades adequadas, são incapazes de desenvolver uma boa resposta aos antígenos polissacarídeos, como *Haemophilus influenzae* tipo B (Hib) e *Streptococcus pneumoniae*. Tal capacidade somente é adquirida a partir de 2 a 3 anos de idade, o que torna essas crianças altamente vulneráveis a infecções por esses microrganismos. Atualmente, a administração de vacinas conjugadas para Hib e pneumococo tem diminuído a frequência dessas infecções.

Células NK

Os recém-nascidos também apresentam diminuição da atividade da célula *natural killer* (NK) contra células infectadas pelo herpes-vírus.

Fagócitos

Além da imaturidade das células T e B, os neutrófilos dos lactentes não funcionam adequadamente quando comparados aos de adultos. Há diminuição da capacidade de produção de neutrófilos em resposta a uma infecção, assim como da produção de moléculas de adesão.

FATORES DE RISCO PARA INFECÇÕES DE REPETIÇÃO

Em decorrência dessa imaturidade imunológica, as crianças normais podem apresentar infecções respiratórias agudas recorrentes de etiologia viral, principalmente causadas por rinovírus, adenovírus, influenza, parainfluenza e vírus sincicial respiratório. Segundo alguns autores, o número dessas infecções pode chegar a até dez ao ano, diminuindo com o tempo, e quando a criança atinge a idade escolar, a taxa de infecções é semelhante à dos adultos. A necessidade de se estabelecer o diagnóstico de infecção viral é essencial para evitar o uso indiscriminado de antibióticos.

Nas crianças portadoras de otites, sinusites, amigdalites e pneumonias de repetição de etiologia bacteriana deve-se pesquisar exposição a alguns fatores predisponentes específicos, tais como:

- Aumento de exposição a agentes infecciosos na creche ou irmãos em idade escolar.
- Atopia ou asma.
- Alterações anatômicas das vias aéreas.
- Doenças não imunológicas: fibrose cística e doença dos cílios imóveis.
- Exposição ao fumo.
- Refluxo gastroesofágico.

Nas creches, as crianças permanecem juntas por horas, aumentando o risco de transmissão de agentes infecciosos. Dois terços das crianças de creches ficam doentes por mais de 60 dias no ano.

A atopia afeta 15% a 20% das crianças, causando inflamação das vias aéreas. Essa inflamação impede a drenagem normal das secreções nasais e dos sinus e facilita a aderência de patógenos ao epitélio respiratório.

Pacientes com anormalidades anatômicas das vias aéreas superiores (fendas palatinas, anomalias craniofaciais, cistos congênitos) criam barreiras mecânicas, impedindo a drenagem de secreções e aumentando a proliferação microbiana. Por esse motivo, apresentam infecções de repetição (Quadro 30-1).

QUADRO 30-1   **Fatores de risco para infecções de vias aéreas de repetição**

Creche
Irmãos em idade escolar
Atopia/asma
Alterações anatômicas das vias aéreas superiores
Fibrose cística
Doença dos cílios imóveis
Exposição ao fumo
RGE

A incidência de fibrose cística é de 1:2.500 e está associada à polipose nasal. É uma doença hereditária sistêmica com alterações bioquímicas do muco, tornando-o espesso e dificultando seu *clearance*. Isso facilita otites, sinusites e pneumonias de repetição.

A doença dos cílios imóveis é caracterizada por alterações estruturais nos cílios do epitélio respiratório, causando a imobilidade deles. A alteração do *clearance* de muco leva

a infecções bacterianas de repetição nos seios paranasais, ouvido médio e pneumonias.

A inalação da fumaça de cigarro em casa está associada ao aumento de infecções e é um fator contribuinte para os sintomas alérgicos, inclusive a asma.

O refluxo gastroesofágico tem associação com os sintomas da asma e predispõe a pneumonias de repetição pela aspiração do conteúdo gástrico.

Em 1996, o professor Stiehm fez uma investigação imunológica em crianças com infecções de repetição e encontrou os seguintes resultados: 50% dos pacientes investigados eram crianças normais; 30% apresentavam problemas alérgicos; 10%, doenças graves não imunológicas; e apenas 10% eram portadoras de imunodeficiências primárias ou secundárias.

Nos últimos anos, o número de casos diagnosticados de IDP vem aumentando, sobretudo nos países desenvolvidos. Consequentemente, vem crescendo a preocupação de se detectar precocemente pacientes portadores dessa patologia, a fim de instituir o tratamento apropriado, evitar o óbito nos casos de SCID e evitar o aparecimento de lesões irreversíveis.

Nos Estados Unidos, a Fundação Jeffrey Model elaborou dez condições clínicas denominadas sinais de alerta que fazem suspeitar de imunodeficiência (Quadro 30-2). A presença de mais de um sinal sugere que o paciente faça uma avaliação laboratorial. Em nosso meio, Nudelman, com base em uma casuística de 92 crianças acompanhadas com IDP, adaptou os sinais de alerta para a realidade brasileira.

QUADRO 30-2   **Os dez sinais de alerta para imunodeficiência**

1. Duas ou mais pneumonias no último ano
2. Quatro ou mais novas otites no último ano
3. Estomatites de repetição ou moníliase por mais de dois meses
4. Abcessos de repetição ou ectima
5. Um episódio de infecção sistêmica grave (meningite, osteoartrite, septicemia)
6. Infecções intestinais de repetição/diarreia crônica
7. Asma grave, doença do colágeno ou doença autoimune
8. Efeito adverso ao BCG e/ou infecção por micobactérias
9. Fenótipo clínico sugestivo de síndrome associada à imunodeficiência
10. História familiar de imunodeficiência

De acordo com a casuística de Wasserman e Sorense, as infecções recorrentes do trato urinário, pneumonias não bacterianas e faringoamigdalites estreptocócicas não necessitam de avaliação laboratorial.

QUANDO INDICAR A AVALIAÇÃO IMUNOLÓGICA?

Deve ser indicada para pacientes que apresentam infecções repetidas graves, de curso prolongado, seguidas de complicações importantes e/ou infecção por microrganismos de baixa patogenicidade. Isso inclui pacientes que necessitam de antibioticoterapia intravenosa e os que apresentam atraso no crescimento e desenvolvimento. Também devem ser avaliados os pacientes portadores de infecções bacterianas de vias aéreas superiores e inferiores, excluindo as crianças expostas aos fatores predisponentes citados anteriormente.

Crianças atópicas portadoras de patologias das vias aéreas que apresentam infecções repetidas, apesar do tratamento adequado com controle ambiental, uso de *spray* nasal anti-inflamatório e anti-histamínicos, necessitam de avaliação da imunidade mediada por anticorpos.

A avaliação inicial da imunocompetência inclui anamnese, exame físico e história familiar detalhados.

A suspeita clínica da presença de imunodeficiência primária se inicia na anamnese. História de infecções comuns com evolução não usual deve ser valorizada. O atraso na queda do coto umbilical após 14 dias pode ser um indício de deficiência na adesão leucocitária. Pacientes com história de infecção disseminada por micobactéria após a vacinação com BCG devem sempre ser investigados. Outros dados importantes incluem a presença de doenças não infecciosas de curso não usual que também sejam causadas por imunodeficiências, como autoimunidade, atopia grave e malignidade. Na história familiar deve-se pesquisar imunodeficiência, infecções graves ou de repetição, óbitos precoces e consanguinidade.

Ao exame físico, alguns sinais podem indicar a presença de imunodeficiências, como fácies características, lesões cutâneas como eczema grave e infecções persistentes, telangiectasia, albinismo oculocutâneo parcial, distrofias esqueléticas e alterações da dentição.

Imunodeficiências devem sempre ser pesquisadas na presença de determinados microrganismos ou lesões, como por exemplo doenças meningocócicas de repetição, adenite supurativa, abscessos hepáticos e pneumatocele por *Staphylococcus aureus*, pneumonite pelo vírus da varicela, infecções pelo vírus Epstein Barr (EBV) que evoluem para linfoma ou histiocitose, verrugas vulgares ou molusco contagioso extensos ou disseminados, infecções por *Pneumocystis jiroveci*, infecções fúngicas recorrentes ou disseminadas, presença de bronquiectasias, colangite esclerosante etc.

INVESTIGAÇÃO IMUNOLÓGICA

A maioria dos defeitos imunológicos pode ser afastada utilizando-se testes de triagem selecionados e de baixo custo (Quadro 30-3).

O hemograma completo é um dos exames mais informativos. A contagem absoluta normal dos neutrófilos afasta a possibilidade de neutropenias congênita e adquirida e de defeitos quimiotáticos graves. A contagem elevada nos lactentes, mesmo na ausência de infecção, deve levantar a suspeita de uma deficiência de moléculas de adesão. Alterações na morfologia dos grânulos dos neutrófilos podem indicar a síndrome de Chediak-Higashi. Na suspeita de neutropenia cíclica, são necessárias múltiplas contagens absolutas dos neutrófilos, 2 a 3 vezes por semana, por 4 a 6 semanas. A contagem normal de linfócitos afasta a possibilidade de deficiências graves da célula T. É importante ressaltar que a linfometria é elevada nos lactentes e no início da segunda infância, com o limite inferior de 4.500/mm³. Se a contagem plaquetária for normal, a síndrome de Wiskott-Aldrich estará excluída.

QUADRO 30-3 Testes de triagem para imunodeficiências

Defeitos	Doenças
Hemograma	
Contagem de neutrófilos	Neutropenia congênita
	Deficiência de adesão de leucócitos
Grânulos dos neutrófilos	Síndrome de Chediak-Higashi
Contagem de linfócitos	Deficiências graves de células T
Tamanho de plaquetas	Síndrome de Wiskott-Aldrich
Imunoglobulinas	
IgG, IgA, IgM	ALX (após 6 a 9 meses)
	Hipogama comum variável
	Deficiência de IgA
	Síndrome de hiper-IgM
IgE	Síndrome de hiper-IgE
Teste de hipersensibilidade retardada	Deficiência grave de célula T (maiores de 1 ano)
NBT e teste da rodamina	Doença granulomatosa crônica
	Deficiência de G-6 FDH
CH100	Deficiência de via clássica do complemento
AP100	Deficiência da via alternativa do complemento
ELISA HIV/*Western* Blot	Infecção pelo HIV

Célula B

A determinação da concentração sérica das imunoglobulinas IgA, IgG e IgM é a avaliação inicial da imunidade humoral. É importante ter em mente que os níveis séricos variam de acordo com a idade da infância até a adolescência. Deve-se lembrar, ainda, que as concentrações das imunoglobulinas refletem a carga antigênica à qual o indivíduo foi exposto, isto é, pessoas normais que têm história de infecções frequentes tendem a apresentar altos níveis plasmáticos de imunoglobulinas. Para a avaliação funcional das células B, o teste das isoemaglutininas determina a presença e o título de anticorpos contra antígenos polissacarídicos dos eritrócitos A e B, que são da classe IgM. As crianças com menos de 2 anos de idade podem ter títulos ausentes de isoemaglutininas, assim como os indivíduos do grupo sanguíneo AB.

Os pacientes em uso frequente de corticosteroides têm baixas concentrações de IgG, porém produzem anticorpos normalmente. As medidas das subclasses de IgG raramente são úteis na avaliação da função imune das crianças com infecções de repetição. A interpretação dessas concentrações é dificultada pela variabilidade dos resultados obtidos em diferentes laboratórios. Existem indivíduos totalmente assintomáticos com ausência completa de IgG1, IgG2 e IgG4. As concentrações também variam com a idade e diferenças raciais: as crianças americanas negras saudáveis têm menores concentrações de IgG2, IgG3 e IgG4 do que as brancas. As subclasses IgG1 e IgG3 são, na maioria das vezes, timo-dependentes e direcionadas a antígenos proteicos. A subclasse IgG2 é timo-independente e participa da resposta humoral contra antígenos de paredes bacterianas (carboidratos e polissacarídeos). Mais importante do que obter as concentrações séricas das subclasses é determinar a capacidade de um paciente de responder a antígenos polissacarídicos, ou seja, a produção de anticorpos IgG2 após imunização com a vacina pneumocócica não conjugada. Essa avaliação está indicada em crianças maiores de 2 anos com infecções sinopulmonares de repetição, níveis de imunoglobulinas normais e resposta positiva a antígenos proteicos. É realizada através da verificação dos níveis de anticorpos aos sorotipos de *Streptococcus pneumoniae* antes e 4 a 8 semanas após a vacinação. Níveis superiores a 1,3 mcg/mL ou aumento de 4 vezes acima das concentrações antes da imunização indicam uma resposta adequada. Crianças de 2 a 5 anos devem responder a 50% dos sorotipos testados, e em crianças acima de 6 anos e adultos considera-se uma resposta positiva em 70%.

A deficiência seletiva de IgA é o defeito mais comum das células B e pode ser excluída por meio da avaliação da concentração de IgA sérica. A determinação dos níveis de IgA secretora é geralmente desnecessária, porque sua deficiência é extremamente rara em vigência de IgA sérica normal. Na deficiência seletiva de IgA a concentração sérica é sempre menor do que 7 mg/dL, e o diagnóstico só pode ser confirmado após os 4 anos de idade.

Os pacientes detectados com agamaglobulinemia devem ter a contagem de células B sanguíneas determinada por citometria de fluxo com o uso de anticorpos monoclonais conjugados a corante contra antígenos CD específicos da célula B (CD19 ou CD20). Cerca de 10% dos linfócitos circulantes são células B. Na agamaglobulinemia ligada ao X (enfermidade de Bruton) tais células estão ausentes, enquanto na imunodeficiência comum variável geralmente estão presentes.

A concentração de IgE total é importante para o diagnóstico da síndrome de hiper-IgE.

Célula T

O teste cutâneo de hipersensibilidade retardada (DTH) é o método mais simples e eficaz para a avaliação da imunidade mediada por células. Em nosso meio, os antígenos mais utilizados são PPD, candidina, tétano, difteria e SK-SD. Quando positivo, a deficiência grave de célula T pode ser excluída.

A contagem de células T total e subpopulações deve ser realizada por citometria de fluxo com reconhecimento dos antígenos CD específicos (CD2, CD3, CD4 e CD8). É um teste particularmente importante em qualquer lactente que esteja linfopênico para afastar a possibilidade de imunodeficiência combinada grave. As células T CD3+ perfazem até 70% dos linfócitos periféricos. As células T CD4+ têm aproximadamente o dobro da contagem das CD8+.

Células Fagocitárias

O teste do corante tetrazólio nitroazul (NBT) foi substituído pela citometria de fluxo da cadeia respiratória, usando o corante rodamina na avaliação funcional dos neutrófilos.

As deficiências de aderência leucocitária são diagnosticadas por citometria de fluxo dos linfócitos e neutrófilos sanguíneos, usando-se anticorpos monoclonais contra CD18 ou CD11 ou CD15.

Sistema Complemento

A triagem mais eficaz dos defeitos do complemento se faz pelo ensaio do CH100, que mede a integridade de toda a via do sistema, e do AP100, que avalia a via alternativa (fator D, fator B e properdina).

A imunodeficiência adquirida sempre deve ser excluída por meio da pesquisa de HIV com ELISA e/ou *Western Blot*.

Se houver alteração em qualquer componente do sistema imune, o teste deverá ser repetido antes da complementação com exames mais dispendiosos e específicos. Confirmado o diagnóstico de IDP, o paciente deverá ser encaminhado para acompanhamento conjunto com o imunologista.

Bibliografia

Buckley R. Approach to the Patient with Suspected Immunodeficiency. The Merck Manual. Available at: www.merckmanuals.com/professional/immunology_allergic_disorders/immunodeficiency_disorders/approach_to_the_patient_with_suspected_immunodeficiency/htlm. Content last modified April 2012.

Sorensen R. Selective Antibody Deficiency with Normal Immunoglobulins. Intech 2012.

Oliveira J, Fleisher T. Laboratory Evaluation of Primary Immunodeficiencies. J Allergy Clin Immunol 2010;125:S297-305.

Cant A, Battersby A. When to Think of Immunodeficiency? Adv Exp Med Biol 2013;764:167-77.

Orange S et al. Use and interpretation of diagnostic vaccination in primary immunodeficiency: A working group report of the Basic and Clinical Immunology Interest Section of the American Academy of Allergy, Asthma & Immunology. J Allergy Clin Immunol 2012;130:S1-24.

OchsH, Smith E, Puck J. Primary Immunodeficiency Diseases. A Molecular and Genetic Approach. New York: Oxford University Press; 2007.

Berger M. Evaluation and management of Immunodeficiency in allergy practice. In: Grammer L, Greenberger P. Patterson´s Allergic Diseases. Philadelphia: Lippincott Williams & Wilkins; 2009:41-56.

Ballow M. Approach to the patient with recurrent infections. In: Middleton's Allergy Principles & Practice. Mosby 2008:1405-1420.

Buckley R. Evaluation suspected immunodeficiency. In: Kliegman R et al eds. Nelson Textbook of Pediatrics. Philadelphia: WB Saunders; 2011:715-721.

Costa Carvalho BT, Carneiro Sampaio MMS et al. Abordagem da criança e do adolescente com imunodeficiência. Em: Lotufo JP, Vilela MS, eds. Alergia, Imunologia e Pneumologia. São Paulo: Atheneu; 2004:25-35.

Conley ME, Stiehm ER. Immunodeficiency disorders: general considerations. In: Stiehm ER, Immunologic Disorders In Infants & Children. Philadelphia: WB Saunders; 1996:201-252.

Nudelman V, Costa Carvalho BT et al. A criança com infecção de repetição das vias aéreas superiores (rinites, otites e sinusites). Em: Lotufo JP, Vilela MS, Alergia, Imunologia e Pneumologia. São Paulo: Atheneu; 2004:37-45.

Paul ME, Shearer WT. The child who has recurrent infection. Immunol Allergy Clin N Am 1999:19(2):423-435.

Woroniecka M, Ballow M. Office evaluation of children with recurrent infection. Ped Clin N Am 2000;47(6):1211-1224.

Wasserman RL, Sorensen RU. Evaluating children with respiratory tract infections: the role of immunization with bacterial polysaccharide vaccine. Pediatr Infect Dis J 1999:11(2):157-163.

Zielen S et al. Immunoglobulin subclasses and polysaccharide specific immunodeficiency states in patients with recurrent respiratory infections. Pediatr Pulmonol 1997;S16:146-147.

CAPÍTULO

31

Imunodeficiências Primárias: Diagnóstico e Tratamento

Ana Karolina Barreto de Oliveira e Cristina Maria Kokron

INTRODUÇÃO

As imunodeficiências primárias (IDPs) constituem um grupo heterogêneo de doenças hereditárias causadas por defeitos em um ou mais componentes do sistema imunológico. Originalmente, eram vistas como doenças raras, caracterizadas por expressão clínica grave de início precoce. Entretanto, hoje dois aspectos ficaram mais evidentes: são patologias não tão raras quanto se acreditava inicialmente e a sua frequência é praticamente a mesma tanto entre adolescentes e adultos quanto em crianças e lactentes. Estima-se que nos EUA nascem aproximadamente 1 em cada 2.000 indivíduos com defeito em algum componente do sistema imune, mas apenas uma pequena porcentagem tem defeitos que poderiam determinar complicações com risco de morte (Bonilla, 2003). As imunodeficiências podem resultar de defeitos de maturação ou ativação de linfócitos, ou de defeitos dos mecanismos efetores da imunidade inata e adquirida. Boa parte das imunodeficiências primárias são monogênicas com herança mendeliana simples, entretanto, outras apresentam origem poligênica complexa. Observa-se uma diversidade fenotípica das IDPs que pode ser decorrente da variabilidade de penetrância e expressão gênica, além da interação entre os fatores genéticos e ambientais (Notarangelo, 2010). Neste contexto, defeitos no mesmo gene podem determinar fenótipos clínicos diferentes, assim como diferentes genes podem determinar fenótipos clínicos iguais (Maggina, 2013).

Desde a descrição do primeiro defeito genético do sistema imune, por Bruton, em 1952, mais de 180 patologias foram identificadas e novos defeitos têm sido reportados praticamente todos os meses. Com o crescente número de imunodeficiências primárias, procurou-se agrupar doenças semelhantes num sistema classificatório com o objetivo de auxiliar a aproximação diagnóstica dos pacientes. Atualmente, o Comitê de Classificação das Imunodeficiências Primárias da União Internacional das Sociedades de Imunologia Clínica (IUIS) divide as imunodeficiências da seguinte forma: 1) imunodeficiências combinadas; 2) síndromes bem definidas com imunodeficiência; 3) deficiências predominantes de anticorpo; 4) doenças de desregulação imune; 5) defeitos congênitos de número e/ou função de fagócitos; 6) defeitos de imunidade inata; 7) doenças autoinflamatórias e 8) deficiências de complemento (Al-Hertz, 2011).

Uma das principais características das imunodeficiências primárias, comum a quase todas, é o aumento da suscetibilidade a infecções. Além disso, os pacientes imunodeficientes são mais propensos ao desenvolvimento de autoimunidade, inflamação, alergias e processos malignos (Parvaneh, 2013). Há suspeita de imunodeficiência em um paciente que tenha infecções em maior número ou infecções mais graves, resistentes às terapias habituais ou causadas por microrganismos oportunistas. O Quadro 31-1 mostra os Dez Sinais de Alerta para Imunodeficiências Primárias, elaborado pela Cruz Vermelha Americana e a Jeffrey Modell Foundation, adaptada ao nosso meio (BRAGID). O tipo de infecção de um determinado paciente depende do componente defeituoso do sistema imune (Quadro 31-2) e, apesar da sobreposição considerável entre as diversas imunodeficiências, o agente patogênico frequentemente orienta a avaliação diagnóstica inicial. Alguns achados de exame físico também podem nos orientar com relação à imunodeficiência em questão (Quadro 31-3). Novas imunodeficiências primárias que determinam predisposição específica a infecções por um ou poucos patógenos foram descritas (Bousfiha, 2013).

QUADRO 31-1 **Os dez sinais de alerta para imunodeficiências primárias na criança adaptados para o nosso meio**

1. Duas ou mais pneumonias no último ano
2. Quatro ou mais otites no último ano
3. Estomatites de repetição ou moníliase por mais de dois meses
4. Abscessos de repetição ou ectima
5. Um episódio de infecção sistêmica grave (meningite, osteoartrite, septicemia)
6. Infecções intestinais de repetição/diarreia crônica
7. Asma grave, doença do colágeno ou doença autoimune
8. Efeito adverso ao BCG e/ou infecção por micobactéria
9. Fenótipo clínico sugestivo de síndrome associada à imunodeficiência
10. História familiar de imunodeficiência

Fonte: Fundação Jeffrey Modell e Cruz Vermelha Americana.

DIAGNÓSTICO E TRATAMENTO DAS DOENÇAS IMUNOLÓGICAS

QUADRO 31-2   Patógenos causadores de infecções nos diferentes tipos de imunodeficiências

Patógeno/deficiência	Vírus	Bactérias	Micobactérias	Fungos	Protozoários
Humoral	Enteroviroses	*S. pneumoniae, H. influenzae, Moraxella catarrhalis, S.aureus, P.aeruginosa, N. meningitidis, Mycoplasma pneumoniae*	Não	Não	*G. lamblia*
Combinada	Todos, especialmente CMV, vírus sincicial respiratório, EBV e parainfluenza tipo 3	Os mesmos dos defeitos humorais, mas também: *L. monocytogene, S. typhi,* flora entérica	Não tuberculosa, inclusive BCG	*Candida* sp., *H. capsulatum, Aspergillus* sp. *Cryptococcus neoformans*	*P. jiroveci, Toxoplasma gondi, Cryptosporidium parvum*
Fagócitos	Não	*S.aureus, P.aeruginosa, Nocardia asteroides, S. typhi*	Não tuberculosa, inclusive BCG	*Candida* sp., *Aspergillus* sp.	Não
Complemento	Não	Os mesmos dos defeitos humorais, especialmente *N. meningitidis*	Não	Não	Não

Fonte: Notarangelo LD. J Allergy Clin Immunol, 2010.

QUADRO 31-3   Achados de exame físico que caracterizam algumas imunodeficiências

Achados de exame físico	Doenças
Abscessos profundos de repetição	Doença Granulomatosa Crônica e S. Hiper-IgE
Albinismo oculocutâneo	S. Chediak-Higashi
Anemia hemolítica	Defeitos humorais e celulares, ALPS
Artrite	Defeitos humorais, S. Wiskott-Aldrich, S. HiperIgM
Ataxia	Ataxia-telangiectasia
Autoimunidade	ICV, deficiência de IgA, deficiência de complemento
Cabelo esparso ou hipopigmentado	Hipoplasia cartilagem cabelo, S. Chediak-Higashi, S. Griscelli
Candidíase oral ou ungueal	Defeitos linfócitos T, combinados, candidíase mucocutânea crônica, S. Hiper-IgE
Deficiência de hormônio de crescimento	Agamaglobulinemia ligada ao X
Displasia óssea	Deficiência de ADA, IDCG
Eczema	Síndrome de Wiskott-Aldrich, IPEX
Encefalite por enterovírus	Agamaglobulinemia de Bruton
Endocrinopatias (autoimunes)	Candidíase mucocutânea crônica
Hepatite viral	Agamaglobulinemia de Bruton
Hipoparatireoidismo	S. DiGeorge, candidíase mucocutânea
Infecções e abscessos de pele recorrentes	Deficiência de adesão leucocitária, S. HiperIgE, Doença granulomatosa crônica
Nanismo de membros curtos	Nanismo de membros curtos com defeitos celulares e/ou humorais
Neutropenia	S. Hiper-IgM, variante da S. Wiskott-Aldrich
Periodontite, gengivite, estomatite	Defeitos de fagócitos, S. Hiper-IgM
Telangiectasia ocular	Ataxia-telangiectasia
Trombocitopenia imunológica	Defeitos humorais, ALPS
Trombocitopenia, plaquetas pequenas	S. Wiskott-Aldrich

ALPS, síndrome linfoproliferativa autoimune; ICV, imunodeficiência comum variável; ADA, adenosina desaminase; IPEX, desregulação imunológica, poliendocrinopatia e enteropatia ligada ao X.

A distribuição das imunodeficiências primárias no Brasil (BRAGID – *www.imunopediatria.org.br*) é a seguinte: deficiências humorais, 58%, deficiências celulares e combinadas, 6%, síndromes bem definidas, 17%, deficiências de fagócitos, 14%, e complemento, 5%, sendo semelhante às casuísticas publicadas de outros países. Mais recentemente, Carneiro-Sampaio (2013) publicou a distribuição de uma casuística de 1.008 pacientes com diagnóstico de imunodeficiência primária acompanhados em um único complexo hospitalar em São Paulo (Hospital das Clínicas, Faculdade de Medicina da Universidade de São Paulo) e observaram distribuição semelhante.

No caso de suspeita de imunodeficiência, a avaliação laboratorial inicial consta de hemograma completo, dosagem de imunoglobulinas e testes cutâneos de hipersensibilidade tardia. Esses exames já nos dão um panorama sobre o estado imunológico do paciente. De acordo com a suspeita diagnóstica, podem ser solicitados exames mais específicos. Critérios diagnósticos para algumas das imunodeficiências primárias foram publicados por Conley em 1999. O Quadro 31-4 mostra os exames solicitados para a avaliação laboratorial inicial de um paciente com suspeita de imunodeficiência.

O tratamento também depende do tipo e gravidade da imunodeficiência. De modo geral, as imunodeficiências humorais mais graves necessitam de reposição de imunoglobulinas; as imunodeficiências celulares, de transplante de células-tronco hematopoiéticas (TCTH); as doenças de desregulação imunológica, de profilaxia com antibióticos e TCTH; as deficiências de fagócitos, de profilaxia com antifúngicos

QUADRO 31-4 Avaliação laboratorial básica de um paciente com suspeita de imunodeficiência

	Avaliação inicial	Avaliação adicional
Imunidade humoral	Dosagem de IgG, IgA, IgM	Quantificação de linfócitos B, dosagem de IgE
	Dosagem de anticorpos específicos a antígenos vacinais ou infecções naturais; Dosagem de subclasses de IgG; quantificação de isso-hemaglutininas para avaliação da função de IgM (exceto em indivíduos do grupo sanguíneo AB)	Dosagem de anticorpos para sorotipos de pneumococo pré e pós vacinação
Imunidade celular	Quantificação de linfócitos	Imunofenotipagem das subpopulações linfocitárias
	Testes cutâneos de hipersensibilidade tardia	Cultura de linfócitos com mitógenos e antígenos
Avaliação de fagócitos	Determinação do número e aspecto morfológico de neutrófilos e monócitos, Dosagem de IgE	teste de oxidação de DHR, teste do NBT, fagocitose
Avaliação do sistema complemento	CH50 (via clássica), AP50 (via alternativa), C3, C4	Dosagem individual de cada proteína do sistema complemento
Radiologia de tórax e cavum	Avaliação do timo e tecido linfoide	
Pesquisa para HIV	Sorologia e/ou PCR	

DHR, di-hidrorrodamina; NBT, nitroblue tetrazolium

e antibióticos e TCTH; os defeitos da imunidade inata, profilaxia com antibióticos e antifúngicos; e as deficiências de complemento, antibioticoterapia. O diagnóstico precoce é fundamental para a redução da morbimortalidade e crítico para o aconselhamento genético adequado. O Quadro 31-5 mostra as imunodeficiências primárias com indicação de TCTH até o momento, muito embora esta lista aumente a cada dia (Roifman, 2010). Entretanto, o TCTH determina vários riscos e complicações, como a doença do enxerto contra o hospedeiro, e riscos que aumentam na ausência, bastante frequente, de um transplante de doador HLA compatível. Para contornar estas dificuldades, a terapia gênica tem sido bastante estudada e está disponível para algumas IDPs.

QUADRO 31-5 Imunodeficiências primárias que podem ser corrigidas com transplante de células tronco hematopoiéticas

Imunodeficiências combinadas graves

Imunodeficiências combinadas por mutações em
- IL-2Rα, ZAP-70, CD3γ, Orai-1, CD40L, deficiência de MHC classe II, Síndrome de Omenn (RAG1/2, ADA, IL7Rα)

Defeitos profundos de linfócitos T associados a outras síndromes
- Síndrome de Wiskott-Aldrich, hipoplasia cartilagem cabelo, deficiência de PNP, deficiência de NEMO, deficiência de Cernunnos, deficiência de DNA ligase 4, disqueratose congênita, síndrome de Schimke, deficiência de STIM-1

Síndromes autoimunes e autoinflamatórias
- ALPS, IPEX, deficiência de IL10R, deficiência de mevalonato

Defeitos do número e função de fagócitos
- Doença granulomatosa crônica, Deficiência de adesão leucocitária tipo 1, Defeitos do receptor de IFN-γ, neutropenia congênita grave

Doenças hemofagocíticas
- Síndrome de Chediak-Higashi, síndrome de Griscelli, doença linfoproliferativa ligada ao X, linfo-histiocitose hemofagocítica familiar

Outros
- Deficiência de CD40, síndrome de DiGeorge, síndrome de hiper-IgE

Fonte: Roifman CM et al. Immunol Allergy Clin North Am, 2010.

A seguir, faremos um breve comentário sobre as principais características dos diferentes grupos de imunodeficiências primárias e, nos quadros, particularidades das doenças principais e mais prevalentes em cada grupo.

IMUNODEFICIÊNCIAS COMBINADAS

As imunodeficiências combinadas são resultantes de distúrbios no desenvolvimento e/ou função dos linfócitos T, que determinam também deficiência de produção de anticorpos, tanto por defeitos intrínsecos em linfócitos B como por comunicação inadequada dos linfócitos T auxiliadores com os linfócitos B (Notarangelo, 2010). As formas mais graves – imunodeficiência combinada grave (IDCG) – apresentam ausência de linfócitos T. Outras formas de imunodeficiências combinadas apresentam redução do número e/ou função dos linfócitos T. As principais imunodeficiências combinadas estão caracterizadas no Quadro 31-6.

Este grupo de imunodeficiências representam entre 6% e 20% das imunodeficiências primárias. A avaliação laboratorial específica inclui, além do hemograma, radiografia do tórax (para visualização da imagem tímica), quantificação de linfócitos CD3, CD4 e CD8 e resposta linfoproliferativa. A linfopenia é observada no hemograma, e, nos casos de IDCG esta é muito importante.

Clinicamente, os pacientes com imunodeficiência combinada apresentam infecções bacterianas, virais e fúngicas precocemente na infância, determinando pneumonias e diarreia com comprometimento importante do desenvolvimento ponderoestatural. Disseminação do BCG vacinal também é observada nestes pacientes.

Imunodeficiências Combinadas Graves

As imunodeficiências combinadas graves (IDCG) são causadas por uma variedade de mutações que afetam a função de desenvolvimento de linfócitos T (19 diferentes genes descritos até setembro de 2013; Kelly, 2013), podendo ou não apresentar redução ou ausência de linfócitos B e células

NK. A causa mais comum de IDCG é o defeito na cadeia gama comum do receptor de IL-2, que é responsável por quase metade dos casos. Os pacientes com IDCG são crianças que têm aspecto normal ao nascimento, mas com infecções graves, potencialmente letais, causadas por bactérias, vírus e fungos de início precoce. As infecções observadas são diarreia, pneumonias, otites, sepse e infecções cutâneas. Os pacientes geralmente apresentam comprometimento ponderoestatural importante e infecções persistentes por microrganismos oportunistas de baixa virulência (como *P. jiroveci*, *Candida* sp. e CMV – Quadro 31-2). As crianças com IDCG têm linfopenia importante que pode ser observada já no sangue de cordão (< 2.000/mm^3) ou contagem menor abaixo de 4.000/mm^3 aos 6 a 7 meses de idade. As causas mais comuns e suas características estão apontadas no Quadro 31-6. A IDCG é uma emergência pediátrica, e, a

QUADRO 31-6   Imunodeficiências combinadas

Imunodeficiência	Patologias	Alterações imunológicas	Quadro clínico	Diagnóstico	Tratamento
IDCG T⁻B⁺	– IDCG Ligada ao X (Def. de cadeia γ) – Autossômica recessiva (Def. JAK3) – Deficiência de IL-7Rα – Def. de cadeias do CD3	Redução de LT LB normal ou aumentado NK normal ou reduzido Redução de Ig	Infecções graves de início precoce – diarreia crônica, candidíase persistente, pneumonia intersticial, infecções disseminadas pelo BCG	Hemograma Subpopulações linfocitárias TRECs Cultura de linfócitos com mitógenos Estudo genético	TCTH Reposição de gamaglobulina IV ou SC Profilaxia antimicrobiana Terapia gênica
IDCG T⁻B⁻	– Def. RAG 1 e 2 – Def. ADA – Disgenesia Reticular – Deficiência de Ártemis	Redução de LT, LB e NK	Infecções graves com autoimunidade e/ou granulomas	Hemograma Subpopulações linfocitárias TRECs Cultura de linfócitos com mitógenos Estudo genético	TCTH Reposição de gamaglobulina IV ou SC Profilaxia antimicrobiana Terapia gênica
Outras ID combinadas	Síndrome de Omenn	LT presentes LB reduzidos ou normais Redução de Ig (exceto IgE)	Eritrodermia, adenopatias, hepatoesplenomegalia, eosinofilia	Hemograma Subpopulações linfocitárias. Cultura de linfócitos com mitógenos Estudo genético	Profilaxia antimicrobiana Reposição de gamaglobulina IV ou SC TCTH
	Deficiência do ligante de CD40 – mutações no CD40L	LT normais LB apenas IgM e IgD+ IgG aumentada ou normal, outros isotipos diminuídos	Neutropenia, doença gastrointestinal e de fígado e vias biliares, infecções oportunistas	Subpopulações linfocitárias. Expressão de CD40L Estudo genético	
	Deficiência de PNP	Redução progressiva de LT LB e Ig normais	Anemia hemolítica autoimune, disfunção neurológica	Subpopulações linfocitárias Atividade de PNP reduzida ou ausente em eritrócitos Ácido úrico sérico baixo Linfoproliferação com antígenos ausente Estudo genético	
	Deficiência de ZAP-70	CD8 diminuído, CD4 normal, LB e Ig normais	Infecções de início mais tardio comparado a IDCGs, linfadenopatia	Subpopulações linfocitárias Linfoproliferação com mitógenos Estudo genético	
	Deficiência de MHC classe I	Redução de CD8, CD4 normal LB normais, Ig normais	Sinusite crônica, doença pulmonar cronica, vasculite, início na 2ª-3ª décadas de vida	Subpopulações linfocitárias Ausência de expressão de MHC classe I Estudo genético	
	Deficiência de MHC classe II – Mutações nos fatores de transcrição de MHCII	LT normais com redução de CD4 LB normais, Ig normais ou diminuídas	Diarreia, infecções do trato respiratório	Subpopulações linfocitárias Ausência de expressão de MHCII Linfoproliferação normal com mitógenos e ausente com antígenos Estudo genético	

IDCG, Imunodeficiência Combinada Grave; PNP, purina nucleosídeo fosforilase; RAG, gene ativador de recombinase; ADA, adenosina deaminase; TCTH, transplante de células-tronco hematopoiéticas; ZAP 70, proteína de 70kD associada à cadeiaζ; TAP, transportador associado ao processamento de antígenos; TREC, círculos de excisão de receptor de linfócitos T; LT, linfócitos T; LB, linfócitos B; NK, células *natural killer*.

SÍNDROMES BEM DEFINIDAS COM IMUNODEFICIÊNCIA

menos que se faça o TCTH, o paciente dificilmente completa o primeiro ano de vida. A reposição de imunoglobulinas não é suficiente para controlar as infecções. Entretanto, se o transplante for feito até os 3,5 meses de vida, existe 97% de chance de sobrevida.

Todavia, é importante ressaltar que a apresentação da IDCG nem sempre é clássica, sendo claro que a apresentação clínica tem fenótipos variantes com considerável variabilidade imunológica.

Outras Imunodeficiências Combinadas

Os pacientes com imunodeficiências combinadas têm função celular baixa, mas não ausente. O Quadro 31-6 apresenta características de algumas das imunodeficiências combinadas mais prevalentes. Em decorrência da função celular variável, a consolidação do diagnóstico pode ser mais complexa. Do mesmo modo, o tratamento a ser instituído vai depender do grau do imunocomprometimento. Estão classificadas neste grupo a síndrome de Omenn, a deficiência de DNA ligase IV, a deficiência de Cernunnos, a deficiência do ligante de CD40 ou do CD40, deficiência de PNP (purina nucleosideo fosforilase), deficiência de ZAP-70, de MHC classe I ou II, entre outras.

Este grupo de imunodeficiências compreende diversas doenças em que, além da imunodeficiência, outras características clínicas estão presentes. As doenças mais características deste grupo estão sendo apresentadas no Quadro 31-7. Fazem parte deste grupo a síndrome de Wiskott-Aldrich, doenças por defeitos do reparo de DNA (como ataxia-telangiectasia, síndrome de Bloom), defeitos tímicos (DiGeorge), displasias imuno-ósseas (como hipoplasia cartilagem–cabelo), síndrome de Comel-Netherton, síndromes de hiperIgE, doença hepática veno-oclusiva com imunodeficiência, disqueratose congênita e deficiência de IKAROS (Al-Hertz, 2011).

A Síndrome de Wiskott-Aldrich caracteriza-se por eczema, imunodeficiência (infecções, autoimunidade e neoplasias linfoides) e púrpura trombocitopênica com megacariócitos normais e plaquetas pequenas. Entretanto, apenas um terço dos pacientes apresenta todas estas características. O diagnóstico é feito em pacientes do sexo masculino com trombocitopenia e plaquetas pequenas, de início precoce, especialmente se acompanhado de dermatite

QUADRO 31-7   Síndromes bem definidas com imunodeficiências

Imunodeficiência	Herança/Defeito	Alterações imunológicas	Quadro clínico	Diagnóstico	Tratamento
Síndrome de Wiskott-Aldrich	XL Mutações no gene WASP	Redução de LT, LB normal, redução de IgM, aumento de IgA e IgE, pobre resposta a antígenos polissacarídicos, NK número normal mas redução da citotoxicidade Redução da função de LT regulador Quimiotaxia de fagócitos prejudicada	Trombocitopenia com plaqueta diminuídas, eczema, linfoma, infecções bacterianas e virais	Hemograma com plaquetas Dosagem de Ig e anticorpos específicos Testes cutâneos de hipersensibilidade tardia Citometria para proteína WAS Estudo genético	Profilaxia com antibióticos e antivirais Infusão de plaquetas Reposição de imunoglobulina TCTH Terapia gênica (estudos)
Ataxia Telangiectasia	AR Mutações no gene ATM (defeitos no reparo do DNA)	Redução de LT Redução de IgA, IgE e subclasses de IgG (IgG2), aumento de IgM	Ataxia, telangiectasia, infecções pulmonares, linfomas, radiossensibilidade	Dosagem de Ig Testes de radiossensibilidade Dosagem de α – fetoproteína Estudo genético	Evitar radiação Considerar reposição de profilaxia com antibióticos ou reposição de imunoglobulina
Síndrome de DiGeorge	AD ou mutações novas Deleção do 22q11.2 – afetam o desenvolvimento do timo	LT normal ou reduzido, LB normal, Ig normais ou reduzidas	Hipoparatireoidismo, malformações conotruncais, anormalidades faciais	Hemograma Dosagem de Ig Subpopulações linfocitárias TRECs Proliferação de linfócitos com mitógenos e antígenos FISH para deleção de 22q11.2	Antibioticoterapia Avaliar indicação de transplante de timo ou TCTH
Síndrome de HiperIgE	AD, mutações no STAT3 AR, mutações em TYK2 ou desconhecido na maioria dos casos	IgE≥ 2000UI, eosinofilia, Alterações na função Th17 Redução na produção de Ac específico	Alterações faciais, eczema, osteoporose, fraturas, alterações na dentição primária, infecções por *S. aureus*, *Aspergillus e Candida* sp.	Dosagem de IgE sérica total Exames radiológicos Estudo genético	Profilaxia com antibióticos Considerar reposição de imunoglobulinas

AD, autossômica dominante; AR, autossômica recessiva; XL, ligado ao X; IFT, imunofenotipagem; TCTH, transplante de células-tronco hematopoiéticas; STAT 3, *signal transducer and activator of transcription 3*; TYK 2, tirosinaquinase 2; DOCK 8, proteína intracelular de sinalização.

atópica e infecções frequentes. O tratamento é curativo com TCTH. Ainda, mutações hipomórficas do gene WASP estão associadas a uma forma mais leve da doença, apresentando apenas trombocitopenia ligada ao X. Outras mutações neste gene determinam neutropenia e mielodisplasia ligada ao X.

Na síndrome de DiGeorge, microdeleções no cromossomo 22q11.2 determinam a dismorfogênese do 3º e 4º arcos branquiais, que levam a hipoplasia ou aplasia de timo e paratireoides, defeitos cardíacos congênitos, anomalias de grandes vasos e face característica. Muitas vezes o primeiro sinal é a convulsão neonatal por hipocalcemia. Na maior parte dos casos, ocorre apenas hipoplasia tímica, e, por este motivo, geralmente os pacientes apresentam linfopenia leve com imunoglobulinas normais. Nos casos parciais, não há necessidade de tratamento. Nos casos de síndrome de DiGeorge total, o TCTH foi realizado em alguns pacientes, e o transplante de epitélio tímico maduro cultivado determinou reconstituição bem-sucedida da função imunológica em vários pacientes.

A ataxia-telangiectasia é uma outra imunodeficiência classificada neste grupo, caracterizada por alterações imunológicas variáveis, por vezes acompanhada de alterações celulares que determinam o aparecimento de infecções sinopulmonares de repetição, que estão associadas a anormalidades neurológicas – ataxia cerebelar progressiva, telangiectasias oculocutâneas e predisposição a processos malignos, além de radiossensibilidade. Aproximadamente 95% dos pacientes têm níveis de alfafetoproteína elevados, sendo este, aliado às manifestações clínicas, um método fácil para estabelecimento do diagnóstico.

A síndrome de hiperIgE é caracterizada por face grosseira, com dermatite crônica eczematosa, aumento significativo dos níveis de IgE, infecções cutâneas e pulmonares por *S. aureus*, com formação de pneumatoceles, além de infecções por *Candida* sp. Existem duas formas de apresentação: autossômica dominante (defeito no STAT3) e autossômica recessiva (maioria com defeito genético desconhecido, alguns com defeito de TYK2). A forma autossômica dominante apresenta anormalidades esqueléticas e dentárias, enquanto na forma autossômica recessiva os pacientes também são suscetíveis a infecções virais, vasculite e autoimunidade.

DEFICIÊNCIAS PREDOMINANTES DE ANTICORPOS

Entre 50% e 65% das imunodeficiências primárias são causadas por problemas na imunidade humoral, sendo, portanto, o grupo mais prevalente. As deficiências humorais resultam da produção inadequada de anticorpos, tanto qualitativa quanto quantitativamente. O defeito molecular pode ser intrínseco do linfócito B ou por falha na interação entre linfócitos T e B, além de distúrbios da imunidade inata (Durandy, 2013). As deficiências de anticorpo representam um espectro heterogêneo de condições que vão desde deficiência de IgA ou de subclasses de IgG frequentemente assintomáticas, até as agamaglobulinemia, nas quais a produção de todas as classes de imunoglobulinas e anticorpos está gravemente comprometida. Caracteristicamente, as deficiências humorais determinam o aparecimento de infecções do trato respiratório superior e inferior por bactérias encapsuladas, mas também apresentam infecções gastrointestinais (especialmente por giárdia), abscessos cutâneos, meningites e artrites. Em geral, os pacientes portadores de deficiências humorais têm pouco comprometimento do desenvolvimento ponderoestatural. O início dos sintomas, dependendo do grau de imunodeficiência, pode ocorrer a partir do 6º ou 7º mês de vida, quando os anticorpos maternos recebidos via transplacentária durante o terceiro trimestre da gravidez ficam abaixo dos níveis protetores (Ballow, 2002). A avaliação laboratorial específica pode ser feita com a dosagem de anticorpos a antígenos vacinais, isohemaglutininas, resposta a antígenos polissacarídeos, quantificação de linfócitos B e RX *cavum* (adenoides).

Também vale ressaltar que a análise genética das deficiências de anticorpos parece ser mais complexa, pois observa-se uma limitada correlação genótipo–fenótipo em muitos casos, sugerindo que fatores genéticos e/ou fatores ambientais adicionais têm função na patogênese destas imunodeficiências. Neste contexto, mutações diferentes num mesmo gene determinam fenótipos distintos e diferentes padrões de herança, dependendo da localização do gene ou interações epigenéticas (Durandy, 2013).

Os defeitos humorais são divididos em seis grupos: 1) redução importante de todas as classes de imunoglobulinas com linfócitos B ausentes ou muito diminuídos (agamaglobulinemias); 2) redução importante de pelo menos duas classes de imunoglobulinas com linfócitos B normais ou levemente diminuídos (imunodeficiência comum variável); 3) redução importante de IgG e IgA com IgM normal ou aumentada e número de linfócitos B normal (síndromes de HiperIgM); 4) deficiências de isotipos de imunoglobulinas ou cadeia leve com número de linfócitos B normal (deficiência de subclasses de IgG e deficiência de IgA); 5) defeitos específicos de anticorpos com imunoglobulinas normais e número normal de linfócitos B, e 6) hipogamaglobulinemia transitória da infância com número normal de linfócitos B (Al-Hertz, 2011). As principais doenças e suas características estão apresentadas no Quadro 31-8.

A agamaglobulinemia ligada ao X foi a primeira imunodeficiência descrita. É decorrente de defeitos em uma molécula de tradução de sinal chamada tirosina-quinase de Bruton (btk), que é essencial para a maturação dos linfócitos B e é responsável por 80 a 90% das agamaglobulinemias. O bloqueio precoce na maturação dos linfócitos B determinam número ausente ou muito reduzido dos linfócitos B circulantes. Além das infecções bacterianas, os pacientes com agamaglobulinemia são especialmente suscetíveis a infecções por enterovírus e micoplasma. As características clínicas e laboratoriais e o tratamento estão no Quadro 31-8.

Na síndrome de hiper-IgM observa-se deficiência de IgG e IgA com níveis normais ou aumentados de IgM. Este fenótipo é atribuído a um bloqueio na troca de isótipo de imunoglobulina de IgM para os outros isótipos e é mais frequentemente causado por um defeito no ligante de CD40 (CD40L-CD154), provocando a forma mais comum da doença, a síndrome de hiper-IgM ligada ao X. A ligação entre CD40 e CD154 na presença de citocinas é necessária para a proliferação, diferenciação e troca de isótipo de imunoglobulinas nos linfócitos B. As síndromes de hiper-IgM de herança autossômica recessiva são causadas por mutações do CD40, da enzima deaminase induzida por ativação (AID), e um defeito na uracil-DNA glicosilase (UNG).

31. IMUNODEFICIÊNCIAS PRIMÁRIAS: DIAGNÓSTICO E TRATAMENTO

QUADRO 31-8   **Deficiências predominantemente de anticorpos**

Imunode-ficiência	Herança/Defeito	Alterações imunológicas	Quadro clínico	Diagnóstico	Tratamento
Agamaglobuli-nemia ligada ao X	Herança ligada ao X Mutações na Btk	Redução IgG, IgA e IgM Ausência de CD19 (<2%) e CD20 Neutropenia em 25% dos casos	Infecções sinupulmonares, otites, osteomielite, piodermites, artrites, infecções virais, diarreia	Dosagem de Ig IFT de linfócitos B Análise da mutação genética	Reposição de gamaglobulina Profilaxia com antibióticos
Agamaglobuli-nemia autossô-mica recessiva	AR – Cadeia pesada μ – λ5, Igα, Igβ – BLNK	Redução IgG, IgA e IgM Ausência de CD19 (<2%) e CD20	Infecções sinupulmonares, otites, osteomielite, pio-dermites, artrites, infec-ções virais, diarreia	Dosagem de Ig IFT de linfócitos B Análise da mutação genética	Reposição de gamaglobulina Profilaxia com antibióticos
Síndromes de HiperIgM	XL – CD40L AR – CD40, AID, UNG	IgM aumentada ou normal, IgG, IgA e IgE diminuídas	Infecções sinopulmo-nares, infecções por germes oportunistas, diarreia, neoplasias, citopenias	Dosagem de Ig Hemograma com neutropenia Análise da mutação genética	Reposição de gamaglobulina Profilaxia com antibióti-cos contra *P. jiroveci*, TCTH
ICV	Herança Variável, BAFF, TACI, ICOS, CD19, CD20, CD81, maioria com defeito genético desconhecido	Redução de IgG e IgA e/ou IgM Falha na produção de anticorpos específicos	Infecções sinupulmonares, otites, diarreia Autoimunidade, Esplenomegalia, linfadenopatia, Bronquiectasias, granulomas	Dosagem de Ig Subpopulações linfocitárias Avaliação funcional de Ac: antígenos proteicos, polissacarídicos e iso-hemaglutininas Avaliação de subpopulações de LB de memória	Reposição de gamaglobulina Profilaxia com antibióticos
Deficiência de IgA	Herança Variável Defeito desconhecido	Redução de IgA < 7mg/dL Pode estar associada a Def. de IgG2	Assintomáticos Diarreia por *giardia lamblia* Sinusites, otites, pneumonias, Atopia, autoimunidade	Dosagem de IgA	Não indicada reposição de gamaglobulina, exceto quando asso-ciado a outras defi-ciências humorais Profilaxia com antibióticos
Hipogamaglo-bulinemia transitória da infância	Herança Variável Defeito desconhecido	Baixa expressão de LB e redução de IgG e IgA	Assintomáticos, infecções pouco significantes	Dosagem de Ig, Subpopulações linfocitárias	Profilaxia com antibió-ticos. Considerar a reposição de imuno-globulinas
Deficiência de subclasses de IgG	Herança Variável Defeito desconhecido	Redução de subclasses de IgG Falha na produção de anticorpos proteicos e/ou polissacarídicos	Assintomáticos Infecções respiratórias de repetição	Dosagem de subclasses de IgG 1,2,3 e 4	Profilaxia com antibi-óticos. Considerar a reposição de gama-globulina humana
Deficiência de anticorpo específico	Herança Variável Defeito desconhecido	Resposta deficiente de anticorpos específicos Ig normais	Infecções sinupulmo-nares de repetição	Avaliação funcional de ac. (pesquisa de anticorpo contra polissacarídeos)	Profilaxia com antibi-óticos. Considerar a reposição de gama-globulina humana

Btk, tirosinoquinase de Bruton; AD, autossômica dominante; AR, autossômica recessiva; XL, ligado ao X; IFT, imunofenotipagem; TCTH, transplante de células-tronco hematopoiéticas.

A imunodeficiência comum variável (ICV) é a imunode-ficiência primária mais comum na prática do imunologista clínico e é geneticamente bastante complexa, e apenas 3% dos casos têm defeito monogenético associado (Jolles, 2013). A ICV representa um grupo heterogêneo de doenças e é caracterizada por níveis baixos (abaixo de dois desvios-padrão da média para a idade) de pelo menos duas classes de imunoglobulinas: IgG e IgA e/ou IgM. O número de lin-fócitos B está normal ou levemente diminuído. A produção de anticorpos específicos em resposta à exposição natural ou imunização está reduzida ou ausente. A imunidade celular pode estar comprometida em 50% dos pacientes (Kokron, 2004), caracterizando-se por inversão da relação

CD4/CD8, tanto por diminuição de linfócitos TCD4+ como por aumento de linfócitos TCD8+ e testes de hipersensibi-lidade cutânea (PPD, tricofitina, candidina) negativos. O quadro clínico de infecções sinopulmonares de repetição e/ou diarreia inicia-se em qualquer idade, mas preferen-cialmente na 2ª ou 3ª décadas de vida. Em torno de 20% dos pacientes apresentam doenças autoimunes associadas, como anemia hemolítica autoimune, púrpura tromboci-topênica idiopática, gastrite atrófica, anemia perniciosa e vitiligo. Processos malignos também têm sua incidência au-mentada em portadores de ICV, e eles têm risco 300 vezes maior de apresentar linfoma e 50 vezes maior de apresentar câncer gástrico (Gompels, 2003). A presença de citopenias, linfoproliferação ou enteropatia determina um risco de morte 11 vezes maior (Jolles, 2013). O diagnóstico da ICV é feito em um paciente com hipogamaglobulinemia em que outras causas de hipogamaglobulinemia bem definidas foram afastadas (agamaglobulinemia, s. hiper-IgM, XLP).

A deficiência de IgA é a imunodeficiência primária mais comum, com incidência que varia de 1:300 a 1:17.000 indivíduos no Japão. Em nosso meio, a incidência foi de 1:965, em trabalho realizado em doadores de banco de sangue (Carneiro-Sampaio, 1989). A deficiência de IgA é definida como níveis de IgA sérica abaixo de 7 mg/dL. Aproximadamente dois terços dos indivíduos deficientes de IgA são assintomáticos. Infecções sinopulmonares de repetição, atopia (60% dos pacientes acompanhados no serviço de Imunologia Clínica e Alergia do HC-FMUSP), doenças gastrointestinais, giardíase e doença celíaca representam o quadro clínico mais comum. Doenças autoimunes também são um achado frequente nos pacientes com deficiência de IgA (25% dos pacientes do serviço de Imunologia Clínica e Alergia do HC-FMUSP), sendo as

mais frequentes: tireoidite, artrite reumatoide, LES, vitiligo, anemia hemolítica e púrpura trombocitopênica idiopática.

DOENÇAS DE DESREGULAÇÃO IMUNOLÓGICA

Algumas formas de imunodeficiência são caracterizadas principalmente por manifestações autoimunes, refletindo distúrbio na homeostase do sistema imune. Este grupo de imunodeficiências foi classificado separadamente a partir da classificação publicada em 2004 e consta de quatro grupos maiores: imunodeficiências com albinismo (como s.de Chediak-Higashi, s. Griscelli tipo 2); síndromes de linfo-histiocitose hemofagocítica familiar, síndromes linfoproliferativas (s. linfoproliferativa ligada ao X – XLP tipo 1 e 2), e síndromes com autoimunidade (como ALPS, APECED, IPEX) (Al-Hertz, 2011). As principais doenças de desregulação imunológica e suas características estão apontadas no Quadro 31-9.

QUADRO 31-9 Doenças de desregulação imunológica

Imunodeficiência	Herança/ Defeito	Alterações imunológicas	Quadro clínico	Diagnóstico	Tratamento
Síndrome de Chédiak-Higashi	AR Mutações no gene LYST	Grânulos gigantes nos granulócitos Função de NK e LT diminuídas	Albinismo parcial Citopenias, hepato-esplenomegalia Infecções recorrentes por *S. aureus, Candida* e *Aspergillus*	Hemograma com esfregaço de sangue periférico Estudo genético	Profilaxia com antibióticos TCTH
Linfohistiocitose hemofagocítica (LHF)	AR Mutações em PRF1- perforina, UNC 13D, STX 11, STXBP 2	LT e LB normais, Ig normais Redução ou ausência de NK	Inflamação grave, febre persistente, citopenia, esplenomegalia, hemofagocitose	Estudo genético	TCTH
Síndrome linfoproliferativa ligada ao X	XL Mutações em SAP e XIAP	LT normal LB normal ou reduzido Ig reduzidas NK ausente ou reduzido	Quadro desencadeado por infecção pelo EBV, febre, hepatites, linfadenopatia, síndrome hemofagocítica, anemia aplástica, linfoma	Dosagem de Ig Estudo genético	TCTH Reposição de gamaglobulina Etoposide
ALPS	Defeitos na apoptose de linfócitos AD-mutações em *TNFRSF6* AR- TNFSF6, mutações em CASP 10, CASP 8	Aumento de LT CD4-, CD8- LB normal ou aumento de CD5+ Ig normais ou reduzidas	Esplenomegalia, adenopatia, citopenia autoimune, maior risco de linfomas	Estudo genético	TCTH Corticoides Imunosupressores
APECED	AR Mutações no gene AIRE (regula a tolerância imunológica)	LB e LT normais, Ig normais	Autoimunidade (paratireoide, tireoide, adrenal), candidíase crônica, hipoplasia dentária	Autoanticorpos Estudo genético	Reposição hormonal Antifúngicos
IPEX	XL Mutações em FOXP3	Falha na função do CD4+CD25+FOXP3+ (LT regulatórios) LB normais IgA e IgE elevados	Enteropatia autoimune, diabetes, tireoidite, anemia hemolítica, trombocitopenia, eczema	Dosagem de Ig, Autoanticorpos Estudo genético	Imunossupressores Corticoides TCTH
Def. CD25	AR Mutações no IL-2Rα	LT normal ou discretamente reduzido, LB normal, Ig normais	Linfoproliferação, autoimunidade	Estudo genético	Imunossupressores

XL, ligado ao X; AD, autossômica dominante; SAP, proteína associada ao SLAM (molécula de ativação do linfócito de sinalização); XIAP, inibidor ligado ao X da apoptose; ALPS, Autoimmune lymphoproliferative syndrome; CASP, caspase; APECED, autoimune polyendocripathy with candidiasis and ectodermal dystrophy; IPEX, Immune dysregulation polyendocrinopathy enteropathy X-linked; TCTH, transplante de células-tronco hematopoiéticas.

31. IMUNODEFICIÊNCIAS PRIMÁRIAS: DIAGNÓSTICO E TRATAMENTO

A *síndrome de Chediak-Higashi* é caracterizada por infecções piogênicas do trato respiratório e pele de repetição, albinismo parcial e múltiplas anormalidades neurológicas. O diagnóstico é feito ao se observar corpúsculos de inclusão citoplasmática nos neutrófilos.

A linfo-histiocitose hemofagocítica familiar (LHF) é uma doença agressiva e potencialmente fatal que afeta principalmente crianças até os 18 meses de idade, mas pode também afetar crianças mais velhas e adultos. Os sintomas são frequentemente desencadeados por infecções virais. Na maioria dos casos de LHF a via implicada na fisiopatologia é a de citotoxicidade dependente de perforina, que é uma função essencial das células NK e linfócitos T citotóxicos. A falta deste mecanismo determina uma grave desregulação imunológica após estímulo infeccioso ou imunológico.

A síndrome linfoproliferativa ligada ao X (XLP) é desencadeada por infecção pelo vírus EBV e os pacientes apresentam inabilidade seletiva de combater a infecção por este virus.

A síndrome linfoproliferativa autoimune (ALPS) pode ser causada por defeitos no Fas (CD95), ligante do Fas (CD95L), defeitos da caspase 10, caspase 8, entre outros. Caracterizam-se por adenomegalias, esplenomegalia, defeitos de apoptose e doenças autoimunes.

Outras duas imunodeficiências que cursam com autoimunidade, o APECED (poliendocrinopatia autoimune com candidíase e distrofia ectodérmica) e o IPEX (desregulação imune, poliendocrinopatia e enteropatia ligada ao X), apresentam diferentes endocrinopatias, e os pacientes com IPEX têm o início dos sintomas bem precoce, com quadro bastante grave e fatal se não forem submetidos a TCTH prontamente. Em contraste, o APECED tem início mais tardio e com evolução benigna, caracterizando-se por candidíase mucocutânea, hipoparatireoidismo e insuficiência adrenal (Notarangelo, 2010).

DEFEITOS CONGÊNITOS DE NÚMERO E/OU FUNÇÃO DE FAGÓCITOS

A suscetibilidade a infecções causada pelas disfunções fagocitárias varia desde infecções cutâneas recorrentes leves até infecções graves e até fatais (Lekstrom-Himes, 2000). As infecções são causadas por bactérias e fungos. Infecções do trato respiratório e cutâneas, além de abscessos profundos, são as mais prevalentes. Estomatite recorrente também está presente na maioria dos pacientes. Os principais defeitos de fagócitos e suas características estão apontadas no Quadro 31-10.

QUADRO 31-10 **Defeitos congênitos de número e/ou função de fagócitos**

Imunodeficiência	Herança/Defeito	Alterações imunológicas	Quadro clínico	Diagnóstico	Tratamento
Neutropenia congênita grave	AD – ELANE AR – SCN3 (síndrome de Kostmann)	Alterações na diferenciação mieloide-neutropenia	Mielodisplasia Estomatite, onfalite Infecções bacterianas graves e precoces	Hemograma Estudo genético	Considerar Profilaxia com antibióticos Fator estimulador de colônias de granulócitos TCTH
Neutropenia cíclica	AD Mutações em ELANE?	Neutropenia cíclica, porém com pouca repercussão Oscilação no número de plaquetas e outros leucócitos	Úlceras orais	Hemogramas seriados Estudo genético	Fator estimulador de colônias de granulócitos
Defeito de adesão leucocitária 1,2 e 3 (LAD)	AR LAD 1 – mutação no gene do CD18 LAD 2 – defeito no transporte da fucose LAD 3- KIDLIN 3 (integrina)	Defeitos de quimiotaxia, aderência, endocitose LAD 1- Expressão baixa ou ausente de CD18 e CD11 LAD 2- alterações no CD15s	Retardo na queda do coto umbilical, lesões cutâneas, periodontites Infecções bacterianas	Hemograma com leucocitose Avaliação da expressão do CD18 e CD11 em leucócitos Estudo genético	Profilaxia com antibióticos TCTH
Doença Granulomatosa Crônica (DGC)	XL – CYBB AR – CYBA, NCF1, NCF2, NCF4	Defeito no *burst* oxidativo	Infecções fúngicas e bacterianas recorrentes, abscessos profundos, piodermite, oesteomielite	Teste de oxidação da di-hidrorodamina ou teste do NBT Estudo genético	Profilaxia com antibióticos e antifúngicos Interferon-gama humano TCTH (ligada ao X) Terapia gênica (estudos)
Susceptibilidade mendeliana a micobacterioses	AR – IL12RB1 AR – IL12p40 AR ou AD – IFNGR1 AR – IFNGR2 AD – STAT 1	Monócitos e linfócitos reduzidos	Susceptibilidade a infecções por salmonela e micobactérias, histoplasmose e infecções virais	Expressão dos receptores 1 e 2 Estudo funcional de STAT1 por citometria de fluxo Estudo genético	Reposição de IFN-γ e antibioticoterapia TCTH
Def. de GATA 2	AD Mutações de GATA 2	Citopenia em todas as linhagens por defeito no fator de transcrição GATA 2	Susceptibilidade a infecções por micobactérias, HPV, Histoplasmose, proteinose alveolar	Estudo genético	Antibioticoterapia TCTH?

AD, autossômica dominante; AR, autossômico recessivo; ELANE, *elastase neutrophil expressed gene*; CYBB, *cytochrome b beta subunit*; CYBA, *cytochrome b alpha subunit*; NCF, *neutrophil cytosolic fator*; STAT 1, *signal transducer and activator of transcription*; GATA 2, *GATA biding protein 2*; TCTH, transplante de células-tronco hematopoiéticas.

Este grupo pode ser dividido em 1) defeitos da diferenciação de neutrófilos (como síndrome de Kostman e neutropenia cíclica); 2) defeitos da motilidade (como defeito de adesão leucocitária tipo 1 e 2, síndrome de Papillion-Lefevre); 3) defeitos do *burst* respiratório (como doença granulomatose crônica); 4) suscetibilidade mendeliana a micobacterioses (como deficiência do receptor 1 de IFN-γ, deficiência de IL-12p40); 5) outros defeitos (como IRF-8, GATA-2) (Al-Hertz, 2011).

A doença granulomatosa crônica é a forma clássica de disfunção da célula fagocitária. Trata-se de um grupo de doenças cujo defeito está em um dos componentes do complexo NADPH-oxidase, que determina ausência de produção de superóxidos, peróxidos e outros radicais microbicidas potentes, impedindo a morte dos microrganismos fagocitados. Setenta por cento dos casos são de herança ligada ao X, por defeitos no CYBB (gp91phox). O quadro clínico caracteriza-se por infecções recorrentes: pneumonias, abscessos, adenites supurativas, osteomielite, infecções cutâneas superficiais por microrganismos catalase-positivos, além de infecções por *Aspergillus* e *S. aureus* (Holland, 2013).

As neutropenias congênitas são caracterizadas por número de neutrófilos inferior a $500/mm^3$, inclui a síndrome de Kostmann e a neutropenia cíclica, entre outras. Na neutropenia cíclica, o quadro clínico apresenta, além das infecções cutâneas, febre, estomatite e gengivite, e na neutropenia congênita, pneumonias, otites, gengivoestomatites e abscesso perianal. O diagnóstico é feito por meio de hemogramas seriados. O tratamento consiste na administração do fator estimulador de colônia de granulócitos (G-CSF), que pode reverter a neutropenia em alguns casos (Hauck, 2013).

Os defeitos na via de sinalização de IL-12/IFN-γ determinam a suscetibilidade mendeliana às micobacterioses (Casanova, 2002). Defeitos completos ou parciais do receptor de IFN-γ (IFN-γ R1 ou R2), que se manifestam de forma recessiva ou dominante; defeitos da cadeia beta1 do receptor de IL-12 (IL-12Rβ1); defeitos da cadeia p40 da IL-12 e defeitos do STAT1 foram descritos. Além da predisposição a infecções por micobatérias não tuberculosas, os pacientes com a forma completa autossômica recessiva apresentam, também, predisposição a infecções virais. Esta forma não responde ao tratamento com IFN-γ e necessita de terapia antimicobacteriana agressiva. A forma dominante, mais comum doque a recessiva, apresenta perda do domínio reciclador do receptor, com perda da transdução de sinal, fazendo com que exista um aumento importante de sua expressão na superfície das células. O quadro clínico apresenta infecções micobacterianas não tuberculosas, especialmente osteomielite, histoplasmose ou salmonelose. O tratamento antimicobacteriano associado ao IFN-γ mostra bons resultados. O defeito parcial do receptor de IFN-γ apresenta quadro mais leve com boa resposta à terapêutica. Os defeitos de IL-12Rβ1 levam a infecções por micobactérias e salmonelose e respondem ao tratamento com IFN-γ. A deficiência de IL-12p40 e STAT1 têm comportamento semelhante à deficiência parcial recessiva do IFN-γR (Wong, 2013). TCTH também está indicada em alguns casos.

ALTERAÇÕES DA IMUNIDADE INATA

A imunidade inata trabalha em conjunto com a imunidade adquirida na defesa do organismo, precedendo e fortalecendo a resposta imune adquirida. Os receptores toll-*like* (TLR) foram descobertos em meados dos anos 90 nas drosófilas, e subsequentemente em humanos. Nestes, são 10 receptores que reconhecem e respondem a diversos epítopos microbianos de patógenos habilitando a discriminação entre grupos de patógenos pela imunidade inata e induzindo a resposta efetora apropriada pelo sistema adaptativo. O primeiro defeito envolvendo a via toll-like descrito foi a displasia ectodérmica anidrótica com imunodeficiência. Causado por mutações em NEMO (*NF-κB essential modulator*), afeta a translocação de NF-kB para o núcleo, interferindo com vários aspectos tanto da imunidade inata como adaptativa. Foram descritos também defeitos em MyD88, IRAK4, ambas determinando infecções piogências graves e invasivas precocemente; TLR-3 e TRAF3 que estão associados a encefalite pelo vírus herpes simples 1 (Wong, 2013).

A candidíase mucocutânea crônica é vista hoje como várias síndromes com a característica comum de apresentarem candidíase crônica ou recorrente localizada na pele, unhas e membranas mucosas. Não há predisposição à doença invasiva, entretanto, acaba interferindo com a qualidade de vida, pois as lesões podem ser desfigurantes e debilitantes. Além de ser secundária a uma serie de condições clinicas, pode ser característica clinica predominante em imunodeficiências primárias como a síndrome de hiper-IgE e o APECED ou pode aparecer isoladamente sem outras manifestações infecciosas ou endocrinopatias. Neste último grupo de pacientes, foram detectadas mutações em CARD9, Dectina-1, IL17RA, IL17F, mas na maioria a causa é desconhecida (Hanna, 2011).

As principais doenças deste grupo de imunodeficiências estão descritas no Quadro 31-11.

DOENÇAS AUTOINFLAMATÓRIAS

As doenças autoinflamatórias (Quadro 31-12) são doenças com sinais clínicos de inflamação recorrentes ou contínuos, afetando diversos órgãos e sistemas, na ausência de infecção, associadas a níveis elevados de proteínas de fase aguda, que podem ser atribuídas a disfunção do sistema imune inato, podendo ser determinados geneticamente ou deflagrado por um fator endógeno (Grateau, 2013). Essas doenças envolvem o sistema imune inato, adaptativo ou ambos, e podem estar associados a deficiência ou superexpressão de fatores nestas vias. Elas são causadas por defeitos monogênicos em proteínas da imunidade inata, sendo consideradas imunodeficiências primárias, e devem ser diferenciadas das doenças infecciosas, autoimunes e de outras imunodeficiências primárias. As primeiras doenças deste grupo com defeito genético descrito foram a febre familiar do mediterrâneo (FMF), com mutações em MEFV e a síndrome de febre periódica associada ao receptor de TNF (TRAPS).

As doenças autoinflamatórias compartilham algumas características com as doenças autoimunes, como o fato de ambas serem doenças sistêmicas, frequentemente envolvendo o sistema musculoesquelético, e por se caracterizarem por ativação crônica do sistema imune determinando inflamação tecidual. Entretanto, os efetores específicos são diferentes nos dois grupos: enquanto nas doenças

31. IMUNODEFICIÊNCIAS PRIMÁRIAS: DIAGNÓSTICO E TRATAMENTO

QUADRO 31-11   Alterações da imunidade inata

Imunodeficiência	Herança/Defeito	Alterações imunológicas	Quadro clínico	Diagnóstico	Tratamento
Def. NEMO (displasia ectodérmica anidrótica)	XL ou AD Mutações em NEMO	Linfócitos e monócitos afetados Defeito na sinalização da via NFκB IgG diminuída	Ausência parcial ou total de glândulas sudoríparas, cabelos esparsos, dismorfismos parcial e alterações na dentição, Infecções de repetição por micobactérias	Hemograma Subpopulações linfocitárias Estudo genético	Antibioticoterapia Tratamento das comorbidades
Def. IRAK 4	AR Mutações em IRAK4	Deficiência da quinase 4 associada ao receptor de IL1	Infecções bacterianas piogênicas pelo pneumococo e estafilococo	Estudo genético	Antibioticoterapia Tratamento das comorbidades
WHIM	AD Mutação no CXCR4	IgG diminuída Neutropenia periférica, Hipercelularidade na MO	Infecções pelo HPV, verrugas, periodontite, queda prematura dos dentes, infecções respiratórias recorrentes (*H.influenzae, S.aureus, P.mirabilis*)	Hemograma, Dosagem de Ig Estudo genético	Antagonista do CXCR4 – perixafor (estudos) Antibioticoterapia Reposição de gamaglobulina
Candidíase Mucocutânea Crônica	AR – IL-17RA AD – IL-17F AD – ganho de função STAT1 AR – CARD9 Dectina-1	Alteração de função da via IL-17 Aumento de IL10 Redução da resposta de LT à *Candida*	Infecções recorrentes de pele mucosas pela *Candida albicans* Monitorar endocrinopatias	Cultura de linfócitos com cândida IL-17 Estudo genético	Antifúngicos

NEMO, modulador essencial do NFκB; XL, ligada ao X; AD, autossômica dominante; AR, autossômica recessivo; HPV, papiloma vírus humano; IRAK, quinase associada ao receptor de IL1; MO, medula óssea; WHIM, Warts, Hypogammaglobulinemia, Infections, Myelokathexis Syndrome.

QUADRO 31-12   Doenças autoinflamatórias

Imunodeficiência	Herança/Defeito	Alterações imunológicas	Quadro clínico	Diagnóstico	Tratamento
Febre familiar do Mediterrâneo	AR Mutações em MEFV	Apoptose de macrófagos reduzida Redução na produção de pirinas	Febre recorrente, serosite, vasculite, artrite, rash cutâneo	VHS, PCR Hemograma Dosagem de amiloide A Estudo genético	Colchicina, talidomida α interferon, anti IL-1 Bloqueadores de TNF
Def. de mevalonatoquinase ou Síndrome de hiper IgD	AR Mutações em MVK (12q24)	Deficiência de mevalonatoquinase (MVK) Leucocitose Aumento de IgD	Febre periódica Artralgia Adenopatia hepatoesplenomegalia	Hemograma PCR VHS Dosagem de Ig Estudo genético	Corticoides α interferon Anti-IL-1
Síndrome de Muckle-Wells	AD Mutações em NALP3 ou CIAS1	Defeito na criopirina Apoptose de leucócitos e alterações na sinalização do NFκ B e IL1	Urticária, amiloidose, perda da audição neurossensorial	PCR VHS Estudo genético	Corticoides Anti-IL-1?
Síndrome autoinflamatória familiar ao frio	AD Mutações em CIAS1 ou NRLP 12	As mesmas acima	Urticária não pruriginosa, artrite, febre e leucocitose após a exposição ao frio	PCR VHS Estudo genético	Anti-IL-1
NOMID – doença inflamatória multissistêmica neonatal	AD Mutações em CIAS1	As mesmas acima	*Rash* no período neonatal, meningite artropatia com febre e inflamação	PCR VHS Estudo genético	Anti-IL-1
TRAPS – síndrome periódica associada ao receptor de TNF	AD Mutações em TNFRSF1A	Mutações no receptor do TNF Aumento policlonal de IgA	Febre recorrente, serosite, *rash*, conjuntivite, artrite	PCR VHS Dosagem de Ig Estudo genético	Bloqueador de TNF Anti IL1 AINE Corticoides
Síndrome de PAPA – artrite piogênica estéril, pioderma gangrenoso, acne	AD Mutações em PSTPIP1 (C2BP1)	Alterações na resposta imune inata e sinalização de citocinas inflamatórias	Artrite erosiva e destrutiva, *rash* cutâneo inflamatório, serosite	PCR VHS Estudo genético	Corticoides Inibidor de TNF Anti-IL1
DIRA – Def. do antagonista do receptor de IL1	AR Mutações em IL1RN	Mutações no antagonista do receptor de IL1 IL1 em excesso	Osteomielite multifocal estéril, periostite, lesões pustulosas	PCR VHS Estudo genético	Anti-IL1

AR, autossômica recessiva; AD, autossômica dominante; MVK, mevanolatoquinase; TNF, fator de necrose tumoral; TNFRSF1A, superfamília do receptor do fator de necrose tumoral; AINE, anti-inflamatórios não esteroidais.

autoinflamatórias o sistema imune inato é que causa inflamação tecidual diretamente, nas doenças autoimunes o sistema imune inato ativa o sistema imune adaptativo que é então o responsável pelo processo inflamatório, havendo presença de linfócitos T autorreativos e/ou altos títulos de autoanticorpos circulantes. Qualquer que seja o mecanismo molecular, observa-se desregulação da IL-1, da qual dependem a febre, aumento de secreção de proteínas de fase aguda, infiltração dos tecidos alvo por polimorfonucleares e inflamação sistêmica. Existe o envolvimento da NLRP3, gene que codifica a criopirina, proteína sensora intracelular que pertence ao inflamassomo, complexo multiproteico que medeia o reconhecimento de sinais de perigo, induzindo a ativação das caspases inflamatórias, controlando diretamente a liberação de IL-1 e outras citocinas proinflamatórias.

Em geral, as doenças autoinflamatórias têm início dos sintomas na infância, e a febre recorrente é a manifestação mais prevalente e, por este motivo são também conhecidas por síndromes de febres periódicas. A febre pode recorrer a intervalos precisos ou irregulares, ou mesmo, raramente, ser contínua. É acompanhada de outros sinais e sintomas inflamatórios, especialmente cutâneos, oculares, osteoarticulares, musculares, gastrintestinais, neurológicos e de serosas.

Este grupo de doenças inclui, além da FMF e TRAPS, a deficiência de mevalonato quinase (antiga síndrome de hiper-IgD e febre periódica (HIDS)), síndrome periódica associada à criopirina (CAPS) que inclui a síndrome autoinflamatória ao frio familiar, síndrome de Blau, deficiência do antagonista do receptor de il-1 (DIRA), síndrome de Muckle-Wells, síndrome de artrite piogênica, pioderma gangrenoso e acne (PAPA) e doença inflamatória multissistêmica de início neonatal (NOMID/CINCA), a síndrome de febre periódica com estomatite aftosa, faringite e adenopatia cervical (PFAPA) e doenças adquiridas como a síndrome de Schnitzler (Jesus, 2013).

DEFICIÊNCIAS DE COMPLEMENTO

Deficiências de todos os componentes solúveis do sistema complemento, com exceção do fator B, já foram descritas (Bonilla, 2003). A incidência é baixa, entre 3% e 5%. Os defeitos dos componentes iniciais da via clássica do complemento (C1q, C1r, C2 e C4) determinam patologias inflamatórias autoimunes que lembram o lúpus eritematoso sistêmico e dificilmente determinam quadro de infecções de repetição, com exceção da deficiência de C2, que pode determinar infecções bacterianas leves. A deficiência de C3 causa infecções piogênicas graves de repetição de início precoce. Essas infecções são causadas principalmente por bactérias encapsuladas, como pneumococo e hemófilo. Já os pacientes que apresentam deficiências de algum componente do complexo de ataque à membrana (C5, C6, C7 ou C8) ou de properdina apresentam suscetibilidade aumentada a infecções por *Neisseria meningitidis* ou *N. gonorrhea*. As deficiências de MBL (lectina ligadora de manose) podem, também, estar associadas a infecções recorrentes, especialmente em crianças e recém-nascidos (Wen, 2004). As deficiências de complemento e suas características estão descritas no Quadro 31-13.

A deficiência do inibidor de C1 esterase é a causa do angioedema hereditário e caracteriza-se por edema recorrente não pruriginoso (geralmente doloroso, desfigurante e debilitante), de instalação lenta, que acomete tipicamente a face, extremidades e genitália e dura em 2 a 5 dias. Outro sintoma frequente é a dor abdominal recorrente como consequência do edema da parede intestinal. Este tema deverá ser discutido em outro capítulo.

Nas últimas décadas, houve um avanço incomensurável na compreensão molecular das imunodeficiências primárias. O estudo dessas patologias, por outro lado, melhorou os conhecimentos sobre a biologia do sistema imune, que, por sua vez, mostrou novas opções terapêuticas para diversas patologias do campo da imunologia clínica. Apesar de toda essa evolução, o diagnóstico dessas patologias continua sendo um desafio, e a necessidade do diagnóstico precoce é fundamental para conseguirmos melhorar a qualidade de vida do paciente.

Bibliografia

Al-Herz W, Bousfiha A, Casanova JL, Chapel H, Conley ME, Cunningham-Rundles C, et al. Primary immunodeficiency diseases: an update on the classification from the international union of immunological societies expert committee for primary immunodeficiency. Front Immunol. 2011;2:1-26.

Ballow M: Primary Immunodeficiency disorders: antibody deficiency. J Allergy Clin Immunol 2002; 109:581-81.

Bonilla FA & Geha RS: Primary immunodeficiency diseases. J Allergy Clin Immunol. 2003;111:S571-81.

Bousfiha AA, Jeddane L, Ailal F, Benhsaien I, Mahlaoui N, Casanova JL, Abel L. Primary immunodeficiency diseases worldwide: more common than generally thought. J Clin Immunol. 2013;33(1):1-7.

BRAGID (Grupo Brasileiro de Imunodeficiências) – http://www.imunopediatria.org.br/

Buckley R: Primary cellular immunodeficiencies. J Allergy Clin Immunol 2002; 109:747-57.

Carneiro-Sampaio MM, Carbonare SB, Rozentraub RB, de Araujo MN, Ribeiro MA, Porto MH. Frequency of selective IgA deficiency among Brazilian blood donors and healthy pregnant women. Allergol Immunopathol (Madr). 1989;17:213-6.

Carneiro-Sampaio M, Moraes-Vasconcelos D, Kokron CM, Jacob CM, Toledo-Barros M, Dorna MB, Watanabe LA, Marinho AK, Castro AP, Pastorino AC, Silva CA, Ferreira MD, Rizzo LV, Kalil JE, Duarte AJ. Primary immunodeficiency diseases in different age groups: a report on 1,008 cases from a single Brazilian reference center.J Clin Immunol. 2013 May;33(4):716-24.

Casanova JL, Abel L. Genetic dissection of immunity to mycobacteria: the human model. Ann Rev Immunol 2002, 20: 581-620.

Conley ME, Notarangelo LD, Etzioni A. Diagnostic criteria for primary immunodeficiencies. Clin Immunol 1999, 93; 190-7.

de Saint Basile, Geissmann GF, Flori E, Uring-Lambert B, Soudais C, Cavazzana-Calvo M, Durandy A, Jabado N, Fischer A, Le Deist F. Severe combined immunodeficiency caused by deficiency in either the δ? or the ε? subunit of CD3. J. Clin. Invest. 2004, 114:1512–1517.

Durandy A, Kracker S, Fischer A. Primary antibody deficiencies. Nat Rev Immunol. 2013;13(7):519-33.

Ekdahl K, Braconier JH, Svanborg C. Immunoglobulin deficiencies and impaired immune response to polysaccharide antigens in adult patients with recurrent community-acquired pneumonia. Scand J Infect Dis 1997;29:401-7.

Gompels MM, Hodges E, Lock RJ, Angus B, White H, Larkin A, Chapel HM, Spickett GP, Misbah SA, Smith JL. Lymphoproliferative disease in antibody deficiency: a multi-centre study. Clin Exp Immunol 2003, 134:314-320.

Grateau G, Hentgen V, Stojanovic KS, Jéru I, Amselem S, Steichen O. How should we approach classification of autoinflammatory diseases? Nat Rev Rheumatol. 2013;9(10):624-9.

Hanna S, Etzioni A. New host defense mechanisms against Candida species clarify the basis of clinical phenotypes. J Allergy Clin Immunol. 2011 Jun;127(6):1433-7. doi: 10.1016/j.jaci.2011.03.026. Epub 2011 Apr 17. Review

Hauck F, Klein C. Pathogenic mechanisms and clinical implications of congenital neutropenia syndromes. Curr Opin Allergy Clin Immunol. 2013;13(6):596-606.

31. IMUNODEFICIÊNCIAS PRIMÁRIAS: DIAGNÓSTICO E TRATAMENTO

QUADRO 31-13   **Deficiências de complemento**

Imunode-ficiência	Herança/Defeito	Alterações imunológicas	Quadro clínico	Diagnóstico	Tratamento
Def. de C1q	AR, mutações em C1QA, C1QB, C1QC	Ausência de CH50, defeito no MAC	LES-*like*, doenças reumatológicas, infecções	CH50 AP50 C1q Estudo genético	Tratamento específico para as doenças autoimunes
Def. de C1r/s	AR Mutações em C1r e C1s	Ausência do CH50, defeito no MAC	LES-*like*, doenças reumatológicas, infecções	CH50 AP50 C1r C1s Estudo genético	Tratamento específico para as doenças autoimunes
Def. C4	AR Mutações em C4 e perda precoce da ativação do complemento	AP50 normal Ausência do CH 50 Defeito na resposta a antígenos polissacarídicos	LES-*like*, doenças reumatológicas, LES, diabetes tipo1, Infecções, meningite bacteriana	AP50 CH50 C4 Estudo genético	Considerar profilaxia com antibióticos
Def. C2	AR Mutações em C2	AP50 normal CH 50 reduzido	LES-*like*, vasculite, polimiosite, infecções piogênicas, glomerulonefrite	CH50 AP50 C2 Estudo genético	Tratamento específico para as doenças autoimunes
Def. C3	AR Mutações em C3 e perda da ativação do complemento pelas vias clássica e alternativa	CH50 e AP50 reduzidos, defeito no MAC, defeito na atividade bactericida, defeito na resposta imune humoral	Infecções piogênicas graves, LES –*like*, glomerulonefrite, síndrome hemolítico-urêmica, Infecções por *Neisseria*, LES	CH50 AP50 C3 Estudo genético	Considerar profilaxia com antibióticos Tratamento específico para as doenças autoimunes
Def. C5	AR Mutações em C5α ou C5β e perda da ativação do complemento	CH50 e AP50 reduzidos Defeito no MAC, Defeito na atividade bactericida	Infecções por *Neisseria*, LES	CH50 AP50 C5 Estudo genético	Considerar profilaxia com antibióticos Considerar tratamento do LES
Def. C9	AR Mutações em C9 Perda da ativação terminal do complemento	CH50 e AP50 reduzidos Defeito no MAC, Defeito na atividade bactericida	Infecções por *Neisseria*, pode estar associada as def. de C5, C6, C7 e C8	CH50 AP50 C9, C5, C6, C7 e C8 Estudo genético	Considerar profilaxia com antibióticos
Def. Inibidor C1 esterase	AD Mutações no inibidor do C1 e perda da regulação da atividade proteolítica do C1	Ativação espontânea da via do complemento Consumo de C4 e C2 Produção de bradicinina	Angioedema hereditário	Dosagem do C1 esterase C2 C4 Estudo genético	Reposição de C1 esterase recombinante Bloqueador de bradicinina Bloquedor de calicreína Danazol e Antifibrinolíticos – profilaxia
Def. de fator I	AR Mutações no fator I	Ativação espontânea da via alternativa do complemento Redução de C3, AP50, CH50	Infecções piogênicas recorrentes, gromerulonefrite, LES, síndrome hemolítico-urêmica	C3 AP50 CH50 Estudo genético	Considerar profilaxia com antibióticos
Def. de fator H	AR Mutações no fator H	Ativação espontânea da via alternativa do complemento Redução de C3, AP50, CH50	Infecções por *Neisseria*, gromerulonefrite membranoproliferativa, síndrome hemolítico-urêmica	C3 AP50 CH50 Estudo genético	Considerar profilaxia com antibióticos
Def. de properdina	XL Mutações na properdina	Ausência da atividade hemolítica AP50 reduzido CH50 normal	Infecções graves por *Neisseria*	AP50 CH50 Estudo genético	Considerar profilaxia com antibióticos
Def. de MASP2	AR Mutações em MASP 2	Ausência de atividade hemolítica pela via da lectina AP50 e CH50 normais	Infecções piogênicas Doença pulmonar inflamatória	AP50 CH50 Estudo genético	Considerar profilaxia com antibióticos

AR, autossômica recessiva; AD, autossômica dominante; CH50, complemento hemolítico 50%; MAC, complexo de ataque a membrana; AP50, complemento hemolítico total; LES, lúpus eritematoso sistêmico; MBL, *mannose binding lectina;* MASP 2, proteína ligadora da manone associada à serinoproteinase 2.

Herrod HG. Follow-up of pediatric patients with recurrent infection and mild serologic immune abnormalities. Ann Allergy Asthma Immunol 1997;79:460-4.

Holland SM. Chronic granulomatous disease. Hematol Oncol Clin North Am. 2013;27(1):89-99.

Jesus AA, Goldbach-Mansky R. Monogenic autoinflammatory diseases: Concept and clinical manifestations. Clin Immunol, 2013; 147(3):155-174.

Jolles S. The variable in common Variable Immunodeficiency: a disease of complex phenotypes. J Allergy Clin Immunol Pract 2013; 1:545-56.

Kelly BT, Tam JS, Verbsky JW, Routes JM. Screening for severe combined immunodeficiency in neonates. Clin Epidemiol. 2013;5:363-9.

Kokron CM, Errante PR, Barros MT, Baracho GV, Camargo MM, Kalil J, Rizzo LV. Clinical and laboratory aspects of common variable immunodeficiency. An Acad Bras Cienc. 2004;76:707-26.

Koskinen S. Long-term follow-up of health in blood donors with primary selective IgA deficiency. J Clin Immunol 1996;16:165-70.

Kowalczyk D, Mytar B, Zembala M. Cytokine production in transient hypogammaglobulinemia and isolated IgA deficiency. J Allergy Clin Immunol 1997;100:556-62.

Lee AH, Levinson AI, Schumacher HR Jr. Hypogammaglobulinemia and rheumatic disease. Semin Arthritis Rheum 1993; 22:252.

Lekstrom-Himes JA, Galun JI: Immunodeficiency diseases caused by defects in phagocytes. N Engl J Med 2000, 343: 1703-14.

Maggina P, Gennery AR. Classification of primary immunodeficiencies: need for a revised approach? J Allergy Clin Immunol. 2013;131(2): 292-4.

Notarangelo LD. Primary Immunodeficiencies. J Allergy Clin Immunol 2010; 125:S182-94.

Ochs HD, Smith CIE, Puck JM. Primary Immunodeficiency Disorders – A molecular and genetic approach. New York: Oxford University Press, 1999.

Parvaneh N, Casanova JL, Notarangelo LD, Conley ME. Primary Immunodeficiencies: a rapidly evolving story. J Allergy Clin Immunol 2013; 131:314-23.

Roifman CM, Fischer A, Notarangelo LD, de la Morena MT, Seger RA. Indications for hemopoietic stem cell transplantation. Immunol Allergy Clin North Am. 2010;30(2):261-2.

Wen L, Atkinson JP, Giclas PC. Clinical and laboratory evaluation of complement deficiency. J Allergy Clin Immunol 2004;113:585-93.

Wong T, Yeung J, Hildebrand KJ, Junker AK, Turvey SE. Human primary immunodeficiencies causing defects in innate immunity. Curr Opin Allergy Clin Immunol. 2013;13(6):607-13.

CAPÍTULO

32

Infecção pelo HIV e AIDS

Patrícia Hottz e Mauro Schechter

INTRODUÇÃO

Os primeiros relatos da síndrome de imunodeficiência adquirida (AIDS) foram publicados em 1981, nos Estados Unidos, quando foram notificados aos Centers for Disease Control and Prevention (CDC) vários casos de pneumonia por *Pneumocystis carinii* (fungo cuja denominação foi posteriormente mudada para *Pneumocystis jirovecii*) e de sarcoma de Kaposi em homossexuais masculinos previamente saudáveis. Em 1983 foi isolado seu agente causal, o vírus da imunodeficiência humana (HIV). A infecção pelo HIV associa-se a uma progressiva depleção de linfócitos T CD4+ (LT-CD4), culminando com profunda deficiência imunológica, conhecida como AIDS.

Em escala global, aproximadamente 80% dos adultos infectados pelo HIV-1 foram infectados através da exposição de superfícies mucosas ao vírus. Os outros 20% foram infectados por inoculação percutânea ou intravenosa.

O modo de transmissão da infecção pelo HIV é predominantemente sexual. A relação sexual heterossexual desprotegida é responsável pela maioria dos casos da infecção na África subsaariana e em alguns países do Caribe e da Ásia. Mas a situação é diferente no resto do mundo em desenvolvimento, assim como nos EUA e na Europa Ocidental.

Desde o início da epidemia, os homens que fazem sexo com homens (HSH) constituem o grupo mais afetado pela infecção pelo HIV na maioria dos países desenvolvidos, sobretudo aqueles na faixa etária de 13 a 29 anos, que em 2009 representaram 27% de todas as novas infecções por HIV nos EUA (CDC, 2011). Pesquisas realizadas em capitais de 41 países de diferentes níveis socioeconômicos evidenciaram que a prevalência da infecção entre HSH é, em média, 13 vezes maior do que na população em geral do país (UNAIDS, 2012; UNAIDS, 2013).

Nos países desenvolvidos e em alguns em desenvolvimento, porém, como o Brasil, ao longo dos anos, houve aumento dos casos atribuídos a relações heterossexuais, acompanhado por diminuição da relação de incidência entre os sexos masculino e feminino. Em 2011, na Europa, a relação de prevalência entre homens e mulheres com HIV foi de 3 (ECDC, 2011). No Brasil, em 2012, foi de 1,9, entre indivíduos de 15 a 24 anos (MS, 2013).

A infecção pelo HIV pode ocorrer ainda por transmissão mãe-filho durante a gestação, o parto ou a amamentação e é a principal fonte de infecção em crianças.

Atualmente, há estratégias eficazes de prevenção dessa forma de transmissão. Apesar disso, ela continua sendo um importante problema de saúde onde o acesso às medidas de prevenção é limitado, como na África subsaariana, onde vivem mais de 90% das crianças infectadas.

Outra relevante forma de transmissão é o uso de drogas injetáveis. Os usuários de drogas intravenosas (UDI) estão entre os grupos populacionais mais afetados pela infecção pelo HIV. Em 2007, um estudo estimou que houvesse 16 milhões de UDI em todo o mundo e que quase 20% deles estariam infectados pelo HIV.

Trinta anos após o início de uma epidemia complexa, estima-se que 0,8% dos indivíduos com idade entre 15 e 49 anos vivam com a infecção pelo HIV em todo o mundo. No final de 2012, havia 35,2 milhões de pessoas vivendo com a infecção pelo HIV no mundo, segundo dados divulgados pelas Nações Unidas.

Já no início, a epidemia teve uma explosiva migração para países em desenvolvimento, em particular para a África subsaariana, que continua sendo a região mais severamente afetada, com 4,9% dos adultos vivendo com a infecção pelo HIV, representando 69% de todas as pessoas que vivem com a infecção em todo o mundo.

Globalmente, entretanto, o número de novas infecções pelo HIV está diminuindo. Em 2012 houve 2,3 milhões, comparados a 3,5 milhões de novos casos anuais no final da década de 1990. Esta queda é mais pronunciada entre as crianças. Em 2012 o número de novas infecções pelo HIV em crianças foi de 260.000, 52% menor em relação a 2001, quando houve 550.000 novos casos.

Apesar da diminuição global do ritmo de crescimento da epidemia, o número absoluto de pessoas que vivem com a infecção pelo HIV/AIDS continua a aumentar, em grande parte devido à maior sobrevida associada à disponibilidade da terapia antirretroviral (TARV).

Com o advento e a evolução da TARV, a infecção pelo HIV tornou-se uma doença crônica para aqueles que têm acesso ao tratamento. Estudos em países desenvolvidos demonstraram que, apesar de as causas de morte tradicionalmente relacionadas à infecção pelo HIV continuarem sendo as mais frequentes em indivíduos com a infecção, outras condições, como doenças cardiovasculares, diabetes, neoplasias e doenças renais, tornaram-se cada vez mais frequentes, sobretudo em pacientes mais velhos e com imunidade relativamente preservada.

Porém, para iniciar o tratamento é necessário que o indivíduo conheça seu *status* sorológico para o HIV. Estima-se que apenas metade das pessoas que vivem com a infecção pelo HIV no mundo tenha sido diagnosticada. Além disso, o acesso ao tratamento em algumas regiões ainda é precário. Segundo dados divulgados pela Organização Mundial de Saúde (OMS) em 2013, apenas 34% das pessoas elegíveis recebem o tratamento em países de baixa e média renda.

No Brasil, desde o início da epidemia até junho de 2013 foram notificados 686.478 casos de AIDS, dos quais 445.197 (64,9%) eram do sexo masculino e 241.223 (35,1%) do sexo feminino. Cumpre ressaltar, porém, que, até o final de 2013, apenas os casos de indivíduos com infecção pelo HIV que iniciaram TARV e gestantes/parturientes/puérperas com infecção pelo HIV foram incluídos na Lista Nacional de Doenças de Notificação Compulsória. Estima-se que haja aproximadamente 718 mil pessoas com infecção pelo HIV no Brasil, 20% das quais não sabem estar infectadas.

ETIOPATOGENIA

O HIV é um retrovírus da subfamília *Lentivirinae* isolado pela primeira vez em 1983 (Barré-Sinoussi, 1983), que infecta e destrói células do sistema imunológico.

O HIV é um vírus RNA que se caracteriza pela presença da enzima transcriptase reversa, que permite a transcrição do RNA viral em DNA, que pode, então, se integrar ao genoma da célula do hospedeiro, passando a ser chamado de provírus. A integração requer a ação da enzima integrase e é essencial para a ocorrência da infecção. O DNA viral é copiado em RNA mensageiro, que é transcrito em proteínas virais. Ocorre, então, a montagem do vírus e, posteriormente, a gemulação. As principais células infectadas são aquelas que apresentam a molécula CD4 em sua superfície, predominantemente LT-CD4 (linfócitos T4 ou T-*helper*) e macrófagos. A molécula CD4 age como receptor do vírus, mediando a invasão celular.

Em 1996, foram identificadas outras moléculas (receptores de quimiocinas, entre elas CCR5, CXCR4 e CCR2), presentes na superfície das células, que também são essenciais para que a infecção ocorra. A molécula CCR5 participa da infecção de macrófagos por cepas monocitotrópicas (associadas à infecção primária) e CXCR4 da infecção de linfócitos por cepas linfocitotrópicas (que são mais frequentemente isoladas após a infecção ter se estabelecido). Indivíduos homozigotos para determinada mutação no gene que codifica CCR5 (cerca de 1% da população caucasiana) não são suscetíveis à infecção. Já os heterozigotos para esta mesma mutação (cerca de 15% das pessoas com ascendência europeia) apresentam progressão mais lenta da imunodeficiência causada pelo HIV.

A imensa variabilidade genética, a alta capacidade de mutação e o rápido *turnover* que permitem que resista à evolução das defesas do hospedeiro são algumas de suas principais características. O HIV é classificado em dois tipos: HIV-1 e HIV-2. O HIV-1, mais prevalente no mundo, é dividido em grupos filogeneticamente distantes: o grupo principal (*main* = "M"), o atípico (*outlier* = "O") e o grupo não M e não O (N). O grupo M, o mais comum, é subdividido em subtipos – de A a D, de F a H, J e K, e subsubtipos – A1, A2, F1 e F2 . Embora as variantes genéticas do HIV não sejam restritas geograficamente, há importantes diferenças na predominância de subtipos em cada região. Na África Central, os subtipos mais reportados são o A e o D. África do Sul, Etiópia e Índia têm o subtipo C como mais prevalente. Na China e no Japão circulam formas recombinantes BC. Já na Europa, EUA, Austrália, Tailândia e Brasil o principal subtipo é o B.

Pouco após a exposição ocorre replicação viral na mucosa, na submucosa e no tecido linforreticular. A replicação viral ocorre principalmente no tecido linforreticular associado ao tubo gastrointestinal, que abriga a vasta maioria dos LT-CD4 do organismo. Durante a infecção aguda há perda maciça dessas células, além de enteropatia provocada por apoptose dos enterócitos, que aumenta a permeabilidade do intestino e permite a translocação de microrganismos para a circulação sanguínea, com consequente ativação imunológica sistêmica. Há dados que indicam que a magnitude do aumento da permeabilidade intestinal e a consequente translocação bacteriana são os elementos centrais da patogenia da infecção pelo HIV. A translocação bacteriana associa-se a uma persistente ativação imunológica, gerando maior produção de células T, que se tornam alvos do HIV, resultando em maior deficiência imunológica. A rápida expansão do HIV durante a fase aguda da infecção permite a infecção de células de longa duração, capazes de permanecerem em estado latente por décadas.

MANIFESTAÇÕES CLÍNICAS

A fase aguda da infecção pelo HIV é um período caracterizado por grande replicação viral e rápida destruição imunológica. A fase conhecida como "janela imunológica" é definida como o intervalo entre o aparecimento do RNA do HIV no plasma e a detecção de anticorpos específicos, que pode durar até 4 semanas e coincide com o período de maior risco de transmissão.

Manifestações clínicas podem ocorrer de 4 a 12 semanas após a infecção. O quadro clínico da fase aguda da infecção é bastante inespecífico, podendo ser confundido com o de outras doenças e sendo raramente diagnosticado. Quando há exteriorização clínica, a chamada síndrome retroviral aguda (SRA) compõe-se de sinais e sintomas semelhantes aos da síndrome de mononucleose.

Os principais achados incluem febre, adenopatia, faringite, exantema, mialgia e cefaleia. Podem ocorrer ainda esplenomegalia, letargia, astenia, anorexia e depressão. A infecção aguda pode variar de assintomática a quadros clínicos graves. Há clara associação entre a intensidade das manifestações da SRA e a velocidade de progressão da imunodeficiência após a resolução do quadro agudo.

A infecção aguda é seguida de um período de latência clínica com duração variável, durante o qual ocorre replicação viral e perda progressiva de LT-CD4. A velocidade de declínio dos LT-CD4 está relacionada à carga viral plasmática (CV) do HIV: quanto mais alta, maior a velocidade de progressão.

A contagem de LT-CD4 é o principal indicador laboratorial de competência imunológica em pacientes com a infecção pelo HIV. Além de determinar a urgência do início da TARV e a necessidade de profilaxia para infecções oportunistas, o valor do CD4 é o maior preditor de sobrevida e de progressão de doença.

A AIDS é clinicamente caracterizada pela ocorrência de doenças oportunistas. Entre as infecções oportunistas destacam-se a pneumocistose, a neurotoxoplasmose, a tuberculose pulmonar atípica ou disseminada, a meningite criptocócica e a retinite por citomegalovírus. As neoplasias mais comuns são o sarcoma de Kaposi, os linfomas não Hodgkin e, em mulheres jovens, o câncer de colo uterino.

Na era pré-TARV, as infecções oportunistas eram a principal causa de morte em crianças infectadas pelo HIV. A despeito do avanço do tratamento, as infecções oportunistas continuam sendo um grande problema entre crianças nascidas de mães infectadas pelo HIV, sem acesso ao pré-natal. Por outro lado, a disponibilidade de TARV proporcionou aumento na sobrevida e na qualidade de vida de crianças que foram diagnosticadas precocemente e tiveram acesso ao tratamento. Com isso, o número de adolescentes e adultos jovens vivendo com HIV/AIDS é cada vez maior. Esses adolescentes geralmente apresentam longa exposição à TARV, resultando em eventos adversos acumulados, resistência virológica e opções terapêuticas reduzidas. Deficiências neurocognitivas e ponderoestaturais são comuns, além de problemas psicossociais, aspectos que devem ser considerados no cuidado integral a essa população.

Os adolescentes com infecção pelo HIV também incluem os que adquiriram a infecção por atividade sexual, uso de drogas injetáveis ou transfusão sanguínea. Este grupo muitas vezes não recebe a devida atenção e prioridade dos programas de HIV/AIDS, resultando em má adesão ao tratamento ou abandono de seguimento, com consequentes intercorrências clínicas, progressão da doença e aumento da mortalidade.

De acordo com o Centro de Controle e Prevenção de Doenças (CDC) dos EUA, a infecção pelo HIV pode ser classificada em três estágios, definidos por condições clínicas ou laboratoriais:

- **Estágio 1**: Ausência de doenças definidoras de AIDS **e** contagem de LT-CD4 ≥ 500 céls/µL ou ≥ 29%.
- **Estágio 2**: Ausência de doenças definidoras de AIDS **e** contagem de LT-CD4 200 ≥ 499 céls/µL ou 14 ≥ 28%.
- **Estágio 3**: Documentação de doenças definidoras de AIDS **ou** contagem de LT-CD4 < 200 cels/µL ou < 14%.

O estágio é **desconhecido** quando não há informações sobre contagem de LT-CD4 ou condições clínicas.

A classificação imunológica e as doenças definidoras de AIDS, de acordo com o CDC, estão ilustradas nos Quadros 32-1 e 32-2, respectivamente.

QUADRO 32-1   Classificação imunológica do CDC, 2008

| Alteração imunológica | Contagem de LT-CD4+ | | |
| | Idade | | |
	< 12 meses	1 a 5 anos	6 a 12 anos
Ausente	> 1.500 (> 25%)	≥ 1000 (≥ 25%)	≥ 500 (≥ 25%)
Moderada	750 a 1.499 (15% a 24%)	500 a 999 (15% a 24%)	200 a 499 (15% a 24%)
Grave	< 750 (< 15%)	< 500 (< 15%)	< 200 (< 15%)

QUADRO 32-2   Doenças definidoras de AIDS

- Infecções bacterianas múltiplas ou recorrentes (*somente entre crianças < 13 anos*)
- Pneumonia intersticial linfocítica – LIP (*somente entre crianças < 13 anos*)
- Síndrome consumptiva associada ao HIV (perda involuntária de mais de 10% do peso habitual) associada a diarreia crônica (dois ou mais episódios por dia com duração ≥ 1 mês) ou fadiga crônica e febre ≥ 1 mês
- Pneumonia por *Pneumocystis jirovecii*
- Pneumonia bacteriana recorrente – dois ou mais episódios em um ano (*somente entre adultos e adolescentes > 13 anos*)
- Herpes simples com úlceras mucocutâneas (duração > 1 mês) ou visceral em qualquer localização
- Candidíase esofágica, de traqueia, brônquios ou pulmões
- Tuberculose extrapulmonar
- Sarcoma de Kaposi
- Doença por citomegalovírus (retinite ou outros órgãos, exceto fígado, baço ou linfonodos)
- Neurotoxoplasmose
- Encefalopatia pelo HIV
- Criptococose extrapulmonar
- Infecção disseminada por micobactérias não *M. tuberculosis*
- Leucoencefalopatia multifocal progressiva
- Criptosporidiose intestinal crônica (duração > 1 mês)
- Isosporíase intestinal crônica (duração > 1 mês)
- Micoses disseminadas (histoplasmose, coccidiomicose)
- Septicemia recorrente por *Salmonella* não *thyphi*
- Linfoma não Hodgkin de células B ou primário do sistema nervoso central
- Carcinoma cervical invasivo (*somente entre adultos e adolescentes > 13 anos*)
- Reativação de doença de Chagas (meningoencefalite e/ou miocardite)
- Leishmaniose atípica disseminada
- Nefropatia ou cardiomiopatia sintomática associada ao HIV

Fonte: CDC, 2008.

Já a OMS classifica a infecção pelo HIV em quatro estágios clínicos, descritos no Quadro 32-3. A OMS propôs uma modificação na classificação imunológica do CDC, baseada em recentes análises de prognóstico, que evidenciaram que o mesmo percentual de LT-CD4 está associado a um maior risco de progressão para AIDS e morte, ao longo de um ano, em crianças com idade mais precoce (Quadro 32-4).

A síndrome inflamatória de reconstituição imune (IRIS) é uma reação inflamatória aguda, local ou sistêmica, que ocorre após o início de TARV, principalmente em indivíduos com baixa contagem de LT-CD4. Provavelmente, devido a diferentes definições utilizadas, a IRIS é descrita entre 15% e 25% dos indivíduos que iniciam TARV em estudos retrospectivos, de 10% a 20% em estudos prospectivos randomizados e em até 45% em estudos sobre infecções específicas. A IRIS ocorre geralmente 4 a 8 semanas após o início de TARV, sendo descritas reações inflamatórias relacionadas a infecções fúngicas, virais e bacterianas, neoplasias e fenômenos autoimunes.

DIAGNÓSTICO LABORATORIAL

A infecção pelo HIV pode ser diagnosticada por meio de testes sorológicos que detectam anticorpos anti HIV-1 e HIV-2 e através de métodos que detectam antígenos do HIV ou RNA viral.

Em adultos, adolescentes e crianças com mais de 18 meses, o diagnóstico geralmente é estabelecido através

DIAGNÓSTICO E TRATAMENTO DAS DOENÇAS IMUNOLÓGICAS

QUADRO 32-3 **Classificação clínica da infecção pelo HIV, segundo a OMS (2013)**

ESTÁGIO 1

- Infecção assintomática
- Linfadenomegalia generalizada persistente

ESTÁGIO 2

- Dermatite seborreica
- Moderada e inexplicada perda de peso (< 10% do peso)
- Queilite angular
- Úlceras orais recorrentes
- Hespes-zóster
- Hepatoesplenomegalia persistente inexplicada (somente entre crianças < 13 anos)
- Eritema gengival linear
- Erupção cutânea papuloeritematosa
- Infecções respiratórias altas de repetição
- Aumento persistente e inexplicado das parótidas (somente entre crianças < 13 anos)
- Onicomicose
- Condilomatose genital extensa
- Molusco contagioso extenso (somente entre crianças < 13 anos)
- Perda de peso importante e inexplicada (> 10% do peso)

ESTÁGIO 3

- Diarreia crônica inexplicada (> 1 mês de duração)
- Febre crônica inexplicada (intermitente ou constante > 1 mês)
- Candidíase oral persistente
- Leucoplasia oral pilosa
- Tuberculose pulmonar
- Infecções bacterianas graves (pneumonia, empiema, piomiosite, infecção óssea ou articular, meningite e bacteremia)
- Estomatite ulcerativa necrotizante aguda
- Anemia, leucopenia ou plaquetopenia inexplicadas
- Desnutrição inexplicada (somente entre crianças < 13 anos)
- Doenças pulmonares crônicas, incluindo bronquiectasia (somente entre crianças < 13 anos)
- Tuberculose ganglionar (somente entre crianças < 13 anos)
- Pneumonia de repetição (somente entre crianças < 13 anos)
- Pneumonia intersticial linfocítica – LIP (somente entre crianças < 13 anos)
- Infecções bacterianas múltiplas ou recorrentes (somente entre crianças < 13 anos)

ESTÁGIO 4

- Síndrome consumptiva associada ao HIV (perda involuntária de mais de 10% do peso habitual) associada a diarreia crônica (dois ou mais episódios por dia com duração ≥ 1 mês) ou fadiga crônica e febre ≥ 1 mês
- Pneumonia por *Pneumocystis jirovecii*
- Pneumonia bacteriana recorrente – dois ou mais episódios em um ano (somente entre adultos e adolescentes > 13 anos)
- Herpes simples com úlceras mucocutâneas (duração > 1 mês) ou visceral em qualquer localização
- Candidíase esofágica, de traqueia, brônquios ou pulmões
- Tuberculose extrapulmonar
- Sarcoma de Kaposi
- Doença por citomegalovírus (retinite ou outros órgãos, exceto fígado, baço ou linfonodos)
- Neurotoxoplasmose
- Encefalopatia pelo HIV
- Criptococose extrapulmonar
- Infecção disseminada por micobactérias não *M. tuberculosis*
- Leucoencefalopatia multifocal progressiva
- Criptosporidiose intestinal crônica (duração > 1 mês)
- Isosporíase intestinal crônica (duração > 1 mês)
- Micoses disseminadas (histoplasmose, coccidiomicose)
- Septicemia recorrente por *Salmonella* não *thyphi*
- Linfoma não Hodgkin de células B ou primário do sistema nervoso central
- Carcinoma cervical invasivo (somente entre adultos e adolescentes > 13 anos)
- Leishmaniose atípica disseminada
- Cardiopatia ou nefropatia associada ao HIV (somente entre crianças < 13 anos)
- Encefalopatia pelo HIV (somente entre crianças < 13 anos)

QUADRO 32-4 **Classificação imunológica segundo a OMS (2007)**

Imunodeficiência relacionada ao HIV	Valores de linfócitos T CD4 relacionados à idade			
	≤11 meses (%)	12 a 35 meses (%)	35 a 59 meses (%)	≥5 anos (cel/mm³)
Nenhuma ou insignificante	> 35	> 30	> 25	> 500
Leve	30 a 35	25 a 30	20 a 25	350 a 499
Avançada	25 a 29	20 a 24	15 a 19	200 a 349
Grave	< 25	< 20	< 15	< 200 *ou* < 15%

do resultado positivo de um teste sorológico inicial, como o teste rápido ou ELISA, confirmado por outro teste sorológico positivo, o Western blot. Menos comumente, o diagnóstico é confirmado por teste de imunofluorescência indireta ou por testes moleculares, como o PCR para DNA ou RNA virais, detecção do antígeno p24 ou isolamento viral por cultura.

Dada a persistência de anticorpos maternos, em crianças com menos de 18 meses de idade o diagnóstico definitivo da infecção só pode ser firmado após haver dois testes não sorológicos com resultados positivos em duas amostras diferentes de sangue, como a detecção por meio de técnicas moleculares de DNA ou RNA virais, do antígeno p24 (para crianças com mais de 1 mês) ou isolamento viral por cultura. O critério para diagnóstico presuntivo da infecção pelo HIV nesta faixa etária contempla positividade de apenas um teste virológico, sem testes negativos subsequentes.

A confirmação da infecção aguda pelo HIV durante a chamada "janela imunológica" requer a detecção de RNA viral através de técnicas moleculares ou a positividade em teste sorológico para detecção de antígeno p24. Mais recentemente, tornaram-se disponíveis testes sorológicos de quarta geração, que detectam concomitantemente o antígeno p24 e anticorpos anti-HIV.

TRATAMENTO

Em 1996, a introdução na prática clínica da terapia antirretroviral combinada de alta potência associou-se a uma drástica redução da morbidade e da mortalidade associadas ao HIV, transformando a infecção em uma doença crônica.

Embora a TARV leve à supressão da replicação viral para níveis indetectáveis pelos métodos virológicos quantitativos utilizados na prática clínica, não há erradicação da infecção. Em verdade, quando métodos mais sensíveis são usados, é possível detectar viremia em virtualmente todos os pacientes. A interrupção da TARV leva quase que invariavelmente, e em prazo curto, ao retorno de viremia aos níveis pré-tratamento e progressão para a AIDS.

O tratamento também não restaura integralmente o *status* imunológico dos indivíduos com a infecção pelo HIV. Ademais, esses pacientes têm maior risco de desenvolverem doenças cardiovasculares, ósseas e neurocognitivas. Este aumento de morbidade está associado a um processo inflamatório crônico, que persiste a despeito de níveis virais plasmáticos indetectáveis.

Diversos estudos demonstraram a eficácia da TARV em evitar a transmissão da infecção pelo HIV. Há modelos matemáticos que sugerem ser possível controlar a epidemia através do tratamento de todos os indivíduos com infecção pelo HIV, estratégia conhecida como "teste e trate". No entanto, incertezas quanto ao alto nível de adesão ao tratamento que seria necessário por parte de indivíduos, outrossim, assintomáticos, o risco de desenvolvimento e transmissão de vírus resistentes às drogas disponíveis, a potencial toxicidade e o alto custo do tratamento diminuem o entusiasmo de muitos em relação a essa estratégia para o controle da pandemia de infecção pelo HIV.

Em nível internacional, o início de terapia antirretroviral está indicado para todos os pacientes adultos com infecção sintomática. Por outro lado, há controvérsias quanto ao momento em que a terapia antirretroviral deve ser introduzida para pacientes infectados pelo HIV, porém assintomáticos.

Segundo as mais recentes recomendações do Ministério da Saúde do Brasil (MS), a introdução imediata da terapia antirretroviral deve ser estimulada em todos os indivíduos com a infecção pelo HIV, na perspectiva de redução da transmissibilidade do HIV, considerando a motivação do indivíduo. O início de TARV é recomendado para todos aqueles com contagens de LT-CD4 < 500 células/mm³, para pacientes com tuberculose ativa, independentemente da contagem de LT-CD4 e do estágio clínico, para os

QUADRO 32-5   Recomendações para início de TARV em pessoas vivendo com a infecção pelo HIV no Brasil de acordo com o Ministério da Saúde (2013)

Status clínico e imunológico	Recomendação
Todas as pessoas com infecção pelo HIV, independentemente da contagem de CD4	Estimular início imediato da TARV, na perspectiva de redução da transmissibilidade do HIV, considerando a motivação do indivíduo
Sintomáticos Independentemente da contagem de CD4, incluindo tuberculose ativa	Iniciar TARV
Assintomáticos CD4 ≤ 500 células/mm³ CD4 > 500 células/mm³	Iniciar TARV Iniciar TARV na coinfecção HIV-HBV com indicação de tratamento para hepatite B Considerar TARV nas seguintes situações: • Neoplasias não definidoras de AIDS com indicação de quimioterapia • ou radioterapia • Doença cardiovascular estabelecida ou risco cardiovascular elevado (acima de 20%, segundo escore de Framingham) • Coinfecção HIV-HCV • Carga viral do HIV acima de 100.000 cópias/mL
Sem contagem de CD4 disponível	Na impossibilidade de se obter contagem de CD4, não se deve adiar o início do tratamento
Gestantes Independentemente da contagem de linfócitos CD4	Iniciar TARV

coinfectados com HIV e vírus da hepatite B (HBV) que apresentam evidências de doença hepática crônica ou indicação para o tratamento de hepatite B, para os indivíduos com parceiros sorodiscordantes e para gestantes. A introdução de TARV, segundo o MS, deve ser considerada para indivíduos com contagens de LT-CD4>500 células/mm³ e com neoplasias não definidoras de AIDS com indicação de quimioterapia ou de radioterapia, doença cardiovascular estabelecida ou com risco cardiovascular elevado (acima de 20%, segundo escore de Framingham), coinfecção HIV e vírus da hepatite C (HCV) e/ou CV acima de 100.000 cópias/mm³.

O MS recomenda iniciar tratamento em todas as crianças com menos de 12 meses de idade com diagnóstico de HIV e naquelas com mais de 12 meses, sintomáticas ou com contagem de LT-CD4 inferior ao limite definido no Quadro 32-1, além de avaliar início de TARV naquelas assintomáticas, mas com CV > 100.000 cópias/mm³.

Os primeiros 6 meses de tratamento são especialmente importantes. A melhora clínica e imunológica e a supressão viral são esperadas em indivíduos que aderem à TARV. A CV deve ser mensurada 2 a 4 semanas após o início do tratamento. Caso não haja queda superior a 90% da CV, deve-se considerar falta de adesão ao tratamento ou vírus resistentes às drogas em uso. Todos os pacientes em uso de terapia antirretroviral eficaz devem ter carga viral indetectável 16 a 24 semanas após o início do tratamento.

Atualmente, o esquema de TARV recomendado no Brasil como primeira linha é tenofovir + lamivudina + efavirenz (TDF+3TC+EFV), na apresentação de dose fixa combinada, sempre que disponível (Quadro 32-6). Outros esquemas são recomendados como terapia inicial em casos especiais, conforme descrito no Quadro 32-7.

QUADRO 32-6   Esquemas antirretrovirais para início da terapia antirretroviral no Brasil de acordo com a OMS (2013)

ESQUEMA DE PRIMEIRA LINHA

TDF + 3TC + EFV*
* na apresentação de dose fixa combinada, sempre que disponível

Alternativas ao uso do RDF:	Utilizar	Situação
1ª opção	AZR	Contraindicação ao TDF
2ª opção	ABC	Contraindicação ao TDF e AZT
2ª opção	ddl	Contraindicação ao TDF, AZT e ABC

ESQUEMA DE SEGUNDA LINHA

2 ITRN + OP/r
O lopinavir com *booster* de ritonavir (LPV/r) é opção preferencial na classe dos inibidores, quando da impossibilidade de usar de **ITRNN** na composição do esquema

Alternativas ao uso do LPV/r	Utilizar	Situação
1ª opção	ATV/r	Contraindicação ao LTV/r
2ª opção	FPV/r	Contraindicação ao LPV/r e ATV/r

QUADRO 32-7   Escolha da terapia inicial em situações especiais de acordo com a OMS (2013)

Condição clínica	Recomendação	Comentários
Hepatite B	A dupla de ITRN/ITRNt preferencial é TDF + 3TC	Essa dupla tem ação contra o HBV
Nefropatia	A dupla de ITRN/ITRNt preferencial é AZT + 3TC	Evitar uso de TDF em razão da nefrotoxicidade
Tuberculose	EFV deve preferencialmente compor o esquema	Evitar uso do IP/r Inicar TARV entre a 2ª e a 8ª semana após o início do tratamento de TB
Gestação	O esquema preferencial deve ser AZT + 3TC + LPV/r	EFV é contraindicado

PREVENÇÃO DA TRANSMISSÃO MÃE–FILHO

Dada a eficácia das medidas de prevenção à transmissão mãe-filho, em países desenvolvidos a taxa de transmissão é bastante inferior a 1%, sendo atualmente raros os casos de crianças infectadas por esta via. Por outro lado, em países de baixa e média renda, a cobertura dos programas de prevenção continua insuficiente e, consequentemente, a taxa de transmissão ainda é elevada, podendo atingir 30% a 40% das crianças em alguns locais.

No último estudo brasileiro em parturientes de 2010, observou-se uma prevalência de HIV de 0,38%. Aplicando-se essa prevalência ao número estimado de gestantes em 2012, obtém-se um total de 12.177 gestantes HIV-positivas nesse ano. Comparando o dado estimado com o número de casos notificados em 2012 (7.097), estima-se que a vigilância de HIV em gestantes alcançou apenas 58,3% dos casos esperados. O estudo também evidenciou que a maioria das gestantes infectadas pelo HIV está na faixa de 20 a 29 anos (50,7%) e possui baixo nível de escolaridade (32,7% com 5ª à 8ª série incompleta).

A prevalência estimada de transmissão mãe–filho no Brasil em 2004 foi de 6,8%. Todavia, visto que as taxas mais altas ocorrem em gestantes não submetidas às intervenções preventivas, com as quais a transmissão pode ser reduzida para menos de 0,5%, esse valor está muito longe do ideal.

O início da TARV para prevenção da transmissão mãe–filho deve ser precoce, após o primeiro trimestre, entre a 14ª e a 28ª semana de gestação. Quando o diagnóstico é estabelecido tardiamente, após a 28ª semana, é recomendado o início da TARV logo após a coleta dos exames, mesmo antes da obtenção de seus resultados.

No Brasil, a recomendação é iniciar a terapia para todas as gestantes, independentemente da existência de sintomas ou da contagem de linfócitos CD4 e manter após o parto, independentemente do nível de CD4 no momento do início. O esquema de escolha para gestantes é zidovudina/lamivudina + lopinavir/ritonavir (AZT/3TC+LPV/r). A posologia do LPV/r deve ser de dois comprimidos em duas tomadas diárias, podendo-se considerar o aumento da dose para três comprimidos em duas tomadas, particularmente no terceiro trimestre da gestação.

Há indicação de cesárea eletiva para as gestantes que não receberam TARV combinada durante a gestação ou naquelas que apresentam carga viral plasmática do HIV desconhecida ou superior a 1.000 cópias/mL, a partir de 34 semanas de gestação.

Recomenda-se que as gestantes recebam a administração de AZT intravenoso desde o início do trabalho de parto ou 1 hora antes do início da Cesárea eletiva até o nascimento e clampeamento do cordão umbilical. A amamentação é contraindicada e a mãe tem direito ao acesso à fórmula infantil para alimentação do recém-nascido. Além disso, o recém-nascido exposto deve receber a administração de solução oral de AZT por 6 semanas e ser acompanhado em serviço especializado.

PROFILAXIA PRÉ E PÓS-EXPOSIÇÃO

A quimioprofilaxia pré-exposição ao HIV (PrEP) é o uso diário ou intermitente de drogas antirretrovirais para evitar a infecção. Estudos clínicos mostraram a eficácia da PrEP em casais heterossexuais sorodiscordantes, HSH e UDI. Por ainda haver dúvidas quanto à melhor forma de PrEP (drogas, frequência etc.), esta intervenção não é rotineiramente recomendada no Brasil.

A quimioprofilaxia pós-exposição ao HIV (PEP) consiste no uso de antirretroviral por um curto período para evitar a infecção pelo HIV após uma potencial exposição de risco. A exposição pode ser ocupacional (entre profissionais de saúde que se acidentam com material biológico) ou sexual. A PEP deve ser iniciada até 72 horas após a exposição e mantida por 28 dias.

A PEP após exposição ocupacional é amplamente difundida e faz parte das medidas de proteção do profissional que trabalha com risco de exposição a material biológico. O risco de infecção por HIV nesses casos é de aproximadamente 0,3%, mas varia de acordo com o tipo de acidente, gravidade, tamanho da lesão, presença e volume de sangue envolvido, além das condições clínicas do paciente-fonte e do uso correto da PEP. O fluxograma de PEP após exposição ocupacional está descrito na Figura 32-1 (ver caderno colorido).

No entanto, esse tipo de exposição geralmente é um evento único, o que torna o fornecimento de quimioprofilaxia mais simples.

Um estudo brasileiro avaliou o impacto comportamental, a aceitabilidade e a incidência de HIV entre 200 HSHs que receberam AZT/3TC após exposição sexual.

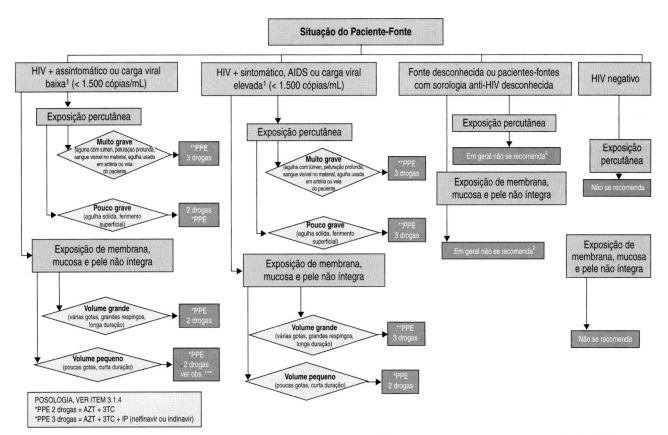

FIGURA 32-1   Fluxograma de conduta após exposição ocupacional ao HIV.
Fonte: OMS, 2011

Não houve aumento do comportamento de risco, o uso de PEP foi seguro, mas irregular; apesar do fácil acesso à PEP, a incidência de infecção por HIV não foi diferente da encontrada em coortes anteriores em que a PEP não foi usada. Mais de 90% dos participantes não iniciaram PEP mais de duas vezes durante os 2 anos de estudo e menos de 5% usaram PEP quatro ou mais vezes no período. Embora a sua precisa eficácia após exposições sexuais ao HIV não seja conhecida, PEP é rotineiramente recomendada e está disponível na rede pública brasileira.

Os ARVs recomendados no Brasil para PEP estão descritos no Quadro 32-8.

QUADRO 32-8 **Escolha do esquema antirretroviral para quimioprofilaxia pós-exposição segundo a OMS (2011)**

Esquema básico	AZT/3TC
Esquema básico alternativo	TDF + 3TC *ou* d4T + 3TC
Esquema ampliado	AZT/3TC + LPV/r *ou* TDF + 3TC + LPVr
Esquema ampliado alternativo	TDF + 3TC + LPVr

CONCLUSÃO

No decorrer de três décadas, desde os primeiros relatos de casos de infecções oportunistas em homossexuais masculinos previamente sadios, houve, em nível mundial, uma dramática mudança no perfil da epidemia da infecção pelo HIV.

Ao longo dos anos houve aumento dos casos atribuídos a relações heterossexuais, acompanhado por diminuição da relação de incidência entre os sexos masculino e feminino. Com o aumento da prevalência da infecção em mulheres, ocorreu aumento também na frequência da infecção entre as crianças por transmissão mãe–filho, em particular nos países em desenvolvimento, onde o acesso à prevenção dessa forma de transmissão ainda é bastante limitado.

Houve, também, uma explosiva migração da epidemia para países em desenvolvimento, particularmente para a África subsaariana, onde a epidemia tornou-se generalizada, afetando todos os indivíduos sexualmente ativos, independentemente de nível socioeconômico ou opção sexual. Já em países desenvolvidos ou em estágios intermediários de desenvolvimento, como o Brasil, a epidemia passou a afetar, de forma progressivamente desproporcional, aqueles com menor acesso à informação e aos cuidados de saúde.

Por outro lado, o advento da TARV foi o fator mais importante na mudança da história natural da infecção, diminuindo de modo drástico a mortalidade diretamente relacionada à AIDS, mudando profundamente o perfil de comorbidades e das causas de morte em países onde há acesso ao tratamento, incluindo o Brasil. Além disso, o uso de antirretrovirais está relacionado à diminuição da transmissão da infecção pelo HIV, tanto perinatal quanto sexual e entre vítimas de acidentes biológicos.

As recomendações para o uso de antirretrovirais para tratamento das pessoas que vivem com HIV/AIDS e para quimioprofilaxia pré e pós-exposição estão em constante transformação à medida que novos dados se tornam disponíveis e novas drogas são comercializadas. As recomendações atuais tendem para o início mais precoce de TARV. Infelizmente, porém, ainda há regiões no mundo que sofrem profundamente com a falta de acesso ao diagnóstico e ao tratamento, mesmo nos estágios avançados da doença.

Bibliografia

Alkhatib G. The biology of CCR5 and CXCR4. Curr Opin HIV AIDS. 2009 Mar; 4(2):96-103.

Ananworanich J, Fletcher JL, Pinyakorn S et al. A novel acute HIV infection staging system based on 4th generation immunoassay. Retrovirology. 2013; 10:56.

Baeten JM, Donnell D, Ndase P et al. Antiretroviral prophylaxis for HIV prevention in heterosexual men and women. N Engl J Med. 2012; 367(5):399-410.

Barré-Sinoussi F, Chermann JC, Rey F et al. Isolation of a T-lymphotropic retrovirus from a patient at risk for acquired immune deficiency syndrome (AIDS). Science. 1983; 220(4599):868-71.

Bradley Hare C. HIV InSite Knowledge Base Chapter. 2006; Content reviewed, 2009. Disponível em: http://hivinsite.ucsf.edu/InSite?page=kb-03-01-01.

Brasil. Ministério da Saúde (MS). Departamento de DST, AIDS e Hepatites Virais. Boletim epidemiológico HIV/AIDS, 2013. Disponível em: http://www.aids.gov.br/sites/default/files/anexos/publicacao/2013/55559/_p_boletim_2013_internet_pdf_p__51315.pdf

Brasil. Ministério da Saúde (MS). Secretaria de Vigilância em Saúde. Programa Nacional de DST e AIDS. Recomendações para Terapia Antirretroviral em Crianças e Adolescentes Infectados pelo HIV: manual de bolso/Ministério da Saúde, Secretaria de Vigilância em Saúde, Programa Nacional de DST e AIDS. Brasília: Ministério da Saúde, 2009. Disponível em: http://www.aids.gov.br/sites/default/files/consenso_pediatrico.pdf.

Brasil. Ministério da Saúde (MS). Secretaria de Vigilância em Saúde. Programa Nacional de DST e AIDS. Recomendações para Profilaxia da Transmissão Vertical do HIV e Terapia Antirretroviral em Gestantes: manual de bolso/Ministério da Saúde, Secretaria de Vigilância em Saúde, Programa Nacional de DST e AIDS. 2010.

Brasil. Ministério da Saúde (MS). Secretaria de Vigilância em Saúde. Exposição a materiais biológicos/Ministério da Saúde, Secretaria de Vigilância em Saúde – Brasília: Editora do Ministério da Saúde, 2011. Disponível em: http://www.saude.rs.gov.br/upload/1337000719_Exposi%C3%A7%C3%A3o%20a%20Materiais%20Biol%C3%B3gicos.pdf

Centers for Disease Control and Prevention (CDC). HIV surveillance report, 2011;23. Disponível em: http://www.cdc.gov/hiv/pdf/statistics_2011_HIV_Surveillance_Report_vol_23.pdf

Centers for Disease Control and Prevention. Detection of acute HIV infection in two evaluations of a new HIV diagnostic testing algorithm – United States, 2011-2013. MMWR Morb Mortal Wkly Rep. 2013; 62(24):489-94

Centers for Disease Control and Prevention. Estimates of new HIV infections in the United States, 2006-2009. 2011. Disponível em: http://www.cdc.gov/nchhstp/newsroom/docs/HIV-Infections-2006-2009.pdf.

Centers for Disease Control and Prevention. Revised Surveillance Case Definitions for HIV Infection Among Adults, Adolescents, and Children Aged <18 Months and for HIV Infection and AIDS Among Children Aged 18 Months to <13 Years – United States, 2008. MMWR. 2008; 57(RR10);1-8.

Choopanya K, Martin M, Suntharasamai P et al. Antiretroviral prophylaxis for HIV infection in injecting drug users in Bangkok, Thailand (the Bangkok TenofovirStudy): a randomised, double-blind, placebo-controlled phase 3 trial. Lancet. 2013 Jun 15; 381(9883):2083-90.

Cilliers T, Nhlapo J, Coetzer M et al. The CCR5 and CXCR4 coreceptors are both used by human immunodeficiency virus type 1 primary isolates from subtype C. J Virol. 2003; 77(7):4449-56.

Cohen MS, Shaw GM, McMichael AJ. Acute HIV-1 Infection. N Engl J Med. 2011; 364(20):1943-54.

Deeks SG, Lewin SR, Havlir DV. The end of AIDS: HIV infection as a chronic disease. Lancet. 2013 Nov 2; 382(9903):1525-33.

Douek DC. Immune Activation, HIV Persistence, and the Cure. Top Antivir Med. 2013; 21(4):128-132

Dowshen N, Pierce VM, Zanno A, Salazar-Austin N, Ford C, Hodinka RL. Acute HIV infection in a critically ill 15-year-old male. Pediatrics. 2013; 131 (3): 959-63.

European Centre for Disease Prevention and Control. HIV/AIDS surveillance in Europe, 2011. Disponível em: http://ecdc.europa.eu/en/

publications/publications/20121130-annual-hiv-surveillance-report.pdf.

Frieden TR, Jaffe HW, Stephens JW et al. HIV Surveillance—United States, 1981-2008. Centers for Disease Control and Prevention. MMWR Morb Mortal Wkly Rep. 2011; 60(21):689-93.

Gijsbers EF, van Sighem A, Harskamp AM et al. The Presence of CXCR4-Using HIV-1 Prior to Start of Antiretroviral Therapy Is an Independent Predictor of Delayed Viral Suppression. PLoS One. 2013 Oct 1; 8(10):e76255.

Gottlieb MS, Schanker HM, Fan PT et al. *Pneumocystis* Pneumonia — Los Angeles. 1981; 30(21):1-3.

Gottlieb MS, Schoroff R, Schanker HM et al. Pneumocystis carinii pneumonia and mucosal candidiasis in previously healthy homosexual men: evidence of a new acquired cellular immunodeficiency. N Engl J Med 1981; 305:1425-31.

Grant RM, Lama JR, Anderson PL et al. Preexposure chemoprophylaxis for HIV prevention in men who have sex with men. N Engl J Med. 2010 Dec 30; 363(27):2587-99.

Hamlyn E, Ewings FM, Porter K et al. Plasma HIV viral rebound following protocol indicated cessation of ART commenced in primary and chronic HIV infection. PLoS One. 2012; 7(8):e43754.

Horwood C, Butler LM, Haskins L et al. HIV-infected adolescent mothers and their infants: low coverage of HIV services and high risk of HIV transmissionin KwaZulu-Natal, South Africa. PLoS One. 2013 Sep 20; 8(9):e74568.

Joint United Nations Programme on HIV/AIDS (UNAIDS). AIDS by the numbers, 2013. Disponível em: http://www.unaids.org/en/media/unaids/contentassets/documents/unaidspublication/2013/JC2571_AIDS_by_the_numbers_en.pdf

Joint United Nations Programme on HIV/AIDS. Report on the global AIDS epidemic, 2012. Disponível em: http://www.unaids.org/en/media/unaids/contentassets/documents/epidemiology/2012/gr2012/20121120_UNAIDS_Global_Report_2012_en.pdf

Kibengo FM, Ruzagira E, Katende D et al. Safety, Adherence and Acceptability of Intermittent Tenofovir/Emtricitabine as HIV Pre-Exposure Prophylaxis (PrEP) among HIV-Uninfected Ugandan Volunteers Living in HIV-Serodiscordant Relationships: A Randomized, Clinical Trial. PLoS One. 2013 Sep 26;8(9):e74314.

Kulpa DA, Brehm JH, Fromentin R et al. The immunological synapse: the gateway to the HIV reservoir. Immunol Rev. 2013 Jul; 254(1):305-25

Mandell GL, Douglas RG, Bennett JE. Mandell, Douglas, and Benett's principles and practice of infectious diseases. Global Perspectives on Human Immunodeficiency Virus Infection and Acquired Immunodeficiency Syndrome. 7th. New York: Churchill Livingstone; 2010; 1619-33.

Ministério da Saúde. Secretaria de Vigilância em Saúde. Departamento de DST, AIDS e Hepatites Virais. Protocolo Clínico e Diretrizes Terapêuticas para Manejo da Infecção pelo HIV em Adultos. 2013. Disponível em: http://www.aids.gov.br/sites/default/files/anexos/publicacao/2013/55308/protocolo_hiv_web_pdf_41452.pdf

Munir S, Thierry S, Subra F et al. Quantitative analysis of the timecourse of viral DNA forms during the HIV-1 life cycle. Retrovirology. 2013 Aug 13; 10(1):87.

Pacheco AG, Tuboi SH, May SB et al. Temporal Changes in Causes of Death Among HIV-Infected Patients in the HAART Era in Rio de Janeiro, Brazil. J Acquir Immune Defic Syndr. 2009; 51(5):25-8.

Richey LE, Halperin J. Acute human immunodeficiency virus infection. Am J Med Sci. 2013; 345(2):136-42.

Sabin CA, Cooper DA, Collins S, Schechter M. Rating evidence in treatment guidelines: a case example of when to initiate combination antiretroviral therapy (cART) in HIV-positive asymptomatic persons. AIDS. 2013; 27(12):1839-46.

Sanabani SS, Pastena ÉR, da Costa AC et al. Characterization of partial and near full-length genomes of HIV-1 strains sampled from recently infected individuals in São Paulo, Brazil. PLoS One. 2011; 6(10):e25869.

Schechter M, do Lago RF, Mendelsohn AB et al. Behavioral impact, acceptability, and HIV incidence among homosexual men with access to postexposurechemoprophylaxis for HIV. J Acquir Immune Defic Syndr. 2004; 35(5):519-25.

Schechter M. Epidemiology of HIV Infection in the Developed World. CCO HIV in Practice, 2011. Disponível em: http://www.clinicaloptions.com/inPractice/HIV/Epidemiology,%20Testing,%20and%20Prevention/ch2_Developed_World.aspx.

Soares de Oliveira AC, Pessôa de Farias R, da Costa AC et al. Frequency of subtype B and F1 dual infection in HIV-1 positive, Brazilian men who have sex with men. Virol J. 2012; 9:223.

Stöhr W, Fidler S, McClure M et al. Duration of HIV-1 Viral Suppression on Cessation of Antiretroviral Therapy in Primary Infection Correlates with Time on Therapy. PLoS One. 2013 Oct 25; 8(10):e78287.

Tudor Car L, van-Velthoven MH, Brusamento S et al. Integrating prevention of mother-to-child HIV transmission (PMTCT) programmes with other health services for preventing HIV infection and improving HIV outcomes in developing countries. Cochrane Database Syst Rev. 2011 Jun 15; (6):CD008741.

Turan JM, Steinfeld RL, Onono M et al. The Study of HIV and Antenatal Care Integration in Pregnancy in Kenya: Design, Methods, and Baseline Results of a Cluster-Randomized Controlled Trial. PLoS One. 2012; 7(9):e44181.

United States Department of Health and Human Services (HHS). Guidelines for the Prevention and Treatment of Opportunistic Infections in HIV-Exposed and HIV-Infected Children. 2013. Disponível em: http://aidsinfo.nih.gov/contentfiles/lvguidelines/oi_guidelines_pediatrics.pdf.

United States Department of Health and Human Services (HHS). Panel on Antiretroviral Guidelines for Adults and Adolescents. Guidelines for the use of antiretroviral agents in HIV-1-infected adults and adolescents. 2013. Disponível em: http://aidsinfo.nih.gov/ContentFiles/AdultandAdolescentGL.pdf.

van Lint C, Bouchat S, Marcello A. HIV-1 transcription and latency: an update. Retrovirology. 2013 Jun 26; 10:67.

van Marle G, Sharkey KA, Gill MJ et al. Gastrointestinal Viral Load and Enteroendocrine Cell Number Are Associated with Altered Survival in HIV-1 Infected Individuals. PLoS One. 2013 Oct 16; 8(10):e75967.

Vieira ACBC et al. HIV prevalence in pregnant women and vertical transmission in according to socioeconomic status, Southeastern Brazil. Rev Saúde Pública 2011; 45(4):644-51.

World Health Organization (WHO). Consolidated guidelines on the use of antiretroviral drugs for treating and preventing HIV infection: recommendations for a public health approach. 2013. Disponível em: http://apps.who.int/iris/bitstream/10665/85321/1/9789241505727_eng.pdf.

World Health Organization (WHO). WHO case definitions of HIV for surveillance and revised clinical staging and immunological classification of HIV-related disease in adults and children. 2007. Disponível em: http://www.who.int/hiv/pub/guidelines/HIVstaging150307.pdf

CAPÍTULO

33

Imunoterapia em Alergia

João Negreiros Tebyriçá

INTRODUÇÃO

Introduzido na prática clínica de alergia há mais de cem anos, o tratamento com vacinas de alérgenos é, até o momento, a única terapia imunomoduladora antígeno-específica em uso rotineiro para o tratamento de doenças alérgicas. Pode-se definir a imunoterapia com alérgenos (ITA) como a administração repetida de um alérgeno específico a um paciente com uma condição clínica mediada pela imunoglobulina E (IgE), a fim de protegê-lo contra os sintomas alérgicos e as reações inflamatórias associadas à exposição natural aos alérgenos.

Como todo procedimento terapêutico, a vacina de extratos alergênicos tem suas indicações e contraindicações, efeitos colaterais e riscos. O presente capítulo abordará a ação imunológica da ITA, discutirá sua eficácia clínica com relação às diversas doenças alérgicas e aos extratos antigênicos utilizados, apresentará dados referentes à sua ação preventiva e duração de ação, as suas indicações, seus efeitos colaterais, riscos e contraindicações e, finalmente, as novas estratégias de imunoterapia (IT) em desenvolvimento..

AÇÃO IMUNOLÓGICA

O conhecimento dos mecanismos imunológicos envolvidos na ITA é importante não só pela maior compreensão dos mecanismos da própria reação alérgica, mas também pela possibilidade de desenvolvimento de vacinas mais aperfeiçoadas.

A introdução do alérgeno em grandes quantidades, por via subcutânea ou sublingual, promove uma série de eventos imunológicos no indivíduo alérgico que vão favorecer a tolerância a este mesmo alérgeno. Esses eventos acontecem em uma fase imediata, podendo ser observados já nos primeiros dias da ITA. O desenvolvimento de células T reguladoras e de IgG4 específica ocorre em uma fase tardia, ao longo dos 6 primeiros meses de tratamento, e em uma fase muito tardia, durante 2 a 3 anos de tratamento, podemos observar diminuição do infiltrado celular e de reatividade IgE específica (Quadro 33-1).

Na fase inicial da ITA, observa-se uma rápida dessensibilização de mastócitos e basófilos com diminuição da liberação de histamina e outros mediadores químicos após exposição aos alérgenos. O mecanismo dessa

dessensibilização parece estar ligado a um rápido aumento da regulação do receptor de Histamina-2 (H2) que ocorre nas primeiras horas na fase de indução da IT com veneno de insetos. O receptor H2 é um potente supressor da ativação de basófilos.

QUADRO 33-1 **Alterações imunológicas da imunoterapia com alérgenos**

Fase da ITA	Imunidade celular	Imunidade humoral
Imediata (dias): Dessensibilização precoce	Diminuição da liberação de histamina de mastócitos e basófilos	
Tardia (meses): Tolerância de células T	Indução de células T reguladoras Supressão de células Th2 e Th1	Aumento de IgG4 específica Diminuição reatividade teste cutâneo (fase tardia)
Longo prazo (1 a 3 anos)	Diminuição infiltrado tecidual e liberação de mediadores de mastócitos e eosinófilos	Diminuição de IgE específica

A imunoterapia bem-sucedida traduz-se, também, em efeitos anti-inflamatórios, como demonstrado pela redução do infiltrado de eosinófilos na pele e mucosa nasal após provocação alergênica. A redução da eosinofilia nasal correlaciona-se com a dose de manutenção da imunoterapia.

Esta ação da ITA está relacionada à indução de um estado duradouro de tolerância ao alérgeno através da de células T reguladoras periféricas.

Em estudos de IT com veneno de insetos para tratamento de reações anafiláticas, Akdis e Blaser verificaram que havia, ao longo da IT, um aumento da secreção de IL-10 em culturas de células T, associado a uma diminuição da síntese de citocinas TH1 e TH2 alérgeno-induzidas.

Tanto a IT subcutânea quanto por via sublingual promovem a indução de células T-reg produtoras de interleucina 10 (IL-10). Esta citocina apresenta uma série de efeitos imunomoduladores, tais como a inibição da síntese de IgE por células B, favorecendo a produção de IgG4, e a inibição da ativação de mastócitos e eosinófilos, bem como efeitos inibitórios diretos em células Th1 e principalmente Th2.

Nos indivíduos alérgicos a resposta imune dominante aos alérgenos ambientais é de células Th2 produtoras de IL-4, porém nos indivíduos saudáveis as células T-reg constituem o subgrupo dominante nesta resposta imune. A ITA, portanto, promove a indução de células T-reg periféricas produtoras de IL-10, estabelecendo um estado de tolerância ao alérgeno, à semelhança do que se observa em indivíduos saudáveis. A indução de células T-reg periféricas ocorre na fase de indução da ITA e permanece até vários anos após a interrupção do procedimento.

Um estudo de Swamy *et al.* demonstrou alterações epigenéticas induzidas pela IT sublingual, resultando em aumento de produção de células T-reg que poderiam explicar esse efeito permanente em longo prazo mesmo após a interrupção da ITA.

Embora a ITA seja capaz de induzir células T periféricas tolerantes (T-reg), não há evidências de que o mesmo ocorra com as células B. Durante a ITA há, inicialmente, um aumento transitório da IgE específica com uma diminuição lenta e gradual que ocorre ao longo de meses ou anos de tratamento contínuo. A IL-10 e as células T-reg induzem a produção de IgG4, e durante a ITA observa-se um aumento da IgG4 específica que se correlaciona com a melhora dos sintomas especialmente na imunoterapia com veneno de insetos.

Em estudos de IT com extratos de ácaros, observou-se que as células CD4+CD25+ com capacidade de supressão da resposta imune *in vitro* eram produtoras tanto de IL-10 quanto de TGF-beta. Isso corresponde a um aumento da IgA específica induzido pela TGF-beta que se observa durante a ITA.

EFICÁCIA CLÍNICA

Estudos controlados demonstram que a ITA é um tratamento eficaz para pacientes com rinite/conjuntivite alérgica, asma alérgica e reações alérgicas sistêmicas a picada de insetos. Recentemente, a dermatite atópica e reações locais intensas a picada de himenópteros também foram incluídas como possíveis indicações para ITA.

Os estudos para avaliar a eficácia da IT devem obedecer a certos critérios, como: 1) estudo duplo-cego, aleatório e controlado com placebo; 2) seleção dos pacientes de acordo com critérios clínicos e diagnósticos de alergia específica bem definidos; 3) vacinas alergênicas definidas, se possível, padronizadas com nível de alérgeno principal definido; 4) dosagem ótima de manutenção; 5) tratamento com duração suficiente; 6) relato dos dados de eficácia clínica.

Segundo esses critérios, em relação à alergia polínica a eficácia da IT foi cientificamente documentada na maioria dos estudos no tratamento da rinite por gramíneas, ambrósia, *Parietaria*, cedro de montanha, pólen de coqueiro e outros pólens de árvores. O tratamento perene parece ser mais eficiente do que o pré-sazonal.

A IT com vacinas de gramíneas e ambrósia é eficaz no tratamento da conjuntivite alérgica.

Estudos duplo-cegos e controlados com placebo demonstraram que a IT com vacinas de ácaros domésticos é eficaz na redução dos sintomas da rinite alérgica perene.

Malling fez uma revisão de todos os trabalhos de IT em rinite alérgica perene ou intermitente publicados em língua inglesa de 1980 a 2002 e selecionou cerca de 50 estudos com 1.300 pacientes ativamente tratados. Todos os estudos são estatisticamente eficazes, comparados com o placebo, com um efeito clínico de redução de cerca de 41% nos índices de escore sintomático/uso de medicamentos de alívio em pacientes ativamente tratados *versus* placebo. Essa magnitude de redução na gravidade da doença representa uma eficácia equivalente à encontrada nos estudos clínicos sobre a eficácia dos corticoides tópicos nasais e melhor que a dos anti-histamínicos.

Com relação à asma, os primeiros estudos em pacientes alérgicos aos ácaros utilizaram extratos não purificados e, frequentemente, em doses inadequadas. Entretanto, estudos com extratos de ácaros, pólen de ambrósia e epitélio de cão e gato têm demonstrado que a ITA em asmáticos resulta em diminuição da responsividade brônquica após teste de provocação ao alérgeno específico, com diminuição, e até mesmo abolição, da fase tardia, o que aponta para uma ação anti-inflamatória da IT na asma.

Abramsom *et al.* publicaram sucessivas metanálises que avaliaram a eficácia na asma da ITA injetável. Somente estudos duplo-cegos, aleatórios, com critérios objetivos de avaliação dos resultados, foram positivamente considerados para inclusão

Em sua última atualização, foram incluídos 88 trabalhos que preencheram esses critérios com as seguintes conclusões: a ITA reduz significativamente os sintomas da asma, o uso de medicações para asma e melhora a hiper-responsividade brônquica (HRB), reduzindo a significativamente a HRB alérgeno-específica, exercendo algum efeito também sobre a HRB não específica.

Em estudo publicado por Creticos *et al.*, os autores acompanharam 57 pacientes adultos asmáticos sensíveis ao pólen de ambrósia pelo período de 2 anos, submetidos a IT ou placebo. O grupo que recebeu IT demonstrou redução dos sintomas de rinite sazonal e diminuição da reatividade brônquica específica ao antígeno, comparado com o placebo; porém, ambos os grupos apresentaram significativa melhora sintomática da asma durante a estação polínica, apesar de uma significativa redução na HRB específica e melhora significativa no pico de fluxo expiratório (PFE) no grupo de vacina. A conclusão inicial foi de que, embora a IT tenha efeitos positivos em parâmetros objetivos, seus efeitos clínicos eram limitados em adultos com asma polínica. Em revisão posterior, o próprio autor comenta que o grupo placebo, durante o estudo, requereu aproximadamente três vezes mais medicação broncodilatadora e anti-inflamatória para obter um grau de controle da asma similar ao do grupo que recebeu IT ativa, concluindo que, em pacientes bem selecionados, a IT resulta em benefícios clínicos comparáveis com os alcançados com a utilização de doses moderadas de corticoides inalados e mesmo superior a outras drogas anti-inflamatórias como cromonas ou teofilina.

EXTRATOS ALERGÊNICOS

A eficácia da IT com alérgenos foi demonstrada para o tratamento da asma brônquica, rinoconjuntivite alérgica e sensibilidade a picadas (veneno) de insetos. Entretanto, para que esse procedimento terapêutico seja bem-sucedido, é essencial a utilização de extratos alergênicos bem caracterizados e padronizados. O emprego dessas vacinas padronizadas tornou possível definir uma dose ótima de manutenção para vários alérgenos primários na faixa de

5 a 20 mcg do alérgeno principal por aplicação. A eficácia terapêutica está relacionada com essa dosagem.

Estudos têm procurado estabelecer a dose adequada para os diversos alérgenos utilizados. Creticos *et al.* demonstraram que a dose de manutenção de 6 mcg do antígeno principal de ambrósia (*Amb a1*) se correlacionava com uma boa resposta clínica e diminuição da reatividade nasal específica em pacientes com rinite alérgica polínica. Em pacientes asmáticos, a dose de 10 mcg de *Amb a1*/injeção resultou em diminuição da reatividade brônquica específica ao pólen, associada a um efeito favorável nos parâmetros clínicos analisados, enquanto estudos com doses menores falharam em relação à melhora clínica dos sintomas de asma e rinite.

Estudo avaliando a dose-resposta da IT com extrato de ácaros em pacientes asmáticos observou que as doses de 7 mcg e 21 mcg/injeção de Der p1 estavam associadas a uma resposta clínica significante com relação ao grupo placebo, enquanto doses mais baixas foram menos eficazes. Entretanto, a dose de 21 mcg apresentou altos índices de reações adversas, tornando recomendável a dose de manutenção de 7 mcg de Der p1. De maneira semelhante, em pacientes sensíveis à proteína de gato, a dose eficaz de manutenção foi estabelecida entre 8 e 15 mcg de Fel d1/injeção. Assim, pode-se concluir que uma dose de manutenção mantida na faixa de 6 a 15 mcg de alérgeno principal consistentemente resulta em efeitos favoráveis sobre parâmetros objetivos, como a hiper-responsividade brônquica associada a uma melhora clínica traduzida pelos índices clínicos subjetivos.

INDICAÇÕES

A iniciativa ARIA estabeleceu o conceito de que as doenças das vias aéreas superiores e inferiores obedecem a um processo inflamatório comum sustentado e influenciado por mecanismos interconectados. Portanto, é importante considerar a asma, a rinite e a conjuntivite alérgicas como uma única entidade ao prescrever uma vacina de alérgenos.

Um princípio geral que sempre deve ser lembrado é de que a ITA está indicada somente para pacientes com evidência demonstrada de IgE específica para alérgenos relevantes. A razão para se prescrever ITA depende do grau de redução dos sintomas obtido pela medicação, do tipo e quantidade de medicamento necessário para controlar os sintomas e da possibilidade de se evitar efetivamente o alérgeno.

Em termos gerais, devemos considerar a IT nos pacientes: que apresentam resposta inadequada ou apenas parcial à profilaxia ambiental e/ou farmacoterapia; que experimentam efeitos colaterais com a farmacoterapia; cujos sintomas persistentes resultam da exposição a um alérgeno relevante de modo intermitente ou perene; que apresentam dificuldade de adesão à medicação anti-inflamatória diária ou que não a desejam como tratamento de longa duração; que tenham sintomas nasais e brônquicos e nos quais a IT representa uma boa relação custo/benefício ante o poder aquisitivo do paciente.

Em pacientes asmáticos, alguns fatores são relacionados com menor benefício clínico com a IT e, portanto, podem ser considerados como contraindicações relativas: pacientes com asma grave, especialmente os que mantêm VEF1< 70% do predito após tratamento farmacológico, pacientes com sinusite crônica e/ou intolerância à aspirina e pacientes idosos.

Pacientes com rinite alérgica leve intermitente que respondem bem ao uso ocasional de anti-histamínicos e às medidas de controle ambiental não necessitam de tratamento com vacinas. Portanto, a ITA IT está indicada em pacientes com asma leve intermitente ou persistente e asma moderada persistente, nos indivíduos com rinite moderada/grave persistente ou intermitente e em alguns casos de rinite leve persistente; a associação rinite/asma é sempre um fator positivo de indicação de IT, com ressalva às situações relativas ou absolutas que contraindiquem esse tratamento.

EFICÁCIA EM LONGO PRAZO E AÇÃO PREVENTIVA

Uma questão fundamental na avaliação da indicação clínica e da relação custo/benefício do tratamento com vacinas é a eficácia em longo prazo e sua capacidade preventiva.

Alguns estudos demonstraram que, após 2 a 3 anos de IT com polens de árvores e gramíneas, epitélio animal ou ácaros da poeira domiciliar, os seus efeitos persistiram por até 6 anos após a interrupção do tratamento. Durham *et al.* documentaram, em estudo duplo-cego controlado com placebo, a eficácia em longo prazo da IT com extrato de gramíneas em pacientes com rinite alérgica intermitente. Após 3 anos de tratamento bem-sucedido para rinite polínica, os pacientes foram novamente divididos em dois grupos; em um deles, a IT foi descontinuada, e os pacientes foram reavaliados por um novo período de 3 anos. O escore de sintomas sazonais e o uso de medicamentos de resgate permaneceram baixos após a descontinuação do tratamento, e não houve diferença significativa em comparação com o grupo de pacientes que continuaram o tratamento ativo. Ambos os grupos apresentaram uma redução da gravidade da doença de cerca de 75%, quando comparados com os pacientes que não receberam ITA. Além disso, por meio da avaliação de biópsia na fase tardia do teste cutâneo, demonstraram-se alterações imunológicas, como diminuição do infiltrado linfocitário e da secreção de IL-4, mesmo após a descontinuação do tratamento.

A IT específica é um tratamento que interfere na história natural da doença alérgica, e sabemos que a rinite é um fator de risco para o desenvolvimento de asma. Assim, pode-se esperar que uma ITA bem-sucedida em pacientes com rinite alérgica seja capaz de evitar o desenvolvimento de asma.

Estudos iniciais em longo prazo e retrospectivos sugerem a possibilidade dessa ação preventiva da ITA. O estudo PAT (*Preventive Allergy Treatment*) foi o primeiro estudo prospectivo de longo prazo com o objetivo de avaliar se a IT em crianças com rinite alérgica polínica é capaz de evitar o desenvolvimento da asma. O tempo de tratamento total da ITA foi de 3 anos, e depois as crianças foram avaliadas para o desenvolvimento de asma e reavaliadas após um tempo total de 5 anos. Foram incluídas 208 crianças na faixa de 6 a 14 anos de idade com rinite alérgica moderada ou grave. Após 3 anos de tratamento, o grupo-controle apresentou uma chance de desenvolver asma em torno de

2,5 vezes maior do que os que receberam ITA, e essa capacidade preventiva foi confirmada praticamente na mesma proporção após mais 2 anos de seguimento.

CONTRAINDICAÇÕES E RISCOS

As seguintes condições clínicas devem ser consideradas como contraindicações à IT: doenças cardiovasculares significantes (insuficiência cardíaca congestiva, angina instável, infarto recente), hipertensão arterial não controlada, insuficiência renal, doença pulmonar crônica e asma instável ou mal controlada. Doenças autoimunes, malignidades e imunodeficiências também se constituem contraindicações à IT por serem condições que apresentam alterações graves no sistema imunológico. Deve-se evitar IT em pacientes com distúrbios psicológicos graves ou dificuldade em obedecer aos esquemas.

A IT está formalmente contraindicada em pacientes que fazem uso de betabloqueadores, pois tais drogas podem interferir no efeito da epinefrina (indicada nos casos de reações sistêmicas), causando uma atividade alfa-agonista excessiva, com intenso broncospasmo, bloqueio atrioventricular e bradicardia por aumento de reflexo vagal.

Reações locais e sistêmicas podem ocorrer durante a IT com alérgenos. A reação mais frequente consiste no surgimento de nódulo subcutâneo no local da injeção, com duração, em geral, de poucos dias. As reações sistêmicas específicas caracterizam-se pelo aparecimento de urticária e/ou angioedema, exacerbação da asma ou rinite e anafilaxia.

Reações locais leves (< 20 mm de diâmetro e duração < 48 h) não requerem alteração do esquema de vacinação. Reações locais intensas requerem uma diminuição da dose e revisão do esquema de progressão das doses. As vacinas adsorvidas em alumínio são as que mais causam nódulos subcutâneos.

A maioria das reações ocorre dentro de 20 a 30 minutos após a injeção do antígeno. Um tempo de espera de cerca de meia hora após a aplicação da vacina é uma das principais medidas preventivas a serem adotadas para um procedimento seguro.

A anafilaxia é o principal risco da IT com alérgenos. Portanto, ela deve ser aplicada por ou sob a supervisão rigorosa de um médico treinado, capaz de reconhecer os primeiros sintomas e sinais da anafilaxia e instituir o seu tratamento de emergência.

O risco de reações sistêmicas ou fatais é muito baixo. Entre os fatores de risco para reações fatais ou quase fatais relacionados com a ITA, o principal é a asma não controlada que está associada à grande maioria dos casos de fatalidade. Outros fatores de risco importantes são a administração de injeções durante a alta estação polínica e erros de dosagem.

IMUNOTERAPIA SUBLINGUAL

Na década de 1980, diversos estudos que demonstraram os efeitos colaterais da IT subcutânea deflagraram uma preocupação maior com o risco desse tratamento. Nesse período, estudos com vias alternativas de IT foram iniciados, e, desde a sua introdução, a imunoterapia sublingual (ITSL) demonstrou ótima tolerabilidade. Até a presente data, estudos evidenciaram a segurança desta via de administração, que pode ser feita em ambiente domiciliar com tranquilidade, pois o risco de efeitos colaterais sistêmicos graves é praticamente inexistente.

A dose de antígenos utilizados na ITSL é muito superior à da IT subcutânea. Em estudos com pólens de gramíneas a dose cumulativa efetiva chega a ser 20 a 30 vezes maior que a dose efetiva da IT subcutânea com o mesmo alérgeno; isso significa que a dose diária efetiva da ITSL é aproximadamente igual a uma dose mensal da IT subcutânea. Ela deve ser administrada através de gotas ou tabletes, colocando-se o extrato embaixo da língua e aguardando-se cerca de 2 minutos sem deglutir para haver absorção pela via sublingual.

Desde o primeiro estudo publicado em 1986, mais de 60 estudos duplo-cegos placebo-controlados foram publicados avaliando a eficácia clínica e os efeitos imunológicos da ITSL na rinite sazonal e perene, asma e, mais recentemente, na dermatite atópica.

Em termos de efeitos imunológicos, a ITSL é uma oportunidade para se estudar a tolerância antígeno-específica do ser humano. A mucosa oral é um sítio natural de tolerância imune com relativa pobreza de células efetoras e a presença de uma sofisticada rede de comunicação entre as células de Langerhans, células epiteliais e monócitos produtores de IL-10, TGF-beta e outras citocinas imunomoduladoras.

A ITSL está associada a: retenção do alérgeno por via sublingual por várias horas; aumento inicial da IgE alérgeno-específica com atenuação da elevação de IgE durante a estação polínica; aumento de IgG4 antígeno-específica; indução de células T-reguladoras periféricas com aumento de produção local de IL-10.

Em termos de eficácia clínica, revisões sistemáticas têm demonstrado que, apesar da heterogeneidade de estudos, a ITA administrada por meio de gotas ou tabletes sublinguais é eficaz quanto à redução de sintomas e uso de medicação de controle na rinite alérgica sazonal ou perene e na asma alérgica tanto em adultos quanto em crianças. Alguns trabalhos também demonstraram o efeito prolongado da ITSL após a interrupção do tratamento.

Assim como observado com a ITA injetável, a ITSL tem demonstrado resultados promissores quanto à redução dos escores clínicos e ao uso de corticosteroides tópicos na dermatite atópica.

CONCLUSÃO

A ITA é uma forma de tratamento altamente efetivo em pacientes bem selecionados. Em seus diversos modos de atuação, tem sido demonstrada uma real ação imunomoduladora, seja pela indução de células T reguladoras periféricas, seja pelo desvio de uma reação TH2 para uma resposta TH1, ou ambos. Novas estratégias, como a utilização da via sublingual e modificação da alergenicidade por meio da conjugação com oligodesoxinucleotídeos, e o uso de alérgenos recombinantes ou de peptídeos representando os epítopos de células T para o alérgeno principal, abrem um universo de novas perspectivas. Isso nos deixa a certeza de que o estudo e a prática desta forma de terapia das doenças alérgicas, que já fez um século de existência, é um capítulo que ainda está longe de ser encerrado.

Bibliografia

Abramson MJ, Puy RM, Weiner JM. Injection allergen immunotherapy for asthma. Cochrane Database of Systematic Reviews 2010, Issue 8, Art. No.: CD001186. DOI: 10.1002/14651858.CD001186,pub2.

Adkis CA, Blaser K. Role of IL-10 in allergen-specific immunotherapy and normal responses to allergens. Microbes Infect 2001;3:891-8.

Bohle B, Kinaciyan T, Gerstmayr M, Radakovics A, Jahn-Schmid B, Ebner C. Sublingual immunotherapy induces IL-10 producing T regulatory cells, allergen-specific T-cell tolerance, and immune deviation. J. Allergy Clin. Immunol. 2007; 120:707-13.

Bousquet J, Lockey RF, Malling HJ (eds.) Allergen immunotherapy: Therapeutic vaccines for allergic diseases. WHO position paper. Allergy 1998; 53:1-42.

Bousquet J, van Cawenberg P, Khaltaev N, et al. Allergic rhinitis and its impact on asthma. ARIA workshop report. J Allergy Clin Immunol 2001; 108(Suppl):S147-S334.

Burks AW, Calderon MA, Casale T, Cox L, Demoly P et al. Update on allergy immunotherapy: American Academy of Allergy, Asthma & Immunology/ European Academy of Allergy and Clinical Immunology/ PRACTALL consensus report. J Allergy Clin Immunol 2013; 131:1288-96.

Canonica GW, Bousquet J, Casale T, Lockey RF, Baena-Cagnani CE et al. Sub-lingual immunotherapy. World Allergy Organization Position Paper 2009. WAO journal. November 2009: 233-281.

Cox L, Larenas-Linemann D, Lockey RF, Passalacqua G.,eds. Speaking the same language: the WAO subcutaneous immunotherapy systemic reaction gradin system. J Allergy Clin Immunol 2010; 125:569-74.

Cox L, Nelson H and Lockey R, eds. Allergen immunotherapy: A practice parameter third update. J Allergy Clin Immunol 2011; 127(1):S1-S55.

Creticos P, Reed C, Norman P, et al. Ragweed immunotherapy in adult asthma. N Engl J Med 1996; 334:501-506.

Creticos PS. The consideration of immunotherapy in the treatment of allergic asthma. Ann Allergy Clin Immunol 2001; 87(Suppl):13-27.

Durham SR, Walker SM, Varga EM, et al. Long-term clinical efficaccy of grass pollen immunotherapy. N Engl J Med 1999; 341:468-475.

Francis JN, Till SJ, Durham SR. Induction of IL-10+CD4+CD25+ T cells by grass pollen immunotherapy. J Allergy Clin Immunol 2003; 111:1255-61.

Haugaard l, Dahl R, Jacobsen L, et al. A controlled dose-response study of immunotherapy with standardized, partially purified extract of house dust mite: clinical efficcacy and side effects. J Allergy Clin Immunol 1993; 91:709-722.

Jacobsen L. Immunotherapy for the prevention of allergic diseases. In "Allergens and Allergen Immunotherapy" Marcel Dekker ed. NY, USA. 2003: 529-540.

Jutel M, Akdis M, Budak F, Aebischer-Casaulta C, et al. IL-10 and TGF-beta cooperate in the regulatory T cell response to mucosal allergens in normal immunity and specific immunotherapy. Eur J Immunol 2003; 33:1205-14.

Malling HJ. Allergen immunotherapy efficacy in rhinitis and asthma. Allergy Clin Immunol Int – J World Allergy Org 2004; 16:92-95.

Moller C, Dreborg S, Ferdousi HA, et al. Pollen immunotherapy reduces the development of asthma in children with seasonal rhino conjunctivitis (the PAT-study). J Allergy Clin Immunol 2002: 109:251-256.

Radulovic S, Wilson D, Calderon M e Durham S. Systematic reviews of sublingual immunotherapy (SLIT). Allergy 2011; 66:740-752.

Swamy R.S, ReshamwalaN., Hunter T., Vissamsetti S., Santos C.B. et al. Epigenetic modifications and improved regulatory T-cell function in subjects undergoing dual sublingual immunotherapy. J. Allergy Clin. Immunol. 2012; 130:215-24.

Till SJ, Francis JN, Nouri-Aria K, Durham SR. Mechanisms of immunotherapy. J Allergy Clin Immunol 2004; 113:1025-34.

CAPÍTULO

34

Imunomodulação em Alergia

Nelson Augusto Rosário Filho e Herberto José Chong Neto

INTRODUÇÃO

Com o aumento da incidência da asma e de outras doenças alérgicas nas últimas décadas, tornou-se fundamental a pesquisa de novas alternativas terapêuticas. Com os novos conhecimentos sobre a patogênese das doenças alérgicas, novas estratégias de tratamento têm sido identificadas, especialmente as relacionadas com a modulação das respostas imunológicas.

O reconhecimento da importância do linfócito T *helper* tipo 2 (Th2) como célula fundamental da resposta imunológica e inflamatória na asma, por exemplo, levou ao estudo de terapias imunomoduladoras para o tratamento dessa doença. Embora drogas imunomoduladoras já sejam utilizadas em outras doenças imunologicamente mediadas (p. ex., o metrotexato na artrite reumatoide, ciclosporina na rejeição a transplantes, imunoglobulina intravenosa na púrpura trombocitopênica idiopática), não são usadas rotineiramente no tratamento da asma em virtude dos seus efeitos terapêuticos não consistentes e das possíveis ações adversas.

A imunomodulação se refere a qualquer modalidade de tratamento que interfira com o sistema imunológico. Assim, além dos imunossupressores, citocinas, anticitocinas e imunoterapia, podem ser consideradas formas de imunomodulação o uso de imunoglobulinas, probióticos e a terapia gênica. Estas formas de terapia não serão aqui abordadas, pois constituem temas que se estendem além dos objetivos deste capítulo.

Novos agentes imunomoduladores têm sido propostos em função dos novos conhecimentos fisiopatológicos envolvidos nas doenças alérgicas. Desse modo, seus mecanismos de ação podem estar relacionados com a função da imunoglobulina E (IgE), estímulo às respostas do tipo Th1 ou bloqueio das respostas Th2 (por meio de citocinas, receptores de citocinas, receptores de quimiocinas ou moléculas sinalizadoras). Outros alvos podem incluir, ainda, moléculas de adesão (p. ex., CD11a), que diminuem a população tissular de linfócitos efetores.

IMUNOSSUPRESSORES

O desenvolvimento destes fármacos está ligado ao tratamento das doenças inflamatórias e aos transplantes de órgãos. A demonstração de respostas exacerbadas do sistema imunológico em alergia e a observação de redução de sintomas em pacientes alérgicos, que fizeram uso de drogas imunossupressoras, foram os alicerces para a pesquisa, utilizando estes fármacos para o tratamento das doenças alérgicas. Diversos imunossupressores já foram estudados em pacientes com doenças alérgicas, em especial o metotrexato e os inibidores da calcineurina: ciclosporina A, tacrolimo e pimecrolimo. Outros imunossupressores, como ciclofosfamida, azatioprina e micofenolato, carecem de respaldo científico que suporte seu emprego na prática clínica.

CICLOSPORINA

A ciclosporina A (CsA) é um agente imunossupressor que inibe a ativação celular por meio de eventos cálcio-dependentes envolvidos na transcrição genética de citocinas. Pacientes tratados com ciclosporina apresentam aumento nos níves séricos de INF-γ, sem interferência nos níveis de IL-1 e diminuição dos níveis de TNF. Esta droga modula o número e a atividade de linfócitos T CD4, que expressam receptores para IL-2. Também foi observada redução na concentração de IL-3, IL-4, IL-5, fator estimulador de crescimento de colônia granulocítico-macrofágica. Atenua a fase tardia de reação alérgica, respaldando assim estudos em doenças como a asma e a dermatite atópica.

Apesar da existência de dados divergentes na literatura, estudos clínicos confirmam a ação da ciclosporina em casos selecionados de dermatite atópica grave e asma grave. Em estudo cego com pacientes asmáticos por 12 semanas, o uso de CsA resultou em aumento de 12% do VEF$_1$ em comparação com o placebo. No entanto, a falta de confirmação desses benefícios por diversos trabalhos limita seu uso em pacientes com asma. A ciclosporina em baixas doses por via inalatória foi testada e reduziu o infiltrado inflamatório em vias aéreas de camundongos sensibilizados e encontra-se em fase de investigação em humanos.

Diferentemente do que ocorre com a asma, o uso de CsA para tratamento de casos graves de dermatite atópica apresenta boa eficácia. Estudos clínicos demonstraram redução na extensão e intensidade das lesões, melhora em escores de sintomas e da qualidade de vida. No entanto, a indicação está restrita aos casos graves pouco responsivos aos tratamentos convencionais. Essa limitação é imposta pelos sérios efeitos adversos, em especial a nefrotoxicidade.

Uma vantagem a ser lembrada na terapêutica pediátrica é a de que a CsA não interfere no crescimento, como acontece na corticoterapia. A ação da CsA começa a se destacar por volta da segunda semana de tratamento, e o máximo de resposta é obtido entre a 6ª e a 8ª semana. A dose recomendada varia de 2,5 a 5 mg/kg/d por até 8 semanas. Tratamentos por período superior a 8 semanas devem ser realizados com cautela.

Um consenso europeu sobre tratamento de urticária recomenda a ciclosporina como alternativa de tratamento em pacientes que não respondem ao tratamento convencional com anti-histamínicos anti-H1 combinados e em altas doses, associados a outros medicamentos, ou que não possam usar corticosteroide sistêmico em razão de seus efeitos colaterais.

Pacientes com história prévia ou concomitante de neoplasias não devem fazer uso de CsA, assim como pacientes com imunodeficiências primárias ou secundárias, na vigência de processos infecciosos, de alguma insuficiência orgânica crônica, em abuso de drogas ou álcool, de hipertensão arterial mal controlada, em pacientes com dificuldades de adesão, durante a gravidez e lactação. Deve-se também lembrar a possibilidade de ocorrência de efeitos adversos, como insuficiência renal aguda e crônica, hipertensão arterial, hipertricose, cefaleia, hipertrofia gengival e hiperuricemia. Menos comumente, disestesias, tremores, náuseas e intolerância à glicose. Raramente causa colestase, doenças linfoproliferativas e risco aumentado de infecções.

METOTREXATO

A ação inibidora do metotrexato sobre a diidrofolato redutase acumula radicais oxidados de folato e a cessão da síntese de nucleotídeos, resultando em morte celular na fase S da proliferação (fase em que ocorre síntese do DNA). Apresenta ação supressora da ativação de macrófagos, aumenta a adenosina extracelular com consequente estímulo do receptor da adenosina e inibição da produção de TNF-α e IL-12. Inibe a produção de IL-6, IL-8, metabólitos oxidativos de neutrófilos e LTB$_4$, e promove a produção de IL-10 e mRNA de IL-1RA. Uma característica do metotrexato é promover resposta Th2 em detrimento de Th1.

Embora controverso, o uso de metotrexato pode ser uma alternativa terapêutica em asmáticos graves refratários ou dependentes de corticosteroides. A dosagem usual é de 15 a 20 mg administrados semanalmente em pacientes com função renal normal. O uso concomitante de ácido fólico atenua os efeitos adversos.

O metotrexato pode induzir aterosclerose progressiva atribuída ao nível elevado de homocisteína. Tal efeito pode ser reduzido pela adição de ácido fólico ao tratamento. Apresenta toxicidade hematológica especialmente em pacientes com insuficiência renal, baixos níveis de folato, uso concomitante de anti-inflamatórios não esteroides e sulfametoxazol-trimetoprim. O uso em longo prazo está associado a fibrose hepática e cirrose em alguns pacientes não presumíveis com dosagens de enzimas hepáticas, o que levou alguns autores a sugerirem o monitoramento por biópsia hepática em pacientes que necessitem utilizar estas drogas por longos períodos. É teratogênico e deve ser evitado em gestantes.

TACROLIMO

O tacrolimo é um macrolídeo que, após ser captado pelas células, se liga a uma imunofilina, a proteína ligadora FKBP 506, que resulta em inibição da calcineurina por mecanismo semelhante ao exercido pela ciclosporina, com a diferença de que, no caso da ciclosporina, a imunofilina envolvida é a ciclofilina. Um dos principais efeitos desta inibição é a supressão dos fatores de transcrição da célula T, bloqueando a produção de IL-3, IL-4 e IL-5. O tacrolimo, assim como a ciclosporina, também é capaz de bloquear a desgranulação de mastócitos e basófilos.

A apresentação oral do tacrolimo foi aprovada para imunossupressão após transplante hepático; no entanto, sua formulação tópica está indicada para o tratamento da dermatite atópica com eficácia semelhante à dos corticosteroides tópicos de potência moderada, com a vantagem de não causar atrofia cutânea, podendo assim ser usado com maior segurança em áreas onde a pele é mais delgada, como na face e nas pálpebras.

PIMECROLIMO

O pimecrolimo exerce ação inibidora sobre a calcineurina por meio da ligação com a proteína FKBP-12, em um processo semelhante ao exercido pelo tacrolimo. A principal diferença entre estas drogas está relacionada à potência de ação. Os inibidores de calcineurina também apresentam efeito anti-inflamatório e são eficazes na redução da expressão de moléculas de adesão vascular (VCAM) necessárias para o mecanismo de diapedese das células inflamatórias. Outro aspecto foi notado sobre a ação dessas drogas na modulação da resposta imunológica pelas células T reguladoras (T regs). O pimecrolimo tópico está indicado no tratamento da dermatite atópica. O principal fator limitante ao uso do tacrolimo e do pimecrolimo é o alto custo destas drogas.

Outros Imunossupressores (Ciclofosfamida, Azatioprina e Micofenolato Mofetil)

Embora algumas características reguladoras destas drogas sobre o sistema imunológico sejam interessantes do ponto de vista teórico, seus efeitos adversos superam os possíveis benefícios no campo da alergia, não havendo, até o momento, recomendações para sua indicação rotineira.

A ciclofosfamida é um agente alquilante que se liga ao DNA, resultando na morte celular com pouca ação sobre a síntese de RNA. Essas características conferem a este fármaco ação sobre células não proliferativas. A ciclofosfamida diminui a função, a proporção e o número de células Treg naturais CD4+CD25+ que suprimem a indução de hipersensibilidade de contato.

A azatioprina é um derivado da 6-mercaptopurina desenvolvida como droga antileucêmica. É convertida em nucleotídeos contendo mercatopurinas, entre os quais o ácido tioguanílico, que interfere na síntese de DNA e, consequentemente, na proliferação de linfócitos T e B– e de RNA. Fato importante e em geral pouco lembrado é que a azatioprina parece ter ação preferencial na inibição de células T em comparação com os linfócitos B. Esse dado explica o melhor desempenho dessa droga em doenças mediadas por linfócitos T e não por anticorpos.

O micofenolato inibe a enzima inosina monofosfato desidrogenase (IMDP) reduzindo a síntese das purinas da qual depende a replicação do DNA. Tanto linfócitos B quanto linfócitos T são dependentes da síntese das purinas, enquanto outros tipos celulares dependem basicamente da síntese de nucleosídeos. Esta característica confere ao micofenolato um potente efeito citostático sobre os linfócitos T e B, inibindo sua proliferação e a produção de anticorpos. É usado na prevenção da rejeição de órgãos transplantados e em algumas doenças autoimunes.

Citocinas e Anticitocinas

Embora exista grande quantidade de citocinas e anticitocinas para o tratamento de doenças alérgicas, somente o omalizumabe (anti-IgE) está aprovado para o tratamento da asma grave. O potencial terapêutico destas drogas é muito amplo, e diversos estudos com pequenos grupos de pacientes que utilizam citocinas para o tratamento de condições alérgicas tem demonstrado benefícios. Algumas limitações deste tipo de terapia são impostas pela redundância do sistema imunológico humano, ou seja, vias do sistema compensam outras que foram bloqueadas ou estimuladas e comprometem a eficácia dos agentes que visam apenas uma citocina. Por outro lado, citocinas com amplo espectro de funções costumam ser muito potentes e induzem sérios riscos aos pacientes. O principal desafio na terapia com citocinas e anticitocinas é encontrar o equilíbrio entre potência, segurança e especificidade.

Anti TNF-A (Infliximabe)

O fator de necrose tumoral α (TNF-α) está implicado na fisiopatologia de várias doenças inflamatórias crônicas, como artrite reumatoide, doença inflamatória intestinal e asma. O surgimento de hiper-responsividade brônquica após administração inalatória de TNF-α a indivíduos normais levantou a possibilidade de esta citocina estar envolvida na inflamação crônica das vias aéreas de pacientes asmáticos. Aproximadamente 5% dos pacientes asmáticos apresentam sintomas graves e têm resposta insatisfatória aos corticosteroides inalados. Estudos com anti-TNF-α têm demonstrado melhora dos parâmetros de qualidade de vida, função pulmonar e hiper-responsividade brônquica em pacientes com asma grave. Entretanto, existe grande heterogeneidade na resposta individual ao tratamento, sugerindo que o TNF-α exerce função central na inflamação de apenas um subgrupo de pacientes asmáticos. A expressão de TNF-α na membrana de monócitos circulantes pode predizer a resposta favorável ou não ao tratamento com esta anticitocina. Não existem até o momento estudos que respaldem seu emprego na prática clínica, portanto está reservado à pesquisa.

Anti-IgE (Omalizumabe)

Esta droga se liga ao receptor de alta afinidade do anticorpo IgE, evitando assim a ligação aos receptores nos mastócitos. Reduz os níveis de IgE sérica em pelo menos 95%, reduzindo também os eosinófilos encontrados no escarro em 90%. Também exerce atividade supressora sobre células inflamatórias CD4, CD20 e que expressam receptores para IL-4. Foi demonstrada supressão da resposta imunológica tardia em um pequeno grupo de pacientes. O omalizumabe é um anticorpo anti-IgE humanizado aprovado para tratamento da asma refratária. Foi demonstrado que tem efeito poupador de corticoide na asma, reduz a necessidade de uso de medicação de resgate, melhora a função pulmonar (embora a magnitude não seja significativa) e a qualidade de vida dos pacientes. Existe evidência de que o omalizumabe sustenta esses efeitos por períodos de até 1 ano. Outras doenças, como, por exemplo, urticária crônica idiopática, angioedema, urticária ao frio e dermatite atópica, já foram tratadas com anti-IgE, com resultados favoráveis em alguns casos. Três injeções subcutâneas de anti-IgE a cada 4 semanas, doses de 75, 150 e 300 mg diminuíram sintomas e sinais clínicos de urticária crônica idiopática em pacientes não controlados com anti-histamínicos.

Dois estudos randomizados foram conduzidos em crianças entre 6 e 11 anos de idade com asma moderada a grave, e mostraram redução significativa na dose de corticosteroides inalatórios e na taxa de exacerbações com necessidade de corticosteroides sistêmicos.

Anti-IL-2 (Daclizumabe)

A ativação dos linfócitos Th2 pelos alérgenos induz a produção de IL-2 e de seu receptor IL-2Ra. A ligação da IL-2 ao seu receptor induz a formação de clones de linfócitos Th-2 especificamente sensibilizados. O daclizumabe se liga à cadeia α do receptor de IL-2 (CD25) nas células T. O daclizumabe inibe ainda a produção de citocinas por células Th-1 e Th-2 ativadas. Em pequeno número de pacientes melhorou a função pulmonar, reduziu sintomas de asma e a necessidade de uso de broncodilatadores de alívio e eosinofilia. No entanto, em estudo com 115 pacientes asmáticos houve melhora apenas discreta dos parâmetros avaliados. O daclizumabe foi bem tolerado nesses estudos.

Anti-IL-4 (Altrakincept)

A IL-4 é uma citocina necessária para induzir a produção de IgE pelos linfócitos B e, portanto, crucial no desenvolvimento de hipersensibilidade do tipo I. A IL-4 também promove a migração de eosinófilos e a diferenciação de linfócitos Th2, com consequente produção de IL-4, IL-5 e IL-13. É responsável pela ativação do gene STAT-6 e pela produção do fator de transcrição GATA-3, responsável pela maturação de linfócitos Th-2. A IL-4 foi um dos primeiros alvos de pesquisa com inibidores de citocinas, em decorrência do seu papel central na hipersensibilidade do tipo I. Um estudo que utilizou citocina anti-IL-4 não demonstrou melhora significativa dos fluxos aéreos, escores de sintomas e de marcadores inflamatórios como moléculas de adesão vascular 1 (VCAM-1), proteína catiônica eosinofilica, CD23 e IgE total e específica. Parte desse insucesso pode ser explicada pelo fato de a anti-IL-4 não exercer qualquer efeito sobre a IL-13, citocina que apresenta muitas funções semelhantes às da IL-4. O AMG-317 é um antagonista do receptor IL-4Ra que inibe a sinalização tanto de IL-4 quanto de IL-13. Estudo com o AMG-317 demonstrou redução significativa dos níveis de IgE, porém sem diferença significativa nos escores de sintomas. Outros dois antagonistas do receptor IL-4Ra em pó para inalação estão em fase II de estudo. O pó para inalação demonstrou redução em 72% da resposta tardia da inflamação em pacientes asmáticos.

Anti-IL-5 (Mepolizumabe/ Reslizumabe)

A IL-5 é crucial para a diferenciação e bioatividade dos eosinófilos. Grandes ensaios clínicos utilizando mepolizumabe estão sendo conduzidos em pacientes com síndrome hipereosinofílica e esofagite eosinofílica com resultados promissores. Entretanto, estudos em asmáticos falharam em demonstrar algum efeito até o momento, apesar da evidência de redução do número de eosinófilos no sangue periférico da ordem de 90%, com apenas uma dose de mepolizumabe. O número de eosinófilos tissulares e no escarro não são afetados pelo mepolizumabe. Outro aspecto importante a ser considerado é o de que somente um subgrupo (em torno de 5%) dos pacientes asmáticos tem asma eosinofílica e de que outras vias inflamatórias independentes de eosinófilos estão envolvidas na patogênese da asma. Dois estudos sobre asma eosinofílica mostraram redução das exacerbações agudas de asma, acompanhadas de redução no número de eosinófilos no sangue periférico e no escarro induzido, além de melhora na qualidade de vida em asma refratária à prednisona oral.

Anti-IL-13 (Lebrikizumabe)

A variabilidade na resposta ao tratamento da asma depende da heterogeneidade do papel da atividade de IL-13 na expressão do fenótipo clínico da asma. A IL-13 é uma citocina derivada do linfócito Th2, implicada na síntese de IgE, secreção de muco e fibrose subepitelial. É encontrada em biópsias de mucosa brônquica de asmáticos e em níveis elevados em escarro de asmáticos. A periostina é um marcador sistêmico da inflamação alérgica eosinofílica. O lebrikizumabe é um anticorpo monoclonal anti-IL-13 e foi testado em asmáticos que não respondiam a corticosteroides inalatórios. O tratamento com este monoclonal foi acompanhado de melhora na função pulmonar. Quanto mais elevados os níveis séricos de periostina, melhor a resposta ao tratamento. Mesmo sendo improvável que este tratamento beneficie todos os asmáticos, o conhecimento de subfenóticos relacionados à produção de periostina oferece a oportunidade de melhorar a eficácia e segurança da terapêutica da asma em um grupo definido de asmáticos.

Tonsilato de Suplataste

O tonsilato de suplataste é um composto que inibe a liberação de citocinas, especialmente IL-4 e IL-5, pelo linfócito Th2. É administrado por via oral e eficaz em melhorar o pico de fluxo expiratório e a hiper-responsividade brônquica. Diminui o número de eosinófilos no escarro e no sangue periférico. Reduz os níveis de IgE sérica de 2 a 3 vezes. Esta droga está sob investigação clínica.

Outras Interleucinas

As interleucinas IL-9, IL-10, IL-12 e IL-13 exibem fundamental papel em diversas doenças alérgicas, em especial na asma. Estudos iniciais com anti-IL-9 demonstraram redução da hiper-responsividade brônquica. Esta anticitocina encontra-se em fase II de investigação para o tratamento da asma moderada a grave. A IL-10 exerce efeito inibidor sobre a sobrevivência de eosinófilos, a síntese de IgE induzida pela IL-4 e sobre diversas citocinas. O aumento de IL-10 está associado à melhora de sintomas alérgicos observados em pacientes submetidos à imunoterapia específica para alérgenos. Estudos com IL-10 recombinante humana estão sendo conduzidos em pacientes com artrite reumatoide, pós-transplantados e com hepatite C. A IL-12 é responsável pela indução da diferenciação da célula T naïve em célula T auxiliadora, reduzindo também os eosinófilos circulantes na asma. Estudos iniciais com IL-12 recombinante não foram bem tolerados. Os principais efeitos colaterais observados foram arritmias e sintomas similares aos da gripe. A IL-13 induz a produção de IgE pelo linfócito B, produção de muco pelas células epiteliais e aumento da síntese de colágeno pelos macrófagos e fibroblastos. Uma anticitocina que se liga ao complexo receptor IL-13Ra1 e IL-4Ra (receptor de alta afinidade para IL-4 e IL-13) está em fase inicial de estudo.

Imunoterapia com Alérgenos

Indivíduos saudáveis e alérgicos exibem três populações de linfócitos auxiliadores, também conhecidos como T helper 1, 2 e 3(reg), mas em diferentes proporções. O balanço entre células T reg e Th2 parece ser decisivo para o direcionamento da resposta imunológica para um padrão normal ou alérgico. Células T reg representam o subgrupo dominante em indivíduos saudáveis sensibilizados, enquanto o subtipo Th2 predomina em indivíduos sensibilizados alérgicos. As células T reg suprimem a atividade indesejável do Th2 pela produção de IL-10 e TGF-β. Estas citocinas inibem a produção de IgE e induzem a formação de IgG4 e IgA responsáveis por reduzir a atividade inflamatória alérgica dos mastócitos, basófilos e eosinófilos. Os níveis de citocinas (IL-3, IL-4, IL-5, IL-9 e IL-13) que auxiliam na diferenciação, sobrevivência e atividade das células produtoras de muco, células endoteliais, plasmócitos, mastócitos, basófilos e eosinófilos também estão reduzidos.

Os mecanismos envolvidos na imunoterapia de alérgenos incluem modulação na resposta dos linfócitos T e B, seus anticorpos relacionados e também nas células efetoras da inflamação alérgica, como eosinófilos, basófilos e mastócitos. Um dos mecanismos-chave para o sucesso é a alteração da função da célula T com redução da produção das citocinas Th2 e/ou pela indução do "desvio imune" de um padrão de citocina Th2 para Th1.

As vacinas podem ser aquosas, de depósito e modificadas (alúmen, tirosina, glutaraldeído, alginato, lipossomas, recombinantes, de peptídeos etc.), e administradas por via subcutânea, oral, mucosa nasal, brônquica ou sublingual. Alérgenos recombinantes viabilizam a padronização das fórmulas e a manipulação da estrutura do alérgeno mantém sua antigenicidade sem desencadear reações anafiláticas. Esta estratégia permite utilizar doses maiores dos alérgenos necessárias para induzir tolerância imunológica com maior segurança. O alúmen adsorvido nos extratos alergênicos é utilizado há décadas como adjuvante nas formulações de vacinas de depósito, mostrando-se eficaz e reduzindo o número de reações adversas. Estudos experimentais e clínicos que utilizaram probióticos, micobactérias, sequências imunoestimulatórias (ISS), oligodesoxinucleotídeos contendo CpG e lipopolissacarídeos indicam a presença de parâmetros necessários para a indução de tolerância pela resposta Th1 e a indução de células T reguladoras. O desenvolvimento de vacinas recombinantes traz boas perspectivas para o aprimoramento da imunoterapia e pode contribuir para o desenvolvimento de terapias de "dessensibilização" mais eficazes e seguras.

QUADRO 34-1 **Mecanismo de ação e indicações dos principais imunomoduladores nas doenças alérgicas**

Fármaco	Mecanismo de ação	Indicações em alergia
Imunossupressores		
Ciclosporina	Inibição da calcineurina Aumento IFN-γ Redução TNF, IL-3,IL-4 e IL-5	Dermatite atópica Urticária crônica Conjuntivite alérgica grave
Metotrexato	Inibição da calcineurina Redução de TNF-α e IL-12 Aumento IL-10	Asma grave refratária
Tacrolimo	Inibição da calcineurina	Dermatite atópica
Pimecrolimo	Inibição da calcineurina	Dermatite atópica
Citocinas e Anticitocinas		
Infliximabe	Anti-TNF-α	Asma grave refratária (?)
Omalizumabe	Anti-IgE	Asma grave Urticária crônica Dermatite atópica (?)
Daclizumabe	Anti-IL-2	Asma grave refratária
Altrakincept	Anti-IL-4	Fase II de estudo em asmáticos
Mepolizumabe/ Reslizumabe Lebrikizumabe	Anti-IL-5 Anti-IL-13	Asma eosinofílica Síndrome hipereosinofílica Esofagite eosinofílica Asma com periostina elevada
Tonsilato de suplataste	Bloqueio de IL-4 e IL-5	Em investigação nos asmáticos

Bibliografia

Agostinis F, Forti S, Di Berardino F. Grass transcutaneous immunotherapy in children with seasonal rhinoconjunctivitis. Allergy 2010: 65: 410–1.

Bonilla PAG, Segade JB, Torrijos EG, Brito FF. Urticaria and cyclosporine. Allergy 2002; 57: 650–1.

Borish LC, Nelson HS, Corren J, et al. Efficacy of soluble IL-4 receptor for the treatment of adults with asthma. J Allergy Clin Immunol 2001; 107: 963-70.

Bree A, Schlerman FJ, Wadanoli M, et al. IL-13 blockade reduces lung inflammation after Ascaris *suum* challenge in cynomolgus monkeys. J Allergy Clin Immunol. 2007; 119, 1251–57.

Busse WW, Israel E, Nelson HS, et al. Daclizumab improves asthma control in patients with moderate to severe persistent asthma: a randomized, controlled trial. Am J Respir Crit Care Med 2008; 178: 1002.

Busse WW, Morgan WJ, Gergen PJ, et al. Randomized trial of omalizumab (anti-IgE) for asthma in inner-city children. N Engl J Med 2011; 364:1005–15.

Castro M, Mathur S, Hargreave F, et al. Reslizumab for poorly controlled, eosinophilic asthma: a randomized, placebo-controlled study. Am J Respir Crit Care Med 2011; 184: 1125–32.

Corren J, Busse WW, Meltzer EO, et al. Efficacy and Safety of AMG 317, an IL-4Ra Antagonist, in Atopic Asthmatic Subjects: A Randomized, Double-blind, Placebo-controlled Study. J Allergy Clin Immunol 2009; 123: 732.

Corren J, Lemanske RF, Hanania NA, et al. Lebrikizumab treatment in adults with asthma. N Engl J Med 2011; 365: 1088-98.

Cox L, Nelson H, Lockey R et al. Allergen immunotherapy: a practice parameter third update. J Allergy Clin Immunol 2011; 127: S1-55.

Flood-Page P, Swenson C, Faiferman I, et al. A study to evaluate safety and efficacy of mepolizumab in patients with moderate persistent asthma. Am J Respir Crit Care Med 2007; 176: 1062-71..

Haldar P, Brightling CE, Hargadon B, et al. Mepolizumab and exacerbations of refractory eosinophilic asthma. N Engl J Med 2009; 360: 973-84.

Ingram JL, Kraft M. IL-13 in asthma and allergic disease: asthma phenotypes and targeted therapies. J Allergy Clin Immunol 2012; 130: 829-42.

Jia G, Erickson RW, Choy DF, et al. Periostin is a systemic biomarker of eosinophilic airway inflammation in asthmatic patients. J Allergy Clin Immunol 2012; 130: 647-54.

Kavanaugh A, Broide DH. Immunomodulators. In: Middleton's- Allergy Principles and Practice, 6th edition, Saint Louis, 2003, Mosby.

Krishna MT, Huissoon AP. Clinical immunology review series: an approach to desensitization. Clin Exp Immunol 2011; 163: 131-46.

Lanier B, Bridges T, Kulus M, et al., Omalizumab for the treatment of exacerbations in children with inadequately controlled allergic (IgE-mediated) asthma. J Allergy Clin Immunol 2009; 124: 1210–6.

Maurer M, Rosén K, Hsieh H-J et al. Omalizumab for the Treatment of Chronic Idiopathic or Spontaneous Urticaria. N Engl J Med 2013; 368: 924-35.

Moingeon P, Lombardi V, Saint-Lu N, et al. Adjuvants and vector systems for allergy vaccines. Immunol Allergy Clin N Am 2011; 31: 407–19.

Nair P, Pizzichini MM, Kjarsgaard M, et al. Mepolizumab for prednisone-dependent asthma with sputum eosinophilia. N Engl J Med 2009; 360: 985-93.

Nelson HS, Busse WW, Israel E, et al. Daclizumab improves asthma control in patients with refractory asthma. J Allergy Clin Immunol 2005; 115: S134.

Nowak-Wegrzyn A, Sampson HA. Future therapies for food allergies. J Allergy Clin Immunol 2011; 127: 558-73.

Passalacqua G, Canonica GW. Sublingual Immunotherapy for Allergic Respiratory Diseases: Efficacy and Safety. Immunol Allergy Clin N Am 2011; 31: 265–77.

Senti G, Graf N, Haug H, et al Epicutaneous allergen administration as a novel method of allergen-specific immunotherapy. J Allergy Clin Immunol 2009; 124: 997-1002.

Toubi E, Bamberger E, Kessel A. Prolonged cyclosporin-A treatment for severe chronic urticaria. Allergy 2003; 58: 535–6.

von Moos S, Kündig TM, Senti G. Novel administration routes for allergen-specific immunotherapy: a review of intralymphatic and epicutaneous allergen-specific immunotherapy. Immunol Allergy Clin N Am 2011; 31: 391–406.

Wenzel S, Wilbraham D, Fuller R, et al. Effect of an interleukin-4 variant on late phase asthmatic response to allergen challenge in asthmatic patients: results of two phase 2a studies. Lancet 2007; 370: 1422.

Wenzel SE. Eosinophils in Asthma – Closing the Loop or Opening the Door? N Engl J Med. 2009; 360: 1026-28.

Yoshida M, Aizawa H, Inoue H, et al. Effect of suplatast tonsilate on airway hyperresponsiveness and inflammation in asthma patients. J Asthma 2002; 39: 545-52.

Zuberbier T, Asero R, Bindslev-Jensen C, et al. EAACI/GA2LEN/EDF/WAO guideline: management of urticária. Allergy 2009; 64: 1427–43.

CAPÍTULO

35

O Imunologista Clínico, o Paciente e a Família

Celso Ungier e Lucília M. N. Hess

RELAÇÃO MÉDICO–PACIENTE OU MÉDICO–FAMÍLIA

Celso Ungier

INTRODUÇÃO: VISÃO CRÍTICA DA PRÁTICA MÉDICA

Estamos assistindo a grandes avanços tecnológicos para o diagnóstico das doenças, como a tomografia computadorizada, a ressonância magnética, a ultrassonografia e a cineangiocoronariografia. O aprofundamento do conhecimento médico em genética, biologia molecular e imunologia contribui sobremaneira para o entendimento da fisiopatologia das doenças alérgicas e imunológicas.

O que está acontecendo com o ensino da prática médica? A preocupação excessiva com o diagnóstico laboratorial estará distorcendo os objetivos básicos do clinicar, ou seja, ajudar o paciente e curá-lo, se possível? A nosso ver, o objetivo precípuo, prioritário, seria cuidar do doente, dar qualidade de vida digna, minimizar seu sofrimento físico e mental. Em síntese, praticar medicina como uma ciência humana significa que cada paciente tem sua história de vida, suas emoções, suas frustrações ou vitórias, ou seja, o ser humano não pode ser visto como um autômato, um "robô", um objeto inafetivo e padronizado.

O estudo da psicologia médica, a nosso ver, está colocado em um plano secundário nesta visão despersonalizada e coletiva. Não podemos tratar de um fígado, um pulmão, uma pele; estamos na verdade lidando com uma pessoa, com seus órgãos e suas emoções, seu passado e suas "cicatrizes", influenciando o seu presente e o seu estado de saúde ou de doença.

Acreditamos que, se o médico generalista ou os vários especialistas não virem o paciente como uma pessoa, com sua singularidade, estarão fadados ao fracasso profissional como médicos, ainda que consigam sucesso como "cientistas". Assim, abordaremos neste capítulo conceitos básicos para lidar com a pessoa do paciente. Esta atribuição não é apenas da área da psicologia, uma vez que a maioria dos pacientes não aceita ou necessita de psicoterapia especializada. O clínico, por conseguinte, deve estar preparado para lidar com seus pacientes de forma integral, entender o seu comportamento diante de sua doença e o envolvimento da família na estruturação e evolução do quadro mórbido. Portanto, devemos inicialmente valorizar a anamnese como o momento mais importante do atendimento médico. Além de colher dados relacionados com as queixas do paciente, **a atitude do clínico** torna-se o ponto crítico do atendimento.

O ATENDIMENTO MÉDICO: O MÉDICO COMO MEDICAMENTO

A atitude do médico pode influir decisivamente na resposta à sua prescrição. A adesão do paciente depende também de sua capacidade de se relacionar afetivamente, de transmitir segurança, confiança e real interesse em se tratar. Além disso, compartilhar e compreender seus problemas emocionais, suas dificuldades afetivas, seu sofrimento físico e psíquico. Assim, o médico pode atuar como um medicamento benéfico ou ser responsável por "efeitos colaterais indesejáveis". O profissional que atuar apenas como bom técnico poderá dificultar a adesão do paciente ao tratamento. Sua atitude clínica, sua capacidade de ver e não apenas olhar, de ouvir e não somente escutar, influenciará na resposta do paciente como pessoa. Ouvir é escutar com atenção, interesse e afeto, ver é olhar com carinho e solidariedade para quem solicita a sua ajuda.

A anamnese, portanto, não pode se restringir a um questionário e coleta de dados, seus sinais e sintomas ou tratamentos já realizados. Para proceder a um exame completo, necessitamos de um tempo mínimo que, pelas distorções já bem conhecidas, nem sempre é respeitado. Mesmo em uma situação ideal, estaremos realizando uma medicina de boa qualidade, mas, a nosso ver, ainda insuficiente, sujeita a falhas diagnósticas e orientações incorretas.

Devemos ter em mente, em qualquer situação, valorizar de maneira inequívoca as condições socioeconômicas do paciente e os aspectos emocionais que possam contribuir como adjuvantes ou desencadeantes do processo mórbido. Em suma, **avaliar o clima emocional, pessoal e familiar que cerca a consulta médica.**

Podemos questionar agora se a maioria das doenças assume um caráter psicossomático. De um modo ou de outro, os aspectos emocionais sempre irão contribuir para a saúde ou a doença. Algumas patologias são mais influenciadas pelo psíquico do que outras, mas esse envolvimento emocional estará quase sempre presente no atendimento médico.

A complexidade inerente a esta postura singular do médico perante a doença e o doente, as suas dificuldades em lidar com o emocional, a falta de segurança e conhecimento de como abordar tais problemas podem levar o clínico a ignorar esses aspectos ou considerá-los pouco relevantes, até como defesa contra o desconhecido.

O ATENDIMENTO MÉDICO DA PESSOA: UMA PSICOTERAPIA DO CLÍNICO

Desenvolveremos, com objetivos didáticos, os aspectos principais do atendimento médico, priorizando as bases da psicoterapia realizada pelo clínico, de acordo com esta visão do doente como um ser integral, corpo e mente. Sistematizaremos, em quatro tópicos, os principais procedimentos e posturas que devemos adotar para atingir os objetivos.

TRANSFERÊNCIA E CONTRATRANSFERÊNCIA

Durante a consulta médica, sentimentos importantes podem surgir em um contato interpessoal com características tão peculiares. A consulta médica não é simplesmente um diálogo, uma conversa entre amigos. Esse encontro interpessoal está cercado por uma série de expectativas da parte do médico e do paciente. Este procura ajuda para seus males, confia que seu médico irá minimizar suas dores e seus sofrimentos. Por outro lado, o médico também carrega consigo sua história de vida, seus problemas emocionais, sua estrutura de personalidade, suas qualidades e defeitos. Neste contexto, o comportamento do médico e do paciente e sua família estarão submetidos a atitudes ou reações muitas vezes inconscientes, influenciadas por todos esses fatores extraconsulta.

O fenômeno psíquico da **transferência** pode ser definido como um conjunto de sentimentos e reações mobilizados no paciente, não exatamente pela pessoa real do profissional, mas pela visão singular do cliente, que determina a maneira pela qual ele vê o profissional. Podemos entender, então, determinadas atitudes do paciente, decorrentes de influências emocionais, aparentemente ilógicas ou irracionais, mas dependentes dos fenômenos psíquicos que envolvem o encontro interpessoal. Por exemplo, um paciente asmático apresenta um comportamento hostil e desagradável ao consultar o alergista, aparentemente sem motivo. Apesar da solicitude e atenção do médico, o paciente pode identificá-lo com uma figura autoritária e dominadora ou entrar em competição com o profissional pela sua posição de prestígio e ilusão de poder sobre a vida e a morte. Como consequência, poderá rejeitá-lo e sabotar o tratamento, esquecendo da medicação prescrita, não seguindo corretamente as orientações, faltando às consultas etc.

Essas peculiaridades da relação humana obedecem muitas vezes a motivações inconscientes e não correspondem à realidade manifesta, estando inseridas nas reações psíquicas do paciente. Cabe ao médico entender sua atitude e reverter essa situação, como veremos nas próximas linhas.

Por outro lado, podemos definir **contratransferência** como o conjunto de sentimentos e reações mobilizadas no profissional, não exatamente pela pessoa real do cliente, mas pela visão singular do médico que determinará a maneira pela qual ele vê o cliente.

O médico também está submetido a tensões emocionais, que podem envolver a relação interpessoal. Sua história de vida, suas expectativas, suas insatisfações profissionais, seus problemas emocionais poderão distorcer seu encontro com o paciente, prejudicando sobremaneira a relação. Se o médico não perceber que sua atitude decorre de sentimentos contratransferenciais, poderá até mesmo provocar quebra do vínculo e falha nos resultados terapêuticos.

Na realidade, a consulta médica está envolvida por reações transferenciais e contratransferenciais de maior ou menor monta, já que são ativados certos sentimentos pessoais em torno das queixas clínicas, formando o **campo dinâmico da relação.**

Já podemos entender agora que tais fenômenos podem prejudicar a relação médico–paciente. Se o médico tiver sensibilidade para perceber essas alterações de percepção da realidade, poderá corrigir esses pontos cegos e reverter a situação, como exemplificaremos a seguir.

Caso Clínico

Adolescente, 18 anos, sexo feminino, atendida pelo alergista por problema de asma brônquica refratária aos tratamentos convencionais. Veio à consulta acompanhada de sua mãe. Na anamnese, a mãe da paciente mostrou-se muito ansiosa e relatava as queixas sobre a doença da filha com certa irritação, pois achava que ela não seguia as prescrições dos vários médicos que já consultara. Assim, não permitia a participação da adolescente e, quando ela tentava se pronunciar, a mãe a interrompia bruscamente e continuava a falar compulsivamente sobre sua doença e os prejuízos que estava causando à família. Além disso, criticava os médicos que a atenderam, por usarem "cortisona" excessivamente sem resultados satisfatórios. *"Eu tenho horror a cortisona, mas os médicos teimam em receitá-la"*, dizia ela exasperada. *"Não conseguimos dormir à noite, pois ela piora de madrugada, no dia seguinte eu e meu marido ficamos esgotados e não conseguimos trabalhar como gostaríamos."* Quando o alergista tentava se pronunciar ou orientar sobre a doença, a mãe mostrava-se arrogante e agressiva, não concordando com suas orientações terapêuticas. *"Não vou aceitar mais dar cortisona para minha filha, quero tratá-la de outra maneira."* Com este clima emocional, o médico poderia tomar a seguinte atitude: *"Quero avisar a senhora que é impossível tratar a sua filha com seu comportamento agressivo e mal-educado; quem decide sobre cortisona sou eu, a senhora não entende nada disso; acho, inclusive, que a senhora é culpada pela doença de sua filha, pois é autoritária e arrogante e não deixa sua filha expor suas queixas; seria bom procurar outro médico e passar bem..."*.

Ora, podemos supor, por esse relato, que o alergista em questão sentiu-se ferido em sua vaidade e ilusão de onipotência. Essa postura da mãe da paciente originou sentimentos de rejeição, incompreensão e desamor na convivência com a filha doente.

Podemos observar, nesse caso clínico, os fenômenos da **transferência** e **contratransferência**. A mãe rejeitadora e opressiva, "asfixiante", projetou no médico sua insatisfação e revolta com a filha problemática (transferência). Por outro lado, o médico não soube lidar com os sentimentos produzidos pela hostilidade da mãe. Consequência lógica dessa tumultuada consulta: quebra do vínculo e total prejuízo para a paciente, que não recebeu adequada orientação para sua doença crônica e incapacitante.

Ora, qual seria a atitude clínica correta? Adotando outra postura, o alergista deveria deixar a mãe da paciente falar, ouvir atentamente suas queixas, tentar entrar em sintonia mostrando compreensão e interesse, sem criticar diretamente ou se exasperar com a pessoa em questão. *"Estou observando que a senhora está muito ansiosa e revoltada com esta situação aflitiva. Mas gostaria de ouvir um pouco o que sua filha acha de tudo isso, já que desejo ajudá-las a resolver este problema que tanto transtorno está causando à sua família. É importante que sua filha fale sobre seus sentimentos. Pediria à senhora, se possível, não interrompê-la."* Dessa maneira, inserimos a paciente no diálogo e iniciamos um contato interpessoal com a adolescente, mostrando interesse pela sua doença, em especial, apoio à sua pessoa.

Pouco a pouco, com as revelações da filha, entrando na esfera emocional, tentaríamos sintonizar com a mãe da adolescente no sentido de falar sobre seus problemas pessoais. *"Vejo que a senhora está com muita raiva de sua filha e dos médicos. Talvez seus problemas pessoais estejam dificultando a sua convivência com sua filha. O que a senhora acha?"* Nesse momento, se conseguirmos, com atenção e interesse sincero pela paciente, que sua mãe relate sua história de vida, estaremos no caminho certo para mostrar que o seu comportamento está contribuindo para a "asfixia" e angústia da filha e dela própria. Tentaríamos, com habilidade, explicar que os corticoides modernos são diferentes da cortisona e que, se prescritos com bom senso e critério, nenhum mal poderão causar à sua filha. Transmitindo confiança e compreensão, construiremos um vínculo terapêutico sólido e efetivo, o que permitirá abertura suficiente para que os conflitos psíquicos sejam relatados pela mãe da paciente.

Iniciaremos, então, o tratamento clínico, mas mostrando à mãe da paciente a necessidade, a nosso ver, de terapia de família ou individual para sanar o impasse emocional e os conflitos não resolvidos. Acreditamos que esta psicoterapia de apoio, realizada pelo clínico, é o passo inicial para uma psicoterapia com especialista (psicólogo ou psiquiatra) que, associada ao tratamento medicamentoso, poderá levar ao controle total do quadro mórbido.

Torna-se então evidente, a nosso ver, a necessidade de que o clínico adquira condições para realizar esse procedimento psicoterápico e não apenas saber diagnosticar e medicar corretamente o quadro asmático.

Este é o grande objetivo de nossa explanação, já que acreditamos que o ensino médico não deveria priorizar tão somente os conhecimentos de anatomia e fisiopatologia, mas também aprofundar o entendimento dos aspectos emocionais e psicossomáticos das doenças, ensinando o que é uma boa relação médico–paciente, mostrando os meandros desta relação, valorizando a atitude clínica, capacitando o aluno ou o pós-graduando a realizar uma correta abordagem dos componentes psíquicos, para encaminhar o paciente, se necessário, ao psicólogo, psicanalista ou terapeuta familiar.

Os fenômenos de **transferência** e **contratransferência** são frequentes na relação interpessoal, sendo usados, inclusive, na prática psicoterápica, como ferramentas básicas importantes no tratamento especializado (psicologia ou psiquiatria).

Privacidade e Interpretação Psicanalítica do Paciente

Antes de aprofundar os conhecimentos sobre a técnica de reflexão de sentimentos, utilizada no caso clínico descrito, devemos alertar para dois problemas comuns na psicoterapia do clínico. Não podemos, durante o encontro psicoterápico, invadir a privacidade do paciente ou de sua família, ainda que haja convicção da existência de motivações não reveladas na consulta. Por exemplo, não devemos, no diálogo psicoterapêutico, investigar a vida sexual do paciente ou seus conflitos familiares, aguardando com paciência e habilidade que ele tome a iniciativa de abordar problemas pessoais tão delicados e conflituosos. Não cabe ao médico perguntar, por exemplo, se o filho tem problemas com drogas ou tendências homossexuais, mesmo que pareça evidente pelo seu comportamento. De acordo com a técnica psicoterápica, que abordaremos a seguir, devemos apenas refletir seus sentimentos, sendo necessário, por parte do clínico, desenvolver sua sensibilidade e habilidade para lidar com seus conflitos emocionais, sem invadir sua privacidade.

Por outro lado, os médicos que tenham conhecimentos básicos de psicanálise ou que se submetam a tratamentos psicanalíticos podem mostrar, às vezes, uma tendência a interpretar o material trazido pelo paciente. Esta é uma postura que não deve ser adotada, sob risco de causar danos irreparáveis à relação interpessoal. A palavra do médico de confiança exerce uma influência marcante, benéfica ou maléfica que, muitas vezes, foge ao controle do terapeuta não especializado. Uma opinião mal fundamentada, vista como brilhante interpretação por um clínico com tendências narcisistas ou onipotentes, pode levar à ruptura do vínculo e a uma grave crise de angústia do paciente, com a qual não saberá lidar corretamente.

Reflexão de Sentimentos

A reflexão de sentimentos corresponde, a nosso ver, a um dos pilares da comunicação terapêutica e do processo que chamamos de **psicoterapia realizada pelo clínico**. Depende, como já vimos, de habilidade, intuição e sensibilidade, mas, principalmente, do real interesse do médico em entender os problemas afetivos e psíquicos que envolvem as queixas clínicas. Depende, também, de conhecer determinadas regras básicas de comunicação interpessoal médico–paciente.

Trata-se de um tema altamente controverso, com várias linhas de conduta preconizadas, cercado de conotações empíricas e pessoais. Acreditamos, apesar disso, que podemos contribuir para uma melhor postura clínica e psicoterapêutica, com grandes benefícios para nossos pacientes. Para isso, apresentaremos determinadas orientações, que procuraremos sistematizar, de grande aplicação na prática clínica. Não é possível esgotar um tema tão vasto e controverso, mas deve-se alertar o profissional de saúde sobre os pontos cegos e atitudes, muitas vezes devastadoras, a que estamos expostos na comunicação e relação médico–paciente.

Podemos entender **atitude clínica** como uma postura diferente da habitual no encontro interpessoal. Significa sintonizar com o paciente, acolher e captar suas queixas e informações, interpretando-as, não do ponto de vista pessoal, mas sim a partir das perspectivas e ansiedades do paciente. A reflexão de sentimentos depende basicamente da **atitude clínica** e da capacidade de traduzir as **mensagens implícitas** do paciente, para expô-las no momento adequado.

Podemos distinguir agora dois níveis de comunicação do paciente: a **mensagem manifesta** revelada pelas palavras, e a **mensagem latente**, ou seja, o que está nas entrelinhas, nos sentimentos subjacentes às palavras, expressas por meio de pistas não verbais. Devemos acrescentar que a mensagem latente, que deve ser decodificada e apresentada ao paciente com habilidade, não corresponde à interpretação psicanalítica. Esta é muito mais profunda e complexa, às vezes traumática para o paciente, gerando crise de angústia, que deverá ser metabolizada e elaborada pelo psicanalista e nunca pelo clínico.

A reflexão de sentimentos apenas traduz aquilo que o paciente realmente deseja nos transmitir, devendo ser sempre benéfica e acolhedora. Além disso, não deve ser apresentada como uma afirmação autoritária ou demonstração de sabedoria, mas sim como uma possibilidade a ser discutida e analisada pelo paciente. Depende, portanto, de sintonizar positivamente com o paciente e da intuição e sensibilidade do médico. Se detectarmos uma mensagem latente, devemos expô-la, por exemplo, acrescentando sempre: *"O que a senhora acha?"* ou *"Faz algum sentido o que estamos dizendo?"*.

Descreveremos uma situação real e comum na clínica, para exemplificar o que seria reflexão de sentimentos.

Paciente pediátrico, de 4 anos de idade, sofrendo crises asmáticas graves, inclusive com antecedentes de internação hospitalar.

Na consulta com o alergista, este preconiza aplicações de vacinas antialérgicas (imunoterapia) para ácaros da poeira, principal alérgeno ambiental causador do quadro asmático. Diz, irritada, a mãe da criança: *"Os alergistas só sabem receitar injeções, não vou permitir este tratamento."* Normalmente, tentaríamos convencer a mãe do paciente dos benefícios da vacina e sua importância no tratamento de uma asma tão grave e incapacitante. A persuasão provavelmente não surtiria efeito e poderia haver quebra de vínculo e abandono do tratamento. Se usássemos a técnica de reflexão de sentimento, adotaríamos outra postura: *"Acho que a senhora está preocupada com a possibilidade de que seu filho sofra ou sinta dor com as aplicações. Quero tranquilizá-la, pois o líquido é indolor, a agulha é muito pequena e a aplicação subcutânea é quase indolor."* Já agora, dialogando com mais calma, responde a mãe: *"Realmente, meu filho já está sofrendo muito com a asma e me apavora a ideia de sofrer ainda mais com o tratamento."* Demonstrando interesse pela criança e postura afetuosa com a mãe, o alergista propõe uma solução: *"Se a senhora concordar, poderemos tentar e, se for traumático para seu filho, suspenderemos as injeções."* Na maioria dos casos a criança aceita bem as aplicações, que são realmente quase indolores, e conseguimos resolver o impasse.

Nesse contexto, devemos alertar para a possibilidade de o paciente não concordar com a decodificação da mensagem manifesta. Devemos encarar este "fracasso" com naturalidade e dialogar com a paciente sobre outras hipóteses. Não podemos nos comportar com arrogância e onipotência, como donos da verdade. A reflexão de sentimentos depende de atitude clínica e interesse sincero na solução dos problemas físicos e emocionais do paciente. Não pode ser encarada como demonstração narcísica de brilhantismo e superioridade do médico, mas como uma forma de entender seus problemas e melhor ajudar seu paciente.

A técnica de reflexão de sentimentos, quando mal utilizada pelo médico, pode gerar sentimentos negativos, como raiva, irritação ou indignação, provocando a ruptura do vínculo. Logo, devemos evitar intervenções apressadas ou prematuras, ainda que verdadeiras. O médico deve usar sua sensibilidade e experiência clínica para aguardar o momento propício à revelação da mensagem decodificada (latente). Deve estar disponível para o momento em que o paciente ou a pessoa responsável esteja em condições emocionais favoráveis para receber, assimilar e digerir emocionalmente a mensagem latente. Evidentemente, para alcançarmos esses objetivos, necessitamos, além do conhecimento técnico, de uma razoável prática clínica, com esta visão holística e integral da "pessoa" do paciente.

Concluindo, podemos afirmar, pautados em nossa experiência prática, que a reflexão de sentimentos, quando bem utilizada, é uma arma valiosa na comunicação com o paciente e na resolução de problemas aparentemente insolúveis. Aliada à atitude clínica, respeitando e entendendo o sentimento do paciente e suas motivações inconscientes, conseguiremos aliviar suas ansiedades e conflitos. Sentindo-se compreendido e apoiado, encontra abertura para falar sobre seus problemas emocionais, aliviando seus sofrimentos psíquicos ou mesmo físicos, fortalecendo o vínculo médico–paciente. A **atitude clínica** e a **reflexão de sentimentos** podem contribuir de maneira decisiva para se atingir o objetivo maior do atendimento médico: restabelecer o bem-estar físico e psíquico de nossos pacientes.

AS BASES DA PSICOSSOMÁTICA EM ALERGIA E IMUNOLOGIA CLÍNICA

Lucília M. N. Hess

O olhar da psicossomática psicanalítica é dirigido para a organização psíquica do indivíduo, ou seja, para a qualidade do trabalho mental que é capaz de realizar ante as demandas da vida. Nas diferentes etapas do seu desenvolvimento, diversas situações são experimentadas pelo sujeito, seja ele bebê, criança ou adulto, exigindo um trabalho emocional para com elas lidar. As insuficiências na constituição do aparelho psíquico vão criando dificuldades e tropeços para o enfrentamento mental dessas situações conflitivas, levando o indivíduo a criar soluções somáticas que adquirem um lugar no campo das possibilidades de arranjo vital.

Essas soluções somáticas não têm necessariamente um sentido, mas apontam, muitas vezes, para falhas na aquisição de recursos emocionais necessários para que o trabalho mental possa seguir seu curso, sem sobrecarga do corpo biológico.

Numerosos autores psicanalistas, entre eles Pierre Marty, Michel Fain, Christophe Dejours, Rosine Debray, Leon Kreisler e Gérard Szwec, solidamente embasados na teoria freudiana, observaram que entre os pacientes alérgicos – crianças, adolescentes e adultos – frequentemente são encontradas modalidades relacionais e identificatórias, que podem ser consideradas como características desses pacientes, embora não se possa dizer que haja uniformidade estrutural de personalidade. Neles foi percebido um tipo de relação – denominada por Pierre Marty **relação de objeto alérgica** – que tem como principal característica a não distinção esperada entre o indivíduo e o meio ambiente (outras pessoas ou coisas), criando processos de profunda e maciça identificação. Para caracterizar a confusão assim experimentada pelo indivíduo, P. Marty cita uma frase e os lapsos cometidos por uma paciente alérgica: "eu quero sempre estar integrada a tudo o que me cerca, quero sentir que faço parte de onde eu estou", "vim me consultar com o senhor porque o senhor é asmático" ou ainda "certamente o senhor vai querer que eu fale sobre a sua mãe". Essa forma de se relacionar consiste em fazer a maior aproximação possível da outra pessoa (ou coisa), até o ponto de com ela se confundir. Com isso, tenta-se afastar qualquer possibilidade de conflito, o que nem sempre se consegue. Quando esta maneira de se relacionar falha e alguma distinção se apresenta, gerando uma ameaça de conflito, a pessoa (ou a coisa) é rapidamente trocada por outra, em uma imediata e fácil mudança, como se todos (e tudo) tivessem a mesma importância afetiva. É na impossibilidade de manter essa confusão que sobrevém a crise de asma, por exemplo, ou o surgimento de eczema. Os traços da personalidade dita alérgica nem sempre coincidem com a doença somática, podendo ser encontrados em indivíduos não alérgicos no plano somático, assim como podem estar ausentes nos indivíduos alérgicos.

Na criança alérgica, a particularidade mais frequentemente encontrada é a ausência de desconfiança diante do estranho. Sabemos que, entre 6 e 9 meses, a criança "estranha" o desconhecido ou quem não lhe é bem familiar, mostrando angústia ante essa situação. Isso nos mostra que ela já distingue quem é sua mãe (fonte de segurança), rejeitando quem não é, ao mesmo tempo que dela se distingue, embora ainda de forma rudimentar. Aí temos uma importante etapa alcançada no desenvolvimento psíquico, que tem múltiplas consequências na estruturação da personalidade. Na criança alérgica constatamos, com frequência, uma indistinção entre a figura da mãe e a figura da não mãe, ou então um retardo dessa importante aquisição psíquica (o bebê não "estranha", indo de um colo a outro sem desconforto, ou a criança de 2 a 3 anos não mostra nenhum temor diante do médico que a examina, ficando inteiramente à vontade durante a consulta, querendo alcançar tudo o que vê à sua volta). Esse comportamento, embora bastante confortável para o médico que precisa examiná-la, muitas vezes aponta precocemente para uma dificuldade já enfrentada pela criança. Diferentes fatores podem ser causadores dessa situação: uma disputa ou rivalidade existente entre o casal de pais – com relação aos cuidados prestados à criança –, interferindo na aquisição de uma relação de segurança da criança com a mãe; ou então a mãe que "superprotege" ansiosamente o filho, não permitindo nenhuma experiência de frustração ou de aflição, impedindo a criança de experimentar sua ausência, necessária para que haja crescimento emocional; ou, ainda, a mãe que afasta o pai da criança, na tentativa de permanecer em uma relação fusional, como na época da gestação. Muitas vezes observamos que uma nova gravidez favorece o desaparecimento (ou atenuação) das crises alérgicas precoces da criança, na medida em que lança a mãe em uma nova relação, permitindo à criança, com esse afastamento, se experimentar mais autônoma com relação a ela.

No adolescente alérgico, muitas vezes crises de cólera se alternam com crises de asma, por exemplo, apontando para o desespero que o adolescente experimenta ao se dar conta de suas deficiências no plano relacional; impossibilitado de manter sua forma fusional de se relacionar com os diferentes professores, colegas e matérias a estudar, o adolescente asmático se vê em apuros, explodindo frequentemente em crises que acabam por afetar seu rendimento escolar, decorrentes de faltas às aulas e/ou dificuldades na realização de trabalhos escolares. Observamos muitas vezes nesses pacientes um comportamento adulto precoce, mostrando preferência pela convivência com pessoas mais velhas, na tentativa de evitar os conflitos próprios desta etapa do desenvolvimento, forjando uma maturidade que não possuem. São bastante frequentes os períodos de acalmia que alguns pacientes adolescentes alérgicos vivem em períodos de férias, tanto pelo afastamento dos conflitos que a vida escolar lhes apresenta quanto pelo afastamento da família, já organizada do modo relacional alérgico e não permitindo outras modalidades de relação.

No adulto alérgico, qualquer situação que ultrapasse suas possibilidades de elaboração mental pode desencadear crises, tais como conflitos no trabalho, perda ou mudança de emprego, problemas amorosos, doenças na família, mortes de entes queridos etc.

A prática psicossomática psicanalítica – efetuada pelo psicanalista – tem como objetivo abrir espaço para uma reflexão psíquica complexa, por meio do oferecimento de um vínculo adequado, possibilitando a elaboração mental de conflitos atuais ou antigos e criando condições para a aquisição de novas modalidades relacionais. O encaminhamento para uma psicoterapia é geralmente feito pelo médico, ao perceber que seu paciente não está respondendo adequadamente ao tratamento proposto ou dele discorda, ou porque identifica dificuldades emocionais como as já citadas, ou, ainda, porque relaciona a piora do quadro clínico ou o aparecimento de crises frequentes a momentos de sobrecarga de conflitos psíquicos. Muitas vezes, o paciente e/ou o familiar se surpreendem com essa indicação terapêutica, argumentando que não existem outros problemas além da alergia e que não conseguem ver em que uma psicoterapia pode ajudar. Mas se tanto o paciente quanto o seu familiar ouvirem do médico, em quem confiam, que junto com o tratamento médico essa terapia pode ajudá-lo na resolução de suas queixas, ficará tentado a experimentá-la. No caso de alergia precoce, o atendimento é feito com a mãe e/ou pai e o bebê; com crianças, a maior parte das vezes a mãe está presente, pela impossibilidade de "descolamento" da dupla mãe-filho; o mesmo acontece com adolescentes, para os quais muitas vezes se faz necessária a presença de um dos pais (geralmente a mãe), por exigência deles próprios. Nessa idade, as interferências dos familiares na psicoterapia são bem frequentes, precisando ser devidamente elaboradas. Com adultos, o mais frequente é o atendimento individual.

O remanejamento da ansiedade que percorre a organização da família do asmático, particularmente, requer uma enorme habilidade, muitas vezes sendo necessário o encaminhamento do familiar para atendimento psicoterápico individual ou o atendimento do grupo familiar. Qualquer atitude precipitada no sentido de desfazer a dupla fusional pode trazer consequências, tais como crises alérgicas graves e interrupção do tratamento (tanto médico quanto psicoterápico), fazendo o paciente se lançar em uma busca interminável de médicos e remédios a fim de obter ajuda efetiva para resolução dos males que experimenta.

Com a evolução da psicoterapia, as crises tendem a diminuir na frequência e na duração, podendo haver remissão total dos sintomas, uma vez que sendo abertas novas possibilidades mentais de escoamento das excitações, o corpo mostra sinais de alívio da sobrecarga que até então estava experimentando.

Bibliografia

Relação Médico-Paciente ou Médico-Família

Azambuja RD. Dermatologia integrativa: a pele em novo contexto. An Bras Dermatol, 2000; 75(4):393-420.

Balint M. O médico, o paciente e a doença. Rio de Janeiro: Atheneu, 1967.

Barata A. O quinto golpe e... a morte. Anais da Academia Nacional de Medicina, 1996; 156(2):68-78.

Becker E. A negação da morte. Rio de Janeiro: Nova Fronteira, 1973.

Caprara A, Franco ALS. A Relação paciente-médico: para uma humanização da prática médica. Cad. Saúde Pública, 1999; 15(3):647-654.

Caprara A, Rodrigues J. A relação assimétrica médico-paciente: repensando o vínculo terapêutico. Ciênc. Saúde Coletiva, 2004; 9(1): 139-146.

Chew-Graham CA et al. The harmful consequences of elevating the doctor–patient relationship to be a primary goal of the general practice consultation. Family Practice. 2004; 21:229-231.

Douglass J et al. Choosing to attend an asthma doctor: a qualitative study in adults attending emergency departments. Family Practice 2004; 21:166-172.

Freud S. A psicopatologia da vida cotidiana. Rio de Janeiro: Imago Editora, 1976.

Freud S. O mal-estar na civilização. Rio de Janeiro: Imago Editora, 1974.

Gregerson MB. The curious 2000-year case of asthma. Psychosom Med. 2000; 62(6):816-27.

Luz PC. Nem só de ciência se faz a cura: o que os pacientes me ensinaram. São Paulo: Atheneu, 2004.

Maldonado MT, Canella P. Recursos de relacionamento para profissionais de saúde. Rio de Janeiro: Reichman & Affonso Editores, 2003.

Mello Filho J. Concepção psicossomática: visão atual. Rio de Janeiro: Tempo Brasileiro, 1979.

Missenard A, Ballint M, Gelly R, Gosling R, Tuquert P, Sapir M et al A experiência Balint: história e atualidade. São Paulo: Casa do Psicólogo, 1994.

Moore PJ et al. Psychosocial factors in medical and psychological treatment avoidance: the role of the doctor-patient relationship. J Health Psychol. 2004; 9(3):421-33.

Negreiros B, Ungier C. Alergologia clínica. Rio de Janeiro: Atheneu, 1995.

Perestrello D. A medicina da pessoa. Rio de Janeiro, Atheneu, 1982.

Warren J. The Doctor-Patient Relationship: a Postmodern Perspective. Human Health Care. 2004.

Wright RJ, Rodriguez M, Cohen S. Review of psychosocial stress and asthma: an integrated biopsychosocial approach. Thorax 1998; 53:1066-1074.

As Bases da Psicossomática em Alergia e Imunologia Clínica

Debray R. Bébés/mères en révolte. Paris, Le Centurion, 1987.

Dejours C. Le corps, entre biologie et psychanalyse. Paris, Payot, 1986.

Freud S. Obras completas. Rio de Janeiro: Imago Editora.

Kreisler L, Fain M, Soulé M. L'enfant et son corps. Paris: PUF, 1974.

Marty P. A psicossomática do adulto. Porto Alegre: Artes Médicas, 1993.

Marty P. La relation objectale allergique, in Revue française de psychanalyse, 1958, XXII, 1, p. 5-35.

Marty P. Les mouvements individuels de vie et de mort. Paris: Payot, 1976.

Szwec G. La psychosomatique de l'enfant asmathique. Paris: PUF, 1993.

CAPÍTULO 36

Doenças Imunológicas de Natureza Reumática

Morton Scheinberg

INTRODUÇÃO

Mais de cem doenças diferentes são classificadas sob a denominação reumatismo. Muitos pensam em reumatismo quando sentem dores ao longo dos músculos e tendões, e outros referem-se a elas como dores articulares. Entretanto, a diversidade de doenças reumáticas existentes impede uma definição que abranja adequadamente todas elas, pois os mecanismos causadores das doenças e os órgãos atingidos variam bastante. As doenças reumáticas podem ser agrupadas em degenerativas (desgaste de articulação), metabólicas, infecciosas, autoimunes e pós-traumáticas. As doenças articulares de natureza imune são as assim conhecidas doenças autoimunes, nas quais o organismo sofre ataque do próprio organismo por um desequilíbrio dos mecanismos de regulação. No presente capítulo, iremos rever e atualizar o diagnóstico e o tratamento de doenças articulares de natureza imunológica.

ARTRITE REUMATOIDE

Trata-se de uma artrite de natureza crônica, caracterizada pela inflamação da membrana sinovial, tecido que recobre as articulações. Atinge as pequenas e as grandes articulações, geralmente de forma simétrica, incluindo as mãos, com exceção das articulações distais, punhos, cotovelos, ombros, joelhos e tornozelos. Pode ocorrer também nos pés, quadris e na coluna cervical. Pode iniciar em uma articulação e depois manifestar-se em várias ao mesmo tempo.

Costuma aparecer na segunda década da vida e acometer 1% da população, sendo mais comum na população feminina na relação de 3 para 1. Antes do aparecimento da doença, podem surgir sintomas constitucionais do tipo fraqueza, fadiga, mal-estar, estado febril e inapetência. Ao acordar pela manhã, a paciente percebe que suas juntas estão endurecidas, o que é chamado de rigidez matinal. Persiste no mínimo por 1 hora. Já os sintomas articulares da AR, uma vez instalada, são dor, inchaço e calor, com dificuldade de movimentos (Figuras 36-1 e 36-2).

Sintomas de Artrite Reumatoide

- Dor, rubor, inchaço articular.
- Dores simétricas.
- Fadiga.
- Dores articulares difusas.
- Rigidez matinal.

Um quarto dos pacientes pode apresentar manifestações extra-articulares, nódulos reumatoides ou viscerais, como derrames pleurais, pericardite e/ou manifestações hepatoesplênicas.

Critérios para Classificação da Artrite Reumatoide

- Rigidez matinal.
- Artrite em três ou mais articulações.
- Artrite nas mãos.

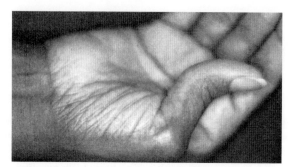

FIGURA 36-1 Deformidade da artrite reumatoide.

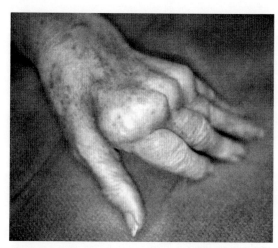

FIGURA 36-2 Deformidade da artrite reumatoide.

- Artrite simétrica.
- Nódulos reumatoides.
- Fator reumatoide sérico.
- Alterações radiológicas (erosões).

O Que Causa Artrite Reumatoide

A artrite reumatoide parece ser causada por uma combinação de fatores de natureza genética e fatores externos não totalmente bem caracterizados. Certo número de genes está associado à AR e pode também ser encontrado em pessoas normais e com outras doenças autoimunes. Os genes controlam os antígenos de histocompatibilidade (HLA), que controlam certas proteínas que distinguem o tecido do organismo ou não. Pacientes com artrite reumatoide podem ter genes que codificam as proteínas HLA DR4, que podem provocar ruptura nos mecanismos específicos de tolerância presentes em tecidos da membrana sinovial. Diferentes subtipos de HLADR4 estão associados a formas mais graves da doença. Não sabemos exatamente por que isso ocorre, mas se o paciente tem artrite reumatoide e tem DR4, a doença é mais grave. Entretanto, os genes não são o único elemento, pois a concordância da doença não passa de 15% dos casos.

O(s) outro(s) fator(es) é(são) de natureza infecciosa, podendo ser bactéria, como é o caso da *Borrelia burgdoferi*, causadora da doença de Lyme, ou o vírus Epstein-Barr, causador da mononucleose infecciosa.

Algumas estruturas de bactérias ou vírus podem se assemelhar às proteínas do corpo, criando o chamado mimetismo molecular, no qual partes do corpo podem ser atacadas, provocando doença. Existem dados epidemiológicos que ligam o uso de café e de fumo ao aparecimento da artrite reumatoide. Finalmente, o lado hormonal, já que a doença melhora com a gravidez e piora com o cessar, assim como o seu espontâneo aparecimento ocorre em picos nos quais os níveis de estrógenos flutuam pouco entre a 2ª e a 4ª década da vida. Contudo, o papel dos hormônios parece ser pequeno na emergência da doença (Quadros 36-1 e 36-2 e Figuras 36-3 e 36-4).

QUADRO 36-1   **Etiologia da artrite reumatoide: possíveis agentes infecciosos**

Micoplasma	Ação na sinóvia – superantígeno
Parvovírus B-19	Ação na sinóvia
Retrovírus	Ação na sinóvia
Bactérias intestinais	Mimetismo molecular (QKRAA)
Micobactéria	Mimetismo molecular (proteoglicanos)
Vírus Epstein-Barr	Mimetismo molecular (QKRAA)
Membranas bacterianas	Ativação de macrófagos

QUADRO 36-2   **Autoantígenos possíveis na artrite reumatoide**

- Antígenos da cartilagem
- Colágeno tipo II
- gp-39
- Proteoglicano
- Peptídeos citrulinados
- HLA-DR (QKRAA)
- Proteínas de choque (*Heat-shock proteins*)
- Imunoglobulina (IgG)

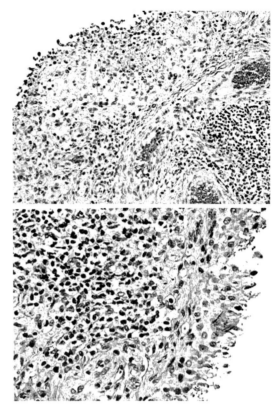

FIGURA 36-3   Histopatologia da artrite reumatoide, hiperplasia da membrana sinovial, proliferação vascular e proeminente infiltrado mononuclear.

Diagnóstico da Artrite Reumatoide

O diagnóstico da AR é essencialmente clínico. Pode ser de difícil estabelecimento no início, em virtude da variabilidade de um caso para outro; outras doenças, como lúpus ou osteoartrite (artrose), podem se manifestar com dores articulares, o que leva à necessidade de exclusão de outras patologias e à criação de critérios de diagnóstico estabelecidos pelo Colégio Americano de Reumatologia (ACR). Os critérios incluem: rigidez matinal durando em torno de uma hora; artrite em pelo menos três articulações, com inchaço das partes moles; artrite dos punhos e mãos, com acometimento das interfalangianas proximais; nódulos subcutâneos, teste positivo para fator reumatoide; e erosões ósseas vistas na radiografia convencional. Quatro dos seis critérios devem estar presentes pelo menos por 6 semanas.

Diagnóstico Laboratorial da Artrite Reumatoide

O fator reumatoide é um anticorpo contra imunoglobulinas encontrado no sangue circulante da maioria dos pacientes com AR. Nem todos apresentam fator reumatoide, e os casos que não apresentam são conhecidos como soro negativos, o que no início pode chegar a mais de 50% dos casos. O fator reumatoide pode também ser encontrado em casos de doença autoimune e situações clínicas de estimulação antigênica crônica, como é o caso da hanseníase lepromatosa. A velocidade de hemossedimentação costuma ser elevada, e é rara a presença da doença por tempos prolongados com a chamada VHS em níveis normais. Outras proteínas de fase aguda encontram-se elevadas, como a proteína C-reativa,

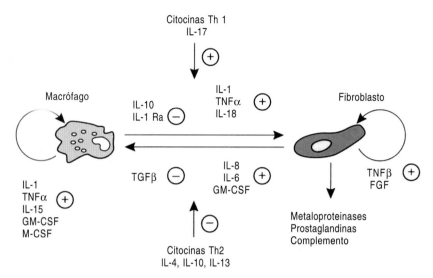

FIGURA 36-4   Rede de citocinas na artrite reumatoide.

proteína amiloide SAA e alfa 1 e 2 macroglobulinas. Para fins de diagnóstico, somente a proteína C-reativa é utilizada de forma rotineira. O fator antinuclear pode aparecer em metade dos casos de pacientes com artrite reumatoide e em quase todos os pacientes com lúpus; portanto, trata-se de um teste importante no diagnóstico diferencial. Em certos casos, é possível confundir as manifestações da AR com quadros de artrite metabólica tipo gota, sendo necessário afastar a presença de hiperuricemia sintomática ou cristais de ácido úrico no exame do líquido sinovial. Além de ser rotina nos *check-ups* de saúde, o hemograma pode ser útil no diagnóstico diferencial, pois pode acusar a presença de anemia e neutropenia que acompanham certos pacientes com artrite reumatoide, mas alterações no hemograma são mais frequentes no lúpus eritematoso.

No decorrer dos últimos anos, foi descrito um novo anticorpo contra o aminoácido modificado citrulina, que aparece em aproximadamente dois terços dos casos de pacientes com AR e é inexistente em doenças que levam ao diagnóstico diferencial e têm alta especificidade, de quase 100%.

Anticorpos contra a citrulina devem entrar na rotina diagnóstica e são conhecidos como anti-CCP, pois são contra os peptídeos cíclicos da citrulina e apresentam uma especificidade não vista antes por qualquer teste de laboratório na artrite reumatoide. A radiografia simples é utilizada para avaliar o grau de destruição articular e, no começo, pode apresentar somente perda óssea justa--articular e aumento de partes moles periarticular. Com o uso de técnicas mais sensíveis, como a ultrassonografia e a ressonância, pode-se verificar a presença de erosões iniciais em quadros de AR de alguns meses de evolução.

Doenças Associadas à Presença do Fator Reumatoide

- Doenças reumáticas.
- Infecções virais.
- Infecções parasíticas.
- Infecções bacterianas crônicas.
- Neoplasias.
- Estados de hiperglobulinemia.

Novos Critérios para Diagnóstico de Artrite Reumatoide

Em 2010 a Academia Americana de Reumatolologia (ACR) e a Liga Europeia Contra o Reumatismo (EULAR) se reuniram e definiram novos critérios para diagnostico principalmente procurando focar as formas mais precoces no sentido de aumentar a sensibilidade dos critérios diagnósticos permitindo tratamento nas fases iniciais da doença.

Critérios de Classificação da Artrite Reumatoide 2010

População a ser testada: pacientes com pelo menos uma articulação com sinovite (edema) e nenhuma explicação alternativa para ela.

Critérios de Classificação segundo a ACR/EULAR: Serão classificados como AR os pacientes com seis ou mais pontos dos seguintes:

A. Envolvimento articular

1 grande articulação	0
2 a 10 articulações grandes	1
1 a 3 articulações pequenas	2
4 a 10 articulações pequenas	3
> 10 articulações (pelo menos 1 pequena)	5

B. Sorologia

Fator reumatoide e anti-CCP negativos	0
FRe ou aCCP positivo fraco	2
FRe ou aCCP fortemente reator	3

C. Reagente de fase aguda

VHS e PCR normais	0
VHS ou PCR alterados	1

D. Duração dos sintomas

Menos de 6 semanas	0
6 ou mais semanas	1

TRATAMENTO

Medicação Analgésica

Os anti-inflamatórios não esteroidais (NSAIDS) costumam ser as drogas que o reumatologista usa inicialmente para o tratamento do inchaço articular e da dor. Incluem aspirina e drogas semelhantes à aspirina, como ibuprofeno (Motrin®), naproxeno (Naprosyn®), indometacina (Indocin®) e diclofenaco (Voltaren®). Eles costumam ser analgésicos e anti-inflamatórios, e podem irritar o estômago provocando sintomas gastroduodenais, incluindo hemorragia digestiva. Os NSAIDs agem inibindo uma enzima chamada de ciclooxigenase. Existem dois tipos: o tipo 1 reveste a parede do estômago, e os anti-inflamatórios que inibem a cicloxigenase 1 afetam o estômago. Novos anti-inflamatórios inibem predominantemente a cicloxigenase 2 tendem a afetar menos o estômago, e são de custo maior. Celecoxibe e valdecoxibe são do tipo cicloxigenase 2. Há controvérsias sobre os possíveis efeitos nocivos dos Cox 2 sobre o sistema cardiovascular, e alguns deles estão sendo retirados do mercado; é o caso do rofecoxibe (Vioxx®). É possível que este efeito decorra da ausência de propriedades antiplaquetárias dos assim chamados Cox 2.

Medicações Modificadoras do Curso da Doença

Estas medicações conhecidas da abreviação em inglês *disease modifying anti rheumatic drugs* (DMARDs) podem interferir no curso da doença, prevenindo destruição e injúria articular. O DMARD mais comumente usado hoje é o metotrexato; usado inicialmente para tratar o câncer, ele interfere no crescimento celular anormal, o chamado *pannus*, que invade a cartilagem e a membrana sinovial. As doses são semanais e não costumam passar de 15 a 20 mg, e recomenda-se suplementação com acido fólico quando o uso é prolongado. Na artrite reumatoide, o metotrexato é a âncora, e o restante é adicionado. Outros DMARDs podem ser adicionados ou usados de forma isolada; é o caso da hidroxicloroquina, sulfassalazina, azatioprina e, mais recentemente, a leflunomida. DMARDs mais antigos, como os sais de ouro e a penicilamina, são muito pouco usados nos dias de hoje. Hoje, é cada vez maior a tendência a se usar DMARDs já com alguns meses de evolução da doença, ao contrário do que se fazia no passado.

Corticosteroides

Usada de forma acentuada no passado, a cortisona, tanto como anti-inflamatório quanto como DMARDs, aí em doses baixas, segundo alguns autores deve ter o seu uso reservado para uso articular ou em doses baixas periodicamente. No passado, o uso extensivo da cortisona mostrou que seu uso contínuo estava associado a efeitos indesejáveis tanto para o metabolismo hidroeletrolítico quanto para o metabolismo ósseo mineral, além de facilitar a elevação da pressão arterial e o aumento de diabetes e da suscetibilidade às infecções e o aparecimento de catarata.

Entendem-se por doses baixas valores inferiores a 10 mg diários.

Agentes Biológicos

Com a descoberta de que o TNF – fator de necrose tumoral – promove inflamação articular, foram desenvolvidos produtos anti-TNF ou antirreceptor de TNF; é o caso do etanercept, conhecido como Enbrel®, do infliximabe, conhecido como Remicade®, e do adamulimabe, conhecido como Humira®. Um outro tipo de agente biológico é o anakinra, que bloqueia a ação da interleucina 1. O uso destes agentes está associado a um maior aumento de infecções de natureza granulomatosa ou infecções micóticas profundas.

Após a introdução dos primeiros três anti-TNFs, dois novos anti-TNFs estão disponíveis no Brasil tanto no serviço publico como privado, o golimumabe e o certolizumabe, ambos por via subcutânea e uso mensal. Três outros biológicos de uso endovenoso também estão aprovados para uso em pacientes com artrite reumatoide o tocilizumabe (anti-IL6), abatacept (inibidor de coestimulação linfocitária) e rituximabe depletor de subtipos de células B. Ainda não liberado, mas em processo de registro, está o inibidor da tirosina quinase tofacitinibe, cuja administração oral já foi aprovada no continente norte-americano.

Outras Medidas

Fisioterapia e cirurgia, dependendo do estágio da doença, também são utilizadas no tratamento da AR. As medidas cirúrgicas incluem a sinovectomia e a substituição da articulação por próteses. Para o futuro, outros agentes biológicos estão sendo avaliados; é o caso das moléculas de coestimulação linfocitária, conhecidas como CTLA-4iG, que foram denominadas abatacept, e anti-interleucina 6, conhecida pela abreviação MRA. Finalmente, uma medicação já no mercado para o tratamento de linfomas anti-CD20, conhecida como rituximabe, está sendo avaliada no tratamento da AR com formas refratárias ao uso de DMARDs e agentes biológicos.

Algoritmo de Tratamento (Figura 36-5)

- Educação do paciente.
- Comece com NSAIDs.
- Inicie DMARDs.
- Doses baixas de esteroides.
- Fisioterapia.
- Combinação de DMARDs.
- Biológicos.
- Cirurgia.

ESPONDILOARTROPATIAS – ARTRITES REATIVAS

A espondilite anquilosante é uma inflamação crônica de etiologia desconhecida, associada ao antígeno leucocitário HLAB-27. Costuma acometer as articulações sacroilíacas, a coluna vertebral e articulações periféricas em outros estágios da doença. A doença pode ser acompanhada de manifestações extraesqueléticas, como uveíte anterior, insuficiência aórtica, fibrose pulmonar e amiloidose renal ou sistêmica.

Habitualmente, a doença apresenta-se com limitação da mobilidade articular que melhora com o exercício, limitação da expansão torácica e presença de sacroileíte ao exame de raios X. Existem critérios de diagnóstico conhecidos, como de New York ou New York modificado, que envolvem a presença de dor lombar, sua duração e sacroileíte (Quadros 36-3 e 36-4).

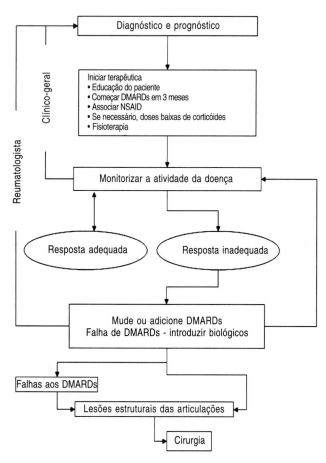

FIGURA 36-5   Algoritmo do tratamento da artrite reumatoide.

O Que Causa a Doença

A etiologia é desconhecida; há um componente genético. Existe uma forte associação à maioria dos subtipos do HLAB-27, o que traz suporte à hipótese de interação entre fatores ambientais e indivíduos suscetíveis. O marcador genético HLAB27 está presente em aproximadamente 80 a 90% dos pacientes, ao passo que, na população em geral, ocorre em cerca de 10%. A hipótese mais prevalente é de que o peptídeo artritogênico, que recebe estímulo externo, ativa células T autorreativas que reconhecem antígenos endógenos presentes no HLAB27. O B27 compreende 25 subtipos; o subtipo 2704 é o mais prevalente.

QUADRO 36-3   Doenças que pertencem às espondiloartropatias

- Espondilite anquilosante
- Síndrome de Reiter – artrite reativa
- Artrite associada à doença inflamatória intestinal
- Artrite psoríaca
- Espondiloartropatias indiferenciadas
- Artrite crônica juvenil e espondilite juvenil

QUADRO 36-4   Características da espondilite anquilosante

- Dor na coluna de natureza inflamatória
- Apresentação insidiosa
- Persiste por 3 meses
- Rigidez matinal
- Dor torácica
- Dor nas nádegas
- Uveíte anterior
- Sinovite
- Entesite
- Sacroileíte
- História familiar e associação com doença inflamatória intestinal e psoríase

Diagnóstico e Tratamento

O diagnóstico é predominantemente clínico, e as alterações laboratoriais são de natureza inflamatória e inespecíficas, como é o caso da hemossedimentação e da proteína C reativa. A radiologia é de grande valor, seja a radiografia convencional ou a tomografia e/ou ressonância magnética (Figura 36-6 e Quadro 36-5).

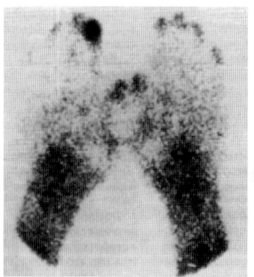 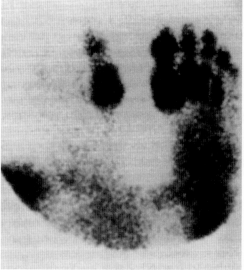

FIGURA 36-6   Cintilografia óssea em espondiloartropatia indiferenciada. Observe a assimetria da captação entre os lados direito e esquerdo.

QUADRO 36-5   Suspeita diagnóstica de espondilite anquilosante

- Dor na coluna vertebral
- Início antes dos 40 anos
- Insidioso
- Duração > 3 meses
- Melhora com exercício
- Dor torácica
- Uveíte anterior
- Sinovite de membros inferiores
- Entesite (calcanhar e plantar)
- Sacroileíte radiológica
- História familiar positiva para espondilite anquilosante
- Doença inflamatória intestinal
- Psoríase

O tratamento envolve medidas físicas (fisioterapia), anti-inflamatórios não hormonais e medicações de segunda linha – como o caso da sulfassalazina – e corticoesteroides. Em virtude da superexpressão de TNF nos tecidos sinoviais das sacroilíacas, antagonistas de TNF foram utilizados no tratamento da doença com excelentes resultados, o que leva a crer que será uma das opções de tratamento em casos mais graves da doença. Ocasionalmente medidas cirúrgicas podem ser utilizadas em certos casos, mas isso é infrequente.

A síndrome de Reiter é uma condição inflamatória que faz parte do grupo de artrites reativas, e, em virtude do passado nebuloso da vida do médico alemão Hans Reiter, a tendência é de que se utilize o nome artrite reativa. Habitualmente, dois elementos são críticos: a presença de artrite inflamatória, dor lombar e entesite e a evidência de infecção precedendo a condição por 4 ou 8 semanas. A artrite reativa, como descrita por Reiter, se associa à presença de uretrite e conjuntivite, não necessariamente nesta ordem ou simultaneamente. Os agentes infecciosos mais frequentes associados à artrite reativa são *Chlamydia, Salmonella, Shigella, Yersinia* e *Campylobacter*. O diagnóstico é de elementos clínicos e, quando possível, o isolamento de microrganismos na secreção uretral ou material fecal. Na imagem, a identificação de entesopatia e sacroileíte é importante. O tratamento, a exemplo da espondilite anquilosante, é com medidas físicas, anti-inflamatórios, os chamados DMARDs, tratamento do agente infeccioso e, mais recentemente, o uso de agentes biológicos anti-TNF.

Artrites enteropáticas são as formas associadas à retocolite ulcerativa, doença de Chron, doença celíaca e doença de Whipple. O componente imune etiológico dessas enfermidades é distinto em cada uma delas, sendo a doença celíaca uma doença autoimune clássica. São abordadas de forma mais extensa no Capítulo 29, referente à artrite psorítica, que apresenta mecanismos imunológicos na sua etiopatogenia, e também é abordada extensivamente no capítulo sobre lúpus eritematoso sistêmico.

O diagnóstico de espondiloartrites sofreu grandes transformações na última década e é possível hoje suspeitar de uma das formas de manifestação da doença antes do aparecimento de lesões radiológicas. Por meio da pesquisa do HLAB 27 e da ressonância magnética da bacia e da coluna é possível subtipar qual o tipo de espondiloartrite e se a forma é periférica ou axial, permitindo a intuição de uma janela de oportunidade para tratamento com anti-TNFs. O lúpus,

que significa lobo em latim, é uma doença que pode ficar silenciosa por tempos; acomete a pele, principalmente a do rosto e dos órgãos vitais. É a causa principal de doença renal na pessoa jovem, podendo também levar ao aparecimento de doença cardíaca de forma prematura. O lúpus pode afetar tanto os homens quanto as mulheres. É mais frequente nos hispano-americanos, nos asiáticos e em pessoas de raça negra do que nos caucasianos. Ao contrário de outras doenças autoimunes que costumam afetar somente um órgão, no lúpus vários órgãos podem ser acometidos de forma isolada ou simultaneamente. O lúpus pode imitar várias outras doenças, principalmente no início, que pode ser lento. A doença mais comum é a artrite reumatoide. Fadiga e depressão costumam estar presentes; o fenômeno de Raynaud, mudança da cor das extremidades, associado à dor, é frequente. Aproximadamente um terço dos casos tem doença autoimune associada.

O Que Causa o Lúpus

A causa precisa não é conhecida. Anticorpos atacam elementos celulares; o mais conhecido deles é o anti-DNA e o antinúcleo. Para produzir os anticorpos, as células B são ativadas pelo linfócito T, que no lúpus está hiperativo, e os mecanismos reguladores não funcionam adequadamente. Um desses mecanismos é um possível defeito nos programas de morte natural – apoptose – perpetuando os distúrbios imunológicos. Outro possível mecanismo é o acúmulo de complexos imunes, provocando o seu depósito em vasos e inflamação vascular. Uma participação do componente genético também é vista, mas não totalmente caracterizada. Existem famílias com defeitos no sistema do complemento associados à segregação de certos genes. Dois outros possíveis mecanismos devem ser mencionados: o advento de certos casos após exposição a certos medicamentos – o caso das tetraciclinas, do tuberculostático isoniazida – e da prevalência de distúrbios no processamento de estrógenos e testosterona. O lúpus parece ser uma doença complexa na qual ocorre produção excessiva de autoanticorpos associada à diminuição de *clearance* do debris celular e maior formação de complexos imunes, causando lesão de órgãos dentro do corpo (Figura 36-7).

Diagnóstico Clínico do Lúpus

O Colégio Americano de Reumatologia definiu critérios que são utilizados para a classificação da doença em ensaios clínicos, mas que se confundem com critérios diagnósticos (Quadros 36-6 e 36-7). Dos critérios mencionados a seguir, quatro deles devem estar presentes, não necessariamente ao mesmo tempo.

- Erupção cutânea malar (Figura 36-8A e B).
- *Rash* discoide.
- Fotossensibilidade.
- Úlceras nasais ou orais.
- Artrite.
- Serosite (pleurite-pericardite).
- Proteinúria.
- Psicose ou convulsões.
- Alterações hematológicas (anemia, linfopenia, leucopenia, trombocitopenia).
- Teste positivo para anticorpos antinucleares.
- Outros anticorpos, incluindo anti-DNA, anti-Sm, antifosfolipídios e falso-positivo para VDRL.

O teste de ANA não é específico para lúpus, ao passo que anti-DNA tem alta especificidade.

QUADRO 36-6 Sinais indicativos de lúpus

- Artralgias e artrite
- Febre
- Fadiga prolongada
- Erupção na face do tipo borboleta e em outros locais
- Perda de cabelo
- Anemia
- Fenômeno de Raynaud
- Depressão
- Úlceras na boca

QUADRO 36-7 Fatores ambientais que participam da patogenia do lúpus eritematoso sistêmico. Fatores externos que podem participar da patogenia do lúpus eritematoso definitivo

- Luz ultravioleta
- Hormônios
- Certas medicações
- Hidralazina
- Procainamida
- Metildopa
- Penicilamina
- Minociclina
- Anticorpos anti-TNF

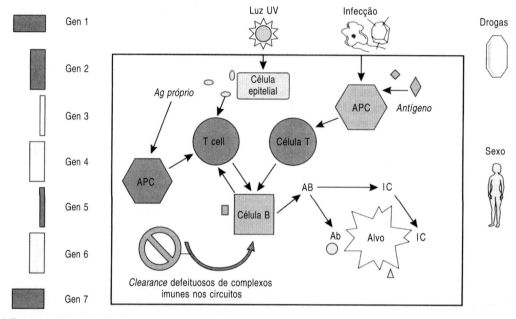

FIGURA 36-7 Etiopatogenia no lúpus.

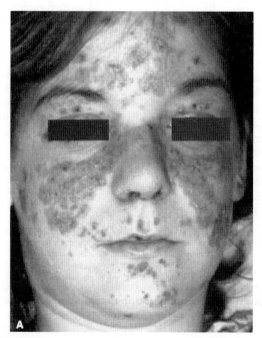
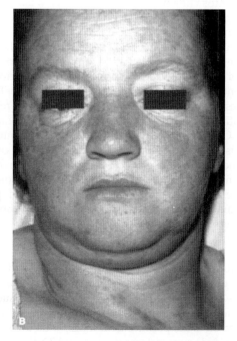

FIGURA 36-8 A E B Erupções cutâneas no lúpus eritematoso.

Diagnóstico Laboratorial do Lúpus Eritematoso Sistêmico

O hemograma é o primeiro teste a ser solicitado, e nele é verificado se há alterações nos glóbulos vermelhos, glóbulos brancos e plaquetas. As alterações hematológicas devem ser reproduzidas em pelo menos duas oportunidades.

O FAN, detecção de anticorpos antinucleares, será positivo em mais de 90% dos casos, embora possa ser positivo em outras doenças autoimunes. É expresso sob a forma de títulos do tipo 1 para 640, e não de 1 para 160, mostrando, neste caso, ter mais anticorpos no caso de 1 para 640. Não é um bom índice de atividade e o laboratório deve mencionar qual o substrato utilizado e o corte para diagnóstico. Quando a técnica não é realizada por imunofluorescência, o resultado é quantitativo e a técnica mencionada, por exemplo, radioimunensaio, enzima imune etc.

Anticorpos anti-DNA são específicos e medem a atividade da doença. É excepcional o encontro de anti-DNA em outras enfermidades.

Os anticorpos contra SSA-RO e anti-SSB-La são dirigidos contra elementos celulares (o SS provém de síndrome de Sjögren). Estão associados mais à fotossensibilidade e boca seca, e, se presentes na gestação, poderão causar o aparecimento transitório de erupções cutâneas e bloqueio da condução cardíaca.

Os anticorpos contra o antígeno Sm ocorrem em aproximadamente 25% dos casos. São dirigidos contra elementos celulares específicos para lúpus e fazem parte dos critérios de classificação e/ou diagnóstico. Coexistem com anticorpos contra outro elemento celular, a ribonucleoproteína, e são mais frequentes em pacientes da raça negra quando comparados com caucasianos.

Prevalência de Autoanticorpos e Diferentes Correlações Clínicas

- dsDN – associado a componente visceral grave em particular doença renal.
- Antígeno Sm – associado à neuropatia membranosa.
- Antígeno RNP – associado ao fenômeno de Raynaud.
- Antígeno SSA – manifestações cutâneas, complexo *sicca* e lúpus neonatal.
- Antígeno SSB – manifestações cutâneas e lúpus neonatal anticromatina, lúpus associado a drogas e doença renal
- Anti-Scl-70 – possível migração para doença mista.

Considerações mais extensas sobre autoanticorpos e lúpus poderão ser vistas no Capítulo 55.

Anticorpos Antifosfolipídios

Estão presentes em aproximadamente um terço dos pacientes com lúpus. Existem três tipos detectados por tipos diferentes, a anticardiolipina, o anticoagulante lúpico e o derivado do teste para sífilis. O anticoagulante lúpico associa-se a perdas fetais repetidas devidas à presença de coágulos na placenta. Nos últimos anos, a pesquisa de anticorpos anti-beta 2 glicoproteína passou a fazer parte do conjunto de testes antifosfolípideos enquanto, um subtipo de anti-beta 2 "domínio 1" encontra-se em validação como o tipo de anticorpo a ser detectado na suspeita de síndrome antifosfolipideo.

Proteínas do Complemento

São medidos o C3 e C4 habitualmente, podendo o reflexo da atividade da doença ou a presença de recidiva ser detectados. O complemento total deve ser utilizado quando se suspeita de lúpus associado a defeitos genéticos.

Deverá ser realizada biópsia de pele se o caso clínico envolver o diagnóstico diferencial.

Finalmente, o exame de urina para a detecção de proteinúria ou de inflamação glomerular por meio da presença de hematúria ou pesquisa de cilindros hemáticos na análise ao microscópio.

O tratamento do lúpus envolve reduzir os sintomas, diminuir o número e a gravidade da medicação, evitar a progressão da doença e minimizar o ataque a órgãos vitais.

Medicações para tirar a dor incluem drogas anti-inflamatórias, tanto do tipo Cox 1 como Cox 2; é o caso do diclofenaco (Voltaren), do ibuprofeno (Motrin) e naproxeno (Naprosyn). Os inibidores de Cox 2 que provocam menos sangramento digestivo são o valdecoxib (Bextra), celecoxib (Celebra) e o etoricoxib (Arcoxia). Os anti-inflamatórios seletivos não apresentam propriedades anticoagulantes, e este aspecto deve ser monitorizado em portadores da síndrome de antifosfolipídios associada.

Os corticosteroides reduzem a inflamação e suprimem a resposta imune. São eficazes no tratamento da doença e, em caso de uso prolongado, os efeitos colaterais devem ser monitorizados para que as complicações não superem os efeitos benéficos. Eles podem ser administrados por via oral, em média em 1 miligrama por quilo de peso, ou sob a forma de pulsos de 3 dias consecutivos com um grama de solumedrol.

Antimaláricos utilizados para o tratamento da malária são utilizados para o tratamento dos sintomas constitucionais do lúpus. A hidroxicloroquina é o mais usado e apresenta dois tipos de efeitos colaterais. Um deles é a lesão ocular (retina), que, com acompanhamento periódico do oftalmologista, é totalmente evitada. Os outros efeitos colaterais associados ao uso dos antimaláricos são boca seca, sintomas digestivos e erupção cutânea.

Drogas Imunossupressoras

Conhecidas também como drogas citotóxicas, suprimem respostas imunes indesejáveis e também as desejáveis. Entre elas estão a azatioprina (Imuran), a ciclofosfamida (Genoxal®) e o micofenolato mofetil (CellCept®). Os efeitos colaterais incluem redução dos elementos figurados do sangue e maior suscetibilidade a enfiações. O uso da ciclofosfamida pode ser feito por via oral ou sob a forma de pulsos associados ou não ao pulso de corticoides, inicialmente mensal, depois trimestral. Esta droga em particular pode causar infertilidade e menopausa precoce (Figura 36-9 e Quadro 36-8).

Outras Medicações

Alguns pacientes com lúpus podem necessitar o uso de anticoagulante por tempos prolongados; outros, o uso da gamaglobulina intravenosa associada à presença de trombocitopenia refratária. Alguns autores acreditam que a desidroepiandrosterona seja útil em certas manifestações da doença, inibindo recidivas e aumentando a massa óssea.

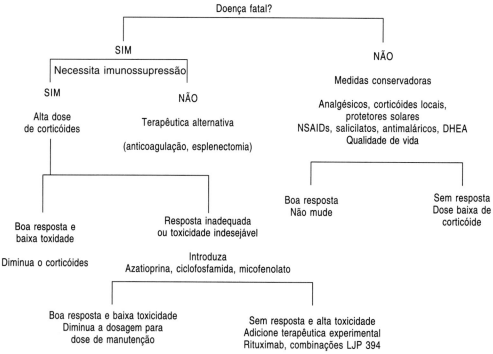

FIGURA 36-9 Algoritmo do tratamento do lúpus.

QUADRO 36-8 **Tratamento da nefrite lúpica**

Droga	Dose inicial	Manutenção	Vantagens	Efeitos adversos	Incidência (%)
Azatioprina	1 a 3 mg/kg	1 a 2 mg/kg	Reduz surtos e corticoides	Infecções, leucopenia, Infertilidade, Lesão hepática	10
Ciclofosfamida	1 a 3 mg/kg	0,5 a 2 mg/kg	Mais eficaz que azatioprina	Hipoplasia Medula óssea	5
Mofetil micofenolato	500 mg duas vezes até 2,0 g	Desconhecido	Melhora nefrite, boa tolerância	Diarreia	30
Combinação azatioprina-ciclofosfamida	1 a 3 mg/kg 1 a 2 mg/kg	Variável	Mais eficaz do que uma medicação somente	Cistite	10

A DHEA encontra-se presente em lojas de alimentos nutritivos como suplemento vitamínico nos Estados Unidos, mas, no Brasil, somente em farmácias de manipulação. A talidomida tem sido relatada como benéfica em certos casos de doença cutânea, o que leva a mencioná-la neste capítulo como medicação alternativa em casos de doença cutânea grave.

Tratamentos Futuros

O anti-CD20, que mostrou ser útil no tratamento da artrite reumatoide, parece ser benéfico em casos de lúpus refratários a tratamento convencional. Conhecido como rituximab, deve ser um recurso a mais a ser explorado em estudos aleatórios futuros. Embora pesquisas clínicas não tenham conseguido documentar a sua eficácia, acredita-se que falhas no desenho do protocolo tenham sido responsáveis pela aparente falta de eficácia clínica. Em 2013 foi apresentado belimumab, o primeiro biológico com bula específica para tratamento do lúpus, inibidor da citocina BLyS estimuladora da diferenciação e maturação do linfócito B. Outros biológicos estão sendo avaliados, como epratuzumab, blisibimod e atacicept, todos procurando eliminar a hiperfunção do linfócito B.

Considerações Finais

Existem situações clínicas isoladas que devem ser analisadas no contexto correspondente; é o caso de lúpus e gravidez, medicações a serem usadas nos pacientes com lúpus, o problema do lúpus neonatal e o uso de hormônios na paciente lúpica. Nestes casos, deve-se pedir ajuda ao especialista para análise individual de cada caso (Quadro 36-9).

Em 2012, grupos de trabalho propuseram novos critérios de diagnóstico, procurando evitar omissão de certas manifestações cutâneas, neurológicas e alterações laboratoriais, como complemento baixo e presença de anticorpos antifosfolipídeos. Vários critérios possíveis foram apresentados por médicos especialistas nos diferentes sistemas de órgãos afetados pelo LES e após análise estatística foram validados 17 critérios.

QUADRO 36-9 Sobrevida no lúpus

Anos após o diagnóstico (%)	Porcentagem de sobrevivência
1	95 a 97
5	85 a 91
10	73 a 80
15	63 a 64

A. Critérios clínicos: 1) lúpus cutâneo agudo; 2) lúpus cutâneo crónico; 3) úlceras orais; 4) alopecia não cicatrizante; 5) sinovite; 6) serosite; 7) lesão renal; 8) sinais e sintomas neurológicos; 9) anemia hemolítica; 10. leucopenia ou linfopenia; 11) trombocitopenia.

B. Critérios imunológicos: 1) valores de anticorpos antinuclear (ANAs) acima dos limites de referência laboratoriais; 2) valor de anticorpos anti-DNA de cadeia dupla (anti-dsDNA) acima dos limites de referência laboratoriais; 3) anticorpos anti-Sm positivo; 4) anticorpo antifosfolipídeos positivo; 5) fatores do complemento diminuídos; 6) teste de Coombs direto.

Para a classificação do LES deverão estar presentes pelo menos quatro critérios clínicos e imunológicos (pelo menos um critério tem de ser clínico e um imunológico) ou o doente deverá ter nefrite lúpica confirmada por biópsia na presença de ANAs ou anti-dsDNA. Esta nova classificação foi mais sensível (97% para 83%; P < 0,0001) do que a classificação atualmente usada, mas menos específica (84% para 96%; P<0,0001). Algumas das falhas dos critérios anteriores foram eliminadas em relação às manifestações cutâneas, a razão proteínas/creatinina na urina passou a ser suficiente para avaliação da proteinúria, são incluídos mais sintomas neurológicos, o critério hemático foi dividido em três itens e foram incluídos os valores diminuídos dos fatores do complemento.

ESCLERODERMIA

A esclerodermia ou esclerose sistêmica é uma doença multissistêmica do tecido conectivo que se caracteriza pela fibrose e pelo envolvimento microvascular dos tecidos. De modo geral, todos os órgãos ou aparelhos podem estar envolvidos, particularmente a pele, os vasos sanguíneos, os pulmões, o trato gastrointestinal e o miocárdio. O envolvimento renal tem sido reconhecido como a complicação mais grave da esclerose sistêmica, traduzido por hipertensão maligna e insuficiência renal de caráter progressivo. Trata-se de uma doença rara que ocorre na faixa etária entre 30 e 50 anos de idade, mais frequente nas mulheres na razão de 3 para 1.

O acometimento multissistêmico varia de caso para caso. Os critérios para diagnóstico e classificação da esclerodermia foram definidos pelo Colégio Americano de Reumatologia, que considera a existência de dois polos, a esclerose sistêmica limitada e a esclerose sistêmica difusa. A forma mais prevalente é a cutânea, com comprometimento visceral podendo aparecer a qualquer época. Nos fenômenos cutâneos, o primeiro é o fenômeno de Raynaud, seguido da associação calcinose, Raynaud, envolvimento esofágico, esclerodactilia e telangiectasia, utilizando-se a abreviação CREST para sua identificação. Na forma cutânea difusa, a esclerose cutânea costuma se distribuir pelo tronco e extremidades, ao contrário da forma limitada, mais restrita aos membros, face e região cervical. O envolvimento visceral, que acarreta elevada taxa de morbidade e mortalidade, pode resultar em fibrose pulmonar, enteropatia difusa, miocardiopatia e insuficiência renal crônica.

O fenômeno de Raynaud costuma se associar à infiltração edematosa dos dedos e das mãos, queixas inespecíficas de artralgias e fadiga, e sintomas orgânicos, como disfagia, refluxo gastrointestinal e dispneia aos esforços.

O Que Causa a Esclerodermia

A etiopatogenia da esclerodermia é complexa e ainda não foi totalmente esclarecida. Seu aspecto mais marcante é a presença de lesão microvascular, ativação imunológica e síntese excessiva de matriz extracelular com deposição aumentada de colágeno estruturalmente normal. Essas alterações são resultantes de interações do tipo célula–célula, célula–citosina e célula–matriz. Embora o evento deflagrador da doença não seja conhecido na esclerodermia por meio da interação entre fatores genéticos, ambientais e fatores imunes, ocorre concomitância entre vasculopatia e fibrose. A importância da vasculopatia na esclerodermia é enfatizada pela presença de fenômeno de Raynaud nas extremidades, associado a lesões endoteliais e proliferação obliterativa da íntima. Níveis elevados da endotelina, um peptídeo derivado do endotélio que constitui o vasoconstritor mais potente, têm sido observados em pacientes com esclerodermia e fenômeno de Raynaud primário. A ativação endotelial está associada a uma maior expressão de moléculas de adesão na pele dos pacientes com esclerodermia e liberação de citosinas associadas a maior síntese de fibroblastos. É o caso do fator de crescimento tumoral (TNF) e do fator de transformação de crescimento beta (TGF-beta). Um sumário das interpelações patogenéticas encontra-se na Figura 36-10.

Diagnóstico e Tratamento

O conjunto de sinais e sintomas da esclerodermia é variável, principalmente em função do órgão envolvido (Figura 36-11). Os sintomas iniciais são semelhantes aos da artrite reumatoide e lúpus eritematoso sistêmico:

- Espessamento e endurecimento da pele.
- Sensibilidade ao frio, com mudança de cor.
- Pequenas ulcerações nas extremidades.
- Inchaço nas mãos e nos pés.
- Artralgias.
- Fadiga.
- Disfagia.
- Pirose crônica.
- Dispneia.

Além do diagnóstico clínico (Quadro 36-10), uma série de testes de laboratório serve de suporte ao diagnóstico, visto que alguns sintomas, como inchaço dos dedos ou queimação no tórax, são comuns em outras condições clínicas. O espessamento da pele pode não ser tão evidente por um bom tempo. Os exames laboratoriais de auxílio são:

- Anticorpos antinucleares.
- Hemograma.

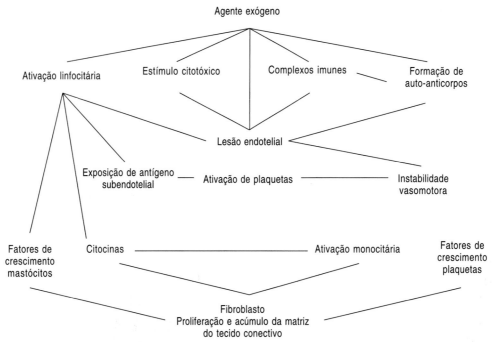

FIGURA 36-10   Etiopatogenia da esclerodermia.

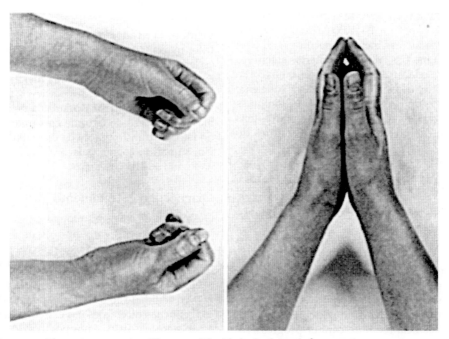

FIGURA 36-11   Doença rapidamente progressiva. Observe a dificuldade de abrir e fechar as mãos.

- Esôfago contrastado.
- Trânsito intestinal.
- Endoscopia.
- Testes de função pulmonar.

Na presença de quadros incompletos de sinais e sintomas ou coexistência de sintomas comuns à artrite reumatoide e ao lúpus eritematoso, conhecida como síndrome de superposição ou doença mista do tecido conectivo, o diagnóstico é feito por meio de observação contínua ao longo do período.

Anticorpos antinucleares estão presentes em quase 90% dos pacientes, incluindo padrões de imunefluorescência do tipo pontilhado e salpicado, e o conhecido como teste do FAN. Anticorpos contra DNA topoisomerase-anti-Scl-70 são vistos em menos de um terço dos pacientes, apesar de apresentar uma alta especificidade. Em cerca de 50% dos pacientes com a forma cutânea, existe a presença de anticorpos anticentrômero, ao contrário de pacientes com a forma sistêmica, nos quais a sua presença é inferior a 10% dos casos. Infiltração linfocitária nas camadas inferiores da derme ocorre e é predominantemente devida aos linfócitos

36. DOENÇAS IMUNOLÓGICAS DE NATUREZA REUMÁTICA

QUADRO 36-10 Diagnóstico diferencial da esclerodermia e esclerose sistêmica

Doenças com endurecimento da pele
Bleomicina associado
Esclerose digital do diabetes melito
Distrofia simpática reflexa
Micose fungoide
Amiloidose
Acrodermatite crônica

Doenças com endurecimento da pele, mas não afetando os dedos das mãos
Escleromixedema
Fasciite eosinofílica
Síndrome eosinofilia-mialgia
Morfeia subcutânea
Amiloidose
Reação enxerto-hospedeiro

Doenças associadas a espessamento irregular da pele
Morfeia
Esclerodermia linear
Coup de sabre

Classificação do fenômeno de Raynaud
Vasoconstritor

RAYNAUD PRIMÁRIO

Induzido por drogas
Ergot
Metissergida
Betadrenérgico bloqueador

Doenças associadas
Feocromocitoma
Carcinoide
Síndromes vasospásticas (enxaqueca – variante de angina)

Estruturais
Pequenas artérias e arteríolas
Arteriosclerose
Doença do polivinil clorídrico
Quimioterapia
Doença do tecido conectivo
Esclerodermia
Lúpus eritematoso
Doença mista (superposição)

Hematológicas
Crioglobulinemia
Criofibrinogemia
Paraproteinemia
Policitemia

QUADRO 36-11 Manifestações sistêmicas associadas à síndrome de Sjögren

Artralgias
Mialgias
Cutâneas
Pele seca
Púrpura hiperglobulinêmica
Vasculite
Pulmonares
Xerotraqueia
Infiltrado pulmonar
Gastrointestinal

Tratamento

Não há tratamento para a etiologia da doença; no entanto, os sintomas podem ser abordados individualmente. Várias medicações do tipo vasodilatador podem ser usadas para o fenômeno de Raynaud; é o caso da nifedipina e do diltiazém. O tratamento do refluxo pode ser aliviado com o uso dos inibidores de bomba no estômago ou os bloqueadores do tipo H2. Para os problemas pulmonares, doses baixas de ciclofosfamida podem ser utilizadas. O tratamento da pressão arterial conta hoje com um grande número de medicamentos variáveis em seu mecanismo de ação. Para o espessamento da pele, não há tratamento específico de eficácia comprovada. Durante muito tempo foi recomendado o uso da d-penicilamina, mas estudos aleatórios não estão disponíveis neste sentido. Uma versão de prostaciclina, conhecida com o nome de iloprost, tem sido utilizada em alguns centros europeus para alívio da vasoconstrição e atividade anticoagulante. O transplante de células-tronco tem sido utilizado em casos avançados e, em pelo menos metade dos casos, parece haver uma resposta favorável, embora ainda esteja em caráter experimental.

Considerações Finais

Formas localizadas de esclerodermia são descritas e não apresentam maiores dificuldades clínicas; é o caso da forma localizada e linear. Uma outra forma localizada, conhecida como morfeia, também pode ocorrer, mas não traz outros problemas além dos cosméticos. Nenhuma dessas formas requer tratamento específico. Outras condições sistêmicas que podem entrar no diagnóstico diferencial são o caso de acúmulo de colágeno e proteoglicanos, conhecido como escleromixedema, e o de endurecimento da fáscia cutânea associado à dor e inchaço da pele, conhecido como fasciite eosinofílica. Duas outras condições clínicas devem ser mencionadas; uma delas é a descrição de aproximadamente 1.000 casos de pacientes com dores musculares, eosinofilia e espessamento da pele; quadro conhecido como eosinofilia-mialgia, parece ter sido devido à intoxicação alimentar com elemento bacteriano. A outra condição é o aparecimento de placas de esclerodermia em membros superiores em pacientes que apresentam reação enxerto-hospedeiro.

SÍNDROME DE SJÖGREN

Doenças inflamatórias sistêmicas caracterizadas por secura da boca, diminuição lacrimal e outras membranas mucosas secas associadas a transtornos reumáticos autoimunes. Afetam mulheres de 40 a 50 anos e são pouco frequentes em

---

T. Existem amplas evidências de que estes linfócitos estão ativados e envolvidos nos mecanismos de proliferação de fibroblastos e síntese de matriz celular.

Em 2013, um projeto combinado do Colégio Americano de Reumatologia (ACR) e da Liga Europeia contra Reumatismo (EULAR) estabeleceu novos critérios para o diagnóstico de esclerodermia. Foi possível determinar que o endurecimento da pele nos dedos, estendendo-se até as articulações metacarpofalangianas, seria o critério inicial para esclerodermia com outros aspectos clínicos, tendo graus ponderais variáveis de especificidade e sensibilidade: lesões digitais, telangiectasias, alterações na capilaroscopia ungueal, doença pulmonar e presença de autoanticorpos.

crianças. Podem estar isoladas ou associadas a enfermidades do tecido conectivo, em particular a artrite reumatoide, mas também podem estar associadas ao lúpus, esclerodermia e polimiosite. Afetam 3% da população em geral.

Diagnóstico

Os sintomas a seguir são os mais frequentes na síndrome de Sjögren, tanto na forma isolada conhecida quanto na primária e na secundária associada a doenças do conectivo (Quadro 36-12).

- Queimação e ardência do olho.
- Secura oral.
- Disfagia.
- Perda do paladar.
- Cárie dentária.
- Fadiga.
- Dor articular.
- Opacificação da córnea.
- Inchaço glandular e aumento de volume.

Exames Laboratoriais

A pesquisa de anticorpos antinucleares com o teste do FAN e a pesquisa do SSA e SSB, também conhecidos como Ro e La, associadas à determinação do fator reumatoide, são os exames imunológicos mais frequentes. O estudo da função lacrimal do teste de Schirmer ou da coloração pelo rosa bengala são usados pelos oftalmologistas para o diagnóstico. Além de avaliação do fluxo salivar, pode-se também proceder à biópsia labial para avaliação histológica da glândula lacrimal (Quadro 36-13).

QUADRO 36-12 Manifestações extraglandulares associadas à síndrome de Sjögren

- Disfunção de motilidade esofágica
- Pancreatite
- Hepatite
- Renais
- Acidose tubular renal
- Nefrite intersticial
- Neurológicas
- Neuropatia periférica
- Doença do sistema nervoso central

QUADRO 36-13 Manifestações hematológicas associadas à síndrome de Sjogren

- Leucopenia
- Anemia
- Linfoma

Etiologia

A causa da síndrome de Sjögren é desconhecida. Como doença autoimune, ataca as glândulas por meio da invasão pelos linfócitos citotóxicos. Não se conhece o antígeno que deflagra a reação imune inflamatória glandular.

Tratamento (Figura 36-12)

O alívio dos sintomas é a base do tratamento. Para a secura lacrimal, podem-se usar lágrimas artificiais. No caso do

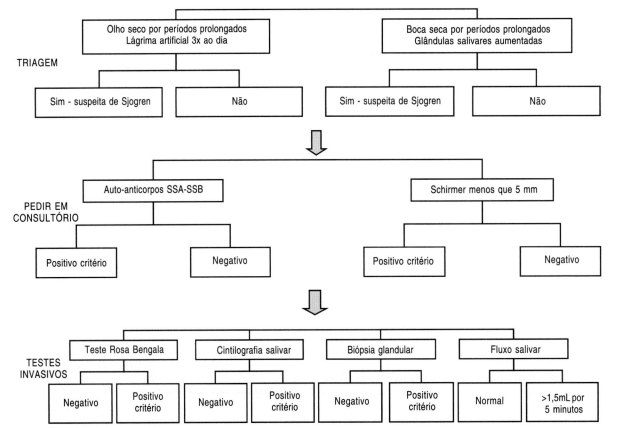

FIGURA 36-12 Algoritmo para diagnóstico e tratamento da síndrome de Sjögren.

fluxo salivar, a pilocarpina na dosagem de 5 mg 2 a 3 vezes ao dia é utilizada com sucesso.

Deve-se monitorizar os efeitos colaterais; o mais comum é a diarreia. No advento de infecções pulmonares repetidas em virtude da secura nos brônquios, pode-se utilizar antibióticos de profilaxia, e, na possibilidade do desenvolvimento de linfoma, uma complicação que aparece em uma pequena porcentagem dos casos, deve-se proceder ao tratamento quimioterápico correspondente. Na maioria dos casos, a artrite associada à doença é bem combatida com o uso de anti-inflamatórios não hormonais ou associação com antimaláricos ou doses semanais de metotrexato.

A doença é classificada como formas primária e secundária. A primária ocorre isoladamente, e a secundária, associada à outra enfermidade. Na forma primária, os sintomas costumam se restringir à saliva e à glândula lacrimal. Os autoanticorpos são mais frequentes na forma primária. Aproximadamente 90% dos pacientes são do sexo feminino.

Doença Linfoproliferativa

Uma das principais complicações da síndrome de Sjogren é o potencial risco do desenvolvimento de linfoma. Predomina o tipo não-Hodgkin de origem B, podendo apresentar o fenótipo monocitoide. Sítios extranodais podem acometer as glândulas salivares com frequência próxima aos 50% dos casos. Costumam ser de evolução insidiosa, mas podem se transformar em linfomas de células grandes, acompanhados de síndrome de hiperviscosidade.

Às vezes, o paciente se apresenta com aumentos expressivos da glândula salivar e linfadenopatia associada, sugerindo linfoma; entretanto, a biópsia é inconclusiva, o que se costuma chamar de pseudolinfoma.

Bibliografia

Aletaha et al. 2010 Rheumatoid Arthritis Classification Criteria. An American College of Rheumatology/European League Against Rheumatism Collaborative Initiative. Arthritis & Rheum 2010; 62(9):2569-2581.

ACR Subcommittee on Rheumatoid Arthritis. Guidelines for the management of rheumatoid arthritis. Update. Arthritis and Rheum 2002; 46:328-346.

Banegas Illescas ME, López Menéndez C, Rozas Rodríguez ML, Fernández Quintero RM. New ASAS criteria for the diagnosis of spondyloarthritis: Diagnosing sacroiliitis by magnetic resonance imaging. Radiologia 2014; 56(1):7-15.

Boumpas DT, Austin HA, Vaughan EM, Klippel JH, Steinberg AD, Yarboro CH. Controlled trial of pulse methylprednisone versus two regimens of pulse cyclophosphamide in severe lupus nephritis. Lancet 1992; 340:741-5.

Breban M, Said-Nahal R, Hugot JP, Miceli-Richard C. Familial and genetic aspects of spondyloarthropathy Rheum Dis Clin North Am 2003; 29:575-594.

Burmester GR, Daser A, Kanradt et al. Immunology of reactive arthritides. Ann Rev Immunol 1995; 13:229-250.

Calin A. Spondyloarthropathy on Caucasians and non Caucasians. J Rheumatol 1983; 10:9-16.

Carson DA, Chen PP, Kipps TJ. New roles for rheumatoid factor. J Clin Invest 1991; 87:379.

Cruz DPD, Hughes GRV. The treatment of lupus nephritis. British Medical Journal 330:377-378,2005.

Cathcart ES, Idelson BA, Scheinberg MA, Couser WG. Beneficial effects of methylprednisone "pulse" therapy in diffuse proliferative lupus nephritis. Lancet 1976; 24:163-6.

Dawesha SM, Yarboro CH, Vaughan EM. Outpatient monthly oral bolus cyclophosphamide therapy in systemic lupus erythematosus. J Rheumatol 1996; 23:273-278.

De Keyssa F, Mielants H, Veys E. Tumor necrosis factor therapy in ankylosing spondylitis. Drugs 2004; 64:2793-8.

Felson DT, Anderson JJ, Boers et al. The American College of Rheumatology preliminary core set of disease activity measures of rheumatoid arthritis clinical trials. Arthritis Rheum 1993; 36:729.

Firestein GS, Zvaifler NJ. How important are T cells in chronic rheumatoid synovitis?II. Arthritis and Rheumatism 2002; 46:298.

Fox RI, Saito I. Criteria for diagnosis of Sjogren Syndrome. Rheum Dis Clin North Am 1994; 20:391-407.

Fox RI, Stern M, Michelson P. Update in Sjogren syndrome. Curr Opin Rheumatol 2000; 12:391-8.

Galli M, Barbini T. Antiphospholipid syndrome. Clinical and diagnostic utility of laboratory tests. Semin Thromb Hemost 2005; 31:17-24.

Gran JT, Husby G. HLAB-27 and spondyloarthropathy. J Med Genet 1995; 32:497-501.

Guidelines for referral and management of systemic lupus erythematosus in adults. American College of Rheumatology Ad Hoc Committee on Systemic Lupus Erythematosus. Arthritis and Rheumatism 1999; 42:785-796.

Hughes RA, Keat AC. Reiter syndrome and reactive arthritis. A current view. Sem Arthritis Rheum 1994; 24:190-210.

Kourbeti IS, Boumpas DT. Biological therapies of Autoimmune Diseases. Curr Drug Targets Inflamm Allergy 2005; 4:41-6.

LeRoy EC, Black C, Fleischmajer R, Jablonska S, Krieg T and Medsger TA. Scleroderma (systemic sclerosis): classification, subsets and pathogenesis. J rheumatol 15:202-5,1988.

Lipsky P, van der Hejde D, St Clair EW. Infliximab and methotrexate in the treatment of rheumatoid arthritis. New England J Med 2000; 343:1594.

Mills JA. Systemic lupus erythematosus New England J Med 1994; 30:1871-9.

Moreland LW. Potential biologic agents for treating rheumatoid arthritis. Rheum Dis Clin North Am 2000; 27:445.

Okano Y. Antinuclear antibody in systemic sclerosis (scleroderma). Rheum Dis Clin North Am 1996; 22:709-35.

O Dell JR. Treating rheumatoid arthritis early: a window of opportunity. Arthritis and Rheumatism 2002; 46:283-285.

Petri M, Perez-Gutham S, Spence D, Hochberg MC. Risk factors for coronary artery disease in patients with systemic lupus erythematosus. Am J Med 1992; 93:513-9.

Petri M. Treatment of systemic lupus erythematosus: An update. American Family Physician 1998; 57:2753-2760.

Barth WF, Sega K. Reactive Arthritis (Reiter's Syndrome). American Family Physician 1999; 60:499-503.

Recommendations for the prevention and treatment of glucocorticoid-induced osteoporosis. American College of Rheumatology Task Force on Osteoporosis. Guidelines. Arthritis and Rheumatism 1996; 39: 1179-1801.

Resnick D. Diagnosis of Bone and Joint Disorders. 4th ed. Philadelphia: WB Saunders, 2002. P. 891-987.

Reveille JD. Genetic studies in the rheumatic diseases: Present status and implications for the future. J Rheumatol 2005; 72:103-110.

Scheinberg MA. Terapêutica da artrite reumatoide na próxima década... impacto do Remicade (infliximab). Anais da Academia Brasileira de Reumatologia 2002; 1:325.

Scheinberg MA. Experiência no uso do Remicade-infliximab no Hospital Israelita Albert Einstein (500 infusões) após um ano: novembro de 2001 – Dezembro 2002. Avanços Médicos 9:198-200; 2003.

Scheinberg MA. Anti-cyclic citrulinated peptine antibiodies in advanced rheumatoid arthritis. Ann Intern Med 2003; 139:234-5.

Scheinberg MA. O infliximab no tratamento da artrite reumatoide: quando e como usar 2001; 1:135.

Scheinberg MA, Grinblat B. Unexpected onset of psoriasis during infliximab treatment. Arthritis and Rheumatism 2005; 52:4.

Schevach EM. Regulatory T cells in autoimmunity. Ann Rev Immunol 2000; 18:423.

Silman AJ, Pearson JE. Supplement review: Epidemiology and genetics of rheumatoid arthritis. Arthritis Res 2002; 4:265.

Smolen JJ, Kalden JR, Scott DL. Efficacy and safety of leflunomide compared with placebo and sulfasalazine in active rheumatoid arthritis: a double blind randomised multicentre trial. Lancet 1999; 353:259.

Subcommittee for Scleroderma Criteria of the American Rheumatism Association Diagnostic and Therapeutic Criteria Committee: Preliminary Criteria for the classification of systemic sclerosis (scleroderma). Arthritis Rheum 1988; 23:581-590.

Szekanecz Z, Koch AE. Update on synovitis. Curr Rheumatol Rep 2001; 3:53-63.

Tak PP, Bresnihan B. The pathogenesis and prevention of joint damage in rheumatoid arthritis. Advances from synovial biopsy and tissue analysis. Arthrits and Rheumatism 2000; 43:2619.

Tan EM, Cohen AS, Fries JF. The 1982 revised criteria for the classification of systemic lupus erythematosus. Arthritis and Rheumatism 1982; 25:1271-7.

Tyndall A, Fistarol S. The differential diagnosis of systemic sclerosis. Curr Opin Rheumatol 2013;25(6):692-9.

Vitali C, Bombardieri S, Jonsson R, Moutsopoulos HM, Alexander EL, Carson SE. Classification criteria for Sjogren syndrome: a revised version of the European criteria proposed by the American European Consensus Group. Ann Rheum Dis 61:554-558,2002.

Voulgarelis M, Dafni UG, Isenberg DA, Moutsopoulos HM, and the European Concerted Action on Sjogren Syndrome: a multicenter retrospective clinical study by the European Concerted Action on Sjogren Syndrome: Arthritis and Rheumatism 1999; 42:1765-72.

Weinblatt ME, Kremer JM, Bankhurst AD. A trial of etanercept a recombinant tumor necrosis factor protein in patients with rheumatoid arthritis. New Engl J Med 2000; 343:1594.

Weinblatt ME, Kaplan H, Germam BF. Methotrexate in rheumatoid arthritis: a five year prospective multicenter trial. Arthritis and Rheum 1994; 37:1492.

Weinblatt ME, Reda D, Henderson W. Sulfasalazine treatments for RA. A meta analysis of 15 randomised trials. 1999; 26:2123.

Wolfe F, Mitchell D, Sibley J. The mortality of rheumatoid arthritis. Arthritis and Rheumatism 1994; 37:481-494.

CAPÍTULO

37

Autoimunidade: Visão do Alergista

Myrthes Toledo Barros, Leonardo Mendonça e Rui Toledo Barros

As doenças autoimunes (DAIs) compreendem numerosas moléstias com diferentes apresentações clínicas que compartilham uma etiologia comum representada pela resposta imune contra antígenos autólogos. Individualmente, em sua maioria, as DAIs são raras, mas coletivamente acometem cerca de 5% da população na América do Norte e Europa Ocidental. Não há dados sobre sua incidência nos países em desenvolvimento.

Em geral, o gênero feminino é o mais atingido. Esta diferença mostra-se evidente na tireoidite de Hashimoto (TH), doença de Graves (DG), esclerose sistêmica (ES), lúpus eritematoso sistêmico (LES), síndrome de Sjögren (SS), esclerose múltipla (EM), miastenia grave (MG) e artrite reumatoide (AR), das quais 60% a 80% ocorrem em mulheres. Por outro lado, as doenças inflamatórias intestinais e o diabetes tipo I acometem igualmente os dois sexos, enquanto a incidência de espondilite anquilosante é maior em homens.

É provável que uma das causas de maior acometimento em mulheres seja hormonal: há evidências da presença de níveis mais elevados de estrógenos em pacientes com DAIs, enquanto a remissão clínica da artrite reumatoide pode ser observada durante a gestação.

CLASSIFICAÇÃO DAS DOENÇAS AUTOIMUNES

Existe uma ampla e sempre crescente lista de doenças consideradas autoimunes ou de provável etiologia autoimune. Elas têm sido agrupadas de acordo com o número de órgãos atingidos e o tipo de autoanticorpos presentes, formando um largo espectro. Em um dos polos situam-se as **doenças órgão-específicas**, nas quais a lesão tecidual está localizada em apenas um órgão e os autoanticorpos são dirigidos para antígenos próprios deste órgão. No centro do espectro estão as **doenças intermediárias**, cujas lesões estão confinadas a um único órgão, embora os antígenos envolvidos não sejam específicos para ele. Finalmente, no outro polo estão as doenças **sistêmicas**, envolvendo antígenos ubiquitários no organismo.

Existe uma tendência para que ocorram mais de uma DAI no mesmo indivíduo. Nesses casos, a associação é mais frequente entre doenças do mesmo espectro. Como exemplo, em pacientes com TH ou DG ocorre uma incidência maior de anemia perniciosa.

Os autoanticorpos constituem os principais marcadores das DAIs, podendo estar dirigidos contra moléculas próprias do núcleo, citoplasma e superfície celular. Os mais característicos são os anticorpos antinucleares (ANA), presentes em aproximadamente 95% dos pacientes com DAIs. Considerando-se que uma porcentagem significativa de indivíduos com autoanticorpos séricos não tem DAIs identificáveis, infere-se que sua presença não seja capaz de diferenciar entre doença e saúde. Os anticorpos detectados em indivíduos saudáveis ocorrem em baixos níveis, são do isótipo IgM, polirreativos e de baixa afinidade. Em contraste, os pacientes com DAIs ostentam títulos elevados de anticorpos de alta afinidade contra antígenos específicos, habitualmente do tipo IgG. Os principais antígenos contra os quais podem ser detectados autoanticorpos nas DAIs estão demostrados no Quadro 37-1.

ETIOLOGIA DAS DOENÇAS AUTOIMUNES

Embora sua principal função seja a defesa contra agentes infecciosos, há fortes evidências de que o sistema imunológico seja capaz de reconhecer um número virtualmente ilimitado de moléculas, incluindo-se os autoantígenos.

Um dos requisitos fundamentais para o entendimento da etiopatogênese das doenças autoimunes é o conhecimento da tolerância, que se refere à ausência de resposta imunológica a um determinado antígeno ao qual o organismo já foi previamente exposto. Em indivíduos saudáveis não ocorrem respostas imunes contra os antígenos próprios ou sua presença não leva à lesão tecidual, condição denominada autotolerância. Sob certas circunstâncias, pode ocorrer perda da autotolerância com o aparecimento de autoanticorpos e/ou linfócitos autorreativos e desencadeamento de DAIs. Para garantir a autotolerância e minimizar o risco de respostas autoimunes, o sistema imunológico utiliza vários mecanismos tanto em nível central (timo e medula óssea) quanto periférico (baço e linfonodos).

Tolerância Central

É o processo pelo qual células progenitoras potencialmente autorreativas são eliminadas por apoptose antes de atingirem a circulação periférica. Após entrarem no córtex tímico, as células T progenitoras duplamente negativas (TCD4-TCD8-) sofrem rearranjo de seus receptores T (TCRs) e

QUADRO 37-1 Principais doenças autoimunes e prováveis autoantígenos implicados em sua etiopatogenia

Doença	Antígeno
Doenças reumatológicas	
Artrite Reumatóide	IgG (fator reumatóide) , Colágeno tipo II Peptídeos citrulinados cíclicos (CCP) Citoplasma de neutrófilos (ANCAp)
Lúpus eritematoso sistêmico	DNA, RNP/Sm, Ro/La, Nucleoproteína Cardiolipina/β_2–glicoproteína 1
Síndrome de Sjögren	SS-A (Ro), SS-B (La), Receptor de acetilcolina do epitélio glandular, Ductos, mitocôndria, núcleo, IgG, tireóide alfa-fodrin (proteína ligadora de actina)
Esclerose sistêmica progressiva	Topoisomerase I (Scl-70), centrômero, RNA polimerase I, II e III, fibrilarina, endoribonuclease
Polimiosite	Antígenos nucleares, IgG, U1 RNP, Ro, La, Sintetase (Jo-1)
Dermatomiosite	Nucleares, IgG, U1 RNP, Ro, La Enzima de acetilação de histonas (Mi-2) Proteína citoplasmática de transporte (anti-SRP)
LE induzido por drogas	Histona, Nucleoproteína
Wegener	Proteinase 3 (ANCA c) Mieloperoxidase (ANCA p)
Doenças endocrinológicas	
Tireoidite de Hashimoto	Tireoglobulina, peroxidase da tireóide (TPO)
Doença de Graves	Receptor de TSH
Diabetes autoimune	Células β – pancreáticas Anticorpos anti-descarboxilase do ácido glutâmico (GAD) Insulina, pró-insulina, receptor de insulina Proteína 2 associada ao insulinoma (IA-2 e IA-2 beta) Proteina tirosina fosfatase IA2, transportador de zinco
Diabetes insulino-resistente	Receptor para insulina
Doenças gastrointestinais	
Hepatite autoimune tipo 1	Actina F/músculo liso, DNA, ANCA p atípico Microssomos de fígado e rim (LKM), receptor de asialoglicoproteínas, antígeno hepático solúvel
Hepatite autoimune tipo 2	Microssomos de fígado e rim (LKM) Citosol hepático, antígeno fígado/pâncreas
Cirrose biliar primária	Subunidade E2 do complexo piruvato-desidrogenase (mitocôndria)
Retocolite ulcerativa	Lipopolissacarídeos do cólon
Doenças neurológicas	
Miastenia grave	Receptor de acetilcolina , MuSK (tirosina quinase músculo específica), miosina, alfa- actina, rapsina, rianodina e titina
Esclerose múltipla	Proteína básica da mielina (MBP), Proteína proteolipídeo (PLP) Glicoproteína de mielina/óligo-dendrócitos (MOG)
Doenças hematológicas	
Púrpura trombocitopênica idiopática	Plaquetas (glicoproteína IIb/IIIa)
Anemia hemolítica autoimune	Hemácias (Rh, antígeno I)
Anemia perniciosa	Células parietais gástricas (ATPase Na+/K+) Fator intrínseco
Doenças cutâneas	
Pênfigo vulgar	Desmogleína 1 Desmogleína 3
Pênfigo foleáceo	Desmogleína 1

se tornam duplamente positivas (TCD4+ TCD8+). No primeiro estágio da seleção tímica, apenas as células que reconhecem um autopeptídeo apresentado por células epiteliais no contexto de MHC-I ou MHC-II sobrevivem, agora como linfócitos apenas TCD8+ ou TCD4+, respectivamente. No segundo estágio, o fator-chave determinante para a seleção clonal é a força do reconhecimento do antígeno pela célula T madura: o reconhecimento com baixa avidez leva à sobrevida (seleção positiva), enquanto o reconhecimento com alta afinidade leva à morte por apoptose (seleção negativa). Há evidências de que no caso de linfócitos TCD4+, a ligação com graus intermediários de avidez possa levar à produção de células T reguladoras CD4+CD25+ (Treg) antígeno-específicas. Presume-se que um processo similar ao que ocorre no timo para linfócitos T ocorra para linfócitos B autorreativos na medula óssea. No entanto, a deleção clonal não é um processo infalível, uma vez que a seleção negativa requer a presença do autoantígeno no timo ou medula. Como este fato não ocorre para todos os antígenos do organismo, infere-se que existam mecanismos adicionais de controle da autorreatividade em tecidos periféricos.

Tolerância Periférica

É o processo pelo qual as células que escapam da deleção no timo ou medula óssea são controladas nos tecidos linfoides secundários para que não ocorra autorreatividade. Os mecanismos propostos incluem:

Ignorância Imunológica

Uma hipótese é a de que células T não sensibilizadas (naïve) potencialmente autorreativas estejam localizadas em locais privilegiados considerados inacessíveis para o contato com o sistema imune (p. ex., barreira liquórica e cristalino), estabelecendo uma separação física e mantendo, portanto, a autotolerância. Outros mecanismos podem estar envolvidos, como, por exemplo, antígenos em níveis abaixo do limiar para ativação ou deleção clonal, assim como ausência do auxílio de células TCD4$^+$, impedindo que as células TCD8$^+$ causem lesão tecidual.

Deleção Clonal

Há vários mecanismos descritos: apresentação do antígeno na ausência de coestimulação; ausência de fatores de crescimento para linfócitos T ativados; apoptose por meio da ligação do Fas (CD95) na superfície de células T com seu ligante (ligante do Fas).

Anergia

Constitui um dos principais mecanismos para a inativação de clones autorreativos que tenham conseguido escapar da deleção central e periférica. Uma hipótese refere-se à ligação entre os linfócitos T e o antígeno na ausência de sinais coestimulatórios, contato subótimo ou muito prolongado. A anergia também pode resultar de um defeito na interação entre as moléculas coestimulatórias CD28/CD80/CD86 na superfície do linfócito T com deficiência da produção de IL-2, estímulo insuficiente do linfócito T por seu antígeno específico e, consequentemente, morte celular. Cabe lembrar que a interação do CD28 na superfície do linfócito T com seus ligantes CD80+/CD86+ (B7.1/B7.2) na superfície da célula apresentadora (APC) constitui um dos mais importantes sinais coestimulatórios que amplificam o primeiro sinal transmitido pela interação entre o antígeno apresentado no contexto MHC e o TCR.

Regulação da Resposta Imune

A reatividade das células T é influenciada por células imunorreguladoras tanto por contato direto quanto indiretamente através da secreção de citocinas. Entre os vários tipos de células reguladoras (Treg) descritas, as mais estudadas são aquelas que coexpressam as moléculas de superfície CD4 e CD25 (cadeia alfa do receptor para IL-2) e que incluem as células Treg naturais e as Treg adaptativas ou induzidas. As células Treg naturais, provavelmente geradas no timo durante a seleção negativa, podem suprimir linfócitos TCD4+CD25- por meio de interação direta.

Por outro lado, as células Treg adaptativas parecem ser ativadas nos órgãos linfoides periféricos por citocinas moduladoras da resposta imune (p. ex., TGF-beta), tendo a propriedade de suprimir a resposta por meio da produção de citocinas anti-inflamatórias, como o próprio TGF-beta e a IL-10 que suprimem a função de linfócitos Th1 e Th2. Outra população de células TCD4+ que apresentam função reguladora são as denominadas células Tr1, induzidas por IL-10 e que também são capazes de suprimir a resposta imune através da produção de citocinas anti-inflamatórias.

Igualmente, as células TCD8+ supressoras também podem regular a resposta imune através da produção de TGF-beta e IL-10. Cabe ressaltar que a tolerância em nível de mucosas envolve a população de linfócitos CD8+ com TCR $\gamma\delta$ que, ao entrarem em contato com antígenos inalados ou digeridos, são ativadas e migram para linfonodos onde suprimem a resposta imune através da produção daquelas duas citocinas. No caso de ingestão de grandes quantidades de antígeno, ao lado dos linfócitos CD8+ também são ativadas células CD4+ que migram para as áreas inflamadas e modulam negativamente a resposta imune T dependente. Neste caso, a produção de IFN-gama por linfócitos Th1 inibe a população Th2, enquanto a produção de IL-4 por células Th2 inibe a resposta Th1.

É amplamente conhecido que os linfócitos B regulam positivamente a resposta imune através de várias funções como a produção de anticorpos, a apresentação de antígenos para linfócitos T, a ativação desta população celular, a expressão de moléculas coestimulatórias (CD80, CD86 e OX40L) e a produção de várias citocinas. Recentemente, foi demonstrado que uma subpopulação de linfócitos B tem também a capacidade de regular negativamente os processos inflamatórios, dando origem ao conceito de linfócitos B reguladores. Estas células são capazes de produzir várias citocinas anti-inflamatórias. Já foram descritos vários tipos de células B reguladoras mas as mais estudadas são aquelas que produzem IL-10 e que por isto foram denominados linfócitos B10.

As células B10 foram descritas inicialmente em camundongos e apenas recentemente foram caracterizadas em humanos. Já foram identificadas duas subpopulações de células B reguladoras – B10 e B10 pro – que correspondem a 0,6% e 5%, respectivamente, dos linfócitos B do sangue periférico e que são encontradas predominantemente dentro da subpopulação de linfócitos B CD24^{hi}CD27$^+$, marcadores estes que são compartilhados com linfócitos B ativados e de memória. Atualmente, ainda não foram identificados marcadores fenotípicos ou intracelulares específicos para linfócitos B10. Especula-se qual seria o papel desta população celular na etiopatogênese das doenças autoimunes e sua potencial aplicação terapêutica no controle das doenças autoimunes.

INDUÇÃO DAS DOENÇAS AUTOIMUNES

Como ocorre a quebra da autotolerância de linfócitos T induzida no timo e reforçada por múltiplos mecanismos periféricos? Acredita-se que o desencadeamento e a perpetuação das DAIs sejam devidos à inter-relação de três requerimentos básicos: predisposição genética, fatores ambientais e desregulação do sistema imunológico.

Predisposição Genética

As evidências de que os fatores genéticos são cruciais para o desenvolvimento da autoimunidade baseiam-se na constatação da agregação familiar das DAIs, assim como da maior taxa de concordância para sua coexistência em gêmeos monozigóticos do que em dizigóticos.

Apenas algumas DAIs são decorrentes de mutações em um único gene. Entre estas, citam-se a endocrinopatia poliglandular autoimune associada à candidíase e displasia ectodérmica (cuja sigla é APECED), que representa um defeito de tolerância central; a síndrome ligada ao cromossomo X caracterizada por desregulação imune, poliendocrinopatia e enteropatia (sigla: IPEX), representando um defeito de tolerância periférica.

A APECED é uma doença rara caracterizada pela tríade clássica de candidíase mucocutânea, hipotireoidismo e insuficiência adrenal, embora outras doenças autoimunes também possam estar presentes. É causada por uma mutação no gene presente, principalmente na medula tímica que codifica a proteína reguladora da autoimunidade (AIRE), Esta proteína regula positivamente a transcrição de determinados antígenos órgão-específicos em células epiteliais do timo, desempenhando um papel importante na seleção negativa de linfócitos órgão-específicos.

A síndrome poliglandular ligada ao cromossomo X, mais conhecida pela sigla IPEX, constitui um erro inato da regulação imune. É muito rara, ocorrendo apenas em meninos, enquanto mulheres heterozigotas são assintomáticas. Tem início no período neonatal e, em geral, seu curso é rapidamente fatal. A etiopatogenia da doença está ligada a mutações no gene FOXP3 (Forkhead box protein 3), cujo produto gênico é um fator de transcrição da família *forkhead*, tanto em camundongos mutantes naturais como em humanos (90% dos casos). O gene FOXP3 parece ser fundamental para o desenvolvimento de células T reguladoras CD4+CD25+ (T reg) e sua expressão diminuída nesta população celular leva ao comprometimento da resposta imune, mesmo na presença de número normal de linfócitos T reguladoras e de linfócitos TCD4+ e TCD8+. Apenas o diagnóstico precoce da doença pode alterar seu curso, quase sempre fatal, uma vez que evidências recentes têm demonstrado boa resposta ao transplante de medula óssea.

No entanto, é provável que uma herança do tipo poligênica esteja envolvida na maioria das DAIs, sendo mais proeminentes os genes do complexo principal de histocompatibilidade. As moléculas de classe I ou II do HLA podem conferir suscetibilidade por si mesmas, havendo uma evidente associação com algumas DAIs como por exemplo: tireoidite de Hashimoto (DR5), doença de Graves (DR1), diabetes tipo 1 (DQ8), artrite reumatóide (DR4), artrite reumatóide idiopática (DR8), síndrome de Sjögren (DR17), lúpus eritematoso sistêmico (DR3), hepatite autoimune (DR17), síndrome de Goodpasture (DR2), esclerose múltipla (DR2), doença celíaca (DQ2/DQ8), dermatite herpetiforme (DR3), espondilite anquilosante (B27), miastenia gravis (B8). Por outro lado, as associações HLA–doença

não são absolutas, uma vez que os polimorfismos também ocorrem em indivíduos normais. Assim, a presença de um alelo de suscetibilidade para uma determinada doença autoimune não constitui fator suficiente para o seu desencadeamento, sendo necessária a interação com outros genes, como aqueles que codificam para TNF-alfa e sistema complemento. Por outro lado, existem também os chamados alelos protetores que podem mascarar a suscetibilidade para a doença, mesmo quando os genes de suscetibilidade estão presentes. Outros genes relacionados à resposta imune também estão sob investigação para associação com DAIs, em especial os genes envolvidos na produção de citocinas, receptores de citocinas e quimocinas.

Finalmente, é possível que a vulnerabilidade de um determinado órgão-alvo em relação à lesão tecidual também seja determinada geneticamente. Esta hipótese é reforçada pela observação de que pessoas que apresentam os mesmos autoanticorpos não desenvolvem necessariamente as mesmas lesões teciduais.

Fatores Ambientais

A baixa taxa de concordância de DAIs em gêmeos univitelinos (< 50%) indica que os fatores ambientais talvez sejam importantes para o desencadeamento da doença mesmo em indivíduos com predisposição genética. Entre os agentes externos, que constituem mais da metade do risco para o desenvolvimento das DAIs, os mais importantes são:

Agentes Infecciosos

Constituem os fatores externos mais implicados na deflagração das DAI em indivíduos geneticamente suscetíveis. Talvez isto seja devido ao fato de que os microrganismos frequentemente induzem respostas inflamatórias em múltiplos órgãos, atraindo linfócitos potencialmente autorreativos para o local da infecção. Os mecanismos através dos quais os agentes infecciosos podem iniciar ou modular os processos autoimunes ainda não estão totalmente esclarecidos. Entre os mais investigados, incluem-se:

a) **Mimetismo molecular.** Baseia-se no compartilhamento de um ou mais epítopos entre o agente infeccioso e vários autoantígenos. Não é necessário que tais estruturas sejam idênticas, bastando que apresentem similaridade suficiente para serem reconhecidas pelo mesmo linfócito T (TCD4+ ou TCD8+) ativado ou anticorpo. Embora o mimetismo molecular esteja implicado no desencadeamento da autoimunidade em modelos de experimentação, sua relevância ainda não está confirmada em grande parte das DAIs em humanos.

A seguir, são listadas algumas doenças autoimunes e os principais agentes infecciosos que apresentam homologia com autoantígenos envolvidos na sua etiopatogenia: febre reumática, *Streptococcus* e miosina cardíaca; Guillain-Barré, *C. jejuni* e gangliosídeos; espondilite anquilosante, *Klebsiela* e HLAS-B27; cirrose biliar primária, *E.coli* e mitocôndria; diabetes tipo 1, *Coxsackie B* e descarboxilase do ácido glutâmico (GAD); esclerose múltipla, HBV octâmero e mielina.

b) **Ativação policlonal inespecífica.** Muitos microrganismos, inclusive vírus, produzem superantígenos que apresentam a propriedade de ativar inespecificamente linfócitos T ligando-se à cadeia β da região variável (V) do receptor TCR. Esta interação causa estimulação e expansão clonal, podendo resultar na eventual ativação de populações de células T autorreativas. Em animais de experimentação, os superantígenos têm sido implicados na encefalomielite alérgica experimental (EAE) e na artrite induzida por *Mycoplasma*; em humanos, no diabetes tipo I, na psoríase e na miocardiopatia dilatada idiopática.

c) **Liberação de autoantígenos sequestrados.** A destruição tecidual resultante do efeito citopático direto do vírus, assim como da resposta antiviral do hospedeiro, pode levar à apresentação de autoantígenos previamente sequestrados no órgão-alvo para linfócitos T autorreativos. Como exemplos são citadas a orquite miocardite pós-trauma e a uveíte facogênica.

d) **Distúrbios da resposta imune inespecífica.** Uma explicação alternativa para a autoimunidade infecciosa é a participação de componentes efetores da **resposta imune inata**, como as citocinas pró-inflamatórias, macrófagos, granulócitos e células NK. Normalmente estes elementos atuam prevenindo a replicação viral, embora em algumas ocasiões possam levar à ativação de células T autorreativas. Neste contexto, há evidências de que no diabetes tipo I a infecção pelo vírus Coxsackie B contribua para a destruição de células beta-pancreáticas e para o desencadeamento da doença através da produção local de IFN. Uma evidência de que a inflamação pode deflagrar ativação policlonal e autorreatividade, mesmo na ausência de infecções, é o fato de que a isquemia e/ou necrose cardíaca são capazes de desencadear miocardite autoimune. É possível que ocorra ativação de células autorreativas anérgicas ou de células *naïve* por mediadores inflamatórios.

Os vírus também podem causar **disfunção ou destruição** de células necessárias para a manutenção da autotolerância. Um exemplo é a infeccção pelo HIV-1, que causa deleção de células CD4$^+$NKT; esta população celular exerce potentes ações reguladoras da resposta imunológica e sua redução pode, ao menos parcialmente, explicar a presença de autoanticorpos e até mesmo de cardiopatia autoimune em pacientes infectados.

Embora os agentes infecciosos possam induzir DAIs em animais de experimentação e humanos, paradoxalmente podem também suprimir doenças alérgicas e autoimunes (hipótese da higiene). Em 1966, foi observado um risco aumentado para esclerose múltipla entre pessoas que durante a infância viveram em casas com alto grau de higiene. Vinte anos após, foi proposto que infecções na infância poderiam prevenir também a rinite alérgica.

Neste contexto, dados epidemiológicos demonstraram no período de 1950 a 2000 uma diminuição da incidência de sarampo, caxumba e tuberculose, ao lado do aumento da incidência da esclerose múltipla, diabetes tipo I e doença de Crohn, além da asma. Mais recentemente, foi observada associação entre a prevalência destas mesmas doenças e renda bruta nacional *per capta* elevada em 12 países europeus.

Os mecanismos através dos quais as infecções podem proteger contra doenças alérgicas e autoimunes não são conhecidos, estando implicados principalmente: a) **geração de células T reguladoras** produtoras de IL-10 e TGF-β e

inibição das respostas Th1 e Th2; b) **competição antigênica,** durante a qual a resposta a um determinado antígeno é inibida pela resposta para antígenos não relacionados, afetando a produção de anticorpos e a resposta celular; c) **superantígenos bacterianos e virais** poderiam induzir deleção ao invés de ativação de células T que expressam um determinado gene para a cadeia β da região V do TCR. Como exemplo, a enterotoxina estafilocócita B pode prevenir a EAE; d) estímulo de receptores Toll-like presentes em células mononucleares por antígenos bacterianos e virais, com a consequente ativação celular e produção de citocinas promotoras da inibição da resposta autoimune. Por outro lado, a **diminuição da transferência transplacentária** de anticorpos antivirais maternos (devido a programas vacinais), tornaria o recém-nascido mais vulnerável à exposição a determinados agentes que podem deflagrar DAIs (p. ex., diabetes tipo I desencadeado pelo vírus da rubéola e Coxsackie B).

Drogas

Devido a suas propriedades farmacológicas, as drogas podem interferir com o sistema imunológico induzindo DAIs e alergias. Na autoimunidade induzida por drogas, os sintomas podem ser similares àqueles presentes nas doenças sistêmicas (p. ex., LES) ou órgão-específicas (p. ex., anemia hemolítica e pênfigo). Dependendo do tipo de reação, o paciente pode desenvolver autoanticorpos contra antígenos nucleares, em particular histonas (H2A–H2B), eritrócitos ou outros antígenos proteicos. Esses autoanticorpos frequentemente desaparecem com a suspensão da droga, ocorrendo rápida remissão dos sintomas na maioria dos pacientes. Também podem ser detectadas células T autorreativas, embora nestes casos os possíveis autoantígenos ou epitopos envolvidos não sejam conhecidos. As DAIs induzidas por drogas são relativamente raras (aproximadamente 10% dos casos de LES), podendo haver sintomas graves em algumas ocasiões.

Os mecanismos envolvidos ainda não estão totalmente esclarecidos, tendo sido postuladas várias hipóteses:

a) **Interferência na tolerância central.** Experimentalmente, a injeção intratímica de um metabólito da procainamida (procainamida–hidroxilamina-PAHA) desencadeia a produção de anticorpos anti-H2A e H2B e um quadro clínico similar ao lúpus humano.

b) **Interferência na tolerância periférica.** A hidralazina e a PAHA aumentam a expressão da molécula coestimulatória LFA-1, com consequente estabilização da interação célula T–célula apresentadora do antígeno e aumento da reatividade mesmo para antígenos de baixa afinidade. Experimentalmente, linfócitos T com expressão aumentada de LFA-1 apresentam autorreatividade *in vitro* e sua transferência pode induzir anticorpos anti-DNA e doença similar ao LES.

c) **Reatividade cruzada.** Algumas drogas podem atuar como antígenos gerando linfócitos T que reagem cruzadamente. Assim, linfócitos T reconhecem haptenos (como a penicilina), que se ligam covalentemente a peptídios ou proteínas. Os linfócitos T também podem ser ativados diretamente por drogas que reagem com determinados TCRs; neste caso, a ativação plena requer uma interação adicional com uma molécula do complexo principal de histocompatibilidade (p. ex., o sulfametoxazol, a lidocaína, as quinolonas, a carbamazepina, a lamotrigina e o metabólito p-fenilenodiamina).

d) **Modificação de autoantígenos.** A exposição a drogas ou outros agentes químicos pode modificar componentes próprios do organismo resultando na formação de neoantígenos para os quais não havia sido estabelecida autotolerância prévia. Um exemplo é o do halotano, anestésico que é metabolizado no fígado dando origem ao intermediário reativo trifluoroacetil cloreto (TFA), que se liga covalentemente a proteínas. Em indivíduos suscetíveis, o halotano pode desencadear hepatite fulminante autoimune ou acelerar o desenvolvimento de uma cirrose biliar primária subclínica. Outros exemplos de indução de DAIs por drogas são: alfa-metildopa e anemia hemolítica; isoniazida e LES e AR; penicilamina e LES, miastenia grave e pênfigo.

e) **Interferência na regulação imune.** Metais pesados como mercúrio e ouro podem ser imunotóxicos. Em animais suscetíveis, o mercúrio induz ativação policlonal de células B e altos níveis de anticorpos antinucleares, similares àqueles observados em indivíduos com esclerose sistêmica. Estudo recente sugere que os metais pesados interfiram na regulação imune em nível de células reguladoras TCD4$^+$CD25$^+$ e TCD4$^+$CD25$^-$ (ver adiante).

Poluição Ambiental

Também pode contribuir para o desencadeamento de DAIs, especialmente o tabaco e a exposição ocupacional à sílica. O ar atmosférico poluído consiste em uma mistura heterogênea de gases e partículas como o monóxido de carbono, nitratos, dióxido sulfúrico, ozônio, chumbo, subprodutos tóxicos do tabaco e numerosas outras substâncias particuladas. Muitos dos efeitos prejudiciais à saúde causados por estes poluentes estão associados às partículas finas e ultrafinas que podem cair na corrente sanguínea e causar inflamação e estresse oxidativo. Embora há muito tempo os efeitos da poluição atmosférica venham sendo associados às doenças crônicas do sistema respiratório, apenas mais recentemente passaram a ser implicados também na etiopatogenia das doenças reumatológicas Atualmente, há fortes evidencias de que a fumaça de cigarro seja prejudicial para a resposta imune humoral e celular, e que possa estar associada ao risco aumentado de algumas doenças autoimunes. Estudos focando gêmeos univitelinos demonstraram que a interação entre fatores genéticos e a poluição ambiental pode contribuir para o desencadeamento de AR e ARJ.

a) **Tabagismo.** A fumaça do tabaco é composta por mais de 4.500 diferentes substâncias, incluindo monóxido de carbono, nicotina, alcatrão, formaldeído, cianeto e tetraclorodibenzo p-dioxina (TCDD). Alguns pesquisadores têm demonstrado associação entre tabagismo e risco mais elevado de artrite reumatoide em adultos, assim como sua interação com fatores genéticos no desenvolvimento da AR, especialmente entre pacientes com sorologia positiva para fator reumatoide.

Durante um estudo de metanálise recente, foi observado que o risco para AR entre tabagistas é aproximadamente duas vezes maior em homens e 1,3 em mulheres em comparação com os respectivos controles não tabagistas. Em outro estudo, foi evidenciado que o tabagismo durante a gravidez acarretou um risco três vezes maior para ARJ durante os primeiros sete anos de vida em meninas nascidas de gestantes que fumaram mais de 10 cigarros/dia.

Por outro lado, Simard *et al.* não observaram maior incidência de LES em mulheres cujas mães fumaram durante a gestação ou que foram expostas a fumaça de cigarro nos primeiros anos de suas vidas. Durante um estudo de metanálise, foi observado um aumento da prevalência de LES entre tabagistas em relação a ex-fumantes ou àqueles que nunca haviam fumado.

b) **Exposição à sílica.** A inalação constante de pequenas partículas de sílica e amianto, que pode levar à doença pulmonar inflamatória crônica, também tem sido considerada um possível fator de risco para o desenvolvimento de AR e LES. Há evidências de que as partículas de sílica inaladas possam estimular a produção de citocinas pró-inflamatórias por macrófagos ativados, que sejam tóxicas para macrófagos induzindo apoptose e exposição de autoantígenos intracelulares e que apresentem um efeito adjuvante sobre a produção de anticorpos.

A exposição experimental de sílica em camundongos demonstrou um aumento da produção de autoanticorpos e do número de linfócitos B e TCD4+. Também foi observado, em camundongos C57BL/6, que a exposição ao amianto aumentou significativamente a produção de anticorpos anti-DNA de dupla-hélice e anti-SSA com deposição de imunocomplexos no rim e presença de glomerulonefrite.

Em estudos populacionais, foi observado que homens expostos à sílica apresentaram maior prevalência de AR. Nos Estados Unidos, em um estudo de coorte prospectivo controlado foi observado maior risco para AR em mulheres que moravam num raio de 50 m de distância de uma autoestrada em relação àquelas que moravam a 200 m. Também foi observado maior prevalência de LES em operários expostos à sílica em uma indústria em relação à população normal e em trabalhadores em uma mina de urânio. A exposição ocupacional à sílica também tem sido relacionada ao desencadeamento de esclerose sistêmica e as vasculites ANCA-positivas como Wegener, poliangeíte microscópica e síndrome de Churg-Strauss.

c) **Exposição a solventes orgânicos.** Está associada às alterações autoimunes iniciadas em nível da membrana basal, como ocorre na síndrome de Goodpasture. Interessantemente, há vários relatos de desencadeamento de esclerodema em indivíduos expostos à inalação de solventes químicos (ex. tolueno e benzeno) e alguns herbecidas. A exposição prolongada a tricloroetileno tem sido associada ao desenvolvimento de esclerodema, fasciite eosinofílica e doença esclerodema-*like*.

Outros Agentes

A **luz solar** reconhecidamente pode exacerbar o LES, uma vez que a lesão de ceratinócitos da pele causada pela radiação ultravioleta resulta na liberação de autoantígenos. Evidências epidemiológicas sugerem que a ingestão de l-triptofano seja causas de esclerodermia. Vários estudos populacionais controlados têm avaliado fatores de risco para AR e SLE. De um modo geral, foram encontradas associações positivas com curto período de fertilidade em mulheres e longos períodos de estresse nas duas doenças. Relação inversa com presença de doenças atópicas, tempo de aleitamento e nível educacional foi observada em pacientes com AR. No LES, o uso de anticoncepcionais orais, reposição hormonal e tinturas de cabelos permanece controvertido.

Desregulação da Resposta Imune

Diversos tipos de células reguladoras atuam no controle da autoimunidade: células T γ/δ, células CD4$^+$NKT, células TCD4$^+$CD25$^+$ ou TCD4$^+$CD25$^-$, células T com restrição CD1 e linfócitos T produtores de citocinas supressoras de células autorreativas. Entre estas, as células TCD4$^+$ (T reg) têm sido intensamente investigadas, despertando interesse crescente na população CD25$^+$.

Atualmente está bastante evidente que o timo constitui o centro controlador da autorreatividade patológica, sendo o local onde as células T potencialmente autorreativas são eliminadas e as células TCD4$^+$CD25$^+$ reguladoras específicas para autoantígenos são selecionadas. Inicialmente, as células Treg foram descritas em camundongos susceptíveis submetidos à timectomia neonatal e nos quais a transferência adotiva de células TCD4$^+$CD25$^+$ obtidas de animais adultos foi capaz de prevenir manifestações autoimunes.

Em humanos, a atividade reduzida de células Treg parece tornar os indivíduos mais susceptíveis às DAIs. Assim, a população CD25^{hi} de células Treg obtidas de pacientes com esclerose múltipla apresenta função supressora diminuída em comparação a indivíduos normais. Do mesmo modo, células Treg CD25$^+$ de pacientes com AR em atividade são anérgicas *in vitro* e não são capazes de suprimir a secreção de citocinas pró-inflamatórias por células T ativadas ou monócitos. É extremamente interessante que neste caso o tratamento com infliximabe (anti–TNF-α) foi capaz de restaurar a função reguladora das células TCD25$^+$. Finalmente, outros estudos demonstram níveis reduzidos de células TCD25$^+$ no sangue de pacientes com outras DAIs, mas ainda não está esclarecido se esta redução é causa ou consequência da doença de base.

Defeitos da Apoptose

Em circunstâncias normais, as células apoptóticas são fagocitadas por macrófagos, evitando assim a liberação do conteúdo intracelular e consequente inflamação ou ativação da resposta imune. Nas DAIs pode ocorrer aumento da apoptose, assim como diminuição da remoção de células apoptóticas pelos macrófagos. Isso resulta em uma rica fonte de autoantígenos e formação de imunocomplexos, aumentando o perigo de quebra da autotolerância. A deficiência de fatores de opsonização, tais como fatores C2, C4 ou C1q do complemento ou de seus receptores, também retarda a destruição do material apoptótico por fagócitos, resultando em prolongada exposição de autoantígenos e indução da autoimunidade.

ASSOCIAÇÃO ENTRE DOENÇAS AUTOIMUNES E IMUNODEFICIÊNCIAS PRIMÁRIAS

Outro aspecto intrigante das DAIs é sua associação a imunodeficiências primárias (IDPs). Em essência, estes dois grupos de doenças constituem polos opostos de um mesmo espectro, sendo as IDPs decorrentes de uma resposta imune inadequada e as DAIs de uma resposta exacerbada.

As associações clínicas mais descritas são: a) hipogamaglobulinemia e deficiência de IgA associadas a AR, AHA, SS, LES, DM, PM e anemia perniciosa; b) deficiências predominantemente celulares associadas a endocrinopatias autoimunes; c) deficiências dos componentes C2 e C4 do sistema complemento associadas a LES e vasculites.

Os mecanismos implicados ainda não estão esclarecidos, e existem várias hipóteses: a) persistência de infecções em pacientes com IDPs devido à dificuldade na eliminação de vírus e bactérias; b) defeito de fagocitose com falha no clareamento de células apoptóticas e imunocomplexos, resultando em uma variedade de DAIs como LES, DM, ES e vasculites; e c) deficiências de fatores reguladores da homeostasia linfocitária, como **deficiência de IL-2 e IL2-R**, levando a infecções e DAIs; **deficiência do Fas ou do ligante do Fas**, desencadeando a síndrome linfoproliferativa autoimune, na qual ocorre defeito de apoptose de linfócitos com acúmulo de células TCD4+ e TCD8+ e desencadeamento de DAIs, algumas vezes associadas a infecções sinopulmonares e herpéticas; **mutação do gene WASP** que codifica a proteína da síndrome de Wiskott-Aldrich, caracterizada pela presença de infecções de repetição e vasculites, AHA, artrite e DM em 10 a 40% dos pacientes; **deficiência do CD40 ligante** na síndrome de hiper-IgM ligada ao X, caracterizada pelo defeito na troca de isótipos (com níveis altos de IgM e baixos de IgG e IgA) e provável perda da tolerância periférica (com manifestações de autoimunidade).

AUTOIMUNIDADE E CÂNCER

Nas últimas décadas, tem sido discutida a associação entre autoimunidade e neoplasias. Entre estas associações citam-se a progressão de algumas doenças autoimunes para câncer, como LES, Sjögren e AR, que podem evoluir para doenças linfoproliferativas; e o desenvolvimento de autoanticorpos (ANA, anti-DNA, anti-SM, anti-Ro e outros) em pacientes com câncer sem evidências de doenças autoimunes associadas.

O exato mecanismo da produção de autoanticorpos na ausência de DAIS em pacientes com câncer ainda não está bem estabelecido. Há evidências de que o excesso de apoptose em um microambiente altamente inflamatório, como ocorre nos tumores, leve à expressão errônea de antígenos celulares e ao desencadeamento da produção de autoanticorpos. O papel destes anticorpos nos indivíduos com câncer ainda é incerto e a principal pergunta é se eles exercem ou não um papel patogênico na formação, manutenção e progressão da doença.

A seguir são listadas as principais neoplasias e os respectivos autoanticorpos que têm sido detectados durante sua evolução.

- Câncer de mama – ANA, anti-p53, anti-La (SSB), anti--c-myc, anti-GAD65, anti-fosfolípede, anti-HSP60, anti--HSP90
- Câncer de pulmão – ANA, anti-RNP, anti-alfa-enolase, anti-GAD65, anti-fosfolípede, anti-colágeno I, III, V.
- Carcinoma hepatocelular – anti-DNA, anti--NPM1.
- Neoplasias hematológicas – anti-DNA, anti-Sm, anti--p53, anti-Ro (SSA), anti-La (SSB), anti-fosfolípide.

AUTOIMUNIDADE NO IDOSO

Um dos aspectos mais importantes do envelhecimento humano é a perda da capacidade do sistema imune de distinguir os antígenos próprios dos não próprios. Hipoteticamente, durante o processo do envelhecimento, a redução da população de linfócitos T *naïve* e o aumento relativo dos linfócitos T de memória poderiam provocar a ativação destes últimos, causando doenças autoimunes. Adicionalmente, a menor atividade funcional das células T poderia ter como consequência um declínio da função de defesa imunológica, favorecendo o crescimento de tumores. O diagnóstico de doenças autoimunes sistêmicas no idoso, de modo geral, implica em muitas dificuldades, devido à apresentação clínica insidiosa e com características atípicas. Autoanticorpos podem ser detectados em idosos saudáveis, com destaque para antifosfolípides em 28%, fator reumatoide em 22% e fator antinúcleo em 14%. O diagnóstico de miopatias inflamatórias e de síndrome antifosfolípide em pessoas idosas deve necessariamente levar à investigação ativa de possível neoplasia subclínica.

AUTOIMUNIDADE × DOENÇAS AUTOINFLAMATÓRIAS

Na última década, vêm ganhando espaço as doenças autoinflamatórias cujas manifestações clínicas são bastante semelhantes às das doenças autoimunes, mas nas quais os autoanticorpos inexistem ou estão em títulos baixos. As doenças autoinflamatórias passaram a ser mais bem investigadas a partir de 1999, quando foi descoberto o gene responsável por uma doença familiar rara caracterizada por episódios inflamatórios recorrentes conhecida pela sigla TRAPS (TNF*receptorassociated periodic fever syndrome*). Mais tarde, a febre familiar do Mediterrâneo (FMS), outra condição em que também ocorrem episódios inflamatórios recorrentes, foi considerada de etiologia autoinflamatória e, juntamente com a TRAPS, passou a formar o cerne das doenças autoinflamatórias.

O prefixo "auto" classifica essas doenças dentro do grupo em que o defeito está na reatividade contra o próprio, como ocorre nas doenças autoimunes. Já o sufixo "inflamatório" diferencia as doenças autoinflamatórias das autoimunes, uma vez que os defeitos não ocorrerem na imunidade adaptativa e sim na imunidade natural.

O sistema imune inato utiliza uma série de moléculas conhecidas como receptores de reconhecimento de padrões que foram selecionados durante a evolução para o reconhecimento de padrões moleculares encontrados em microrganismos. Famílias destes receptores incluem os receptores Toll-like, os receptores NOD-*like* (*nucleotide oligomerization domain*) e os NACHT (*leucine-rich-repeat proteins*) (NALPs).

Ambos NALP1 e NALP3 fazem parte de complexos intra-citoplasmáticos denominados inflamasomas que regulam a ativação da caspase 1, que por sua vez converte as interleucinas em suas forma ativa.

Variantes do NALP1 estão associadas a DAIs que cursam com vitiligo, como por exemplo a tireoidite autoimune. Uma mutação do NALP3, também conhecido como criopirina, está associada a doenças inflamatórias de herança autossômica recessiva: a urticária familial a frio, a síndrome de Muckle-Wells e a doença inflamatória multissistêmica de início neonatal.

Com a descoberta da criopirina como um defeito comum a um grupo de doenças sem definição na época, aumentou o conhecimento da fisiopatologia das doenças autoinflamatórias. A criopirina é um membro dos inflamassomos, um complexo macromolecular que atua na produção e ativação da IL-1β, a maior citocina pró-inflamatória. Com o avanço dos conhecimentos, foi proposto por Dinarello que a definição das doenças autoinflamatórias estaria associada à inibição de IL-1β. Cabe ressaltar que o próprio autor alerta para o fato de que dosagem elevada de IL-1β não é encontrada em todos os pacientes com a suspeita da doença.

Atualmente, tem sido proposta a seguinte definição: doenças autoinflamatórias são aquelas com sinais clínicos de inflamação, associadas a títulos elevados de proteínas de fase aguda, onde o cerne da disfunção está no sistema imune inato, determinada geneticamente ou desencadeada por fatores endógenos.

Nos Quadros 37-2 e 37-3 estão relacionadas as principais doenças inflamatórias monogênicas de acordo com suas manifestações clínicas.

AUTOIMUNIDADE E VACINAS

Há evidências de que pacientes com alguma DAI possam apresentar suscetibilidade aumentada para a exacerbação da doença ou o desencadeamento de outra DAI após vacinação, embora sem comprovação epidemiológica. Estudos mais recentes também não demonstraram maior ocorrência de efeitos adversos após a administração de vacinas com ou sem adjuvantes.

MECANISMOS IMUNOPATOGÊNICOS EFETORES NAS DOENÇAS AUTOIMUNES

Nas doenças órgão-específicas, os mecanismos efetores incluem a participação de linfócitos T autorreativos e de autoanticorpos. A citólise dependente de células T CD8 citotóxicas pode ser causada por necrose (via perforinas) ou apoptose (via granzima B). Aparentemente os linfócitos Th1 são críticos para a indução de DAIs através do recrutamento de células e mediadores inflamatórios, enquanto os linfócitos Th2 parecem ser protetores. Mais recentemente, outra subpopulação de células TCD4+ foi identificada – células Th17 – que tem propriedades pró-inflamatórias. Os autoanticorpos causam lesão através de mecanismos de citólise ou fagocitose de células-alvo, assim como interferência na função celular.

Nas DAIs sistêmicas, anticorpos IgG são produzidos contra autoantígenos amplamente distribuídos (DNA,

QUADRO 37-2 Principais doenças autoinflamatórias episódicas multisistêmicas e que afetam os ossos

Doença	Características
Episódica e multissistêmica	
FMF *Herança monogênica (gene MEFV)* *Desregulação do eixo da IL-1β*	Febre periódica, dor abdominal, úlceras orais recorrentes, eritema erisipela-símile, serosites, monoartrite não erosiva, sinovite, sacroileite, artroses, erosões ósseas, amiloidose. Mais raramente: mialgia, meningite asséptica, tireoidite, esplenomegalia. Associação com púrpura de Henoch-Schoenlein e poliarterite nodosa.
TRAPS *Herança monogênica (gene TNFRSF1A)* *Desregulação do eixo da IL-1β*	Febre recorrente, mialgia migratória associada ou não a eritema erisipela-símile migratório, dor abdominal, conjuntivite, edema periorbital (característico da doença), uveíte. Outras manifestações: cefaleia, meningite asséptica (rara), artrite não erosiva, linfonodomegalia, dor escrotal
Deficiência de mevalonato quinase (incluindo HIDS) Herança monogênica (gene MVK) Desregulação do eixo da IL-1β	Febre recorrente, calafrios, linfonodomegalia cervical bilateral, dor abdominal (diarreia e vômitos). Outras características: úlceras orais, hepatoesplenomegalia, exantema purpúrico ou maculopapular, artralgia, poliartrite aguda não erosiva. Acometimentos infrequentes: mialgia, sistema nervoso central e globo ocular.
Síndrome de Muckle-Wells Criopirinopatia Herança monogênica (gene NLRP3) Desregulação do eixo da IL-1β	Febre leve, urticária neutrofílica recorrente ou subcrônica não necessariamente desencadeada pelo frio, conjuntivite, episclerite, opacidade da córnea, cefaleia, meningite asséptica, hipoacusia/ acusia, mialgia, oligoartrite não erosiva, amiloidose renal, neuropatia periférica. Outras manifestações: linfonodomegalia (ocasional), serosites.
FCU/FCAS *Criopirinopatia* *Herança monogênica (gene NLRP3)* *Desregulação do eixo da IL-1β*	Febre, eritema urticária-símile não pruriginoso e não desencadeado pelo frio, cefaleia, tontura, náusea, conjuntivite, mialgia, poliartralgia. Ausência de envolvimento de sistema nervoso central e hipoacusia/acusia.
PFAPA *Desregulação do eixo da IL-1β*	Febre periódica, estomatite aftosa, tonsilite exudativa, faringite, adenite cervical, calafrios, cefaleia, mialgia, dor abdominal, náuseas, vômitos. Menos frequentemente: artralgia e hepatoesplenomegalia.
Episódica, afetando ossos CRMO *Não caracterizada*	Osteomielite crônica asséptica, osteolitíase, osteoporose, colapso vertebral. Raramente: lesões cutâneas.

CRMO, osteomielite crônica multifocal recorrente; FCU, urticária familiar por frio; FCAS,síndrome autoinflamatória familiar ao frio; FMF, febre mediterrânica familiar; HIDS, hiperimunoglobulinemia D e síndrome de febre periódica; NFκB, fator nuclear kappa B; PFAPA, febre periódica, estomatite aftosa, faringite e adenite; TRAPS, Síndrome periódica associada ao receptor do TNF.

nucleoproteínas), formando complexos na circulação. A deposição tecidual desses imunocomplexos causa inflamação mediada por complemento.

Cabe ressaltar que, à luz dos conhecimentos atuais, a distinção entre DAIs mediadas por células T ou autoanticorpos parece ser inapropriada, havendo uma tendência a se considerar que ambos os componentes da resposta autoimune sejam capazes de atuar simultaneamente na lesão do órgão-alvo.

DIAGNÓSTICO

Baseia-se fundamentalmente na anamnese, sintomas e presença de autoanticorpos, existindo critérios diagnósticos estabelecidos para a maioria das DAIs.

Os autoanticorpos constituem os marcadores sorológicos das DAIs, tendo frequentemente valor diagnóstico e prognóstico. Podem ser detectados por várias técnicas laboratoriais, sendo os testes imunoenzimáticos e os de imunofluorescência os mais utilizados.

Cabe ressaltar que os autoanticorpos podem estar presentes também em pacientes com doenças de etiologias diferentes da autoimune, como neoplasias, doenças hepáticas crônicas e infecções ativas (tuberculose, malária e endocardite bacteriana subaguda), e até mesmo em indivíduos saudáveis (na maioria das vezes em baixos títulos).

É importante mencionar que na prática médica, apesar da existência de critérios para a classificação das DAIs, as manifestações clínicas e alterações sorológicas iniciais podem ser sugestivas de DAIs, porém sem preencher critérios suficientes para definir uma determinada patologia; esta condição é denominada de doença autoimune indiferenciada. As principais manifestações clínicas desta entidade são: artralgia (66%), artrite (32%), Raynaud (38%) e leucopenia (24%), sendo detectada positividade do FAN e do anti-Ro em 90 e 80% dos casos, respectivamente. Entretanto, considerando a literatura atual, 25% dos pacientes com doença autoimune indiferenciada podem desenvolver doenças especificas nos primeiros 5 anos, principalmente lúpus eritematoso sistêmico.

TRATAMENTO

Baseia-se em numerosas estratégias, algumas amplamente consagradas e outras bastante promissoras. As principais são as seguintes.

Controle Metabólico

Embora a maioria das terapêuticas envolva a manipulação da resposta imune, o tratamento de algumas doenças órgão-específicas requer apenas seu controle metabólico. Por exemplo, reposição de insulina no diabetes tipo I, de

DIAGNÓSTICO E TRATAMENTO DAS DOENÇAS IMUNOLÓGICAS

QUADRO 37- 3 **Principais doenças autoinflamatórias persistentes multissistêmicas, afetando a pele e o trato digestório**

Doença	Características
Persistente e multissistêmica	
CINCA/NOMID *Criopirinopatia* *Herança monogênica (gene NLRP3)* *Desregulação do eixo da IL-1β*	Febre, urticária neutrofílica desencadeada pelo frio, acometimento de sistema nervoso central (cefaleia crônica, meningite asséptica, hidrocefalia, atrofia cerebral, epilepsia, hipoacusia/acusia), conjuntivite, uveíte, artralgia, artrite crônica, alterações morfológicas (baixa estatura, macrocefalia, rouquidão, nariz em sela, extremidades curtas e baqueteamento digital.
Síndrome de Blau Herança monogênica (CARD15/NOD2) Ativação do NFκB	Febre baixa, lesões maculopapulares liquenoides-símiles, eritema nodoso não caseoso, poliartrite crônica simétrica e tenosinovite destrutivas, uveíte, irite, glaucoma, catarata, pneumonite. Ausência de linfonodomegalias pulmonares ou hílares. Outros órgãos: fígado e rim.
PAPA *Herança monogênica (gene PSTPIP1)* *Desregulação do eixo da IL-1β*	Pioderma gangrenoso, abscessos cutâneos, acne cística, hidradenite, artrite asséptica erosiva secundária a traumas ou espontânea. Raramente ocorre febre e acometimento de sistema nervoso central e globo ocular.
SAPHO *Não caracterizada*	Osteomielite crônica asséptica, osteolitíase, osteoporose, colapso vertebral, pustulose, acne. Em adultos: espondiloartropatia
Síndrome de Majeed Herança monogênica (gene LPIN243) Desregulação do eixo da IL-1β	Osteomielite multifocal asséptica recorrente. Outras manifestações: anemia diseritropoiética, dermatite pustular. Raramente ocorre acometimento de sistema nervoso central e globo ocular.
DIRA *Herança monogênica (gene IL1RN)* *Desregulação do eixo da IL-1β*	Lesões osteolíticas multifocais assépticas recorrentes, periostite, dermatose pustular, anemia. Outras manifestações: formação heterotópica ao redor de fêmur proximal, tromboses. Raramente: acometimento de sistema nervoso central e de globo ocular, vasculites.
Persistente, afetando a pele	
DITRA *Herança monogênica (gene do IL-36R)* *Alteração do eixo NF-kB*	Eritema cutâneo pustular generalizado, sepse, acometimento de mucosas. Raramente ocorre acometimento de sistema nervoso central, globo ocular e sistema músculo esquelético
CAMPS *Mutações no gene CARD 14* *Alteração do eixo NF-kB*	Psoríase com diversos graus de gravidade, psoríase pustular generalizada, superinfecções da pele. Sem manifestações associadas a outros órgãos.
Síndrome de Sweet *Forma clássica* *Não caracterizada*	Febre, dermatose neutrofílica (placas eritematosas, eritema nodoso e úlceras), neutrofilia periférica e cutânea na ausência de vasculite, cefaleia, meningite asséptica, conjuntivite, mialgia, artralgia, Outros órgãos envolvidos: rins, intestino, fígado, coração e pulmão. Início abrupto associado doenças reumatológicas, sarcoidose, febre do Mediterrâneo, gestação, infecções, vacinas
Associada a malignidades *Não caracterizada*	Manifestações similares às da forma clássica. Associação com neoplasias hematológicas e tumores sólidos
Induzida por drogas *Não caracterizada*	Febre, dermatose neutrofílica (placas eritematosas, eritema nodoso e úlceras), neutrofilia periférica e cutânea na ausência de vasculite. Inicio e remissão guardam relação temporal com o uso de medicamentos. Drogas implicadas: trimetoprim-sulfametoxazol, nitrofurantoina, celecoxibe, diclofenaco, diazepam, carbamazepina, hidralazina), contraceptivos orais, propilitiuracil, retinoides
Persistente, afetando o trato digestório	
Enterocolite de início precoce *Mutações nos genes para IL-10 ou IL-10R* *Inativação da sinalização de IL-10*	Enterocolite grave (diarreia aquosa, abscessos colônicos, fistula perianal, úlceras orais, artrite de grandes articulações, foliculite, infecções de repetição (otite média, pneumonias, artrite séptica, abscessos renais)

CAMPS, psoríase mediada por CARD14; CINCA, síndrome crônica infantil neurológica cutânea e articular; DIRA, deficiência do antagonista do receptor de IL-1; DITRA, deficiência do antagonista do receptor de IL-36; NFκB, fator nuclear kappa B; NOMID, doença inflamatória multissistêmica de início neonatal; PAPA, síndrome de artrite piogênica, pioderma gangrenoso e acne ; SAPHO, (sinovite, acne, pustulose, hiperostose e osteíte; Síndrome de Blau (granulomatose sistêmica juvenil ou sarcoidose de início precoce)

vitamina B_{12} na anemia perniciosa, de tiroxina na tireoidite e de anticolinesterásicos na miastenia grave.

Drogas Anti-inflamatórias e Drogas Modificadoras da Resposta Imunológica

Os **anti-inflamatórios** têm sido amplamente utilizados, incluindo-se os **salicilatos e** os **supressores da síntese de prostaglandinas** através da inibição da COX-1 e COX-2.

Os **corticosteroides**, que em doses baixas/moderadas têm efeitos anti-inflamatórios/imunológicos, incluindo a modulação negativa do fator nuclear K – B, responsável pela transcrição de proteínas. Os corticosteroides são amplamente utilizados na AR, AR juvenil (ARJ), dermatomiosite (DM), polimiosite (PM), lúpus eritematoso sistêmico (LES) e cutâneo (LEC), síndrome de Sjögren (SS), anemia hemolítica autoimune (AHA) e miastenia grave (MG).

Do mesmo modo, são amplamente prescritas as chamadas drogas modificadoras da doença, embora seus mecanismos de ação algumas vezes não estejam bem estabelecidos.

Entre estas, as principais são: a) a **sulfazalina**, com mecanismo de ação desconhecido, indicada na retocolite ulcerativa, AR e ARJ; b) os **sais de ouro**, com mecanismo de ação também desconhecido, embora eficazes, atualmente pouco utilizados na AR; c) a **dapsona**, no LE cutâneo; d) a **cloroquina**, que diminui a produção de IL-1 e parece interferir na apresentação antigênica, é uma das drogas mais prescritas na AR, ARJ, LES, LE cutâneo, SS e DM; e) **o metotrexate (MTX)**, inibidor das purinas e antagonista do ácido fólico, diminui a proliferação de linfócitos e, consequentemente, a produção de LTB4, IL-1, IL-6 e TNF; sua eficácia é excelente, sendo amplamente utilizado como medicação única ou associado a outras drogas no tratamento da AR, ARJ, LES, LE cutâneo, DM, PM e SS; f) o **leflunomide**, que inibe a síntese das pirimidinas e, consequentemente, a ação de linfócitos T e B, apresentando boa eficácia na AR; g) a **minociclina**, uma tetraciclina que inibe as metaloproteinases, indicada na AR leve; h) a **penicilamina**, que quebra pontes dissulfídricas nos complexos IgG – IgM), atualmente é pouco utilizada na AR por sua alta toxicidade e capacidade de indução de outras DAIs.

Drogas Imunossupressoras

Administradas como drogas únicas ou em associação, as mais utilizadas são: a) a **azatioprina**, que inibe a síntese das purinas, com eficácia comprovada na AR, ARJ, nefropatia lúpica, MG córtico-resistente, DM e PM refratárias a outras terapias e retocolite ulcerativa; b) o **micofenolato mofetil**, inibidor da síntese das purinas, de uso mais recente, com boa eficácia na AR, nefropatia do LES, MG córtico-resistente, DM e PM refratárias; c) a **ciclofosfomida** (alquilante), por sua alta toxicidade, tem seu uso restrito à nefropatia do LES, DM, PM e AHA refratárias, MG córtico-resistente e vasculites; d) a **ciclosporina** (inibe a calcineurina e a transcrição da IL-2) é eficaz no tratamento das uveítes, diabetes tipo I incipiente e psoríase, com efeito moderado no LES, PM, púrpura plaquetopênica idiopática, doença de Crohn, cirrose biliar primária, miastenia grave córtico-resistente e AR refratária; e) o **tacrolimus** (diminui a síntese de IL-2) apresenta boa eficácia na PM refratária; f) devido à sua alta toxicidade e potencial neoplásico, o **clorambucil** (alquilante) está indicado nas manifestações extra-articulares da AR incluindo vasculites e outras DAIs refratárias a outros tratamentos anteriores.

Imunomodulação

O uso de agentes biológicos no tratamento das doenças autoimunes, com destaque especial para as doenças reumatológicas, vem se expandindo rapidamente nos últimos anos, tendo em vista os resultados promissores e o perfil de segurança destas drogas. Adicionalmente, o melhor conhecimento da imunorregulação neste grupo de doenças tem contribuído de modo decisivo para a definição dos alvos terapêuticos para ação dos agentes biológicos.

As abordagens mais importantes referentes à imunomodulação nas doenças autoimunes são: 1) antagonismo das funções das citocinas; 2) inibição das s moléculas coestimulatórias (segundo sinal para a ativação dos linfócitos T); 3) depleção de linfócitos B.

Antagonistas de Citocinas

As células T *helper* estão imersas em um *pool* de citocinas que constituem os principais agentes da inflamação crônica, os quais iniciam e perpetuam as doenças autoimunes sistêmicas. Neste contexto, o antagonismo das citocinas pró-inflamatórias decorrentes da ativação Th1 (IL-2, interferon gama, TNF, IL-12, IL-15, IL-18) constitui o principal instrumento para o controle das doenças reumatológicas crônicas. Uma estratégia alternativa seria a ativação de citocinas de perfil Th2 (IL 4, IL 5, IL 9 e IL 13) objetivando diminuir a inflamação crônica, mas foram realizados vários testes terapêuticos e nenhum deles alcançou bons resultados.

Para facilitar o entendimento e memorização do tratamento com "anticitocinas" específicas, foi estabelecida uma logística na qual a nomenclatura dos imunobiológicos baseia-se na utilização de sufixos que indicam sua natureza: anticorpo monoclonal ou proteína de fusão: o sufixo -cepte refere-se à proteína de fusão de um receptor a uma fração Fc de uma IgG1 humana; -umabe indica um anticorpo monoclonal (mAb); -ximabe indica anticorpo monoclonal quimérico; -zumabe refere-se a um mAb humanizado.

Os **agentes bloqueadores do TNF-α** atualmente disponíveis são: 1) proteínas de fusão humanizadas que consistem em um complexo solúvel formado pela porção extracelular do receptor de TNF-α ligada à porção Fc de uma IgG1 (etanercept – Enbrel®; e 2) anticorpos monoclonais solúveis que se ligam ao especificamente ao TNF-α solúvel ou de membrana (infliximabe – Remicade®, adalimumabe – Humira®, golimumabe – Simponi®, certolizumabe pegol – Cimzia®). Ambos os tipos de preparados são altamente eficazes na prevenção de erosões ósseas na AR quando associados ao metotrexate (MTX). O bloqueio do TNF-α também é eficaz na doença de Crohn, espondilite anquilosante e artrite psoriática refratária a terapêuticas prévias.

Agentes bloqueadores da IL-1β. Esta citocina exerce um papel-chave na inflamação e em vários aspectos da resposta imune. A IL-1β exerce seus efeitos por meio de dois receptores, IL-1RI e IL-1RAcP (*interleukin-1 receptor accessory protein*), que formam um complexo trimérico de sinalização. Os antagonistas do receptor de IL-1R (anakinra e canakimumabe) neutralizam IL-1β por competição pelo receptor de IL-1 ligando-se sem ativá-lo, enquanto o gevokizumabe constitui um anticorpo com propriedades terapêuticas reguladoras capaz de modular a bioatividade da IL-1β, reduzindo sua afinidade para o complexo de sinalização IL-1RI:IL-1RAcP.

Os inibidores da IL-1β têm grande impacto no tratamento de doenças autoimunes, bem como de autoinflamatórias, como a TRAPS (TNF *receptor-1 associated periodic syndrome*) e gota. Estão indicados no tratamento da AR associado ao MTX, embora sejam menos eficazes do que os antagonistas do TNF-α.

Inibidores de IL-6. A IL-6 tem ação anti e pró-inflamatória, pois tem a habilidade de ativar células T, B, macrófagos e osteoclastos, além de ser pivô para a resposta aguda hepática. O principal agente inibidor de IL-6 é o Tocilizumab.

Inibição da coestimulação. Resultados promissores têm sido obtidos no tratamento da psoríase humana e, mais recentemente, da AR, com **CTLA-4-Ig (abatacept)**, uma proteína de fusão recombinante que inibe a interação das moléculas coestimulatórias CD80 e CD86 presentes nas células apresentadoras de antígeno com seu ligante CD28 presente em células T.

Tratamentos que bloqueiam outras moléculas coestimulatórias (p. ex., CD4O que se liga ao CD40 ligante), atualmente em avaliação clínica, parecem não ser seguros ou eficazes.

Depleção de Células B

Durante a ontogenia, os linfócitos B submetidos expressam CD20, uma molécula específica de linfócitos B que está presente na fase de pré-células B. A expressão de CD20 na superfície celular, é perdida assim as células B diferenciam-se em células produtoras de anticorpos. O rituximabe (MabThera®), um anticorpo monoclonal quimérico anti-CD20, tem-se mostrado eficaz no tratamento de doenças malignas. No entanto, os resultados de sua aplicação em no LES têm sido desapontadores. Adicionalmente, o grande inconveniente deste imunobiológico é a consequente ausência de imunoglobulinas pela depleção de linfócitos B, que pode ser transitória ou persistente, requerendo portanto reposição intravenosa de imunoglobulinas após o tratamento.

O estimulador do linfócito B (*B-lymphocyte stimulator – BLyS*) é um fator homeostático para a diferenciação e sobrevivência da célula B. Pode ser encontrado em concentrações aumentadas no soro e tecidos de pacientes com AR e LES. Recentemente, o FDA aprovou o imunobiológico belimumabe (Benlysta®), um anticorpo monoclonal humanizado que inibe o BLyS e para tratamento do LES com resultados promissores. De modo geral, essas drogas são bem toleradas pelos pacientes; no entanto, a inconveniência da administração intravenosa na maioria delas e seu alto custo são fatores impeditivos para o uso como terapêutica de primeira linha nas doenças autoimunes.

Alteração do Balanço Th1-Th2

Existem evidências de que um desvio do balanço de citocinas de perfil Th1 para Th2 ocorra em gestantes melhorando os sintomas de pacientes com AR. Embora seja atraente, esta modalidade terapêutica parece difícil de ser alcançada na prática. Neste contexto, têm sido observadas exacerbações quando o equilíbrio Th1-Th2 é alterado em animais.

Administração de Citocinas

Interferons β-1a e β-1b já foram aprovados pelo FDA para o tratamento da esclerose múltipla. A administração de **IL-10**, durante estudo de fase 2, tem mostrado bons resultados na psoríase.

Transplante Autólogo e Alogeneico de Células-tronco

Tem sido realizado em pacientes com DAIs graves refratárias a outros tratamentos, como por exemplo SLE, AR, esclerodermia e em psoríase, com resultados variáveis.

Outros Agentes Biológicos

Incluem **anticorpos anti-CD4**, **anti-CD25** (daclizumabe), que inibe o receptor de alta afinidade da IL-2 e **anti-CD11a**, que têm sido administrados com relativo sucesso em pacientes com psoríase. Mais recentemente, passou a ser utilizado o anticorpo **anti-CD20** (rituximabe), que causa profunda depressão de linfócitos B por citotoxicidade; tem efeitos promissores na MG, granulomatose de Wegener, DM, púrpura trombocitopênica idiopática (PTI), estando atualmente em experiência no LES e na AR.

Indução de Tolerância Específica para o Antígeno

Baseia-se na manipulação do autoantígeno implicado em uma determinada DAI e na sua administração em concentração suficiente para inibição de uma resposta imune de células Th em andamento. Experimentalmente, a administração parenteral de peptídeos derivados de autoantígenos foi capaz de evitar o desencadeamento da EAE e do diabetes tipo I. Antígenos administrados por via oral podem induzir tolerância em nível de células Th1 em animais; em humanos, estudos para o tratamento da AR (com colágeno II de galinha), EM, uveíte e diabetes não obtiveram sucesso.

Vacinação com Idiótipos de Células T

Foi possível proteger animais contra a indução de EAE por meio da imunização com um clone de célula T específico para proteína básica da mielina. Provavelmente, este efeito é mediado pela indução de células T supressoras específicas para o idiótipo do receptor da célula efetora. O mesmo tipo de abordagem foi utilizado na prevenção do diabetes e da artrite induzida por colágeno em camundongos.

OUTROS PROCEDIMENTOS

Plasmaferese

É utilizada temporariamente enquanto o tratamento com corticosteroides ou outros agentes imunossupressores não surte efeito. Este procedimento diminui o nível de anticorpos e citocinas circulantes, reduzindo assim a deposição de imunoglobulinas em tecidos. Boa resposta no LES refratário ao tratamento, miastenia grave, síndrome de Goodpasture e Wegener (doença pulmonar), quando associada a drogas imunossupressoras.

Imunoglobulina Intravenosa

O mecanismo exato de sua ação não é conhecido, embora esteja estabelecido que pode bloquear os receptores Fc de células fagocitárias prevenindo a ligação de imunocomplexos. Utilizada com resultados satisfatórios em citopenias autoimunes; esclerose múltipla; miastenia grave; SLE; miopatias refratárias; dermatomiosite juvenil; abortamentos recorrentes associados a anticorpos anticardiolipina; presença de autoanticorpos para fator VIII.

Bibliografia

Abbas AK, Lichtman AH, Pillai S. Cellular and Molecular Immunology, 6th ed, USA, Saunders Elsevier, 2010.

Abrams JR, Kelley SL, Hayes E, et al. Blockade of T lymphocyte costimulation with cytotoxic T lymphocyte-associated antigen 4-immunoglobulin (CTLA4Ig) reverses the cellular pathology of psoriatic plaques, including the activation of keratinocytes, dendritic cells, and endothelial cells. J Exp Med 2000; 192:681-94.

Asadullah K, Docke WD, Sabat RV, Volk HD, Sterry W. The treatment of psoriasis with IL-10: rationale and review of the first clinical trials. Expert Opin Investig Drugs 2000; 9:95-102.

Bach JF. Infections and autoimmune diseases. J Autoimmun 2005; 25 Suppl:74-80.

Balasa B, Sarvetnick N. Is pathogenic humoral autoimmunity a Thl response? Lessons from (for) myasthenia gravis. Immunol Today 2000; 21:19-23.

Barrett JH, Brennan P, Fiddler M, Silman AJ. Does rheumatoid arthritis remit during pregnancy and relapse postpartum? Results from a nationwide study in the United Kingdom performed prospectively from late pregnancy. Arthritis Rheum 1999; 42:1219-27.

Bell S, Kamm MA. Antibodies to tumour necrosis factor alpha as treatment for Crohn´s disease. Lancet 2000; 355:858-60.

Bengtsson AA, Rylander L, Hagmar L, et al.: Risk factors for developing systemic lupus erythematosus: a case-control study in southern Sweden. Rheumatology (Oxford) 2002, 41(5):563-571.

Blech M, Peter D, Fischer P, Bauer MMT et al. One Target—Two Different Binding Modes: Structural Insights into Gevokizumab and Canakinumab Interactions to Interleukin-1β. Journal of Molecular Biology 2013; 425:94–111.

Brandt J, Haibel H, Cornely D, et al. Successful treatment of active ankylosing spondylitis with the anti-tumor necrosis factor alpha monoclonal antibody infliximab. Arthritis Rheum 2000; 43:1346-52.

Chaillous L, Lefevre H, Thivoler C, et al. Oral insulin administration and residual beta-cell function in recent-onset type I diabetes: a multicentre randomised controlled trial. Lancet 2000; 356:545-9.

Christen U, von Herrath MG. Initiation of autoimmunity. Curr Opin Immunol 2004; 16:759-767.

Cooper GS, Dooley MA, Treadwell EL, et al.: Hormonal and reproductive risk factors for development of systemic lupus erythematosus: results of a population-based, case-control study. Arthritis Rheum 2002; 46(7):1830-1839.

Cooper GS, Dooley MA, Treadwell EL, et al.: Smoking and use of hair treatments in relation to risk of developing systemic lupus erythematosus. J Rheumatol 2001; 28(12):2653-2656.

Cope AP, Feldmann M. Emerging approaches for the therapy of autoimmune and chronic inflammatory disease. Curr Opin Rheumatol 2004; 16:780-786.

Costenbader KH, Kim DJ, Peerzada J, Lockman S, Nobles-Knight D, Petri M, et al. Cigarette smoking and the risk of systemic lupus erythematosus: a meta-analysis. Arthritis Rheum 2004; 50:849–57.

Cozen W, Diaz-Sanchez D, James Gauderman W, Zadnick J, Cockburn MG, Gill PS, et al. Th1 and Th2 cytokines and IgE levels in identical twins with varying levels of cigarette consumption. J Clin Immunol 2004; 24:617–22.

Delves PJ, Martin SJ, Burton DR, Roitt IM. In Roitt's Essential Immunology, 11th ed, USA, Blackwell Science, 2006.

DiLillo DJ, Matsushita T, Tedder TF: B10 cells and regulatory B cells balance immune responses during infl ammation, autoimmunity, and cancer. Ann N Y Acad Sci 2010; 1183:38-57.

Dinarello, C. A. Mutations in cryopyrin: bypassing roadblocks in the caspase 1 inflammasome for interleukin-1β secretion and disease activity. Arthritis Rheum 2007; 56: 2817–2822.

Dooley MA, Hogan SL. Environmental epidemiology and risk factors for autoimmune disease. Curr Opin Rheumatol 2003; 15:99-103.

Encinas JA, Kuchroo VK. Mapping and identification of autoimmunity genes. Curr Opin Immunol 2000; 12:691-7.

Farhat SCL, Silva CA, Orione MA, et al. Air pollution in autoimmune rheumatic diseases: A review. Autoimmunity Reviews 2011; 11:14–21.

Farhat SCL, Silva CA, Orione MAM et al. Air pollution in autoimmune rheumatic diseases: A review. Autoimmunity Reviews 2011; 11: 14–21

Goldman L, Ausiell D. Cecil Textbook of Medicine, 22nd ed. 2004. Saunders

Grateau G, Hentgen V, Stojanovic KS, Jéru I, Amselem S, Steichen O. How should we approach classification of autoinflammatory diseases? Nat. Rev. Rheumatol 2013; 9:624–629

Gupta S, Louis AG. Tolerance and Autoimmunity in Primary Immunodeficiency Disease: a Comprehensive Review. Clinic Rev Allerg Immunol 2013; 45:162–169

Gut J. Molecular basis of halothane hepatitis. Arch Toxicol 1998; 20 (Suppl):3-17.

Iwata Y, Matsushita T, Horikawa M et al. Characterization of a rare IL-10-competent Bcell subset in humans that parallels mouse regulatory B10 cells. Blood 2011; 117:530–541.

Jaakkola JJ, Gissler M. Maternal smoking in pregnancy as a determinant of rheumatoid arthritis and other inflammatory polyarthropathies during the first 7 years of life. Int J Epidemiol 2005; 34:664–71.

Jacobs LD, Beck RW, Simon JH, et al. Intramuscular interferon betal therapy initiated during a first demyelinating event in multiple sclerosis. N Engl J Med 2000; 343:898-904.

Klein J, Sato A. The HLA system. N Engl J Med 2000; 343:782-6.

Liao L, Sindhwani R, Rojkind M, Factor S, Leinwand L, Diamond B. Antibody-mediated autoimmune myocarditis depends on genetically determined target organ sensitivity. J exp Med 1995; 181:1123-31.

Lichenstein LM, Busse WW, Geha RS. Current Therapy in Allergy, Immunology & Rheumatology, 6th ed., Philadelphia, Mosby, 2004.

Lim Y, Kim JH, Kim KA, Chang HS, Park YM, Ahn BY, et al. Silica-induced apoptosis in vitro and in vivo. Toxicol Lett 1999; 108: 335–9.

Lleo A, Invernizzi P, Gao B, Podda M, Gershwin ME. Definition on autoimmunity – autoantibodies versus autoimmune disease. Autoimmune Reviews, 2010; 9:259-66.

MacGregor AJ, Snieder H, Rigby AS, Koskenvuo M, Kaprio J, Aho K, et al. Characterizing the quantitative genetic contribution to rheumatoid arthritis using data from twins. Arthritis Rheum 2000; 43:30–7.

Maini RN, Taylor PC. Anti-cytokine therapy for rheumatoid arthritis. Annu Rev Med 2000; 51:207-29.

Mauri C, Bosma A: Immune regulatory function of B cells. Annu Rev Immunol 2012; 30:221-241.

Mease PJ, Goffe BS, Metz J, VanderStoep A, Finck B, Burge DJ. Etanercept in the treatment of psoriatic arthritis and psoriasis: a randomised trial. Lancet 2000; 356:385-90.

Notarangelo LD, Gambineri E, Badolato R. Immunodeficiencies with autoimmune consequences. Adv Immunol. 2006; 89:321-70

Nussenblatt RB, Gery I, Weiner HL, et al. Treatment of uveitis by oral administration of retinal antigens: results of a phase I/II randomized masked trial. Am J Ophthalmol 1997; 123:583-92.

Olsson AR, Skogh T, Wingren G: Comorbidity and lifestyle, reproductive factors, and environmental exposures associated with rheumatoid arthritis. Ann Rheum Dis 2001; 60:934-939.

Oppermann M, Fritzsche J, Weber-Schoendorfer C, et al. A(H1N1)v2009: a controlled observational prospective cohort study on vaccine safety in pregnancy. Vaccine 2012; 30:4445.

Pfau JC, Sentissi JJ, Li S, Calderon-Garciduenas L, Brown JM, Blake DJ.Asbestos-induced autoimmunity in C57BL/6 mice. J Immunotoxicol 2008; 2:129–37.

Ramon-Casals M, Brito-Zeron P, Font J. Systemic autoimmune diseases in elderly patients: Atypical presentation and association with neoplasia. Autoimmun Rev 2004; 3: 376-382

Rosenman KD, Moore-Fuller M, Reilly MJ. Connective tissue disease and silicosis. Am J Ind Med 1999; 35:375–81.

Rubin RL, Kretz Rommel A. A nondeletional mechanism for central T cell tolerance. Crit Rev Immunol 2001; 21:29-40.

Rubin RL. Etiology and mechanisms of drug-induced lupus. Curr Opin Rheumatol 1999; 11:357-363.

Simard JF, Costenbader KH, Liang MH, Karlson EW, Mittleman MA. Exposure to maternal smoking and incident SLE in a prospective cohort study. Lupus 2009; 18:431–5.

Stojanov S, Kastner DL. Familial autoinflammatory diseases: genetics, pathogenesis and treatment. Curr Opin Rheumatol 2005; 17:586.

Sugiyama D, Nishimura K, Tamaki K, Tsuji G, Nakazawa T, Morinobu A, et al. Impact of smoking as a risk factor for developing rheumatoid arthritis: a metaanalysis of observational studies. Ann Rheum Dis 2010; 69:70–81.

Thanou-Stavraki A, Sawalha AH. An update on belimumab for the treatment of lupus. Biologics 2011; 5: 33–43.

Trentham DE, Dynesius-Trentham RA, Orav EJ, et al. Effects of oral administration of type II collagen on rheumatoid arthritis. Science 1993; 261:1727-30.

Van der Helm-van Mil AH, Verpoort KN, le Cessie S, Huizinga TW, de Vries RR,Toes RE. The HLA-DRB1 shared epitope alleles differ in the interaction with smoking and predisposition to antibodies to cyclic citrullinated peptide. Arthritis Rheum 2007; 56:425–32.

Warren KG, Catz I, Wucherpfenning KW. Tolerance induction to myelin basic protein by intravenous synthetic peptides containing epitope P85 VVHFFKNIVTP96 in chronic progressive multiple sclerosis. J Neurol Sci 1997; 152:31-8.

Weiner HL, Mackin GA, Matsui M, et al. Double-blind pilot trial of oral tolerization with myelin antigens in multiple sclerosis. Science 1993; 259:1321-4.

Whitacre CC. Sex differences in autoimmune disease. Nature Immunol 2000; 2:777-780.

Wraith DC, Nicolson KS, Whitley NT. Regulatory CD4+ T cells and the control of autoimmune disease. Curr Opin Immunol 2004; 16:695-701.

Yung R, Powers D, Johnson K, et al. Mechanisms of drug-induced lupus II: T cells overexpressing lymphocyte function-associated antigen 1 become autoreactive and cause a lupus-like disease in syngeneic mice. J Clin Invest 1996; 97:2866-2871.

CAPÍTULO

38

Vasculites Sistêmicas

Ari Stiel Radu Halpern

DEFINIÇÃO

A vasculite é um processo clínico e patológico causado pela inflamação da parede de vasos sanguíneos. Trata-se de um achado comum a várias doenças humanas, incluindo doenças infecciosas, neoplásicas e imunológicas. No entanto, existe um grupo de doenças no qual o quadro clínico é preponderantemente causado pela inflamação de artérias e veias. Trata-se do grupo das *vasculites sistêmicas*, caracterizadas por um intenso infiltrado inflamatório que acomete a parede de vasos de qualquer calibre, acompanhadas de necrose fibrinoide do vaso e isquemia tecidual.

Muito embora esse processo possa acompanhar doenças do tecido conectivo e neoplasias, são as formas primárias que serão discutidas em detalhes neste capítulo. Essas vasculites sistêmicas primárias são doenças relativamente raras, mas de grande importância clínica devido à sua gravidade e pelo fato de representarem um diagnóstico diferencial importante de várias condições clínicas, particularmente aquelas que se caracterizam pelo envolvimento concomitante de múltiplos órgãos e sistemas, glomerulonefrites, neuropatia periférica, úlceras cutâneas, isquemia de extremidades e trombose arterial ou venosa.

FISIOPATOLOGIA

As vasculites sistêmicas primárias fazem parte de um grupo de doenças heterogêneas de causa ainda desconhecida. No entanto, a resposta terapêutica ao uso de drogas imunossupressoras sugere que um mecanismo imunológico esteja envolvido na maioria dos casos. A deposição de imunocomplexos formados por antígenos e anticorpos com a consequente ativação da cascata do complemento é um dos mecanismos tradicionalmente sugeridos, dadas as semelhanças clínica e patológica com a doença do soro. Do mesmo modo, é bem conhecida a relação entre certas formas de vasculites sistêmicas (particularmente a poliarterite nodosa e a crioglobulinemia) e infecções virais crônicas. Outra forma peculiar de vasculite, a granulomatose de Wegener, está relacionada com a produção de autoanticorpos dirigidos contra enzimas lisossômicas de neutrófilos. No entanto, geralmente não se encontram depósitos de imunocomplexos nos vasos e tecidos acometidos pelas vasculites. Igualmente, apenas uma pequena

parcela de portadores de vasculites sistêmicas se beneficia de plasmaférese, um método que potencialmente retira imunocomplexos da circulação. Consequentemente, outras alterações da imunidade (celular e humoral) também são consideradas na fisiopatologia destas doenças. Finalmente, é preciso lembrar que as próprias células endoteliais e da musculatura lisa dos vasos podem participar ativamente na resposta imune.

CLASSIFICAÇÃO

O quadro clínico das vasculites sistêmicas costuma ser mais ou menos incaracterístico, uma vez que qualquer órgão ou sistema pode ser acometido. O diagnóstico definitivo ainda depende, em grande parte, de achados de histopatologia e do tipo de vaso acometido. No entanto, nem as alterações histológicas nem o tamanho do vaso acometido são realmente específicos de qualquer uma das várias formas de vasculites (Quadro 38-1). Assim, o diagnóstico diferencial das várias doenças que compõem este grupo depende do conjunto de características clínicas laboratoriais e histopatológicas.

QUADRO 38.1 **Vasculites sistêmicas primárias**

Calibre do vaso	Vênulas/Capilares	Pequeno	Médio	Grande
V de Hipersensibilidade	+ +			
Henoch Shoenlein	+ +			
GW	+	+ +		
PAM	+	+ +		
ACS		+	+ +	
PAN		+	+ +	
Takayasu				+ +
Temporal			+	+ +

PAM, poliangiite microscópica; PAN, poliarterite nodosa; ACS, angiite de Churg-Strauss.

Existem várias classificações das vasculites sistêmicas, nenhuma delas definitiva. Embora a maioria dos pacientes se enquadre em uma das formas clássicas de vasculite, uma parcela significativa apresenta formas mistas ou incaracterísticas. Mais importante do que a classificação das vasculites é o diagnóstico diferencial entre vasculites sistêmicas primárias, vasculites sistêmicas secundárias e outras doenças sistêmicas (infecciosas, neoplásicas e outras) que mimetizam quadro de vasculite.

Em 1994, foram publicados os critérios do Colégio Americano de Reumatologia (ACR) para a classificação das vasculites. Esses critérios foram criados com o objetivo de separar entidades distintas dentro do grupo das vasculites sistêmicas e não como critérios diagnósticos destas doenças. Outros critérios divergentes também foram publicados e ainda não existe um consenso neste sentido. Mais recentemente, a descoberta da presença de autoanticorpos específicos para certas formas de vasculites, bem como avanços no conhecimento da imunopatologia de algumas doenças, têm auxiliado na tarefa de classificar essas doenças com objetivo de individualizar o tratamento.

Neste capítulo iremos abordar apenas as principais formas de vasculites sistêmicas, sem nos prender a um critério de classificação específico que inclua todas as doenças deste grande grupo. Assim, neste capítulo serão abordadas as seguintes entidades nosológicas:

1. Vasculites de hipersensibilidade.
2. Vasculite de Henoch Shönlein.
3. Vasculites associadas ao anticorpo contra citoplasma de neutrófilos (ANCA).
   - Granulomatose com poliangiite (granulomatose de Wegener).
   - Poliangiite microscópica.
   - Síndrome de Churg-Strauss.
4. Poliarterite nodosa.
5. Arterite de Takayasu.
6. Arterite temporal (arterite de células gigantes).

Vasculite de Hipersensibilidade

Vasculites de hipersensibilidade são formas de vasculites predominantemente cutâneas que afetam vênulas e capilares. Clinicamente, manifestam-se como púrpura cutânea disseminada ou outras lesões dermatológicas, como pápulas, bolhas, urticária e úlceras necróticas. Na maioria dos pacientes, o quadro permanece limitado à pele. Mais raramente existe algum grau de envolvimento orgânico leve, porém o quadro cutâneo é sempre preponderante.

A histologia revela o padrão de leucocitoclase caracterizado pelo infiltrado de polimorfonucleares, apresentando fragmentação dos núcleos (citoclase). Este mesmo padrão clínico e histológico pode ser observado na doença do soro, nas vasculites secundárias às doenças do conectivo, nas vasculites associadas à neoplasias e infecções, ou mesmo associado a outras formas de vasculites primárias. Portanto, o diagnóstico depende sempre da exclusão de outras possibilidades etiológicas. Em geral, existe um fator desencadeante (drogas, infecções) que leva ao surgimento das lesões. No entanto formas idiopáticas e recidivantes (sem um antígeno precipitante reconhecível) também ocorrem.

Formas leves não necessitam de tratamento, cursando de maneira autolimitada. Quando há um antígeno precipitante reconhecido, basta a retirada do estímulo antigênico com a suspensão do uso de drogas ou tratamento antibiótico no caso de infecções bacterianas. Nas formas recidivantes ou com algum grau de envolvimento orgânico, corticosteroides e/ou colchicina podem ser utilizados, geralmente com ótima evolução.

Vasculite de Henoch-Shönlein

Embora também seja uma forma de vasculite leucocitoclástica que afeta principalmente vênulas e capilares, a púrpura de Henoch-Shönlein merece consideração especial. Clinicamente caracteriza-se pela presença invariável de púrpura palpável associada eventualmente com artralgias difusas, cólicas abdominais e glomerulonefrite. A doença acomete preferencialmente crianças com um surto único autolimitado que pode evoluir com quadro de náuseas, vômitos e dor abdominal intensa, mimetizando abdome agudo cirúrgico. Raramente evolui com intussuscepção de alça intestinal.

A glomerulonefrite se manifesta com hematúria microscópica que muito raramente evolui com perda da função renal. Formas atípicas acometendo adultos, formas recorrentes ou evoluindo com insuficiência renal também têm sido descritas.

As biópsias das lesões revelam o padrão típico de vasculite leucocitoclástica com depósitos frequentes de IgA na pele e nos rins que apresenta um quadro de glomerulonefrite necrotizante com crescentes.

Vasculites Associadas ao ANCA

Granulomatose com Poliangiite (Antiga Granulomatose de Wegener)

A granulomatose com poliangiite (GW) é uma forma de vasculite sistêmica que tipicamente envolve o trato respiratório alto, pulmões e rins. A tríade clínica clássica de sinusite, nódulos pulmonares e glomerulonefrite é acompanhada de um quadro de vasculite sistêmica de pequenos vasos que envolve qualquer órgão ou tecido. A doença afeta homens e mulheres de qualquer idade.

A lesão histológica característica é de uma vasculite necrotizante com granulomas. Este tipo de lesão é mais facilmente observado no trato respiratório baixo. Biópsias de vias aéreas superiores podem não apresentar o aspecto característico enquanto, e lesões cutâneas muitas vezes revelam apenas um padrão leucocitoclástico. Na histologia renal observa-se uma glomerulonefrite segmentar e focal com crescentes, sem a presença de depósitos de imunocomplexos ao exame de imunofluorescência (glomerulonefrite pauci-imune). Além disso, a doença costuma cursar com uma vasculite de pequenos vasos disseminada acometendo literalmente qualquer órgão ou tecido.

Quadros típicos têm envolvimento inicial de vias aéreas superiores. Os pacientes referem sinusite ou otite média de repetição, lesões orais e de septo nasal, febre, astenia e perda de peso. As lesões de vias aéreas superiores e retro-orbitárias tendem a evoluir de forma progressiva e necrotizante. Complicações comuns como o desabamento do septo nasal e a proptose ocular, dão ao paciente um aspecto mais ou menos característico. O envolvimento pulmonar caracteriza-se pela presença de nódulos, cavidades ou infiltrados intersticiais que se manifestam clinicamente com tosse, dispneia, escarros hemoptoicos ou mesmo hemoptise franca. A hemorragia alveolar é uma complicação grave da doença que pode surgir como manifestação inicial ou ocorrer na evolução do quadro. O envolvimento renal caracteriza-se por hematúria microscópica e insuficiência renal rapidamente progressiva. Além disso, o envolvimento sistêmico pode ser extremamente florido na dependência do órgão acometido.

A forma clássica generalizada da GW é uma doença de péssimo prognóstico na ausência de tratamento adequado. Existem, no entanto, formas localizadas, que cursam de maneira mais indolente, geralmente acometendo apenas as vias aéreas superiores. Apesar disso, mesmo esta forma localizada da doença é bastante grave, exercendo grande impacto na qualidade de vida do paciente. Além do processo inflamatório necrotizante e progressivo que pode levar ao desabamento do septo, a granulomatose com poliangiite tende a evoluir com formação de massas tumorais que costumam afetar o globo ocular (retro-orbital) ou vias aéreas superiores (estenose faríngea). Embora de evolução mais lenta do que na forma sistêmica da doença, formas localizadas podem evoluir de forma muito resistente ao tratamento, além de propiciarem um ambiente de necrose tecidual que facilita infecções recorrentes.

O diagnóstico da GW é feito por meio de uma associação de achados clínicos, histológicos e laboratoriais. Este diagnóstico deve ser altamente suspeitado em pacientes com envolvimento multissistêmico associado à tríade clínica clássica descrita anteriormente. O padrão-ouro do diagnóstico, ou seja, a demonstração de uma vasculite necrotizante granulomatosa, associada à glomerulonefrite crescêntica pauci-imune, nem sempre é possível.

No final da década de 1980, foi demonstrada uma associação altamente específica entre a GW e anticorpos contra o citoplasma de neutrófilos (ANCA). A detecção desses anticorpos no soro dos pacientes auxilia no diagnóstico e acompanhamento terapêutico, particularmente em pacientes que apresentam forma ativa e generalizada da doença.

ANCAs são detectados por imunofluorescência indireta. Existem dois padrões de imunofluorescência descritos:

O padrão clássico (cANCA) é altamente específico para a GW. O padrão perinucelar (pANCA) ocorre mais frequentemente na poliangiite microscópica (PAM), podendo também ser observado na GW e mais raramente na arterite de Churg-Strauss, descrita mais adiante. Além disso, pANCA pode ser observado em uma grande variedade de situações clínicas não relacionadas com as vasculites sistêmicas.

Antes do advento de tratamentos imunossupressores adequados, a doença era considerada invariavelmente letal em até 5 anos. Mesmo o uso isolado de corticosteroides não alterou o prognóstico sombrio da granulomatose com poliangiite. A partir das décadas de 1970 e 1980, a associação de corticosteroides em doses altas ao uso de ciclofosfamida mudou a história natural da doença. A ciclofosfamida tornou-se a droga imunossupressora de escolha na indução da remissão da doença. No entanto, a GW permaneceu uma doença crônica associada a recidivas frequentes e necessidade de tratamento prolongado. O uso crônico da ciclofosfamida está associado a inúmeros efeitos colaterais indesejáveis, particularmente citopenias e infecções muitas vezes letais. Dados de estudos prospectivos do final do século XX ainda mostravam uma taxa de mortalidade de cerca de 25% em 10 anos, principalmente relacionada com efeitos colaterais do tratamento.

Por esse motivo, outros esquemas imunossupressores menos agressivos passaram a ser utilizados em formas localizadas ou, após o período de indução, na manutenção da remissão (azatioprina; metrotexato).

O tratamento imunossupressor mudou radicalmente o prognóstico desta doença antigamente mortal. Mesmo assim, a GW permanece uma doença crônica associada a importantes morbidade e mortalidade. O diagnóstico precoce e o tratamento especializado são fatores que auxiliam na melhor evolução desses pacientes. Mais recentemente, estudos demonstraram a eficácia e segurança do uso do rituximabe tanto na indução quanto na fase de manutenção do tratamento. O rituximabe é um anticorpo monoclonal dirigido contra a molécula CD20 de linfócitos B. No início foi utilizado no tratamento de linfomas, depois passou a ser usado com eficácia em portadores de artrite reumatoide e, mais recentemente, nas vasculites associadas ao ANCA.

Poliangiite Microscópica

A PAM é uma forma de vasculite que, historicamente, foi classificada como parte do espectro clínico da poliarterite nodosa, sendo agora considerada uma das vasculites relacionadas ao ANCA. Trata-se de uma vasculite sistêmica e necrotizante, que envolve vasos de pequeno e médio calibre associada a uma glomerulonefrite semelhante à que ocorre na GW. O envolvimento renal frequente pode associar-se a acometimento do pulmão e vasculite sistêmica generalizada.

Apesar de não cursar com lesões granulomatosas e envolvimento de vias aéreas superiores, a presença de autoanticorpos da classe dos ANCA e sua sensibilidade terapêutica à ciclofosfamida e ao rituximabe sugerem uma maior relação fisiopatológica com a granulomatose de Wegener do que com outras formas de vasculite.

Angeiite Alérgica e Granulomatosa

A angiite granulomatosa e alérgica (antiga vasculite de Churg-Strauss) é uma forma de vasculite necrotizante sistêmica que acomete vasos de pequeno e médio calibre com envolvimento pulmonar, cutâneo e sistêmico associado com hipereosinofilia periférica. A histologia pode revelar uma vasculite granulomatosa com intenso infiltrado eosinofílico. Outras vezes, encontra-se um aspecto em muito semelhante ao da poliarterite nodosa. Existe uma típica relação com história de atopia, asma de início (ou piora) recente, lesões cutâneas e vasculite disseminada. O quadro clínico sobrepõe-se ao da PAN, exceto pelo envolvimento pulmonar e história de atopia.

Os ANCAs podem ser detectados em uma pequena parcela dos portadores de SCS, geralmente com padrão perinuclear.

O tratamento inclui corticosteroides e, eventualmente, drogas citotóxicas nos casos mais graves.

Poliarterite Nodosa

A poliarterite nodosa (PAN) foi a primeira forma de vasculite sistêmica a ser descrita, por Kussmaul e Maier, em 1866. Na sua forma clássica, a doença afeta artérias de médio calibre, poupando caracteristicamente o pulmão. As manifestações clínicas decorrem da oclusão arterial, levando à isquemia do órgão ou tecido afetado. Os homens são mais afetados do que as mulheres, em uma proporção de 2:1 a 3:1, podendo se iniciar em qualquer idade.

As lesões da PAN afetam artérias de médio e pequeno calibre, principalmente nos locais de bifurcação. O processo inflamatório é segmentar, com infiltrado neutrofílico e necrose fibrinoide. Caracteristicamente, a histologia revela lesões vasculares em diferentes estágios de evolução, desde o estágio inicial descrito anteriormente até a presença de infiltrado de células mononucleares, necrose da parede e formação de trombos.

O quadro clínico pode ser bastante variado, dependendo da distribuição das lesões. Sintomas constitucionais iniciais, como febre, astenia e perda de peso, são frequentes. Sintomas articulares, mialgia e dor visceral também ocorrem comumente. Sintomas mais sugestivos da doença incluem a presença de livedo reticular, mononeurite múltipla e hipertensão arterial.

Não existem achados laboratoriais específicos da PAN. Além disso, o quadro clínico pode ser bastante inespecífico. Por isso, é necessário conhecer esta doença para que, ante um quadro clínico compatível, se levante a suspeita. A confirmação diagnóstica depende, em grande parte, da demonstração histológica das lesões.

É importante ressaltar que uma parcela importante dos doentes com PAN apresentam infecção crônica pelo vírus da hepatite B. Com a crescente vacinação contra a hepatite B, a PAN clássica tem se tornado mais rara, particularmente nos países desenvolvidos. Ainda assim, existem casos isolados de PAN não associada ao vírus B e alguns casos descritos de PAN secundária à própria vacinação para hepatite B.

O tratamento da PAN é feito com corticosteroides e, eventualmente, drogas imunossupressoras. Nos casos associados ao vírus da hepatite B, o tratamento antiviral específico deve ser introduzido.

Arterite de Takayasu

A arterite de Takayasu (AT) é uma forma de vasculite que afeta artérias de grande calibre, particularmente a aorta e seus ramos. Trata-se de uma doença mais frequente em mulheres jovens entre 20 e 30 anos de idade.

A doença pode se manifestar inicialmente com quadro de febre alta, perda de peso, artralgias e astenia. Esses sintomas inespecíficos costumam passar desapercebidos exceto nos casos mais intensos, nos quais os pacientes passam a ser investigados por um quadro crônico de febre de origem indeterminada. Com a evolução da doença, ocorrem manifestações de estenose arterial como a claudicação de membros, isquemia mesentérica, isquemia cerebral ou isquemia de artéria renal com hipertensão renovascular. Outras vezes a doença permanece totalmente assintomática, sendo detectada em um exame de rotina devido à ausência de pulsos periféricos ou assimetria da pressão arterial nos membros.

O quadro histológico caracteriza-se, inicialmente, por um processo inflamatório granulomatoso que afeta a camada média e adventícia da artéria. Com o tempo ocorre hiperplasia da íntima, degeneração da camada média e

fibrose da adventícia. As artérias envolvidas desenvolvem estreitamentos segmentares (ou mesmo oclusões), muitas vezes associados a dilatações pós-estenóticas e formações de aneurismas.

Essas alterações são facilmente identificadas em exame arteriográfico. Na fase inicial da doença, as provas de atividade inflamatória (velocidade de hemossedimentação, proteína C reativa) apresentam-se muito elevadas. No entanto, na fase crônica, oclusiva, podem estar normais.

O tratamento na fase aguda é feito com corticosteroides. Na fase oclusiva, medicamentos antiadesivos plaquetários e eventualmente procedimentos cirúrgicos são necessários.

Arterite Temporal

A arterite temporal (ou arterite de células gigantes) é uma forma de vasculite que acomete tipicamente pacientes após a quinta década de vida. Trata-se de uma vasculite que acomete artérias de grande e médio calibre, particularmente a carótida e seus ramos. No entanto, esta é uma doença sistêmica que cursa frequentemente com manifestações gerais como febre e perda de peso. Além disso, é muito frequente a associação da AT com quadro de polimialgia reumática caracterizado por artralgias, dor e rigidez da musculatura lombar, cervical e ombros. Apesar de ser uma doença sistêmica, ao contrário daquilo que foi descrito nas demais formas de vasculites, o envolvimento de órgãos como rins, pulmões e pele é bastante raro.

A manifestação clínica mais típica é a cefaleia temporal, causada pelo acometimento da artéria temporal. Outras manifestações frequentes incluem claudicação de mandíbula e manifestações oculares como diplopia ou amaurose súbita. A amaurose da AT é irreversível, portanto, todo paciente suspeito deve ser imediatamente tratado para evitar esta complicação.

A suspeita diagnóstica é feita em pacientes com mais de 50 anos de idade que apresentam quadro clínico característico associado a grande elevação das provas de atividade inflamatória. A biópsia de artéria temporal pode revelar uma vasculite granulomatosa, embora, nos casos altamente suspeitos o tratamento deva ser introduzido mesmo na ausência de confirmação histológica.

Corticosteroide em alta dose inicial é necessário para evitar complicações ou recorrência da doença. Com o tempo a dose de corticosteroides é reduzida progressivamente, porém alguns pacientes permanecem dependentes de doses baixas de corticoides.

Bibliografia

De Souza FH, Radu Halpern AS, Valente Barbas CS, Shinjo SK. Wegener's granulomatosis: experience from a Brazilian tertiary center. Clin Rheumatol 2010; 29(8):855-60.

Fauci A, Haynes BF, Katz P. The spectrum of vasculits. Clinical, pathologic,immunologic and therapeutic considerations. Ann Intern Med 1978; 89:660-676.

Hunder GG et al. The American College of Rheumatology 1990 criteria for classification of vasculitis. Arthritis Rheumatism 1990; 33:1065.

Jeanette JC, Falk RJ, Andrassy K. Nomenclature of systemic vasculitides. Proposal of an international consensus conference. Arthritis Rheumatism 1994; 37:187-192.

Jeanette JC, Falk RJ. Clin Exp Rheumatol 2007; 25(1)44:S52-6.

Seo P, Stone JH. The antineutrophil cytolplasmic antibody-associated vasculitides. Am J Med 2004; 117-139.

CAPÍTULO

39

Sarcoidose e Outras Doenças Pulmonares de Fundo Imunológico

Morton Scheinberg

INTRODUÇÃO

A sarcoidose é uma doença multissistêmica, de etiologia desconhecida, que afeta mais comumente adultos jovens e se apresenta quase sempre com adenopatia hilar, infiltrado pulmonar e lesões cutâneas e/ou oculares.

O diagnóstico costuma ser feito com maior segurança por meio dos achados clinicorradiológicos, pela evidência histológica de granuloma não caseoso em um ou mais órgãos e pela positividade do teste de Kveim-Siltzbach. O teste cutâneo costuma também refletir a atividade da doença. Achados imunológicos comumente encontrados nesses indivíduos são a energia cutânea indicativa de depressão da hipersensibilidade tardia e níveis elevados de imunoglobulinas séricas indicando hiperatividade do sistema bursa-dependente. Como achados metabólicos comuns, estão a hipercalcemia e/ou hipercalciúria. Na prática, o prognóstico e a evolução da doença correlacionam-se com o modo de apresentação clínica. A apresentação clínica com eritema nodoso costuma ter uma evolução mais benigna do que aquela com manifestações pulmonares de evolução lenta, na qual a evolução para fibrose pulmonar não é frequente.

ETIOLOGIA

A causa desta doença é desconhecida. A formação histológica do tipo granuloma resulta de várias condições clínicas, e não sabemos se a sarcoidose é uma doença única oriunda de uma só causa ou se é proveniente de uma origem multicausal.

Sugeriu-se no passado que esta doença era motivada por uma infecção por micobactéria, fungo ou vírus. A informação de que um agente transmissível de tecido era capaz de provocar uma doença semelhante em camundongos não foi confirmada por outros investigadores. Existem algumas comunicações isoladas demonstrando a ocorrência ocasional de agregações familiares, sugerindo a possível participação de influências genéticas na etiologia da sarcoidose.

Apesar de a sarcoidose apresentar uma distribuição universal, o seu reconhecimento é mais comum em centros com recursos diagnósticos mais modernos. Nos Estados Unidos, é dez vezes mais frequente nos americanos de cor negra do que na população de cor branca. A informação quanto à incidência dessa doença nos países latino-americanos é bastante escassa. Uma publicação proveniente do Uruguai sugere que, com a diminuição da incidência da tuberculose e da lepra, o diagnóstico de sarcoidose passou a ser mais frequente nesse país e em outros países latino-americanos.

ASPECTOS CLÍNICOS (Quadro 39-1)

Existem duas formas clínicas de sarcoidose aguda ou crônica com distintos aspectos quanto ao modo de apresentação, prognóstico e resposta terapêutica.

QUADRO 39-1 **Formas de apresentação clínica da sarcoidose**

Pneumologista	Oftalmologista
Falta de ar	Iridociclite
Adenopatia hilar	Síndrome *sicca*
Fibrose pulmonar	Sjögren
	Glaucoma
	Coriorretinite
Reumatologista	**Clínico-geral**
Reumatismo agudo	Febre de origem indeterminada
Poliartrite	Linfadenopatia
Cistos ósseos	Aumento da parótida
Neurologista	**Dermatologista**
Paralisia dos nervos cranianos	Eritema nodoso
Miopatia, neuropatia	Lúpus pérnio
Meningite	Erupções mamilopapulares
Urologista	**Cardiologista**
Hipercalciúria	Arritmias cardíacas
Cálculo renal	Bloqueio de ramo
Nefrocalcinose	Cardiomiopatia
Uremia	

Na forma aguda, os sintomas e sinais são de instalação rápida em pacientes com idade inferior a 35 anos. Em geral, nessa fase, ocorre o acometimento da pele, olhos e nódulos linfáticos. O teste de Kveim costuma ser positivo, com níveis elevados de hidroxiprolina na urina e metabolismo anormal de cálcio. Quase sempre há um nível elevado de remissão espontânea nesses pacientes, e, geralmente, espera-se um bom prognóstico. Na forma crônica o aparecimento é insidioso, predominando em pacientes com 40 anos ou mais de idade. A histologia nesses casos é mais do tipo fibrótica, com granulomas pobres em células epitelioides gigantes e mononucleares. A excreção de hidroxiprolina e os níveis de proteases são normais, não ocorrem com frequência alterações do metabolismo do cálcio nesses doentes.

MANIFESTAÇÕES ARTICULARES

A manifestação mais comum em doentes com sarcoidose é a poliartralgia, que precede ou costuma estar associada ao eritema nodoso e/ou linfoadenopatia hilar. Menos frequente é o envolvimento osteoarticular, que pode acompanhar as formas clínicas de sarcoidose crônica.

O quadro de poliartralgia associado à forma aguda de doença costuma ser agudo, às vezes lembrando a artrite reumatoide, mas de caráter transitório e frequentemente relacionado com a presença de eritema nodoso. Tornozelos e joelhos costumam ser as juntas mais afetadas. Monoartrite é pouco comum como manifestação isolada. O quadro é predominantemente periarticular, e o derrame articular costuma ser exceção nessas ocasiões.

As manifestações articulares da sarcoidose aguda não costumam durar mais do que alguns meses, e só excepcionalmente podem evoluir para uma forma clínica de caráter crônico.

Na forma crônica, as manifestações são predominantemente ósseas. Os sintomas nessas circunstâncias costumam ser os de inchaço articular com discreta artralgia, com alterações radiológicas caracterizadas por lesões líticas na região cortical dos ossos curtos ou do tipo saca-bocado na metáfase das falanges. Lesões ósseas de caráter mais destrutivo são raras, mas já foram descritas na sarcoidose crônica. As manifestações ósseas da sarcoidose ocorrem com maior frequência nas mãos e nos pés. Ocasionalmente, lesões isoladas podem ser encontradas no crânio e em ossos longos.

A sarcoidose articular de caráter crônico com infiltração granulomatosa da membrana sinovial, embora descrita anteriormente, é excepcional nas séries mencionadas na literatura, e o achado de granuloma na membrana sinovial de pacientes com artrite no nosso meio deve levantar a possibilidade de tuberculose em qualquer outro agente fúngico como causador da artrite.

O comprometimento muscular pode ser uma manifestação clínica tanto na forma aguda como na crônica da doença, com dor muscular, febre e/ou associado a artralgias e eritema nodoso.

Nas formas agudas e crônicas, o achado da reação granulomatosa, não caseosa, é o elemento histológico para a suspeita diagnóstica. Formas atípicas de manifestações articulares e periarticulares tem sido relatados. Recentemente, avaliamos um caso de diferencial com bursite do cotovelo em que, na biópsia, foi constatada a presença de granulomas não caseosos compatível com sarcoidose extrapulmonar.

DIAGNÓSTICO DIFERENCIAL E MANIFESTAÇÕES LABORATORIAIS

Como mencionamos anteriormente, o diagnóstico de sarcoidose é estabelecido pela demonstração de típicos granulomas não caseosos na ausência de outras causas de reação granulomatosa. Além das manifestações clínicas e laboratoriais, o diagnóstico histológico é quase essencial na maioria dos casos. Biópsias hepáticas de gânglio e de pele são os métodos mais comuns para tal fim. A reação intradérmica obtida após a injeção de 0,2 cc de uma solução salina de tecido sarcoide (teste de Kveim) apresenta especificidade diagnóstica superior a 80%, principalmente se houver adenopatia.

A sarcoidose pode apresentar as mais diferentes formas, sendo um problema de ordem diagnóstica não só nas clínicas reumatológicas, mas também de pneumologistas, dermatologistas e clínicas oftalmológicas. O caráter multissistêmico com acometimento pulmonar e cutâneo é a forma mais comum de apresentação clínica. De maneira geral, quase todas as doenças que se associam a eritema nodoso entram no diagnóstico diferencial. É o caso de infecções estreptocócicas, tuberculose, histoplasmose e doença inflamatória intestinal não infecciosa (Quadro 39-2).

QUADRO 39-2   Diferenças entre sarcoidose e tuberculose

1. Características	Sarcoidose	Tuberculose
Idade	20 a 50	20 a 50
Febre	Raro	Comum
Eritema nodoso	Comum	Raro
Uveíte	Comum	Excepcional
Comprometimento cutâneo	Comum	Excepcional
Aumento da parótida	Comum	Excepcional
Cistos ósseos	Comum	Excepcional
2. Comprometimento		
Pleura	Raro	Comum
Peritônio	Raro	Comum
Pericárdio	Raro	Comum
Meninges	Raro	Comum
Intestino delgado	Raro	Comum
Gaseificação	Raro	Frequente
PPD	Negativo em 70%	Positivo na maioria
Kveim	Positivo na maioria	Negativo
Corticoterapia	Útil no tratamento	Prejudicial em uso isolado
Drogas antituberculose	Sem utilidade	Tratamento de escolha

As alterações bioquímicas de relevo nessas doenças incluem: hidroxipolinúria, lisozima sérica, metabolismo de cálcio, ácido úrico.

Os níveis de excreção urinária de hidroxiprolina correlacionam-se com o grau de atividade da doença, principalmente na sua forma crônica. A lisozima sérica reflete o grau de *turnover* do sistema monócito-macrófago e também a atividade da doença. Hipercalcemia e hipercalciúria são já reconhecidas como componentes alterados na sarcoidose, embora o mecanismo exato responsável por essa anormalidade ainda não tenha sido elucidado. A hipercalciúria é mais frequente do que a hipercalcemia e costuma ser de caráter transitório, e sua persistência sugere a atividade da doença. Em geral, a hiperuricemia acompanha 20% a 30% dos pacientes com sarcoidose em forma ativa.

ALTERAÇÕES IMUNOLÓGICAS

As alterações imunológicas de maior interesse na sarcoidose são depressão da hipersensibilidade tardia, reação granulomatosa, teste de Kveim e elevação de imunoglobulinas séricas.

A depressão da imunidade celular é refletida pela energia cutânea *in vivo* e pela depressão de várias funções efetoras do linfócito T nesses indivíduos. A reação granulomatosa representa o resultado entre a absorção de material antigênico e as células do sistema fagocítico-mononuclear. Em virtude da presença de células gigantes e epiteliais, é considerada como uma reação granulomatosa do tipo *high turnover*, semelhante ao que ocorre na tuberculose, cirrose biliar primária e doença de Crohn. A lisozima sérica secretada pelo macrófago é um índice de caráter imunológico que reflete bem a atividade da doença. No teste de Kveim, apesar das características imunológicas que mimetizam uma reação celular a um antígeno, ainda não se conhecem os elementos da suspensão celular que contêm as características antigênicas ao teste. Níveis elevados de imunoglobulinas (IgG, IgA e IgM) encontram-se em mais da metade dos doentes com sarcoidose aguda e crônica. Como a forma clínica da doença tende à inativação, existe uma propensão à diminuição dos níveis séricos das imunoglobulinas.

TRATAMENTO

Pacientes com poucos sintomas praticamente não requerem tratamento específico.

Corticosteroides são usados para suprimir reações inflamatórias graves, principalmente lesões oculares, doença parenquimatosa pulmonar e do sistema nervoso central. Os níveis de cálcio também diminuem com o uso dos corticoides. Quando necessário costumam-se iniciar os corticoides na dose de 20 a 40 mg de prednisona ao dia, com redução progressiva de acordo com a evolução clínica. Os sintomas articulares são transitórios e respondem bem à ação de antiinflamatórios não hormonais. Ocasionalmente, o uso de antimaláricos e colchicina torna-se necessário, principalmente nas formas periarticulares com persistência do eritema nodoso. Na necessidade do uso prolongado de corticoides no caso de pacientes com PPD positivo, recomenda-se a associação com a isoniazida. Um numero menor de casos de sarcoidose são rotulados de corticoide resistentes ou necessitam doses elevadas para manter a baixa atividade. Nestes casos existem vários relatos de resposta a administração de anti-TNFs.

CLÍNICA REUMATOLÓGICA

Fibroses Pulmonares

Em certo número de doenças pulmonares, em curto ou longo prazo, a evolução determina a formação de tecido fibroso. Esse tecido pode ser localizado ou disseminado, e com distribuição predominante no parênquima, no interstício nos vasos, nos bronquíolos ou nas pleuras.

O termo na realidade traduz uma condição anatomopatológica do órgão, e o sentido de seu emprego é clínico, quando nem sempre se tem a radiografia alterações focais ou difusas que permitam estabelecer com segurança o diagnóstico de fibrose pulmonar. De qualquer maneira, o termo está consagrado.

Fibroses Intersticiais

As fibroses pulmonares de fundo imunológico são as do tipo intersticial. O interstício pulmonar pode estar envolvido em diversos estados mórbidos. Em muitas situações, desenvolve-se uma verdadeira fibrose, e, em outras, encontra-se uma reação do tecido conjuntivo caracterizada por inflamação serosa e consequente exsudação.

Neste capítulo dedicado às fibroses pulmonares, vamos nos ocupar exclusivamente das desordens do interstício pulmonar, já que os outros tipos de fibrose se relacionam com patologias várias e, portanto, são tratadas em outros capítulos. Do mesmo modo, muitos estados mórbidos do interstício guardam ligação com patologias de outros aparelhos e serão expostos também em outros capítulos do livro.

As doenças pulmonares intersticiais representam um grupo heterogêneo de desordens, no qual as maiores alterações ocorrem nos tecidos de suporte alveolar. Em quase todas essas doenças há também alterações no epitélio alveolar e/ou células endoteliais: em algumas, as vias aéreas, as artérias pulmonares e as veias podem estar envolvidas.

Quando se fala em desordens do interstício pulmonar, há uma série de termos que devem ser definidos.

Alveolite: refere-se à célula inflamatória e imune efetora que se acumula no interstício ou nos espaços aéreos alveolares. Dependendo da patologia, essas células incluem leucócitos (neutrófilos ou eosinófilos), linfócitos ou fagócitos mononucleares de dois tipos: o monócito sanguíneo e o macrófago alveolar.

Pneumonite: refere-se ao acúmulo de células inflamatórias e imunes efetoras. Visto que essas células aparecem também em infecções, muitos investigadores preferem a denominação alveolite para realçar a natureza não infecciosa das doenças intersticiais.

Fibrose: o termo é largamente usado para descrever o desarranjo do colágeno característico das doenças intersticiais.

Classificação

A classificação compreende dois grupos: etiologia conhecida e etiologia desconhecida.

Doenças pulmonares intersticiais de etiologia conhecida:

- Inalantes ocupacionais e ambientais (poeiras inorgânicas, gases, fumaças, vapores, aerossóis).
- Drogas.
- Venenos.
- Radiações.
- Agentes infecciosos.
- Doença intersticial causada por distúrbio de outros órgãos que não o pulmão (edema pulmonar crônico, anemia crônica).

Doenças pulmonares intersticiais de etiologia desconhecida:

- Fibrose pulmonar idiopática.
- Doença intersticial crônica associada a distúrbios do colágeno e vascular (artrite reumatoide, esclerose sistêmica progressiva, lúpus eritematoso disseminado, polimiosite-dermatomiosite, síndrome de Sjögren).
- Sarcoidose.
- Granuloma eosinófilo.
- Síndrome de Goodpasture.
- Hemossiderose pulmonar idiopática.
- Granulomatose de Wegener.
- Desordens infiltrativas linfocíticas (granulomatose linfomatoide, linfadenopatia imunoblástica, não classificada).
- Síndrome de Churg-Strauss.
- Angiite de hipersensibilidade.
- Vasculites sobrepostas.
- Distúrbios hereditários (esclerose tuberosa, neurofibromatose, fibrose pulmonar familial).
- Doença pulmonar veno-oclusiva.
- Espondilite anquilosante.
- Amiloidose pulmonar difusa.
- Pneumonia eosinofílica crônica.
- Linfoangioleiomiomatose.

Patogenia

Conquanto as desordens intersticiais do pulmão sejam heterogêneas e detalhes da patogenia de muitas não sejam conhecidas, pode-se separar a evolução do processo em quatro fases:

Fase I. Representa a lesão inicial do parênquima pulmonar e alteração nos tipos de células do parênquima, por ação tóxica direta e ação indireta mediada pelos sistemas inflamatório e imune – alveolite aguda.

Fase II. Caracterizada pelo desenvolvimento de alveolite crônica e agressão progressiva aos componentes celulares e não celulares do alvéolo, incluindo alterações do número de células, tipos, localizações e/ou propriedades diferenciadas – alveolite crônica.

Essa transição da fase I para a fase II pode acontecer em dias ou anos, guardando o tempo de relação com a reversibilidade do processo. Isso, naturalmente, depende de fatores moduladores: exposição crônica, defesas pulmonares eficazes, extensão da lesão, membrana basal intacta e suscetibilidade individual.

Fase III. Caracterizada por desarranjo no colágeno intersticial, reconhecido à microscopia ótica como fibrose.

Fase IV. Estágio pulmonar final – caracterizado por perda completa da estrutura alveolar e formação de espaços císticos não funcionantes.

Analisaremos apenas os fatos relacionados com a fibrose pulmonar intersticial idiopática e a sarcoidose pulmonar.

Fibrose Pulmonar Intersticial Idiopática

Em 1944, Hamman e Rich publicaram os relatos de uma síndrome que eles chamaram de fibrose intersticial difusa aguda dos pulmões, relato esse que incluía aspectos clínicos e patológicos de três pacientes vistos entre 1931 e 1933, e de mais dois, analisados dez anos depois.

Admitido, de início, tratar-se de uma entidade de evolução aguda e fatal, posteriormente se verificou que muitos casos têm evolução subaguda ou crônica, sobrevivendo por certo número de anos. Estima-se que em uma população de pacientes com doença intersticial dos pulmões analisados ao acaso, em cerca de 60% a 70% não se consegue encontrar o agente etiológico.

Essas desordens foram originalmente classificadas como síndrome de Hamman-Rich ou fibroses intersticiais pulmonares difusas de causa desconhecida; atualmente são frequentemente referidas como fibroses pulmonares idiopáticas ou alveolites fibrosantes criptogenéticas.

Prevalência e Mortalidade

A doença tem sido encontrada em todas idades, desde a infância até a velhice. A distribuição é igual em ambos os sexos. Pode ocorrer em membros da mesma família, e a mortalidade é alta. Em muitos pacientes, tem evolução aguda, com poucos meses de sobrevivência; em outros, a evolução é crônica, com sobrevivência; e em outros, a evolução é crônica, com sobrevivência maior que dez anos.

Quadro Clínico

A gravidade dos sintomas que surgem na doença está relacionada com a extensão e a distribuição das lesões pulmonares. Os casos crônicos e estabilizados podem, mesmo aparentemente, não apresentar sintomatologia.

O sintoma principal é a dispneia acompanhada de taquipneia, que nos casos agudos e subagudos é explicada pela exacerbação do reflexo de Hering-Breuer e, nos crônicos, com fibrose pulmonar estabelecida, pela exarcebação do reflexo de Hering-Breuer e pela redução da capacidade ventilatória. Em geral, a dispneia tem caráter progressivo.

Nas formas agudas e subagudas, a doença pode começar como se fosse uma infecção aguda, acompanhada de febre e tosse, podendo, inclusive, surgir expectoração. A dispneia é sempre marcada. A cianose é observada em grande número de casos. Os dedos hipocráticos podem desenvolver-se rapidamente. O exame físico revela que há febre em muitos casos, dispneia objetiva com taquipneia, estertores crepitantes difusos, hiperfonese da segunda bulha no foco pulmonar e taquicardia. A evolução é rápida, e ocorre morte em poucos meses por insuficiência cardíaca ou respiratória.

Na forma crônica, a doença costuma ser insidiosa, por vezes surgindo dispneia antes de aparecerem alterações radiológicas. A dispneia e a cianose são progressivas. Pode ocorrer infecção pulmonar secundária, e uma complicação usual na forma crônica é o *cor pulmonale* crônico. Os dedos hipocráticos são habituais, o exame do pulmão pode revelar estertores crepitantes ou não, e a taquicardia e a hiperfonese da segunda bulha no foco pulmonar constituem a regra. Alguns desses casos desenvolvem alterações císticas do pulmão.

Radiologia

Em muitos casos com dispneia evidente, os achados radiológicos poderão estar ausentes.

Nas formas agudas e subagudas, o quadro radiológico poderá ser caracterizado apenas por um velamento difuso e homogêneo, conferindo ao pulmão um aspecto a que se chama de vidro fosco, que nada mais é do que a tradução do aumento da quantidade de líquido no interstício pulmonar como decorrência da reação do tecido conjuntivo. Esse velamento difuso pode apresentar sombras mais densas isoladas ou confluentes, sobretudo nas bases.

Na forma crônica, o aspecto mais comum é o aparecimento de sombras lineares finas ou nodulares de pequeno tamanho, difusas por todo o pulmão, mas com localização predominante nas bases. Com o passar do tempo, as sombras tornam-se mais grosseiras, podendo ocasionar o surgimento de translucências de diâmetro de 2 a 3 mm, ocupando uma posição central e rodeadas pelas imagens nodulares ou lineares, que se comportam como finas paredes das mesmas. Esse aspecto é semelhante ao pulmão em favo de mel. Translucências de tamanho maior são mais raras.

Nos casos avançados, também aparecem, além de sombras lineares e nódulos grosseiros, estrias fibrosas difusas e encarquilhamento do pulmão.

Quando há hipertensão pulmonar, o cone da pulmonar torna-se retificado ou abaulado, seguindo-se o aumento do ventrículo direito.

Fisiopatologia

A fibrose intersticial pulmonar foi considerada como uma doença na qual as anormalidades pertenciam às estruturas alveolares.

Estudos histológicos mais recentes têm mostrado estreitamento das pequenas vias aéreas em uma significativa proporção de doentes. Esses achados têm conotações funcionais: 60% desses pacientes têm complacência dinâmica dependente da frequência, curvas fluxo-volume demonstrando decréscimo de fluxo a pequenos volumes pulmonares e curvas de fluxo estático demonstrando fluxos reduzidos para uma dada pressão transpulmonar. Esses achados têm duas consequências de significação clínica: 1) as pequenas vias aéreas provavelmente contribuem para inequalidade na relação ventilação-perfusão e consequente hipoxemia; 2) essas anormalidades nas pequenas vias aéreas contribuem para perturbar os mecanismos de defesa vistos tardiamente na doença e, assim, aumentar a frequência de infecção pulmonar comum nesses pacientes.

Com o progredir da doença, esses doentes podem apresentar hipertensão pulmonar.

Patologia

A fibrose intersticial pulmonar é uma doença fibrosa clássica do pulmão, na qual surpreendentemente a concentração do colágeno e taxa de síntese são normais. O que ocorre é que o alvéolo normal contém colágenos tipos I e III na proporção de 2-2,5:1, enquanto, na fibrose, esta relação é de 4-5:1. Visto que o tipo I é o menos complacente dos colágenos, este achado explica as alterações funcionais restritivas da doença. Há diminuição de células epiteliais do tipo I e aumento nas do tipo II e nas células mesenquimais. Surgem ilhas de células da musculatura lisa ("cirrose muscular do pulmão"). O colágeno do interstício apresenta-se intensamente alterado, por ação da colagenase, enzima ativa, não encontrada em normais.

Diagnóstico

Uma vez estabelecido o diagnóstico de processo intersticial pulmonar, o passo seguinte é identificar a doença causal. No caso da fibrose idiopática, as provas usadas são:

a. Lavado broncoalveolar, no qual se verifica um grande aumento de neutrófilos. Fato também revelado pela prova com o GA.
b. Biópsia a céu aberto do pulmão, a fim de se estudar a relação entre colágenos I e III.

Tratamento

A droga escolhida para o tratamento é representada pelos corticosteroides. Em qualquer fase da doença, a droga deve ser experimentada, pois os resultados poderão ser surpreendentes.

Deve-se prevenir as infecções e, se presentes, tratá-las adequadamente. Promover oxigenação.

Imunossupressores poderão ser testados em casos que não respondem aos corticosteroides. A dispneia poderá ser de tal monta, impondo sedação.

Síndromes Alveolares Hemorrágicas

A hemorragia difusa alveolar hemorrágica pode acontecer por mecanismos imunes e não imunes. As de natureza imune são classificadas como doença da membrana basal mediada por anticorpos (síndrome de Goodpasture), vasculites e hemorragia associada a glomérulonefrite progressiva. Hemoptise, infiltrados alveolares à radiografia, anemia, dispneia e, ocasionalmente, febre são característicos. A diferenciação entre causas imunes e não imunes pode ser feita com relativa facilidade por meio da análise do material da lavagem broncoalveolar. O clareamento rápido do infiltrado intersticial é muitas vezes indicativo da presença de hemorragia alveolar.

Síndrome de Goodpasture

É uma hemorragia associada à glomerulonefrite rapidamente progressiva. A doença é mediada pela presença de anticorpos antimembrana basal que podem ser detectados na circulação ou pela fluorescência linear em tecidos renais e pulmonares. Costuma ocorrer em adultos jovens e a hemoptise é a principal manifestação clínica. O diagnóstico diferencial deve ser feito com outras doenças de acometimento pulmonar e renal simultâneo, como é o caso das vasculites, lúpus eritematoso sistêmico e certas patologias induzidas por drogas. Uma outra patologia que acomete jovens de forma recorrente na qual não se observam anticorpos antimembrana basal é a hemossiderose pulmonar idiopática de etiologia não definida. A hemossiderose pulmonar idiopática é uma das causas de fibrose pulmonar revistas anteriormente. O tratamento da síndrome de Goodpasture envolve o uso de corticoterapia associada a imunossupressores (ciclofosfamida) e séries repetidas de plasmaférese.

Proteinose Alveolar Pulmonar

Trata-se de uma doença na qual o material fosfolipídio se acumula dentro dos espaços alveolares. Dispneia é o principal sintoma, e pode ocorrer de causas desconhecidas ou associada a doenças imunológicas e hematológicas. Apresenta evolução variável com remissões espontâneas ou evolui para insuficiência pulmonar. O tratamento envolve lavagens pulmonares periódicas com redução gradual da dispneia.

Síndromes Eosinofílicas Pulmonares

O termo pneumonia eosinofílica crônica refere-se a uma síndrome caracterizada por infiltrados pulmonares periféricos com eosinófilos na lavagem broncopulmonar. A eosinofilia sanguínea e a crônica estão presentes na maioria dos casos. Costuma ser frequente em mulheres, sendo caracterizada por febre, suores, perda de peso e dispneia. A terapêutica com prednisona 1 mg por dia proporciona acentuada melhora clínica. A síndrome de Löeffler consiste em infiltrados pulmonares transitórios com febre e tosse, e pode estar associada a infecções parasitárias, medicamentos ou fatores desconhecidos. A resposta à corticoterapia costuma ser muito boa no tratamento; entretanto, não é rara a presença de recidivas.

Bibliografia

Cox CE, Davis-Allen A, Judson MA. Imunologic Diseases of the Lung. Med Clin North Am 2005; 89:817-828.

Gawryluk D. Pulmonary renal syndrome. Pneumol Alergol Pol 2004; 72:44-51.

Judson MA, Baughman RP, Costabel U, Mack M , Barnathan ES. The potential additional benefit of infliximab in patients with chronic pulmonary sarcoidosis already receiving corticosteroids: a retrospective analysis from a randomized clinical trial. Respir Med 2013; 10.

Scheinberg MA, Osawa A, Longo CH. Clinical Images:Subcutaneous elbow and forearm sarcoidosis presenting as olecranon bursitis. Arthritis Rheum 2011; 63:1458.

CAPÍTULO

40

Imunologia da Tuberculose

Hisbello S. Campos

INTRODUÇÃO

A tuberculose compromete o homem há milênios. Segundo a Organização Mundial da Saúde (OMS), cerca de um terço da humanidade está infectada pelo *Mycobacterium tuberculosis* (Mtb), responsável por quase 9 milhões de adoecimentos e por 1,4 milhão de mortes em 2011. A tuberculose é a segunda causa global de morte por doenças infecciosas desde o surgimento da infecção pelo HIV.

Habitualmente, a infecção tuberculosa se dá por via inalatória. Uma vez superadas as barreiras mecânicas de proteção do sistema respiratório, um número variável de bacilos penetra pela árvore brônquica e instala-se no pulmão. A partir desse momento, graças à interação entre respostas imunes da pessoa infectada e características do bacilo tuberculoso (BK – bacilo de Koch), em cerca de 10% das vezes a infecção evoluirá, gerando doença (*tuberculose primária*). Em meio aos restantes, em 10% o BK é completamente erradicado, enquanto nos demais o sistema imune mantém a infecção contida por prazo variável, sendo possível haver adoecimento no futuro (*tuberculose de reinfecção endógena*). A maior parte dos infectados permanecerá com uma população reduzida de bacilos em estado de dormência, compondo uma apresentação inativa da infecção pelo Mtb (*tuberculose latente*). Nesse estágio, o bacilo emprega recursos próprios para escapar da morte, interferindo com os mecanismos microbicidas do sistema imune do hospedeiro e permanecendo latente, não se replicando. É importante ressaltar que, apesar de os pacientes infectados pelo BK serem tradicionalmente classificados como portadores de 1) doença ativa, 2) infecção latente ou 3) "sem doença", essas situações não são compartimentais, pois compõem um espectro que depende de fatores que modulam a relação hospedeiro–patógeno.

A resistência ao BK é modulada por mecanismos imunes específicos e inespecíficos. Os desfechos possíveis dependem de fatores regulatórios do hospedeiro e de particularidades da micobactéria agressora. O risco de adoecimento é produto do confronto entre duas variáveis distintas e independentes: patogenicidade da micobactéria e resistência do organismo infectado. Nessa luta, a interação de diferentes fatores – dimensão e virulência da carga infectante, partes do genoma da micobactéria que codificam fatores que interferem com a efetividade da resposta imune, demora no desenvolvimento da resposta imune

celular adquirida e sua efetividade – definem se a doença tuberculose se desenvolverá nos organismos infectados.

Os mecanismos imunes protetores entram em ação com a chegada do Mtb no organismo e envolvem, inicialmente, as células fagocíticas do trato respiratório (macrófagos, células dendríticas, monócitos e neutrófilos). A seguir, passam a participar das ações de defesa o linfócito T_H1CD4^+, particularmente as subpopulações produtoras de interferon--gama (IFN-γ) e fator de necrose tumoral-alfa (TNF-α), e as células T citotóxicas produtoras de granzinas, perforinas e granulisinas. Como forma de sobrevivência, o BK utiliza múltiplos mecanismos, visando interferir com a efetividade dos mecanismos imunes de defesa e possibilitar sua disseminação de célula para célula. A velocidade com que a resposta imune adquirida é desencadeada é fundamental no risco de adoecimento. Se muito lenta, o crescimento bacteriano pode chegar a um ponto no qual as respostas imunes potencialmente protetoras não sejam efetivas.

Neste capítulo são abordados os mecanismos imunes envolvidos nas diferentes etapas do processo tuberculoso, desde a infecção até o adoecimento. São comentados, também, os fundamentos imunológicos envolvidos no desenvolvimento de testes diagnósticos, biomarcadores e vacinas. Inicialmente, deve-se ressaltar que a maior parte do conhecimento sobre os processos imunes envolvidos na defesa contra o bacilo tuberculoso provém de modelos animais, particularmente de estudos com camundongos, que se adaptam bem aos modelos mecanísticos. Graças à evolução dos métodos de pesquisa, gradativamente, estudos em humanos vêm aumentando a compreensão dos processos imunes envolvidos na luta contra o BK. Entretanto, deve--se ressaltar que as informações obtidas com pesquisas no homem devem ser vistas com cautela. A maior parte delas deriva de estudos sobre comportamento celular no sangue periférico, o que não reflete, necessariamente, o que ocorre no sítio da lesão ou nos linfonodos de drenagem, local de ativação das células efetoras de defesa imune. Mesmo assim, as informações obtidas vêm possibilitando avanços na modelagem de vacinas e fármacos mais efetivos.

BACILO TUBERCULOSO VS DEFESAS IMUNES

A infecção pelo Mtb é um grande desafio para nosso sistema de defesa. Apesar de a infecção pelo microrganismo desencadear respostas imunes adequadas, elas não são capazes de erradicá-lo na maior parte das vezes. A partir da entrada do Mtb no organismo do hospedeiro, uma série de processos entra em confronto. Por um lado, o sistema imunológico humano emprega mecanismos protetores para eliminar o agente agressor; por outro, o BK utiliza sistemas próprios para escapar do ataque das nossas defesas e sobreviver dentro da célula. Assim, a probabilidade de uma infecção tuberculosa gerar doença ativa é modulada tanto pelas imunidades natural (inata) e adquirida (adaptativa) quanto pela patogenicidade da micobactéria. A efetividade da imunidade inata contra o BK varia entre as diferentes etnias, provavelmente de acordo com a prevalência da infecção tuberculosa ao longo do tempo entre os diferentes povos. Algumas das mutações genéticas no genoma micobacteriano identificadas e relacionadas com o maior risco de adoecimento estão associadas ao IFNGR1 e IFNGR2 (codificam IFN-γR1 e IFN-γR2, respectivamente), ao STAT-1 (codifica STAT-1), ao IL-12P40 (codifica a subunidade interleucina 12p40), ao IL-12RB1 (codifica a cadeia IL-12Rβ1), ao TYK2 (codifica a tirosina quinase 2) e ao IKBKG-ligada ao X (codifica o NEMO {modulador do fator nuclear κb-essencial}). As mutações retardam o início ou comprometem as respostas de defesa específicas das células imunes efetoras, permitindo a sobrevivência e a replicação do Mtb dentro do organismo do hospedeiro. A interação entre diversidade e efetividade das respostas imunes do hospedeiro e as variações no genoma e no metabolismo micobacteriano modulam os possíveis desfechos.

As diferenças na virulência entre as diversas cepas de Mtb e as variações em seu genoma contribuem para a patogênese e para a agressividade da doença. A parede celular do Mtb tem grande quantidade de ácidos micólicos e é coberta por uma mistura espessa de lipídeos e polissacarídeos. Em sua superfície há diversos ligantes – lipoproteínas de 19 e 27 kDa, glicolipoproteína de 38 kDa, lipomannan (LM), lipoarabinomannan (LAM) e lipoarabinomannan coberta por manose (ManLAM) – que interagem com receptores Toll-like (TLRs) e outros participantes das nossas defesas imunes inatas.

A primeira etapa do processo de defesa envolve a resposta inata, caracterizada pelo acúmulo progressivo de macrófagos intersticiais, células dendríticas (CD), monócitos inflamatórios e neutrófilos no local da infecção. Os diversos receptores das células fagocíticas ligam-se em diferentes estruturas do BK e são responsáveis por sua inclusão citoplasmática, pela maturação do fagosoma e pelo processo de liberação de citocinas. Esses receptores pertencem a diferentes grupos e têm como principal alvo a lipoarabinomannan (LAM), um lipoglican abundante na parede celular das micobactérias patogênicas. O reconhecimento dos padrões moleculares associados ao BK (PAMP) por receptores é essencial para a iniciação e coordenação da resposta imune inata. Os receptores do hospedeiro incluem TLRs, lectinas tipo-C e receptores de complemento, de proteína A do surfactante (Sp-A) e de colesterol, além de scavengers. A interação dos ligantes do Mtb com os TLRs inicia uma sequência de sinais intracelulares e ativa o fator de transcrição nuclear kappa-beta (NF-κB), o que leva à produção de citocinas pró-inflamatórias – fator de necrose tumoral alfa (TNF-α), interleucina (IL)-1, IL-12, quimiocinas e óxido nítrico (NO), entre outras – e gera uma resposta inflamatória benéfica ao hospedeiro. Entretanto, é essencial restringir os sinais pró-inflamatórios induzidos pelos TLRs para evitar a geração de inflamação excessiva, o que poderia lesar tecidos do hospedeiro. Para esse controle, uma família de receptores tirosina-quinases assegura um mecanismo de feedback negativo das respostas imunes mediadas pelos TLRs e pelas citocinas pró-inflamatórias. O BK dispõe de mecanismos para tirar vantagem desse mecanismo de controle do grau da inflamação. A lipoproteína de 19 kDa é uma agonista do TLR2 e modula a imunidade inata e a função da célula apresentadora de antígeno, promovendo sinalização prolongada TLR2. Essa lipoproteína também age inibindo a expressão do complexo principal de histocompatibilidade (MHC)-II e o processamento de antígenos pelo macrófago. Assim, um grupo de macrófagos infectados pelo BK tem sua função apresentadora de antígeno comprometida, tornando-se ineficientes na ativação de células T efetoras e formando nichos nos quais o Mtb pode sobreviver, persistir e replicar.

Após a fagocitose do Mtb, o macrófago alveolar produz citocinas inflamatórias e quimiocinas que sinalizam a infecção e atraem monócitos, neutrófilos e linfócitos. Por muito tempo, acreditou-se que a função principal dos receptores era colocar o Mtb dentro de fagossomas para posterior destruição pelos mecanismos próprios dessas células. Entretanto, recentemente foram observadas evidências de que o bacilo também cresce no citoplasma, podendo ocupar outros nichos intracelulares além do fagossoma, dependendo da célula infectada e dos estímulos envolvidos. Uma vez dentro do fagossoma, estrutura celular hostil, o Mtb utiliza diversos recursos próprios para sobreviver. Por meio de mecanismos de sobrevivência codificados em cinco regiões do seu genoma, o BK acumula nutrientes, interfere com o pH do meio e com a maturação do fagossoma.

Secreções respiratórias contendo peptídeos antimicrobianos – defensinas e catelicidina – produzidos por praticamente todas as células de defesa, bem como por células epiteliais, também participam desse processo inicial inespecífico de defesa. As defensinas têm ação bactericida direta e facilitam as interações celulares contra o BK, atraindo monócitos para o local da infecção. O TNF-α secretado pelos macrófagos pulmonares participa desse processo estimulando a liberação de defensinas pelos neutrófilos. A produção das catelicidinas é dependente da ação da vitamina D, a qual também é fator essencial para a ativação de macrófagos infectados pelo interferon gama (IFN-γ).

Aparentemente, o IFN-γ é a mais importante entre todas as citocinas produzidas visando nossa proteção contra o Mtb. Produzido, principalmente, pelas células CD4+, CD8+ e natural killer (NK), tem ação sinérgica com o TNF-α, ativando o macrófago para matar os bacilos intracelulares através da indução da produção de radicais oxigenados, NO e intermediários nitrogenados reativos (RNI). Outra ação microbicida importante do macrófago é a autofagia. Nesse processo, a célula sequestra seu próprio citoplasma para dentro de um autofagossoma que é, então, direcionado para o lisossoma. O IFN-γ induz a autofagia, enquanto sua inibição aumenta a viabilidade da micobactéria dentro da célula. O IFN-γ também potencializa a função apresentadora de antígenos, levando ao recrutamento de células CD4+ e CD8+ citotóxicas, que participam da eliminação do Mtb e evitam a exaustão de células T de memória. O TNF-α é outra citocina cujo papel protetor é importante. Ele está envolvido tanto na resposta imune quanto na imunomodulatória e age sinergicamente com o IFN-γ potencializando a atividade antimicobacteriana do macrófago. Além disso, o TNF-α também é responsável pelo início da migração celular que leva à formação dos granulomas microbicidas. O TNF-α produzido pelos macrófagos infectados induz a expressão de quimiocinas, tais como IL-8, MCP-1 e RANTES (*regulated and normal T cell expressed and secreted*), responsáveis pela sinalização para a migração de células imunes para o local da infecção tuberculosa. Estudos em humanos sobre a capacidade dos fagócitos de limitar a expansão do BK evidenciaram o valor da vitamina D reduzindo a proliferação do Mtb nas células mononucleares periféricas sanguíneas de modo dose-dependente. A ativação dos TLRs dos macrófagos e monócitos humanos, mas não das CDs, resulta na regulação positiva do receptor da vitamina D e leva à indução da catelicidina e à morte do Mtb.

Com a progressão do processo infeccioso, células de defesa, particularmente macrófagos e neutrófilos, vão sendo recrutadas e infectadas pela crescente população de BK. O papel do neutrófilo nesse processo ainda é incerto com relação à sua capacidade de matar o bacilo tuberculoso. Graças à sua capacidade de estimular ações antibacterianas no macrófago infectado, é possível que estejam implicados na atividade antimicobacteriana. Estudos em humanos demonstraram que a depleção de neutrófilos do sangue periférico está associada à redução dramática da liberação de peptídeos antimicobacterianos e à capacidade de limitar a viabilidade da micobactéria. Dessa forma, é possível que o neutrófilo desempenhe papel protetor nas fases iniciais da infecção tuberculosa. Para se proteger das ações do neutrófilo, o Mtb dispõe de instrumentos para inibir sua apoptose, contribuindo para o retardo na indução da imunidade adquirida.

O Mtb, assim como outras micobactérias patogênicas, emprega múltiplos mecanismos para escapar do ataque do sistema de defesa. Numerosos lipídeos e proteínas efetoras secretados pela micobactéria, tais como proteína tirosina fosfatase A (PtpA) e nucleosídeo difosfato quinase A (NdkA), estão envolvidos nesses processos defensivos. O BK emprega, também, mecanismos próprios de virulência para otimizar sua passagem de célula para célula. Enquanto num desses mecanismos ele promove a morte da célula infectada e o recrutamento de novos macrófagos que virão a ser infectados, aumentando a disseminação celular da micobactéria, em outro ele inibe o processo de apoptose da célula do hospedeiro, permitindo o prolongamento da sobrevida da célula infectada e, por conseguinte, o acúmulo de maior número de bacilos em seu interior, amplificando a disseminação celular após a morte da célula infectada. O processo de inibição da apoptose dos macrófagos infectados também reduz a apresentação dos antígenos do Mtb às células dendríticas vizinhas, o que atrasa a estimulação subsequente de células T específicas contra o BK. Outra estratégia de sobrevivência empregada pelo Mtb envolve a modulação do metabolismo eicosanoide do organismo do hospedeiro. Eicosanoides e prostaglandinas são moléculas lipídicas que interagem com as respostas imunes contra patógenos importantes. As concentrações de prostaglandina E2 (PGE2) e de lipoxina A4 (LXA4) definem se o macrófago infectado sofrerá apoptose (fenômeno correlacionado com a contenção do patógeno) ou necrose (permitindo a liberação do patógeno e disseminação da infecção). Cepas virulentas do Mtb induzem a produção de LXA4, a qual inibe a produção de PGE2. O oposto é obtido com a vacina BCG e com cepas não virulentas do bacilo tuberculoso, o que induz a produção de PGE2 que protege contra a lesão da membrana plasmática, levando a uma apoptose eficiente. Além de modular a ação do macrófago que participa da imunidade inata, os efeitos da modulação dos eicosanoides e prostaglandinas também repercutem na imunidade adquirida. A expressão da PGE2 pelas células apresentadoras de antígenos polariza a resposta imune para o tipo T_H1, mais efetiva contra o BK.

Com o acúmulo de células de defesa no local da infecção, vão sendo formados os granulomas iniciais, como em outras doenças infecciosas. Esse é o mecanismo de defesa anti-infeccioso habitual, no qual as células fagocíticas restringem o crescimento e até eliminam o patógeno. A diferença é que, na tuberculose, o BK dispõe de recursos para usar essa formação celular inicialmente composta por macrófagos, células dendríticas, neutrófilos e monócitos, que, posteriormente, incorpora células T CD4+ e CD8+ e linfócitos B 220+, como nicho para expandir seu número. Entre as células presentes, o linfócito B é o que aparece em maior quantidade. Entretanto, embora haja indícios de que essa célula ou seus produtos possam modular tanto a resposta inflamatória quanto os efeitos de determinadas citocinas, seu papel na defesa imune contra o Mtb ainda não está esclarecido.

O granuloma é formado por folículos e depende de citocinas específicas para regular a efetividade das ações imunes dentro da lesão. Inicialmente, sua formação é caracterizada pela ativação contínua dos macrófagos infectados pelo Mtb que se agrupam, assumindo formato epitelioide. Por vezes, fundem-se formando células gigantes multinucleadas cujo papel específico ainda não está esclarecido. De acordo com a concentração local de IFN-γ, TNF-α, IL-17, TGF-β (fator de crescimento e transformação beta), IL-13 e de outras citocinas T_H2, o granuloma tanto pode ser uma lesão sólida, não necrotizante, como necrótica e caseosa. Com a evolução da lesão, pequenos focos de lesão não necrótica podem se juntar, formando nódulos grandes e necróticos, com pouco conteúdo celular e contendo numerosos bacilos extracelulares. Ao romper na via aérea, a lesão nodular pode disseminar o Mtb para outras áreas do pulmão (*disseminação broncógena*). Assim, mesmo que as respostas celulares dos macrófagos e dos linfócitos T_H1 sejam importantes para induzir inflamação local e proteção contra a tuberculose, a ativação descontrolada dessas células pode resultar em necrose maciça e em desconfiguração da arquitetura normal do pulmão, gerando a lesão cavitária tuberculosa. Há correlação linear entre o número de células T CD4+ circulantes e a frequência de tuberculose cavitária. O risco de lesão cavitária é quatro vezes maior em indivíduos que têm mais de 200 células T CD4+ por μL de sangue do que entre aqueles com número menor dessas células. A lesão cavitária contém grande número de bacilos em franca atividade metabólica e está conectada à via aérea, o que a torna particularmente importante na transmissão da doença, conferindo à célula T CD4+ papel importante na contagiosidade da doença. O genoma do Mtb, que contem epítopes que reagem com a célula T humana, capacita-o para interferir na resposta imune T-dependente. Assim, aparentemente, a resposta imune da célula T tanto confere proteção parcial ao organismo infectado quanto facilita a transmissão do BK a novos organismos.

Na lesão granulomatosa, os macrófagos podem sofrer diferentes processos de diferenciação, dependendo do órgão acometido e dos estímulos microbianos. No processo clássico de ativação, o macrófago produz óxido nítrico (NO) e é fortemente bactericida, enquanto que em processos alternativos de ativação passa a produzir citocinas regulatórias, tais como a IL-10 e TGF-β. Além disso, possui pouco poder bactericida. Enquanto o IFN-γ promove a ativação clássica e torna o meio hostil ao BK dentro do granuloma, as citocinas T_H2 (IL-4 e IL-13) direcionam a ativação alternativa do macrófago, caracterizada pela ativação da arginase e deposição de colágeno no tecido inflamado, aspectos típicos da doença avançada. Recentemente, foi observado que o processo clássico de ativação pode ser seguido pelo alternativo, o que representa mudança na polarização macrofágica com o progresso da doença. Isso pode modular as funções da célula T efetora, promovendo a expansão de células Treg que, ao antagonizarem as respostas T_H1 e T_H17, reduzem a efetividade das ações imunes protetoras do organismo do hospedeiro. Dessa maneira, o granuloma é uma estrutura dinâmica, regulada tanto por fatores do hospedeiro como do BK, que pode ser vista como um território com benefício mútuo para ambos (equilíbrio imunológico). Nessa situação, mecanismos imunes do hospedeiro imunocompetente convivem com estratégias próprias do Mtb, promovendo um ambiente que, ao mesmo tempo, limita o crescimento bacteriano e pode permitir a sobrevivência do BK. Nesse cenário, onde múltiplos fenótipos micobacterianos convivem, uma parte das micobactérias replica dentro dos fagossomas, enquanto bacilos liberados dos macrófagos necróticos no meio extracelular do granuloma ficam dormentes. A interrupção do crescimento bacteriano ocorre antes mesmo do desenvolvimento total das respostas imunes e é devida tanto ao ambiente ácido e hipóxico no qual enzimas bactericidas são liberadas pelos macrófagos lisados e pelos neutrófilos, como é resultado das características geneticamente determinadas no Mtb, que permitem o estado de latência. As estratégias de sobrevivência do BK incluem 1) interferência no processo de apresentação de antígeno mediada pelo MHC-II; 2) indução do mediador anti-inflamatório lipoxina A4; 3) ações restritivas das células Treg; 4) regulação negativa da expressão do gen do antígeno bacteriano e, daí, falência para induzir células T $CD4^+$ específicas; e 5) resistência aos efeitos ativadores do IFN-γ sobre o macrófago. O Mtb também contribui para o equilíbrio imunológico no foco latente através de mecanismo regulador controlado pelo sistema de transdução de sinal induzido por estímulos locais: hipóxia e concentrações de NO e CO. Esse sistema regulador da latência modula a expressão de genes que tanto permitem que o Mtb use fontes alternativas de energia (lipídeos, principalmente) como codificam fatores que são seletivamente reconhecidos pelas células T como sinais de infecção latente e não doença ativa. Essa propriedade indica que o Mtb possui mecanismos específicos geneticamente determinados para adotar um estágio de latência e não que a inatividade bacteriana seja meramente o produto dos efeitos supressivos da resposta imune. Nessa situação, as micobactérias em multiplicação podem ser mortas pelas respostas imunes efetivas, mas os bacilos dormentes sobrevivem. Posteriormente, sob a ação de diferentes fatores – transglicosilases conhecidas como "fatores promotores de ressuscitação" (RPFs) e uma endopeptidase (RipA) essenciais para sua reativação a partir da latência – podem voltar a replicar e promover doença ativa (*tuberculose de reinfecção endógena*).

O adoecimento por reinfecção endógena deve ser distinguido daquele consequente a uma nova infecção oriunda de uma fonte infectante (*tuberculose de reinfecção exógena*). Em regiões nas quais a prevalência da tuberculose é baixa, a maior parte dos casos atribuídos à reinfecção é de origem endógena. Por outro lado, onde a prevalência da doença é alta, a maior parte dos casos de reinfecção pode ter origem numa nova infecção (*tuberculose de reinfecção exógena*). Apenas os mecanismos envolvidos na reinfecção endógena serão discutidos nesse texto, já que, na reinfecção exógena, os mecanismos imunes envolvidos são semelhantes aos presentes na primoinfecção. Na reinfecção endógena, o processo específico de defesa tem início mais rapidamente dado que os antígenos do Mtb já são conhecidos das células T de memória.

A reativação da tuberculose pode acontecer até décadas após a infecção primária e é atribuída ao "enfraquecimento" imunológico, embora alguns casos possam ser consequentes a alterações bem caracterizadas no sistema imune. Dois mecanismos estão incluídos entre as causas da reativação da tuberculose latente em humanos. O primeiro envolve defeitos qualitativos e quantitativos nas células T $CD4^+$, que ocorrem em pessoas infectadas pelo vírus da imunodeficiência humana (HIV). Além da redução significativa no número dessas células, há evidências experimentais de que o HIV tem como alvo prioritário as células T $CD4^+$ específicas para antígenos do Mtb. Esse achado pode, inclusive, ser a explicação para o risco de adoecimento por tuberculose ser maior nas fases iniciais da infecção pelo HIV, quando a redução de T $CD4^+$ ainda não é grande. O segundo mecanismo é resultado da neutralização do TNF por emprego de anticorpos monoclonais. Por mecanismo ainda não totalmente esclarecido, esses agentes terapêuticos 1) deprimem a atividade micobactericida mediada pelo macrófago e causam sua morte; 2) induzem maior quantidade de célula T regulatória; e 3) causam a depleção de um subgrupo de célula T $CD8^+$ ($CD45RA^+$) que contém granulosina e está ligada à destruição do BK *in vitro*. Dadas as características imunossupressoras do corticosteroide sistêmico por períodos prolongados, seu emprego também está associado a maior risco de reativação de foco tuberculoso latente, embora ainda não esteja claro se por ação pleiotrópica primária ou se por efeitos secundários. Outros fatores podem estar envolvidos na diminuição da potência defensiva do sistema imune permitindo a reativação do foco latente. Além da queda da imunidade determinada pela infecção pelo HIV e a associada ao emprego prolongado de medicação imunodepressora (p. ex., corticosteroides e anticorpos monoclonais), envelhecimento, desnutrição e comorbidades que deprimam a imunidade (p. ex., diabetes, silicose, neoplasias hematológicas, uremia e gastrectomia) também estão associadas ao adoecimento por reinfecção endógena. A desnutrição sempre foi associada à tuberculose. É possível que essa associação tenha relação com os níveis baixos de leptina habitualmente encontrados em pessoas magras e malnutridas. A leptina modula o desenvolvimento e função do linfócito T_H1, podendo aumentar a suscetibilidade ao BK.

A ação dos macrófagos e das células dendríticas representa a ligação entre a imunidade natural e a adquirida por serem as "células apresentadoras de antígeno" (APC). Ao fagocitarem o BK, essas células induzem a síntese de quimiocinas e citocinas e as CDs apresentam antígenos processados do BK aos linfócitos T *naïve* (não ativado). Isso causa proliferação e diferenciação das células T predominantemente para o tipo T_H1, levando a produção de diversas citocinas, incluindo IL-12, IL-18, IFN-γ, TNF-α, IL-10 e TGF-β. As células T CD4+ produtoras de IFN-γ e TNF-α são estimuladas via o MHC II, enquanto as células T CD8+, produtoras de IFN-γ, TNF-α e com ações citotóxicas diretas (expressam perforinas e granulisinas que podem matar o BK) são estimuladas via MHC I. Provavelmente, diferentes subtipos de células T multifuncionais, produtoras de IL-2, IL-17, IL-22, IL-23, IFN e TNF desempenhem papel relevante na defesa imune contra o BK, mas os mecanismos imunes envolvidos ainda não estão totalmente esclarecidos.

Aparentemente, a célula T gama-delta (Tγδ) também constitui uma interface entre a imunidade inata e adquirida. Elas proliferam rapidamente e apresentam funções de células T efetoras, com produção de IFN-γ e liberação de granulisina em resposta aos antígenos lipídicos do Mtb de modo independente do MHC. É provável que outra linhagem de célula T, o T_H17, também seja um ator importante na defesa imune contra o BK. Aparentemente, essa célula tem "fenótipo de memória", propiciando imunidade por longo prazo, ao contrário das células T_H1 que agem rapidamente sobre seu alvo, mas não sobrevivem por muito tempo. Outro grupo celular envolvido nas defesas imunes contra o Mtb são as células *natural killer* (NK). Elas modulam a resposta imune, já que produzem IFN-γ e IL-17, e são capazes de lisar as células infectadas pelo BK, matando tanto o bacilo intra como extracelular com granulisinas e perforinas. As células Treg, definidas pelo fenótipo CD4+CD25+FOXP3+, suprimem as respostas T_H1 e T_H17 tanto diretamente como através da produção de IL-10 e TGFβ. Apesar de seu papel na defesa imune contra a tuberculose ainda estar indefinido, sabe-se que seu número está aumentado em doentes tuberculosos, particularmente os portadores de formas extrapulmonares, quando comparados com controles saudáveis. A polarização para os diferentes subtipos de células T depende da ação da CD dentro do linfonodo, por mecanismos ainda não esclarecidos. O papel do linfócito B na defesa imune contra o Mtb ainda não está esclarecido. Após a apresentação do antígeno e ativação das células T, as células B passam a produzir anticorpos para limitar a invasão. Apesar de os anticorpos não terem ação neutralizante sobre o BK, é possível que eles tenham efeito protetor através da ativação do complemento e da liberação de moléculas antimicrobianas.

Aparentemente, a resposta celular específica contra o BK só é iniciada após a migração da CD infectada pelo Mtb para o linfonodo de drenagem da região afetada. Há incertezas, entretanto, sobre outros possíveis mecanismos de transporte do Mtb para o linfonodo, já que a migração da CD só costuma ser detectada após catorze dias de infecção enquanto a migração inicial do BK e consequente ativação da célula T pode ocorrer antes. As CDs são consideradas as mais eficientes indutoras da ativação de células T através de estímulos antígeno-específicos e de sinais secundários e terciários que promovem o desenvolvimento de células T efetoras. O processo de migração das CDs infectadas sofre a interferência de interleucinas (ILs): enquanto a IL-12p40 promove a migração, a IL-10 pode limitá-la. O Mtb pode interferir na estimulação da célula T, fazendo com que as CD infectadas tenham menor eficiência na estimulação das células T antígeno-específicas. Como mecanismo adicional de sobrevivência do Mtb, há indícios de que a sua chegada ao linfonodo resulte em expressão alterada de quimiocinas e que isso afete a geração de novas respostas antígeno-específicas, comprometendo a ativação de novas células T0. Alguns estudos demonstram que apenas após a chegada da Mtb ao linfonodo de drenagem tem início o processo de ativação e proliferação de células T efetoras. Não ocorre ativação das células T antes do nono dia de entrada do Mtb no pulmão do hospedeiro e o linfonodo de drenagem é o primeiro local onde a ativação ocorre, sugerindo mecanismo alternativo independente da CD para migração do Mtb do foco de lesão para o linfonodo. A chegada de micobactérias viáveis no linfonodo coincide com a ativação das células T, demonstrando que a disseminação do Mtb é essencial para iniciar a resposta imune adquirida. Uma vez ativadas, as células T têm que migrar do linfonodo para o local da infecção primária. Essa migração tem início entre 15 e 18 dias após a entrada do Mtb no organismo. Nesse ponto, ainda há incertezas sobre os mecanismos envolvidos no recrutamento celular e sobre a interação de novos macrófagos e monócitos não infectados e células T com o granuloma. Há evidências de que as células T efetoras acumulam no local da infecção e que estão em níveis baixos entre os linfócitos periféricos circulantes. Aparentemente, a acumulação seletiva é resultado do recrutamento ativo e da expansão local das células T nos locais onde esteja havendo replicação bacteriana. Essa compartimentalização das células imunes efetoras no local da infecção é reforçada pelo achado de diferenças entre as atividades bactericidas do macrófago alveolar e do monócito sanguíneo em doentes tuberculosos. Ainda não está claro, também, se as razões do retardo no processo migratório das células efetoras para a lesão granulomatosa são produto de ações do Mtb, se dependem do antígeno ou de características do processo inflamatório.

A participação das células T_H nas defesas contra o BK inclui ações antagônicas. O processo de diferenciação das células T é direcionado por diferentes citocinas. A IL-12, produzida pelos macrófagos infectados e pelas CDs, leva à produção de T_H1. As respostas T_H1 são potencializadas pelo linfócito T_H17, que expressa as IL 17 e 23. O TGF-β, também produzido pelos macrófagos infectados, direciona a diferenciação para células regulatórias T (Treg). O papel das Treg no processo imune ainda é objeto de controvérsia, mas, aparentemente, sua ação enfraquece as respostas protetoras contra o BK. A IL-4 (não produzida pelo macrófago infectado), por sua vez, direciona para a produção de T_H2. As células T_H1 (produtoras de IFN-γ) têm papel relevante na resistência do hospedeiro, enquanto as células T_H2, que produzem IL-4, favorecem a progressão da doença. O resultado da luta entre os mecanismos imunes de defesa e os mecanismos próprios do Mtb para escapar do ataque no ambiente da lesão irá definir o desfecho: contenção ou adoecimento.

A COINFECÇÃO BK-HIV

A coinfecção pelo HIV pode ser considerada um capítulo à parte na patogenia da tuberculose. A disseminação do HIV na raça humana fez com que a tuberculose voltasse a ser um grave problema de saúde pública em regiões onde estava controlada. Atualmente, a tuberculose é a principal causa de morte entre pessoas infectadas pelo HIV. A sinergia entre os dois microrganismos (BK e HIV) aumenta o risco de adoecimento e de progressão da infecção latente, fazendo com que a presença do HIV seja considerada o mais importante fator de risco para a tuberculose. Mesmo em crianças expostas ao HIV, mas não infectadas, o risco de adoecimento e a taxa de mortalidade são maiores do que entre crianças não expostas, revelando que a imunodeficiência progressiva causada pelo HIV aumenta a suscetibilidade para infecção e doença tuberculosa. Particularmente nessa situação, o papel chave dos linfócitos CD4$^+$ na proteção contra o desenvolvimento da tuberculose fica claro. O risco de tuberculose ativa é proporcional à contagem de células CD4$^+$. O risco relativo é quatro vezes maior quando a proporção de CD4$^+$ é inferior a 15%.

A associação entre o BK e o HIV traz não apenas maior risco de adoecimento e maiores dificuldades para o diagnóstico de tuberculose, como as interações complexas entre os esquemas medicamentosos antiviral e antibacteriano podem gerar problemas. Em uma pessoa infectada por ambos, o emprego de antirretrovirais contra o HIV pode levar ao desenvolvimento de síndrome inflamatória de reconstrução imune, na qual o restabelecimento do sistema imune pode, paradoxalmente, levar ao adoecimento por tuberculose.

O DIAGNÓSTICO

Em saúde pública, a identificação do doente tuberculoso, particularmente o portador de formas pulmonares infectantes (bacilífero), e seu tratamento adequado constituem a principal ação para reduzir o problema para o indivíduo e para a comunidade. Entre as principais doenças infectocontagiosas, talvez a tuberculose seja a única para a qual não existe um método diagnóstico rápido e acurado. Consequentemente, a demora diagnóstica prejudica o doente, por impedir o início do tratamento nas manifestações iniciais da doença, e a comunidade, ao prolongar o tempo de transmissão do Mtb.

Ainda hoje o diagnóstico de certeza da tuberculose (padrão-ouro) é fundamentado no isolamento do Mtb em material da lesão através da cultura, método demorado. Em algumas situações, a confirmação bacteriológica do diagnóstico não é possível por diferentes razões (dificuldade na obtenção de material da lesão, número reduzido de bacilos na amostra examinada, principalmente) e os demais métodos auxiliares de diagnósticos disponíveis na rotina – radiologia, prova tuberculínica e anatomopatologia – podem não ser capazes de diferenciar entre doença ativa e latente, tornando difícil a decisão terapêutica.

O teste diagnóstico ideal deveria ser capaz de diferenciar, de modo acurado, infecção latente de doença ativa em pessoas infectadas ou não pelo HIV e de distinguir as diferentes formas clínicas. Mais ainda, seria oportuno se ele também detectasse resistência do Mtb aos quimioterápicos

para evitar falência do tratamento. A necessidade vem motivando a busca por testes diagnósticos rápidos e precisos. Com esse objetivo, inúmeras linhas de pesquisa vêm avaliando testes imunodiagnósticos baseados na resposta imune humoral ou na celular. As linhas de estudos do primeiro grupo investigam marcadores que possibilitem o diagnóstico sorológico baseado na detecção de anticorpos contra o Mtb no sangue. Os *kits* comerciais usados com esse objetivo apresentam-se sob dois formatos: ELISA (*enzyme--linked immunosorbent assay*) e teste imunocromatográfico (TIC) rápido. O primeiro é baseado em ensaio enzimático no qual se pesquisa a presença de anticorpos da classe IgG no soro. O TIC é baseado na reação específica antígeno--anticorpo e detecta anticorpos anti-Mtb usando PPD como antígeno. Pode ser feito numa gota de sangue, permitindo resultados iniciais em 5 a 10 minutos.

A necessidade de identificar um ou mais antígenos específicos do Mtb e qual a concentração de anticorpos que diferencia a doença latente da ativa são os principais obstáculos para o diagnóstico sorológico. Em uma metanálise recente (254 estudos) sobre antígenos alvos potenciais do Mtb, foram encontradas nove proteínas nativas e 27 recombinantes, 15 antígenos derivados de lipídeos e 30 antígenos combinados, mas a sensibilidade e a especificidade baixas limitam seu uso. Assim, os testes comerciais atualmente disponíveis não substituem o exame bacteriológico e não são recomendados, devido à falta de acurácia e à grande inconsistência (sensibilidade = 0,09% a 59,7%; especificidade = 53% a 98,7%). Em geral, os de alta especificidade têm baixa sensibilidade. De qualquer modo, como são simples e de baixo custo, diversas pesquisas vêm buscando identificar alvos adequados. Estudo recente, utilizando método de detecção de anticorpos séricos contra todo o proteoma do Mtb, revelou correlação entre resposta de anticorpos e tamanho da população micobacteriana. Mostrou também que um pequeno grupo de antígenos é detectado na doença ativa, sugerindo potencial diagnóstico para esses anticorpos.

Entre os testes diagnósticos fundamentados na resposta imune celular testados, destacam-se os *kits* de liberação de IFN-γ específico contra os antígenos ESAT-6 (*early secreted antigen target 6-kDa*) e CFP-10 (*culture filtrate protein 10*) do Mtb. A detecção do antígeno tanto pode ser feita por meio de ELISPOT (*enzyme-linked immunosorbent spot*) como por ELISA. Chamados IGRAs (*IFN-γ release assays*), esses *kits* comerciais avaliam a presença de respostas da célula T específicas contra o Mtb, representando marcadores indiretos de infecções passadas ou presentes. Metanálise recente demonstrou que os IGRAs são mais sensíveis e específicos que o teste tuberculínico (PPD), mas seu valor preditivo positivo para identificar indivíduos em risco para adoecimento futuro é baixo. Embora ainda não esteja confirmado que possam distinguir entre doença ativa e infecção latente, alguns estudos sugerem que quantificar a resposta detectada pelos IGRAs possa separar os portadores de doença ativa dos portadores de lesões latentes. As sensibilidade e especificidade dos IGRAs são altas se os testes forem aplicados em isolados de células T coletadas do local da doença (líquido pleural ou liquor, por exemplo). A detecção de grande quantidade de células T efetoras no local da infecção pode ser um marcador diagnóstico de tuberculose ativa. Células obtidas no local da lesão, seja por lavado broncoalveolar ou no líquido pleural podem ser usadas em *kits* para dosagem de IGRAs ou para aumentar a sensibilidade de sistemas de ELISPOT específicos para o BK. Atualmente, há dois kits comerciais usando essa metodologia: QuantiFERON-TB *Gold in-tube* (QFT-G-IT) e T-SPOT.TB (*enzyme-linked immunospot assay for interferon-γ*). Aparentemente, a acurácia diagnóstica do T-SPOT.TB é maior que a do IGRA, fazendo dele um bom método potencial para o diagnóstico diferencial entre tuberculose ativa e infecção latente.

Outras tecnologias automatizadas vêm sendo buscadas para auxiliar o diagnóstico de tuberculose. Uma delas, baseada na amplificação do DNA micobacteriano, foi validada para identificação rápida do Mtb e de resistência aos quimioterápicos. Em um sistema fechado automatizado, a plataforma diagnóstica promove uma reação em cadeia da polimerase (PCR), que produz resultados em menos de 2 horas e, simultaneamente, detecta resistência à rifampicina. O procedimento é simples, não requer capacitação sofisticada, apresenta sensibilidade próxima à da cultura e é muito específico, sem reação cruzada com outras micobactérias.

Outro teste diagnóstico que tem grande potencial é o Xpert MTB/RIF, que detecta, simultaneamente, sequências específicas do DNA do Mtb e resistência à rifampicina por PCR. Fundamenta-se numa plataforma de amplificação de ácido nucleico de uso simples, que integra e automatiza os três processos necessários para a técnica de PCR da amostra (preparação, amplificação e detecção) e permite a identificação do Mtb em menos de duas horas, sem necessidade de processar a amostra do escarro. Tem como vantagem o fato de poder ser realizado por técnicos sem qualificação específica e em laboratórios básicos sem infraestrutura de contenção. Seu valor é comparável ao da cultura para BK, padrão-ouro de diagnóstico disponível atualmente.

Diversos outros testes imunodiagnósticos vêm sendo avaliados tanto no sangue como em outros materiais. Muitos deles têm sensibilidade e especificidade diferentes, além de apresentarem custo elevado e tecnologia necessária como principais obstáculos para uso em regiões mais desfavorecidas, justamente onde seriam mais essenciais. Uma abordagem alternativa que vem sendo pesquisada e pode ajudar a identificar a presença de doença ativa é baseada nas diferenças fenotípica e funcional das células T. Nessa linha de pesquisa, destacam-se os estudos sobre a identificação de células T antígeno-específicas que expressem uma única citocina associada com doença ativa. Nessa perspectiva, outro método que vem sendo avaliado é a citometria de fluxo policromática. Empregando *kits* que utilizam diferentes marcadores para determinar a linhagem da célula T (CD3, CD4 e CD8) e pesquisando diferentes citocinas (IL2, TNF-α, IFN-γ) para avaliar seu perfil funcional, observou-se que a proporção de células T CD4 específicas para Mtb e produtoras de TNF-α é o marcador mais efetivo para discriminar infecção latente de doença ativa (sensibilidade = 100% e especificidade = 96%). Outros estudos vêm procurando explorar a diferença entre as células T CD4$^+$ produtoras de citocinas que, em portadores de doença ativa, têm predominantemente fenótipos CD27$^-$, enquanto em pessoas com infecção latente, os fenótipos CD27$^+$ e CD27$^-$ estão em concentrações equivalentes. Se confirmado que as células T específicas para o Mtb que acumulam no local da infecção são, principalmente, T CD4$^+$ CD27$^-$, elas poderão ser usadas como marcadores diagnósticos de tuberculose ativa. Outros

kits, que usam complexos tetraméricos MHC I e MHC II que permitem visualização direta, sem manipulação *ex vivo*, das respostas das células T CD8$^+$ e CD 4$^+$, também vêm sendo avaliados.

A PREVENÇÃO DA TUBERCULOSE

Do ponto de vista médico, o uso de vacinas efetivas é a medida de saúde pública custo-efetiva para controlar e, eventualmente, erradicar uma doença infecciosa. Até o momento, a vacina BCG é a única vacina disponível contra a tuberculose. Deriva da atenuação de uma cepa de *M. bovis* através de 230 passagens em um meio especial por 13 anos, tendo sido testada pela primeira vez em 1921. Seu poder protetor tem eficácia variável, sendo maior contra as formas meningoencefálica e miliar, formas pouco infectantes e mais comuns na infância, fazendo com que seu impacto seja pequeno na transmissão do BK entre a população.

Reconhecidamente, os personagens principais na luta contra o BK são o linfócito T CD8$^+$ e o T CD4$^+$ produtor de IFN-γ, TNF-α e IL-12. O primeiro é particularmente importante no controle da infecção latente e na proteção imune contra a reativação do foco tuberculoso. A vacina BCG é uma indutora fraca de T CD8$^+$ quando comparada à infecção natural pelo Mtb, sendo necessária uma dose 200 vezes maior do que a habitual para obter respostas CD8$^+$ equivalentes às induzidas pelo BK. Entretanto, conforme indicado em estudo de coorte sul-africano, que incluiu grande número de crianças vacinadas com BCG, o cenário da prevenção da doença é complexo e, certamente, envolve outros atores ou mecanismos. Nesse estudo, foi observado que a frequência de células T CD4$^+$ produtoras de IFN-γ, TNF-α, IL-17 e IL-2, medida dez semanas após a vacinação, não estava diretamente associada à proteção contra doença ativa. É provável que, com o contínuo desenvolvimento de pesquisas visando à compreensão dos mecanismos imunes envolvidos na defesa contra o Mtb, sejam identificados biomarcadores de imunidade total, o que auxiliaria no desenvolvimento de vacinas melhores.

Atualmente, diversos estudos com candidatos a vacinas contra tuberculose estão em desenvolvimento. A maior parte deles está nas etapas iniciais, ainda distantes da fase clínica. Como ainda é desconhecido qual o tipo ideal de imunidade que deve ser desenvolvida pela vacina para obter proteção contra o desenvolvimento de doença ativa, não é possível antecipar qual ou quais das formulações apresentam maior potencial. Globalmente, as três principais linhas de pesquisas na área vêm avaliando 1) substitutos do BCG usando micobactérias vivas atenuadas, 2) vacinas de DNA ou 3) diferentes vias de administração. No primeiro grupo, temos as vacinas recombinantes. Como exemplo, pode-se citar a que emprega uma cepa recombinante de *M. smegmatis* chamada IKEPLUS. Testada pelas vias intravenosa e inalatória, tem alcançado resultados equivalentes aos do BCG em modelo animal. Outra linha de pesquisa nesse grupo tem como alvos componentes da parede do Mtb, particularmente classes do ácido micólico. Finalmente, uma terceira linha envolve mutantes de BCG geneticamente inativados. Os resultados iniciais são promissores e sugerem que a deleção racional de genes que alteram negativamente o tráfego dos fagossomas pode amplificar a imunogenicidade da vacina. No grupo das vacinas de DNA, um gen codificador de determinado antígeno é inserido em um plasmídeo bacteriano que age como vetor. Nessa técnica, a manipulação do plasmídeo pode incluir mais de um antígeno, fusão de diferentes antígenos ou a adição de proteínas aos antígenos, possibilitando vacinas mais eficientes. Uma vacina combinada BCG-DNA poderia ter como alvos não apenas o Mtb ativo como o latente em lesões granulomatosa. Como é sabido que a ativação de células T0 é demorada e depende da chegada do Mtb ao linfonodo de drenagem pulmonar, pode-se supor que a imunidade induzida pela vacina deva ser residente no pulmão ou rapidamente recrutada logo após a infecção para que seja efetiva na limitação do crescimento bacteriano. Por essa razão, pesquisas sobre o valor da indução da imunidade mucosa, usando a via inalatória para administrar a vacina, vêm sendo realizadas. Entretanto, estudos de fase III são necessários em grandes coortes e levarão muitos anos para providenciar as informações necessárias.

Finalizando, parte menor das infecções pelo Mtb evolui para o adoecimento. Graças a recursos próprios do bacilo tuberculoso, o início das ações imunes específicas é retardado, quando comparado a outras infecções, o que contribui para a carga bacteriana expandir significativamente nos estágios iniciais da infecção. O BK possui instrumentos para interferir negativamente com a ação bactericida dos macrófagos e com o tráfico de células dendríticas para os linfonodos de drenagem onde as células T antígeno-específicas são formatadas. Dispõe também de recursos para suprimir as funções efetoras da célula T e para permanecer em estado dormente por períodos prolongados, escapando das ações imunes de defesa. A doença pode surgir quando a carga infectante/virulência do BK é grande e seus mecanismos de sobrevivência conseguem superar as ações de defesa do organismo hospedeiro. Estudos com o objetivo de identificar melhores modelos para compreender os mecanismos imunes envolvidos na defesa humana contra o BK e para identificar biomarcadores facilmente detectáveis e capazes de predizer o risco de progressão da infecção tuberculosa ou de tuberculose ativa,constituem uma prioridade da saúde pública. Esses marcadores poderiam ser usados no diagnóstico acurado de doença ativa, na prevenção do adoecimento em indivíduos com focos latentes da doença e na avaliação prognóstica. Mais do que seu valor potencial diagnóstico e prognóstico, biomarcadores podem, também, permitir maior compreensão dos processos patológicos envolvidos na tuberculose e indicar novas intervenções potencialmente mais efetivas, que tenham alvos específicos nas etapas fundamentais dos mecanismos imunes de defesa ou nas estratégias de sobrevivência do Mtb.

Bibliografia

Abdallah AM, Gey van Pittius NC, Champion PA, Cox J, Luirink J et al. Type Vii secretion – mycobacteria show the way. Nat Rev Microbiol 2007;5:883-91.

Adekambi T, Ibegbu CC, Kalokhe AS, Yu T, Ray SM, Rengarajan J. Distinct effector memory CD4+ T cell signatures in latent *Mycobacterium tuberculosis* infection, BCG vaccination and clinically resolved tuberculosis. PLoS One 2012;7:e36046.

Algood JMS, Chan I, Flynn J. Chemokines and tuberculosis. Cytokine and Growth Factor Reviews 2003;14(6):467-77.

Alzeer AH, FitzGerald JM. Corticosteroids and tuberculosis: risks and use as adjunct therapy. Tuber Lung Dis. 1993;74(1):6-11.

B. D. Kana, B. G. Gordhan, K. J. Downing et al., "The resuscitation-promoting factors of *Mycobacterium tuberculosis* are required for virulence and resuscitation from dormancy but are collectively dispensable for growth in vitro," *Mol Microbiol* 2008;67(3):672–684.

Bach H, Papavinasundaram KG, Wong D, Hmama Z, Av-Gay Y. *Mycobacterium tuberculosis* virulence is mediated by PtpA dephosphorylation of human vacuolar protein sorting 33B. Cell Host Microbe 2008;3:316-22.

Barkan D, Hedhli D, Yan HG et al. *Mycobacterium tuberculosis* lacking all mycolic acid cyclopropanation is viable but highly attenuated and hyperinflammatory in mice. Infect Immun 2012;80:1958-68.

Barry CE et al. The spectrum of latent tuberculosis: rethinking the biology and intervention strategies. Nature Rev Microbiol 2009;7:845-55.

Beetz S, Wesch D, Marischen L et al. Innate immune functions of human gammadelta T cells. Immunobiology 2008;213:173-82.

Behar SM, Divangahi M, Remold HG. Evasion of innate immunity by *Mycobacterium tuberculosis*: is death an exit strategy? Nat Rev Microbiol 2010;8:668-74.

Black GF et al. BCG-induced increase in interferon-g response to mycobacterial antigens and efficacy of BCG vaccination in Malawi and the UK: two randomised controlled studies. Lancet 2002;359:1393-1401.

Blomgran R, Desvignes L, Briken V, Ernst JD. *Mycobacterium tuberculosis* inhibits neutrophil apoptosis, leading to delayed activation of naïve CD4 T cells. Cell Host Microbe 2012;11:81-90.

Boehme CC, Nabeta P, Hillemann D, Nicol MP et cols. Rapid molecular detection of tuberculosis and rifampin resistance. N Engl J Med 2010;363:1005-15.

Brennan MJ, Thole J. Tuberculosis vaccines: a strategic blueprint for the next decade. Tuberculosis (Edinb) 2012;92:S6-S13.

Brighenti S, Andersson J. Induction and regulation of CD8+ cytolytic T cells in human tuberculosis and HIV infection. Biochem Biophys Res Commun 2010;396:50-7.

Bruns H et al. Anti-TNF immunotherapy reduces CD8+ T cell-mediated antimicrobial activity against Mycobacterium tuberculosis in humans. J Clin Invest 2009;119:1167-77.

Chakerian AA, Alt JM, Pereira TV, Dascher CC, Behar SM. Dissemination of *Mycobacterium tuberculosis* is influenced by host factors and precedes the initiation of T-cell immunity. Infect Immun 2002;4:501-9.

Chan I, Flynn J. The immunological aspects of latency in tuberculosis. Clin Immunol 2004;110(1):2-12.

Chao MC, Rubin EJ. Letting sleeping dos lie: does dormancy play a role in tuberculosis? Annu Rev Microbiol 2010;64:293-311.

Cisneros JR, Murray KM. Corticosteroids in tuberculosis. Ann Pharmacother. 1996;30(11):1298-303.

Clay H, Volkman HE, Ramakrishnan L. Tumour necrosis factor signaling mediates resistance to mycobacteria by inhibiting bacterial growth and macrophage death, Immunity 2008;29:283-94.

Comas I et al. Human T cells epitopes of *Mycobacterium tuberculosis* are evolutionarlly hyperconserved. Nature Genet 2010;42:498-503.

Connolly LE, Edelstein PH, Ramakrishnan L. Why is long-term therapy required to cure tuberculosis? PLoS Med 2007;4:e120.

Cooper A, Solache A, Khader S. Interleukin-12 and tuberculosis: an old story revisited. Curr Opin Immunol 2007;19:441-7.

Cottle L. Mendelian susceptibility to mycobacterial disease. Clin Genet 2011;79-17-22.

Davis J, Ramakrishnan L. The role of the granuloma in expansion and dissemination of early tuberculous infection. Cell 2009;136:37-49.

Day J, Friedman A, Schlesinger LS. Modeling the immune rheostat of macrophages in the lung in response to infection. Proc Natl Acad Sci USA 2009;106:11246-51.

De Almeida AS, Fisks CT, Sterling TR, Kalams SA. Increased frequency of regulatory T cells an T lymphocyte activation in persons with previously treated extrapulmonary tuberculosis. Clin Vaccine Immunol 2012;19:45-52.

Demangel C, Bertolino P, Britton WJ. Autocrine IL-10 impairs dendritic cell (DC)-derived immune responses to mycobacterial infection by suppressing DC trafficking to draining limph nodes and local IL-12 production. Eur J Immunol 2002;32:994-1002.

Divangahi M, Desjardins D, Nunes-Alves C, Remold HG, Behar SM. Eicosanoid pathways regulate adaptative immunity to *Mycobacterium tuberculosis*. Nature Immunol 2010;11:751-8.

Dwvived VP, Bhattacharya D, Chatterjee S et al. *Mycobacterium tuberculosis* directs T helper 2 cell differentiation by inducing interleukin-1β production in dendritic cells. J Biol Chem 2012;287:33656-63.

E.-K. Jo. Mycobacterial interaction with innate receptors: TLRs, C-type lectins, and NLRs. Curr Opinion Infec Dis 2008; 21(3):279–286,.

Egen JG et al. Intravital imaging reveals limited antigen presentation and T cell effector function in mycobacterial granulomas. Immunity 2011;34:807-19.

Fabri M, Stenger S, Shing DM et al. Vit d is required for IFN-gamma mediated antimicrobial activity of human macrophages. Sci Transi Med 2011;3:104ra2.

Faggioni R, Feingold KR, Grunfeld C. Leptin regulation of the immune response and the immunodeficiency of malnutrition. FASEB J 2001;15:2565-71.

Fenhalls G, Stevens L, Bezuidenhout J et al. Distribution of IFN-gamma, IL-4 and TNF-alpha protein and CD8T cells producing IL-12p40 mRNA in human lung tuberculous granulomas. Immunologu 2002;105:325-35.

Flynn JL, Chan J, Lin PL. Macrophages and control of granulomatous inflammation in tuberculosis. Mucosal Immunol 2011;4:271-8.

Fortune SM, Solache A, Jaeger A et al. *Mycobacterium tuberculosis* inhibits macrophage responses to IFN-gamma through myeloid differentiation factor 88-dependent and –independent mechanisms. J Immunol 2004;172:6272-80.

Fulton SA, Reba SM, Pai RK et al. Inhibition of major histocompatibility complex II expression and antigen processing in murine alveolar macrophages by mycobacterium bovis BCG and the 19-kilodalton mycobacterial lipoprotein. Infection and Immunity, 2004;72(4):2101–10.

Geldmacher C et al. Preferential infection and deppletion of *Mycobacterium tuberculosis*-specific CD4 T cells after HIV-1 infection. J Exp Med 2010;207:2869-81.

Gonzalez-Juarrero M, Turner O, turner J, Marietta P, Brooks Jm Orme I. Temporal and spatial arrangement of lymphocytes within lung granulomas induced by aerosol infection with *Mycobacterium tuberculosis.* Infect Immun 2001;69:1722-8.

Govender L et al. Higher human CD4 T cell response to novel *Mycobacterium tuberculosis* latency associated antigens Rv2660 and Rv2659 in latent infection compared with tuberculosis disease. Vaccine 2010;29:51-7.

Gutierrez M, Master S, Singh S, Taylor G, Colombo M, Deretic V. Autophagy is a defense mechanism inhibiting BCG and *Mycobacterium tuberculosis* survival in infected macrophages. Cell 2004;119:753-66.

Harari A, Rozot V, Enders FB et al. Dominant TNF-alpha[+] *Mycobacterium tuberculosis*-specific CD4 T[+] cell responses discriminate between latent infection and active disease. Nat Med 2011;17:372-6.

Harari A, Rozot V, Enders FB, Perreau M,Stalder JM, Nicol LP, Cavassini M et al. Dominant TNF-alpha+ *Mycobacterium tuberculosis*-specific CD4+ T cell responses discriminate between latent infection and active disease. Nat Med 2011;17:372-6.

Harding CV, Boom WH. Regulation of antigen presentation by Mycobacterium tuberculosis: a role for Toll-like receptors. Nature Rev Microbiol 2010;8(4):296–307.

Harris J, Keane J. How tumour necrosis factor blockers interfere with tuberculosis immunity. Clin Exp Immunol 2010;161-1-9.

Jafari C, Ernst M, Kalsdorf B et al. Rapid diagnosis of smear-negative tuberculosis by bronchoalveolar lavage enzyme-linked immunospot. Am J Respir Crit Care Med 2006;174:1048-54.

Janssens JP. Interferon-g release assay tests to rule out active tuberculosis. Eur Respir J 2007;30:183-4.

Jeynathan M, Mu J, Kugathasan K at al. Airway delivery of soluble mycobacterial antigens restores protective mucosal immunity by single intramuscular plasmid DNA tuberculosis vaccination: role of proinflammatory signals in the lungs. J Immunol 2008;181:5618-26.

Jo EK, Yang CS, Choi CH, Harding CV. Intracellular signalling cascades regulating innate immune responses to mycobacteria: branching out from Toll-like receptors. Cel Microbiol 2007;9(5):1087–1098.

Jo EK. Mycobacterial interaction with innate receptors: TLRs, C-type lectins, and NLRs. Curt Opin Infect Dis, vol. 21, no. 3, pp. 279–286, 2008.

Jones CE, Naidoo S, De Beer C et al. Maternal HIV infection and antibody responses against vaccine-preventable diseases in uninfected children. JAMA 2011;305:576-84.

Kagina BM, Abel B, Scriba TJ, Hughes E. Specific T cell frequency and cytokine expression profile do not correlate with protection against tuberculosis after bacillus Camette-Guerin vaccination of newborns. Am J Respir Crit Care Med 2010;182:1073-9.

Kahnert A, Hopken U, Stein M, Bandermann S, Lipp M, Kaufmann S. *Mycobacterium tuberculosis* triggers formation of lymphoid structure in murine lung. J Infect Dis 2007;195:46-54.

Khader S, Cooper A. IL-23 and IL-17 in tuberculosis. Cytokine 2008;41:79-83.

Khader S, Partida-Sanchez S, Bell G, Jelley-Gibbs D, Swain S et al. Interleukin-12p40 is required for dendritic cell migration and T cell priming after *Mycobacterium tuberculosis infection.* J Exp Med 2006;203:1805-15.

Khoo A-L, Chai LYA, Koenen HJPM et al. Vitamin D3 down-regulates proinflammatory cytokine response to *Mycobacterium tuberculosis* through pattern recognition receptors while inducing protective cathelicidin production. Cytokine 2011;55:294-300.

Kunnath-Velayudhan S et al. Dynamic antibody responses to the *Mycobacterium tuberculosis* proteome. Proc Natl Acad Sci 2010;107:14703-8.

Kwan CK, Ernst JD. HIV and tuberculosis: a deadly human syndemic. Clin Microbiol Rev 2011;24:351-76.

Lange C, Pai M. Drobniewski F et al. Interferon-γ release assays for the diagnosis of active tuberculosis: sensible or silly? Eur Respir J 2009;33:1250-3.

Lewinsohn DA, Gennaro ML, Scholwinck L, Lewinsohn DM. Tuberculosis immunology in children: diagnostic and therapeutics challenges and opportunities. Int J Tuberc Lung Dis 2004;8:658-74.

Lilebaek T et al. Stability of DNA patterns and evidence of *Mycobacterium tuberculosis* reactivation occurring decades after the initial infection. J Infect Dis 2003;188:1032-9.

Lin MY, Geluk A, Verduyn M et al. BCG vaccination induces poor responses against DosR regulon encoded antigens that are upregulated in latent Mycobacterium tuberculosis infection. Infect Immun 2007;75:3523-30.

Liu P, Stenger S, Li H, Wenzel L, Tan B et al. Toll-like receptor triggering of vitamin D-mediated human antimicrobial response. Science 2013;311:1770-3.

Losi M et al. Use of a T-cell interferon-γ release assay for the diagnosis of tuberculous pleurisy. Eur Respir J 2007;30:1173-9

Maglione P, Xu J, Chan J. B cells moderate inflammatory progression and enhance bacterial containment upon pulmonary challenge with *Mycobacterium tuberculosis.* J Immunol 2007;178:7222-34.

Maglione PJ, Chan J. How B cells shape the immune response against *Mycobacterium tuberculosis.* Eur J Immunol 2009;39:676-86.

Martineau A, Newton S, Wilkinson K, Kampmann B, Hall B et al. Neutrophil-mediated innate immune resistance to mycobacteria. J Clin Invest 2007;117:1988-94.

Martineau AR, Wilkinson KA, Newton SM, Floto RA, Norman AW et al. IFN-g and TNF-independent vitamin D-inducible human suppression of mycobacterial: the role of cathelicidin LL-37. J Immunol 2007;178:7190-8.

Meintjes G, Lawn SD, Scano F et al. Tuberculosis-associated immune reconstitution inflammatory syndrome: case definitions for use in resource-limited settings. Lancet Infect Dis 2008;8:516-23.

Mendez-Samperio P. Role of antimicrobial peptides in host defense against mycobacterial infections. Peptides 2008;29:1836-41.

Mogues T, Goodrich ME, Ryan L, LaCourse R, North RJ. The relative importance of T cell subsets in immunity and immunopathology of airborne *Mycobacterium tuberculosis* infection in mice. J Exp Med 2001;193:271-80.

Moretta A, Botino C, Mingari MC et al. What is a natural killer cell? Nat Immunol 2002;3:6-8.

Mueller S, Hosiwa-Meagher K, Konieczny B, Sullivan B, Bachmann M et al. Regulation of homeostatic chemokine expression and cell trafficking during immune responses. Science 2007;317:670-4.

Nadkarni S, Mauri C, Ehrenstein MR, Anti-TNF-α therapy induces a distinct regulatory T cell population in patients with rheumatoid arthritis via TGF-β. J Exp Med 2007;204:33-9.

Nemeth J, Winkler HM, Zwick RH et al. Recruitment of *Mycobacterium tuberculosis* specific CD4+T cells to the site of infection for diagnosis of active tuberculosis. J Intern Med 2009;265:163-8.

Noss EH, Pai RK, Sellati TJ. et al. Toll-like receptor 2-dependent inhibition of macrophage class II MHC expression and antigen processing by 19-kDa lipoprotein of Mycobacterium tuberculosis. J Immunol 2001;167(2): 910–918.

P.J. Cardona, "A dynamic reinfection hypothesis of latent tuberculosis infection," *Infection 2009;* 37(2): 80–86.

Pai M, Zwerling A, Menzies D. Systematic review: T-cell based assays for the diagnosis of latent tuberculosis infection: an update. Ann Intern Med 2008;149:177-84.

Pancholl P, Mirza A, Bhardyal N, Steinman RM. Sequestration from immune CD4+ T cells of mycobacteria growing in human macrophages. Science 1993;260:984-6.

Philips JA, Ernst JD. Tuberculosis pathogenesis and immunity. Ann Rev Pathol 2012;7:353-84.

Philips JA. Mycobacterial manipulation of vacuolar sorting. Cell Microbiol 2008;10:2408-15.

Pym A, Brodin P, Brosch R, Huerre M, Cole S. Loss of RD1 contributed to the attenuation of the live tuberculosis vaccines *Mycobacterium bovis* BCG and *Mycobacterium microti.* Mol Microbiol 2002;46:709-17.

Rafi W, Ribeiro-Rodrigues R, Ellner JJ, Salgame P. Co-infection-helminthes and tuberculosis. Curr Opin HIV AIDS. 2012;7:239-44.

Rajagopalan S, Yoshikawa TT. Tuberculosis in the elderly. Z Gerontol Geriatr. 2000;33(5):374-80.

Ramage HR, Connolly LE, Cox JS. Comprehensive functional analysis of *Mycobacterium tuberculosis* toxin-antitoxin systems: implications for pathogenesis, stress responses and evolution. PLoS Genet 2009;5:10000767.

Redente EF, Higgins DM, Dwyer-Nield LD, Orme IM, Gonzalez-Juarrero M, Malkinson AM. Differential polarization of alveolar macrophages and bone-marrow derived monocytes following chemically and pathogen-induced chronic lung inflammation. J Leukoc Biol 2010;88:159-68.

Reiley WW, Calayag MD, Wittmer ST, Huntington JL, Pearl JE et al. ESAT-6-specific CD4 T cell responses to aerosol *Mycobacterium tuberculosis* infection are initiated in mediastinal lymph nodes. Proc Natl Acad Sci USA 2008;105:10961-6.

Rook GA. Th2 cytokines in susceptibility to tuberculosis. Curr Mol Med 2007;7:327-37.

Ryan AA, Nambiat JK, Wozniak TM, et al. Antigen load governs the differential priming of CD8+ T cells in response to BCG vaccine or M. tuberculosis. J Immunol 2009;182:7172-7.

Sable SB, Goyal D, Verma I, Behera D, Khuller GK. Lung and blood mononuclear cell responses of tuberculosis patients to mycobacterial proteins. Eur Respir J 2007;29:337-46.

Saikolappan S, Estrella J, Sasidran SJ et al. The fbpA/SapM double knock out strain of mycobacterium tuberculosis is highly attenuated and immunogenic in macrophages. PLoS One 2012;7:e36198.

Schafer G, Jacobs M, Wilkinson RJ, Brown GD. Non-opsonic recognition of *Mycobacterium tuberculosis* by phagocytes. J Innate Immunol 2009;1:231-43.

Scott-Browne JP et al. Expansion and function of Foxp3 expressing T regulatory cells during tuberculosis. J Exp Med 2007;204:2159-69.

Scriba TJ, Tameris M, Manassor N et al. Modified baccinia. Ankara-expressing Ag85A, a novel tuberculosis vaccine, is safe in adolescents and children, and induces polyfunctional CD4+ T cells. Eur J Immunol 2010;40:279-90.

Sester M, Sotgiu G, Lange C et al. Interferon-γ release assays for the diagnosis of active tuberculosis: a systematic review and meta-analysis. Eur Respir J 2011;37:100-11

Sherman DR et al. Regulation of the *Mycobacterium tuberculosis* hypoxic response gene encoding α-crystallin. Proc Natl Acad Sci USA 2001;98:7534-9.

Shiloh MU, Manzanillo P, Cox JS. *Mycobacterium tuberculosis* senses host-derived carbon monoxide during macrophage infection. Cell Host Microbe 2008;3:323-30.

Sun J, Wang X, Lau A, Liao TY, Bucci C, Hmama Z. Mycobacterial nucleoside diphosphate kinase blocks phagosome maturation in murine RAW 264.7 macrophages. PLoS ONE 2010;5:e8769

Sweeney KA, Dao DN, Goldberg MF, et al. A recombinant mycobacterium smegmatis induces potent bactericidal immunity against Mycobacterium tuberculosis. Nat Med 2011;17:1261-8.

Tan BH, Meinken C, Bastian M, Bruns H, Legaspi A et al. Macrophages acquire neutrophil granules for antimicrobial activity against intracellular pathogens. J Immunol 2006;177:1864-71.

Thomas MM et al. Rapid diagnosis of *Mycobacterium tuberculosis* meningitis by enumeration of cerebrospinal fluid antigen-specific T-cells. Int J Tuberc Lung Dis2008;12:651-7.

Tully G, Kortsik C, Hohn H et al. Highly focused T cell responses in latent human pulmonary *Mycobacterium tuberculosis infection. J Immunol 2005;174:2174-84.*

Van Der Wel, Hava D, Houben D, Fluitsma D, van Zon M, et al. *M. tuberculosis* and *M. leprae* translocate from the phagolysosome to the cytosol in myeloid cells. Cell 2007;129:1287-98.

Velmurugan K et al. *Mycobacterium tuberculosis* nuoG is a virulence gene that inhibits apoptosis of infected host cells. PLoS Pathol 2010;6, e1000864.

Voskull MI et al. Inhibition of respiration by nitric oxide induces a *Mycobacterium tuberculosis* dormancy program. J Exp Med 2003;198:705-13.

Wolf A, Desvignes L, Linas B, Banaiee T et al. Initiation of the adaptative imune response to *Mycobacterium tuberculosis* depends on antigen production in the local limph node, not the lungs. J Exp Med 2008;205:105-15.

Wolf AJ, Linas B, Trevejo-Nunez GJ, Kincaid E, Tamura T et al. *Mycobacterium tuberculosis* infects dendritic cells with high frequency and impairs their function in vivo. J Immunol 2007;179:2509-19.

World Health Organization, Global Tuberculosis Report, 2012. ISBN 978 92 4 156450 2

World Health Organization. Diagnostics Evaluation Series No.2. Laboratory-Based Evaluation of 19 Commercially Available Rapid Diagnostic Tests for Tuberculosis. Geneva, World Health Organization, 2008.

CAPÍTULO

41

Doenças Imunológicas do Sistema Endócrino

Antonio Carlos Lerario

INTRODUÇÃO

O sistema endócrino é um importante e altamente prevalente alvo de doenças autoimunes que frequentemente interferem, pela ação dos autoanticorpos, nos mecanismos fisiológicos da secreção hormonal por meio do bloqueio ou estímulo anômalo de receptores hormonais celulares, assim como por lesionar tecidos glandulares endócrinos, causando uma alteração da secreção hormonal reguladora do metabolismo de diferentes órgãos e sistemas. A doença autoimune endócrina pode ser específica a uma determinada glândula ou acometer simultaneamente dois ou mais setores endócrinos como parte de uma síndrome imunológica poliglandular de etiologia genética. Enquanto algumas dessas alterações, como a ooforite, a adrenalite e a hipofisite autoimune, são raramente observadas, outras, como as tireoidites autoimunes e o diabetes tipo 1, são muito mais prevalentes e fazem parte da prática clínica diária, cuja repercussão clínica varia desde quadros assintomáticos detectados por exames laboratoriais rotineiros até alterações de saúde importantes, cujas características passaremos a comentar neste capítulo.

Tireoideopatias Autoimunes

A doença autoimune da tireoide é uma das formas de doença autoimune mais frequentemente observadas e pode ter como consequência alterações funcionais (hiper ou hipofunção tireoidiana) e morfológicas da glândula tireoide, que tem como uma característica diagnóstica a produção de autoanticorpos para várias enzimas e proteínas da tireoide. Duas formas clínicas principais de alterações da autoimunidade são descritas: o hipertireoidismo autoimune, também conhecido como doença de Graves (ou de Basedow-Graves), que é caracterizado por um aumento difuso glandular e alterações metabólicas causadas pela excessiva produção de hormônios tireoidianos (tireotoxicose), e a tireoidite crônica autoimune ou tireoidite de Hashimoto (TH), cuja característica fisiopatológica se baseia na presença de um quadro inflamatório glandular de natureza geralmente crônica, que muitas vezes é assintomática e associada frequentemente ao hipotireoidismo. As doenças autoimunes da tireoide são doenças complexas, causadas pela interação entre a suscetibilidade de genes e de fatores ambientais desencadeantes da resposta imunológica a

antígenos tireoidianos (p. ex., o iodo da dieta, infecções). Numerosas evidências epidemiológicas mostram uma predominância familiar da doença, sugerindo a sua influência genética, parcialmente demonstrada pela identificação de diferentes *locus* genéticos ligados à suscetibilidade da doença associada isoladamente à doença de Graves ou à tireoidite de Hashimoto, ou a ambas as doenças. Entre esses genes, há alguns que modificam a resposta imunológica (HLA, CTLA-4) e genes específicos da função tireoidiana (p. ex., TSH-R, tireoglobulina). Em ambas as situações, a alteração autoimune é o resultado da interação entre a suscetibilidade genética e os desencadeadores ambientais. A taxa de concordância em gêmeos monozigotos varia de 20% a 30%, e o risco de doença é maior entre irmãos, que podem exibir manifestações tanto da doença de Graves como da tireoidite crônica autoimune.

Tireoidite Autoimune Crônica

A tireoidite de Hashimoto é forma mais prevalente de tireoidite, acometendo cerca de 10% da população em geral. A sua forma focal é observada entre 20 e 40% dos casos de necropsia, sendo detectada a presença de anticorpos antitireoglobulina (TBG) e antiperoxidase (TPO), e frequentemente está associada à presença de alguns haplótipos HLA, especialmente o HLA DR3 e DR5. Mutações no gene da tireoglobulina ao antígeno associado ao linfócito T citotóxico (CTLA 4) são associadas à doença. A tireoidite ocorre em geral após a quarta década de vida e é mais frequentemente observada em mulheres. Destas, 20% apresentaram um quadro de hipotireoidismo permanente alguns anos após o quadro clínico inicial. Aproximadamente 5% dos casos de tireoidite ocorrem no período pós-parto, que muitas vezes é assintomático ou apresenta sintomas clínicos transitórios. Em mulheres de meia-idade e idosas, estima-se que de 5 a 20% apresentem algum grau de hipotireoidismo que pode ser desencadeado pela suplementação de iodo ou pelo uso de drogas como a amiodarona, a interleucina 2 e alfa-interferon. Além da sintomatologia associada diretamente à disfunção hormonal, é muitas vezes observado um aumento assimétrico da glândula, que pode trazer aos pacientes uma sensação de engrossamento do pescoço e, em muitas ocasiões, algum dolorimento nesta região. Em 10% dos casos, a forma é atrófica (especialmente em idosos), e a glândula fibrótica é de difícil palpação. A tireoidite autoimune pode sofrer remissão para o eutireoidismo ou evoluir para o hipotireoidismo permanente após um período variável que pode chegar a vários anos após o início da doença. Na fase inicial da doença, quando ocorre a destruição celular, pode haver aumento da liberação de hormônio tireoidiano circulatório, causando a tireotoxicose transitória, e, algumas vezes, a glândula hipofuncionante pode se tornar hiperfuncionante, coexistindo com a doença de Graves, condição denominada por alguns autores como "Hashi-Graves" (doença de Hashimoto com a doença de Graves) As manifestações clínicas de hipotireoidismo dependem da capacidade glandular residual de secretar adequadamente o hormônio tireoidiano. O hipotireoidismo de pequena intensidade é caracterizado pelo aumento isolado do TSH, cuja alteração de concentração é mais sensível de ser detectada em comparação com a dos hormônios tireoidianos tiroxina (T4) e triiodotironina (T3). Por não apresentar uma sintomatologia evidente, esta condição é descrita como hipotireoidismo subclínico. Quando ocorre o hipotireoidismo clínico, são comuns as queixas de astenia, depressão, fraqueza crônica, boca e conjuntivas secas, sonolência excessiva, piora da função intestinal, pele seca, intolerância ao frio, alterações menstruais e o mixedema. Ao exame físico, pode-se detectar a bradicardia, a anemia e a hiponatremia. O diagnóstico do hipotireoidismo clínico é caracterizado pelo aumento dos níveis séricos de TSH e redução dos hormônios tireoidianos T3 e T4 e pode ser confirmado pela presença de títulos aumentados de anticorpos anti-TBG e anti-TPO, e pelo aspecto ultrassonográfico característico, que mostra uma ecogenicidade heterogênea, de limites imprecisos e a presença de áreas de hipoecogenicidade, a formação de nódulos. O tratamento do hipotireoidismo é feito com a reposição diária e permanente com l-tiroxina em doses individualizadas a cada paciente, objetivando obter o eutireoidismo clínico e laboratorial.

Doença de Graves

A doença de Graves (DG) é a forma mais frequente de hipertireoidismo, entretanto, é muito menos comum do que a tireoidite (aproximadamente 1/10 dos casos). Acomete mulheres principalmente mais jovens (entre 20 e 40 anos de idade). Os fatores genéticos associados ao maior risco mais bem documentados são os genes ligados ao HLA-DR3 (HLA DRB1*03) e DQA1*501501 e HLA-B8, à região CTLA-4 e aos *locus* GD1, GD-2 e GD-3 enquanto o HLA DRB1*0701 confere uma maior proteção. Clinicamente, a doença é caracterizada pela excessiva produção de hormônios tireoidianos consequente a um estímulo dos receptores de TSH (TSH-R) por autoanticorpos específicos (TRab), que são demonstrados no plasma de 80% desses pacientes e se correlacionam com a atividade da doença. Observa-se um aumento difuso da glândula, associado a uma depressão da secreção do TSH hipofisário. Frequentemente, a doença está acompanhada de uma oftalmopatia infiltrativa que leva à protrusão do globo ocular (exoftalmia de Graves – EG), consequente a um concomitante estímulo de anticorpos sobre o globo ocular. A manifestação clínica da excessiva produção de hormônio tireoidiano (tireotoxicose) apresenta uma gama de diferentes manifestações de intensidade variável que incluem o nervosismo, insônia, tremores de extremidades, sudorese excessiva, fraqueza, cãibras, aumento do peristaltismo intestinal, palpitações, alterações menstruais, angina e perda de peso corporal. Ao exame físico, detecta-se uma sudorese excessiva, tremores de extremidades, hiper reflexia, cabelos quebradiços, pele quente, bócio e a taquicardia que pode estar associada à fibrilação atrial. Uma exacerbação intensa e aguda da tireotoxicose pode se tornar uma condição emergencial grave, causando, muitas vezes, um quadro de insuficiência cardíaca, hipertensão e alterações neurológicas que podem, quando não tratadas, levar o indivíduo ao coma ou mesmo à morte. A OG, que ocorre em aproximadamente 20% a 40% dos casos de DG, geralmente é acompanhada de proptose ocular e conjuntivite, e, em casos mais extremos, causa lesões oculares que poder levar a perda de visão. O diagnóstico da DG é baseado no seu quadro clínico associado à presença de T4 livre aumentado, TSH suprimido e à presença de anticorpos contra o receptor de TSH (TRab). Níveis aumentados de anticorpos anti-TPO e anti-TBG são também frequentemente observados. Na cintilografia da tireoide, é observado um aumento da captação do iodo radioativo, que apresenta uma distribuição em geral homogênea. O tratamento da doença de Graves baseia-se na correção da tireotoxicose causada pelo excessivo estímulo imunológico. Para tanto, utilizam-se basicamente três tipos de estratégias que dependem da condição clínica do paciente e do tamanho glandular bócio: 1) bloqueio contínuo da síntese de hormônios tireoidianos por via oral com propiltiuracil (100 a 600 mg/dia) ou metimazol (30 a 60 mg/dia) por um período que varia de poucos meses a alguns anos, mantendo-se a terapia até que se obtenha a remissão espontânea do estímulo imunológico sobre a tireoide, indicado pela redução do nível de TRab e pela menor supressão do TSH; 2) destruição do tecido tireoidiano com doses terapêuticas de iodo radiativo (I^{131}) e 3) tireoidectomia subtotal. Com frequência, após a remissão da doença, que pode ter tardio (meses ou anos) ocorre o hipotireoidismo consequente à lesão celular tireoidiana produzida pela agressão autoimune característica da doença ou como sequela da retirada ou destruição glandular resultante da cirurgia ou radioterapia. O hipoparatireoidismo por ablação de paratireoides e a lesão do nervo recorrente podem ser complicações consequentes ao tratamento cirúrgico.

Diabetes Melito Tipo 1

O diabetes tipo 1 (DM1) é uma forma grave de diabetes em que é observada uma falência secretória da insulina da célula beta-pancreática, causando alterações metabólicas intensas associadas à hiperglicemia que geralmente provocam cetoacidose e desidratação, que não adequadamente tratadas poderão levar o paciente ao coma e à morte. O DM1 representa aproximadamente 10% dos casos descritos de diabetes e acomete primordialmente jovens na duas primeiras décadas de vida, motivo pelo qual é conhecido como diabetes juvenil. A sua alteração fisiopatológica é a acentuada deficiência da secreção de insulina pelo pâncreas, consequente a uma falência secretória das células beta-pancreáticas e exige um tratamento contínuo com insulina exógena para a sobrevida do paciente, motivo pelo qual esta condição clínica também é referida como diabetes insulinodependente. O diabetes tipo 1A é a forma imunomediada do diabetes enquanto a forma 1B é a forma não imunomediada Estudos realizados em modelos animais da doença, como os camundongos diabéticos não-obesos (NOD), constituem evidências do envolvimento imunológico da célula beta; entretanto, permanecem desconhecidos os mecanismos etiopatogênicos precisos pelo qual o processo de agressão autoimunológica contra as ilhotas pancreáticas é desencadeado. O conceito da destruição autoimunológica das células beta é suportado pela presença de anticorpos circulantes anti insulina em pacientes não tratados com insulina exógena e de anticorpos anticélulas insulares que estão presentes em cerca de 85% dos pacientes avaliados nas primeiras semanas após o diagnóstico da doença. Além disso, a presença desses anticorpos é associada à presença de um extenso infiltrado linfoplasmocitário e de linfócitos T *helper* e citotóxicos observados em histologia pancreática em autópsias de indivíduos DM1 em fases iniciais da doença. A maioria desses anticorpos é dirigida contra a descarboxilase do ácido glutâmico (GAD), uma enzima localizada no interior da célula beta-pancreática. Os anticorpos para a isoforma desta enzima, a GAD 65, estão presentes em 90% dos indivíduos com DM1. A contribuição genética da doença é também bem documentada, e a ligação de certos alelos de diferentes classes de locais de certos antígenos leucocitários humanos (HLA) de classe II tem sido demonstrada; entretanto, as análises estatísticas mais rigorosas para determinar a associação de marcadores e diabetes demonstram que esta associação é fraca. O complexo geneticamente transmitido HLA não é um marcador da doença, mas, sim, indica a maior propensão e suscetibilidade para a doença. Cerca de 95% dos pacientes DM1 possuem antígenos HLA-DR3 ou HLA-DR-4, enquanto a prevalência em controles caucasianos varia de 45% a 50%. Já os antígenos HLA-DQ se mostram mais específicos de suscetibilidade para o DM1, especialmente os indivíduos com genes DR4 que apresentam os haplótipos HLA-DQB1*0302, enquanto indivíduos-controle com DR4 com haplótipos HLA-DQB1*0602 *0501 se mostram mais protegidos ao desenvolvimento da doença. A conclusão dos geneticistas é que a suscetibilidade para a doença represente menos de 50% dos casos. A razão pela qual os pacientes com certos tipos do HLA são predispostos ao DM1 ainda não é definida. Apesar de vários fatores ambientais, como agentes virais, químicos e o aleitamento com leite de vaca, terem sido associados ao desencadeamento das alterações imunopatológicas, faltam evidências conclusivas de sua relação na fisiopatologia da doença. Como existe uma similaridade sequencial de 24 aminoácidos do componente proteico do vírus coxsackie com a GAD, existe uma teoria de que a resposta autoimune anti célula beta se relacionaria com uma resposta orgânica a uma infecção viral. O diabetes de natureza autoimune ocorre predominantemente em indivíduos jovens nas duas primeiras décadas de vida, mas tem sido também descrito em indivíduos adultos como resultado de processo de agressão imunológica e de destruição da célula beta mais lento, que pode perdurar alguns anos assintomático, denominado LADA (*latent autoimmune disease of adulthood*). A incidência do diabetes tipo 1 é maior no norte da Europa, cuja incidência chega a 37 indivíduos por 1.000.000 de habitantes (Finlândia), e os menores valores são observados na China e América Latina (onde a incidência está abaixo de 1:100.000 habitantes).

Os sintomas clínicos são caracterizados pela queixa de perda de peso, acompanhada de fraqueza, diurese, sede e fome excessivas, que frequentemente levam o indivíduo à desidratação e a um quadro grave de descompensação metabólica, caracterizado pela cetoacidose. O diagnóstico é feito pelo quadro clínico característico anteriormente referido e é diferenciado do diabetes tipo 2 pela presença de anticorpos anti ilhota pancreática e pela baixa secreção do peptídeo C pancreático, produto da clivagem da pró-insulina em insulina.

O tratamento baseia-se na substituição da insulina natural por insulina exógena administrada por meio de injeções subcutâneas diárias baseadas no controle glicêmico. Para tanto, são utilizadas uma ou mais doses de insulina de ação intermediária ou análogos de insulina de ação prolongada frequentemente associadas a injeções de insulina de ação rápida ou de análogos de insulina de ação ultrarrápida, procurando-se desta forma obter o melhor controle glicêmico. Com base em diferentes evidências clínicas e experimentais, é fundamental que se procure restabelecer, por meio da insulinização exógena, níveis glicêmicos nas 24 horas que espelhem o padrão glicêmico fisiológico para a prevenção ou menor progressão das complicações crônicas do diabetes. Apesar de ser muitas vezes despercebida, a persistência da hiperglicemia crônica associa-se a lesões macrovasculares, microvasculares e neurológicas que constituem fatores importantes de morbidade e de mortalidade de pacientes diabéticos. Uma recente alternativa para aprimorar e facilitar a insulinização intensiva baseia-se no uso de bombas portáteis de infusão contínua de insulina por via transdérmica. Transplantes de pâncreas e restrito a algumas condições específicas o transplante de ilhotas é utilizado experimentalmente.

Síndrome Autoimune da Insulina

A síndrome autoimune da insulina, também conhecida como doença de Hirata, resulta da produção de anticorpos que reagem com a insulina levando a quadros de hipoglicemia recorrentes em jejum mesmo sem ao uso de insulina exógena, hiperinsulinemia e títulos elevados de auto anticorpos anti insulina. Os anticorpos podem ser mono ou policlonais. A forma policlonal é fortemente associada ao haplotipo BRB1*0406 e muitas vezes ocorre após o uso de medicações como o metimazol utilizado para o tratamento do hipertireoidismo. O tratamento é complexo e envolve uso de drogas hiperglicemiantes, corticoides e imunossupressores e o prognóstico é incerto.

Insuficiência Adrenal Autoimune

A insuficiência funcional da córtex adrenal (ou suprarrenal), ou doença de Addison, decorre do bloqueio do estímulo glandular por ação de corticosteroides administrados, pela retirada cirúrgica da glândula ou pela destruição glandular por processos infecciosos ou vasculares, ou por invasão metastática. Nas últimas décadas tem sido evidenciado que a maioria dos casos anteriormente catalogados como idiopáticos apresentavam níveis circulantes de anticorpos contra antígenos adrenais, e, na análise histológica, são observados infiltrados lifocitários associados à destruição da glândula. Anticorpos contra a enzima adrenal 21-hidroxilase (CYP21A2) são observados em 90% dos pacientes com a insuficiência adrenal recentemente diagnosticada. A suscetibilidade a doença geralmente é associada ao genótipo DR3\DR4,DQ2\DQ8 e o maior risco o subtipo DRB1*0404 confere o maior risco nos haplótipos DR4 Alguns anticorpos causam a insuficiência adrenal ao bloquear a ligação do ACTH ao seu receptor adrenal. A doença autoimune da suprarrenal geralmente é associada a outras doenças de natureza autoimune como o diabetes tipo 1, a tireoidite linfocítica, a anemia falciforme, o vitiligo, a alopecia e a miastenia grave. A presença de duas ou mais dessas doenças endócrinas caracteriza a síndrome autoimune poliglandular tipo 2 (APS-2), que resulta da uma mutação no cromossomo 6 e está associada aos alelos HLA B8 e DR3. Quando associada ao hipoparatireoidismo e à candidíase, caracteriza a doença poliglandular autoimune tipo 1 (APS-1). Os sintomas clínicos da doença autoimune adrenal relacionam-se com a deficiência dos hormônios cortico adrenais glicocorticoides, mineralocorticoides e, em menor intensidade, dos hormônios sexuais, e manifestam-se predominantemente por astenia, hipotensão postural, hipoglicemia, perda de peso, sintomas gastrointestinais, como diarreia e dores abdominais, vômitos, alterações da personalidade, agitação, irritabilidade aumentada e, em mulheres, uma redução da pilificação axilar e pubiana devida à menor secreção dos estrógenos adrenais. Em virtude da hipersecreção compensatória do ACTH hipofisário, é frequentemente observada uma hiper pigmentação da pele, predominantemente em mucosas e dobras cutâneas e sulcos tegumentares. Os achados laboratoriais dependem do grau da hipofunção adrenal e da fase da doença. Em fases avançadas da destruição glandular, por causa da deficiência de hormônios mineralocorticoides e glicocorticoides, pode-se observar a hiponatremia, a hiperpotassemia, a redução dos níveis de bicarbonato, a redução das taxas glicêmicas, a baixa dos níveis de cortisol sérico em condição basal e após estímulo com ACTH, e o aumento dos níveis de ACTH basal. Pode também ser observado um quadro de anemia normocítica, linfocitose relativa e eosinofilia moderada. O tratamento é baseado na reposição hormonal diária e permanente com glicocorticoides e/ou mineralocorticoides sintéticos por via oral.

Hipoparatireoidismo Idiopático

A lesão autoimune das paratireoides constitui a maior parte dos casos que são diagnosticados como hipoparatireoidismo idiopático (HPI). Geralmente, é parte da APS-1, em que está associada à candidíase e à doença de Addison. Menos frequentemente, está associada ao vitiligo, à insuficiência ovariana e à alopecia. Ocorre geralmente em crianças, e o hipoparatireoidismo pode ser muitas vezes sub clínico e não diagnosticado, apesar de ser detectada a presença de anticorpos anti paratireoide. A hipocalcemia resulta da deficiência de PTH, sendo identificados autoanticorpos paratireoidianos em pacientes com a APS-1. Quando a hipocalcemia está presente, sintomas musculares e tetania podem ser observados e podem ser revertidos pela suplementação de cálcio, diuréticos tiazídicos e vitamina D. A forma isolada do hipoparatireoidismo idiopático ocorre esporadicamente, predominantemente em mulheres, e o início da doença ocorre em crianças entre 2 e 10 anos de idade, detectando-se a presença de anticorpos em pelo menos um terço dos pacientes. O HPI é geralmente diagnosticado quando outras causas de hipoparatireoidismo e a hipocalcemia não são diagnosticados. O tratamento se baseia na terapia substitutiva com cálcio, magnésio e 1,25 diidroxivitamina D.

Insuficiência Ovariana Autoimune

Alguns dos casos de insuficiência ovariana precoce idiopática foram causados pela destruição autoimune do tecido ovariano associada ao aumento dos níveis de gonadotrofinas séricas e hipoestrogenismo em mulheres em fase fértil. Em vários desses casos, além da presença de anticorpos contra antígenos do tecido ovariano, foram também observados anticorpos contra outras glândulas endócrinas, especialmente contra a tireoide, córtex adrenal, sugerindo ser parte de uma síndrome glandular. Entretanto, a maioria dos casos de insuficiência ovariana são isolados, não ocorrendo a insuficiência adrenal ou tireoidiana.

Hipofisite Autoimune

A presença de lesões pituitárias associadas a um infiltrado linfocítico em tecido da hipófise anterior (adenoipófise) tem sido descrita como uma causa de hipopituitarismo, especialmente em mulheres no período gestacional e puerpério. O aspecto histológico é semelhante aos observados em outras doenças autoimunes, além de ser detectada a presença de anticorpos contra o tecido pituitário. Pelo menos metade desses pacientes apresenta outra doença poliglandular autoimune. A lesão pode estar associada à hipofunção de um ou mais hormônio pituitário, principalmente o ACTH, ou à hipersecreção de prolactina. As alterações clínicas são dependentes do grau de alteração da secreção, e o diagnóstico frequentemente é feito por exame anatomopatológico de cirurgia hipofisária. O tratamento é feito pelo uso de glicocorticoides em doses elevadas até a remissão do quadro imunológico ou pelo tratamento do hipopituitarismo com a reposição hormonal.

Síndromes Endocrinológicas Autoimunes Múltiplas

É a disfunção de natureza autoimune que acomete duas ou mais glândulas endócrinas simultaneamente em um mesmo indivíduo, causando insuficiência ou hiperatividade secretória glandular, que incluem a síndrome poliglandular autoimune tipo I (APS-1), a síndrome poliglandular autoimune 2 (APS-2), a síndrome IPEX e a síndrome POEMS. O quadro clínico dessas síndromes é muito variável; tanto podem se caracterizar como alterações assintomáticas (p. ex., doença celíaca) quanto podem ser pobres em sintomas, o que muitas vezes dificulta o diagnóstico, motivo pelo qual são detectadas tardiamente (p. ex., doença de Addison), ou se manifestam com apresentações clínicas drásticas, como o diabetes tipo 1, que é acompanhado de uma alteração metabólica importante, que, se não tratada, geralmente evolui para o coma e morte do paciente. O diagnóstico da endocrinopatia autoimune poliglandular, por ter uma natureza genética, pode ser útil para o diagnóstico e tratamento precoces de familiares que constituem grupo de risco para o desenvolvimento dessas síndromes. A questão principal do ponto de vista etiopatogênico relaciona-se com a existência de um antígeno comum que desencadearia perda da autotolerância voltada a moléculas diferentes ou a peptídeos específicos contidos em diferentes glândulas. Os fatores relacionados com a perda da autoimunidade nessas doenças poderiam se basear na alteração da autorreatividade da célula T, que é provavelmente condicionada a determinantes genéticas relacionadas com os mecanismos de apresentação do antígeno, influenciado pela presença de alelos do sistema HLA e por fatores desencadeantes ambientais, cuja natureza não é ainda definida. A probabilidade de um paciente apresentar uma única ou mais doenças da síndrome autoimune poliglandular é, portanto, determinada geneticamente apenas de modo parcial. A penetrância da doença, mesmo em gêmeos, nunca chega a 100 (varia de 30 a 70).

Síndrome Autoimune Poliglandular Tipo 1

A síndrome poliglandular autoimune do tipo I requer a presença de pelo menos dois dos três seguintes componentes: Doença de Addison, hipoparatireoidismo e candidíase. Menos frequentemente, podem estar associados a insuficiência gonadal, hipotireoidismo, adenoipofisite, vitiligo, alopecia, anemia perniciosa e mais raramente, o diabetes tipo 1. Geralmente, ocorre em crianças com candidíase de pele e mucosa, que pode ser a primeira manifestação da doença. Muitos dos componentes endócrinos podem não ser observados antes da quarta década de vida. A síndrome é rara e suas maiores prevalências são observadas em algumas populações (Sardenha, Finlândia e judeus iranianos). Mutações no gene autoimune regulador (AIRE), que é transmitido de forma autossômica recessiva, são descritas como causadoras da síndrome. O gene AIRE codifica um fator de transcrição necessário para a expressão e apresentação de autoantígenos para o desenvolvimento de linfócitos no timo. Mais de 40 mutações no AIRE são descritas e, quando elas ocorrem, a tolerância para vários autoantígenos é diminuída ou perdida, resultando na não deleção de linfócitos no timo que resultam em várias doenças autoimunes que causam DM1, hipotireoidismo, anemia perniciosa, vitiligo, hipoparatireoidismo, hepatite, queratite, atrofia ovariana e insuficiência adrenal. Pacientes afetados podem ter também diarreia ou obstipação, e podem estar relacionados com a destruição de células endócrinas intestinais (células enterocromafins). A monitorização de pacientes suspeitos pode permitir o diagnóstico precoce da doença ou complicação associada, prevenindo seus efeitos, como, por exemplo, o hipotireoidismo que pode estar associado ao DM1 ou o câncer oral, que pode ocorrer em consequência da candidíase não devidamente tratada. O diagnóstico é clínico, mas alterações do gene AIRE podem ser detectados. O tratamento é baseado na reposição hormonal.

Síndrome Autoimune Poliglandular Tipo 2

A síndrome poliglandular autoimune tipo 2 (APS-2), também chamada de síndrome de Schmidt, é muito mais comum do que a a APS1. Clinicamente, é constituída mais comumente de insuficiência adrenal associada à tireoidite e/ou ao diabetes tipo 1. Outras doenças menos comumente

associadas incluem o acometimento mais frequente em mulheres do que em homens. Outras doenças menos frequentemente associadas incluem a doença celíaca, o vitiligo a anemia perniciosa, a miastenia grave e a alopecia. Descrições de agregação familiar foram descritos em pacientes com a APS-2 e, em muitos casos, é observada a presença de uma doença autoimune em parentes próximos. Alguns autores denominam síndrome poliglandular tipo 3 quando a doença autoimune da tireoide está associada a outras doença autoimunes que não o DM1 e a doença de Addison, e síndrome poliglandular tipo 4 quando a doença autoimune da tireoide está associada a doenças autoimunes a outros órgãos. O quadro clínico geralmente é constituído por fadiga, hiperpigmentação e vitiligo, hipoglicemia, hipotensão, escurecimento de pele, edema e demais sintomas característicos da doença que está associada. O haplótipo de pacientes com presença concomitante de doença de Addison, DM1 e doença celíaca é associado à presença de alelos DQA1**0301 e DQBa*0302s. O diagnóstico nem sempre é facilmente realizado em função da progressão lenta e tardia de disfunção glandular, especialmente da adrenal ou tireoide. A sintomatologia, as determinações hormonais e as alterações metabólicas elas associadas constituem a base da suspeita diagnóstica. A determinação de autoanticorpos confirmam o diagnóstico. É recomendado o rastreamento sistemático de familiares do pacientes.

Síndrome IPEX

É uma síndrome rara, causada por mutações no gene da proteína 3 *forkbox* (FOXP3), que resulta em células T regulatórias ausentes ou diminuídas. Clinicamente, em geral ocorre em recém-nascidos, nos primeiros dias de vida, com dermatite, atraso de crescimento, endocrinopatias múltiplas, infecções recorrentes e diabetes tipo 1. São identificadas 20 mutações no FOXP3 na síndrome IPEX. A inabilidade da proteína de ligar ao DNA nas células T regulatórias altera a função imunosupressora levando a uma autoimunidade exacerbada e infecções recorrentes. Crianças com a síndrome IPEX geralmente falecem nos primeiros 2 anos de vida devido à septicemia. O tratamento se baseia em atas doses de glicocorticoides e imunossupressores e transplantes de medula podem reduzir sintomas e aumentar a sobrevida do paciente.

Síndrome POEMS

A síndrome POEMS apresenta como alterações clínicas a polineuropatia, organomegalia, endocrinopatias e alterações de pele cuja causa ainda não são definidas. A síndrome é associada a plasmocitomas e lesões osteoescleróticas. Transplantes hematopoiéticos autólogos de células-tronco têm melhorado os sintomas.

Conclusão

As doenças de natureza autoimune endócrinas constituem uma causa importante e frequente de endocrinopatias crônicas que resultam em importante fator de morbidade e piora da qualidade de vida de um número elevado de pacientes. As doenças autoimunes múltiplas apesar de menos frequentes apresentam um grande impacto não somente por sua morbidade, mas também como fator de mortalidade e de baixa eficácia terapêutica. A obtenção de novos conhecimentos da patogênese das doenças imunológicas endocrinológicas tem importância fundamental para o desenvolvimento de novas terapias, especialmente em poder prevenir ou intervir com uma terapia precocemente, procurando evitar a progressão da doença e garantindo a qualidade de vida ou longevidade dos pacientes acometidos.

Bibliografia

Aaron W, George Einsenbarth. Immunologic Endocrine Diseases. J Allergy Immunolol 2010; 125:S226-237

Atkinson MA, Eisenbarth GS. Diabetes type 1: new perspectives on disease pathogenesis and treatment. Lancet 2001; 358:221-229.

Barbesino G, Chiovato L. The genetics of Hashimoto Disease. Endocrinol Metab Clin N Am 2002; 9(2): 357-374.

Barker JM. Polyendocrine autoimmity. Curr Diab Rep. 2005; (2):84-90.

Bettele C at al. Autoimune adrenal insufficiency and autoimmune polyendocine syndrome: autoantibodies and their applicability in diagnosis and disease prediction. Endocr Rev 2002; 23:327:33-64.

Betterle C, Zanchetta R. Update on autoimmune polyendocrine diseases (APS). Acta Biomed. 2003; 74(1):9-33.

Caturegli P, De Remigis A, Rose NR Hashimoto Thyroiditis: Clinicas e diagnostic criteria Autoimmum Rev 2014: 13(4): 391-397.

Cheng MH, Anderson MS. Insights into type 1 diabetes from autoimmune polyendocine syndromes.Curr Opin Endocrinol Diabetes Obes. 2013; 20(4):271-8.

Cutolo M. Autoimmune polyendocryne syndrome Autoimun Rev. 2014; 13(2):85-9.

Eisenbarth GS, Gottlieb PA. Medical Progress: Autoimmune Polyendocine Syndromes. N Engl J Med 2004; 350(20):2068-2079.

Forges T, Monnier-Barbarino P, Faure GC, Bene MC. Autoimmunity and antigenic targets in ovarian pathology. Hum Reprod Update. 2004; 10(2):163-175.

Gough SCI Genetics of Graves' disease. Endocrinol Metab Clin N Am 2000; 29(2):,255-266.

Husebye ES, Perheentupa J, Rautemaa R, Kämpe O. Clinical manifestatios and management of patients with autoimmune polyendocrine syndrome type 1 J Intern Med. 2009; 265(5):514-29.

Marx SJ Hyperparathyroid and hypoparathyroid disorders. N Engl J Med 2000; 243:1863-1875.

Queiroz MS. Type 1 diabetes and autoimmune polyendocryne syndromes diseases. Arq Bras Endocrinol Metabol. 2008; 52(2):198-204.

Shikama N, Nusspaumer G, Holländer GA Clearing the AIRE: on the pathophysiological basis of the autoimmune syndrome type 1 Endocrinol Metab Clin North Am. 2009; 38(2):273-288.

Ten S et al. Clinical review: Addison's disease. J Clin Endocrinol Metab 2001; 86:2909-2022.

Vialettes B, Dubois-Leonardon N. Type 2 autoimmune polyendocrine syndromes (APS-2). Bull Acad Natl Med. 2013; 197(1):31-40.

Weerman AP. Diseases associated with thyroid autoimmunity explanation for the expanding spectrum Clin Endocrinol 2011; 74(4):411-418.

C A P Í T U L O

42

Doenças Renais Mediadas pelo Sistema Imune

Niels Olsen Saraiva Câmara, Maurício Galvão Pereira e Alvaro Pacheco-Silva

INTRODUÇÃO

O rim é um órgão complexo, responsável pela homeostase do meio interno, por meio da regulação do pH sanguíneo, do balanço hidroeletrolítico, da pressão arterial e da depuração das toxinas do metabolismo celular. Além disso, o rim apresenta função hormonal relevante, incluindo a produção de mediadores importantes na regulação hemodinâmica intrarrenal e sistêmica (prostaglandinas, tromboxane A, óxido nítrico e renina), além de sintetizar a eritropoetina, hormônio que estimula a eritropoese na medula óssea, e realizar a hidroxilação que torna ativa a vitamina D (colecalciferol). Essas funções são desempenhadas pelos glomérulos, compartimento tubulointersticial e vasos; todos podendo ser acometidos nas várias doenças renais mediadas pelo sistema imune.

As doenças renais mediadas imunologicamente são a terceira causa mais comum de doença renal terminal nos EUA, acometendo até 20% dos pacientes em diálise. Os mecanismos patogênicos da maioria das doenças renais mediadas imunologicamente ainda permanecem pouco compreendidos. O rim pode ser acometido nesse grupo de doenças por três mecanismos: 1) lesão renal mediada por anticorpo; 2) lesão renal mediada por imunocomplexo e 3) dano renal mediado por lesão celular direta, na ausência de formação de anticorpos.

As doenças renais mediadas pelo sistema imune podem ser classificadas pelas alterações histopatológicas, pelo mecanismo de lesão imunológica ou pelas síndromes clínicas que produzem. As principais síndromes clínicas existentes nas doenças renais mediadas imunologicamente incluem a síndrome nefrótica, a síndrome nefrítica, a glomerulonefrite rapidamente progressiva, a nefrite tubulointersticial aguda e a insuficiência renal aguda (Quadro 42-1).

Neste capítulo, distribuiremos as doenças renais classificadas histopatologicamente nas síndromes clínicas de maior ocorrência para cada uma, tentando facilitar o raciocínio diagnóstico e terapêutico. Deteremonos apenas nas doenças renais primárias, não comentando acerca da imunopatologia do transplante renal, visto ser um tópico complexo e que foge aos objetivos deste capítulo.

QUADRO 42-1 **Distribuição das doenças renais imunologicamente mediadas em síndromes clínicas**

Síndrome nefrótica

    Doença por lesões mínimas (DLM) Glomeruloesclerose segmentar e focal (GESF) Glomerulopatia membranosa Glomerulonefrite membranoproliferativa

Síndrome nefrítica

    Glomerulonefrite pós-infecciosa Nefropatia por IgA Nefrite lúpica

Glomerulonefrite rapidamente progressiva

    Doença antimembrana basal glomerular
    Glomerulonefrite paucimune
    GNRP mediada por imunocomplexo

Nefrite tubulointersticial

Insuficiência renal aguda

DOENÇAS RENAIS MEDIADAS IMUNOLOGICAMENTE, ASSOCIADAS À SÍNDROME NEFRÓTICA

Neste grupo de doenças, o paciente apresenta proteinúria em níveis nefróticos (≥ 3,5 g/24h ou 50 mg/kg/24h) e hipoalbuminemia (albumina sérica < 3 g/L), podendo estar associadas a edema, hiperlipidemia e hipercoagulabilidade. A ausência desses últimos achados clinicolaboratoriais não exclui o diagnóstico, visto que eles decorrem da proteinúria.

Doença por Lesão Mínima

A doença por lesão mínima (DLM) é a causa mais comum de síndrome nefrótica em crianças e representa a terceira principal etiologia das síndromes nefróticas em adultos (10 a 15%), depois da nefropatia membranosa e da glomeruloesclerose segmentar e focal. Apresenta-se como proteinúria nefrótica, hipoalbuminemia e hiperlipidemia, geralmente com preservação da função renal. Na análise histológica, não são encontradas alterações na microscopia óptica e na imunofluorescência; as únicas anormalidades vistas são ultraestruturais, representadas pelo apagamento ou fusão dos pedicelos das células epiteliais viscerais (podócitos) na microscopia eletrônica, um achado que pode ser encontrado também em outras doenças glomerulares em fase inicial, associadas no nível de proteinúria nefrótica.

Sua patogênese permanece incerta, mas a ligação da doença por lesão mínima (DLM) a uma origem imune vem sendo presumida há anos, baseando-se na resposta desta entidade à terapia imunossupressora.

Há quase 30 anos, Shalhoub propôs que a DLM era uma anormalidade direta da célula T ou mediada por ela. Ele propunha que uma expansão clonal dos linfócitos T produzia uma citocina que agredia diretamente a membrana basal glomerular ou indiretamente via célula mesangial. Alguns autores produziram hibridomas de células T de pacientes com doença por lesão mínima que produziam uma proteína de 60 a 160 kDa, com propriedades mitogênicas *in vitro* e que, quando injetada, induzia a atenuação dos podócitos com proteinúria. Essa proteína foi chamada de fator de permeabilidade glomerular. Contudo, na síndrome nefrótica, as células T são raramente vistas dentro do glomérulo, dificultando incriminá-las como responsáveis pelo dano glomerular. As imunoglobulinas séricas são anormais em pacientes em recaída e são caracterizadas por depressão de IgG e elevação de IgM. Pacientes com recidivas de DLM apresentam níveis elevados de citocinas como TNF-α, IL-8 e IL-13, sugestivos de ativação do NF-kβ, e frequente associação ao estímulo imunológico persistente (infecções virais, alérgenos e imunização). Em contraste, as remissões são caracterizadas por um aumento na expressão de IkBα. Sahali e colaboradores investigaram a ativação molecular nesses pacientes. Utilizando técnicas de clonagem diferencial e subtrativa, os autores identificaram 84 clones de genes expressos em pacientes com recidiva da doença. Dezoito destes codificam para etapas coordenadas da ativação da célula T, corroborando a hipótese de que a DLM seja uma doença mediada imunologicamente. Durante a recidiva existia o aumento na expressão de proteínas relacionadas com o citoesqueleto, como, por exemplo, L-plastina e grancalcina, e um fenótipo de ativação Th2 (diminuição da expressão de IL-12R e aumento do fator de transcrição c-maf).

Para complementar todos esses achados, a responsividade desses pacientes ao tratamento imunossupressor sugere fortemente um mecanismo mediado imunologicamente.

No tratamento de crianças com síndrome nefrótica clássica recomenda-se prednisona 60 mg/m^2 por dia (dose máxima de 80 mg/dia) de 4 a 6 semanas, atingindo-se remissão da proteinúria em mais de 90% dos pacientes após este período, seguida por prednisona 40 mg/m^2 em dias alternados por mais 4 a 6 semanas (nível de evidência I). O uso da prednisona no primeiro episódio de síndrome nefrótica em crianças por um período de três a sete meses comparado com apenas dois meses, resultou em uma diminuição no número de recorrências no intervalo de 12 a 24 meses, sem aumentar de forma importante os efeitos adversos. Em adultos com síndrome nefrótica, recomenda-se a realização preemptiva de biópsia renal, já que existe uma maior diversidade de diagnósticos etiológicos com abordagens terapêuticas e prognósticos diferentes. Na doença de lesão mínima em adultos, utiliza-se prednisona 1 mg/kg/dia (máximo de 80 mg/dia) por um período maior do que quatro a seis semanas para se obter remissão. Ciclofosfamida ou ciclosporina podem ser usadas na dependência ao esteroide ou na resistência ao corticoide, enquanto a ciclofosfamida ou o clorambucil têm utilidade nas recorrências frequentes. Embora a ciclosporina seja eficiente para induzir remissão, assim como em outras glomerulopatias, a doença pode recorrer após a suspensão da terapia; por outro lado, a manutenção de seu uso crônico implica o risco de nefrotoxicidade crônica e disfunção renal. A Figura 42-1 demonstra um algoritmo para o manejo dessas situações especiais no tratamento da DLM. A progressão para insuficiência renal crônica terminal (IRCT) é rara.

Glomeruloesclerose Segmentar e Focal

A glomeruloesclerose segmentar e focal (GESF) é uma doença de difícil interpretação clínica, especialmente em adultos, por ser considerada como a via final comum de muitas formas de lesão glomerular. Pode ser idiopática ou secundária a uma variedade de doenças (Quadro 42-2). Os pacientes geralmente se apresentam com proteinúria,

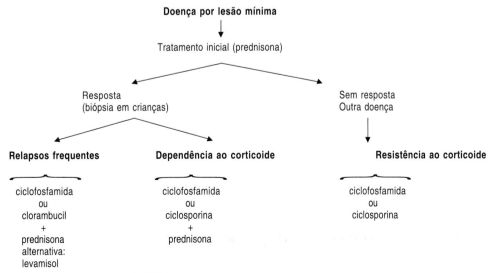

FIGURA 42-1 Algoritmo para o manejo da DLM.

em níveis nefróticos, associada a hematúria microscópica, hipertensão arterial e disfunção renal progressiva. É caracterizada pelo envolvimento de alguns, mas não todos, os glomérulos (focal), os quais apresentam colapso parcial (segmentar), com deposição de IgM e infiltração de histiócitos. Ao longo da evolução da GESF, surgem lesão tubulointersticial, glomeruloesclerose e adesão do glomérulo esclerosado à cápsula de Bowman. Dados experimentais sugerem que a GESF seja uma desordem primária da célula glomerular e os achados imunológicos secundários.

QUADRO 42-2 Classificação da GESF

GESF idiopática ("primária")

GESF secundária
Nefropatia membranosa
Anemia falciforme
Pré-eclâmpsia
Diabetes associada ao HIV
Associada à heroína

GESF por redução da massa renal e glomerulomegalia
Doença renovascular
Nefropatia crônica do enxerto
Obesidade mórbida
Oligomeganefronia
Nefropatia de refluxo

Associada a doenças hereditárias
Síndrome de Alport
Síndrome de Down
Doenças mitocôndriais

Progressão (cicatricial) de doenças proliferativas
Nefropatia por IgA
Glomerulonefrite pós-infecciosa
Nefrite lúpica

No tratamento, o primeiro passo consiste em identificar pacientes com a forma secundária da GESF, já que eles podem necessitar de uma abordagem terapêutica específica. Comentaremos apenas o manejo da forma primária. Por ser uma doença heterogênea, os estudos clínicos para avaliação da eficácia terapêutica apresentam nível de evidência baixo. O tratamento com a prednisona 0,5 a 2,0 mg/kg/dia deve ser mantido por um período de seis meses antes de considerar o paciente resistente a corticoides (a remissão é associada a uma dose mínima de 60 mg/dia de prednisona). A ciclosporina na dose de 5 mg/kg/dia é efetiva na redução da proteinúria, mas a recorrência é frequente após sua suspensão ou redução da dose. O uso da ciclofosfamida ou do clorambucil pode ser considerado como terapia de segunda linha; entretanto, não existem estudos clínicos conclusivos. Além dos imunossupressores, o manejo da proteinúria e hipertensão com inibidores da ECA (enzima conversora e angiotensina) e dieta hipossódica deve ser utilizado para retardar a progressão da doença. Na recorrência da GESF após o transplante renal, provavelmente devida à presença do fator de permeabilidade circulante, tem-se utilizado a plasmaférese ou a adsorção de proteína com resultados variáveis.

Os fatores de pior prognóstico são a proteinúria elevada (em níveis nefróticos) e a creatinina sérica no momento do diagnóstico, além do grau de fibrose intersticial na biópsia renal.

Glomerulopatia Membranosa

A glomerulonefrite membranosa é uma causa comum de síndrome nefrótica em adultos. Pode ocorrer secundariamente a outras doenças, como hepatite B, sífilis, malária, lúpus eritematoso sistêmico, neoplasias e drogas (sais de ouro e penicilamina); entretanto, em adultos, é mais frequente a nefropatia membranosa idiopática. A apresentação clínica é variável; entretanto a maioria dos pacientes apresenta-se com síndrome nefrótica "clássica", sedimento urinário com baixa celularidade e função renal preservada. O diagnóstico é feito pela biópsia renal com achado de depósitos subepiteliais de imunocomplexos, associados ao espessamento difuso e uniforme da membrana basal glomerular (MGB). Pode-se, ainda, observar prolongamentos da MBG, denominados *spikes*, pela coloração com a prata, característicos da nefropatia membranosa. Esses achados, juntamente com os depósitos de IgG e C3, sugerem uma origem imune para o processo. Anticorpos circulantes contra o receptor da fosfolipase A2, que tem grande expressão nos podócitos glomerulares, foram detectados em 70 a 80% dos pacientes com glomerulopatia membranosa idiopática.

Os níveis de anticorpos contra o receptor da fosfolipase A2 têm relação com a taxa de remissão espontânea, com a resposta ao tratamento imunossuppressor e com a deterioração da função renal num período de seguimento de 5 anos.

Alguns fatores estão relacionados com a progressão para IRCT, como síndrome nefrótica grave, hipertensão, sexo masculino, idade acima de 50 anos e insuficiência renal já no início da doença.

A decisão do melhor tratamento para a nefropatia membranosa, bem como a avaliação de sua efetividade, é difícil, pois a doença apresenta evolução clínica variável, em especial pelo frequente desenvolvimento de remissões espontâneas em um terço dos pacientes, às vezes de meses a anos após o surgimento da síndrome nefrótica. Não há benefício do uso dos corticoides em nefropatia membranosa, tanto para induzir remissão como para preservar a função renal, como terapia isolada. Além do tratamento de suporte com orientação dietética (ingesta hídrica e salina), redução da proteinúria e controle pressórico com inibidores da ECA e antagonistas do receptor de AT1, o uso de agentes imunossupressores deve ser ponderado e reservado para pacientes com síndrome nefrótica que apresentem fatores preditivos à progressão para insuficiência renal ou piora da função renal durante o seguimento. Nesses casos, o uso de ciclofosfamida ou clorambucil, associados ao corticoide, por um período de 6 a 12 meses induz remissão prolongada. A ciclosporina na dose de 4 a 6 mg/kg/dia por 6 a 12 meses também pode ser utilizada, geralmente associada ao corticoide, como terapia inicial ou em caso de falência.

Glomerulonefrite Membranoproliferativa

A glomerulonefrite membranoproliferativa (GNMP) é responsável por 6% a 8% das glomerulonefrites. O termo GNMP descreve a aparência do glomérulo à microscopia óptica, com achado de proliferação endocapilar e espessamento da parede do capilar glomerular. Esses achados podem ocorrer tanto na forma idiopática quanto na associada a muitas doenças (forma secundária), incluindo o lúpus eritematoso sistêmico, a sarcoidose, distúrbios mieloproliferativos, lipodistrofia parcial, deficiência de α1-antitripsina, infecções virais, parasitárias e bacterianas crônicas. A forma primária (idiopática) é subdividida em três tipos pelos achados na microscopia eletrônica, de acordo com a localização dos depósitos imunes no glomérulo (subendotelial, intramembranoso e subepitelial). A apresentação clínica inclui hematúria microscópica, proteinúria, hipertensão e insuficiência renal. Das formas idiopáticas, a GNMP II é a mais comum, apresentando progressão para IRCT em 50% dos pacientes em dez anos. A crioglobulinemia mista é a forma secundária de maior frequência, sabidamente associada ao vírus da hepatite C na maioria dos casos. Nessa forma da doença, a patogênese está relacionada com a deposição de imunocomplexos circulantes e a ativação da cascata do complemento, além de a própria imunoglobulina monoclonal IgM reconhecer proteínas glomerulares endógenas.

O tratamento da GNMP idiopática tanto em adultos quanto em crianças deve ser reservado para os pacientes com proteinúria nefrótica, lesão tubulointersticial na biópsia e insuficiência renal. Quando indicado tratamento, as crianças recebem corticoides em altas doses, enquanto os adultos devem se beneficiar mais apenas com AAS ou dipiridamol, sem imunossupressão específica.

DOENÇAS RENAIS MEDIADAS IMUNOLOGICAMENTE ASSOCIADAS À SÍNDROME NEFRÍTICA

Glomerulonefrite Pós-infecciosa

Embora muito do que é chamado de lesão renal idiopática seja causado por agentes infecciosos, certos organismos estão mais claramente associados a alguma doença renal específica. O protótipo da glomerulonefrite pós-infecciosa é a glomerulonefrite pós-estreptocócica, também denominada glomerulonefrite difusa aguda (GNDA). Ocorre geralmente entre a infância e o início da adolescência de 14 a 21 dias após a infecção estreptocócica (faringite, impetigo). Complexos de antígeno-anticorpo são formados na circulação, indo depositar-se no glomérulo, levando à ativação do complemento e infiltração celular (neutrófilos, monócitos e macrófagos). As características clínicas são hematúria, com dismorfismo eritrocitário e cilindros hemáticos no sedimento urinário, redução nos níveis de frações do complemento, edema e hipertensão pela sobrecarga hídrica existente. Insuficiência renal é menos frequente e tem, normalmente, caráter reversível. O diagnóstico é baseado na evidência de infecção estreptocócica prévia – sorologia positiva para antiestreptolisina O ou antiDnase B –, associado à apresentação clínica de síndrome nefrítica. Por ser uma doença autolimitada na maioria dos casos, a biópsia renal deve ser realizada apenas nos casos em que a apresentação clínica inicial é atípica ou a evolução é prolongada.

À microscopia óptica encontra-se uma glomerulonefrite proliferativa difusa, com a ocorrência típica de depósitos subepteliais com aspecto de "corcovas" na microscopia eletrônica.

Em seu manejo, deve-se erradicar o foco infeccioso, se ainda presente, além do tratamento suportivo – controle pressórico e da sobrecarga hídrica.

Nefropatia por IgA

A nefropatia por IgA é considerada como a glomerulonefrite primária mais comum no mundo. Foi descoberta em 1968 por Berger e Hinglais, recebendo, por isso, também a denominação doença de Berger. Embora considerada por muito tempo como uma doença benigna, sabe-se que de 20 a 40% dos pacientes terão a doença evoluída para IRCT em um período de 20 a 25 anos. A forma primária da nefropatia por IgA é a mais frequente e compreende tanto uma patologia restrita ao rim – a nepropatia por IgA propriamente dita –, quanto uma variável sistêmica – a púrpura de Henoch-Schönlein. Entretanto, muitas outras doenças causam nefropatia associada a depósitos glomerulares de IgA (Quadro 42-3).

QUADRO 42-3   Doenças associadas a depósitos glomerulares de IgA

Primárias
Nefropatia por IgA
Púrpura de Henoch-Schönlein

Secundárias
Doenças autoimunes – LES, artrite reumatoide, síndrome de Goodpasture, síndrome de Sjögren, espondilite anquilosante, doença de Behçet
Infecções – HIV, lepra
Pneumopatias – sarcoidose, fibrose cística
Neoplasias – micose fungoide, carcinoma de pâncreas, pulmão e laringe
Doenças cutâneas – psoríase, dermatite herpetiforme
Hepatopatias – esquistossomose, hepatite B, hepatopatia alcoólica
Doenças intestinais – doença de Crohn, retocolite ulcerativa, doença celíaca

Ocorre em todas as idades, com mais frequência em homens, com variações na prevalência entre os países, provavelmente devido a diferenças genéticas e aos critérios locais para biópsia renal. Pode-se apresentar, normalmente, tanto de forma assintomática, como hematúria isolada ou proteinúria persistentes ou intermitentes, quanto em episódios de hematúria macroscópica, que pode coincidir com infecções do trato respiratório superior. Menos frequentemente, manifesta-se com caráter mais agressivo, como uma glomerulonefrite rapidamente progressiva. O diagnóstico definitivo é realizado com a biópsia renal, a qual é indicada mais precocemente em alguns países, como o Japão, e de maneira mais conservadora em outros, como os Estados Unidos. No Brasil, em geral, ela é feita apenas em indivíduos com proteinúria persistente não discreta ou aumento progressivo da mesma, além de qualquer grau de insuficiência renal. Entre os achados, encontra-se mais comumente à microscopia óptica expansão mesangial, celular e da matriz extracelular, embora qualquer padrão histológico possa estar presente, com a existência de depósitos glomerulares de IgA, frequentemente acompanhada de C3, C5b-9, IgG e/ou IgM na imunofluorescência, sem evidência de doença sistêmica.

A fisiopatogênese da nefropatia por IgA ainda não está completamente elucidada; entretanto, observações clínicas em pacientes receptores de transplante renal têm fornecido evidências de que a nefropatia por IgA é uma doença sistêmica. A recorrência após o transplante renal acomete de 35 a 50% dos pacientes, cuja doença evolui para IRCT. Se um paciente portador de IRCT de qualquer etiologia que não a nefropatia por IgA receber um rim de um doador com nefropatia por IgA assintomático, os depósitos de IgA do rim do doador desaparecem rapidamente. Pode existir uma produção aumentada de IgA1 pela medula óssea e tonsilas, principalmente, mas este evento isolado não é suficiente para conduzir à nefropatia por IgA.

Os mecanismos envolvem anormalidades da glicosilação (galactosilação) na região variável da IgA1, que podem levar à formação de macromoléculas complexas por dois mecanismos: autoagregação ou o reconhecimento dos neoantígenos expostos por IgA1 circulante ou anticorpos IgG. Esses complexos de IgA1 escapam da degradação hepática, indo depositar-se no mesângio renal, onde deflagram uma resposta inflamatória com a produção de uma série de citocinas e fatores de crescimento, tanto pelas células renais quanto pelas células circulantes, levando à proliferação da célula mesangial e síntese excessiva de matriz extracelular. A perpetuação do processo resulta em glomeruloesclerose e fibrose tubulointersticial com insuficiência renal progressiva.

Como ainda não existem abordagens terapêuticas específicas que interfiram nos mecanismos fisiopatogênicos, tem-se tentado bloquear o componente imunológico do processo e a resposta inflamatória secundária à ativação mesangial. O controle pressórico rigoroso e a redução da proteinúria, de preferência com o uso de inibidores da ECA e antagonistas do receptor de AT1, são importantes como nas outras glomerulopatias, pois ambos são fatores de progressão de doença renal modificáveis. O uso do óleo de peixe, rico em ácidos graxos poli-insaturados, parece ter um pequeno efeito benéfico, o qual envolveria potenciais reduções do processo inflamatório e glomeruloesclerose. Pacientes com alterações histológicas leves e função renal preservada, com proteinúria significativa (> 3 g/L), devem ser tratados com uma dose inicial de prednisona 1 mg/kg/dia por oito semanas, reduzindo-se então, gradativamente, a dose em pacientes com boa resposta até o período total de 4 a 6 meses. Têm-se ainda estudado o uso de ciclos de metilprednisolona 1 g/dia, intravenoso, por 3 dias nos meses 1, 3 e 5, mais prednisona 0,5 mg/kg em dias alternados no período entre os ciclos. Outros agentes imunossupressores têm sido usados em casos com deterioração mais rápida da função renal com algum sucesso; entretanto, ainda não existe uma orientação definida. A tonsilectomia pode ser utilizada em pacientes com hematúria macroscópica, associadas a episódios de tonsilite.

Para pacientes cuja doença evolui para IRCT, o transplante renal é a melhor opção terapêutica. Embora a recorrência seja frequente, ela ocorre mais tardiamente com baixa taxa de perda do enxerto (10% a 15%).

Nefrite Lúpica

O rim é o órgão mais comumente atingido no lúpus eritematoso sistêmico (LES), e quase 80% das pacientes apresentam sintomas clínicos de glomerulonefrite e cerca de 10 a 20% desenvolvem insuficiência renal crônica. Como nem todos os pacientes com LES desenvolvem nefrite, fatores genéticos e suscetibilidade adquirida devem estar presentes para a progressão da doença. Estudos epidemiológicos e em modelos animais sugerem uma origem poligênica para este distúrbio. A imunopatogenia permanece incerta. A anormalidade central parece ser a quebra da tolerância

à cromatina própria. A ativação da célula T induz uma resposta dos linfócitos B aos autoantígenos, que provoca a produção de autoanticorpos e sua posterior deposição no rim. A expressão de quimiocinas e a de outras citocinas podem modificar a gravidade da nefrite.

Anticorpos circulantes contra antígenos nucleares são característicos no LES e ajudam no seu diagnóstico. De fato, vários estudos enfatizaram uma correlação entre a ativação da célula B e a lesão mediada por anticorpos no LES, isso porque o depósito de imunoglobulina é a peça central na patogênese da nefrite lúpica. A localização dos depósitos parece governar a gravidade da inflamação que acompanha a nefrite. Por outro lado, o nível de anticorpo no soro não parece se correlacionar com a gravidade da doença. Para explorar a ideia de que os autoanticorpos seriam patogênicos, autores eluíram os anticorpos presentes no rim e os reinjetaram em animais saudáveis, e observaram que somente alguns induziram nefrite lúpica. Aparentemente, as características conformacionais e qualitativas dos anticorpos eram mais importantes do que a magnitude de seu excesso no soro na imunopatogênese do LES.

Existem três possibilidades pelas quais os autoanticorpos levariam à nefrite lúpica: imunocomplexos pré-formados poderiam se depositar no glomérulo, imunocomplexos poderiam se formar in situ, via interação iônica entre anticorpos e antígenos já existentes, e anticorpos poderiam se ligar a antígenos presentes no glomérulo, como a α-actinina. Os imunocomplexos podem ativar a cascata do complemento, resultando em liberação de anafilotoxinas como o C3a e o C5a, podendo este último atrair os leucócitos do sangue periférico para dentro do glomérulo, induzindo a ativação das células mesangiais. Uma vez que os complexos imunes tenham sido formados, eles podem também se ligar aos receptores Fc presentes nos macrófagos infiltrantes e nas células mesangiais. Há evidências atuais de que os alvos dos autoanticorpos são, na verdade, os nucleossomos. Essas organelas são complexos de histonas circundados por fitas de DNA. Autoanticorpos que reagem com nucleossomos podem ser identificados em humanos e em modelos experimentais de LES. Esses anticorpos são da classe IgG2a e 2b, compatíveis com uma resposta mediada por células T contra antígenos. Os anticorpos anti-DNA podem se ligar a componentes da membrana basal glomerular, e esta interação é mediada pelos nucleossomos. Como os nucleossomos são gerados após a apoptose, evidências incriminam um papel central da apoptose na nefrite lúpica. A apoptose, ou morte programada da célula, é um processo altamente regulado, no qual as células podem ser destruídas. Até o presente momento, não existem evidências que relacionam os defeitos na via da apoptose com a quebra da tolerância e com o desenvolvimento de LES em humanos. Entretanto, existem evidências de alterações significantes nos mecanismos de apoptose em alguns pacientes com LES. Parece, também, que os linfócitos têm dois papéis no desenvolvimento da nefrite lúpica: secretar autoanticorpos e apresentar antígenos para as células T. A participação de citocinas e quimiocinas como IFN, IL-12, IL-6, MCP-1 (proteína quimiotática para macrófagos), MIF (fator inibidor de macrófago) e CXCL13 na lesão imune glomerular no LES tem sido descrita em animais. A consequência dessa produção é o recrutamento de células inflamatórias para dentro do rim, liberação de mais citocinas pró-inflamatórias e dano tecidual.

O diagnóstico de LES baseia-se em 11 critérios propostos pela Associação Americana de Reumatologia, dos quais um é o acometimento renal. A nefrite lúpica é diagnosticada quando existe glomerulopatia em um paciente com outros critérios classificatórios para LES. Quando o rim é o primeiro órgão acometido, sem a presença dos outros critérios classificatórios, a confirmação diagnóstica torna-se mais difícil, embora certos achados histológicos sejam muito característicos.

A classificação da nefrite lúpica baseia-se nos padrões histológicos encontrados na biópsia renal. Revisada em 2003, está atualmente subdividida em seis tipos de lesões (Quadro 42-4). Tanto a abordagem terapêutica quanto o prognóstico são definidos pelos achados histológicos. Além da classificação em subtipos, a análise histológica também fornece informações sobre a natureza das lesões – se elas representam atividade da doença ou apenas alterações crônicas. O manejo completo e detalhado de todos os subtipos de lesões da nefrite lúpica foge ao escopo deste capítulo. De maneira geral, os objetivos do tratamento são a redução da proteinúria e da celularidade do sedimento (hematúria, cilindrúria e leucocitúria) e estabilização ou melhora da função renal. Na abordagem terapêutica, assim como nas demais glomerulopatias, o controle pressórico e a redução na proteinúria são importantes, além de estatinas nos pacientes hiperlipidêmicos.

QUADRO 42-4 **Classificação da nefrite lúpica 2003 – Sociedade Internacional de Nefrologia/Sociedade de Patologia Renal (simplificada)***

I – Nefrite lúpica mínima mesangial
II – Nefrite lúpica proliferativa mesangial
III – Nefrite lúpica focal
IV – Nefrite lúpica difusa (segmentar ou global)
V – Nefrite lúpica membranosa
VI – Nefrite lúpica esclerosante avançada

*J Am Soc Nephrol, 2004;15:241-250.

Os pacientes com doença mesangial (classes I e II) têm excelente prognóstico e não necessitam de terapia específica, a não ser que apresentem maior acometimento renal.

Em pacientes com nefrite lúpica membranosa (classe V), o manejo dependerá da gravidade da doença. Apenas os pacientes com proteinúria nefrótica receberão imunossupressão composta por ciclosporina de 3 a 5 mg/kg/ dia, associada à prednisona em baixa dose (5 a 10 mg/kg/ dia) por um período de 4 a 6 meses. As formas leves da nefrite lúpica focal (classe III) podem não necessitar de terapia imunossupressora específica. Por outro lado, as formas mais graves da nefrite focal e nefrite membranosa, bem como o envolvimento grave da doença extrarrenal (p. ex., vasculite no sistema nervoso central), devem ser tratadas de maneira agressiva, como para a nefrite lúpica difusa. Nessas situações, a terapia imunossupressora divide-se em duas fases: 1) indução de remissão e 2) manutenção. Na primeira fase, utilizam-se, geralmente, pulsos mensais de ciclofosfamida e metilprednisolona, intravenosas, por um período de 6 meses, mantendo-se prednisona nos intervalos. Micofenolato mofetil pode também ser utilizado como terapia de indução, principalmente em doenças mais leves ou quando houver intolerância à ciclofosfamida pelo período de 12 meses. Em casos selecionados, doses maiores de corticoides, plasmaférese, imunoglobulinas e anticorpos monoclonais podem ser utilizados. A terapia de manutenção é baseada na utilização de pulsos mais isolados (trimestral) de ciclofosfamida ou micofenolato mofetil, ou azatioprina, todos associados a baixas doses de prednisona, na dependência do esquema que obteve boa resposta na indução, devendo-se mantê-lo pelo período de, no mínimo, 12 a 18 meses. O uso de rituximabe nas nefrites lúpicas tipo III e IV não evidenciou resultados positivos, mas seu uso em poucos pacientes com resistência ao tratamento com ciclofosfamida e/ou micofenolato de mofetil foi animador.

DOENÇAS RENAIS MEDIADAS IMUNOLOGICAMENTE, APRESENTANDO-SE COMO GLOMERULONEFRITES RAPIDAMENTE PROGRESSIVAS

Algumas glomerulopatias podem se apresentar de maneira mais agressiva com instalação de insuficiência renal, geralmente oligoanúrica, no período de dias a semanas (inferior a 3 meses). Este grupo de doenças é conhecido como glomerulonefrite rapidamente progressiva (GNRP). O achado histológico característico é a existência de crescentes celulares e/ou fibrosos na cápsula de Bowman, levando a graus variados de colapso glomerular e acometendo mais de 50% dos glomérulos. A formação dos crescentes celulares ocorre por uma ruptura da membrana basal glomerular, devida à intensidade do processo inflamatório, com passagem de fibrina para o espaço de Bowman, a qual desencadeia a proliferação do epitélio parietal da cápsula Bowman com a formação dos crescentes. Com o transcorrer dos dias, as células dos crescentes são substituídas por tecido fibrótico, tornando o processo irreversível. A identificação precoce desta síndrome é fundamental, visto que o grau de insuficiência renal no momento do diagnóstico é o principal fator prognóstico. A GNRP é classificada em três tipos de acordo com o padrão de depósito das imunoglobulinas encontrado na imunofluorescência: 1) padrão linear – doença antimembrana basal glomerular; 2) ausência ou escassez de imunoglobulinas – glomerulonefrite paucimune e 3) padrão granular – GNRP mediada por imunocomplexos.

Doença Antimembrana Basal Glomerular

A glomerulonefrite antimembrana basal glomerular (MBG) ou doença de Goodpasture é uma entidade rara, que acomete rins e pulmões, sendo responsável por 20% dos casos de IRA associado à glomerulonefrite rapidamente progressiva. Embora a incidência seja baixa, de 0,5 a 1 caso/milhão de população/ano, ela é uma das únicas doenças autoimunes estudadas que têm o antígeno conhecido. A característica patológica desta doença é a presença de crescentes celulares associados a uma imunofluorescência com depósitos lineares de IgG, geralmente acompanhados de C3. Além disso, pode existir uma alveolite associada à hemorragia pulmonar, na metade dos casos. A maioria dos anticorpos anti-MBG é da classe IgG1, embora, às vezes, mulheres possam apresentar IgG4. Após a identificação desses anticorpos, vários trabalhos investigaram a imunidade humoral à procura de um antígeno. A maioria desses anticorpos liga-se aos domínios não colágeno da cadeia alfa 3 do colágeno tipo 4, uma molécula de colágeno somente encontrada em membranas basais especializadas, como nos rins, pulmões, plexo coroide, retina e cóclea. Os sintomas clínicos são em parte determinados pela existência do antígeno. Algumas pessoas podem apresentar anticorpos que se ligam a outros sítios das cadeias do colágeno tipo 4. Dados sugerem que os epítopos que reagem com os anticorpos são normalmente sequestrados dentro da molécula normal e somente expressos quando há um distúrbio físico-químico, como estresse oxidativo, exposição a hidrocarbonetos etc., permitindo uma reação do sistema imune. A transferência adotiva de anticorpos eluídos de rins acometidos para primatas resulta em doença; porém, se transferidos para animais deficientes em células T isso não ocorre, mostrando que somente os anticorpos não podem ser incriminados por todos os danos teciduais. Por outro lado, o transplante em vigência de anticorpo anti-MBG resulta em recidiva da doença.

Existem várias evidências, com base em estudos com humanos, para um papel da imunidade celular na patogênese desta doença. Isso inclui a maior ocorrência dos alelos HLA-DRB1*1501 e DRB1*04 DR15 (DRB1*1501 é achado em 3,54 vezes mais em doentes que em controles), e o *switch* das imunoglobulinas IgG1 e 4, além dos achados de linfócitos CD4+ e CD8+ dentro do glomérulo. Em modelos animais, a doença não pôde ser transferida somente com as células mononucleares, mas pode ser inibida pela terapia com anti-CD4, anti-CD8 e ciclosporina. Além do mais, a doença pode ser dissociada da existência de autoanticorpos, visto que alguns pacientes têm anticorpos, mas não desenvolvem a nefrite ou alveolite. Salama *et al.* demonstraram a presença de linfócitos T reativos ao antígeno não colagênico da cadeia alfa 3 do colágeno tipo 4 na época da apresentação da doença. A frequência dessas células diminui com o tempo, corroborando o declínio dos anticorpos anti-MBG. A raridade da ocorrência de células autorreativas a este antígeno em indivíduos normais é, em parte, determinada pela deleçãotímica durante o desenvolvimento. O timo expressa este antígeno, sendo provável que as células tenham sofrido seleção negativa.

O diagnóstico baseia-se nos achados da imunofluorescência (padrão linear), confirmado pela detecção de anticorpos circulantes contra a cadeia alfa 3 do colágeno tipo 4.

O início do tratamento não deve aguardar a dosagem dos anticorpos circulantes, instituindo-se de imediato a administração de prednisona 1 mg/kg/dia (máximo 60 mg/dia) por 6 a 8 semanas, com redução gradativa até 6 meses, e ciclofosfamida oral (2 a 3 mg/kg/dia) por 2 a 3 meses, simultaneamente com plasmaférese. Recomenda-se manter a plasmaférese diariamente até a negativação dos anticorpos circulantes ou, na impossibilidade da dosagem seriada dos anticorpos, pela monitorização da função renal. O racional para esta abordagem agressiva é que a plasmaférese remova rapidamente os autoanticorpos circulantes, a ciclofosfamida evite futura síntese de anticorpos e o corticoide aja como potente agente anti-inflamatório. Com o tratamento precoce, obtêm-se índices de sobrevida em torno de 85% e recuperação da função renal em 60%.

Glomerulonefrite Paucimune

A GNRP paucimune é definida pela ausência ou escassez de depósitos glomerulares de imunoglobulinas à imunofluorescência. Em adultos, principalmente acima dos 60 anos, é a forma mais comum de apresentação da GNRP. Em aproximadamente 80% a 90% dos pacientes com GNRP paucimune, é detectada a existência do anticorpo ANCA (anticorpo anticitoplasma de neutrófilo), o qual, em estudos experimentais, estaria envolvido no processo de lesão tecidual, mesmo na ausência dos linfócitos B e T. Entretanto, provavelmente é necessária a participação dos linfócitos T como agentes efetores no mecanismo fisiopatológico. A GNRP paucimune ou GNRP associada ao ANCA manifesta-se como vasculite sistêmica em 75% dos casos. As principais vasculites sistêmicas associadas são a granulomatose de Wegener (GW), a poliangeíte microscópica (PAM) e a síndrome de Churg-Strauss (SCS).

A GW é caracterizada como uma vasculite de pequenos e médios vasos que acomete preferencialmente as vias aéreas inferiores, superiores e o rim. A pele, as articulações e os nervos periféricos também podem estar envolvidos. A PAM pode acometer o pulmão, o rim, a pele e os nervos periféricos, poupando as vias aéreas superiores. As manifestações renais em ambas as doenças variam desde hematúria e proteinúria com pouca repercussão na função renal até apresentação típica de GNRP com oligoanúria e necessidade de diálise já no diagnóstico. Elas podem ser diferenciadas pelo aspecto não granulomatoso das lesões vasculíticas nas vias aéreas inferiores da PAM. A SCS apresenta-se como rinite alérgica ou asma de início recente, com eosinofilia associada à vasculite sistêmica de pequenos vasos. O acometimento renal é bastante variável entre os estudos, sendo, em geral, leve, com hematúria e proteinúria. A biópsia renal típica revela lesões necrosantes focais segmentares ou difusas. Tanto a GW quanto a SCS podem, de forma menos frequente, apresentar granulomas em artérias ou no interstício. O diagnóstico é baseado em apresentação clínica, histologia renal compatível com GN paucimune e achados sorológicos. A GW está associada ao C-ANCA (antiproteinase-3), enquanto a PAM e a SCS apresentam, mais frequentemente, o P-ANCA (antimieloperoxidase).

O tratamento da GW e PAM incluem corticoides em altas doses e ciclofosfamida, com taxas de remissão em torno de 90%. A plasmaférese tem sido utilizada em pacientes com hemorragia pulmonar ou com necessidade de diálise no início do tratamento, mas estudos recentes têm sugerido um benefício no seu uso também em pacientes sem necessidade de diálise. A necessidade de manutenção da terapia de imunossupressão *versus* a toxicidade da ciclofosfamida tem feito com que outros agentes, como a azatioprina e o micofenolato mofetil, sejam avaliados. A SCS é efetivamente tratada com corticoides.

Como nas outras GNRPs, a gravidade da insuficiência renal no momento do diagnóstico é um importante marcador prognóstico. Pode ocorrer recorrência após o transplante renal, embora a positividade do ANCA no momento do transplante não aumente este risco.

GNRP Mediada por Imunocomplexo

Várias das doenças anteriormente discutidas neste capítulo, como nefropatia por IgA, LES, glomerulonefrite pós-infecciosa, púrpura de Henoch-Shönlein, crioglobulinemia e GNMP, são mediadas por imunocomplexo e podem se apresentar como GNRP. Em crianças, doenças mediadas por imunocomplexo são a principal causa de GNRP. À imunofluorescência, os depósitos de imunoglobulina com aspecto granular são característicos, juntamente com a ocorrência dos crescentes celulares/fibrosos. O tratamento deve ser dirigido para a doença de base, e uma menor resposta terapêutica do que as outras formas de GNRP. A plasmaférese parece não oferecer benefícios na GNRP por imunocomplexos, principalmente nos pacientes já em tratamento dialítico.

DOENÇA RENAL MEDIADA IMUNOLOGICAMENTE, ASSOCIADA À NEFRITE TUBULOINTERSTICIAL

A doença renal progressiva é caracterizada pelo desenvolvimento de glomeruloesclerose e fibrose tubulointersticial. Enquanto a redução na taxa de filtração glomerular com a progressão da doença renal leva a atenção para as mudanças na arquitetura glomerular, é a gravidade da doença tubulointersticial que melhor se correlaciona e prediz o grau da perda de função renal. Isso acontece porque a morte da célula tubular, seja por obstrução ou por apoptose, pode bloquear a filtração glomerular de um néfron individual, independentemente de ser o glomérulo normal ou não. Por exemplo, a fibrose periglomerular pode obstruir o túbulo proximal e deixar o glomérulo atubular. Em vários modelos, a presença de glomérulos atubulares correlaciona-se com a redução na taxa de filtração glomerular.

Vários mecanismos estão relacionados com o desenvolvimento de nefrite tubulointersticial: proteinúria, lesão direta do compartimento tubulointersticial (infecção, doenças autoimunes, toxinas, drogas, diabetes, obstrução) e isquemia renal (anatômica, microangiopatias ou vasculopatias crônicas). Todos esses mecanismos têm em comum a indução local de fatores quimiotáticos e de moléculas de adesão que levam ao influxo local, acúmulo e ativação de leucócitos. Os leucócitos predominantes são monócitos e macrófagos, embora as células T possam também estar envolvidas. A sobrecarga de proteína leva a sua maior captação pelo túbulo proximal, provocando um estresse dos lisossomos que, uma vez sobrecarregados, liberam proteases que causam lesão tubular. A proteinúria pode estar também associada à liberação de citocinas, de transferrina, geração de C5b-9 e de ácidos graxos livres ligados à albumina, que geram oxidantes ou lesam diretamente a célula tubular. Além de albumina, as cadeias leves podem lesar diretamente as células tubulares.

Uma vez ativada, as células tubulares passariam a expressar o NF-κβ e o elemento regulador da proteína ativadora 1 (AP-1), e produzir quimiocinas, especialmente MCP-1, MSP (proteína estimuladora do macrófago) e osteopontina, que atraem mais leucócitos para os sítios de inflamação. O infiltrado é facilitado pela existência de moléculas de adesão, como o LFA-1, presentes no endotélio dos capilares peritubulares. O influxo de monócitos e macrófagos correlaciona-se diretamente com a gravidade da lesão renal. Os monócitos agridem os túbulos ao liberarem moléculas oxidantes e citocinas com a IL-1β e angiotensina II. Os fibroblastos locais são ativados pelas citocinas liberadas, como o PDGF-β, passando a expressar proteínas contráteis, secretar colágeno, resultando em um fenótipo de miofibroblastos. Os miofibrobalstos e as células tubulares secretam colágenos e causam a fibrose tubulointersticial. A expressão local de PA-1 (ativador do plasminogênio 1), estimulada pela angiotensina II, amplifica a fibrose ao bloquear a degradação da matriz extracelular. Alguns fatores, como a angiotensina II e os produtos finais da glicosilação avançada, parecem estimular o TGF-β, que

sinaliza via *Smad* e gera fibrose. Estudos recentes adicionais evidenciaram que existe uma redução do número dos capilares peritubulares em áreas de fibrose, provavelmente devido a um aumento da apoptose das células endoteliais e a uma diminuição de sua proliferação. Vários fatores estão relacionados com essa resposta angiogênica defeituosa, como a presença de fatores pró-apoptóticos, como o TNF-α e a trombospondina-1, e a diminuição de fatores pró-angiogênicos, como o VEGF (fator de crescimento do endotélio vascular). Associado a essa perda capilar, existe ainda um espessamento dos vasos pré-glomerulares, secundário a um aumento do número de células musculares lisas, a um infiltrado de macrófagos e à deposição de matriz extracelular, resultando em aterosclerose.

Anticorpos dirigidos contra a membrana basal tubular podem mediar nefrite tubulointersticial. Neste caso, a nefrite tubulointersticial pode ocorrer sozinha ou juntamente com a doença glomerular. O exemplo clássico da presença de anticorpo antimembrana basal tubular causando nefrite tubulointersticial sem afetar o glomérulo é o uso da meticilina. Esta síndrome apresentase como uma insuficiência renal aguda, com rash cutâneo, eosinofilia, leucocitúria estéril, proteinúria modesta e, frequentemente, hematúria importante. A patogenia envolve os depósitos de IgE e IgG ao longo das membranas basais tubulares. Outros agentes como os betalactâmicos, as sulfas, a rifampicina e a fenitoína podem causar síndrome similar, porém a associação clara com a geração de anticorpo é indefinida. A nefrite tubulointersticial pode ocorrer sem a exposição a agentes conhecidos; a imunoprecipitação com antígenos tubulares, e não glomerulares, indica a presença de anticorpos nessas situações. Por outro lado, anticorpos antimembrana basal tubular podem ser detectados em biópsias de pacientes com glomerulonefrite crescêntica. Pacientes com esses anticorpos parecem ter mais dano tubulointersticial, implicando um curso mais agressivo. Anticorpos antimembrana basal tubular podem ser detectados na síndrome de Goodpasture (não direcionados contra a cadeia alfa 3 do colágeno tipo 4), LES, nefropatia por IgA, glomerulonefrite membranosa e rejeição a aloenxerto. Contudo, a presença de depósitos de imunocomplexos nos túbulos é mais freqüente que a presença de anticorpos contra membrana basal tubular nessas doenças. Na lesão intersticial existente dentro do mecanismo de progressão de doença renal em decorrência da toxicidade tubular pela proteinúria em doenças primárias de outros compartimentos do rim, normalmente o glomérulo, o tratamento, utilizando inibidores da ECA e antagonistas do receptor de AT1, de forma isolada ou associados, visa à redução rigorosa da proteinúria, além do controle da pressão arterial e não-utilização de drogas nefrotóxicas. Na nefrite tubulointersticial aguda, com a retirada da droga ou tratamento específico do fator agressor (infecção, doença auto-imune), a insuficiência renal geralmente se resolve no período de dias a semanas, embora a recuperação completa da função renal possa demorar vários meses. Embora não existam estudos controlados, o uso de corticóides na nefrite tubulointersticial aguda por drogas pode ser benéfico, principalmente na presença de insuficiência renal aguda.

INSUFICIÊNCIA RENAL AGUDA

A insuficiência renal aguda (IRA), definida como a redução no período de horas a dias na taxa de filtração glomerular, ocorre em cerca de 5% das internações hospitalares e tem sua maior importância no fato de apresentar elevada taxa de morbidade e mortalidade; em torno de 50%, quando há necessidade de terapia substitutiva renal – diálise. Nos pacientes internados no caso, a nefrite tubulointersticial pode ocorrer sozinha ou juntamente com a doença glomerular. O exemplo clássico da existência de anticorpo antimembrana basal tubular causando nefrite tubulointersticial sem afetar o glomérulo é o uso da meticilina. Esta síndrome apresenta-se como uma insuficiência renal aguda, com *rash* cutâneo, eosinofilia, leucocitúria estéril, proteinúria modesta e, frequentemente, hematúria importante. A patogenia envolve os depósitos de IgE e IgG ao longo das membranas basais tubulares. Outros agentes como os betalactâmicos, as sulfas, a rifampicina e a fenitoína podem causar síndrome similar, porém a associação clara com a geração de anticorpo é indefinida. A nefrite tubulointersticial pode ocorrer sem a exposição a agentes conhecidos; a imunoprecipitação com antígenos tubulares, e não glomerulares, indica a existência de anticorpos nessas situações. Por outro lado, anticorpos antimembrana basal tubular podem ser detectados em biópsias de pacientes com glomerulonefrite crescêntica. Pacientes com esses anticorpos parecem ter mais dano tubulointersticial, implicando um curso mais agressivo. Anticorpos antimembrana basal tubular podem ser detectados na síndrome de Goodpasture (não direcionados contra a cadeia alfa 3 do colágeno tipo 4), LES, nefropatia por IgA, glomerulonefrite membranosa e rejeição a aloenxerto. Contudo, a existência de depósitos de imunocomplexos nos túbulos é mais frequente do que a ocorrência de anticorpos contra membrana basal tubular nessas doenças.

Na lesão intersticial existente dentro do mecanismo de progressão de doença renal em decorrência da toxicidade tubular pela proteinúria em doenças primárias de outros compartimentos do rim, normalmente o glomérulo, o tratamento, utilizando inibidores da ECA e antagonistas do receptor de AT1, de forma isolada ou associados, visa à redução rigorosa da proteinúria, além do controle da pressão arterial e não utilização de drogas nefrotóxicas. Na nefrite tubulointersticial aguda, com a retirada da droga ou tratamento específico do fator agressor (infecção, doença autoimune), a insuficiência renal geralmente se resolve no período de dias a sema ambiente de terapia intensiva, esta mortalidade pode chegar a uma taxa entre 80 e 90%.

No rim, a lesão de isquemia e reperfusão (IR) é o principal fator etiológico da IRA, ocorrendo em situações de hipoperfusão renal provocadas por hipotensão/choque, desidratação e baixo débito cardíaco. A lesão de IR pode ser definida como o conjunto de lesões decorrentes da privação e do restabelecimento do suprimento de oxigênio a órgãos e tecidos. É fator etiológico reconhecido de doenças comuns e graves de outros aparelhos e sistemas, como infarto agudo do miocárdio e acidente vascular encefálico. A lesão da célula tubular pela agressão da IR inclui a morte celular, por necrose e por apoptose, e a lesão subletal, que causa disfunção celular. A perda da integridade do citoesqueleto altera o arcabouço celular, tornando a célula tubular incapaz de desempenhar suas funções especializadas. Entre estas, ocorre a perda da polaridade da membrana da célula tubular, levando a alterações na bomba Na+/K+ ATPase, perda das junções intercelulares, da adesão célula matriz, ocasionando retrodifusão do fluido tubular e descamação tubular para dentro da luz.

Apesar de a reperfusão do tecido isquêmico ser essencial para a sua viabilidade, ela aumenta o dano iniciado pela isquemia, fenômeno denominado *reflow paradox*. Essa nova onda de lesão parece ser mediada pelas espécies reativas de oxigênio (ERO) e caracteriza-se pela existência de infiltrado inflamatório, principalmente de neutrófilos, e pela produção de citocinas pró-inflamatórias e quimiocinas. Os mecanismos potenciais de lesão pós-IR mediada pelos neutrófilos incluem a liberação de citocinas, como IL-1 e TNF alfa, de enzimas, como proteases, elastases e mieloperoxidases, e produção de ERO.

A ativação endotelial, resultando na expressão de suas propriedades pró-inflamatórias, tem sido associada à lesão mediada por leucócitos nos tecidos reperfundidos. Seguindo-se à ativação endotelial, uma sequência coordenada de eventos ocorre, culminando com a infiltração leucocitária em resposta ao estímulo. O bloqueio da ligação LFA-1 e ICAM-1 protege o rim da lesão de IR em modelos experimentais.

Citocinas e quimiocinas são também importantes na resposta à lesão de IR. Vários estudos identificaram estes mediadores inflamatórios, incluindo gama IFN, IL-1, IL-2, IL-6, IL-10 e TNF-alfa em tecidos pós-IR, sugerindo um papel ativo neste processo.

Entre as várias células inflamatórias recrutadas para o rim isquêmico, após a ativação endotelial, estão os linfócitos T CD4+ e CD8+, e as células dendríticas. Embora presentes, não está definido o mecanismo pelo qual essas células poderiam participar da lesão de IR. Na IR ocorre um aumento da expressão de moléculas MHC classes I e II, o que facilitaria uma ativação *in situ* dos linfócitos T. O bloqueio da ativação dos linfócitos T promove efeitos benéficos em animais submetidos a IR.

O padrão de citocinas encontrado nos animais isquêmicos podem corresponder à ativação dos linfócitos ou a uma consequência dela. O conhecimento mais detalhado dos mecanismos envolvidos nesta lesão abriria novas perspectivas terapêuticas para a IRA.

NOVAS PERSPECTIVAS TERAPÊUTICAS E AS DOENÇAS RENAIS MEDIADAS IMUNOLOGICAMENTE

A terapia atualmente existente para tratar as doenças renais mediadas imunologicamente falha em eficácia e em especificidade. O desenvolvimento de novas terapias requer o conhecimento mais detalhado da fisiopatogenia desses distúrbios, identificando tratamentos que possam interferir no processo em várias etapas. Os tratamentos ideais devem ser baseados em alguns conceitos, como evitar a quebra da tolerância ao próprio, bloquear as moléculas que agem promovendo a migração dos leucócitos para dentro dos tecidos, evitar a ativação do complemento, diminuir a produção ou sinalização de citocinas e quimiocinas, entre outros. Por exemplo, estudos experimentais demonstraram que o uso de fatores de crescimento, como o EGF, HGF, melhorava a regeneração renal após insulto isquêmico, abrindo possibilidades para novas terapias de reposição renal.

Entre as mais promissoras terapias celulares empregadas no tratamento das doenças renais, está o uso de células-tronco hematopoéticas. As células-tronco hematopoéticas e as células mesenquimais são células pluripotentes, podendo se diferenciar em linhagens neuronais, miogênicas, hepatocíticas e renais.

Rookmaaker *et al.* demonstraram que células derivadas da medula óssea contribuem para a remodelação das células glomerulares e endoteliais em um modelo experimental de glomerulonefrite por imunocomplexos. Outros autores utilizaram o mesmo modelo, porém, adicionalmente, induziram as células derivadas da medula a produzirem IL-10, obtendo resultados significantes em modelos de lesão imune glomerular. Mais recentemente, Morigi *et al.* demonstraram que células-tronco mesenquimais, geradas *in vitro*, eram capazes de curar os danos tóxicos da cisplatina em modelo de insuficiência renal aguda. As células mesenquimais não somente migravam para o rim lesado como se diferenciavam em células tubulares proximais. Resultados semelhantes foram obtidos em outros modelos de insuficiência renal aguda.

As células CD4+CD25+ reguladoras constituem 5% a 10% dos linfócitos T CD4+ periféricos e 1% dos linfócitos CD8+, são naturalmente anérgicas, ou seja, são hipoproliferativas diante de um estímulo antigênico ou policlonal, reversível pela adição de IL-2 ou de anticorpos agonistas contra CD28, e controlam as células linfocitárias autoreativas. Elas são incapazes de produzir IL-2, mas necessitam de pequenas quantidades desta citocina para sobrevivência na periferia, provavelmente produzida pelas células T CD4+CD25–. Elas são hiporresponsivas ao estímulo via TCR *in vitro*, mas, uma vez tendo o TCR sido estimulado, suprimem a ativação e proliferação das células T CD4+, CD8+ e B. As CD4+CD25+ reguladoras inibem a produção de IL-2, IFN-γ, imunoglobulinas e induzem a parada do ciclo celular nas células-alvo através de moléculas de superfície e mecanismos intracelulares ainda não descobertos. *In vivo*, as CD4+ CD25+ reguladoras são capazes de evitar e curar doenças autoimunes, rejeição ao aloenxerto e doença do enxerto contra o hospedeiro e possibilitar imunidade contra vírus e patógenos. A possibilidade de manipular *ex vivo* essas células e manter sua capacidade supressora já foi bem demonstrado, e, em modelos experimentais, foi evidenciado seu efeito protetor em reverter doenças autoimunes e rejeição a aloenxertos.

Bibliografia

Ambrus JL Jr, Sridhar NR. Immunologic aspects of renal disease. JAMA 1997; 278(22):1938-45.

Azuma H, Nadeau K, Takad M, Mackenzie HS, Tilney NL. Cellular and molecular predictors of chronic renal dysfunction after initial ischemia/reperfusion injury of a single kidney. Transplantation 1997; 64(2):190-197.

Bargman JM. Management of minimal lesion glomerulonephritis: Evidence-based recommendations. Kidney Int 1999; 55(Suppl 70):S3-S16.

Barisoni L, Kopp JB. Update in podocyte biology: putting one's best foot forward. Curr Opin Nephrol Hypertens 2003; 12(3):251-8.

Beck LH Jr, Bonegio RG, Lambeau G, et al. M-type phospholipase A2 receptor as target antigen in idiopathic membranous nephropathy. N Engl J Med 2009; 361:11.

Burgess E. Management of focal segmental glomerulosclerosis: Evidence-based recommendations. Kidney Int 1999; 55(Suppl 70):S26-S32.

Cameron JS. Focal segmental glomerulosclerosis in adults. Nephrol Dial Transplant 2003; 18(Suppl 6):vi45-vi51.

Chandraker A, Takada M, Nadeau KC et al. CD28-b7 blockade in organ dysfunction secondary to cold ischemia/reperfusion injury. Kidney Int 1997; 52(6):1678-84.

Cunard R, Kelly CJ. T cells and minimal change disease. J Am Soc Nephrol 2002; 13(5):1409-11.

D'Amico G. Natural history of idiopathic IgA nephropathy: role of clinical and histological prognostic factors. Am J Kidney Dis 2000; 36:227-37.

Donadio JV, Grande JP. IgA nephropathy. N Engl J Med 2002; 347(10):738-48.

Edelstein CL, Ling H, Schrier RW. The nature of cell injury. Kidney Int 1997; 51:1341-1351.

Fisher M, Pusey CD, Vaughan RW, Rees AJ. Susceptibility to antiglomerular basement membrane disease is strongly associated with HLA-DRB1 genes. Kidney Int 1997; 51(1):222-9.

Frascà GM, Soverini ML, Falaschini A, Tampieri E, Vangelista A, Stefoni S. Plasma exchange treatment improves prognosis of antineutrophil cytoplasmic antibody-associated crescentic glomerulonephritis: A case-control study in 26 patients from a single center. Ther Apher & Dial 2003; 7(6):540-546.

Goes N, Urmson J, Vincent D, Halloran PF. Acute renal injury in the interferon-gamma gene knockout mouse: effect on cytokine gene expression. Transplantation 1995; 60(12):1560-4.

Howie AJ. Pathology of minimal change nephropathy and segmental sclerosing glomerular disorders. Nephrol Dial Transplant 2003; 18(Suppl 6):vi33-vi38.

Jennette JC. Rapidly progressive crescentic glomerulonephritis. Kidney Int 2003; 63:1164-77.

Jiang S, Camara N, Lombardi G, Lechler RI. Induction of allopeptide-specific human regulatory CD4+CD25+ regulatory T cells ex-vivo. Blood 2003; 102:2180-2186.

Julian BA, Novak J. IgA nephropathy: an update. Curr Opin Nephrol Hypertens 2002; 11(3):279-86.

Kanigicherla D, Gummadova J, McKenzie EA, et al. Anti-PLA2R antibodies measured by ELISA predict long-term outcome in a prevalent population of patients with idiopathic membranous nephropathy. Kidney Int 2013; 83:940.

Klein JB. Immunologic renal injury. Curr Opin Nephrol Hypertens 1993; 2(2):225-30.

Krishnadasan B, Farivar AS, Naidu BV et al. Beta-chemokine function in experimental lung ischemia-reperfusion injury. Ann Thorac Surg 2004; 77(3):1056-62.

Lechler RI, Ng WF, Camara NO. Infectious tolerance? Mechanisms and implications. Transplantation 2001; 72(8 Suppl):S29-31.

Levin A. Management of membranoproliferative glomerulonephritis: Evidence-based recommendations. Kidney Int 1999; 55(Suppl 70):S41-S46.

Mathieson PW. Immune dysregulation in minimal change nephropathy. Nephrol Dial Transplant 2003; 18(Suppl 6):vi26-vi29.

Morigi M, Imberti B, Zoja C, et al. Mesenchymal stem cells are renotropic, helping to repair the kidney and improve function in acute renal failure. J Am Soc Nephrol 2004; 15(7):1794-804.

Muirhead N. Management of idiopathic membranous nephropathy: Evidence-based recommendations. Kidney Int 1999; 55(Suppl 70):S47-S55.

Nakagawa T, Kang DH, Ohashi R, et al. Tubulointerstitial disease: role of ischemia and microvascular disease. Curr Opin Nephrol Hypertens 2003; 12(3):233-41.

Nolasco F, Cameron JS, Heywood EF, Hicks J, Ogg C, Williams DG. Adult-onset minimal change nephrotic syndrome: a long-term follow-up. Kidney Int 1986; 29:1215-23.

Nolin L, Courteau M. Management of IgA nephropathy: Evidence-based recommendations. Kidney Int 1999; 55(Suppl 70):S56-S62.

Pinheiro, HS. O papel do linfócito T CD4+ na lesão de isquemia/reperfusão renal num modelo experimental de insuficiência renal aguda. São Paulo, 2001. [Tese (Doutorado), Universidade Federal de São Paulo].

Qin W, Beck LH Jr, Zeng C, et al. Anti-phospholipase A2 receptor antibody in membranous nephropathy. J Am Soc Nephrol 2011; 22:1137.

Rabb H. The T cell as a bridge between innate and adaptive immune systems: implications for the kidney. Kidney Int 2002; 61(6):1935-46.

Rennke HG. Secondary membranoproliferative glomerulonephritis. Kidney Int 1995; 47:643-56.

Rookmaaker MB, Smits AM, Tolboom H, et al. Bone-marrowderived cells contribute to glomerular endothelial repair in experimental glomerulonephritis. Am J Pathol 2003; 163(2):553-62.

Salama AD, Chaudhry AN, Ryan JJ, et al. In Goodpasture's disease, CD4(+) T cells escape thymic deletion and are reactive with the autoantigen alpha3(IV)NC1. J Am Soc Nephrol 2001; 12(9):1908-15.

Salama AD, Pusey CD. Immunology of anti-glomerular basement membrane disease. Curr Opin Nephrol Hypertens 2002; 11(3):279-86.

Shalhoub RJ. Pathogenesis of lipoid nephrosis: a disorder of T-cell function. Lancet 1974; 2(7880):556-60.

Shoskes DA, Parfrey NA, Halloran PF. Increased major histocompatibility complex antigen expression in unilateral ischemic acute tubular necrosis in the mouse. Transplantation 1990; 49(1):201-7.

Strutz F, Neilson EG. New insights into mechanisms of fibrosis in immune renal injury. Springer Semin Immunopathol 2003; 24(4):459-76.

Thadani R, Pascual M, Bonventre JV. Acute renal failure. N. Eng J. Med 1996; 334:1448-1460.

The Classification of Glomerulonephritis in Systemic Lupus Erythematosus Revisited. J Am Soc Nephrol 2004; 15:241-50.

The primary nephrotic syndrome in children. Identification of patients with minimal change nephrotic syndrome from initial response to prednisone. A report of the International Study of Kidney Disease in Children. J Pediatr 1981; 98:561-4.

Willinger CC, Schramek H, Pfaller K, Pfaller W. Tissue distribution of neutrophils in postischemic acute renal failure. Virchows Archiv B Cell Patho 1994; 62(4):632-639.

CAPÍTULO

43

Doenças Imunológicas do Trato Gastrointestinal

Flavio Steinwurz

INTRODUÇÃO

As principais doenças imunológicas do trato gastrointestinal são a gastrite autoimune, a doença celíaca e as doenças inflamatórias intestinais, compreendidas pela colite ulcerativa e doença de Crohn. Aspectos de interesse prático de todas essas patologias são detalhados nas linhas que se seguem, possibilitando uma visão geral dos mecanismos desencadeantes do processo imunológico que as envolve, seu diagnóstico e tratamento.

GASTRITE AUTOIMUNE

A gastrite crônica autoimune atrófica é caracterizada por uma atrofia da mucosa gástrica da região do corpo, hipergastrinemia e hipo ou acloridria.

Portanto, é uma condição que afeta, em geral, as regiões do fundo e corpo do estômago, preservando a região do antro. Desta forma, ocorre uma depleção das células parietais, produtoras de ácido clorídrico e que estão localizadas no corpo, mas não das células principais, produtoras de gastrina, originárias do antro gástrico. É uma entidade também conhecida como gastrite crônica do tipo A e está associada à anemia perniciosa, por deficiência de fator intrínsico para absorção de vitamina B_{12}, e à presença de anticorpos anticélula parietal. Além disso, caracteristicamente existe a hipergastrinemia em decorrência da acloridria e consequente predisposição a tumores carcinoides.

A gastrite autoimune difere da gastrite crônica do tipo B, isto é, não autoimune, na qual a área normalmente acometida é de todo o estômago, ou seja, difusa, havendo, portanto, hipogastrinemia, com destruição das células principais pelo acometimento também do antro gástrico. Nestes casos, não há presença de autoanticorpos, e a infecção por *H. pylori* é muito comum.

Estima-se que a progressão da gastrite crônica autoimune do tipo A para atrofia gástrica com anemia perniciosa ocorra em algo em torno de 20 a 30 anos de evolução da doença.

Etiopatogenia

O processo patológico deste tipo de gastrite parece estar diretamente relacionado com a presença de anticorpos anticélulas parietais. Pela formação destes, há destruição da mucosa das regiões do fundo e do corpo gástrico, acarretando, então, destruição das células parietais e consequente perda da secreção ácida e de fator intrínseco que ali são produzidos. Estudos em ratos sugerem que a lesão se inicia por células CD4 que interferem no sistema H^+/K^+-ATPase. O que ainda não se sabe é como ocorre a ativação das células CD4 e qual o exato mecanismo que estas se utilizam para causar a gastrite crônica.

A predisposição genética parece ter papel de importância, já que até 20% dos doentes têm familiares com a mesma patologia. Há, também, maior presença de autoanticorpos em membros da mesma família. Entretanto, não há evidências de associação com algum antígeno específico de histocompatibilidade (HLA).

A associação desta gastrite com outras doenças autoimunes não é rara. Entre elas, destacam-se a artrite reumatoide, tireoidite de Hashimoto, doença de Addison, hipoparatireoidismo, hipogonadismo primário etc.

A vitamina B-12 não pode ser absorvida pelo intestino delgado, a menos que esteja ligada ao fator intrínseco, uma glicoproteína essencial para o transporte desta vitamina. Na gastrite autoimune, o anticorpo anticélula parietal inibe a produção deste fator e acarreta, em consequência, a anemia perniciosa, ou seja, um tipo de anemia megaloblástica, por deficiência de vitamina B_{12}, que tem como aspecto fundamental a falta de fator intrínseco.

É importante lembrar que na gastrite atrófica autoimune, a acloridria é uma complicação comum, e, nestes casos, a deficiência de ácido acarreta um problema de absorção de ferro, elemento essencial para o sangue. Tais pacientes acabam desenvolvendo anemia ferropriva, microcítica e que pode confundir o quadro com a anemia perniciosa que pode coexistir. Um estudo prospectivo, bastante interessante, mostrou que 37,5% de pacientes portadores de anemia macrocítica e 19,5% de portadores de anemia microcítica, depois de investigados, mostraram-se com gastrite atrófica. Aliás, faz-se mister realizar tal pesquisa em portadores de anemia sem causa hemorrágica ou outra detectada que pudesse explicar tal quadro.

Apesar de ser doença autoimune e com existência de anticorpo anticélula parietal, há especialistas que atribuem ao *Helicobacter pylori* o papel de desencadeador do processo inflamatório. Um estudo em 326 portadores de gastrite atrófica mostrou presença do *H. pylori* em cerca de um quarto dos casos, ou seja, algo substancial, mas que não convence quanto a ser o possível agente deflagador da doença. Por outro lado, um estudo em portadores de gastrite autoimune sem atrofia e com presença de infecção pelo *H. pylori* mostrou que o tratamento da bactéria promove uma melhora do quadro inflamatório com significativa redução da lesão glandular. Muitos estudos ainda deverão ser realizados para que possamos esclarecer melhor o real papel dessa bactéria neste tipo específico de doença.

Quadro Clínico

Em geral, o indivíduo descobre que tem gastrite atrófica autoimune por várias razões de ordem sistêmica, e não por algum sintoma diretamente ligado ao estômago. Não raro, o diagnóstico é realizado após investigação de anemia de origem indeterminada, sem hemorragia e com pesquisa de sangue oculto nas fezes negativa. O portador da doença acaba tendo sintomas relacionados com a deficiência vitamínica e de oligoelementos, que acarretam anemia, neuropatias, astenia, fadiga etc. Entre os sintomas mais comumente apresentados, destacam-se a inapetência, flatuência pós-prandial, perda de peso e náusea.

Diagnóstico

O diagnóstico pode ser feito com auxílio de exames laboratoriais, que mostram anemia, deficiência de vitamina B_{12}, e outros. Deve, entretanto, ser confirmado com pesquisa de anticorpo anticélula parietal, dosagem de gastrinemia e endoscopia digestiva alta, que já permite verificar, macroscopicamente, perda do pregueado da mucosa do corpo gástrico, e, microscopicamente, atrofia glandular desta região.

Tratamento e Acompanhamento

Não há nenhum tratamento que possa reverter o processo atrófico, mas há que se observar atentamente os portadores de gastrite crônica atrófica autoimune, pois são potenciais candidatos ao desenvolvimento de lesões neoplásicas, principalmente tumores carcinoides, em decorrência da hipergastrinemia. Calcula-se que este risco seja de 5 a 10 vezes maior do que na população em geral. No mais, deve-se repor as vitaminas de acordo com a necessidade e possibilitar ao indivíduo uma recuperação da capacidade funcional.

Na China, foi realizado um estudo com a droga Weixibaonizhuan, usada durante 3 meses em 30 portadores de lesões gástricas pré-cancerígenas. Tais doentes apresentavam gastrite atrófica e displasia ou metaplasia, lesões que tiveram regressão importante com tal droga. Há, entretanto, que se realizar estudos maiores e mais bem controlados, para que se possa chegar a uma conclusão mais fidedigna.

DOENÇA CELÍACA

A doença celíaca, também conhecida como espru celíaco, espru não tropical, ou ainda enteropatia glúten-induzida, é uma condição inflamatória do intestino delgado, desencadeada pela ingesta de glúten ou trigo em indivíduos com certa predisposição genética. Foi descrita pela primeira vez em 1888 por Gee, mas a relação com o trigo só foi evidenciada pelo médico holandês Dicke, em 1950. Ele notou que, com a escassez do trigo na Segunda Guerra Mundial, crianças com a doença melhoraram dos seus sintomas. A partir de então, estudos mostraram que o glúten, uma proteína insolúvel em água e presente no trigo, era a substância desencadeadora do processo. Estudos subsequentes evidenciaram a gliadina, pequena proteína rica em prolina, como a fração capaz de deflagar os sintomas em portadores anteriormente assintomáticos.

Etiopatogenia

A doença celíaca tem incidência maior em membros da mesma família de portadores ou em grupos étnicos. Do ponto de vista genético, há uma forte associação da doença com fatores de risco, como a existência dos antígenos de histocompatibilidade da região D, no cromossomo 6, principalmente o HLA-DQ2 ou HLA-DQ8, ou também o HLA-DR3 ou o HLA-DR7, que dariam a predisposição para que o "gatilho" alimentar, ou seja, o glúten, desempenhasse seu papel patogênico. Tem, portanto, na sua etiopatogenia, um componente multifatorial, no qual são fundamentais os aspectos genéticos, ambientais e imunológicos.

Uma série de reações imunológicas induzidas pelo glúten nos portadores de doença celíaca está associada ao aparecimento de autoanticorpos circulantes e a lesões típicas da mucosa do intestino delgado.

A resposta intestinal à inflamação pode ocorrer de três maneiras:

1. Infiltrado linfocitário com preservação da arquitetura das criptas e vilosidades. Ocorre em cerca de 40% dos indivíduos com dermatite herpetiforme e em alguns familiares de primeiro grau dos portadores de doença celíaca. Em geral, não apresentam sintomas gastrointestinais.
2. Hipertrofia críptica com achatamento das vilosidades. Padrão clássico da doença celíaca. Os pacientes geralmente apresentam sintomas de má absorção intestinal. Melhoram com dieta restritiva, tanto no que diz respeito aos sintomas quanto à arquitetura do epitélio intestinal.
3. Achatamento das vilosidades e hipotrofia das criptas. Ocorre, via de regra, em casos de doença celíaca grave, refratária ao tratamento com exclusão de glúten na dieta. O quadro clínico quase sempre persiste, necessitando de suporte nutricional parenteral, e, nestes, as lesões intestinais frequentemente são irreversíveis.

Além da resposta imunológica celular, parece evidente, nos dias atuais, a participação da ativação do sistema do complemento, ou seja, da formação de complexos imunes na perpetuação da lesão nesses doentes. Em outras palavras, o antígeno, derivado do glúten, ao passar pela mucosa, reagiria com anticorpos formados localmente no intestino, ativando o complemento e, consequentemente, a lesão inflamatória. Isso explicaria o rápido aumento da permeabilidade da mucosa intestinal observado em celíacos não tratados ou reexpostos ao glúten. Outra prova deste mecanismo é a ocorrência de doença celíaca em portadores de hipogamaglobulinemia.

Quadro Clínico

O início dos sintomas ocorre, geralmente, por volta dos 2 anos de idade, quando o trigo é introduzido na dieta. Pode, entretanto, ocorrer no adulto, surgindo nestes, mais frequentemente, entre a 3ª e a 4ª década de vida. Em indivíduos geneticamente suscetíveis, a gliadina, proteína do trigo, desencadeia uma reação inflamatória no intestino delgado, que resulta na atrofia das vilosidades e, consequentemente, na redução da superfície absortiva do órgão. Em decorrência disso, tais indivíduos podem ter sintomas causados pela má absorção dos nutrientes, tais como diarreia, esteatorreia, desnutrição, emagrecimento, flatulência, distensão abdominal, astenia e vários outros. Há casos, no entanto, que apresentam sintomas menores, e não diretamente ligados ao tubo digestório, como anemia e fadiga, principalmente se a doença se limitar às porções proximais do intestino delgado. Manifestações extraintestinais também podem ocorrer, e, entre elas, ressaltam-se a osteopenia, o tétano e as neuropatias. Todas elas relacionadas com o quadro de má absorção.

Diagnóstico

O diagnóstico da doença celíaca pode gerar algumas dúvidas, e, para orientar o clínico de forma mais organizada, em 2013 o American College of Gastroenterology publicou um guia que gerou o algoritmo da Figura 43-1.

O desenvolvimento de testes altamente sensíveis e específicos, como os anticorpos antigliadina, antiendomísio e antitransglutaminase, permite correlacionar achados clínicos e histopatológicos (atrofia vilositária) com testes sorológicos de alta positividade e definição. A chance de se chegar ao diagnóstico definitivo, mediante todos os aspectos em conjunto, ou seja, com a clínica, a sorologia e o estudo anatomopatológico através de biópsia da segunda porção do duodeno, feita por endoscopia digestiva alta, é muito alta. Estima-se que seja superior a 98%.

Tratamento

Diferentemente de outras doenças autoimunes, nas quais ou não se identifica o antígeno desencadeante ou não se consegue removê-lo, na doença celíaca isso é possível. Assim, há a possibilidade de, com a retirada do glúten da dieta, eliminar o estímulo antigênico dele e, consequentemente, reduzir a cascata inflamatória por ele desencadeada. Isso parece mais simples do que é na realidade. É fato que o glúten existe em grande parte dos alimentos e sua restrição torna-se um problema, principalmente no que diz respeito ao convívio social. A grande maioria dos restaurantes tem este ingrediente nos seus cardápios. Felizmente, por outro lado, as fábricas de alimentos de grande parte do mundo são obrigadas por lei a rotular em seus produtos a presença ou não do glúten. Há, hoje, também muitas empresas especializadas em produtos sem glúten. Os alimentos chamados *gluten-free* são predominantemente produzidos com farinha de arroz e fécula de batata.

A necessidade de se tratar pacientes sintomáticos é evidente, já que o quadro clínico pode acarretar sérias consequências a eles. Há uma incidência maior de aparecimento de neoplasias nos portadores de doença celíaca, mas esta complicação parece estar correlacionada com o grau de inflamação, ou seja, atividade presente. Indivíduos que melhoram com a dieta e a seguem corretamente têm menor incidência de neoplasia que aqueles que se mantêm com inflamação crônica ou que não levam a dieta de forma mais rigorosa. É, entretanto, discutível, tratar indivíduos assintomáticos, ou mesmo sem alterações nos exames de biópsia intestinal, e que apenas apresentam anticorpos específicos, para doença celíaca, aumentados. Parece claro que seria algo prudente, no sentido profilático, mas não há estudos que mostrem a evolução deles com o tempo.

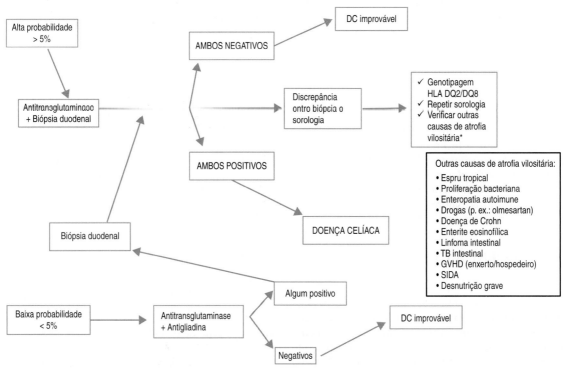

FIGURA 43-1 Algoritmo para o diagnóstico da doença celíaca segundo o guia do American College of Gastroenterology, 2013.

Recomendações para Doença Celíaca segundo Rubio-Tapia A. *et al.*:

1. Pacientes com sintomas sugestivos de má absorção intestinal, tais como diarreia, emagrecimento, dor abdominal, gases etc. devem ser testados para doença celíaca.
2. Pacientes com parentes de primeiro grau com diagnóstico conhecido de doença celíaca e que apresentem sintomas ou alterações em exames devem ser testados.
3. Pacientes assintomáticos com parentes de primeiro grau com diagnóstico conhecido de doença celíaca devem ser encorajados a realizar os testes, mas esta é uma recomendação condicional.
4. O teste antitransglutaminase é, de forma isolada, o mais simples e fidedigno ao diagnóstico, e deve ser realizado nos pacientes com mais de 2 anos de idade com suspeita da doença.
5. Pacientes com diabetes tipo I devem ser testados caso tenham sintomas digestivos.
6. Quando a suspeita é forte, a biópsia duodenal deve ser realizada mesmo com os testes sorológicos negativos.
7. Os testes sorológicos devem ser realizados enquanto o paciente estiver em dieta que contenha glúten.
8. Os testes de genotipagem HLA DQ2/DQ8 não devem ser realizados rotineiramente para o diagnóstico inicial de doença celíaca. São úteis para excluir a doença em pacientes para os quais os outros exames deixam dúvidas.
9. A confirmação do diagnóstico deve se basear na combinação de achados como sintomas clínicos, dados da história clínica, exame físico, sorologia, endoscopia digestiva alta e biópsia de múltiplos fragmentos do duodeno, mostrando alterações histopatológicas.
10. Pacientes com doença celíaca devem seguir uma dieta rigorosa, sem glúten, por toda a vida. Mesmo rastros de glúten podem ser prejudiciais. Há alguma tolerância desses pacientes à aveia, porém deve-se, em caso de inclusão deste cereal, monitorar cuidadosamente o paciente. É importante ter o apoio de um nutricionista experiente, que possa orientar a dieta e corrigir possíveis deficiências que já tenham ocorrido. A aderência à dieta é um fator muito importante, e deve ser permanentemente estimulada.

DOENÇAS INFLAMATÓRIAS INTESTINAIS

As doenças inflamatórias intestinais (DII) são crônicas, de causa e cura ainda desconhecidas e causam transtornos significativos aos seus portadores. Ocorrem em indivíduos, na grande maioria jovens e têm sua maior incidência na faixa dos 10 aos 40 anos de idade. Acredita-se que cerca de 20% dos portadores estejam na infância ou adolescência, podendo sofrer, além das consequências habituais, com o prejuízo do crescimento.

Entre as DIIs, destacam-se fundamentalmente a colite ulcerativa, mais conhecida no nosso meio como retocolite ulcerativa (RCU) e a doença de Crohn (DC). A primeira atinge exclusivamente o intestino grosso, quase sempre com envolvimento do reto, e causa lesões apenas na camada mucosa do órgão. A Doença de Crohn, por sua vez, causa lesões que acometem todas as camadas da parede intestinal, podendo acometer qualquer parte do trato gastrointestinal, da boca ao ânus, geralmente afetando a região do íleo terminal e parte proximal do intestino grosso (colo); sendo, portanto a ileocolite sua forma de apresentação mais frequente. A RCU foi descrita na Antiguidade, no século II, por Araeteus de Capadocia, enquanto a DC só o foi em 1932, por Crohn, Ginzburg e Oppenheimer, em um clássico trabalho, no qual levava o nome de ileíte regional.

Apesar de não ser conhecida de forma satisfatória, sua etiopatogenia teve, nos últimos anos, avanços importantes no que diz respeito ao seu melhor entendimento. Várias teorias já foram propostas para explicar o surgimento dessas doenças, desde a de haver um agente infeccioso implicado até a possibilidade psicossomática, mas sempre foi possível observar que havia uma importante relação de incidência em membros da mesma família e grupos raciais específicos. Esses achados indicavam um possível fator genético ou, ainda, outro ambiental comum a estes indivíduos. Isso pode ser comparado ao estudo da úlcera péptica, no qual inicialmente se acreditava haver apenas um componente genético e fatores emocionais, e, posteriormente, se detectou a existência da bactéria *Helicobacter pylori* como agente desencadeador do problema. Nos doentes com colite ulcerativa e doença de Crohn, alterações imunológicas puderam ser detectadas e estudadas, levando a uma grande corrida da pesquisa científica para defini-las de forma mais específica, para que novos medicamentos pudessem ser desenvolvidos, aliviando, assim, os sintomas dos portadores dessas patologias. Hoje, de um modo geral, acredita-se que a doença de Crohn tenha origem multifatorial, onde o indivíduo geneticamente suscetível entra em contato com determinado fator ambiental, que, mediante condições especiais da microbiota intestinal, o predispõe a uma reação imunológica defeituosa que gera o processo inflamatório crônico, descontrolado. No próximo item discutiremos isto mais a fundo.

Etiopatogenia

Do ponto de vista genético, observou-se nas doenças inflamatórias intestinais, além de um aumento de incidência em membros da mesma família, um aumento de concordância em gêmeos monozigóticos, o que leva à hipótese de *loci* genéticos contendo genes de suscetibilidade a estas doenças. A concordância de doença nestes gêmeos varia de 20% a 50% para doença de Crohn, e de 6% a 16% para colite ulcerativa, ao passo que, quando comparamos com gêmeos dizigóticos, esta relação cai para 0% a 4% e 0% a 5%, respectivamente. Algo parecido foi verificado quando se comparou a incidência de doença inflamatória intestinal em parentes de primeiro grau de portadores judeus asquenazes (7,8% para Crohn e 4,5% para colite) em relação à incidência em parentes de não judeus (5,2% e 1,6%). Tais números mostram uma significativa importância do fator genético nas doenças inflamatórias intestinais, principalmente na doença de Crohn. Por outro lado, a falta de concordância em todos os gêmeos monozigóticos sugere a existência de importantes fatores não genéticos, provavelmente ambientais ou luminais, que fariam o papel de gatilho para o desencadeamento da doença em indivíduos geneticamente suscetíveis. Acredita-se, na atualidade, que as doenças inflamatórias intestinais são geneticamente complexas e parecem necessitar de múltiplos fatores genéticos (alterações poligênicas em genes de risco e de baixa penetrância), além de fatores ambientais. Várias alterações genéticas têm sido implicadas com as doenças inflamatórias intestinais, mas a única já definida como de suscetibilidade para doença de Crohn é a mutação no gene CARD 15/NOD 2, localizado no *locus* IBD 1 do cromossomo 16. Esta alteração foi descrita simultaneamente por um grupo francês (Hugot *et al.*) e outro americano (Ogura *et al.*), em 2001, na tradicional e renomada revista *Nature*.

As alterações imunológicas que ocorrem após o desencadeamento das doenças inflamatórias intestinais são tão complexas quanto às genéticas. De uma forma sintética, a teoria mais aceita é a de que na presença do antígeno haveria ativação da célula T pela célula com antígeno presente (APC), células dendríticas e concomitante ativação do macrófago que liberaria IL 12. Essa interleucina interagiria com a célula T ativada, provocando uma resposta tipo Th 1, com consequente produção de interferon gama e fator de necrose tumoral alfa (TNF), citocinas inflamatórias que seriam as maiores responsáveis pelo processo de lesão tecidual na doença de Crohn. Aliás, acredita-se que estas poderiam ativar diretamente o macrófago, perpetuando, assim, um ciclo independentemente da reexposição ao antígeno.

Além disso, nos indivíduos com doença de Crohn, haveria um defeito de apoptose, ou seja, da morte celular programada das células Th 1. Com isso, a inflamação se tornaria crônica, já que este mecanismo é fundamental para controlá-la, o que ocorre em uma pessoa normal.

As células dendríticas são as mais potentes APC, capazes de apresentar não apenas antígenos, mas também glicopeptídeos e superantígenos. Estão envolvidas na resposta imune induzida pelas células T, assim como na geração de células T reguladoras. Além disso, podem ativar células B, que, por sua vez, podem controlar a função dessas células dendríticas.

Várias são as evidências clínicas do aumento da expressão de interleucina (IL) 12 na doença de Crohn, desde a presença desta em células mononucleares do tecido ativamente inflamado, até a existência elevada de macrófagos contendo IL-12 na camada muscular da lâmina própria, onde também se verifica aumento de expressão de RNAm desta interleucina. Da mesma forma, as evidências clínicas do aumento de expressão do fator de necrose tumoral alfa são bem demonstradas por meio de estudos que mostram correlação de tecido inflamado com envolvimento da mucosa e aumento desta citocina em células mononucleares e na lâmina própria do tecido agredido. Haveria, portanto, nas doenças inflamatórias intestinais, um desequilíbrio das citocinas pró e anti-inflamatórias.

O fumo é outro fator que vem sendo bastante estudado desde que se observou que alguns pacientes desenvolviam RCUI ou tinham suas crises exacerbadas quando paravam de fumar. O seu real papel ainda não foi esclarecido, mas estudos recentes sugerem que sua implicação possa estar supervalorizada, já que não se obtém grande melhora nos quadros ativos com a administração "terapêutica" de nicotina. Aliás, aconselha-se a não utilizar uma substância sabidamente carcinogênica como opção de tratamento. No caso da doença de Crohn, a relação da nicotina é diferente, levando à piora do quadro na maioria dos portadores.

Além de todo este complexo mecanismo descrito, deve-se lembrar que outros fatores parecem ter papel de importância na etiopatogenia das DII. A quantidade de moléculas de adesão celular, principalmente as chamadas ICAM 1 está aumentada e seria um fator que contribuiria de forma significativa para a produção de citocinas pró-inflamatórias pela migração de leucócitos através do endotélio vascular para o intestino inflamado. De outro lado, a barreira de proteção estaria afetada, favorecendo o processo inflamatório, pelo aumento da permeabilidade intestinal e diminuição da defesa local.

Modelos animais puderam confirmar o papel das citocinas no desenvolvimento e perpetuação do processo inflamatório. A indução de resposta Th 1 com secreção de fator de necrose tumoral alfa (TNF) e interferon (IFN) gama e linfotoxina beta, por meio da administração de STAT 4/IL 12, causa colite na maioria dos casos. O tratamento de ratos com estas colites induzidas, com o uso de anti-TNF, anti-IFN ou imunoglobulina para a fusão proteica do receptor da linfotoxina beta, resulta em atenuação do processo inflamatório e melhora dos sintomas clínicos. Acredita-se, aliás, que com o melhor conhecimento das variantes de predisposição genética, envolvidas nas DII, se possa criar modelos animais com estas alterações e possibilitar um salto para o melhor conhecimento das variações imunológicas e do seu mecanismo patogênico. Consequentemente, novas estratégias terapêuticas poderiam ser desenvolvidas, direcionadas para as alterações detectadas em cada caso especificamente.

Quadro Clínico

A RCU tem como apresentação típica a sintomatologia de diarreia com presença de muco e sangue nas fezes. Pode haver dor abdominal, emagrecimento, puxo, tenesmo e outros sintomas como febre, e, também, manifestações extra-intestinais, comuns nas doenças inflamatórias intestinais, tais como articulares (artralgia, espondilite, sacroileíte e outras artrites), dermatológicas (eritema nodoso, pioderma gangrenoso) hepáticas (colangite esclerosante) oftalmológicas (esclerite, uveíte) etc.

A doença de Crohn, por sua vez, pode determinar ainda, dada a sua grande variedade de apresentação, sintomas ainda mais complexos. Geralmente, cursa com dor abdominal, diarreia, quadros suboclusivos (decorrentes de estenoses, que são as complicações mais comuns) emagrecimento, febre, inapetência e, além dos sintomas tanto intestinais quanto extra-intestinais mencionados para RCU, também pode acarretar o aparecimento de lesões perianais, como fístulas, abscessos, úlceras, plicomas gigantes, hemorroidas, fissuras etc. Na criança e no adolescente, pode haver interferência no desenvolvimento corporal, e, portanto, a atuação médica se faz fundamental e determinante, no sentido de evitar sequelas irreversíveis.

Além das complicações mencionadas, é importante ressaltar que todos os indivíduos com afecção por DII, envolvendo o cólon de forma universal, ou seja, com a chamada pancolite, e que tenham a doença por mais de 10 anos, apresentam maior risco de desenvolvimento de neoplasia. Por esta razão, estas doenças são consideradas pré-neoplásicas nestes indivíduos, que, portanto, necessitam de abordagem especial, entrando em um programa de prevenção.

Diagnóstico

O diagnóstico das doenças inflamatórias intestinais deve naturalmente ser feito a partir de uma suspeita clínica decorrente da história, que nem sempre é característica, principalmente no que diz respeito à doença de Crohn. Por esta razão, muitas vezes, ele é retardado, dificultando a melhora do doente pela impossibilidade de tratá-lo adequadamente.

Vários são os métodos que possibilitam a confirmação do diagnóstico. Testes sanguíneos podem mostrar anemia, plaquetose, elevação dos níveis das provas de atividade inflamatória (hemossedimentação, proteína C reativa, alfa-1 glicoproteína ácida), hipoalbuminemia, deficiência de ferro e, mais recentemente, testes como ANCA atípico (para RCU) e ASCA (IgA e IgG) (para doença de Crohn), altamente específicos, mas pouco sensíveis, conforme dados obtidos em nosso meio, e que estão de acordo com a literatura mundial.

A calprotectina fecal é um teste relativamente novo que vem sendo utilizado com frequência para avaliar a inflamação intestinal. É simples, relativamente barato e não invasivo e tem excelente correlação com achados de colonoscopia, mas ainda não está disponível em todos os lugares. Serve também para diferenciar as DII da Síndrome do intestino irritável e para acompanhar a resposta terapêutica nas DII.

Estudos radiológicos, como o exame baritado do trânsito intestinal, podem ser importantes para a melhor avaliação do portador de doença de Crohn, já que o envolvimento do intestino delgado por ela é muito comum. Mais recentemente, a ultrassonografia com contraste e a enterografia por tomografia computadorizada ou por ressonância magnética tem ganhado espaço, pois podem evidenciar, além do espessamento de alças, o grau de inflamação e de fibrose existente. São exames caros, nem sempre disponíveis e operador dependente. Aliás, a ressonância magnética da região pélvica, com atenção especial para região perianal, tem se mostrado o melhor exame para avaliar fístulas e abscessos perianais.

A endoscopia tem papel fundamental no diagnóstico e acompanhamento das DII. Na RCU, a colonoscopia é considerada exame-padrão, já que pode avaliar a doença por completo e ainda possibilitar a retirada de fragmentos para exame anatomopatológico. Na DC, igualmente, é de grande utilidade, pelas mesmas razões, desde que a doença seja acessível por esse método. A endoscopia digestiva alta é restrita, na indicação, para casos de doença de Crohn que atingem essa região, portanto detectáveis pelo exame. Outras modalidades de endoscopia podem ser feitas para se chegar ao intestino delgado, tais como a enteroscopia e a endoscopia de duplo-balão. Mais recentemente, um novo método veio acrescentar a possibilidade de definição diagnóstica. É a cápsula endoscópica, que realiza mais de 40.000 registros fotográficos do interior do trato gastrointestinal, transferindo as imagens para um cinturão que fica ajustado no paciente. Os dados são depois lidos por um programa de computador e analisados por um especialista que interpreta tais imagens. É sem dúvida interessante para os casos inatingíveis pelos outros métodos e que deixam dúvidas no exame contrastado do trânsito intestinal.

Tratamento

O tratamento da RCU pode ser clínico ou cirúrgico, sendo este último reservado para casos onde haja falta de resposta ao primeiro ou complicação que o justifique, como por exemplo, a presença de displasia de alto grau ou o câncer propriamente dito.

O tratamento clínico deve levar em conta a gravidade, a extensão e a presença de complicações. Isso porque, dependendo da situação, deve-se lançar mão de estratégias mais ou menos agressivas e de medicação sistêmica ou local. As drogas mais utilizadas são a sulfassalazina, a mesalazina (derivado que contém o ácido 5-aminossalicílico, que é o princípio ativo purificado da sulfassalazina), os corticoides (prednisona por via oral e hidrocortisona por via intravenosa), os imunossupressores (6-mercaptopurina e azatioprina por via oral, ou ciclosporina por via intravenosa), e, mais recentemente, os agentes biológicos, anti-TNF (infliximabe), já utilizados há mais tempo, com êxito, na doença de Crohn. O adalimumabe e golimumabe são drogas biológicas, anti-TNF, que foram aprovadas para uso na RCU nos Estados Unidos após estudos controlados que mostraram eficácia, mas ainda aguardam autorização de uso no Brasil para esta indicação.

Quando da necessidade do tratamento cirúrgico na RCU, via de regra, o intestino grosso deve ser removido completamente (colectomia total), o que pode resultar em uma colostomia definitiva, ou, mais recentemente, pode ser feita uma cirurgia mais aceita, a colectomia total com anastomose íleo-anal com bolsa. Esta bolsa consegue, na maioria das vezes, em mãos experientes, resultados satisfatórios, havendo, entretanto, o risco de bolsite (*pouchitis*), ou seja, uma inflamação da bolsa que acarreta sintomas similares ao da colite ulcerativa e requer tratamento também parecido ou, por vezes, com antibióticos (ciprofloxacina e metronidazol).

A doença de Crohn também pode ser tratada clínica ou cirurgicamente, mas deixa-se esta última forma para complicações ou impossibilidade de se obter remissão com a primeira. Também apresenta regras básicas de tratamento clínico que devem respeitar a localização, gravidade, extensão e complicações da doença, além da presença de doenças coexistentes. Entre as drogas mais comumente utilizadas, destacam-se a sulfassalazina (somente para doença colônica), mesalazina, corticoides, imunossupressores e agentes anti-TNF (infliximabe, adalimumabe e certolizumabe pegol). No ano de 1997 já foi descrito o benefício do Infliximabe, anticorpo monoclonal quimérico anti-TNF, na doença de Crohn, quando demonstrou numa única infusão, melhora em 65% dos pacientes contra apenas 17% do grupo placebo. Este artigo demonstrou que a dose de 5mg/kg era tão eficaz quanto doses maiores, ficando então estabelecida esta como a padrão para o início do tratamento. Pacientes com doença de Crohn luminal de moderada a grave devem receber doses periódicas de infliximabe, já que aqueles que recebem doses episódicas evoluem pior. A dose preconizada é de 5 mg/kg em infusão endovenosa nas semanas zero, 2 e 6 (indução) e o efeito terapêutico geralmente se mostra ainda dentro da primeira semana de sua administração. O tratamento de manutenção deve ser feito com infusões periódicas a cada 8 semanas. Sua eficácia vem sendo comprovada por vários trabalhos científicos de diversas instituições de renome.

O tratamento de manutenção pode ser feito de forma isolada, com monoterapia, ou em associação com imunossupressores. A terapia combinada de infliximabe e imunossupressores mostrou ser mais eficaz que a monoterapia em pacientes, com doença de Crohn moderada ou grave, virgens de tratamento no estudo SONIC, que representou um marco.

Em 2007 foi aprovado o uso de um anticorpo monoclonal IgG1 totalmente humano contra o fator de necrose tumoral alfa, o Adalimumabe, para tratamento de doença de Crohn moderada a grave. A eficácia clínica e a segurança do Adalimumabe em pacientes com doença de Crohn, moderada a grave, foi demonstrada em vários estudos multicêntricos realizados, com critérios científicos muito bem estabelecidos, dos quais participaram um total de mais de 1.400 pacientes. No Brasil, um trabalho prospectivo aberto confirmou os bons resultados obtidos com a droga no tratamento da doença de Crohn moderada a grave.

O certolizumabe pegol também tem sido usado com sucesso, mas sua disponibilidade no Brasil ainda é reduzida para doença de Crohn.

Várias outras modalidades terapêuticas estão em fase de teste, tais como agentes anti-integrina alfa-4, e alfa 4 beta 7 (diminuiriam a produção de citocinas inflamatórias, reduzindo a migração leucocitária para o tecido agredido), anti-IL6, anti-IL12/23, transplante autólogo de célula tronco, uso de ovos de helmintos e linfocitaférese (remoção de linfócitos por filtração, com perda temporária da memória inflamatória). As doenças inflamatórias intestinais representam, na atualidade, um enorme desafio para a comunidade científica, e sem dúvida, novos estudos irão se somar aos já em andamento, para que tenhamos um melhor conhecimento de toda a sua etiopatogenia e evolução. Consensos já foram realizados no sentido de definir a doença de Crohn precoce, que permitiria uma atuação eficaz ainda na fase inicial da doença, antes que pudessem ocorrer lesões irreversíveis e incapacitantes.

Somente com estudo, dedicação e pesquisa poderemos conseguir um tratamento mais efetivo de longo prazo.

Bibliografia

Annibale B, Marignani M, Azzoni C, D'Ambra G, Caruana P, D'adda T, Delle Fave G, Bordi C. Atrophic body gastritis: distinct features associated with Helicobacter pylori infection. Helicobacter. 1997; 2: 57-64.

Baumgart DC, Bernstein CN, Steinwurz F, et al. IBD Around the world: Comparing the epidemiology, diagnosis, and treatment: Proceedings of the World Digestive Health Day 2010 – Inflammatory bowel disease task force meeting. Inflamm Bowel Dis 2011;17: 639–44.

Bernstein C, Eliakim R, Steinwurz F, et al. World Gastroenterology Organization practice guidelines for the diagnosis and management of IBD in 2010. Inflamm Bowel Dis 2010;16:112-24.

Bouma G, Strober W. The immunological and genetic basis of inflammatory bowel disease. Nature. 2003; 3: 521-33.

Brant SR, Shugart YY. Inflammatory bowel disease gene hunting by linkage analysis. Inflamm Bowel Dis. 2004; 10: 300-11.

Carroccio A, Iacono G, Montalto G, et al. Immunologic and absortive tests in Celiac Disease: can they replace intestinal biopsies? Scand J Gastroenterol. 1993; 28: 673-6.

Cohen, RD, Tsang, JF. Hanauer, SB. Infliximab in Crohn's disease: First anniversary experience. Amer J Gastroenterol 2000;95:3469-77.

Colombel JF, Enns R, Feagan BG, et al. 12-month steroid-sparing results of Natalizumab in a controlled study of patient with Crohn's disease. Gastroenterology 2005;128:A-576.

Colombel JF, Sandborn WJ, Reinisch W, et al. Adalimumab safety in Crohn's disease trials. Gastroenterology 2007; 132(Suppl 2):A504

Colombel JF, Sandborn WJ, Rutgeerts P, et al. Adalimumab for maintenance of clinical response and remission in patients with Crohn's disease: the CHARM trial. Gastroenterology 2007; 132:52-65

D'Haens GR, van Deventer SJH, Van Hogezand R, et al. Anti-TNFalpha monoclonal antibody (cA2) produces endoscopic healing in patients with treatment resistant active Crohn's disease. Amer J Gastroenterol 1998; 114:A964.

Fais S, Capobianchi MR, Silvestri M, et al. Interferon expression in Crohn's Disease patients: increased Interferon gamma and alpha mRNA in the intestinal lamina propria mononuclear cells. J Interferon Res. 1994; 14: 235-8.

Farrell FJ, Shah SA, Lodhavia PJ, et al. Infliximab therapy in 100 Crohn's disease patients: Adverse events and clinical efficacy. Amer J. Gastroenterol 2000;95:3490-97.

Farrell RJ, Kelly CP. Diagnosis of Celiac Disease. Am J Gastroenterol. 2001; 96: 3237-46.

Feagan BG, Sandborn WJ, Lazar A, et al. Adalimumab Therapy is Associated with Reduced Risk of Hospitalization in Patients with Ulcerative Colitis. Gastroenterology. 2013. [Epub ahead of print]

Fiocchi C. Inflammatory bowel disease: etiology and pathogenesis. Gastroenterology. 1998; 115B: 182-205.

Guermonprez P, Valladeau J, Zitvogel L. Antigen presentation and T-cell stimulation by dendritic cells. Annu Rev Immunol. 2002; 20: 621-67.

Hanauer SB, Feagan BG, Lichtenstein GR, et al. Maintenance infliximab for Crohn's disease: The ACCENT I randomized trial. Lancet 2002;359:1541-9.

Hanauer SB, Sandborn WJ, Rutgeerts P, et al. Human antitumor necrosis factor monoclonal antibody (adalimumab) in Crohn's disease: the CLASSIC-I Trial. Gastroenterology 2006; 130:323-33.

Hommes DW, van Deventer SJ. Anti and proinflammatory cytokines in the pathogenesis of tissue damage in Crohn's Disease. Curr Opin Clin Nutr Metab Care. 2000; 3: 191-5.

Hugot JP, Chamaillard M, Zouali H, et al. Association of NOD2 leucine-rich repeats variants with susceptibility to Crohn's Disease. Nature. 2001; 411: 599-603.

Iddan G, Meron G, Glukhovsky A, et al. Wireless capsule endoscopy. Nature. 2000; 405: 725-9.

Information provided by European Group for Blood and Marrow Transplantation. Study NCT00297193 ASTIC Autologous Stem Cell Transplantation for Crohn's Disease First Received: February 27, 2006 Last Updated: May 14, 2007.

Inohara N, Nuñez G. NODS: Intracellular proteins involved in inflammation and apoptosis. Nature. 2003; 3: 371-82.

Karban A, Waterman M, Panhuysen CI, Pollak RD, Nesher S, Datta L, Weiss B, Suissa A, Shamir R, Brant SR, Eliakim R. NOD2/CARD15 genotype and phenotype differences between Ashkenazi and Sephardic Jews with Crohn's Disease. Am J Gastroenterol. 2004; 6: 1134-40.

Karlis J, Pentilla I, Tran T, Zola H, Flesch I. Characterization of colonic and mesenteric lymph node dendritic cell subpopulations in a murine adoptive transfer model of inflammatory bowel disease. Inflamm Bowel Dis. 2004; 10: 834-47.

Kornbluth A, Legnani P, Lewis B. Video capsule endoscopy in inflammatory bowel disease. Inflamm Bowel Dis. 2004; 10: 278-85.

Lashner BA, Silverstein MD, Hanauer SB. Hazard rates for dysplasia and cancer in Ulcerative Colitis. Dig Dis Sci. 1989; 34: 1536-41.

Leung Y, Geddes M, Storek J, et al. Hematopoietic cell transplantation for Crohn's disease; is it time? World J Gastroenterology. 2006; 12: 6665-73.

Low JH, Williams FA, Yang X, et al. Inflammatory bowel disease is linked to 19p13 and associated with ICAM 1. Inflamm Bowel Dis. 2004; 10:173-81.

Marsh MN. Gluten, major histocompatibility complex and the small intestine. A molecular and immunobiologic approach to the spectrum of gluten sensitivity. Gastroenterology. 1992; 102:330-54.

Mizoguchi A, Mizoguchi E, Bhan A. Immune networks in animal models of inflammatory bowel disease. Inflamm Bowel Dis. 2003; 9: 246-59.

Muller H, Rappel S, Wundisch T, Bayerdorffer E, Stolte M. Healing of active, non atrophic autoimmune gastritis by H. pylori eradication. Digestion. 2001; 64: 30-9.

Ogura Y, Bonen DK, Inohara N, et al. A frame shift mutation in NOD2 associated with susceptibility to Crohn's Disease. Nature. 2001; 411: 603-6.

Patel GK, Rhodes JR, Evans B, Holt PJ. Successful treatment of pyoderma gangrenosum with topical 0,5% nicotine cream. J Dermatol Treat. 2004; 15: 122-5.

Peyrin-Biroulet L, Sandborn WJ, Steinwurz F, et al. Development of the Paris definition of early Crohn's disease for disease modification trials: results of an international expert opinion process. Am J Gastroenterol 2012;107:1770-6.

Rivkin A. Certolizumab pegol for the management of Crohn's disease in adults. Clin Ther. 2009 Jun; 31:1158-76.

Rutgeerts P, D'Haens G, van Deventer SJH, et al. Retreatment with anti-TNF-a chimeric antibody (cA2) effectively maintains cA2-induced remission in Crohn's disease. Amer J Gastroenterol 1997;112: A1078.

43. DOENÇAS IMUNOLÓGICAS DO TRATO GASTROINTESTINAL

Sandborn W, Colombel J-F, Enns R, et al. Efficacy assessment of Natalizumab in patients with Crohn's disease and prior history of anti-TNF, etc.therapy-1 (Enact-1). Gastroenterology 2004;126:A76.

Sandborn W, Rutgeerts P, Reinish W, et al. SONIC: a randomized, double blind, controlled trial, comparing infliximab and infliximab plus azathioprine to azathioprine in patients with Crohn's disease naïve to immunomodulators and biologic therapy. (abstract) Am J Gastroenterol 2008; S103 abstract 1117.

Sandborn WJ, Feagan B, Stoinov S, et al. Certolizumab pegol for the treatment of Crohn's disease. N Engl J Med 2007; 357:228-38.

Sandborn WJ, Feagan BG, Marano C, et al. Subcutaneous Golimumab Maintains Clinical Response in Patients With Moderate-To-Severe Ulcerative Colitis. Gastroenterology. 2013. [Epub ahead of print]

Sandborn WJ, Hanauer SB, Rutgeerts P, et al.Adalimumab for maintenance treatment of Crohn's disease: results of the CLASSIC II trial. Gut. 2007;56:1232-9.

Sandborn WJ, Loftus Jr. EV, Tremaine WJ, et al. The safety profile of infliximab for Crohn's disease in clinical practice: the Mayo Clinic experience in 500 patients. Gastroenterology 2004; 126:19-31.

Sandborn WJ. Transceding conventional therapies: the role of biologic and other novel therapies. Inflamm Bowel Dis. 2001; 7 Suppl.1:9-16.

Schreiber S, Khaliq-Kareemi M, Lawrance IC, et al. Maintenance therapy with certolizumab pegol for Crohn's disease. N Engl J Med. 2007; 357:239-50.

Shah SA, Fefferman DS, Farrell RJ, et al. Efficacy and safety of infliximab in 221 Crohn's disease patients. Amer J Gastroenterol 2000;95: 2640(A787).

Sharan R, Schoen RE. Cancer risk in patients with inflammatory bowel disease: an evidence-based analysis and guide for physicians and patients. Gastroenterol Clin N Am. 2002; 31:237-54.

Sipponen P, Kekki M, Haapakoski T, Siurala M. Gastric cancer risk in chronic atrophic gastritis-statistical calculation of cross-sectional data. Int J Cancer. 1985; 35: 173-7.

Steinwurz F, Queiroz ML, Flaquer FS. Experiência clínica com o uso de Adalimumabe em 45 pacientes com Doença de Crohn. Abstract, SBAD 2010.

Steinwurz F, Scheinberg MA. Diagnóstico sorológico da doença inflamatória intestinal (ASCA e ANCA): avaliação de 70 casos. GED. 2001; 20: 41-2.

Steinwurz F. Conceitos atuais no tratamento clínico da doença de Crohn. Avanços Médicos. 2000; 6:176-7.

Steinwurz F. Experiência clínica com o uso de Infliximab em 44 portadores de doença de Crohn. Arq Gastroenterol. 2003; 40:198-200.

Steinwurz F. Experiência clínica com o uso de infliximab em 44 portadores de doença de Crohn. Arq Gastroenterol 2003; 40:198-200.

Steinwurz F. Linfocitoaférese no tratamento da Doença de Crohn: experiência inicial. GED. 1993; 12: 57-8.

Summers RW, Elliott DE, Thompson R, et al. Trial of helminth ova in active Crohn's disease. Gastroenterology 2005;128:825-9.

Summers RW, Elliott DE, Urban JF Jr, et al. Trichuris suis therapy in Crohn's disease. Gut. 2005;54:87-90.

Targan SR, Hanauer SB, van Deventer SJH, et al. A short-term study of chimeric monoclonal antibody cA2 to tumor necrosis factor alpha for Crohn's disease. Crohn's Disease cA2 Study Group. N Engl J Med 1997;337:1029-35.

Targan SR, Landers CJ, Cobb L, et al. Perinuclear anti-neutrophil cytoplasmatic antibodies are spontaneously produced by mucosal B cells of Ulcerative Colitis patients. J Immunol. 1995; 155: 3262-7.

Targan SR. The utility of ANCA and ASCA in inflammatory bowel disease. Inflamm Bowel Dis. 1999; 5: 61-3.

Tarmure S, Grigorescu M, Cristea A, et al. Antiendomysial and antitissue transglutaminase antibodies in gluten-induced enteropathy. Rom J Gastroenterol. 2002; 11: 91-5.

Zhang XC, Gao RF, Li BQ, Ma LS, Mei LX, Wu YZ, Liu FQ, Liao ZL. Clinical and experimental study of therapeutic effect of Wei-baonizhuan pills on gastric precancerous lesions. World J Gastroenterol. 1998; 4:24-7.

CAPÍTULO

44

Hepatites Autoimunes

Antonio Ricardo Andrade, Simone Cunha e Raymundo Paraná

INTRODUÇÃO

Em 1950, foi descrita pela primeira vez uma série de casos de jovens mulheres que apresentavam uma hepatite intensa, intermitente, associada a *rash* cutâneo, aranhas vasculares, amenorreia e elevação de imunoglobulinas séricas. Subsequente descrição observou a presença de anticorpos encontrados nos pacientes com lúpus eritematoso sistêmico e a denominou, em 1956, hepatite lupoide. Já na década de 1960 foram reportadas boas respostas a corticosteroides nos portadores com este tipo de hepatite, à época denominada hepatite AgHBs-negativa.

Esse breve histórico nos apresenta a hepatite autoimune (HAI), doença inflamatória crônica do fígado de causa presumivelmente autoimune, que leva a destruição progressiva do parênquima hepático predominante em mulheres, caracterizada histologicamente por hepatite de interface e bioquimicamente por elevação de aminotransferases, e que usualmente apresentam boa resposta a tratamento imunossupressor. Completam as características da doença a hipergamaglobulinemia e a existência de autoanticorpos.

PATOGENIA

A patogenia da doença é de causa indeterminada, mas acredita-se que seja resultado da imunotolerância em paciente com predisposição genética. Tais alterações são supostamente deflagradas por gatilhos, que, embora ainda não identificados, especula-se que provavelmente sejam vírus hepatotóficos (hepatite A), citomegalovírus, vírus Epstein Barr, uso de fitoterápicos, antibióticos e até mesmo o uso de agentes biológicos.

A suscetibilidade genética foi relacionada principalmente a diferentes antígenos HLA-DRB1 em diferentes populações de acordo com os tipos da doença. A HAI 1 foi associada aos HLA-DB1*0301 e DRB1*0401 na América do Norte e Europa. Por outro lado, a HAI-2 foi associada aos antígenos HLA-DRB1*07 e DQB1*0301.

EPIDEMIOLOGIA

A incidência é de 1:100.000 ao ano, mas, se considerarmos somente a população feminina, a prevalência é de 10 a 20:100.000, com picos de incidência na adolescência e na quarta década. No Brasil a doença acomete preferencialmente a faixa etária pediátrica, mas é doença encontrada em diferentes grupos étnicos.

APRESENTAÇÃO CLÍNICA

A apresentação da doença na maioria das vezes é insidiosa, mas não raro apresenta-se de forma aguda, cerca de 20% dos casos. Nos casos agudos, a mortalidade é de 40% em 6 meses se não for prontamente tratada.

Os sintomas clínicos são variáveis e podem ser desde sinais de falência hepática (encefalopatia, ascite e icterícia), até sintomas inespecíficos como artralgia, fadiga, mal-estar, dor abdominal, náuseas e perda de apetite. Até 25% dos casos os pacientes apresentam-se assintomáticos.

A associação com outras patologias autoimunes, tais como tireoidites, doença inflamatória intestinal, vitiligo, artrite reumatoide e doença celíaca são comuns.

CLASSIFICAÇÃO

A HAI é classificada em dois tipos bem definidos, de acordo com o perfil de autoanticorpos. O tipo 1 (HAI-1) apresenta positividade para o ANA e/ou SMA, com especificidade para o anticorpo antimicrofilamento. Nos Estados Unidos, 95% dos pacientes com HAI tipo 1 apresentam ANA, SMA ou ambos, sendo que em 35% só o SMA está presente. O tipo 2 (HAI-2) caracteriza-se pela presença do anti-LKM1 e/ou anti-LC1. O anti-LC1 é considerado um segundo marcador, tornando o exame mais especifico para o diagnóstico de HAI tipo 2 devido à possibilidade de associação do anti-LK, M1 com o vírus da hepatite C.

A classificação da HAI é sustentada pela heterogeneidade clínica da doença. Os pacientes com HAI-2, quando comparados aos portadores de HAI-1, apresentam características peculiares no início da enfermidade, tais como menor idade, maior frequência de hepatite fulminante, níveis mais elevados de bilirrubinas e de aminotransferases e mais reduzidos de gamaglobulinas.

Autores alemães propuseram um terceiro tipo de HAI, definido de acordo com a presença dos anti-SLA e/ou LP. No entanto, estes autoanticorpos também são frequentemente detectados em pacientes com características clínicas e sorológicas da HAI-1 (20%), de maneira que não são ainda aceitos como marcadores específicos de outro tipo de HAI. Portanto, a doença continua a ser classificada em apenas dois tipos sorológicos distintos.

DIAGNÓSTICO

Diferente das hepatites virais, não há marcadores patognomônicos para o diagnóstico da doença. Por isso os critérios diagnósticos da doença foram sistematizados e codificados em um quadro de aceitação internacional em 1993 e reformada em 1999 (Quadro 44.1). Os critérios adotados abordam características clínicas, histológicas, bioquímicas, resposta ao tratamento e presença de autoanticorpos.

QUADRO 44-1   Sistema de pontuação proposto pelo Grupo Internacional de Estudo da Hepatite Autoimune para o diagnóstico da doença

Parâmetros/Características	Pontuação
Sexo feminino	+2
Elevação das enzimas hepáticas, FA/ALT ou AST	
< 1,5	+2
1,5 a 3,0	0
> 3,0	–2
Globulinas séricas ou IgG acima do normal	
> 2,0	+3
1,5 a 2,0	+2
1,0 a 1,5	+1
< 1,0	0
ANA, SMA, AMAFR 1	
> 1:80	+3
1:80	+2
1:40	+1
< 1:40	0
AMA positivo	–4
Marcadores de hepatites virais (A, B, C)	
Positivo	–3
Negativo	+3
Uso de drogas hepatotóxicas	
Positivo	– 4
Negativo	+1
Uso de álcool (consumo médio)	
< 25 g/dia	+2
> 60 g/dia	– 2
Histologia hepática	
Hepatite de interface	+3
Infiltrado linfoplasmocítico	+1
Rosetas em células hepáticas	+1
Nenhuma das acima	–5
Alterações biliares	–3
Outras alterações, sugestivo de outras patologias	–3
Outras doenças autoimunes	+2
Parâmetros adicionais	
Soropositividade para outros AA definidos	+2
HLA DR3 ou DR4	+1
Resposta à terapia	
Completa	+2
(Em qualquer momento) – Recidiva	+3
Critérios para diagnóstico definitivo de HAI	
Pré-tratamento	
HAI definida	>15
HAI provável	10-15
Pós-tratamento	
HAI definida	>17
HAI provável	12-17

O escore pré-tratamento com 10 pontos indica provável HAI, com sensibilidade de 100%, especificidade de 73% e acurácia de 67%. O escore pós-tratamento com 12 pontos também indica provável HAI. O escore pré-tratamento acima de 15 é diagnóstico de HAI, com 95% de sensibilidade, 97% de especificidade e 94% de acurácia.

Há um escore mais simples proposto de mais fácil aplicação, baseado na histologia, autoanticorpos, imunoglobulina sérica e ausência de marcadores virais (Quadro 44-2).

QUADRO 44-2   Critérios diagnósticos simplificados propostos pelo Grupo Internacional de Estudo da Hepatite Autoimune para o diagnóstico da doença

Variável	Cutoff	Pontuação
Autoanticorpos		
ANA ou SMA	≥ 1:40	1
ANA ou SMA	≥ 1:80	
ou AMAFR 1	≥ 1:40	2*
ou AAHS	positivo	
IgG acima do normal	> 1	1
	> 1,1	2
Histologia hepática**		
	Compatível com HAI	1
	Típica de HAI	2
Ausência de hepatites virais	Sim	2
Critérios para diagnóstico definitivo de HAI		≥7
Critérios para diagnóstico provável de HAI		≥6

* Máximo de pontos atingíveis considerando todos os AA: 2 pontos.
** Evidência de hepatite à histologia é condição obrigatória para pontuação.

Conclui-se que para realizar o diagnóstico é importante afastar as hepatites virais (AgHBs e anti-HCV), doença alcoólica e hepatite tóxica. A elevação de imunoglobulina sérica e os baixos níveis de C3 e C4 são descritos desde 1973. Os altos níveis de IgG são comuns em todas as formas de HAI, mas 25% dos casos tipo 2 podem demonstrar níveis normais de IgG.

Sobre a histologia, devemos ressaltar a importância na indicação do tratamento. Para o diagnóstico, existem algumas características que podemos citar: a hepatite de interface é a lesão mais marcante da HAI, a infiltração plasmocitária é comum, porém não exclui o diagnóstico quando não presente, eosinofilia, inflamação lobular, necrose portal e multiacinar podem estar presentes.

A importância dos autoanticorpos no diagnóstico e na classificação da HAI já está bem definida. Em estudo mais recentes, a presença de alguns autoanticorpos podem ajudar a definir o prognóstico da doença.

Autoanticorpos

Os autoanticorpos são imunoglobulinas, não necessariamente associadas ao desenvolvimento de doença, que reagem contra epítopos antigênicos de proteínas do hospedeiro. Autoanticorpos podem ser encontrados em cerca de 1% a 43% de indivíduos saudáveis, sendo denominados autoanticorpos naturais, não estando relacionados ao estado de doença, nem a maior propensão de desenvolvê-la. Sua produção é uma resposta da célula progenitora, denominada linfócito B-1, que é geneticamente codificada e modulada através de linfócitos T de atividade supressora.

A atrofia do timo com o avanço da idade contribui pra o aumento desses anticorpos naturais.

Os autoanticorpos anticorpo antinúcleo (ANA), antimúsculo liso (SMA), antimicrossoma de fígado e rim tipo 1 (anti-LKM1) e antimitocôndria (AMA) são importantes marcadores das doenças autoimunes do fígado: hepatite autoimune (HAI), cirrose biliar primária (CBP) e colangite esclerosante primária (CEP). Esses autoanticorpos são marcadores sorológicos empregados no diagnóstico da HAI e CBP. Contudo, outros anticorpos, considerados auxiliares por não serem testados rotineiramente, podem ser detectados no soro de pacientes com hepatopatias autoimunes, incluindo o anticorpo anticitosol hepático tipo1 (anti-LC1); o antiantígeno hepático solúvel (anti-SLA), também conhecido por antiantígeno de fígado e pâncreas (LP); o anticitoplasma de neutrófilos perinuclear (p-ANCA); o antiproteína específica hepática (anti-LSP) e o antirreceptor de asialoglicoproteína (AARAGP).

O SMA foi inicialmente descrito em 1965. Verificaram anticorpos que se ligam ao músculo liso do estômago de rato. Em 1976 classificaram o SMA em três padrões: 1) vaso (SMA-V ou V), com fluorescência localizada na parede dos vasos renais; 2) glomérulo (SMA-G ou VG), com fluorescência em glomérulos e vasos e 3) túbulo (SMA-T ou VGT), com fluorescência em células tubulares, glomérulos e vasos.

É encontrado em 84% dos pacientes com HAI padrão de apresentação na HAI, normalmente VGT, e títulos elevados, maiores ou iguais a 1:320 são mais específicos para o diagnóstico. Apenas 20% apresentam-se de outra forma.

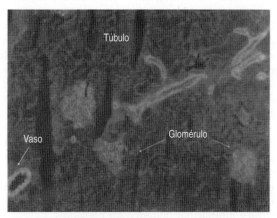

FIGURA 44-1   Glomérulo, túbulo e vaso anticorpo antimúsculo liso no padrão Glomérulo Túbulo e Vaso.

A reatividade do ANA é dirigida contra o DNA nuclear, histonas e outras ribonucleoproteínas e foi observado pela primeira vez em 1954. Os padrões de reatividade mais frequentemente observados nos pacientes com HAI são o nuclear homogêneo, pontilhado e, com menos frequência, o nucleolar, o centromérico e mais de um padrão associado. O ANA pode ser observado em portadores de várias doenças reumatológicas, em outras doenças do fígado além da HAI, incluindo as hepatites virais, a CBP e CEP e em títulos baixos em indivíduos saudáveis, principalmente do sexo feminino.

Na HAI ele é observado em 53% dos pacientes com HAI-1, associado à reatividade para SMA em 37% dos casos.

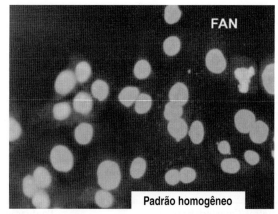

FIGURA 44-2   Fator antinuclear no padrão homogêneo.

O (anti-LKM1) é altamente específico para o diagnóstico de HAI-2. Está presente em 91% dos casos de HAI-2. Sua reatividade pode ser confundida à IFI com observação para o AMA caso o observador não esteja treinado na interpretação dos padrões de fluorescência cortes de roedores.

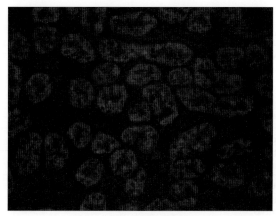

FIGURA 44-3   Anticorpo antimitocôndria.

TRATAMENTO

As indicações de tratamento baseiam-se principalmente na histologia e no valor das aminotransferases. Sabe-se que a mortalidade da doença é alta em pacientes com AST acima de 10 vezes o valor de referência e com necrose multiacinar à histologia (Quadro 44-3).

O regime de tratamento preconizado é imunossupressor. Os esquemas mais comumente utilizados são com corticosteroides (prednisona, prednisolona e budesonida) e com corticosteroide associado a azatioprina. Mais recentemente, a azatioprina isoladamente (1 a 2 mg/kg), principalmente nas crianças (Quadro 44-4).

DROGAS

Prednisona

A droga de eleição é a prednisona.

Esta droga é convertida em prednisolona no fígado, e a prednisolona não ligada a proteínas é o metabólito ativo responsável pela ação terapêutica e efeitos colaterais.

44. HEPATITES AUTOIMUNES

QUADRO 44-3 Indicações para tratamento imunossupressor

Absoluto	Relativo	Nenhum
Valor sérico de AST >= 10 × a referência	Sintomas (fadiga, artralgia e icterícia)	Assintomático com níveis de AST e globulina normais ou próximos da normalidade
AST acima ou igual 5 × o valor de referência e nível de globulina ≥ 2 × o valor de referência.	Valores sérios de AST e globulina menores do que os dos critérios absolutos	Sem sinais de cirrose ou inflamação portal.
Necrose portal ou multinacional em avaliação histológica.	Hepatite de interface	Citopenia grave (leucócitos < 2.500 ou plaquetas < 50.000) ou o conhecimento da deficiência ou atividade da TPMT impede o tratamento com azatioprina
Sintomas incapacitantes	Osteopenia, instabilidade emocional, hipertensão, diabetes ou citopenia (leucócitos < 2.500 ou plaquetas < 50.000)	Compressão vertebral, psicose, diabetes mal controlada, HAS mal tratada, intolerância à prednisona e à azatioprina

QUADRO 44-4 Esquemas de imunossupressão adotados pela American Association for the Study of Liver Diseases

	Tratamento combinado		Monoterapia
	Prednisona (mg/dia)	Azatioprina (mg/dia)	Prednisona (mg/dia)
1ª semana	30	50	60
2ª semana	20	50	40
3ª a 4ª semana	15	50	30
Manutenção	10	50	20

Fatores que afetem a conversão da prednisona a prednisolona (doença hepática avançada) ou aumentem a concentração da última na forma não ligada (hipoalbuminemia, hiperbilirrubinemia, ou ambas), alteram a ação terapêutica e a toxicidade da droga.

Estudos de farmacocinética têm demonstrado redução significativa na conversão da prednisona em prednisolona em pacientes cirróticos, mas sem implicação no resultado do tratamento. Consequentemente, a prednisona deve ser utilizada em todos os estágios da doença em vez da prednisolona, que apresenta elevado custo.

Entre os efeitos colaterais, comuns a todas as drogas da classe dos glicocorticoides, incluem-se: 1) osteoporose; 2) diabetes melito; 3) obesidade; 4) transtornos psiquiátricos, incluíndo depressão; 5) fácies de lua cheia e edema; 6) acne; 7) hirsutismo; 8) fragilidade na pele; 9) catarata, glaucoma; 10) hipertensão arterial etc.

Budesonida

Esta droga é um corticosteroide de segunda geração quase totalmente metabolizada pelo fígado durante a primeira passagem, pelo menos após sua administração por via oral, e exerce um efeito tópico importante. Seus metabólitos são destituídos de atividade glicocorticoide significativa. Os resultados da utilização desta droga ainda não são conclusivos. Em um estudo que utilizou doses de 6 a 9 mg/dia no início do tratamento e de 2 a 6 mg/dia para manutenção, a budesonida foi eficaz na redução da inflamação, não apresentando efeitos colaterais importantes. Porém em outros estudos realizados com pacientes dependentes de tratamento continuado para evitar a exacerbação da doença os resultados não foram satisfatórios.

Azatioprina

Esta droga é um análogo das purinas. É utilizada no tratamento combinado com corticosteroides. Esta droga, por suas características intrínsecas, tem a capacidade de controlar a inflamação intra-hepática e é, então, utilizada para diminuir a dose do glicocorticoide, reduzindo efeitos colaterais do tratamento farmacológico desta última classe de drogas.

A azatioprina atuaria lentamente nas células *natural killer* (NK), levando mais de 6 meses para depletá-los da circulação, o que provavelmente explicaria a razão de não atuar na indução da remissão da HAI.

Os efeitos colaterais desta droga incluem supressão da medula óssea. Os pacientes com deficiência de enzima TPMT apresentam reação febril grave, depleção leucocitária precoce, sintomas gastrintestinais severos tais como náuseas e diarreia. Os riscos a longo prazo da terapia com azatioprina incluem uma maior chance da ocorrência de câncer de pele e possível aumento na prevalência de linfoma após 1 a 2 décadas de uso. A dose recomendada do esquema combinado é: na fase de indução 50 mg/dia e durante a manutenção 1 a 1,5 mg/kg/dia, devendo-se realizar monitorização da contagem de leucócitos, hemoglobina e plaquetas.

A resposta ao tratamento pode ser avaliada pela normalização das aminotansferases e pela gamaglobulinemia. O tratamento pode ser interrompido após 18 a 24 meses da normalidade bioquímica. A histologia pode ser requerida para avaliar o tratamento da resposta incompleta ou mais lenta. Terapias alternativas, como microfenolato de morfetil, ciclosporina e tacrolimus, podem ser indicadas para os pacientes com efeitos colaterais às drogas mais comumentes utilizadas ou na falha de tratamento.

A terapia adjuvante é baseada nas possíveis complicações medicamentosas e incluem regular prática de exercícios, controle do peso, suplementação de cálcio e vitamina D e administração de bifosfonados quando indicado pela densitometria que deve ser realizada anualmente.

Cerca de 4% dos pacientes com HAI desenvolvem carcinoma hepatocelular; 4% a 6% dos portadores da doença necessitam transplante hepático, com sobrevida em 10 anos acima de 75%.

SÍNDROMES DE IMBRICAMENTO

Síndromes de imbricamento são doenças hepáticas de provável origem autoimune que não preenchem os critérios para uma única condição clínica. As principais condições envolvidas em tais variantes são hepatite autoimune (HAI), cirrose biliar primária (CBP) e colangite esclerosante primária (CEP).

Pacientes com CEP e CBP podem apresentar características clínicas, laboratoriais e histológicas de HAI, enquanto aqueles com HAI podem ter alterações típicas destas duas desordens.

Não existem critérios bem definidos para diagnóstico e manejo das síndromes de imbricamento, mas estas condições têm sido relatadas com frequência. A prevalência dessas formas clínicas varia de acordo com a definição das doenças. Porém, tal definição varia de acordo com o estudo em questão e algumas vezes é imprecisa. Na maior parte dos casos, o manejo é feito por meio de extrapolação do que se conhece para cada uma dessas doenças. A equipe médica responsável geralmente busca identificar a alteração predominante e tratá-la de acordo.

Bibliografia

Alvarez F, Berg PA, Bianchi FB, Bianchi L, Burroughs AK, Cancado EL, et al. International Autoimmune Hepatitis Group Report: review of criteria for diagnosis of autoimmune hepatitis. J. Hepatol. 1999 Nov; 31(5):929–38.

Cunha LM, Bittencourt PL, Abrantes-Lemos CP, Moreira A, Almeida D, Parana R, et al. Prevalence of non-organ-specific autoantibodies in a rural community from northeastern Brazil: a population-based study. Hum. Immunol. 2012 Jan; 73(1):70–4.

Czaja AJ. Frequency and nature of the variant syndromes of autoimmune liver disease. Hepatology. 1998 Aug;28(2):360–5.

Czaja AJ. Treatment of autoimmune hepatitis. Semin Liver Dis 2002; 22(4): 365-378.

Dermot Gleeson, Michael A Heneghan. British Society of Gastroenterology (BSG) guidelines for management of autoimmune hepatitis. Gut (2011). doi:10.1136/gut.2010.235259.

Fallatah HI, Akbar HO.Autoimmune hepatitis as a unique form of an autoimmune liver disease: immunological aspects and clinical overview. Autoimmune Dis. 2012;2012:312817. doi: 10.1155/2012/312817.

Gleeson D, Heneghan MA. British Society of Gastroenterology guidelines for management of autoimmune hepatitis. Gut. 2011. doi:10.1136/gut.2010.2352-59.

Goldberg AC, Bittencourt PL, Oliveira LC, Ramasawmy R, Marin MLC, Palacios SA, et al. Autoimmune hepatitis in Brazil: an overview. Scand. J. Immunol. 2007 Sep;66(2-3):208–16.

Hennes EM, Zeniya M, Czaja AJ, Parés A, Dalekos GN, Krawitt EL, et al. Simplified criteria for the diagnosis of autoimmune hepatitis. Hepatology. 2008 Jul;48(1):169–76.

Hiromi Ishibashi, Atsumasa Komori, Shinji Shimoda, Eric Gershwin. Guidelines for Therapy of Autoimmune Liver Disease. Semin Liver Dis 2007; 27:214–226.

Karen L. Krok, Santiago J. Munoz. Management of Autoimmune and Cholestatic Liver Disorders. Clin Liver Dis. 2009, (13) 295–316.

Lata J. Diagnosis and treatment of autoimmune hepatitis. Dig Dis. 2012; 30(2):212-5. doi: 10.1159/000336704.

Liberal R, Grant CR, Mieli-Vergani G, Vergani D. Autoimmune hepatitis: a comprehensive review. J Autoimmun. 2013 Mar; 41:126-39. doi: 10.1016

Malekzadeh R, Nasser-Moghaddam S, Kaviani MJ et al. Cyclosporin A is a promising alternative to corticosteroids in autoimmune hepatitis. Dig Dis Sci 2001; 46: 1321–7.

Manns M, Gerken G, Kyriatsoulis A, Staritz M, Meyer zum Büschenfelde KH. Characterisation of a new subgroup of autoimmune chronic active hepatitis by autoantibodies against a soluble liver antigen. Lancet. 1987 Feb 7; 1(8528):292-4.

Manns MP, Czaja AJ, Gorham JD, Krawitt EL, Mieli-Vergani G, Vergani D, et al. Diagnosis and management of autoimmune hepatitis. Hepatology. 2010 Jun; 51(6):2193–213.

Manns MP, Strassburg CP. Autoimmune hepatitis: clinical challenges. Gastroenterology. 2001 May; 120(6):1502–17.

Mc Farlane IG. Autoimmune hepatitis: diagnostic criteria, subclassifications, and clinical features. Clin Liver Dis 2002; 6:317–333.

Vergani D, Alvarez F, Bianchi FB, Cançado ELR, Mackay IR, Manns MP, et al. Liver autoimmune serology: a consensus statement from the committee for autoimmune serology of the International Autoimmune Hepatitis Group. J. Hepatol. 2004 Oct; 41(4):677–83.

Vergani D, Mieli-Vergani G. Aetiopathogenesis of autoimmune hepatitis. World J. Gastroenterol. 2008 Jun 7; 14(21):3306–12.

CAPÍTULO

45

Esclerose Múltipla

Charles Peter Tilbery

CONCEITO

A esclerose múltipla (EM) é a doença neurológica mais incapacitante em adultos jovens, acometendo aproximadamente 250.000 pacientes nos EUA e cerca de 1.000.000 de indivíduos ao redor do mundo.

Os sintomas da doença resultam de ataques recorrentes de inflamação no SNC, seguidos de desmielinização, caracterizando uma doença autoimune. O ataque imunológico têm como alvo a mielina ou os oligodendrócitos que a sintetizam, de tal sorte que interrompem a condução nervosa e, portanto, causam os sintomas da doença. A EM é o exemplo de uma das doenças do SNC (como visto em tantas outras) na qual, em algum momento da sua evolução ou em uma das várias apresentações clínicas, de forma isolada ou associada, observam-se todos os sinais e sintomas neurológicos no mesmo paciente.

As primeiras descrições detalhadas da EM foram publicadas na Europa por Charcot em 1866, e, na América Latina, o primeiro registro de EM coube a Marques, no Brasil, em 1923 (cit. por Moreira *et al.*).

O aumento da prevalência da doença, com seu impacto socioeconômico e psicológico, motivou a estruturação de sociedades de especialistas e pacientes, que, entre outras, fundaram a National Multiple Sclerosis Society em 1946, com sede em Nova York, hoje com mais de 500 mil membros, e, em 1967, a International Federation of Multiple Sclerosis Societies, com mais de 30 países membros. A partir da década de 1990, com a introdução de imunomoduladores no tratamento da doença, outras sociedades e centros especializados no tratamento surgiram no mundo, inclusive na América Latina.

EPIDEMIOLOGIA

Estudos de Prevalência

Nas últimas décadas, numerosas publicações demonstraram que existe um gradiente norte-sul na distribuição da EM. Assim, dividimos as regiões mundiais em áreas de alta prevalência, com número de pacientes superior a 30/100.000 habitantes, média prevalência, com 5 a 30/100.000 habitantes, e baixa prevalência, com menos de cinco pacientes por 100.000 habitantes. As regiões de prevalência mais alta situam-se entre os paralelos 44 e 64° N, e as de prevalência média, no intervalo entre os paralelos

32 e 47° N. A maior prevalência da doença, em regiões mais distantes da linha do Equador, está relacionada também com as características genéticas das respectivas populações, ou seja, os pacientes apresentam em virtude das suas características genéticas e não somente por causa do local onde residem, fato comprovado pelos estudos de populações migrantes.

Entre nós, na Região Sudeste do Brasil, a prevalência da EM foi de aproximadamente 15/100.000 habitantes, registrada na capital do Estado de São Paulo, ao passo que, em Botucatu, distante 200 km da cidade de São Paulo, um estudo revelou que a prevalência da doença na região é de 17/100.000 habitantes, e, em Belo Horizonte, a prevalência foi estimada em 18/100.000 habitantes, denotando que a doença não é tão rara entre nós como se acreditava no passado recente.

Aspectos Genéticos

A evidência de que a EM é uma doença autoimune e o reconhecimento de que essas respostas imunes são controladas por diversos genes, em modelos experimentais, motivaram estudos em seres humanos com o intuito de identificar genes polimórficos participantes nesses mecanismos autoimunes.

A população brasileira apresenta grande miscigenação racial e os estudos do perfil do antígeno de histocompatibilidade (HLA), associado a características étnicas distintas, contribui para a compreensão dos mecanismos envolvidos na resposta autoimune da EM. Assim, detectou-se, entre nós, uma associação positiva da EM com o HLA DQB1* 0602, reforçando a participação deste alelo e do *locus* DQB1 marcado na suscetibilidade à doença.

No Brasil, até há pouco tempo, a EM em negros era considerada rara; entretanto, atualmente constitui um terço dos pacientes, na maioria residentes nas regiões do Sudeste do país. A maior proporção, observada nos estudos de Caballero *et al.* e Alvez-Leon *et al.* do alelo DRB1* 1503 com relação a DRB1* 1501, tanto em pacientes quanto em controles, deve-se, provavelmente, à origem étnica da população analisada.

ETIOPATOGENIA

Numerosos fatores ambientais podem estar envolvidos na etiopatogenia da EM, porém deve-se lembrar que há, concomitantemente, uma suscetibilidade genética individual, determinante no aparecimento da doença (Quadro 45-1).

QUADRO 45-1   Principais fatores ambientais envolvidos na etiopatogenia da EM

Geográficos
Latitude
Clima
Altitude
Socioculturais
Fatores socioeconômicos
Condições sanitárias
Dieta
Risco biológico
Agentes infecciosos
Traumas
Gestação
Vacinações

As condições climáticas, como a umidade e baixas temperaturas, são favoráveis ao desenvolvimento de infecções respiratórias, aumentando a interação dos vírus e bactérias com pacientes suscetíveis à doença. A baixa exposição à luz solar, com consequente diminuição de vitamina D circulante, tem sido responsabilizada como responsável pela desorganização do sistema imune, aumentado o risco para EM.

A frequência elevada da EM está diretamente relacionada com as boas condições socioeconômicas e culturais na maioria dos pacientes, provavelmente pela resposta tardia às infecções comuns na infância, quando estas ocorrem precocemente, provocando uma redução da função autoimune.

Em gestantes, o risco de recidiva da doença nos primeiros 6 meses do puerpério é três vezes maior do que durante a gestação, ao passo que não foi constatada influência da amamentação ou da anestesia peridural no curso ou taxa de recidiva, bem como na progressão da EM.

As vacinações podem causar encefalomielite disseminada aguda em indivíduos suscetíveis, doença desmielinizante e monofásica, distinta da EM. Apesar de haver grande número de relatos de casos da associação à EM e vacinações, os resultados dessa eventual relação ainda são contraditórios.

Há muitos anos que pesquisadores têm se dedicado ao estudo da relação de fatores infecciosos, principalmente vírus, no desencadeamento da EM (Quadro 45-2).

QUADRO 45-2   Alguns agentes infecciosos possíveis causadores de EM

Vírus da cinomose canina	Varicela
Adenovírus	Caxumba
Coronavírus	Sarampo
Herpes simples 1 e 2	Rubéola
Epstein-Barr	Influenza A e B
Citomegalovírus	*Chlamydia pneumoniae*

As várias pesquisas e as tentativas de confirmar a presença de agentes virais por meio de técnicas histopatológicas específicas para isolá-los foram, até a presente data, inconclusivas.

FISIOPATOLOGIA

O SNC foi tradicionalmente considerado um sítio imunologicamente privilegiado, pois nele não há tecido linfoide organizado, além de inexistir rejeição a aloenxertos. Associado a este fato, células e outras moléculas complexas têm sua entrada restrita ao SNC pela presença da barreira hematoencefálica (BHE); contudo, a homeostasia imunológica entre o SNC e o restante do organismo torna-se difícil de ser mantida em algumas condições, e, por esse motivo, processos inflamatórios no SNC podem ser muito danosos.

As características inflamatórias na EM são constatadas pela presença de infiltrado de linfócitos e plasmócitos no tecido cerebral, de distribuição perivenular e pericapilar, causando reações secundárias à substância branca, com distribuição preferencial no início da doença (regiões periventriculares, centro oval, corpo caloso, cerebelo, tronco cerebral e regiões anterolaterais da medula) tendendo, posteriormente, a confluir com a evolução dela e causando posterior desmielinização na substância branca periventricular. Provavelmente, essa concentração de lesões nessas áreas está diretamente relacionada com a liberação de mediadores inflamatórios e proteínas plasmáticas, concomitantemente à participação de linfócitos T, do tipo CD4 nas lesões recentes e de CD8 nas lesões em fases mais avançadas da moléstia, bem como de infiltrado de macrófagos na substância branca, caracterizando a interação dos sistemas nervoso e imunológico na doença.

As citocinas podem ser produzidas no SNC pelas células neurais e gliais, mas podem passar da circulação periférica pela BHE, quando ligadas a receptores específicos na membrana delas, induzindo a expressão de moléculas de adesão nas células (ICAM-1, VCAM-1, LFA-1, VLA-4, L-selectina e E-selectina) e causando a migração transendotelial de leucócitos e células mononucleares ativas pela BHE, evento primordial na gênese das lesões inflamatórias.

A presença desses diversos receptores para citocinas e a produção de IL-6, TNFα e TGFβ pelos astrócitos e pela microglia, em conjunto com as células residentes localmente, são as responsáveis pela ação mielinotóxica do INFγ, TNFα e IL-1.

Há consenso de que o principal antígeno cerebral envolvido na patogênese da EM seja a proteína básica de mielina, embora outros tenham sido igualmente responsabilizados (GM-1, proteína mielínica proteolipídica e outros).

Assim, pacientes com anormalidades no sistema de antígenos de histocompatibilidade, associadas a uma condição denominada por Poser como "traço característico", desenvolveriam a doença. Segundo essa teoria, além da predisposição genética, os indivíduos teriam um estado duradouro e permanente de hiperatividade imunológica, caracterizada clinicamente por contínua e intensa produção de anticorpos a vários antígenos virais. Concluímos que indivíduos geneticamente predispostos com hiperatividade imunológica apresentam alterações na BHE em determinada época de suas vidas e, por fatores etiológicos ainda não estabelecidos, desencadeiam um processo inflamatório caracterizado pela passagem de células T pela BHE, iniciando uma cascata imunológica que causa desmielinização.

QUADRO CLÍNICO

A EM manifesta-se por uma variedade topográfica de sintomas e sinais neurológicos recorrentes, de caráter evolutivo, variáveis de paciente para paciente, com manifestações clínicas sucessivas, causadas pela desmielinização e pelo dano axonal, caracterizando-a como doença com lesões que se disseminam no tempo e no espaço.

Geralmente, a EM se inicia entre 30 e 40 anos de idade e é mais comum nas mulheres e na raça branca, dado confirmado entre nós.

A doença pode se manifestar no início com sintomas isolados, tais como sintomas sensitivos, motores ou neurite óptica isolada (início monossintomático), ou por associação deles (início polissintomático) (Quadro 45-3).

Na maioria dos casos, a doença se inicia com um surto e, frequentemente, de forma polissintomática. O início monossintomático, que ocorreu em 31% dos pacientes do estudo Atlântico Sul, tem diferenças quanto aos sintomas predominantes iniciais nas várias séries mundiais, sendo o mais habitual o predomínio de sintomas motores, seguidos dos sensitivos e dos visuais, semelhante ao observado entre nós.

Estima-se que em aproximadamente 80% dos casos haja comprometimento motor nos pacientes em alguma fase evolutiva da doença, principalmente nas formas progressivas, nas quais quase a totalidade dos pacientes apresentam paraparesia. O grau de intensidade da paresia é variável, podendo ser discreto e ocorrer, por exemplo, apenas após o exercício, ou, ainda, com aumento da temperatura ambiente. Com a evolução da doença, geralmente a paresia se torna constante e predomina em um dos membros inferiores, e em pacientes com EM de longa evolução, habitualmente se observa espasticidade nos membros inferiores, comprometendo a deambulação e provocando fadiga.

QUADRO 45-3   **Sintomas iniciais comuns na EM**

Sintoma	Porcentagem de pacientes (%)
Paresia em um ou mais membros	50
Parestesias em um ou mais membros	45
Neurite óptica	20
Marcha atáxica	15

A maioria dos pacientes relata distúrbios sensitivos sob a forma de parestesias, disestesias ou percepções sensitivas anômalas. Ao exame neurológico, a alteração mais vista nesses casos é o comprometimento da sensibilidade vibratória e/ou proprioceptiva, principalmente nos membros inferiores.

Alterações cerebelares não são habituais nas fases iniciais da EM, porém sua ocorrência durante a evolução da moléstia torna o prognóstico desfavorável na maioria dos casos.

As alterações visuais, principalmente a neurite óptica, é frequente em pacientes com EM.

Outros sintomas, menos comuns na EM, são a nevralgia de trigêmeo, espasmos tônicos, disfunção de esfíncteres, fadiga e distúrbios neuropsicológicos, como depressão e distúrbios de memória.

Com o intuito de uniformizar conceitos e definições descritos na EM, Poser agrupou-as em sinonímias, aceitas por todos como adequadas para o atendimento de pacientes suspeitos de portar EM. Assim, alterações neurológicas subjetivas ou evidências delas comprovadas ao exame neurológico, com duração mínima de 24 horas, sem febre ou aumento de temperatura corpórea, caracterizam o denominado surto na EM. Define-se como remissão a resolução parcial ou total das alterações neurológicas causadas pelo surto, com duração mínima de 1 mês. Se ocorrerem sintomas ou sinais neurológicos novos antes de se completar esse período, eles são considerados agregados ao surto anterior. Assim, com base nessas definições, podemos classificar a EM nas seguintes formas:

1. *Remitente-recorrente* – o curso da doença é caracterizado por episódios alternados de surtos e remissões, com duração e intervalos variáveis entre os eventos, que variam de caso para caso. Essa é a forma de apresentação mais frequente nas fases iniciais da doença na maioria dos pacientes. Habitualmente se observa, após os primeiros surtos, que os pacientes se recuperam integralmente, ao passo que a ocorrência repetida desses surtos pode causar progressão da doença e recuperação menos acentuada com o tempo (sequelas).

   A análise comparativa das frequências descritas nas várias séries dessa forma clínica revela, entre nós, semelhança com a descrita por Bernardi *et al.* (53,7%) e a de Lauer *et al.* (44,6%) (cit. por Tilbery *et al.*). Assim, Papais-Alvarenga *et al.* e Tilbery *et al.* notaram, respectivamente, em 88,6% e 82% dos seus casos essa forma clínica.
2. *Secundariamente progressiva* – em média, após 5 a 10 anos, a maioria dos pacientes que iniciam a doença com a forma remitente–recorrente apresenta sintomas e sinais de comprometimento hemisférico ou medular, caracterizando um eventual surto progressivo. Clinicamente, a caracterização das formas progressivas não é tarefa fácil, pois, na maioria dos casos, o paciente apresenta condição clínica estacionária, e há dificuldade de avaliar os surtos com comprometimento funcional evidente para a devida caracterização da progressão da doença.

   Essa forma clínica foi constatada em 13,6% dos pacientes na série de Moreira *et al.* e em 6,8% dos casos da série de Papais-Alvarenga *et al.*, semelhante às demais séries mundiais.
3. *Primariamente progressiva* – é a forma de EM menos frequente. Caracteriza-se pela instalação de sintomas e sinais lentamente progressivos, desde o início da doença. Não se constatam surtos ou remissões prévios ou na evolução da doença. A forma primariamente progressiva geralmente se inicia ao redor dos 40 anos de idade, ao contrário das formas remitente–recorrente e secundariamente progressiva, que se iniciam mais cedo.

CRITÉRIOS DE DIAGNÓSTICO

Vários critérios para o diagnóstico clínico da EM foram propostos no decorrer dos últimos anos, porém, apesar do avanço dos métodos de diagnóstico, a falta do conhecimento preciso dos mecanismos fisiopatológicos, a ausência de achados clínicos patognomônicos, a presença de sinais e sintomas variados pelos pacientes e o extenso diagnóstico diferencial envolvido ainda dificultam, muitas vezes, o diagnóstico de certeza da doença.

O diagnóstico da EM foi baseado, durante muitos anos, apenas na história clínica e nos achados de exame físico, porém o aparecimento de novas técnicas laboratoriais e o desenvolvimento tecnológico de métodos já existentes, como a imagem por ressonância magnética (IRM), a pesquisa de bandas oligoclonais no liquor (LCR/BO) e alterações nos potenciais evocados (PE), principalmente o visual, possibilitaram avanços da sensibilidade diagnóstica da doença. É importante ressaltar que nenhum desses métodos laboratoriais é específico para o diagnóstico da EM.

Os critérios de diagnóstico da EM mais utilizados são os descritos por Poser *et al.* (Quadro 45-4) e, mais recentemente, por McDonald *et al.* (Quadro 45-5).

QUADRO 45-4   **Critérios de diagnóstico de EM de Poser *et al.***

Esclerose múltipla clinicamente definida
1. Dois ou mais surtos e evidência clínica de duas lesões
   ou
2. Dois ou mais surtos, evidência clínica de uma lesão e evidência paraclínica de uma segunda lesão (IRM ou LCR/BO ou PE)

Esclerose múltipla laboratorialmente definida
1. Dois surtos, evidência paraclínica de uma lesão (IRM ou PE) e LCR/BO
2. Um surto, evidência clínica de uma lesão, evidência paraclínica de outra lesão (IRM ou PE) e LCR/BO

QUADRO 45-5   **Critérios de diagnóstico de EM de McDonald *et al.***

- Dois ou mais surtos e evidências clínicas de duas lesões.
- Dois surtos, evidência clínica de uma lesão e disseminação à RM no espaço ou LCR/BO ou um novo surto da doença.
- Um surto, evidência clínica de duas ou mais lesões e disseminação à RM no tempo, ou um novo surto da doença.
- Um surto, evidência clínica de uma lesão e disseminação à RM no espaço ou LCR/BO, e duas ou mais lesões à RM compatíveis com EM e disseminação à RM no tempo, ou um novo surto.

De acordo com Poser *et al.*, a EM é uma doença que se dissemina no tempo e no espaço, motivando McDonald *et al.* a proporem novos critérios com o objetivo de diagnosticar com maior precisão a EM no seu primeiro surto.

No diagnóstico diferencial da EM, devemos sempre excluir um grande número de moléstias neurológicas que apresentam similaridade com a doença. A variedade de sintomas que pacientes com EM apresentam inclui uma série delas que são comuns a outras doenças, e que também podem evoluir em surtos e de maneira progressiva (Quadro 45-6).

TRATAMENTO

A EM é uma doença que pode evoluir de maneira desastrosa e é potencialmente grave, pois pode causar graus variáveis de incapacidades neurológicas em pacientes geralmente jovens, com repercussões imediatas nas suas vidas e de seus familiares.

O paciente com EM deve ser devidamente informado sobre seu diagnóstico, formas de evolução e tratamentos disponíveis. Cabe ao médico orientar e educar seu paciente

QUADRO 45-6   **Diagnóstico diferencial na EM**

Doenças inflamatórias
Angiite primária do sistema nervoso central
Lúpus eritematoso difuso
Síndrome de Sjögren
Doença de Behçet
Periarterite nodosa
Miastenia grave
Doenças infecciosas
Doença de Lyme
Brucelose
AIDS
Adrenoleucodistrofia
Porfiria aguda intermitente
Doenças granulomatosas
Sarcoidose
Garnulomatose de Wegener
Síndromes medulares isoladas
Mielocompressão
Degeneração combinada de medula
Mielopatia associada ao HTLV-1
Encefalomielite disseminada aguda
Tumores intracranianos

com relação à doença exercendo espírito de liderança, uma vez que, habitualmente, o tratamento desses pacientes exige a participação de uma equipe multi e interdisciplinar.

O tratamento na EM pode ser dividido em sintomático, do surto e preventivo.

No tratamento sintomático, procura-se aliviar sintomas decorrentes da doença, como a espasticidade, fraqueza muscular, ataxia, tremores e outros, e as drogas utilizadas são as mesmas utilizadas em outras doenças neurológicas que se manifestam com esses mesmos sintomas (Quadro 45-7).

QUADRO 45-7   **Medicamentos sintomáticos utilizados na EM**

Sintoma	Droga	Dose (mg/dia)
Espasticidade	Baclofenen	30 a 80
	Dantrolene sódico	25 a 100
	Benzodiazepínicos	2 a 20
Parestesias/dores	Carbamazepina	200 a 1.200
	Gabapentina	300 a 1.200
Fadiga	Amantadina	100 a 300
Tremores	Isoniazida	900 a 1.200
	Clonazepam	2 a 8

A necessidade de se tratar os surtos na EM é baseada nas evidências obtidas de grandes casuísticas, e seu objetivo é claramente o de reduzir o tempo e a gravidade deles, atuando na inflamação e no edema da bainha de mielina e, por consequência, preservando os axônios de eventual dano secundário.

A maioria dos autores concorda com o fato de que, por ora, os corticosteroides são a única alternativa medicamentosa eficaz no tratamento dos surtos, pelos seus efeitos anti-inflamatórios e imunodepressores, já conhecidos pelo seu emprego em outras doenças na prática médica e estendidos ao tratamento na EM. Ao empregar corticosteroides, devemos verificar sua eficácia considerando o medicamento a ser utilizado, sua dose, via de administração e início e duração do tratamento. Assim, até o momento, a maior experiência adquirida foi com a corticotrofina (ACTH), a prednisona e a metilprednisolona (MP), porém a MP ganhou espaço na terapêutica dos surtos nos últimos anos, pela vantagem do seu uso por tempo menor e em doses mais elevadas do que as da ACTH (1 grama de MP equivale a 1.250 mg de prednisona e 210 mg de beta ou dexametasona).

Vários são os esquemas propostos para o uso da MP; entretanto, as doses e a duração do tratamento ainda não estão estabelecidas, variando de 0,5 a 1 grama por dia, por via intravenosa e por períodos de 3 a 10 dias, de acordo com a gravidade do surto, sua progressão e comprometimento motor mais ou menos acentuado.

Os efeitos colaterais mais frequentes relatados com a utilização da MP são a sensação de gosto metálico na boca, insônia, edema e aumento de peso, euforia leve, hiperglicemia transitória e, mais raramente, reações anafiláticas.

Em surtos mais brandos, principalmente monossintomáticos e com manifestações predominantemente sensitivas, não se utiliza a MP, preferindo-se o uso de prednisona oral, na dose de 1 mg/kg/dia, em doses decrescentes, por tempo variável de 2 a 3 semanas, terapêutica também utilizada por alguns para pacientes que finalizaram a pulsoterapia com MP.

Pelo fato de a maioria dos pesquisadores acreditar que a EM é causada por um vírus, ainda não identificado, que compromete pacientes com um estado imunológico predisposto, o tratamento da EM foi drasticamente alterado na última década com a introdução de drogas imunomoduladoras, que modificam o curso natural da doença em virtude de suas propriedades antivirais e imunomoduladoras (Quadro 45-8).

QUADRO 45-8 **Drogas imunomoduladoras utilizadas na EM e distribuídas pelo Sistema Único de Saúde (SUS)**

Droga	Nome comercial	Dose	Via
Interferon beta 1a	Avonex® (Abbot)	30 µg/semanal	IM
	Rebif® (Serono)	22 µg/3× semana	SC
	Rebif® (Serono)	44 µg/3× semana	SC
Interferon beta 1b	Betaferon® (Schering)	250 µg/dias alternados	SC
Acetato de glatirâmer	Copaxone® (Biossintética)	20 mg/dia	SC

Esses medicamentos são semelhantes na eficácia, reduzindo o número de surtos, retardando a progressão da doença e diminuindo, em aproximadamente 30% a 40% dos casos, as lesões ativas vistas à RM em pacientes com a forma remitente–recorrente da doença.

Aproximadamente 75% dos pacientes que utilizam interferons apresentam efeitos colaterais. Os mais frequentes são sintomas semelhantes aos observados em estados gripais (febre, mialgias, cefaleia, calafrios, fadiga etc.), reações cutâneas locais e, ainda em alguns, dor local após a aplicação. Esses efeitos se iniciam 3 a 6 horas após a aplicação, melhoram após 24 horas e tendem a desaparecer durante 4 a 6 semanas após o início do tratamento.

Na atualidade é consenso que há evidente benefício no emprego dos corticoides, interferons e do acetato de glatirâmer nas formas remitente–recorrente da moléstia; todavia, a experiência frustrante do uso desses medicamentos nas formas progressivas motivou muitos pesquisadores a buscarem alternativas mais eficazes (Quadro 45-9).

QUADRO 45-9 **Outros medicamentos utilizados no tratamento da EM**

Imunossupressores
Azatioprina
Metotrexato
Mitoxantrone
Plasmaférese
Gamaglobulina intravenosa
Transplante autólogo de medula

As drogas modificadoras da doença (imunomoduladores) são injetáveis, o que constitui, por vezes, um fator dificultador para a adesão dos pacientes. Com o detalhamento dos conhecimentos sobre a imunologia das inflamações foi possível, nos últimos anos, compreender o processo de migração dos linfócitos através da barreira hematoencefálica na EM que causam a lesão neuronal. Os esforços para contornar esta realidade foram o desenvolvimento de anticorpos monoclonais mais eficazes, administrados a intervalos maiores, como drogas de administração oral.

Tem-se atribuído à integrina α4ß1 ativada, presente na superfície dos linfócitos, o reconhecimento do VCAM-1 existente na superfície do endotélio e a capacidade de a eles se ligar, ensejando a diapedese. Assim, o natalizumabe, um anticorpo monoclonal obtido a partir de células murínicas de mieloma, que se liga à subunidade α4 das integrinas, bloqueia o processo inflamatório que ocorre fora do parênquima do SNC e, por consequência, a diapedese. Esse medicamento (aprovado pela Anvisa) é administrado na dose de 300 mg por infusão venosa a cada 4 semanas. São descritas reações brandas durante a infusão (cefaleia, eritema e náuseas). O mecanismo de ação desse medicamento se faz acompanhar da redução da proteção imunológica do SNC, facilitando a reativação do vírus JC envolvido na leucoencefalopatia multifocal progressiva, a qual obriga maior vigilância do doente em uso dessa medicação. O risco de desenvolvimento dessa condição durante o tratamento é estimado em 0,1%.

O alentuzumabe (aprovado pela Anvisa) é um anticorpo monoclonal humanizado que atua sobre o *cluster* CD52 em linfócitos e monócitos, promovendo depleção prolongada de células T e modulação linfocitária. A droga é administrada por via endovenosa na dose de 3 mg no primeiro dia, 10 mg no segundo dia e 30 mg no terceiro. A seguir, recomendam-se 30 mg três vezes por semana até 12 meses de duração do tratamento. Durante as infusões podemos observar reações, geralmente brandas (cefaleia, exantema e náuseas). Efeitos adversos a longo prazo mais frequentes são nasofaringites e infecções dos tratos respiratório e urinário e virais (herpes).

Outro anticorpo monoclonal humanizado é o rituximabe, cujo alvo de ação é a inibição do *cluster* CD20 de linfócitos. Os pacientes se submetem a infusões intravenosas de 1.000 mg a cada 24 semanas. Reações infusionais descritas são broncospasmo e hipotensão. Reações adversas tardias relatadas são leucopenia e infecções.

O fingolimode, droga oral (aprovado pela Anvisa), é um análogo da esfingosina que se liga a receptores da esfingosina -1- fosfato, impedindo a migração das células dendríticas para órgãos linfoides e, consequentemente, dos linfócitos para a periferia, portanto reduzindo a recirculação linfocitária e o processo no SNC. A dose recomendada é 0,5 mg diariamente. Deve-se monitorar a primeira dose observando a função cardíaca por 6 horas contínuas (bradicardia).

A teriflunomida (aprovada pela Anvisa) apresenta diversos modos de ação sobre as células T: inibe a síntese da deidrorato desidrogenase mitocondrial, bloqueando a ressíntese da pirimidina, causando proliferação de linfócitos T e B na periferia, sem aparente citotoxicidade; inibição da síntese de glicoproteínas que impedem a adesão celular e a diapedese linfocitária para o SNC. A dose recomendada é 14 mg por via oral diariamente. Os efeitos adversos observados são diarreia, náuseas e queda de cabelo.

Outras drogas estão sendo testadas na fases II e III ou aguardam aprovação do FDA no tratamento da EM (laquinimode, dimetilfumarato, BG12) (Quadro 45-10).

QUADRO 45-10   Novas drogas utilizados no tratamento da EM no Brasil

---

Natalizumabe
Fingolimode
Teriflunomide
Alentuzumabe

Finalmente, os relatos recentes de níveis séricos baixos de vitamina D em pacientes com EM (um dos fatores desencadeantes da doença) nos orientam a suplementar os pacientes nessas condições com doses variáveis desta vitamina D no intuito de corrigir esta deficiência.

PROGNÓSTICO

Na evolução da EM deve-se lembrar que o espectro clínico da doença depende da extensão, localização das placas de desmielinização e do padrão de disseminação temporal delas.

Pacientes com surtos mais brandos, principalmente com manifestações sensitivas e sem déficits residuais, capazes de manter a deambulação, sem apoio, após 10 anos do início da doença, caracterizam formas mais brandas da EM. Esses casos foram denominados EM benigna e, na nossa série, correspondem a 19,8% dos casos.

Numerosos estudos foram publicados para definir e determinar marcadores da progressão da doença, entre os quais a idade de início da doença, o sexo dos pacientes, sintomas clínicos iniciais, a frequência de surtos e outros. Aparentemente, há relação entre o número de surtos e o prognóstico da doença, sendo pior quanto maior for esta frequência. O índice anual de surtos é variável de caso para caso, é maior no primeiro ano de doença e estimado em 0,85 surtos/ano nas formas remitentes–recorrentes e de 0,30 surtos/ano nas formas progressivas da doença. O Projeto Atlântico Sul revelou índice de 0,49 surtos/ano nas

formas remitentes–recorrentes e de 0,30 surtos/ano nas formas secundárias.

Elementos clínicos, associados entre si, determinam o bom prognóstico (Quadro 45-11) ou o mau prognóstico (Quadro 45-12) na doença.

QUADRO 45-11   Fatores que contribuem para bom prognóstico em pacientes com EM

Início em adulto jovem
Surto inicial monossintomático (alterações sensitivas, neurite óptica)
Baixo índice de surtos nos primeiros 2 anos
Intervalo longo entre os surtos
Poucas alterações motoras
Poucas alterações residuais após os surtos

QUADRO 45-12   Fatores que contribuem para o mau prognóstico em pacientes com EM

Início em adultos com mais de 45 anos
Surto inicial com sintomas motores
Surto prolongado
Surtos frequentes nos primeiros 2 anos de doença
Alterações residuais após os surtos

Bibliografia

Adams CA, Poston R, Buck S. Pathology, histochemistry and immunocytochemistry of lesions in acute multiple sclerosis. J Neurol Sci 1989; 52:291-306.

Alves-Leon SV. HLA DQB1* 0602 confere susceptibilidade genética para esclerose múltipla numa população de pacientes da cidade do Rio de Janeiro. Tese (Doutorado) – Faculdade de Medicina da Universidade Federal do Rio de Janeiro, 1999. 187 p.

Andersson PB, Waubant E, Gee L. et al. Multiple sclerosis that is progressive from the time of onset: clinical characteristics and progression of disability. Arch Neurol 1999; 56(9):1138-1142.

Arnason R, Crisp E, Kelley R et al. The role of cytokines in multiple sclerosis. Neurology 1995; 45(suppl. 6):54-55, 1995.

Arruda W, Scola RH, Teive HA et al. Report on 200 cases from Curitiba, Southern Brazil, and comparision with other Brazilian series. Arq Neuropsiquiatr 2001; 59(2 A): 165-170.

Ascherio A, Zhang SM, Hernán MA et al. Hepatitis B vaccination and the risk of multiple sclerosis. N Engl J Med 2001; 344:319-326.

Bielekopva B, Becker BL. Monoclonal antibodies in MS. Neurology 2010: 74 (Suppl.1): S 31-S40l.

Brum DG, Comini-Frota E, Vasconcelos CCF et al. Supplementation and therapeutic use of vitamin D with multiple sclerosis: consensus of the Scientific Departatment of Neuroimmulogy of the Brazilian Academy of Neurology. Arq Neuropsiquiatr 2014; 72 (2):152-156.

Caballero A, Alves-Leon S, Papais-Alvarenga R. et al. DQB1* 0602 confers genetic susceptibility to multiple Sclerosis in Afro-Brazilians. Tissue Antigens 1999; 54(5):524-526.

Callegaro D, Goldbaum M, Morais L et al. The prevalence of multiple sclerosis in the city of São Paulo, Brazil. Acta Neurol Scand 2001; 104:208-213.

Cannela B, Raine C. The adhesion molecule and cytokine profile of multiple sclerosis lesion. Ann Neurol 1995; 37:424-435.

Comi G. Treatment of multiple sclerosis: role of natalizumabe. Neurol. Sci 2009; 30 (Suppl.2):S 155-S 158.

Compston A. Distribution of multiple sclerosis. In: Compston A, Ebers G, Lassman H et al. Mc Alpine' s Multiple Sclerosis. London: Livingstone Churchill, 1999, p. 63-100.

Cook SD, Rohowsky-Kochan C, Bansil S et al. Evidence for multiple sclerosis as an infectious disease. Acta Neurol Scand 1995; (suppl) 161:34-42.

Dean G. How many people in the world have multiple sclerosis? Neuropeidemiology 1994; 13:1-15.

Ebers G. Natural history of multiple sclerosis. In: Compston A, Ebers G, Lassman H et al. Mc Alpine' s Multiple Scleoris. London: Livingstone Churchill, 1999, p. 191-222.

Gay D, Eisiri M. Blood-brain barrier damage in acute MS plaques. Brain 1991; 114: 557-560.

Goebels N, Voltz R, Spuler S et al. The role of autoimmune T lymphocytes in the pathogenesis of multiple sclerosis. Neurology 1995; 45(suppl. 6):33-38.

Gold R, Wolinsky JS. Pathophysiology of multiple sclerosis and the place of terflunomide. Acta Neurol Scand 2010: 1-10.

Goodin DS, Ebers GC, Johnson KP et al. The relationship to physical trauma and psycological stress: report of the therapeutics and techonology assessment subcommittee of the American Academy of Neurology. Neurology 1999; 52:1737-1745, 1999.

Granieri E. Exogeneous factors in the aetiology of multiple sclerosis. J Neurovirology 2000; 6(suppl. 2):141-146.

Hartung HP, Archelos JJ, Zialascek J et al. Circulating adhesion molecules and inflamatory mediators in demyelination: a review. Neurology 1995; 45(suppl 6):22-32.

Hawker K, O' Connor P, Freedman MS et al. Rituximab in patients with primary progressive multiple sclerosis. Ann. Neurol 2009; 66:460-471.

Johnson KP, Blumhardt LD. Pratical issues in the management of multiple sclerosis. Neurology 2002; 58(suppl 4):1-18, 2002.

Jones JL, Anderson JM, Phuah CL et al. Improvement in disability after alemtuzumab treatment of multiple sclerosis is associated with neuroprotective autoimmunity. Brain 2010; 133:2232-2247.

Kappos L, Antel J,Comi G et al. Oral fingolimod (FTY720) for relapsing multiple sclerosis. N Engl J Med 2006; 355 (11): 1124-1140.

Lana-Peixoto MA, Frota E, Campos GB et al. The prevalence of multiple sclerosi in Belo Horizonte, Brazil. Multiple Sclerosis 2002; 8:S 38.

Lancelotti CLP, Paslar EAL, Neto CD et al. Esclerose múltipla. Estudo clínico e patológico de um caso. Arq. Neuropsiquiatr 47: 455-459, 1989.

Matthews B. Differential diagnosis of multiple sclerosis and related disorders. In: Compston A, Ebers G, Lassman H et al. Mc Alpine' s Multiple Scleoris. London: Livingstone Churchill, 1999, p. 103-128.

McDonald W, Halliday A. Diagnosis and classification of multiple sclerosis. Br Med Bull 1997; 33:4-8.

Mille D, Hammond S, McLeod J. Multiple Sclerosis in Australia and New Zealand: are the determinants genetic or environmental? J Neurol Neurosurg Psychiatry 1990; 53:903-905.

Moreira MA, Felipe E, Mendes M.F. et al. Esclerose múltipla. Estudo descritivo de suas formas clínicas em 302 casos. Arq Neuropsiatr 2000; 58(2 B):460-466.

Moreira MA, Tilbery CP, lana-Peixoto MA et al. Aspectos históricos de la esclerosis múltipla. Rev Neurol 2002; 34:378-383.

Nogales-Gaete J, Sáez D, Camilo Arrigada R. Tratamiento farmacológico del brote en esclerose múltiple. In: Camilo Arriagada R, Nogales-Gaete J. Esclerosis Multiple. Una mirada Ibero-Panamericana. Santiago: Arrynog Ediciones 2002, p. 467-481.

Noseworthy JH, Lucchinetti C, Rodriguez M. et al. Multiple sclerosis. N Engl J Med 2002; 343:938-952.

Noseworthy JH, Rodriguez M et al. Multiple sclerosis. N Engl J Med 2002; 345:1010-1015.

Noseworthy JH. Progress in determining the causes and treatment of multiple sclerosis. Nature 1999; 399(suppl. 2):40-47.

Papais-Alvarenga RM, Alves-Leon SV, Miranda-Santos CMN et al. South Atlantic Project: a Brazilian multiple sclerosis Trial. In: Camilo Arriagada R, Nogales-Gaete J. Esclerosis Multiple. Una mirada Ibero-Panamericana. Santiago: Arrynog Ediciones, 2002, p. 129-154.

Papais-Alvarenga RM, Santos CMM, Abreu JS et al. Esclerose múltipla: perfil clínico e evolutivo no município de Rio de Janeiro. Análise das manifestações neurológicas em 291 surtos de 88 pacientes. Rev Bras Neurol 1995; 31(2):75-87.

Paty DW, Noseworthy JH. Ebers GC. Diagnosis of multiple sclerosis. In:. Paty DW, Ebers GC. Multiple sclerosis. Philadelphia: FA Davis Company, 1998, p. 48-123.

Poser C, Paty D, Scheinberg L et al. New diagnostic criteria for multiple sclerosis: guidelines for research protocols. Ann Neurol 1983; 13:227-231.

Poser CM. Multiple sclerosis. Observations and reflections: a personal memoir. J Neurol Sci 1993; 3(suppl. 1):127-134.

Poser CM. The epidemiology of multiple sclerois: a general overview. Ann Neurol 1994; 36(S2):180-193.

Poser CM. The pathogenesis of multiple sclerosis. Additional considerations. J. Neurol Sci 1993; 3(suppl. 1):3-15.

Rammohan KW, Shoemaker J. Emerging multiple sclerosis oral therapies. Neurology 2010; 74 (Suppl 1): S47-S53.

Rocha FC, Herrera LC, Morales RR. Multiple sclerosis in Botucatu, Brazil. A population study. Multiple Sclerosis 2002; 8:S 41.

Sadovnick AD, Ebers GC. Epidemiology of multiple sclerosis: a critical overview. Cand J Neurol Sci 1993; 20:17-29.

Sadovnik AD, Ebers GC, Dyment D et al. Canadian Colloboarative Study Group. Evidence for genetic basis of multiple sclerosis. Lancet 1996; 347:1728-1730.

Schapiro RT, Baumhefner RW, Tourtellotte W. Multiple sclerosis : a clinical viewpoint to management. In: Raine CS, McFarland HF, Tourtellotte WW. Multiple sclerosis. Clinical and pathogenetic basis. London: Chapman & Hall Medical, 1997, p. 391-420.

Sobel RA. The pathology of multiple sclerosis. Neurol Clin 1995; 13:1-21.

Thompson A. Differences between primary and secondary progressive multiple sclerosis. In: Silva A, Kesselring J, Thompson A. Frontiers in multiple sclerosis (vol 2). London: M. Dinitz, 1999, p. 29-36.

Tilbery CP, Felipe E, Baldauf C et al. Esclerose múltipla. Análise clínica e evolutiva de 214 casos. Arq Neuropsiquiatr 1995; 53(2):203-207.

Waxman SG. Demyelinating diseases: new pathological insights, new therapeutic targerts. N Engl J Med 1998; 338:323-325.

Weinshenker BG, Hader W, Carriere W et al. The influence of pregnancy on disability: a population-based study in Middlesex County, Ontario. Neurology 1989; 39:1438-1440.

Whitaker JN, Mitchell GW. Clinical features of multiple sclerosis. In: Raine CS, McFarland HF, Tourtellotte WW. Multiple sclerosis. Clinical and pathogenetic basis. London: Chapman & Hall Medical, 1997, p. 3-17.

CAPÍTULO

46

Doenças Imunológicas Neuromusculares

Marcelo Annes

INTRODUÇÃO

As doenças imunomediadas podem ocorrer no sistema nervoso central (SNC) ou no periférico. O sistema nervoso periférico (SNP) engloba o corno anterior da medula, as raízes nervosas, o nervo periférico, a junção neuromuscular e o músculo. Neste capítulo, serão enfocadas as doenças imunomediadas que afetam o SNP, abordando as neuropatias, as miopatias e as doenças da junção neuromuscular.

Diversas doenças neurológicas são reconhecidamente causadas, primariamente, por mecanismos autoimunes ou possuem componentes patogênicos sugestivos de autoimunidade. As doenças do Quadro 46-1, se não preenchem totalmente os critérios definitivos de doença autoimune, apresentam pelo menos evidências patológica, imunológica ou terapêutica da sua ação na patogênese.

QUADRO 46-1   Doenças por mecanismos imunes

Tipo	Doença	Antígeno
I. Neuropatias/ neuronopatias	Síndrome de Guillain-Barré	Gangliosídeos, glicoproteínas
	Polineuropatia desmielinizante inflamatória crônica	Gangliosídeos, glicoproteínas
	Neuropatias por autoanticorpos	Gangliosídeos, glicoproteínas
II. Miopatias	Miosites	Células endoteliais, sarcolema
III. Doenças da junção neuromuscular	Miastenia	Receptor de acetilcolina
	Síndrome miastênica de Eaton-Lambert	Canal de cálcio

NEUROPATIAS IMUNOMEDIADAS

Nos últimos anos, diversos autoanticorpos com reatividade aos componentes glicoconjugados do nervo periférico têm sido implicados em várias formas de polineuropatias e doenças do neurônio motor. Determinam, ainda, variações clínicas com relação ao tempo de progressão da doença e com relação ao alvo do processo patológico, isto é, acometimento mielínico ou axonal. Apesar de esses anticorpos se relacionarem com síndromes neuropáticas específicas, o seu papel na patogênese, assim como seu valor diagnóstico e prognóstico, ainda são matérias de discussão na literatura.

Tais glicoconjugados englobam os gangliosídeos (pelo menos 12 diferentes tipos), a glicoproteína associada à mielina (GAM), além da proteína de mielina zero (P0), a proteína de mielina periférica 22 (PMP 22) e de glicolípides como os paraglobosídeos sulfatados, SGPG e SLGPG.

Com relação ao curso das doenças, e para facilitar a separação clínica, estudaremos as neuropatias divididas em síndromes agudas e crônicas.

Síndromes Clínicas Agudas

As síndromes agudas englobam a síndrome de Guillain-Barré, com suas variantes axonais motora e sensitivo-motora, e a variante clínica síndrome de Miller-Fisher.

Síndrome de Guillain-Barré (SGB) ou Polirradiculoneuropatia Desmielinizante Inflamatória Aguda (PDIA)

Definida como uma doença autoimune, autolimitada, provavelmente reacional a uma precedente infecção viral ou bacteriana, a síndrome de Guillain-Barré engloba, atualmente, um grupo de variantes sob o ponto de vista clinicopatológico, estendendo-se da forma clínica clássica caracterizada por uma polirradiculoneuropatia desmielinizante inflamatória aguda até variantes axonais com comprometimento motor exclusivo (neuropatia axonal motora aguda, NAMA) ou sensitivo-motor (neuropatia axonal sensitivo-motora aguda, NASMA); além de variante clínica, a síndrome de Miller-Fisher.

Epidemiologia

É uma doença com distribuição mundial e incidência anual em torno de 1 a 2 casos/100.000 habitantes, com leve preponderância para o sexo masculino. É a paralisia flácida mais frequente no contexto neuromuscular.

Critérios Clínicos e Laboratoriais

Cerca de dois terços dos pacientes manifestam pródromo de uma doença infecciosa prévia ao início da SGB, com acometimento dos tratos respiratório ou gastrointestinal.

A SGB pode, também, se associar a outras condições clínicas, como o linfoma de Hodgkin, lúpus eritematoso sistêmico e outras, além de quadros pós-vacinais, gravidez e câncer.

Sob o ponto de vista clínico, a SGB se manifesta por fraqueza progressiva, geralmente ascendente, acometendo mais de um membro com arreflexia. São altamente sugestivos do diagnóstico: a progressão da doença em até 4 semanas, o comprometimento simétrico do déficit de força, a existência de poucos sintomas sensitivos, o envolvimento de nervos cranianos, tais como fraqueza facial em 50% dos casos, a recuperação com início entre 2 e 4 semanas após o término da progressão, a existência de disfunção autonômica (taquicardia ou outras arritmias, hipotensão ortostática e hipertensão), além de ausência de febre. Acometimento respiratório mais grave, com capacidades vitais abaixo de 1 litro, ocorrem em cerca de 17% dos casos. Os requisitos liquóricos para definição da doença incluem aumento da proteína após a primeira semana do seu início e a baixa celularidade. Contagens superiores a 10 leucócitos mononucleares podem sugerir SGB na vigência de infecção pelo HIV. Os padrões eletrofisiológicos sugestivos da SGB são lentificação ou bloqueio na condução nervosa, o que pode ocorrer somente após algumas semanas do início do quadro, latências distais prolongadas e prolongamento ou ausência de onda F.

Deve-se colocar em dúvida o diagnóstico dos casos que se apresentarem com grande assimetria, persistente disfunção esfincteriana, contagem de leucócitos mononucleares acima de 50 no liquor ou presença de polimorfonucleares, além de nível sensitivo bem definido.

O diagnóstico deve ser completamente excluído nos casos de intoxicação por chumbo, hexacarbono, infecção diftérica, porfiria, botulismo e poliomielite.

As variantes da SGB ocorrem em cerca de 5% a 10% dos casos. Na síndrome de Miller-Fischer, 3% a 5% dos casos de SGB, o complexo sintomatológico engloba ataxia, arreflexia e oftalmoplegia, com acometimento de qualquer um dos nervos motores oculares, além de possível acometimento dos nervos VII, IX, X e XII . A forma axonal motora aguda (NAMA), com maior incidência na China, apresenta alta incidência em crianças. Aproximadamente 30% dos pacientes apresentam insuficiência respiratória, e alguns permanecem com déficits residuais.

Pacientes com forma axonal podem também apresentar sintomas sensitivos associados, caracterizando neuropatia axonal sensitivo-motora aguda (NASMA), com recuperação mais lenta do que a forma motora pura. Outras variantes mais raras são oftalmoparesia aguda, SGB atáxica e fraqueza cervicobraquiofaríngea.

Patogênese

Diversos processos infecciosos têm sido descritos precedendo o quadro de SGB e atuando na sua patogênese. Destes, o mais importante é a infecção por *Campylobacter jejuni*, mas reconhecendo-se, também, infecções por citomegalovírus, vírus Epstein-Barr e *Mycoplasma pneumoniae*. Existe descrição de produção de anticorpos contra diferentes gangliosídeos a partir de diferentes tipos e sorotipos dos agentes infecciosos. Assim, *Campylobacter jejuni* pode gerar anticorpos anti-GM1 e GD1a, os quais se associam às formas axonais agudas, enquanto citomegalovírus provoca a formação de anticorpos IgM GM2 nas formas leves da SGB. GQ1b está associado à síndrome de Miller-Fischer. Tais anticorpos devem promover lesão, auxiliados pelo complemento.

A imunidade celular também participa do processo, através de linfócitos T e macrófagos, que produzem citocinas inflamatórias e consequente degradação da mielina.

Tratamento

As principais medidas para o tratamento da SGB são as de suporte, com condições adequadas de UTI, profilaxia de trombose venosa, cuidados respiratórios e de enfermagem.

A primeira linha de escolha terapêutica é a plasmaferese (4 a 5 trocas de 200 a 250 mg/kg em 7 a 10 dias) ou imunoglobulina intravenosa (IGIV) (2 g/kg ou 400 mg/kg/d por 5 dias), ambas com evidências de acelerar a recuperação motora.

A recuperação é ótima em 75% dos casos; 5% apresentam sequelas motoras mais graves, e a mortalidade descrita é de 2% a 6% dos casos.

Síndromes Clínicas Crônicas

Polirradiculoneuropatia Desmielinizante Inflamatória Crônica (PDIC)

A principal diferença entre a PDIA e a PDIC baseia-se no tempo de progressão, sendo a PDIC considerada a forma que apresente evolução maior que 8 semanas. Porém, elas diferem também quanto aos fatores precedentes e ao manejo terapêutico. A prevalência estimada é de 1 a 2 casos/100.000 habitantes.

Diversos protocolos têm sido propostos para diagnóstico, mas ainda não existe um consenso. São considerados necessários para o diagnóstico alguns critérios citados abaixo.

Critérios Clínicos

1. Início insidioso, desenvolvimento por semanas, meses ou anos, com lenta progressão ou curso recorrente.
2. Fraqueza simétrica de membros, com acometimento bilateral de graus variáveis, tanto distal como proximal, presente por 2 meses ou mais.
3. Hiporreflexia nos membros paréticos após 1 mês, arreflexia dos aquileus.
4. Parestesias nos pés.

Critérios Laboratoriais

1. Níveis elevados de proteína liquórica, com contagem de leucócitos mononucleares abaixo de 10.
2. Anormalidades na condução nervosa indicando desmielinização disseminada; redução das velocidades de condução de mais de 70% do normal em pelo menos dois nervos; bloqueio de condução parcial e dispersão temporal em um ou mais nervos; latência prolongada ou ausente da onda F em pelo dois nervos motores.
3. Biópsia de nervo com padrão de desmielinização. A obrigatoriedade desse exame está sendo cada vez mais discutida, e há uma tendência a indicá-lo nos casos atípicos, de dúvida com outras etiologias (p. ex., vasculite) e quando não houver resposta adequada ao tratamento.

Seria necessária para diagnóstico definitivo a presença de dois fatores clínicos principais (2 e 3) e de todos os laboratoriais atualmente, com exceção da biópsia.

Variantes clínicas da PDIC incluem neuropatia multifocal sensitivo-motora adquirida ou síndrome de Lewis-Sumner e neuropatia desmielinizante sensitiva distal.

Mesmo se a PDIC ocorrer associadamente a outras doenças, como doenças do tecido conjuntivo, linfoproliferativa ou gamopatia monoclonal, espera-se um curso semelhante ao apresentado na forma idiopática.

Patogênese

Tanto a imunidade humoral quanto a celular têm sido propostas na sua gênese. Sugere uma resposta celular a presença de macrófagos e células CD 8+ nas regiões perivasculares e endoneurais, que produzem diversas citocinas capazes de promover desmielinização.

A resposta humoral foi aventada em estudos que demonstraram a existência de anticorpos contra glicoproteínas como a P0, P2, PMP 22, além de anticorpos contra vários glicolípides, incluindo LM1, GM1, GAM e SLPG, mas todos ainda de significado patogênico ainda incerto.

Tratamento

Os primeiros ensaios terapêuticos demonstraram a efetividade do uso do corticosteroide para o tratamento da PDIC. Apesar de vários estudos demonstrarem eficácia do tratamento com IgIV e plasmaferese, um estudo mais recente demonstra melhor resposta e maior período de remissão com uso de metilprednisolona em forma de pulsoterapia em altas doses. Parece haver uma resposta mais específica de acordo com o fenótipo clínico da apresentação, de forma que as apresentações puramente sensitivas e as formas clássicas respondem muito bem ao corticoide. A IgIV deve ser a escolha para formas puramente motoras, nas quais é possível haver deterioração clínica com o uso do corticoide. Nas formas distais com gamopatia monoclonal por IgM, deve-se considerar o uso de rituximabe. A forma de Lewis-Sumner talvez responda melhor à IgIV.

A não resposta a uma determinada terapia de primeira escolha não indica falha com outra terapia. Pacientes que não responderam à terapia inicial de escolha, ou que apresentaram contra-indicação para corticoterapia mais prolongada, podem se beneficiar do uso dos imunossupressores. Entretanto, poucos estudos randomizados existem para definir uma recomendação específica. O imunossupressor mais utilizado é a azatioprina (1 a 1,5 mg/kg/d), além da ciclosporina e, mais recentemente, da ciclofosfamida.

Recentes tentativas de uso dos interferons, tanto alfa quanto beta, podem indicar outra forma futura de tratamento.

Síndromes Clínicas Crônicas Relacionadas com Autoanticorpos
Anti-GAM

A glicoproteína associada à proteína (GAM) é uma glicoproteína de membrana que corresponde a 1% da proteína do nervo periférico.

Em 1980, Latov descreveu um paciente com neuropatia e com gamopatia monoclonal por IgM, que mais tarde foi definida como sendo anti-GAM.

A apresentação clínica típica da doença associada a anticorpo anti-GAM é a de uma polineuropatia com predomínio sensitivo ou sensitivo-motor, simétrica, distal e lentamente progressiva. Afeta principalmente o sexo masculino e geralmente se inicia por alterações sensitivas, o que conduz a quadro de ataxia da marcha em cerca de um terço dos casos e tremor de mãos. Com o evoluir, ocorre fraqueza, predominantemente dos membros inferiores, com diminuição ou abolição dos reflexos tendíneos.

O padrão eletrofisiológico demonstra uma polineuropatia predominantemente desmielinizante. Aproximadamente 50% dos pacientes com neuropatia e gamopatia IgM apresentam IgM para GAM. Porém, a gamopatia monoclonal pode ser de significado incerto. Esses pacientes que não apresentam positividade para GAM desenvolvem um quadro clínico semelhante aos que a apresentam.

O tratamento tem sido desanimador. Corticosteroides não são efetivos. Os relatos de maior eficácia são os que utilizaram plasmaferese associada à ciclofosfamida intravenosa, com melhora associada à diminuição da IgM. Mais recentemente, discute-se a eficácia do interferon.

Anti-GM1 – Neuropatia Motora Multifocal (NMM)

Desde a primeira descrição da ocorrência de IgM monoclonal contra GM1 e sua associação com síndrome do neurônio motor inferior, por Fredo em 1984, a presença de altos níveis deste anticorpo tem sido relacionada com a neuropatia motora multifocal, podendo, entretanto, ocorrer em pequena parcela de pacientes com ELA e neuropatia periférica predominantemente motora, a SGB.

As neuropatias motoras imunomediadas são classificadas em neuropatia motora multifocal (NMM) e síndromes do neurônio motor inferior distal (NMID). A diferença entre elas é a presença, na primeira entidade, ao exame eletroneuromiográfico, de bloqueio de condução, o qual é definido como uma redução na área ou na amplitude do potencial muscular de ação composto no sítio de estimulação proximal quando comparado com o distal. Ambas são assimétricas, com fraqueza lentamente progressiva, com início, geralmente, distal nos membros superiores e sem comprometimento bulbar.

Acomete pacientes entre 20 e 75 anos de idade, com preferência para o sexo masculino.

A presença de atrofia e fasciculações pode confundir em quadros iniciais de ELA. Altos títulos de IgM anti-GM1 ocorrem em cerca de 50 a 60% dos pacientes com NMM. A especificidade pode ser aumentada para até 85% a 90% se testarmos a reatividade dos soros positivos para GM1 com dois outros antígenos: H3 e NP-9. Considera-se um resultado fortemente sugestivo de NMM a presença de altos títulos de IgM anti-GM1, com NP-9 positivo e H3 negativo.

Anti-GM1, predominantemente da classe IgG, tem sido descrito em SGB e NAMA, intimamente relacionado com a coexistência de *Campylobacter jejuni*. A presença de anti-GM1 isoladamente parece não ser fator de evolução desfavorável, porém sua associação com o referido agente infeccioso parece facilitar a ocorrência de formas com maior degeneração axonal e maior incapacidade em um ano.

Tratamento

O uso de prednisona e plasmaferese isoladamente não são efetivos. Atualmente, os melhores resultados apontam para a IGIV, enquanto outras alternativas, como a ciclofosfamida, ainda aguardam comprovação de efetividade.

Neuropatia por Anticorpos Antissulfatídeos

Relaciona-se a uma polineuropatia sensitiva, geralmente axonal, com dores e parestesias, geralmente de início distal, porém, podendo acometer regiões mais proximais. Fraqueza infrequente ocorre em cerca de 16% dos casos e é, também, de predomínio distal. Títulos muito altos de anticorpos antissulfatídeos têm maior especifidade para a síndrome clínica descrita.

A resposta terapêutica é débil, sendo melhor nos casos com maior componente desmielinizante.

Síndrome GALOP

É uma variante da síndrome antissulfatídeo, na qual a reação contra esta estrutura só ocorre quando ele é apresentado na configuração da membrana lipídica. A síndrome engloba uma polineuropatia sensitivo-motora distal, ataxia da marcha e idade de início tardia (média de 70 anos). Os achados eletrofisiológicos sugerem comprometimento desmielinizante, assim como nas neuropatias por anti-GAM.

Apresenta boa resposta terapêutica ao uso de IG IV ou ciclofosfamida.

Síndrome POEMS

Refere-se a uma síndrome caracterizada por polineuropatia, organomegalia, endocrinopatia, proteína monoclonal (M) e alterações de pele. A neuropatia é de predomínio distal, sensitivo-motora, desmielinizante e axonal. O comprometimento sistêmico inclui diabetes, doença da tireoide, insuficiências adrenal e gonadal, hepato e esplenomegalia, além de hipertricose, pigmentações e angiomas. A proteína M pode ser IgG ou IgA.

O tratamento, baseado em imunossupressor mais corticoide, é precário.

Anticorpos Anti-Hu

São anticorpos direcionados contra proteínas nucleares de neurônios, gânglios da raiz dorsal e plexo mioentérico, além de carcinoma de pequenas células do pulmão. Altos níveis deste anticorpo relacionam-se a encefalomielite e neuropatia sensitiva paraneoplásica. A neuropatia ocorre em 1% dos casos de carcinoma de pequenas células, predominando em mulheres acima de 60 anos. Cerca de 90% dos casos de anti-Hu positivo decorrem de carcinoma de pulmão, porém outras neoplasias já foram associadas. O quadro predominante é o de uma ganglionopatia com grave ataxia e déficit sensitivo, mas com força relativamente preservada. Outras manifestações que podem ocorrer são encefalopatia, ataxia cerebelar e disfunção autonômica. O tratamento com plasmaferese, corticoides e imunossupressores é desapontador.

MIOPATIAS INFLAMATÓRIAS

As miopatias inflamatórias constituem um grupo heterogêneo de doenças que abriga as miopatias causadas por vírus, bactérias, fungos, protozoários e parasitas, além das miopatias inflamatórias idiopáticas, que incluem a polimiosite, a dermatomiosite e miosite a corpos de inclusão, das quais trataremos neste capítulo.

Além disso, há que se dizer que a inflamação não é apanágio das miopatias inflamatórias, já que tal processo também pode ocorrer em resposta a alterações degenerativas das miopatias hereditárias.

Polimiosite (PM), Dermatomiosite (DM) e Miosite a Corpos de Inclusão (MCI)

Epidemiologia

De forma conjunta, apresentam incidência em torno de 1 caso/100.000 habitantes. A PM e a DM ocorrem em qualquer idade, porém a maioria dos casos de DM na infância ocorre entre 5 e 14 anos, enquanto PM e DM do adulto ocorrem entre a 5ª e a 6ª década. A MCI corresponde a cerca de 15% a 30% das miopatias inflamatórias e acomete pacientes entre 16 e 80 anos, mas 50% dos casos ocorrem entre 50 e 70 anos.

Genética

Numerosos estudos relacionam a associação de certos haplótipos HLA com subtipos das miosites. A PM associa-se a HLA-B879, HLA-DR3, HLA_DRw6 (cor negra); a DM juvenil, a HLA-B8, HLA-DQA1*0501, e MCI a DR3 e DRw52.

Imunologia

Apesar das evidências a favor de origem autoimune, o antígeno específico nunca foi demonstrado. Sabe-se que na DM o ataque deve ser contra células endoteliais vasculares, enquanto na PM e na MCI contra o sarcolema das fibras musculares. A DM tem como principal efetor imune a resposta humoral, definida por infiltrado de células B e CD4+, suscitando a produção de anticorpos e a deposição de complemento nos capilares, o que desencadeia necrose e isquemia capilar, necrose e inflamação muscular. Tal comprometimento, dos vasos ao redor do fascículo, promove a alteração muscular típica, a atrofia perifascicular.

Na PM e na CMI, a imunidade celular desempenha papel preponderante, por meio do reconhecimento, pelo infiltrado de células CD8+ e de peptídeos antigênicos ligados às moléculas MHC classe I.

Características Clínicas

O padrão de acometimento da PM e da DM é uma fraqueza subaguda, simétrica, de predomínio proximal, envolvendo muscultura do pescoço. Já a MCI apresenta-se com início mais indolente, muitas vezes com duração de mais de 5 a 10 anos, com fraqueza distal, predominando nos flexores longos dos dedos e do punho e extensores da perna, porém algumas vezes pode haver comprometimento maior da musculatura proximal. É raro o acometimento das musculaturas extraocular e esfincteriana. A insuficiência respiratória, quando ocorre, o faz nas fases mais avançadas das três síndromes.

Mialgia está presente, sobretudo, na PM e DM em mais de 50% dos casos.

A PM e DM podem apresentar manifestações extramusculares, como envolvimento cardíaco, incluindo defeitos de condução e cardiomiopatias; envolvimento pulmonar, em cerca de 50% dos casos, decorrente da fraqueza muscular, aspiração, doença pulmonar intersticial e pneumonite secundária a medicamento (metotrexato). Disfagia ocorre em aproximadamente 50% dos pacientes. Tais acometimentos não ocorrem na MCI. A DM é fundamentalmente marcada pelo acometimento de pele, caracterizado por sinal do heliotropo palpebral, edema periorbitário, *rash* eritematoso da face, tronco, ombros, cotovelo e joelhos, máculas descamativas avermelhadas nas superfícies extensoras das articulações dos dedos (sinal de Grotton), telangiectasias periungueais (sinal de Keinig), calcificações subcutâneas, além de ulcerações cutâneas e intestinais (os dois últimos ocorrem pricipalmente na DM da infância). A associação com malignidade é descrita na DM do adulto, mostrando associação com os tumores de mama e ovário na mulher, e, no homem, de pulmão e trato gastrointestinal.

Diagnóstico

As enzimas musculares, principalmente a creatinofosfoquinase, encontram-se bastante elevadas, tanto na PM como na DM, mas cerca de 10% dos casos podem ter enzimas normais. Na MCI, as enzimas podem estar normais ou levemente aumentadas. Eletroneuromiografia apresenta padrão miopático com potenciais de pequena amplitude e curta duração, além de demonstrar atividade espontânea, através de ondas agudas positivas e fibrilação. Potenciais neurogênicos podem ocorrer na MCI. Anticorpos específicos para miosite englobam os anticitoplasmáticos e os anticorpos anti-Mi-2. Os primeiros incluem o SRP, positivo em 4% das polimiosites, e o anti-Jo-1, positivo em 30% dos pacientes com miopatia inflamatória. O diagnóstico de certeza é feito por meio da biópsia muscular.

Histopatologia

A DM apresenta-se com infiltrado perivascular, necrose muscular e fagocitose, e atrofia perifascicular.

A PM apresenta infiltrado endomisial e necrose com inflamação, enquanto a CMI apresenta inflamação endomisial, vacúolos citoplasmáticos, corpos de inclusões eosinofílicos e fibras angulares pequenas. A imuno-histoquímica também contribui para o diagnóstico histopatológico, por meio da demonstração da expressão de CMH classe I, preponderantemente na PM e na CMI.

Tratamento

O tratamento escolhido para a PM é o corticosteroide, apesar da inexistência de estudos prospectivos. Utiliza-se a prednisona na dose de 1 a 2 mg/kg/d. Após 2 a 4 semanas de tratamento, tenta-se alterar o regime terapêutico para administração em dias alternados. Eventualmente, isso não é possível. Na vigência de doença extremamente grave, metilprednisolona na dose de 1g/d por 5 a 6 dias deve ser considerada, e, posteriormente, mantido o tratamento via oral. As falhas terapêuticas ocorrem por erro diagnóstico, falha no início da dose ou na sua manutenção (dose e tempo de uso), além da resistência ao tratamento.

Nem sempre o corticoide é a primeira escolha na DM. Nas formas amiotróficas, utiliza-se a hidroxicloroquina ou quinacrina. O uso do corticoide se faz de modo semelhante para a DM, porém, ela apresenta resposta muito favorável à IG IV; e desta forma, em alguns casos, como por exemplo, no início precoce com necessidade de uso crônico de corticosteroide e contraindicações para tal uso, a IGIV deve ser considerada, no regime de 2,0 g/kg divididos em 5 dias (ou 400 mg/kg/d por 5 dias) por 3 meses consecutivos, e, a partir daí, individualizada para cada paciente.

Não existem dados suficientes para se determinar a segunda melhor opção terapêutica. Ela deve ser baseada na maior experiência do profissional com o medicamento e acesso ao remédio. Assim, diversas drogas imunossupressoras têm sido utilizadas, incluindo-se a azatioprina, metotrexato, ciclosporina, ciclofosfamida, além do tacrolimus, clorambucil e micofenolato mofetil. Mais recentemente, tem sido relatada melhora com uso de infliximab. A plasmaférese não tem se mostrado efetiva.

O controle de melhora, piora e resistência ao medicamento não deve se basear na falha da normalização da creatinoquinase, mas primordialmente na ausência de melhora da força muscular.

Apesar de alguns resultados conflitantes a respeito da eficácia da IGIV na MCI, de maneira geral não há resposta satisfatória com nenhum dos imunossupressores.

DOENÇAS DA JUNÇÃO NEUROMUSCULAR

As principais doenças imunomediadas da junção incluem a miastenia grave e a síndrome miastênica de Eaton-Lambert.

Miastenia Grave

A miastenia grave autoimune adquirida (MGAA) é uma doença relativamente incomum, com prevalência ao redor de 1:10.000 no norte da Europa, mas com incidência aparentemente em ascensão em virtude das melhores condições de diagnóstico, reconhecimento e aumento da idade populacional. Atualmente, a incidência é descrita em torno de 2 a 10 por milhão.

De origem autoimune, a desordem da transmissão neuromuscular é o resultado da lesão do receptor de acetilcolina da membrana pós-sináptica, induzida por autoanticorpos.

Quadro Clínico

As características clínicas mais marcantes da MGAA são fraqueza e fadigabilidade dos músculos esqueléticos. A fraqueza tende a aumentar com atividades repetitivas e a melhorar com repouso ou sono. Na maioria dos pacientes, ptose palpebral e diplopia são os sintomas iniciais. Aproximadamente 10% a 20% dos pacientes permanecem com forma ocular pura, enquanto 80% a 90% apresentam generalização dos sintomas, com envolvimento tanto da musculatura de inervação bulbar quanto dos membros. Quando a fraqueza respiratória fizer necessário o uso de ventilação assistida, estaremos diante de uma crise miastênica. Tal heterogeneidade clínica fez com que se criasse uma classificação para estádios da doença, inicialmente por Osserman e Genkins, e modificada recentemente, diferenciando a forma ocular pura (forma I) das formas generalizadas leves (II), moderadas (III) e graves (IV), além da crise miastênica (V).

Fisiopatologia

Os Acs agem por bloqueio do sítio de fixação da Ach, degradação acelerada do RAch e destruição da membrana pós-sináptica pelo complemento. Não se sabe, porém, se a resposta anti-RAch se inicia pelo próprio RAch ou por uma proteína com reação cruzada. Supõem-se que os passos iniciais na patogênese da maioria dos casos de MG ocorram dentro de timo anormal, porém, nos casos sem patologia tímica, isto não é conhecido. Ainda assim, não se conhece o desencadeador inicial para que tal processo aconteça.

Sabe-se que 50% dos pacientes miastênicos apresentam hiperplasia do timo, 20% apresentam timoma e 30% involução tímica. Diferenças fisiopatológicas e clínicas existem entre essas três formas de ocorrência. Os títulos de Acs são geralmente altos nos pacientes com hiperplasia tímica, enquanto são baixos ou inexistentes nos com atrofia e intermediários nos portadores de timoma.

Aproximadamente 10% a 20% dos pacientes com miastenia não possuem anticorpos detectáveis no soro, e cerca da metade deles apresenta anticorpo sérico anti-MuSK. Este grupo pode ter comportamento clínico semelhante aos positivos para o receptor de acetilcolina, mas pode haver predomínio de acometimento bulbar e ocular, respodem menos ao tratamento com anticolinesterásicos e imunussupressão, com promissora resposta ao rituximab.

Diagnóstico

O diagnóstico baseia-se principalmente na história clínica e no exame físico, porém alguns testes diagnósticos servem para confirmá-la inequivocamente e definir condições terapêuticas, além de identificar doenças associadas. Esses testes são:

1 – Teste Farmacológico

É o teste mais antigo, feito por meio da administração de anticolinesterásicos, intramuscular (neostigmina) ou intravenoso (edrofônio), com resposta rápida da melhora da força muscular, avaliada clínica ou eletrofisiologicamente, descrita em até 90% dos casos.

2 – Teste Imunológico

Anticorpos reativos ao receptor de acetilcolina apresentam especificidade bastante alta para miastenia, porém, podem também ser encontrados da síndrome de Eaton-Lambert, no câncer primário de pulmão e em desordens hepáticas autoimunes.

Três tipos de anticorpos podem ser dosados como teste laboratorial:

- Anticorpos antirreceptor de acetilcolina ligadores.
- Anticorpos antirreceptor de acetilcolina moduladores.
- Anticorpos antirreceptor de acetilcolina bloqueadores.

A positividade desses exames varia de acordo com a forma da doença. Essa sensibilidade está resumida no Quadro 46-2.

Anticorpo anti-MUSK: positivo em cerca da metade dos casos negativos para o receptor de acetilcolina

3 – Teste Eletrofisiológico

a) Estimulação repetitiva – realizada por meio de estimulação supramáxima do nervo periférico, a uma frequência de 3 Hz, após fixação do membro, e com registro do potencial composto de ação. A resposta considerada positiva é o decremento do potencial acima de 10% entre o primeiro e o quinto potencial registrado.

b) Eletromiografia de fibra única – é o exame de maior sensibilidade (88% a 92%), mas não específico.

QUADRO 46-2 Tipo de anticorpo e sensibilidade de acordo com a forma da doença

	Sensibilidade		
Teste	Ocular	Generalizada moderada	Generalizada grave
Ac ligador	71	88	93
Ac bloqueador	30	52	66
Ac modulador	72	89	91

Tratamento

Com relação ao tratamento, apesar de não haver rotina completamente estabelecida e de cada caso poder se beneficiar de diferentes tratamentos em momentos variados da evolução, um roteiro relativamente aceito pela maioria dos que tratam MG seria composto de:

- Uso rotineiro de anticolinesterásicos, geralmente mantidos do início até o final do tratamento, quando for possível a retirada dos medicamentos.
- Corticosteroides ou outros imunossupressores (azatioprina, ciclosporina, metotrexato, ciclofosfamida, micofenolato mofetil e tacrolimus) para as formas oculares puras, levando-se em consideração as contraindicações para cada caso, quando os anicolinesterásicos não produzirem alívio dos sintomas.
- Timectomia para forma generalizada entre 12 e 60 anos ou mais, após estabilização do quadro clínico, quer tenha ou não usado corticoterapia. Indicação absoluta para tanto é a existência de aumento do timo ao exame radiológico do mediastino.
- Plasmaférese e imunoglobulina intravenosa nas crises miastênicas.
- Novos agentes biológicos, como anticorpos monoclonais e proteínas de fusão terapêuticas (p. ex., anti-TNF alfa) são promissores no tratamento da doença.

Síndrome Miastênica de Eaton-Lambert (SMEL)

A síndrome de Eaton-Lambert é uma doença autoimune rara, idiopática ou paraneoplásica, desencadeada pela produção de anticorpos anticanais de cálcio voltagem dependente, o que bloqueia a entrada deste íon no terminal, determinando impedimento à ligação das vesículas de acetilcolina à membrana pré-sináptica e sua consequente liberação para a fenda sináptica.

A consequência clínica é o desenvolvimento de fraqueza e fadiga em graus variáveis de acometimento, com predomínio, em 62% dos casos, da região proximal dos membros inferiores. Fraqueza mais leve dos membros superiores também ocorre. Pode haver acometimento da musculatura ocular extrínseca, diminuição dos reflexos tendíneos, mas sem comprometimento da musculatura bulbar.

A fraqueza pode apresentar uma característica bastante peculiar, que é a facilitação pós-exercício, com melhora logo após seu início, mas fadiga com o decorrer dele.

Disfunção autonômica ocorre frequentemente, determinando obstipação, visão borrada, diminuição da sudorese e boca seca.

Em cerca de 50% a 70% dos casos, há associação com câncer, mais comumente com carcinoma de pequenas células do pulmão. Associa-se, também, com outras doenças autoimunes.

O diagnóstico é baseado no exame eletrofisiológico, o qual demonstra decremento do potencial de ação a estimulações repetitivas de baixa frequência, porém, ao estímulo com frequências elevadas, ocorre aumento deste potencial.

Teste sorológico para anticorpos anticanais de cálcio é positivo em 75% a 90% dos pacientes, mas não se relaciona com a gravidade do acometimento.

O tratamento depende da etiologia. Se associado ao câncer, a retirada cirúrgica e medidas adicionais melhoram a SMEL. Quando necessário, o uso de corticoides e imunossupressores e da IGIV está indicado, com respostas satisfatórias, assim como anticolinesterásicos podem diminuir sintomas. A terapia escolhida atualmente é a 3,4-diaminopiridina, um bloqueador de canal de potássio que mantém a despolarização da membrana, permitindo a entrada de cálcio. Pacientes não portadores de carcinoma deverão ser mantidos sobre investigação pelo menos a cada 6 meses pelos próximos 2 anos.

Bibliografia

Ad Hoc Subcommittee of the American Academy of Neurology AIDS Task Force (1991) research criteria for the diagnosis of chronic inflammatory demyelinating polyradiculoneuropathy (CIDP). Neurolgy 1991; 41:617-8

Anandacoosmarasamy A, Howe G, Mancolios W. Advanced refractory polymyositis responding to infliximab. Rheumatology 2005; 44(3):562-563.

Asbury AK.Gangliosides and peripheral neuropathies: an overview. Progr Brain Res 1994;101:279-287.

Bluma G, Pestronk A, Goodnough LT. Anti-MAG antibody-associated polyneuropathies improvement following immunotherapy with monthly plasma exchange and IV cyclophosphamide. Neurology 1995; 45:157701580.

Dabby R, Weiner LH, Hays AP, et al. Antisulfatide antibodies in neuropathy: clinical and alectrophysiological corelates. Neurology 2000; 54:1448-1452.

Dalakas CM. Biological and other novel approaches as new therapeutic options in myasthenia gravis: a view to the future. Ann. N. Y. Acad. Sci 2012; 1274:1-8.

Dalakas M.C. Intravenous Immunoglobulin in Autoimmune Neuromuscular Diseases. Jama 2004; 291:2367-2375 e referências 2-5.

Dalakas MC, Hohlfeld R. Polymyositis and dermatomyositis. Lancet 2003; 362:971-982.

Dalakas MC. Polymyositis, dermatomyositis and inclusionbody myositis. N Engl J Med 1991; 325:1487–1498 2 Mastaglia FL, Philips BA. Idiopathic inflammatory myopathies: epidemiology, classification and diagnostic criteria. Rheum Dis Clin North Am 2002; 28:723–741.

Dalakas MC. Therapeutic Approaches in Patients with Inflammatory Myopathies. Semin Neurol 2003; 23(2):199-206.

Dalmau J, Furneaux HM, Rosenblum MK, et al. Detection of anti-Hu antibody in specific regions of the nervous system and tumor from patients with paraneoplastic encephalomyelitis/sensory neuronopathy. Neurology 1991; 41:1757-1764.

Dalmau J, Graus F, Rosenblum MK, et al.Anti-Hu-associated paraneoplastic encephalomyelitis/sensory neuronopathy: a clinical study of 71 patients. Medicine 1992; 71:59-72.

De Visser M, Emslie-Smith AM, Engel AG. Early ultrastructural alterations in adult dermatomyositis.Capillaries abnormalities precede others structural changes in muscle. J Neurol Sci 1989; 94:181.

Dick PJ, Prineas J, Pollard JD. Chronic Inflammatory Demyelinating Polyneuropathy. In Dick PJ, PK Thomas, JW Griffin, et al. (eds). Peripheral Neuropathies. 3rd ed. Philadelphia: Saunders, 1993. p. 418.

Drachman DB, Brodskyb RA. High-dose therapy for autoimmune neurologic diseases. Curr Opin Oncol 2005; 17:83-88.

Dyck PJ, O'Brien PC, Oviatt KF, et al. Prednisone improves chronic inflammatory demyelinating polyradiculoneuropathy more than no treatment. Ann Neurol 1982; 11:136-141.

Dyck PJ, O'Brien PC, Swanson C, Low P, Daube J.Combined azathioprine and prednisone in in chronic inflammatory demyelinating polyneuropathy. Neurology 1985; 35:1173-1176.

Eftimov F, Schaik IChronic inflammatory demyelinating polyradiculoneuropathy: update on clinical features, phenotypes and treatment options. Curr Opin Neurol 2013, 26:496-502.

Elrington GM, Murray NM, Spiro SG, et al. Neurological paraneoplastic synfromes in patients with small cell lung cancer: a prospective survey of 150 patients. J. Neurol Neurosurg Psychyatry. 1991; 54:764-767.

Engel AG, Hohlfeld R, Banker BQ. Inflammatory myopathies. In Engel AG, Franzini-Armstrong C (eds). Myology. 2nd ed. New York: McGrawHill, 1994. p. 1335-1383.

Engel AG, Lambert EH, Howard FM. Immune complexes (IgG and C3) at the motor end-plate in myasthenia gravis. Ultrastructural and light microscopic localization and electrophysiologic correlations. Mayo Clin. Proc 1977; 52:267-280.

Engel WK. Muscle biopsies in neuromuscular diseases. Pediatr Clin North Am 1967; 14:963.

Engel, AG. Acquired Autoimmune Myasthenia Gravis. In: Engel, A . G. & Franzini-Armstrong, C (eds.). Myology. New York: McGraw Hill, 1994; vol 1. p. 1769-1797.

Evoli A, Alboini PE, Bisonni PE, et al. Management challenges in muscle-specific tyrosine kinase myasthenia gravis. Ann N Y Acad Sci 2012; 1274: 86-91.

Gold R, Dalakas MC,Toyka KV. Immunotherapy in autoimmune neuromuscular disorders. Lancet Neurol 2003; 2:22-32.

Govoni V, Granieri E. Epidemiology of the Guillain-Barré Syndrome. Current Opinion in Neurology 2001;14:605-613.

Greenberg SA. Pathogenesis and therapy of inclusion body myositis. Curr Opin Neurol 2012; 25:630-639.

Griffin JW, Li CY, et al. Pathology of the motor-sensory axonal Guillain-Barré syndrome. Ann Neurol 1996; 39:17-28.

Haden RDM, Skarrack B, Bensa S, Soudain S, Hughes RAC. Randomized trial of Interferon beta-1a in chronic inflammatory demyelinating polyneuropathy. Neurology 1999; 53:57-61.

Hahn AF, Bolton CF, Pillay N, Chalk C, Benstead T, Bril V, et al. Plasma-exchange therapy in chronic inflammatory demyelinating polyneuropathy: a double-blind, sham-controlled, cross-over study. Brain 1996; 119:1055-1066.

Hartung H-P, Willison HJ, Kieseier BC. Acute immunoinflammatory neuropathy: update on Guillain-Barré syndrome. Curr Opin Neurol 2002; 15:571-577.

Hoch W, McConville J,Helms S, Newson-Davis J,Melms A, Vincent A. Auto-antibodies to the receptor tyrosine kinase MuSK in patients with myasthenia gravis without acetylcoline receptor antibodies. Nat Med 2001; 7:365-368.

Hohlfeld R, Dalakas MC. The immunobiology of muscle. Immunol Today 1994; 15:269-274. Dalakas MC, Hohlfeld R. Polymyositis and dermatomyositis. Lancet 2003; 362:971-982.

Hohlfeld R. Dysimune myopathies. Definition of entities and experimental models of myositis. In Karpati G, et al (eds). Molecular Basis of Skeletal Muscle Diseases. ISN Neuropath Press 2002; 218-220.

Howard JF, Sanders DB, Massey JM. The Electrodiagnosis of in Myasthenia Gravis and Lambert-Eaton Myasthenic Syndrome. In Saunders DB (ed), in Myasthenia Gravis and Myasthenic Syndromes. Neurlogic Clin North Am 1994;12(2):305.

Hughes R, Bensa S, Willison H, et al. Randomized controlled trial of intravenous immunoglobulin versus oral prednisone in chronic inflammatory demyelinating polyneuropathy. Ann Neurol 2001; 50:195-201.

Hughes RAC, Swan AV, Van Doorn PA. Citotoxic drugs and interferons for chronic inflammatory demyelinating polyneuropathy (Protocol for a Cochrane Review). The Cochrane Library (4) Oxford.

Hughes RAC. Systematic reviews of tratment for inflammatory demyelinating neuropathy. J Anat 2002; 200:331-339.

Jablecki A, Barohn RJ, Emstoff RM, et al. Myasthenia gravis: recommendations for clinical research standarts. Task Force of the Medical Scientific Advisory Board of the Myasthenia Gravis Foundation of America. Neurology 2000; 55:16-23.

Kawagashira Y, Koike H, Tomita M, et al. Morphological progression of myelin abnormalities in IgM-monoclonal gammopathy of undetermined significance anti-myelin-associated glycoprotein neuropathy. Neuropathol Exp Neurol 2010 Nov; 69(11):1143-57.

Kieseier BC, Hartung H-P. Therapeutic Strategies in the Guillain-Barré Syndrome. Seminars in Neurology 2003; 23(2):159-167.

Kissel JT. The treatment of Chronic Inflammatory Demyelinating Polyradiculoneuropathy. Seminars in Neurology 2003; 23(2):169-179.

Kissel T. Misunderstandings, Misperceptions, and Mistakes in the Management of the Inflammatory Myopathies. Semin Neurol 2002; 22(1):41-51.

Lang B, Vincent A. Autoantibodies to ion channels at the neuromuscular junction. Autoimmunity Reviews 2003; 2:94-100.

Lang B, Vincent A. The Lambert-Eaton myasthenic syndrome. In Karpati G, et al (eds). Molecular Basis of Skeletal Muscle Diseases. ISN Neuropath Press 2002; 166-169.

Lanska, D. J. Indications for thymectomy in myasthenia gravis. Neurology 1990; 40:1828-1829.

Latov N. Antibodies to glycoconjugates in neurologic disease. Clin Aspects Autoimmun 1990; 4:19-29.

Latov N. Antibodies to glycoconjugates in neuropathy and motor neuron disease. Prog Brain Res 1994; 101:295-304.

Léger J-M, Salachas F. Diagnosis of motor neuropathy. Eur J Neurol 2001; 8:201-208.

Majithia V, Harisdankul V. Mycophenolate mofetil(CellCept): an alternative therapy for autoimmune inflammatory myopathy. Rheumatology 2005; 44(3):386-389.

Mareska M, Gutmann L. Lambert-Eaton Myasthenic Syndrome. Semin Neurol 2004; 24(2):149-153

Mariette X, Leger J-M, Chevret S, et al. A rondomized doble-blind trial versus placebo does not confirm the efficacy of alfa-interferon in polyneuropathy associated with anti-MAG IgM monoclonal gammopathy. Neurology 2000; 54:A213.

Massey JM. Electromyography in disorders of neuromuscular transmission. Semin Neurol 1990; 10:9.

Medsger TA Jr, Dawson WN, Mais AT. The epidemiology of polymyositis. Am J Med 1970; 48:715.

Mendell JR, Barohn RJ, Freimer ML, et al. Randomized controlled trial of IVIg in untreated chronic inflammatory demyelinating polyneuropathy. Neurology 2001; 56:445-449.

Mikol J, Engel AG. Inclusion Body Myositis. In Engel AG, Franzini-Armstrong C (eds). Myology (2nd ed). New York: McGrawHill, 1994. p. 1384-1398.

Newson-Davis J. Therapy in Myasthenia Gravis and Lambert-Eaton Myasthenic Syndrome. Seminars in Neurology 2003; 23(2):191-198

Nicolas G, Matsonobe T, Lê Forestier N, Léger J-M, Houche P & INCAT Group (2002) Proposed revised alectrophysiological criteria for chronic inflammatory demyelinating polyradiculoneuropathy. Muscle Nerve 2002; 25: 25-30.

Nobile-Orazio E, Cocito D, Jann S, et al. Intravenous immunoglobulin versus intravenous methylprednisolone for chronic inflammatory demyelinating polyradiculoneuropathy: a randomised controlled trial. Lancet Neurol 2012; 11:493 502.

O'Leary CP, Willinson HJ. The role of antiglycolipid antibodies in peripheral neuropathies. Curr Opin Neurol 2000; 13:583-586.

Osserman KE; Genkins G. Studies in Myasthenia Gravis: Review of a twenty-year experience in over 1200 patients. Mt Sinai J Med 1971; 50: 465-474.

Pestronk A, LCi F, Bieser K, et al. Anti-MAG antibodies: major effects of antigen purity and antibody cross-reactivity on ELISA results and clinical correlation. Neurology 1994; 44:1131.

Pestronk A, Li F, Griffin J, et al. Polyneuropathy syndromes associated with serum antibodies and myelin-associated glycoprotein. Neurology 1991; 41:357-362.

Pestronk A. Chronic Immune Polyneuropathies and Serum Autoantibodies. In: Rolak LA, Harati Y (eds). Neuro-immunology for the Clinician. Butterworth-Heinemann, 1997. p. 237-251.

Pestronk A. Chronic Immune polyneuropathies and Serum Autoantibodies. In Rolak LA, Harati Y (eds). Neuro-immunology for the Clinician. Butterworth-Heinemann, 1997. p. 237.

Robertson NP, Deans J, Compston DAS. Myasthenia Gravis: a population based epidemiological study in Cambridgeshire, England. J Neurol Neurosurg Psychiatry 1998; 65:492-496.

Romi F, Gilhus NE, Aarli JA. Myasthenia gravis:clinical, immunological, and therapeutic advances. Acta Neurol Scand 2005; 111:134-141.

Sanders, DB. The treatment of patients with myasthenia gravis. Neurologic Clins 1994; 12(2):343-368.

Shibuya N, Mori K, Nakazawa Y. Serum factor blocks neuromuscular transmission in myasthenia gravis: Electrophysiologic study with intracelular microeletrodes. Neurology 1978; 28 (8): 804-811.

So YT Immune-mediated neuropathies. Continuum (Minneap Minn). 2012 Feb; 18(1):85-105.

Thanvi BR, Lo TCN. Update on myasthenia gravis. Postgrad Med J 2004; 80:690-700.

Thomas PK. Separating motor neuron diseases from pure motor neuropathies: clinical clues and definitions. Adv Neurol 1991; 56:381.

Tsui FW. Anti-Jo-1 autoantibodies and the immunopathogenesis of myositis. Int Ver Immunol 1991; 7:225.

van de Berg LH, Hayr AP, Nobile-Orazio E, et al. Anti-MAG and anti-SGPG antibodies in neuropathy. Muscle Nerve 1996; 19:637-643.

Van der Meche FGA, van Doorn PA. Guillain-Barré syndrome and chronic inflammatory demyelinating polyneuropathy: immune mechanisms and update on current therapies. Ann Neurol 1995; 37 (Suppl):S14.

Vedeler CA. Inflammatoy neuropathies:update.Current Opin Neurol 2000; 13:305-309.

Vincent A, Bowen J, Newson-Davis J, McConville J. Seronegative generalised myasthenia gravis:clinical features, antibodies, and their targets. Lancet Neurol 2003; 2:99-106.

Vincent A, Willcox N, Hill M, Curnow J, Maclennan C, Beeson D. Determinat spreading and immune responses to actylcholine receptors in myasthenia gravis. Immunol Rev 1998; 164:157-168.

Vogel H, Zamecnik J. Diagnostic Immunohistology of Muscle Diseases. J Neuropathol Exp Neurol 2005; 64(3):181-193.

Willison HJ, Nobuhiro Y. Perpheral neuropathies and anti-glycolipid antibodies. Brain 2002; 125:2591-2625.

Winer JB. An update in Guillain-Barré syndrome. Autoimmune Dis 2014: 793024.

Winer JB. Guillain-Barré syndrome. J Clin Pathol Mol Pathol 2001; 54:381-384.

Wolfe GI, Nations SP. Guide to autoantibody testing in peripheral neuropathies. The Neurologist 2001; 7:195-207.

CAPÍTULO

47

Doenças Cardíacas de Fundo Imunológico

Dimas Tadahiro Ikeoka e Roberto Alexandre Franken

INTRODUÇÃO

O coração e o restante do sistema cardiovascular são frequentemente acometidos durante o curso de muitas das doenças do tecido conjuntivo, levando aos mais diversos cenários clínicos. Os sintomas e sinais vão desde aqueles relacionados com a existência de atividade inflamatória, como febre, dor torácica e sinais de comprometimento sistêmico, até aqueles relacionados com o acometimento estrutural do coração, como atritos e sopros, sinais de disfunção valvar e insuficiência cardíaca. Mesmo na ausência de uma propedêutica que indique claramente a presença de acometimento cardíaco, deve-se sempre estar alerta para esta possibilidade, pois se trata muitas vezes de situação de potencial gravidade, que pode provocar morte ou a incapacitação permanente.

FEBRE REUMÁTICA

A febre reumática (FR) é considerada a principal complicação não supurativa da doença estreptocócica. Suas manifestações clínicas ocorrem cerca de 3 semanas após uma infecção da orofaringe por *Streptococcus* beta-hemolítico do grupo A (SBHA) da classificação de Lancefield. Embora sua fisiopatologia não esteja completamente esclarecida, acredita-se que epítopos existentes na parede celular dessas bactérias apresentem similaridade antigênica com componentes encontrados na superfície das células das articulações, coração e sistema nervoso central, podendo provocar uma reação de autoimunidade.

Cerca de 7% dos indivíduos que adquirem infecções de orofaringe por SBHA irão desenvolver alguma forma da doença. Apenas algumas das cepas são consideradas reumatogênicas, o que explica, ao menos em parte, por que nem todas as pessoas desenvolvem a enfermidade. Assim, a incidência da FR é aproximadamente proporcional à presença de infecções por esse germe em cada população. Nos Estados Unidos e em outros países desenvolvidos, a sua incidência caiu ao longo do último século, o que é, em grande parte, atribuído à melhoria das condições de habitação e saneamento, melhor acesso ao sistema de saúde e mesmo ao uso de antibióticos para o tratamento de faringites e amigdalites purulentas. Atualmente a incidência de FR naquela população está em torno de 1:100.000 habitantes, enquanto em países em desenvolvimento essa proporção pode, por vezes, exceder 100:100.000.

Clínica

A FR afeta, na maior parte das vezes, indivíduos entre 6 e 18 anos de idade. As suas manifestações clínicas estão relacionadas principalmente com o acometimento das articulações, coração e sistema nervoso central. Esses sistemas podem ser acometidos ao mesmo tempo, mas, tipicamente, a artrite é a manifestação mais precoce, seguida da doença cardíaca e, mais tardiamente, do comprometimento neurológico. Embora as manifestações articulares e neurológicas sejam debilitantes, costumam regredir sem deixar sequelas, ao contrário da doença cardíaca, que representa a real ameaça à saúde pelas graves lesões cardíacas que é capaz de causar. São comuns os casos de indivíduos acometidos por diversos períodos de reativação da doença devidos à reinfecção por SBHA, causando progressiva deformidade das válvulas cardíacas ao longo do tempo.

O diagnóstico da FR pode ser complicado pelo fato de muitas de suas manifestações clínicas serem compartilhadas por outras doenças. Em 1944, Duckett Jones estabeleceu um conjunto de critérios clínicos com o intuito de aumentar a acurácia do diagnóstico clínico. Já foram revistos diversas vezes, a última delas em 1992, e são utilizados até hoje; podem ser observados no Quadro 47-1. O diagnóstico é realizado pela presença de dois critérios maiores ou de um critério maior e dois menores. Independentemente da combinação de critérios, é necessária além dela a confirmação laboratorial de infecção pelo estreptococo, seja por meio de sorologias (antiestreptolisina-O), seja por cultura de orofaringe demonstrando a existência do germe ou pela pesquisa do antígeno estreptocócico no sangue. Os critérios de Jones são utilizados para o diagnóstico inicial de FR, não sendo aplicáveis em casos de recidiva.

A artrite é a manifestação mais comum, afetando cerca de 70% dos indivíduos. Tipicamente, acomete grandes articulações, é migratória e assimétrica. É muito dolorosa, causando limitação importante dos movimentos, e associada a edema, rubor e calor. Entretanto, não causa deformidades articulares e é totalmente reversível. Sem tratamento adequado, pode durar até 3 semanas.

A cardite é a manifestação mais grave e debilitante, acometendo 50% a 60% dos doentes, podendo, algumas vezes, levar à morte por insuficiência cardíaca. O processo inflamatório compromete o pericárdio, o miocárdio e o endocárdio. A pericardite pode provocar dor torácica e efusão pericárdica com alterações difusas da repolarização

QUADRO 47-1 Critérios de Jones para diagnóstico de febre reumática

Critérios maiores	Critérios menores
Poliartrite migratória	Febre
Cardite	Artralgia
Coreia de Sydenham	Proteína C reativa
Nódulos subcutâneos	Hemossedimentação
Eritema *marginatum*	Alargamento do intervalo P

ventricular. A anatomopatologia mostra um pericárdio espessado e coberto por fibrina, dando a típica descrição anatomopatológica da "pericardite em pão com manteiga". Não ocorre de forma isolada, vindo sempre acompanhada da doença valvar e/ou miocárdica. O miocárdio pode ser comprometido por processo inflamatório, provocando taquicardia, dilatação e insuficiência cardíaca. As lesões valvares são o achado mais característico da doença reumática, sendo a insuficiência mitral a sua marca registrada. A válvula mitral pode ter seus folhetos e aparelho subvalvar comprometidos por fibrose, culminando com graus diversos de insuficiência, estenose ou uma combinação de ambas. Também a válvula aórtica pode ser afetada, embora com menor frequência. Insuficiência aórtica é o achado mais comum, embora a dupla lesão aórtica também possa ser encontrada. Muito pouco frequente é o comprometimento da tricúspide. Sinais de insuficiência ou estenose pulmonar devem ser atribuídos a outra causa antes de se considerar a etiologia reumática.

A coreia é a manifestação mais tardia da doença e surge após 3 meses da infecção estreptocócica. Por esse motivo, a confirmação microbiológica está invariavelmente prejudicada. Sua incidência varia entre os diversos países, podendo ser registrada entre 3% e 30% dos casos em que a FR foi diagnosticada. É caracterizada por movimentos involuntários, incoordenação motora, comprometimento da escrita e labilidade emocional. Tipicamente, os movimentos coreicos são abolidos com o sono e se exacerbam quando o paciente percebe ser observado. Tendo sido no passado erroneamente atribuída a alterações emocionais dos pacientes, a coreia é decorrente do acometimento inflamatório do sistema nervoso central, notadamente os núcleos da base e corpo caudado.

O eritema *marginatum* é uma manifestação rara da doença, mas de elevada especificidade. Trata-se de lesão eritematosa, macular, não pruriginosa e evanescente. À medida que a lesão surge e aumenta de tamanho, seu centro torna-se claro. Pode surgir com diferentes dimensões, e, por vezes, pode ser induzida por aplicação de calor. Ocorre principalmente no tronco e extremidades proximais dos membros.

Tratamento

São recomendações rotineiras o repouso no leito e a admissão hospitalar. Para os casos de artrite sem cardite significativa associada, o uso de salicilatos está indicado. O ácido acetilsalicílico na dose de 100 mg/kg/dia é a droga escolhida, e comumente é bem tolerado pelos pacientes a despeito da elevada dosagem. Deve ser mantido por até 1 mês ou até a remissão do processo inflamatório sistêmico, bem avaliado pelas provas de atividade inflamatória. Nos casos em que ocorre cardite moderada ou grave (especialmente com acometimento valvar provocando disfunção ou insuficiência cardíaca), é recomendado o uso de corticosteroide para abolir a inflamação cardíaca rapidamente e evitar sequelas. A prednisona deve ser administrada na dose de 1 a 2 mg/kg/dia. O tratamento deve ser prolongado por 2 a 3 meses.

Em todos os casos, a penicilina deve ser dada por 10 dias para erradicar focos de infecção estreptocócica presumidos ou confirmados.

Profilaxia

O tratamento adequado e precoce de infecções de orofaringe em crianças constitui a principal medida de prevenção primária da FR. O uso de penicilina como droga escolhida é de consenso indicado, podendo ser substituída em casos de alergia por eritromicina ou associação entre sulfametoxazol e trimetoprim. Prevenção secundária está indicada para todos aqueles que apresentam um primeiro surto, ou naqueles em que a doença foi diagnosticada retrospectivamente a partir da história clínica ou pelo achado de lesão orovalvular sugestiva (especialmente dupla lesão mitral ou insuficiência aórtica em adultos jovens). Está indicado o uso prolongado de penicilina G, 1.200.000 unidades por via intramuscular, a cada quatro semanas. O período de profilaxia é dependente do grau de acometimento cardíaco, conforme descrito no Quadro 47-2. Outros esquemas de profilaxia podem ser considerados, muito embora se tenham mostrado inferiores ao uso de penicilina. A penicilina administrada por via oral tem absorção errática, e a penicilina V pode ser usada apenas em situações específicas.

QUADRO 47-2 Duração da profilaxia na febre reumática

Sem lesão cardíaca	5 anos ou até 21 anos de idade
Acometimento cardíaco sem doença valvar residual	10 anos ou até 21 anos de idade
Acometimento cardíaco com doença valvar residual	Ao menos 10 anos após o último episódio e, ao menos, até 40 anos de idade

Perspectivas

A febre reumática pode ser bem descrita como uma doença fortemente relacionada com fatores ambientais, como as condições de higiene e saneamento, superpopulações e baixos índices de desenvolvimento socioeconômico. O controle da doença como problema de saúde pública passa sem dúvida pela melhoria da qualidade de vida nas populações nas quais a doença é muito prevalente, como na Índia, Paquistão, China, diversos países da África e, também, no Brasil.

A perspectiva de desenvolvimento de uma vacina contra a febre reumática é real e tem sido seriamente abordada por grupos de pesquisa em imunologia em diversas partes do mundo. A aplicação de uma vacina eficaz poderia reduzir a incidência da doença, poupando o enorme montante de recursos utilizados nestas populações com cirurgias cardíacas, hospitalizações e incapacitação para o trabalho de indivíduos no início de sua atividade produtiva.

LÚPUS ERITEMATOSO SISTÊMICO (LES)

Pacientes portadores de LES apresentam muito frequentemente algum tipo de acometimento cardíaco. O pericárdio é preferencialmente afetado, mas miocardiopatia e endocardite por LES também podem ser encontradas. A pericardite lúpica pode provocar espessamento do pericárdico e derrame. Pode ocorrer a qualquer momento durante o curso da doença, sendo algumas vezes sua primeira manifestação. A obtenção de líquido pericárdico por punção demonstra um padrão de exsudato com celularidade elevada à custa de polimorfonucleares, proteínas elevadas, glicose baixa e ausência de bactérias. Pericardite leve pode ser tratada com anti-inflamatórios não esteroidais, como a aspirina. Grandes derrames pericárdicos que causam instabilidade hemodinâmica podem ser tratados com drenagem e uso de corticosteroides.

O acometimento valvar pode ser visto em até 50% dos doentes em algumas séries. A lesão característica é a vegetação estéril que se situa na face ventricular da válvula mitral ou na face aórtica da válvula aórtica, conhecida como endocardite de Liebman-Sacks. Entretanto, a forma mais frequente é o espessamento valvar por processo infamatório, sem o achado de vegetação. Inflamação dos folhetos valvares pode ser responsável por perfuração e ruptura, resultando em insuficiência.

A circulação coronária pode ser afetada por processo inflamatório causando vasculite com estreitamento da luz vascular, cuja progressão é bastante acelerada quando comparada à doença aterosclerótica. Adicionalmente, pacientes portadores de LES são até 50 vezes mais propensos a desenvolver ateromatose coronariana em comparação com controles pareados por idade. Ambas as formas podem levar a quadros coronarianos agudos ou à miocardiopatia isquêmica crônica. A doença aterosclerótica deve receber o tratamento usual. A arterite lúpica que afeta a circulação coronária pode necessitar de imunossupressão com grandes doses de corticosteroides.

Insuficiência cardíaca é frequente, mas raramente devida à miocardite por atividade da doença. Resulta mais comumente de uma combinação de fatores, como hipertensão arterial secundária à doença renal, doença valvar, pericárdica e insuficiência coronariana. A miocardiopatia lúpica responde bem ao tratamento com imunossupressão.

ARTRITE REUMATOIDE

O comprometimento cardíaco durante o curso da artrite reumatoide é comum, especialmente no pericárdio, que pode apresentar alterações patológicas em até 50% dos casos. A apresentação clínica mais frequente costuma ser de uma pericardite crônica, pouco sintomática.

Sintomas de pericardite podem ser pouco valorizados, pois os pacientes são em sua maioria idosos e portadores de dores crônicas. O líquido pericárdico, quando existente, pode apresentar glicose diminuída em relação ao plasma e um padrão de celularidade que varia desde o normal até extremamente elevado. A pesquisa de fator reumatoide positivo no líquido pode auxiliar no diagnóstico, mas não exclui causas infecciosas. Calcificação pericárdica, espessamento significativo e até mesmo pericardite constritiva

podem decorrer da inflamação. O tratamento é constituído inicialmente de AINH, corticosteroides ou outros imunossupressores, se necessário. Derrames muito volumosos podem necessitar de pericardiocentese para alívio, drenagem cirúrgica ou de uma janela pericárdica nos casos recorrentes e de difícil controle clínico.

A doença isquêmica do coração tem seu curso acelerado em pacientes com artrite reumatoide, provavelmente pela soma de diversos fatores adversos, como a inflamação crônica, inatividade física, o uso de corticosteroides por longos períodos e o uso de metotrexato que pode provocar elevação da homocisteína sérica. Arterite é rara, e o tratamento da doença coronariana deve ser realizado da forma usual na grande maioria dos casos.

Acometimento miocárdico é infrequente, muito embora a miocardiopatia por deposição de substância amiloide possa ocorrer. Doença aórtica ou de outros vasos é rara. Inflamação dos folhetos valvares ocorre frequentemente, mas não costuma produzir manifestações clínicas ou distúrbios hemodinâmicos de monta.

SÍNDROME ANTIFOSFOLÍPIDE

A síndrome do anticorpo antifosfolípide é descrita como uma entidade clínica na qual se combinam: 1) anticorpos antifosfolípides, anticoagulante lúpico ou um tempo de tromboplastina parcial ativada alargado; 2) ausência de outras alterações da coagulação; 3) propensão para desenvolver fenômenos tromboembólicos. Os pacientes acometidos são frequentemente do sexo feminino, podem apresentar história de abortamentos de repetição que ocorrem no primeiro trimestre de gestação e eventos clínicos tromboembólicos ocorrendo em qualquer sítio da circulação arterial ou venosa, incluindo a trombose venosa profunda e o tromboembolismo pulmonar. Podem, ainda, desenvolver trombose intracardíaca, doença coronariana tromboembólica e vegetações estéreis nas válvulas, mais comumente mitral e aórtica, que nada mais são que trombos aderidos. A síndrome pode surgir como manifestação de uma doença autoimune, sendo mais comum no LES e na doença mista do tecido conjuntivo, podendo também ser diagnosticada isoladamente. Neste último caso, a investigação clínica cuidadosa e o acompanhamento com vistas a um possível diagnóstico de doenças reumatológicas devem ser realizados. O tratamento deve ser prontamente iniciado com a introdução de anticoagulantes. Por vezes, considerando a gravidade da manifestação tromboembólica em questão, pode-se utilizar heparina por via venosa de forma contínua, associada à varfarina, ao menos até a obtenção de anticoagulação adequada aferida pelo tempo de protrombina. Tem-se como objetivo terapêutico o aumento do INR entre 2 e 3 vezes o valor de referência. Um estudo recente demonstrou não haver benefício do uso de doses que mantenham o INR entre 3,1 e 4,0 quando comparado a um esquema terapêutico moderado, com INR alvo entre 2 e 3, como assinalado anteriormente. Em seguida, a heparina venosa pode ser descontinuada, e o paciente mantido em estrito acompanhamento para titulação da dose de varfarina. A aspirina pode ser associada quando há recorrências apesar da anticoagulação efetiva, muito embora essa prática não encontre embasamento em bons ensaios clínicos randomizados.

O DIFÍCIL PROBLEMA DAS PERICARDITES

As pericardites agudas ou crônicas, acompanhadas ou não de derrame significativo, com ou sem repercussões hemodinâmicas, são, por vezes, problemas clínicos de difícil solução. Um derrame pericárdico ou pericardite sem causa aparente pode corresponder à primeira manifestação de uma doença autoimune ou neoplasia, mas um número considerável de pacientes acaba por não apresentar nenhuma outra manifestação de doença sistêmica ou localizada e acaba por permanecer sem diagnóstico etiológico a despeito de extensa investigação diagnóstica. Uma extensa lista das possíveis causas é mostrada no Quadro 47-3. Em algumas séries de casos, mais de 50% permanecem como causa idiopática. Entretanto, uma investigação minuciosa pode auxiliar na exclusão de importantes causas, como as neoplasias e as doenças autoimunes. Em nosso meio, em virtude da elevada prevalência, a hipótese de tuberculose deve ser sempre considerada.

A pericardiocentese está indicada em casos de tamponamento pericárdico e quando o derrame alcança uma espessura acima de 20 mm medidos por ecocardiograma. O líquido pericárdico pode ser drenado quando se deseja investigar sua causa. Recomenda-se que a pericardiocentese seja guiada por ecocardiograma ou, preferivelmente, por fluoroscopia, com o intuito de reduzir a chance de complicações.

A investigação de um derrame pericárdico ou de pericardite requer uma ausculta cuidadosa, ECG, ecocardiograma, troponina, CKMB, leucograma e a pesquisa de agentes etiopatogênicos no líquido pericárdico. O eletrocardiograma traz alterações difusas da repolarização ventricular que vão desde apiculação e inversão da onda T até supradesnivelamento e infradesnivelamento do segmento ST. Baixa voltagem pode ser observada em todas as derivações na presença de derrames volumosos.

A pesquisa de agentes etiológicos no líquido pericárdico deve incluir a citologia oncótica, marcadores tumorais (CEA, alfafetoproteína, antígenos carboidrato – CA125, 72-4, 15-3, 19-9, 25, 30), pesquisa de bacilo álcool-ácido-resistente, cultura para bacilo de Koch, adenosina desaminase, interferon-gama, lisozima pericárdica e PCR para tuberculose. A diferenciação entre exsudato e transudato por meio das medidas de proteínas, DHL e glicose pode ser útil em alguns casos (proteína > 3 g/dL, DHL > 200 e glicose < 70 nos exsudatos). Líquidos francamente purulentos têm celularidade elevada e níveis de glicose sensivelmente mais baixos. Recomenda-se a realização de culturas em meios adequados e antibiograma para diferenciação do agente microbiano e como guia terapêutico. A pesquisa de vírus pela técnica de PCR pode trazer o diagnóstico de uma pericardite viral com sensibilidade de 75% e especificidade entre 80% e 100%. Nas doenças inflamatórias a contagem de leucócitos é muito elevada, tanto quanto nas pericardites bacterianas, sendo em sua maioria de neutrófilos.

O diagnóstico de pericardite autorreativa ou autoimune faz-se pela presença de grande número de mononucleares (> 5.000/mm³) ou de anticorpos antissarcolema no líquido pericárdico, associada à presença de infiltrado inflamatório à anatomopatologia de biópsia pericárdica. Neste caso, procura-se a existência de mais de 14 células por mm³ e a exclusão de causas infecciosas por meio de testes

QUADRO 47-3   Fatores etiológicos implicados nas pericardites

Etiologia	Incidência (%)
Viral (coxsackie A9, B1-4, Eco 8, Caxumba, EBV, CMV, varicela, rubéola, HIV, parvo B19 etc.)	30 a 50
Bacteriana (pneumo, meningo, gonococos, *Haemophilus*, *Treponema pallidum*, borreliose, *Chlamydia*, tuberculose)	5 a 10
Fúngica (candidíase, histoplasmose)	Rara
Parasitária (*Entamoeba histolytica*, *Echinococcus*, *Toxoplasma*)	Rara

Doenças autoimunes

Lúpus eritematoso sistêmico	30
Artrite reumatoide	30
Espondilite anquilosante	1
Esclerose sistêmica	> 50
Dermatomiosite	Rara
Periarterite nodosa	Rara
Síndrome de Reiter	~2
Febre familiar do Mediterrâneo	0,7
Processos autoimunes tipo 2	
Febre reumática	20 a 50
Síndrome pós-pericardiotomia	~20
Síndrome pós-infarto do miocárdio	1 a 5
Pericardite crônica autorreativa	23

Proveniente de órgãos adjacentes

Infarto agudo do miocárdio (epistenocárdica)	5 a 20
Miocardite	30
Aneurisma aórtico	Rara
Infarto pulmonar	Rara
Pneumonia	Rara
Doenças do esôfago	Rara
Hidropericárdio em ICC	Rara
Paraneoplásica	Frequente

Doenças ou distúrbios metabólicos

Insuficiência renal (uremia)	Frequente
Mixedema	30
Doença de Addison	Rara
Cetoacidose diabética	Rara
Pericardite por colesterol	Muito rara
Gravidez	Raro

Trauma

Lesão direta (penetrante, corpos estranhos, laceração de esôfago)	Rara
Lesão indireta (não penetrante, irradiação mediastinal)	Rara
Doença neoplásica	35
Tumores primários	Rara
Metástases	Frequente
Pulmão	40
Mama	22
Gástrica ou do cólon	3
Outros carcinomas	6
Leucemia ou linfoma	15
Melanoma	3
Sarcoma	4
Outros	7
Idiopática	>50

ICC, insuficiência cardíaca congestiva.

diagnósticos adequados (PCR e culturas). As causas metabólicas e neoplásicas devem também ser excluídas. Esta forma de pericardite pode ocorrer no curso da artrite reumatoide, LES, esclerose sistêmica, polimiosite, espondiloartropatias, vasculites sistêmicas e por hipersensibilidade, síndrome de Behçet, granulomatose de Wegener e sarcoidose. A intensificação do tratamento da doença de base, juntamente com as medidas locais, quando cabíveis, estão indicadas.

No tratamento da pericardite viral aguda, está indicado uso de anti-inflamatórios não hormonais, especialmente o ibuprofeno na dose de 600 a 800 mg 3 a 4 vezes ao dia. Os antivirais não têm se mostrado efetivos. Nas pericardites bacterianas, a cobertura antimicrobiana deve contemplar os germes mais frequentemente encontrados, especialmente estafilococos. De regra, utiliza-se com boa resposta um antibiótico antiestafilococos associado a um aminoglicosídio. Loculação e aderências podem ser evitadas pela drenagem cirúrgica.

A ATEROSCLEROSE COMO DOENÇA INFLAMATÓRIA

Ao longo das duas últimas décadas, numerosos estudos comprovaram de forma irrefutável o papel da inflamação no desenvolvimento, manutenção e agudização da doença aterosclerótica em todos os leitos arteriais. O processo fisiopatológico mais aceito atualmente considera que diversos estímulos, como radicais livres de oxigênio no sangue, estresse de cisalhamento provocado por forças mecânicas, infecção, entre outros, podem ser responsáveis pela lesão endotelial que dá início à formação da placa de ateroma. Em seguida, ocorre deposição de colesterol, inundação por monócitos e a formação das células espumosas pela fagocitose de ésteres de colesterol. Os mesmos estímulos podem ser responsáveis pelo recrutamento de novas células inflamatórias na placa já formada, provocando ruptura ou escarificação do endotélio e, por fim, os fenômenos trombóticos que causam catastróficas manifestações clínicas de insuficiência vascular aguda. Diversos estudos mostram ainda um possível papel de autoimunidade nesta fisiopatologia, na qual apoproteínas, LDL oxidada, *heat shock proteins* e outras moléculas poderiam servir como alvo para um ataque de autorreatividade.

Entretanto, na prática clínica ainda há pouco a ser aplicado no manejo desses processos. A inflamação no interior da placa é um processo por demais localizado e sofre influência de um enorme número de fatores. O uso de drogas anti-inflamatórias, além de não surtir efeito benéfico sobre a doença, ainda tem se mostrado danoso, segundo diversos relatos recentes de pior prognóstico cardiovascular em pacientes que fazem uso crônico deste tipo de medicamento, bem como pelo uso execrado de corticosteroides na fase aguda do infarto do miocárdio.

Tem ganhado força nos últimos anos a hipótese de uma suscetibilidade individual à doença mediada por um possível "ambiente pró-inflamatório", que pode se manifestar pela elevação crônica de proteínas de fase aguda, do número de leucócitos no sangue periférico e do número de outros marcadores sistêmicos de inflamação, incluindo citocinas, quimiocinas e fator de necrose tumoral. De aplicação clínica corrente, os níveis plasmáticos da proteína C reativa ultrassensível, quando significantemente elevados, têm demonstrado ser um preditor independente de eventos cardiovasculares. Atualmente, recomenda-se que a proteína C reativa seja mensurada no sangue de indivíduos que apresentam risco intermediário de eventos cardiovasculares, ou seja, um risco entre 10% e 20% de infarto ou morte por causa cardíaca em 10 anos segundo o algoritmo desenvolvido pelo estudo de Framingham. Neste grupo, indivíduos que apresentam uma média calculada a partir de duas medidas com intervalo de ao menos 2 semanas acima de 3 mg/L devem ser adicionalmente encorajados a fazer mudanças no estilo de vida e a controlar rigorosamente os demais fatores de risco. O sangue deve ser coletado de indivíduos metabolicamente estáveis e sem processos inflamatórios ou infecciosos ativos. Nos casos em que uma das medidas exceda o limite de 10 mg/L, uma investigação de possíveis infecções ou processos inflamatórios deve ser iniciada. Não são conhecidas até o momento medidas que reduzam os níveis de proteína C reativa e que apresentem impacto clínico positivo. Caberia a citação da endocardite infecciosa em sua fase imunológica:

Na evolução da endocardite infecciosa estão envolvidos fatores anatômicos, hemodinâmicos, microbiológicos e imunológicos (Anguita M. *et al*. Rev. Esp.Cardiol. 1998; 2:11-15).

Imunocomplexos são encontrados na circulação durante episódio de endocardite infecciosa, especialmente quando de longa duração. Esses imunocomplexos são responsáveis pela glomerulite, nódulos de Osler, arterites e manifestações reumáticas que complicam a evolução de endocardite. Encontram-se hipergamaglobulinemia, crioglobulinas, consumo do componente C3 do complemento e presença do fator reumatoide; este último em 50% dos casos.

Bibliografia

Crowther MA, Ginsberg JS, Julian J, et al. A comparison of two intensities of warfarin for the prevention of recurrent thrombosis in patients with the antiphospholipid antibody syndrome. N Engl J Med. 2003 Sep 18; 349(12):1133-8.

Fortes WCN, Maria AC, Costa A, Henriques LS,Gonzáles CL, Franken RA. Avaliação Imunológica na Endocardite Infecciosa Arq. Bras. Cardiol. 2001 Jan; 76:43-7.

Guilherme L, Kalil. Rheumatic fever: from sore throat to autoimmune heart lesions. Arch Allergy Immunol. 2004 May; 134(1):56-64.

Linton MF, Fazio S. A practical aproach to risk assessment to prevent coronary artery disease and its complications. Am J Cardiol 2003; 92(suppl):19i-26i.

Maisch B, Seferovic PM, Ristic AD, et al. Guidelines on the diagnosis and management of pericardial diseases. Executive summary. Eur Heart Journal 2004; 25:587-610.

Mandell BF, Hoffman GS. Rheumatic diseases and the cardiovascular system. In: Braunwald, Zipes, Libby. Heart disease. A textbook of cardiovascular medicine. 6th ed. Saunders Company, 2001.

Shoenfeld Y. Etiology and pathogenetic mechanisms of the anti-phospholipid syndrome unraveled. Trends Immunol. 2003 Jan; 24(1):2-4.

CAPÍTULO

48

Doenças Imuno-hematológicas

Phillip Scheinberg

INTRODUÇÃO

Como em diversas áreas da medicina, a hematologia tem se beneficiado dos avanços do conhecimento do sistema imune. O melhor entendimento dos mecanismos celulares e moleculares do sistema imunológico proporcionou uma plataforma para a transferência desses conhecimentos para fins diagnósticos e terapêuticos. A hematologia, porém, é peculiar, pois o sangue periférico e a medula óssea são facilmente disponíveis, o que possibilita o acesso a tecidos comumente afetados por distúrbios hematológicos. Uma das áreas da hematologia que mais se beneficiou inicialmente dos avanços imunológicos foi a de banco de sangue. Com a identificação do sistema ABO/Rh e o desenvolvimento de técnicas laboratoriais para identificar a compatibilidade entre diversos produtos derivados do sangue, tornou-se possível a realização de transfusões entre indivíduos, o que proporcionou grandes avanços não só na hematologia, mas em praticamente todas as áreas da medicina. A identificação de diferentes sistemas antigênicos em hemácias e plaquetas levou ao esclarecimento de vários distúrbios hematológicos, como a púrpura pós-transfusional (PPT), anemia hemolítica autoimune (AHAI) e distúrbios aloimunes que causam a refratariedade à transfusão de sangue e/ou plaquetas. Outro importante sistema antigênico é o HLA, que é controlado por genes localizados no cromossomo 6 humano. Os antígenos de classe I (HLA-A, B e C) são encontrados em todas as células nucleadas e plaquetas, e os antígenos de classe II (HLA-DP, DQ, DR), em linfócitos, macrófagos e monócitos. Esse sistema é de fundamental importância no transplante de medula óssea (TMO). Inicialmente, a detecção desses antígenos era realizada por métodos sorológicos, porém, a presença de reatividade cruzada entre diferentes grupos do HLA tornava a tipagem de histocompatibilidade às vezes imprecisa. Com o desenvolvimento de técnicas de biologia molecular, a tipagem de HLA tornou-se mais precisa, possibilitando melhor compatibilidade entre doadores aparentados e não aparentados para transplante de medula óssea. O sistema de histocompatibilidade menor é menos entendido, porém é responsável por grande parte da morbidade e mortalidade após o TMO por meio da doença do enxerto contra o hospedeiro, como também pela erradicação de células leucêmicas e tumorais por meio do efeito enxerto contra leucemia/tumor. Os aspectos imunológicos do transplante de medula óssea serão discutidos em outro capítulo.

O reconhecimento de antígenos expressos na superfície de leucócitos possibilitou a identificação e caracterização de subtipos celulares, contribuindo para a compreensão de mecanismos imunológicos e classificação de doenças, como leucemias e linfomas. Os avanços na citometria de fluxo possibilitaram a melhor caraterização de diferentes linhagens celulares em diferentes estágios de diferenciação, maturação e ativação. A classificação de antígenos pelo sistema CD (*cluster of differentiation*) tem sido amplamente incorporada na descrição e classificação de células do sangue. As principais moléculas usadas para fins diagnósticos nos tumores hematológicos são descritas no Quadro 48-1.

QUADRO 48-1 **Principais moléculas utilizadas na identificação de células do sangue**

Linhagem	CD
Linfocítica	
Células T	CD2, CD3, CD4, CD5, CD7, CD8
Células B	CD10, CD19, CD20, CD21, CD22, CD23
Células NK	CD16, CD56, CD57
Mieloide/monocítica	CD 11c, CD13, CD14, CD15, CD33
Megacariocítica	CD41, CD42, CD61
Eritrocítica	CD71
Célula progenitora	CD34, CD38

DISTÚRBIOS HEMATOLÓGICOS DE NATUREZA IMUNE

A evidência direta de um mecanismo autoimune como causador de doença existe em uma minoria de doenças. Os critérios para se estabelecer uma doença com etiologia autoimune foram reavaliados por Rose. Tais critérios são importantes, uma vez a que autorreatividade patológica deve ser diferenciada da ocorrência natural de linfócitos autorreativos e autoanticorpos em indivíduos normais. A indução de uma doença autoimune após transferência de linfócitos autorreativos ou autoanticorpos é prova direta de uma etiopatogenia autoimune. Tais exemplos, porém, são raros. Em um experimento clássico no verão de 1950, Harrington injetou-se com plasma de um paciente com púrpura trombocitopênica idiopática. Ele desenvolveu trombocitopenia grave com púrpuras e petéquias. Apesar de esse experimento não poder ser conduzido nos dias de hoje por motivos éticos óbvios, essa observação inicial foi a base para o desenvolvimento de teorias de autoimunidade em décadas subsequentes. Outros exemplos são a transmissão transplacentária de autoanticorpo IgG de uma mãe afetada para o feto, como ocorre na miastenia grave e na doença de Graves neonatal. A transferência de autoimunidade celular no contexto do transplante de medula óssea tem sido descrito para doença celíaca, diabetes tipo 1 e tireoidite autoimune. Mais frequentemente, a evidência de autoimunidade é indireta, com a identificação de linfócitos autorreativos ou autoanticorpos como ocorre na esclerose múltipla. Porém, a suspeita de uma etiopatogenia autoimune é muitas vezes circunstancial, quando há associação com outras doenças de origem autoimune, identificação de infiltrados linfócitos em órgãos-alvo ou resposta favorável ao tratamento imunossupressor.

CITOPENIAS

Púrpura Trombocitopênica Idiopática (PTI)

A púrpura trombocitopênica idiopática é a causa comum de trombocitopenia em diversas faixas etárias. Os pacientes comumente apresentam púrpura, petéquias ou sangramento de mucosas. Ocasionalmente, a trombocitopenia pode ser detectada em pacientes assintomáticos durante exames de rotina ou no pré-operatório. Como não há um teste específico que seja diagnóstico de PTI, é importante excluir outras causas de trombocitopenia, como doenças congênitas (p. ex., Bernard-Soulier), drogas (p. ex., quinino), sepse, hiperesplenismo, coagulação intravascular disseminada (CIVD), púrpura trombocitopênica trombótica (PTT), mielodisplasia, carcinomatose, infecções por vírus (p. ex., HIV), doenças autoimunes (p. ex., lúpus eritematoso sistêmico) e linfoproliferativas (p. ex., linfomas). No hemograma, as linhagens granulocítica e eritrocítica devem estar normais, e, no esfregaço de sangue periférico, pode haver plaquetas gigantes. Em crianças, o pico de incidência ocorre entre 2 e 6 anos, afetando ambos os sexos igualmente. A apresentação tende a ser abrupta, comumente após uma infecção viral com plaquetas < 20.000/μL. A maioria das crianças se recupera em 6 a 8 semanas, com resolução espontânea frequente. A trombocitopenia persistente por mais de 6 a 12 meses e ocorre em menos de 20% dos casos.

Em adultos, a maior incidência de PTI ocorre entre 20 e 40 anos, sendo 70% dos casos em mulheres nessa faixa etária. A apresentação no adulto costuma ser mais insidiosa, e a evolução clínica, mais crônica. Em geral, as plaquetas estão entre 20.000 e 80.000/μL, e a resolução espontânea é infrequente. A trombocitopenia em adultos não é precedida por uma infecção viral, como ocorre em crianças. A história natural da PTI em adultos não é bem compreendida, uma vez que a apresentação clínica é heterogênea. A manifestação clínica em adultos pode variar de trombocitopenia e sangramento grave a casos em que a trombocitopenia é moderada e crônica, causando mínimo ou nenhum sangramento.

A etiopatogenia autoimune na PTI é bem estabelecida. Autoanticorpos contra glicoproteínas da membrana plaquetária (GP IIb/IIIa e GP Ib/IX) são reconhecidos pelo sistema reticuloendotelial (principalmente baço) por meio da porção Fc, que provoca a remoção das plaquetas da circulação. Embora o mecanismo de destruição acelerada das plaquetas seja predominante, sabe-se que a megacariocitopoese também é afetada pelos mesmos autoanticorpos, interferindo na produção de plaquetas e contribuindo para a trombocitopenia.

O diagnóstico de PTI baseia-se na história clínica, exame físico, hemograma e no esfregaço de sangue periférico. Outras causas de trombocitopenia devem ser excluídas, como mencionado anteriormente. Achados de esplenomegalia sugerem hiperesplenismo ou processo linfoproliferativo como etiologia; anemia e/ou neutropenia sugerem falência medular (p. ex., mielodisplasia) ou processo infiltrativo medular (p. ex., carcinomatose); e esquizócitos no esfregaço de sangue periférico são compatíveis com anemia hemolítica microangiopática (p. ex., PTT, CIVD). Sintomas constitucionais (febre, anorexia, sudorese, perda de peso) não fazem parte da apresentação da PTI e sugerem outro diagnóstico (p. ex., linfoma, lúpus). A investigação do uso de medicamentos deve ser completa, incluindo medicamentos naturais, ervas e essências. Quando as apresentações clínica e laboratorial não sugerem outro diagnóstico, exames subsidiários adicionais não são necessários. Em pacientes com mais de 50 anos ou quando a esplenectomia está sendo considerada, geralmente a biópsia de medula óssea é indicada.

O objetivo do tratamento na PTI em crianças e adultos é a prevenção de hemorragia grave. O tratamento é indicado quando os níveis de plaqueta são < 20.000/μL, há sangramento cutâneo ou de mucosas, ou em pacientes com risco elevado de sangramento, como aqueles com doença péptica. A droga de primeira linha é a prednisona, administrada a 1 mg/kg. A melhora dos níveis de plaqueta começa a ocorrer no terceiro dia, e o efeito máximo ocorre entre 2 e 4 semanas. A prednisona age no sistema reticuloendotelial (SRE) diminuindo a destruição plaquetária, além de melhorar a produção de plaquetas pela medula óssea. O tratamento deve ser continuado por pelo menos 4 a 6 semanas antes de reduzir a dose gradualmente. A decisão de tratar crianças é um pouco controversa, uma vez que a trombocitopenia é transitória e a resolução é espontânea na maioria dos casos.

A imunoglobulina intravenosa (IgIV) é indicada em casos em que o aumento dos níveis plaquetários é emergencial, como em hemorragias graves ou no pré-operatório. O mecanismo de ação é secundário ao bloqueio do sistema reticuloendotelial, com diminuição da destruição de plaquetas. Uma alternativa à IgIV é o uso de imunoglobulina anti-Rh+(D), no qual as hemácias são removidas da circulação pelo SRE, causando menor destruição plaquetária. Esse tratamento, no entanto, só pode ser utilizado em pacientes Rh+ que não tenham sido esplenectomizados. É comum a ocorrência de hemólise após o anti-D, sendo importante o monitoramento frequente do hemograma. O anti-D tem sido usado na prevenção da esplenectomia e em casos de pacientes refratários ao tratamento inicial com prednisona.

Em virtude da grande variabilidade da evolução clínica da PTI em adultos, a indicação de esplenectomia deve ser individualizada. Em casos de trombocitopenia persistente após 6 a 12 meses do diagnóstico, considera-se PTI crônica e o manuseio deve ser individualizado. Na segunda linha, devem ser levados em consideração a gravidade da trombocitopenia e das manifestações hemorrágicas, risco cirúrgico, idade, estilo de vida e a opção do paciente. Pacientes com trombocitopenia e manifestações hemorrágicas graves persistentes ou recorrentes devem ser considerados para tratamento de segunda linha. A manutenção de níveis de plaquetas > 20.000/uL à custa de altas doses de prednisona também é motivo para considerar a terapias adicionais. Entre as opções na segunda linha mais comumente consideradas estão a esplenectomia, o rituximabe e os agentes trombomiméticos. Diretrizes americanas e europeias sobre o assunto dão preferência à esplenectomia com terapia de segunda linha em pacientes com PTI crônica, exceto naqueles que não sejam bons candidatos a cirurgia devido a idade e/ou comorbidades. A resolução completa pós-esplenectomia ocorre em 50% a 65% dos casos, e a resolução parcial, em aproximadamente 15%. No pré-operatório, é importante a administração de vacinas contra o pneumococo, hemófilos influenza tipo B e meningococo. Em crianças, a esplenectomia deve ser prorrogada até os 6 anos de idade, se possível. A remissão após a esplenectomia é mais frequente em pacientes que tenham apresentado boa resposta ao corticosteroide e a IgIV, níveis de plaquetas > 500.000/µL no pós-operatório, e naqueles com menos de 60 anos. Em pacientes nos quais a cirurgia é contraindicada, a irradiação esplênica ou embolização esplênica têm sido relatadas como uma opção.

O rituximabe é uma opção frequentemente utilizada como forma de tentar evitar a esplenectomia. Um estudo retrospectivo avaliou 105 pacientes tratados com esplenectomia (n = 62) ou rituximabe (n = 43) na segunda linha com foco nas taxas de complicação (morte ou internação por sangramento ou infecção) e resposta em contagem de plaquetas. Taxas de complicação foram similares, porém a resposta completa e a duração de resposta foram superiores com esplenectomia. Em estudo multicêntrico de fase II com 60 pacientes com PTI refratária, o rituximabe, 375 mg/m²/semana EV, por 4 semanas, apresentou taxa de boa resposta (definida como plaquetas > 50.000/µL) de 40% em 1 ano e 33,3% em 2 anos. Esse estudo sugere que remissões prolongadas com o rituximabe isolado são infrequentes. A adição de dexametasona em doses altas parece aumentar a taxa e durabilidade da resposta ao rituximabe, e essa associação pode ser considerada em casos refratários à terapia inicial com corticosteroide. Apesar da depleção de linfócitos B, o risco de infecção grave relacionada ao rituximabe é baixo, mas pode ser exacerbado pelo uso concomitante de corticosteroides. Apesar de apresentar uma taxa de resposta aceitável com relativa estabilidade, o rituximabe parece não ser uma opção curativa para a maioria dos pacientes (em torno de 20% de controle de doença após 5 anos). Doses repetidas de rituximabe parecem melhorar o controle da doença, mas necessitam de estudos adicionais. Outra opção de terapia medicamentosa em segunda linha na PTI são os trombomiméticos (estimuladores da megacariocitopoiese). O hormônio trombopoietina (Tpo), produzido no fígado, está intimamente associado à regulação da plaquetogênese, exercendo sua função estimuladora nos megacariócitos (na medula óssea) por meio de ligação do receptor c-Mpl presente nessas células progenitoras com subsequente ativação de JAK-STAT e MAPK. Há duas drogas nessa classe, o eltrombopague e o romipolostim. Há vários estudos randomizados que confirmam a atividade dos trombomiméticos

quando comparados ao placebo associado ou não a outras terapias. Ambos estimulam a via de sinalização do receptor da Tpo, seja por ocupação direta do receptor (romiplostim), seja por interação com o domínio transmembrana do receptor (eltrombopague). No geral, a resposta a ambos os agentes é rápida (em 1 a 2 semanas) e ocorre em 70% a 80% dos casos. O uso continuado é necessário para o benefício de incremento das plaquetas. Ambos os agentes são bem tolerados e administrados por via oral (eltrombopague) ou por via subcutânea (romiplostim). A segurança desses agentes vem se mantendo em estudos de seguimento maior de até 5 anos. Com isso, essa nova classe de drogas junta-se a outras modalidades de terapia ne segunda linha na PTI crônica.

Anemia Hemolítica Autoimune (AHAI)

A anemia hemolítica autoimune pode estar associada ao uso de drogas, doenças autoimunes, linfoproliferativas, infecciosas, neoplásticas, ou pode ser idiopática. A AHAI pode ser causada por anticorpos quentes ou frios. Os anticorpos quentes são do tipo IgG que se ligam às hemácias a 37°C, que são então reconhecidas pelo SRE (principalmente no baço) por meio do receptor Fc do anticorpo. Esse processo provoca a formação de esferócitos que podem ser identificados no esfregaço de sangue periférico. Os anticorpos quentes não causam lise direta ou aglutinação da hemácia, e geralmente não fixam complemento. Os anticorpos frios são do tipo IgM que se ligam às hemácias a 4°C e fixam complemento, provocando a lise da hemácia ou remoção pelo SRE (principalmente fígado). Os anticorpos frios podem estar associados à infecção por micoplasma ou vírus Epstein-Barr.

A apresentação clínica é caracterizada por sinais e sintomas de anemia (fraqueza, tontura, dispneia), icterícia, febre, dor abdominal e esplenomegalia discreta. Dependendo da etiologia, pode haver linfadenopatia, hepatomegalia e sintomas constitucionais (perda de peso, anorexia, sudorese). A reticulocitose é frequente, porém pode haver reticulopenia em casos de deficiência nutricional (p. ex., folato), infiltração medular, infecção ou comprometimento dos precursores eritrocíticos na medula óssea pelo processo autoimune. Na maioria dos casos (> 95%) o teste de Coombs direto é positivo, sendo um bom indicador de hemólise autoimune. Os reagentes comerciais usados no teste de Coombs reconhecem IgG e C3 na membrana das hemácias. Em casos de autoanticorpo do tipo IgA, baixa concentração ou alta labilidade dos anticorpos, o teste de Coombs pode ser negativo quando há hemólise autoimune.

O tratamento da AHAI por anticorpos quentes com corticosteroide (1 mg/kg/d) resulta em resposta em 60% a 70% dos casos. Esse tratamento interfere na remoção de hemácias pelos macrófagos, além de reduzir a produção de autoanticorpos. O uso de drogas associadas à AHAI deve ser interrompido. A esplenectomia é uma opção em casos em que a hemólise é grave apesar do tratamento com corticosteroide nas primeiras 2 a 3 semanas, quando a manutenção com baixas doses de corticosteroide não é possível, ou em casos em que há intolerância ou contraindicação ao uso de corticosteroide. Tratamentos com drogas imunossupressoras têm sido usados com sucesso em casos refratários a corticosteroide ou esplenectomia. A AHAI por anticorpos frios geralmente não responde a corticosteroides. A prevenção de temperaturas frias é importante no tratamento desses pacientes. A quimioterapia é utilizada em casos em que há associação a alguma doença linfoproliferativa. Como as hemácias são removidas pelo SRE no fígado, a esplenectomia não é indicada. Drogas imunossupressoras, como ciclofosfamida, azatioprina, ciclosporina e micofenolato de mofetila têm sido usadas com algum benefício relatado. O uso do anticorpo monoclonal anti-CD20, rituximabe, tem sido usado na AHAI associado ou não a corticosteroides. Em geral observa-se resposta hematológica em dois terços dos casos, sendo a duração de resposta longa principalmente naqueles que obtêm uma resposta completa. Com isso, o rituximabe, associado ou não à prednisona, é uma opção na AHAI por anticorpos quentes. O rituximabe pode ser usado na AHAI por anticorpos frios isolado ou associado à fludarabina. A plasmaférese pode ser usada como terapia adjuvante na AHAI por anticorpos frios.

Anemia Aplástica (AA)

A anemia aplástica é caracterizada por uma medula óssea hipocelular e pancitopenia. A incidência no Ocidente é de dois casos por 1 milhão de pessoas/ano, enquanto em países como a China e Sudeste Asiático a incidência é 3 a 4 vezes maior. A razão dessa disparidade é incerta, mas é provável que a exposição ambiental e infecções sejam fatores contribuintes. A exposição ao benzeno e certas drogas estão associadas à anemia aplástica (Quadro 48-2). Porém, a maioria dos casos é idiopática. Em alguns casos, a AA pode aparecer após casos de hepatite com sorologia negativa para os vírus comumente causadores de hepatite (resultado soronegativo). A elevação de transaminases nesses casos é importante, com resolução em algumas semanas. A pancitopenia ocorre após a resolução da hepatite, semanas a meses depois. Presume-se uma etiologia viral, porém o agente ainda não foi identificado.

A anemia aplástica pode ser adquirida ou estar associada a doenças congênitas (constitucional), como a anemia de Fanconi ou disqueratose congênita. A anemia aplástica adquirida é, em grande parte, uma doença autoimune na qual o órgão-alvo é a medula óssea. Estudos clínicos e laboratoriais sugerem que a destruição de células progenitoras na medula óssea é mediada por linfócitos T citotóxicos ativados com secreção de IFN-α e TNF-α. Isso resulta na redução dos números de células progenitoras (CD34+), com baixa capacidade de essas células formarem colônia *in vitro*. Os casos de falência medular congênitos não apresentam o mesmo mecanismo autoimune de destruição medular, e sim uma etiopatogenia genética.

A apresentação na AA é secundária a manifestações clínicas da pancitopenia. Fraqueza, cansaço, dispneia e dor de cabeça são sintomas comumente associados à anemia; a trombocitopenia resulta no sangramento cutâneo e de mucosas, e a neutropenia, em infecções bacterianas e fúngicas. Sintomas constitucionais (anorexia, perda de peso), linfadenopatia e hepatoesplenomegalia não fazem parte dos achados clínicos da AA e sugerem outro diagnóstico quando presentes. A biópsia de medula é hipocelular (< 30%, excluindo linfócitos), e o exame de citogenética deve ser normal. Na anemia aplástica grave, o paciente apresenta dois dos seguintes três critérios: 1) número

QUADRO 48-2 Drogas associadas à anemia aplástica
DROGAS
Anti-inflamatórios
Butazonas
Indometacina
Piroxicam
Diclofenaco
Antibióticos
Sulfonamidas*
DROGAS ANTITIREOIDIANAS
Drogas cardiovasculares
Furosemida
Drogas psicotrópicas
Fenotiazenos
Corticosteroides
Penicilamina
Alopurinol
Sais de ouro

* *Exceção*: trimetropim-sulfametoxazol.

absoluto de neutrófilos < 500/µL; 2) número absoluto de reticulócitos < 60.000/µL; 3) plaquetas < 20.000/µL.

Na avaliação do paciente, é importante afastar outras doenças antes de diagnosticar AA adquirida. A história familiar deve ser obtida com ênfase em outros membros afetados com anemia aplástica, sugerindo alteração congênita e anemia aplástica constitucional. Em pacientes com menos de 40 anos, deve ser realizado o teste para a anemia de Fanconi. Achados de displasia na medula óssea e alteração citogenética sugerem mielodisplasia. Em aproximadamente 20% dos casos de mielodisplasia, a medula óssea pode ser hipocelular, sendo um diagnóstico diferencial importante. A presença de blastos nas espículas no aspirado de medula óssea indica leucemia. Reação leucoeritroblástica, células vermelhas nucleadas no sangue periférico e fibrose medular sugerem mielofibrose. A ocorrência de hemólise com urina escura indica hemoglobinúria paroxística noturna.

O tratamento definitivo de AA grave é feito com transplante de medula óssea (TMO) ou imunossupressão à base de gamaglobulina antilinfocitária (GAL). O tratamento de suporte com transfusões e fatores de crescimento auxilia no controle de hemorragias e infecções associadas à pancitopenia, mas é pouco provável que essas medidas alterem o curso natural da doença. A tipagem do HLA deve ser feita em pacientes no momento do diagnóstico para determinar se há irmãos histocompatíveis. A sobrevida de pacientes tratados com TMO ou IS é similar, de aproximadamente 75% em 5 anos. Contudo, os riscos associados a essas duas modalidades terapêuticas são distintos (Quadro 48-3).

As principais toxicidades do TMO são a doença do enxerto contra o hospedeiro e infecções, que podem causar morbidade significativa e mortalidade. Por isso, esse tratamento é preferível em pacientes jovens, nos quais os riscos dessas complicações são menores. A mortalidade resultante do tratamento imunossupressor é infrequente, sendo a maior parte das complicações secundárias à pancitopenia.

48. DOENÇAS IMUNO-HEMATOLÓGICAS

QUADRO 48-3 Comparação entre TMO e imunossupressão na AA

	TMO	Imunossupressão
Aplicabilidade	Requer irmão histocompatível	Todos os pacientes
Custo	Alto	Moderado
Idades	Mais favorável em crianças Adultos < 40 anos	Todas as idades
Resultados	65% a 90% sobrevida	60% a 70% resposta hematológica
Toxicidade imediata	10% a 30% mortalidade por complicações do transplante	Reação à infusão da GAL Doença do soro Anafilaxia é rara
Riscos a longo prazo	Cura hematológica; risco de tumores secundários e complicações de enxerto contra o hospedeiro	Resposta parcial comum, possibilidade de recidiva e evolução para mielodisplasia leucemias

QUADRO 48-4 Conduta na AA

	Idade	Doador compatível	Tratamento
Terapia inicial	< 40 anos	Sim Não	TMO aparentado IS
	> 40 anos	Indiferente	IS
Terapia de resgate em pacientes refratários a IS	< 40 anos	Sim (não aparentado) Não	TMO não aparentado IS
	> 40 anos	Sim (aparentado)	TMO de doador aparentado
		Não (aparentado)	IS

TMO, transplante de medula óssea; IS, imunossupressão.
Pacientes não elegíveis a TMO devido a idade avançada e/ou comorbidades devem receber tratamentos alternativos.

Aproximadamente 25% dos pacientes possuem um membro histocompatível na família, não sendo uma opção terapêutica na maioria dos casos. O TMO deve ser realizado em pacientes com menos de 40 anos de idade que possuam um doador histocompatível. Em pacientes com idades entre 20 e 40 anos, o TMO é indicado principalmente em casos nos quais o número absoluto de neutrófilos é inferior a 200/μL. Em pacientes com mais de 40 anos, o tratamento com imunossupressão é geralmente recomendado (Quadro 48-4). O regime de imunossupressão é a GAL + ciclosporina por 6 meses, o que resulta em melhora da hematopoese em dois terços dos casos. A sobrevida geral em 5 anos gira em torno de 80%, porém, entre os respondedores essa taxa aproxima-se de 90%. É importante salientar que a formulação de GAL associado a essas taxas de resposta e sobrevida geral é a de cavalo, e não a de coelho. A produção do soro policlonal, a GAL, é manufaturada através da imunização de um cavalo ou um coelho com células T humanas, resultando na formação de anticorpos policlonais xenogênicos. Esse soro policlonal animal tem propriedades citotóxicas contra linfócitos em seres humanos, resultando em linfodepleção. Embora o processo de manufatura seja similar, as duas formulações de GAL apresentam características biológicas distintas quando administradas a humanos. A duração de linfopenia é mais prolongada após a GAL de coelho e a afinidade ao linfócito T humano também superior com essa formulação quando comparado ao de cavalo. Em um estudo prospectivo randomizado que comparou GAL de cavalo ao de coelho na primeira linha, os resultados foram decepcionantes. A taxa de resposta hematológica com GAL de coelho foi de somente 37% em relação à GAL de cavalo (68%), resultando em pior sobrevida global em 3 anos no braço da GAL de coelho (70%) comparada à GAL de cavalo (94%). O resultado antecipado pelos investigadores era o revés, com superioridade da GAL de coelho devido à sua maior linfotoxicidade. Com isso, a GAL de cavalo deve ser considerada a terapia imunossupressora de primeira linha padrão na anemia aplástica grave.

O TMO de doador histocompatível não aparentado é reservado em pacientes mais jovens que não responderam à primeira linha com terapia imunossupressora. Em pacientes de mais idade, pode-se considerar o TMO de doador histocompatível aparentado (preferencial) ou não em casos seletos com boa *performance* e baixa comorbidade. Em pacientes não elegíveis ao TMO devido à ausência de doador histocompatível, idade avançada e/ou existência de comorbidades importantes, um segundo ciclo de imunossupressão pode ser administrado com respostas hematológicas observados em aproximadamente um terço dos casos.

Nos casos de AA moderada, nos quais a pancitopenia não é grave, a conduta terapêutica não é bem definida. Muitas vezes, esses pacientes requerem mínimo suporte transfusional ou de fatores de crescimento, não causando morbidades importantes. Entre as condutas aceitáveis, estão: 1) observação clínica com transfusões, quando necessária; 2) hormônio masculino (p. ex., danazol); 3) uso de fatores de crescimento; 4) GAL + ciclosporina. O transplante de medula óssea não é indicado nos casos de AA moderada. O uso do anticorpo monoclonal contra o receptor da interleucina-2 (anti-CD25) tem sido relatado como uma alternativa terapêutica de baixa toxicidade, resultando em melhora das contagens sanguíneas em aproximadamente um terço dos casos.

Mielodisplasia

A mielodisplasia é caracterizada por hematopoese não efetiva que resulta em graus variados de trombocitopenia, anemia e neutropenia. A fisiopatologia é pouco compreendida; porém, mecanismos imunológicos similares ao da AA têm sido sugeridos como contribuintes para a falência medular na mielodisplasia. A melhora de citopenias na mielodisplasia com o uso de GAL ou ciclosporina reforça essa teoria. Essa resposta é descrita principalmente em pacientes mais jovens, sem necessidade transfusional muito longa e que são HLA-DR 15. A maior série clínica foi relatada em 61 pacientes, nos quais a GAL foi administrada por 4 dias. Em 8 meses, 34% dos pacientes não requeriam mais transfusões. A maior experiência é com a ATG de cavalo, mas também são observadas respostas com a ATG de coelho. Em comparação histórica, o tratamento com a ATG de cavalo demonstrou aumento do tempo de progressão à LMA e maior sobrevida quando comparado a tratamento de suporte, mas a melhora de sobrevida não foi confirmada em estudo randomizado. Porém, é importante ressaltar que a terapia imunossupressora pode estar associada a respostas hematológicas duradouras por muitos anos, algo que não é visto com outras terapias para SMD.

Aplasia Pura da Série Vermelha (APSV)

A aplasia pura da série vermelha é caracterizada por anemia, reticulopenia e ausência de precursores eritrocíticos na medula óssea. A forma congênita é conhecida como anemia de Diamond-Blackfan. A forma adquirida pode ser primária ou estar associada a outras doenças (secundária), como timoma, tumores sólidos ou hematológicos (p. ex., leucemia linfocítica crônica), infecções (p. ex., parvovírus B19), doenças autoimunes, drogas (p. ex., isoniazida, rifampicina, cloranfenicol), insuficiência renal ou deficiência nutricional grave ou durante gravidez.

A forma adquirida apresenta características de doença mediada por mecanismos imunológicos. A presença de um inibidor da eritropoese no plasma de pacientes afetados por APSV é capaz de bloquear a maturação eritrocítica na medula óssea, causando anemia e reticulopenia. Essa inibição é específica para a série vermelha, não havendo acometimento das outras linhagens sanguíneas.

A apresentação clínica é secundária aos sinais e sintomas de anemia. O hemograma mostra anemia normocrômica e normocítica, sem alterações das outras séries. Os reticulócitos estão significativamente reduzidos, e os precursores eritrocíticos na medula óssea estão ausentes. A existência de pronormoblastos gigantes na medula óssea sugere infecção por parvovírus B19, e micromegacariócitos ou outros achados de displasia sugerem mielodisplasia. O exame de citogenética na APSV primária deve ser normal.

O tratamento inicial é feito com corticosteroide, sendo o uso de outras drogas imunossupressoras (p. ex., GAL, ciclofosfamida) reservado para casos refratários. Drogas associadas à APSV devem ser suspensas. Em casos em que há sintoma associado, a timectomia deve ser realizada antes do tratamento com imunossupressor. Infecção por parvovírus B19 deve ser tratada com a imunoglobulina intravenosa. Em casos de associação a doenças autoimunes ou linfoproliferativas, a doença de base deve ser abordada.

Agranulocitose

A agranulocitose é comumente associada ao uso de droga. A destruição dos precursores granulocíticos na medula óssea ocorre por mecanismos diretos ou indiretos. Entre os mecanismos diretos, a droga, ou um de seu metabólitos, inibe a granulopoese ou causa destruição direta de precursores granulocíticos na medula óssea. Os mecanismos indiretos são de natureza imunológica, nos quais a droga age como um hapteno, causando a formação de anticorpo, fixação de complemento e destruição de neutrófilos. Outro mecanismo imunológico ocorre por meio da formação de imunocomplexos que se ligam aos neutrófilos provocando a sua destruição.

A apresentação clínica consiste em febre secundária à infecção no paciente com neutropenia grave. O tratamento com antibióticos intravenosos deve ser instituído imediatamente. As linhagens eritrocítica e magacariocítica não são afetadas. No aspirado de medula óssea, não são encontrados precursores granulocíticos. A droga associada à agranulocitose deve ser suspensa, e o paciente deve receber tratamento de suporte até que haja recuperação da granulocitopoiese, que pode levar de dias a semanas. Fatores de crescimento são comumente usados, porém o seu benefício neste cenário não é comprovado. A mortalidade gira em torno de 10% e está relacionada com infecção (p. ex., septicemia), idade do paciente e presença de comorbidades.

DISTÚRBIOS DE COAGULAÇÃO

Púrpura Trombocitopênica Trombótica (PTT)

A púrpura trombocitopênica trombótica é caracterizada por anemia hemolítica microangiopática e trombocitopenia. Febre, alterações renais e do sistema nervoso central podem estar presentes. Exames laboratoriais demonstram o DHL elevado, teste de Coombs negativo, e, no esfregaço de sangue periférico, há fragmentos de hemácias, os esquizócitos. Apesar de os esquizócitos serem característicos na PTT, outras etiologias devem ser consideradas, como a CIVD, valvulopatias, hipertensão maligna, pré-eclâmpsia/síndrome de HELLP e vasculites. Certas drogas podem estar associadas à PTT, como ticlopidina, clopidrogel, quinina, quimioterápicos (p. ex., mitomicina C) e imunossupressores (p. ex., FK-506, ciclosporina).

Apesar de a PTT não ser classicamente reconhecida como uma doença autoimune, sabe-se hoje que, na forma adquirida, um autoanticorpo IgG contra uma metaloproteinase, a ADAMTS 13, desempenha papel importante na etiopatogenia de PTT. Essa enzima é responsável por clivar os multímeros de alto peso molecular do fator de von Willebrand, que normalmente são removidos da circulação. A deficiência do ADAMTS 13 resulta no acúmulo do fator de von Willebrand, causando lesão endotelial difusa e a formação disseminada de trombos plaquetários na microcirculação. Na forma familiar recorrente, a deficiência congênita da metaloproteinase resulta na predisposição à TTP.

A mortalidade da PTT sem tratamento é superior a 90%. Apesar do mecanismo de ação desconhecido, a plasmaférese foi um importante avanço no tratamento da PTT, com 75% dos pacientes atingindo remissão. A duração da plasmaférese é variável, sendo o monitoramento dos níveis de plaquetas importante no acompanhamento durante o tratamento. A recidiva pode ocorrer em aproximadamente um terço dos casos, nos quais a plasmaférese deve ser reiniciada. Com o melhor entendimento da etiopatogenia na PTT, é possível que o benefício da plasmaférese seja secundário à remoção do autoanticorpo e dos grandes multímeros do fator de von Willebrand, e à reposição da metaloproteinase. Outras drogas imunossupressoras, como prednisona, ciclosporina ou o anticorpo monoclonal anti-CD20, rituximabe, podem ser associadas à plasmaférese. Não há dados randomizados comparativos diretos sobre o benefício desses agentes; sobre sua eficácia, há estudos que são, na maior parte, retrospectivos pequenos.

Uma outra fisiopatologia pode estar envolvida em casos de anemia hemolítica microangiopatia que envolve uma desregulação do sistema complemento secundário a alterações genéticas de proteínas reguladoras desse sistema. As principais mutações estão relacionadas com o fator H do complemento (CFH), um regulador plasmático da via alternativa, ou com a protease plasmática cofator de membrana (MCP), outro regulador transmembrana do fator I do complemento (CFI). Após um gatilho, pacientes portadores dessas mutações podem apresentar um estado de ativação contínua do sistema complemento (perda de regulação), com consequente estado protrombótico, lesão endotelial, hemólise e insuficiência renal. O gatilho em geral é um transplante de órgãos sólidos ou de medula, drogas imunossupressoras ou quimioterápicas, ou certos tumores. Nesses casos, denominados atípicos, o nível de ADAMTS13 deve ser superior a 5% a 10%. Um anticorpo monoclonal humanizado contra o fator V do sistema complemento, o eculizumabe, vem demonstrando importante atividade em casos de anemia hemolítica microangiopática atípica, principalmente no cenário de transplante renal.

Síndrome do Anticorpo Antifosfolipídio (SAF)

Os anticorpos antifosfolipídios (AAF) representam um grupo heterogêneo de autoanticorpos contra fosfolipídios aniônicos. Eles podem ocorrer em associação a outras doenças (p. ex., lúpus, HIV) ou isoladamente. O aparecimento transitório desses autoanticorpos pode ocorrer em infecções virais ou bacterianas, no câncer ou após uso de drogas como a procainamida e a quinidina. Por isso, é importante repetir os títulos desses anticorpos após 3 meses da sua detecção para confirmar sua persistência. A SAF é caracterizada por trombose arterial ou venosa, abortos de repetição e presença de AAF.

Há duas classes de AAF: o anticorpo anticardiolipina (AAC) e o inibidor lúpico. O AAC é comumente do tipo IgG contra uma proteína plasmática, a α2-glicoproteína I (GP-I), podendo ser quantificado por ELISA. Altos títulos de IgG estão associados a manifestações clínicas mais acentuadas. O inibidor lúpico (IL) produz o prolongamento dos testes de coagulação dependentes de fosfolipídio, como o TTPa. No teste de mistura em que o plasma do paciente é misturado com plasmas normais (relação de 1:1), o TTPa mantém-se prolongado em virtude da presença do inibidor (o autoanticorpo). Porém, o prolongamento do TTPa pode ser revertido no laboratório adicionando-se fosfolipídio em excesso (p. ex., Staclot). Outro teste que pode ser utilizado para detecção do IL é o DRVVT, no qual o fator X da coagulação é ativado diretamente, não sendo afetado pela ausência ou inibição dos fatores VIII, IX, XI, XII e VII. Quando o tempo de DRVVT é prolongado em pacientes com TP normal e TTPa prolongado, a presença de IL é altamente sugestiva.

A existência de AAF está associada a fenômenos trombóticos, tanto venosos quanto arteriais. O mecanismo de ação desses anticorpos é desconhecido, porém, há evidência de interferência na ativação e função da proteína C ativada. Disfunção endotelial com redução da síntese de prostaciclina e ativação plaquetária têm sido descritas. A trombose venosa profunda é a manifestação clínica mais frequente (um terço dos casos), ocorrendo comumente nas extremidades, mas as veias renais, hepática, subclávia, retiniana e cavas podem ser acometidas. Os locais mais frequentes da trombose arterial são as artérias cerebrais, coronariana, renal e mesentérica. A apresentação clínica varia de acordo com o local e extensão da trombose. Alguns exemplos incluem tromboembolismo pulmonar, livedo reticular, vegetações de válvula cardíaca (Libman-Sacks), acidente vascular cerebral isquêmico, amaurose fugaz e insuficiência adrenal. A manifestação hematológica mais comum é a trombocitopenia. Além dos abortos espontâneos de repetição, a presença de AAF na gravidez está associada à morte fetal após a décima semana de gestação, prematuridade, pré-eclâmpsia e insuficiência placentária.

O tratamento da trombose na SAF é similar ao de outros casos de trombose idiopática, com heparina seguida de varfarina. O INR deve ser mantido entre 2 e 3 por pelo menos 6 meses. Estudos retrospectivos iniciais sugeriam maior proteção contra retrombose em pacientes mantidos com INR entre 2,5 e 4. Porém, esses resultados não foram confirmados em um estudo prospectivo no qual pacientes foram aleatoriamente alocados para receber anticoagulação de baixa intensidade (INR 2-3) ou alta intensidade (3,1 a 4,0). A duração ideal da anticoagulação não é conhecida. O risco de recorrência da trombose após a interrupção da anticoagulação é alta, sendo de 50% em 2 anos. Nesses casos, e nos pacientes com títulos elevados persistentes de AAF, a anticoagulação por tempo indefinido deve ser considerada.

Mulheres que apresentam AAF e história de abortos espontâneos de repetição devem receber anticoagulação durante gestações futuras. Aspirina (81 mg/d) combinada com heparina não fracionada subcutânea ou com heparina de baixo peso molecular deve ser administrada até o momento do parto. A anticoagulação deve ser reiniciada 4 a 6 horas após o parto, com heparina ou varfarina, por mais 6 semanas. Com esse regime, a viabilidade fetal aumentou em 50% a 80%. Porém, é incerto se as outras complicações durante a gravidez resultantes do AAF são reduzidas.

Em mulheres que apresentam AAF sem história de abortos espontâneos de repetição ou trombose (ou seja, sem a síndrome), o tratamento durante a gravidez é incerto. Uma gravidez sem complicações ocorre em mais de 50% dos casos sem tratamento. Portanto, as opções de tratamento nesses casos incluem a observação, aspirina ou aspirina combinada com heparina. Os riscos e benefícios devem ser discutidos com a paciente, e a decisão do tratamento deve ser individualizada, levando-se em consideração a preferência da paciente, a existência de outros fatores de risco pró-trombóticos e os títulos dos AAF e anticorpos anti-beta2-glicoproteína.

INIBIÇÃO DE FATORES DE COAGULAÇÃO

A presença de anticorpos contra fatores de coagulação (inibidores) pode provocar o estado de hipocoagulabilidade ou a refratariedade à reposição de fatores de coagulação, principalmente fator VIII e IX. A ocorrência espontânea de autoanticorpos contra os fatores de coagulação é rara, podendo ocorrer associada a outras doenças autoimunes (p. ex., lúpus, artrite reumatoide), durante o puerpério ou após o uso de certas drogas. A presença de aloanticorpos é mais frequente em decorrência de terapia de reposição. Inibidores contra o fator VIII ocorrem em aproximadamente 25% dos pacientes com hemofilia A, e inibidores contra o fator IX, em 3% dos pacientes com hemofilia B. Esses pacientes comumente têm a forma grave de hemofilia, que requer frequente reposição. A presença do inibidor por si só não significa que haverá refratariedade à reposição dos fatores de coagulação, uma vez que os títulos podem não ser elevados. Esses inibidores são geralmente do tipo IgG4.

O TTPa é prolongado e não corrige após o teste de mistura. Em casos nos quais o inibidor se encontra em baixos títulos, pode haver a correção imediata do TTPa no teste de mistura, porém haverá o prolongamento após duas horas de incubação a 37°C. Na hemofilia A, o tratamento consiste na administração de altas doses de fator VIII humano em casos de inibidores com títulos baixos. O fator VIII porcino pode ser utilizado em casos em que não há reação cruzada do inibidor com esse fator. Outras alternativas são o complexo de protrombina ativado e o fator VII ativado. A erradicação do inibidor com tratamento imunossupressor tem sido usada com sucesso em conjunto com a reposição de fatores. Os agentes usados são a ciclofosfamida, prednisona, ciclosporina e o anticorpo monoclonal contra o CD20 (rituximabe).

A trombina bovina (trombina tópica) usada durante cirurgias contém o fator V bovino que pode causar a formação de inibidor contra o fator V humano, em virtude da reação cruzada desse inibidor. História de cirurgia recente com o uso da trombina bovina e um TTPa prolongado que não corrige após teste de mistura de plasma sugere a presença desse inibidor. Esse autoanticorpo tende a desaparecer após semanas a meses. Autoanticorpos contra o fator X podem ocorrer na amiloidose.

Bibliografia

Bacigalupo A, Brand R, Oneto R, et al. Treatment of acquired severe aplastic anemia: bone marrow transplantation compared with immunosuppressive therapy. The European Group for Blood and Marrow Transplantation experience. Semin Hematol 2000; 37: 69-80.

Bacigalupo A, Brand R, Oneto R, et al. Treatment of acquired severe aplastic anemia: bone marrow transplantation compared with immunosuppressive therapy — The European Group for Blood and Marrow Transplantation experience. Semin Hematol 2000; 37:69-80.

Birgens H, Frederiksen H, Hasselbalch HC, et al. A phase III randomized trial comparing glucocorticoid monotherapy versus glucocorticoid and rituximab in patients with autoimmune haemolytic anaemia. Br J Haematol 2013; 163: 393.

Crowther MA, Ginsberg JS, Julian J. A comparison of two intensities of warfarin for the prevention of recurrent thrombosis in patients with the antiphospholipid antibody syndrome. N Engl J Med 2003; 349:1133-8.

Godeau B, Porcher R, Fain O, et al. Rituximab efficacy and safety in adult splenectomy candidates with chronic immune thrombocytopenic purpura: results of a prospective multicenter phase 2 study. Blood 2008; 112:999.

Gudbrandsdottir S, Birgens HS, Frederiksen H, et al. Rituximab and dexamethasone vs dexamethasone monotherapy in newly diagnosed patients with primary immune thrombocytopenia. Blood 2013; 121:1976.

Harrington WJ, Minnich V, Hollingsworth JW, et al. Demonstration of a thrombocytopenic factor in the blood of patients with thrombocytopenic purpura. J Lab Clin Med 1951; 38:1.

Huhn RD, Fogarty PF, Nakamura R. High-dose cyclophosphamide with autologous lymphocyte-depleted peripheral blood stem cell (PBSC) support for treatment of refractory chronic autoimmune thrombocytopenia. Blood 2003; 101:71-7.

Imbach P, Crowther M. Thrombopoietin-receptor agonists for primary imune thrombocytopenia. N Engl J Med 2011; 365:734.

Kaufman DW, Kelly JP, Levy M, et al. The drug etiology of agranulocytosis and aplastic anemia. New York: Oxford University Press, 1991.

Kaushansky K. The molecular mechanisms that control thrombopoiesis. J Clin Invest 2005; 115: 3339.

Legendre CM, Licht C, Muus P, et al. Terminal complemente inhibitor eculizumab in atypical hemolytic-uremic syndrome. N Engl J Med 2013; 368:2169.

Maciejewski JP, Sloand EM, Nunez O, et al. Recombinant humanized anti-IL-2 receptor antibody (daclizumab) produces responses in patients with moderate aplastic anemia. Blood 2003; 102:3584-86.

Molldrem JJ, Leifer E, Bahceci E. Antithymocyte globulin for treatment of the bone marrow failure associated with myelodysplastic syndromes. Ann Intern Med 2002; 137:156-63.

Moulis G, Sailler L, Sommeta A, et al. Rituximab versus splenectomy in persistent or chronic adult primary immune thrombocytopenia: an adjusted comparison of mortality and morbidity. Am J Hematol 2014; 89:41.

Noel R, Bona C. Defining criteria for autoimmune diseases (Witebsky's postulates revisited). Immunology Today 1993; 14:426-430.

Passweg J, Giagounidis AAN, Simcock M, et al. Immunosuppressive Therapy for Patients with Myelodysplastic Syndrome: A Prospective Randomized Multicenter Phase III Trial Comparing Antithymocyte Globulin Plus Cyclosporine With Best Supportive Care—SAKK 33/99. J Clin Oncol 2011; 29:303.

Penalver FJ, Alvarez-Larran A, Diez-Martin JL, et al. Rituximab is an effective and safe therapeutic alternative in adults with refractory and severe autoimmune hemolytic anemia. Ann Hematol 2010; 89:1073.

Rosenfeld S, Follmann D, Nunez, O, Young NS. Antithymocyte globulin and cyclosporine for severe aplastic anemia: association between hematologic response and long-term outcome. JAMA 2003; 289:1130-5.

Scheinberg P, Nunez O, Weinstein B, et al. Activity of alemtuzumab monotherapy in treatment-naive, relapsed, and refractory severe acquired aplastic anemia. Blood 2012; 119:345.

Scheinberg P, Nunez O, Weinstein B, et al. Horse versus rabbit antithymocyte globulin in acquired aplastic anemia. N Engl J Med 365: 430, 2011.

Scheinberg P, Young NS. How I Treat Aplastic Anemia. Blood 2012; 120:1185.

Sloand EM, Wu CO, Greenberg P et al. Factors Affecting Response and Survival in Patients With Myelodysplasia Treated With Immunosuppressive Therapy. J Clin Oncol 2008; 26:2505.

Valdez JM, Scheinberg P, Nunez O, et al. Decreased infection-related mortality and improved survival in severe aplastic anemia in the past two decades. Clin Infect Dis 2011; 52:726.

CAPÍTULO

49

Imunologia em Cancerologia

Óren Smaletz e Haila Bockis Mutti

INTRODUÇÃO

As primeiras ligações entre a oncologia e a imunologia se fizeram com observações clínicas como a regressão tumoral espontânea, a regressão de metástases após a ressecção cirúrgica do tumor primário, e também a partir do fato de pacientes imunodeprimidos terem uma maior chance de desenvolver câncer.

Assim, foram iniciadas várias pesquisas em modelos animais e em humanos que, ao longo do tempo, aproximaram trazer esses dois campos da medicina.

Este capítulo abordará como a imunologia pode ajudar no diagnóstico preciso e também as suas várias frentes de atuação no tratamento dos tumores.

A IMUNO-HISTOQUÍMICA: IMPORTANTE ARMA PARA DETERMINAR O FENÓTIPO DO TUMOR

Para definir o diagnóstico, prognóstico e tratamento das mais variadas neoplasias, se faz necessária a análise da anatomia patológica de uma amostra do tumor. Além da avaliação inicial por meio da coloração de hematoxilina-eosina, a análise pode se aprofundar através de ensaios imunoenzimáticos, nos quais o patologista processa o espécime da biópsia com anticorpos específicos marcados que podem definir o fenótipo de cada tumor, o seu grau de diferenciação e até o seu grau de atividade. É possível determinar vários antígenos da célula tumoral, desde receptores da membrana celular até componentes intracelulares.

Em situações ocorridas durante o diagnóstico do tumor, há exemplos em que a técnica de imuno-histoquímica (IHQ) se torna peça fundamental do processo. O primeiro exemplo se mostra nos casos de neoplasias metastáticas de origem indeterminada, pois muitos destes casos podem ser resolvidos através da IHQ, usando a premissa de que um tumor maligno tende a expressar os antígenos do seu local de origem (Quadro 49-1).

O segundo exemplo, e talvez uma das maiores aplicações da IHQ, se dá no diagnóstico e na classificação dos linfomas: o patologista consegue observar se o linfoma expressa CD3 ou CD20, e classificar se o linfoma é formado por células T ou por células B, respectivamente, o que

QUADRO 49-1 **Principais reagentes de imuno-histoquímica e correlação com tumores**

Reagentes	Tumores
Citoqueratinas	Tumores de origem epitelial
CD 45	Linfomas
Proteína S-100, HMB-45	Melanoma
Cromogranina, sinaptofisina	Tumor neuroendócrino
PSA (antígeno específico prostático)	Próstata
Receptores estrógeno e progesterona	Mama e tumores ginecológicos
TTF-1	Tireoide e pulmão
Desmina	Rabdomiossarcoma

demanda um tratamento e prognóstico diferentes, conforme relatado adiante.

Em outras situações, a IHQ ajuda o oncologista a avaliar o prognóstico dos tumores. Em mulheres com tumores invasivos de mama, a expressão confirmada por IHQ dos receptores hormonais de estrógeno e de progesterona confere um melhor prognóstico, comparando-as com mulheres de tumores com IHQ negativa para estes antígenos. Um outro marcador de superfície, o fator de crescimento epitelial HER-2/neu (c-erb-B2), confere valor prognóstico para o tumor de mama, ao mesmo tempo direcionando o melhor tratamento, inclusive a terapia com anticorpos monoclonais (ver adiante).

TRATAMENTO

A cirurgia e a radioterapia foram as primeiras formas de tratamento utilizadas no tratamento dos pacientes com câncer. A área da oncologia clínica é relativamente recente quando comparada com as duas primeiras modalidades. Classicamente, o tratamento com drogas citotóxicas, ou quimioterapia, se tornou o principal meio de tratamento sistêmico dos mais variados tumores. Porém, em alguns tumores, a quimioterapia não dispõe de drogas efetivas e o uso aplicado da imunologia se consagrou como mais uma modalidade do tratamento clínico dos tumores.

Para facilitar, pode-se classificar a imunoterapia na oncologia em ativa (não específica e específica) e passiva. A seguir, exemplos de cada tipo de imunoterapia aplicada à oncologia clínica.

Imunoterapia Ativa

O termo *imunoterapia ativa* é usado quando o paciente com câncer recebe uma substância capaz de induzir uma reação imune que inicia um processo imunológico para eliminar as células tumorais.

Citoquinas recombinantes, como interferon e interleucina-2, podem ser sintetizadas *in vitro* e ativam o sistema imunológico de maneira não específica. Foram muito utilizadas em tumores como melanoma e de células renais. O interferon é capaz de aumentar a citotoxicidade da célula *natural killer* (NK), além de aumentar a apresentação do complexo antígeno-proteína MHC. Já a interleucina-2 é um fator de crescimento de linfócitos T, e ativa os linfócitos T citotóxicos CD-8, linfócitos T *helper* CD-4, linfócitos B, células NK e macrófagos. Os efeitos colaterais dessas medicações estão relacionados a um processo inflamatório inespecífico e são febre, calafrios e, por vezes, uma síndrome de extravasamento capilar. Mas o uso de um ativado inespecífico da imunidade tem seus relatos há pelo menos 30 anos: pôde-se demonstrar que o bacilo Calmette-Guérin (BCG) induz resposta objetiva quando injetado em tumores. Atualmente, é utilizado como adjuvante no tratamento do tumor urotelial de bexiga não invasivo. A instilação deste agente após a ressecção desses tumores provoca uma atividade inflamatória e imunológica no epitélio da bexiga, reduzindo a taxa de recidiva desses tumores.

A outra forma de imunoterapia ativa específica é o uso de vacinas terapêuticas. Antígenos do próprio tumor são inoculados no hospedeiro e estimulam uma atividade imunológica direta e mais específica a determinado antígeno. Após anos de pesquisas, houve uma progressão nesta área. Sipuleucel-T é uma imunoterapia celular ativa para o câncer de próstata metastático resistente à castração. Um dos antígenos da próstata, PAP (fosfatase ácida prostática), é fundido no fator estimulador de colônia de macrófago-granulócito (GM-CSF), formando uma proteína de fusão recombinante (PA2024). Esta proteína é responsável pela ativação *ex vivo* das células apresentadoras de antígenos (APCs) capturadas do sangue periférico autólogo. Este tratamento é eficaz, com aumento da sobrevida global, e seguro.

O vírus herpes simples do tipo 1 também é usado como imunoterapia oncolítica. T-VEC é uma terapêutica na qual o vírus atenuado tem uma parte específica do seu material genético removida e substituída por um gene codificador de GM-CSF. Então, este vírus modificado é injetado em uma lesão tumoral. Primeiramente ocorre lise da célula do tumor causada pela replicação viral intracelular, depois há indução da resposta imune antitumoral. Este tipo de tratamento demonstrou benefício contra melanoma com taxa de resposta duradoura.

O GP-2 é um peptídeo derivado da fração mais imunogênica da proteína transmembrana de Her-2/neu; esta proteína age como um fator de crescimento que, em algumas pacientes com câncer de mama, têm sua expressão aumentada. Esta vacina peptídica derivada do Her-2 ainda encontra-se em fase de estudo clínico, porém nos estudos pré-clínicos mostrou resposta imune favorável *in vivo* e *ex vivo*, com resultados promissores.

Imunoterapia Passiva

O uso de anticorpos monoclonais na oncologia é um campo fascinante que tem se desenvolvido muito nos últimos anos. Em 1975, Kohler e Milstein desenvolveram a técnica de hibridoma com cultura de células de mieloma e soro de camundongos para produzir anticorpos em grande quantidade direcionados a um epítopo de determinado antígeno. Os anticorpos monoclonais usados na prática clínica recebem o sufixo de sua nomenclatura conforme o grau de humanização do anticorpo murino. Caso a terminação seja –*omabe*, significa que é um anticorpo murino puro, caso seja –*ximabe*, este é um anticorpo quimérico, humanizado em cerca de 50%, e o anticorpo com terminação –*zumabe* é praticamente humanizado e tem menor risco de reação alérgica e de formação de HAMA (*human anti-murine antibody* – anticorpo humano antimurino). A terminação –*umabe* é dada aos anticorpos totalmente humanos.

Atualmente, há vários anticorpos monoclonais utilizados na prática clínica, podendo ser classificados em não conjugados (Quadro 49-2) ou conjugados, aqueles que estão associados a um agente antitumoral (Quadro 49-3). Para os linfomas não Hodgkin de linfócitos B há um anticorpo específico anti-CD-20, uma proteína presente nestas células. Este anticorpo, o rituximabe, age por meio da ligação da porção Fab que se liga ao antígeno CD-20 nas células linfomatosas e a porção Fc induz a lise da célula B através de ADCC (citotoxicadade mediada por célula dependente de anticorpo) e CDC (citotoxicidade dependente de complemento). Há também indução de apoptose (morte programada) destas células. Este anticorpo pode ser

---

QUADRO 49-2   Anticorpos monoclonais não conjugados aprovados para o tratamento de cânceres

Anticorpos não conjugados	Tipo de anticorpo	Antígeno tumoral	Tumor
Rituximabe (Mabthera®)	Quimérico, IgG1	CD 20	Linfomas não Hodgkin células B
Alemtuzumabe (Campath®)	Humanizado, IgG1	CD 52	Leucemia linfoide crônica
Ofatumumabe (Arzerra®)	Humanizado, IgG1	CD 20	Leucemia linfoide crônica
Trastuzumabe (Herceptin®)	Humanizado, IgG1	Receptor do fator de crescimento epidérmico Her-2 (c-erb-B2)	Mama
Pertuzumabe (Perjeta®)	Humanizado, IgG1	HER-2	Mama
Cetuximabe (Erbitux®)	Quimérico, IgG1	Receptor do fator de crescimento epidérmico Her-1 (EGFR)	Tumor colorretal
Panitumumabe (Vectibix®)	Humanizado, IgG2	EGFR	Tumor colorretal
Bevacizumabe (Avastin®)	Humanizado, IgG1	Fator de crescimento endotelial vascular	Tumor colorretal
Denosumabe (Prolia®)	Humanizado, IgG2	Ligante do fator nuclear kappa (RANKL)	Metástases ósseas e tumores de células gigantes do osso
Ipilimumab (Yervoy®)	Humanizado, IgG1	Antígeno-4 associado ao linfócito T citotóxico (CTLA-4)	Melanoma

49. IMUNOLOGIA EM CANCEROLOGIA

QUADRO 49-3   Anticorpos monoclonais conjugados aprovados para o tratamento de cânceres

Anticorpos conjugados	Tipo de anticorpo	Agente conjugado	Antígeno tumoral	Tumor
Brentuximabe (Adcetris®)	Quimérico, IgG1	Monometil auristatina E MMAE	CD 30	Linfoma Hodgkin
Ado-trastuzumabe entansina (Kadcyla®)	Humanizado, IgG1	Maitansina	HER-2	Mama

utilizado como agente único e também em combinação com quimioterapia para aumentar a efetividade no tratamento. Molécula semelhante, alemtuzumabe (anti-CD-52), é utilizada no tratamento de leucemias linfocíticas crônicas (LLC) refratárias à quimioterapia. Outro anticorpo monoclonal anti CD-20, ofatumumabe, tem como alvo um epítopo distinto do rituximabe, apresenta ligação mais estável ao CD-20 e é capaz de causar lise das células de Raji, resistentes ao rituximabe, sendo efetivo no tratamento da recaída ou refratariedade da LLC em pacientes tratados previamente com rituximabe e alentuzumabe. Uma droga mais recente utilizada para linfoma Hodgkin (LH) refratário ou recaída após transplante autólogo de medula óssea chama-se brentuximabe, uma imunotoxina composta por um anticorpo monoclonal quimérico, anti-CD-30, ligado a um agente antitubulina, monometil auristatina E (MMAE). Trata-se de uma combinação de propriedades de um anticorpo alvo-específico com um agente citotóxico, antitumoral, com alta taxa de resposta global e sobrevida livre de progressão.

Quando se trata de tumores não hematológicos, cerca de 25% das mulheres com câncer de mama metastático apresentam tumores que têm expressão aumentada de uma proteína transmembrana que age como um fator de crescimento, o HER-2 ou c-erb-B2. Ao mesmo tempo em que esta proteína está associada a pior prognóstico e tendência a resistência à quimioterapia, ela também serve de alvo para um anticorpo monoclonal anti-HER-2, denominado trastuzumabe, que potencializa a ação da quimioterapia nas pacientes com tumores metastáticos. Mais recentemente, foi aprovada uma nova droga para pacientes que se tornaram resistentes ao trastuzumabe. Ado-trastuzumabe entansina (T-DM1) é um conjugado anticorpo-droga, isto é, associação anticorpo anti-HER-2, trastuzumabe, com derivado da maitansina, um agente antimicrotúbulo. É indicado para pacientes com câncer de mama metastático que progrediram após o uso do trastuzumabe, reduzindo mortalidade e risco de progressão de doença. Seguindo esta mesma linha de anticorpos anti-HER-2, o pertuzumabe liga-se ao subdomínio II do receptor transmembrana ErbB2, impedindo a dimerização com outro ligante ativado desta família, geralmente com o HER-3, bloqueando a cascata de sinalização celular. Quando usado em combinação com trastuzumabe e quimioterapia, aumenta a taxa de resposta e sobrevida livre de progressão nos tumores de mama com amplificação do HER-226.

Para o câncer colorretal, três novos anticorpos monoclonais foram aprovados para o tratamento da doença metastática: o cetuximabe, direcionado a um fator de crescimento epitelial (EGFR), o panitumumabe, anticorpo recombinante monoclonal puramente humanizado, que também se liga ao receptor EGFR, e o bevacizumabe, direcionado a um fator de crescimento vascular do endotélio. Foi mostrado que a combinação deles com a quimioterapia confere benefícios clínicos. No último caso, temos a imunoterapia com bevacizumabe com ação antiangiogênese, inibindo a formação da neovasculatura e irrigação tumoral, que mostrou não somente aumento de resposta objetiva, mas também ganho na sobrevida global.

Alguns cânceres têm predileção por metastatizar para osso, resultando em destruição óssea com fragilidade do esqueleto e, consequentemente, fraturas patológicas. O denosumabe é um anticorpo monoclonal com afinidade ao ligante do fator nuclear *kappa* (RANKL), secretado pelos osteoblastos. Ao ligar-se ao RANKL, impede a interação do *kappa* com o RANK, evitando a formação de osteoclastos, com diminuição da reabsorção óssea e aumento da massa óssea. O objetivo desta medicação é evitar eventos relacionados ao esqueleto por perda óssea.

A imunoterapia revolucionou o tratamento do melanoma, doença para a qual não havia tratamentos eficazes, com aumento da sobrevida. O ipilimumabe é um anticorpo monoclonal IgG1 que se liga ao antígeno-4 associado ao linfócito T citotóxico (CTLA-4), bloqueando sua interação com seu ligante (CD80/CD86), levando ao aumento da ativação e proliferação da célula T, uma vez que o CTLA-4 é um regulador negativo da ativação da célula T. Um outro *checkpoint* da célula T é o PD-1 (receptor de morte programada 1); o bloqueio desta molécula pode melhorar a resposta do linfócito T, resultando em atividade antitumoral. O nivolumabe tem mostrado respostas objetivas duradouras tanto em melanoma quanto em câncer renal e de pulmão, mas ainda não foi aprovado para uso clínico fora de estudo de pesquisa. PD1 e CTLA-4 parecem desempenhar papéis complementares na regulação da imunidade adaptativa.

Ainda dentro da modalidade de imunoterapia passiva, o transplante de medula óssea alogênico pode induzir a reação enxerto-*versus*-leucemia em tumores hematológicos. Certos tumores sólidos, como o tumor de rim, tendem a ser suscetíveis à imunomodulação, e investigadores testaram o transplante alogênico de medula óssea para induzir resposta enxerto-*versus*-tumor e conseguiram respostas objetivas em pacientes já refratários a tratamentos anteriores com interleucina-2 ou interferon.

CONCLUSÕES

A imuno-histoquímica passou a ser parte integrante no diagnóstico dos tumores, auxiliando o patologista e o oncologista a definir o tipo histológico e, muitas vezes, o prognóstico e o tratamento. Quanto ao tratamento sistêmico dos pacientes oncológicos, várias modalidades terapêuticas surgiram nos últimos anos, com destaque para os anticorpos monoclonais, que agem como terapias dirigidas a alvos moleculares específicos. O futuro deverá mostrar um imbricamento maior entre a imunologia e a oncologia clínica.

Bibliografia

Anderson DR, Grillo-Lopez A, Varns C, Chambers KS, Hanna N. Targeted anti-cancer therapy using rituximab, a chimaeric anti-CD20 antibody (IDEC-C2B8) in the treatment of non-Hodgkin's B-cell lymphoma. Biochem Soc Trans 1997; 25(2):705-8.

Baselga J, Cortés J, Kim SB, et al. Pertuzumab plus Trastuzumab plus Docetaxel for Metastaic Breast Cancer. N Engl J Med 2012; 366(2):109-119.

Baselga J, Norton L, Albanell J, Kim YM, Mendelsohn J. Recombinant humanized anti-HER2 antibody (Herceptin) enhances the antitumor activity of paclitaxel and doxorubicin against HER2/neu overexpressing human breast cancer xenografts. Cancer Res 1998; 58(13):2825-31.

Bekker PJ, Holloway DL, Rasmussen AS, et al. A single-dose placebo-controlled study of AMG 162, a fully human monoclonal antibody to RANKL, in postmenopausal women. J Bone Miner Res 2004; 19:1059-1066.

Bines SD, Kaufman HL. OPTIM trial: Phase III trial of an oncolytic herpes virus encoding GM-CSF for unresectable stage III ou IV melanoma. Future Oncology 2010; 6(6):941-9.

Childs R, Chernoff A, Contentin N, et al. Regression of Metastatic Renal-Cell Carcinoma after Nonmyeloablative Allogeneic Peripheral-Blood Stem-Cell Transplantation. N Engl J Med 2000; 343(11):750-758.

Clive KS, Tyler JA, Clifton GT, et al. The GP-2 peptide: A HER/neu-based breast cancer vaccine. J Surg Oncol 2012; 105(5):452-458.

Coiffier B, Lepage E, Briere J, et al. CHOP chemotherapy plus rituximab compared with CHOP alone in elderly patients with diffuse large-B-cell lymphoma. N Engl J Med 2002; 346(4):235-42.

Coiffier B, Leprete S, Pedresen LM, et al. Safety and efficacy of ofatumumab, a fully human monoclonal anti CD-20 antibody, in patients with relapsed or refractory B-cell chronic lymphocytic leukemia: a phase 1-2 study. Blood 2008; 111:1094-1100.

Cunningham D, Humblet Y, Siena S, et al. Cetuximab Monotherapy and Cetuximab plus Irinotecan in Irinotecan-Refractory Metastatic Colorectal Cancer. N Engl J Med 2004; 351(4):337-345.

Fairlamb DJ. Spontaneous regression of metastases of renal cancer: A report of two cases including the first recorded regression following irradiation of a dominant metastasis and review of the world literature. Cancer 1981; 47(8):2102-6.

Francisco JA, Cerveny CG, Meyer DL, et al. cAC10-vcMMAE, an anti-CD30-monomethyl auristatin Econjugate with potent and selective antitumor activity. Blood 2003; 102(4):1458-65.

Franklin MC, Carey KD, Vajdos FT, et al. Insights into ErbB signaling from the structure of the ErbB2-pertuzumab complex. Cancer cell 2004; 4:317-328.

Garfield DH, Kennedy BJ. Regression of metastatic renal cell carcinoma following nephrectomy. Cancer 1972; 30(1):190-6.

Goldman B, DeFrancesco L. The cancer vaccine roller coaster. Nat Biotechnol 2009; 27:129-39.

Hiesse C, Rieu P, Kriaa F, et al. Malignancy after renal transplantation: analysis of incidence and risk factors in 1700 patients followed during a 25-year period. Transplant Proc 1997; 29(1-2):831-3.

Hodi FS, O'Day SJ, Mc Dermott DF, et al. Improved survival with ipilimumab in patients with metastatic melanoma. N Engl J Med 2010; 363:711-723.

Hurwitz H, Fehrenbacher L, Novotny W, et al. Bevacizumab plus irinotecan, fluorouracil, and leucovorin for metastatic colorectal cancer. N Engl J Med 2004; 350(23):2335-42.

Jocham D, Richter A, Hoffmann L, et al. Adjuvant autologous renal tumour cell vaccine and risk of tumour progression in patients with renal-cell carcinoma after radical nephrectomy: phase III, randomised controlled trial. Lancet 2004; 363(9409):594-9.

Kantoff PW, Higano CS, Shore ND, et al. Sipuleucel-T Immunotherapy for Castration Resistant Prostate Cancer. N Engl J Med 2010; 363(5):411-22.

Kohler G, Milstein C. Continuous cultures of fused cells secreting antibody of predefined specificity. Nature 1975; 256(5517):495-7.

Lewis-Phillips GD, Li G, Dugger DL, et al. Targeting HER2-positive breast cancer with trastuzumab-DM1, an antibody-citotoxic drug conjugate. Cancer Res 2008; 68:9280-9290.

Morton DL, Eilber FR, Joseph WL, Wood WC, Trahan E, Ketcham AS. Immunological factors in human sarcomas and melanomas: a rational basis for immunotherapy. Ann Surg 1970; 172(4):740-9.

Rosenberg SA, Yang JC, Topalian SL, et al. Treatment of 283 consecutive patients with metastatic melanoma or renal cell cancer using high-dose bolus interleukin 2. JAMA 1994; 271(12):907-913.

Schamhart DH, de Boer EC, de Reijke TM, Kurth K. Urinary cytokines reflecting the immunological response in the urinary bladder to biological response modifiers: their practical use. Eur Urol 2000; 37 Suppl 3:16-23.

Slamon DJ, Leyland-Jones B, Shak S, et al. Use of Chemotherapy plus a Monoclonal Antibody against HER2 for Metastatic Breast Cancer That Overexpresses HER2. N Engl J Med 2001; 344(11):783-792.

Slovin SF. Vaccines as treatment strategies for relapsed prostate cancer: approaches for induction of immunity. Hematol Oncol Clin North Am 2001; 15(3):477-96.

Snyder LC, Astsaturov I, Weiner LM. Overview of monoclonal antibodies and small molecules targeting the epidermal growth factor receptor pathway in colorectal cancer. Clin Colorectal Cancer 2005; 5 Suppl 2:S71-80.

Topalian SL, Hodi FS, Brahemer JR, et al. Safety, activity, and immune correlates of anti-PD-1 antibody in cancer. N Engl J Med 2012; 366:2443-2454.

Verma S, Miles D, Gianni L, et al. Trastuzumab emtansine for HER-2 positive advanced breast cancer. N Engl J Med 2012; 367(19):1783-1791.

Wierda WG, Kipps TJ, Mayer J, et al. Ofatumumab as single-agent CD 20 immunotherapy in fludarabine-refractory chronic lymphocytic leukemia. J Clin Oncol 2010; 28:1749-1755.

Winkelhorst JT, Brokelman WJ, Tiggeler RG, Wobbes T. Incidence and clinical course of de-novo malignancies in renal allograft recipients. Eur J Surg Oncol 2001; 27(4):409-13.

Wolchok JD, Kluger H, Callahan MK, et al. Nivolumab plus ipilimumab in advanced melanoma. N Engl J Med 2013 Jul 11; 369(2):122-33.

Younes A, Gopal AK, Smith SE, et al. Results of a pivotal phase II study of brentuximab vedotin for patients with relapsed or refractory Hodgkin´s Lymphoma. J Clin Oncol 2012; 30(18):2183-9.

CAPÍTULO

50

Imunologia dos Transplantes

Eurípides Ferreira

HISTÓRICO

"O sonho dos antigos de tempos imemoráveis era o de juntar porções de diferentes indivíduos, não somente para tratar uma doença, mas também para combinar os potenciais de diferentes espécies. Esse desejo inspirou o nascimento de muitas criaturas míticas, as quais deveriam ter capacidades normais além do poder de uma única espécie. O mundo moderno herdou esses sonhos na forma da esfinge, da sereia e das formas quiméricas de muitas bestas heráldicas".

CHRISTIAAN BARNARD, 1967

Os transplantes foram iniciados muitos séculos atrás. Em 1682, foi realizada a descrição do primeiro transplante de medula óssea. Em 1870, Jacques Reverdin, um cirurgião suíço, documentou o primeiro caso de transplante de tecido em humanos. Em 1906 foi feito o primeiro transplante de córnea. Em 1908, o Dr. Reverdin fez o primeiro transplante de pele, e o Dr. Eric Lexer, o primeiro transplante com sucesso de joelho proveniente de cadáver.

Em 1912, Alexis Carrel – com o seu trabalho *Transplantation of Veins and Organs* – desenvolveu métodos de anastomose de vasos e fluidos para a preservação dos órgãos a serem transplantados, lançando as bases para os futuros transplantes. Em 1939, Peter Gorer descreveu o complexo principal de histocompatibilidade em camundongos, posteriormente completados por Snell e Benacerraf, e que permitiram a Peter Brian Medawar e MacFarlane Burnet estabelecer os mecanismos de rejeição e tolerância nos transplantes de pele entre camundongos. Em 1952, Jean Dausset descreveu o primeiro antígeno de histocompatibilidade em humanos, e, com o advento de uma colaboração internacional memorável e sem precedentes, veio à luz a identificação do complexo principal de histocompatibilidade humano – CPH –, o hoje conhecido sistema HLA. Coube, ainda, a Ralph Zinkernagel e Peter Doherty estabelecer que o CPH é *"signal changes in self to the immune system"*. Em 1954, coube a Joseph E. Murray realizar com sucesso o primeiro transplante de rim entre irmãos univitelinos. Em 1967, o Dr. Christiaan Baarnard fez o primeiro transplante cardíaco, e, em 1968, Edward D. Thomas realizou com sucesso o primeiro transplante de medula óssea entre irmãos não gêmeos. Seguiram os transplantes de fígado, liderados por Thomaz Starzl, de pâncreas, de intestino delgado e de múltiplos órgãos, que passaram a ser um procedimento médico de rotina.

O SISTEMA IMUNE

Durante o processo evolutivo, a natureza desenvolveu um sistema de defesa adaptativo cujas células mais importantes, os linfócitos T e B, têm como características marcantes a especificidade e a memória. Um indivíduo com maturidade imunológica apresenta um extenso repertório de clones de linfócitos T e B com diferentes receptores, os quais têm diferentes sequências de aminoácidos nos seus domínios variáveis. Cada sequência levará à formação de um sítio de combinação para um determinado antígeno. Portanto, quando um antígeno penetrar um organismo, haverá seleção dos clones de linfócitos T e B cujos receptores são específicos para o referido antígeno. Esses clones, uma vez ativados, sofrerão diferenciação e irão se expandir para executar as suas funções – a eliminação do antígeno.

Embora os linfócitos T e B tenham a habilidade de distinguir o próprio do não próprio por meio dos seus receptores – proteínas inseridas na membrana celular –, eles o fazem de maneiras distintas. O receptor do linfócito B reconhece e liga-se ao antígeno na sua forma natural, enquanto os receptores do linfócito T reconhecem e ligam-se ao antígeno somente após ele ter sido processado e um de seus fragmentos peptídicos ter se associado a uma molécula própria do CPH. Então, os produtos dos genes do CPH são os responsáveis pela apresentação de peptídeos antigênicos ao receptores dos linfócitos T $CD4^+$ ou $CD8^+$ e, assim, controlam o reconhecimento do antígeno, a proliferação linfocitária, a citotoxicidade na resposta celular e a produção de anticorpos na resposta humoral.

O agrupamento de genes, designado como CPH, está presente não somente nos mamíferos, mas também em determinadas espécies de pássaros, anfíbios e peixes. Todos esses complexos apresentam similaridades quanto à sua estrutura e função. Os produtos alélicos desses genes são glicoproteínas de superfície celular imprescindíveis na defesa do organismo contra a extensa gama de agentes patogênicos e demais substâncias estranhas ao seu meio ambiente. Essas mesmas proteínas constituem o principal obstáculo ao transplante de órgãos e tecidos entre indivíduos da mesma espécie ou de espécies diferentes, por atuarem como aloantígenos potentes no organismo do hospedeiro.

COMPLEXO PRINCIPAL DE HISTOCOMPATIBILIDADE (CPH) – SISTEMA HLA

Em 1939, o patologista inglês Peter Gorer, fazendo imunizações planejadas, logrou caracterizar anticorpos dirigidos a aloantígenos eritrocitários do camundongo. Posteriormente, ele demonstrou que esses aloantígenos estavam geneticamente associados às rejeições de tumores e denominou-os A II, hoje conhecidos como Sistema H-2, ou CPH do Camundongo.

Os trabalhos pioneiros de Medawar *et al.*, nas décadas de 1940 e 1950, com enxertos de pele normal, inicialmente em coelhos e depois em camundongos, estabeleceram as bases imunológicas da rejeição dos enxertos.

Coube a Snell *et al.* a criação de linhagens de camundongos que se diferenciavam por um único antígeno de histocompatibilidade por meio do cruzamento de várias gerações e do retrocruzamento, capazes de rejeitar enxerto de tumores. Demonstraram que um gene correspondia ao A II descrito por Gorer, e designaram-no como H-2. Observaram, então, que a rejeição dos enxertos de pele ou de tumores era mais rápida quando as linhagens eram diferentes quanto ao H-2, cunhando o conceito de CPH.

No homem, o CPH foi primeiramente reconhecido por meio da definição da especificidade sorológica "Mac" (atualmente HLA-A2) por Dausset. Em 1954, ele detectou anticorpos em soros de pacientes politransfundidos dirigidos a antígenos leucocitários. Rose Payne e Rolfs e van Rood demonstraram a presença de anticorpos antilinfocitários em soros de multíparas que levaram ao reconhecimento de duas séries segregantes de especificidades sorológicas chamadas 4a/4b (atualmente, Bw4 e Bw6) por van Rood e van Leeuwen, e LA1/LA2 (atualmente HLA-A2 e HLA-A3) por Payne.

Uma intensa, memorável e inédita colaboração internacional por meio dos *workshops* internacionais de histocompatibilidade permitiu, no dizer de Bernard Amos, "abrir a caixa de Pandora e dela fluir continuamente a identificação inicialmente sorológica e posteriormente molecular de toda a estrutura e funções do CPH".

Proteínas HLA de Classe I: Estrutura e Função (Figura 50-1)

As moléculas HLA de classe I são glicoproteínas heterodiméricas constituídas por uma cadeia α de 44 kd, que atravessa a membrana celular, associada por ligação não covalente a uma cadeia leve, a β-2 microglobulina.

Os produtos de classe I são expressos na membrana citoplasmática de praticamente todas as células do organismo e nas plaquetas, sendo também encontrados sob a forma solúvel em vários fluidos biológicos. Diversos trabalhos apresentados sobre antígenos HLA solúveis indicam potenciais funções fisiológicas para estas moléculas.

A cadeia leve não apresenta diversidade na espécie humana e é codificada por gene localizado no cromossomo

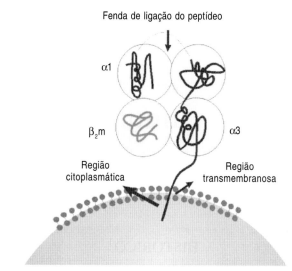

FIGURA 50-1 Função das moléculas HLA de classe I.

15. Esta cadeia é imprescindível para o processamento intracelular e para a expressão, assim como para a antigenicidade dessas glicoproteínas ao contribuir na conformação da cadeia pesada. Por sua vez, a cadeia α é caracterizada por intenso polimorfismo. Sua estrutura é constituída por três domínios extracelulares, designados α-1, α-2 e α-3, cada um com aproximadamente 90 aminoácidos. Após o domínio α-3, há uma extensão de cerca de 25 resíduos de aminoácidos hidrofóbicos, que constituem a porção transmembranosa e são acompanhados de uma sequência de aproximadamente 30 aminoácidos que compõem a porção citoplasmática da molécula.

A análise da molécula de HLA-2 por cristalografia de raios X, feita por Bjorkman *et al.*, propiciou grande avanço na correlação das variações estruturais com diferenças funcionais. Esta determinação da configuração tridimensional do antígeno HLA-A2 revelou a existência de dois pares de domínios estruturalmente homólogos, sendo o par proximal à membrana celular constituído pelos domínios α-3 e β-2 microglobulina e o par distal constituído pelos domínios α-1 e α-2.

O polimorfismo das proteínas de classe I resulta de diferenças na estrutura primária, as quais se localizam quase que totalmente nos domínios α-1 e α-2 dessas moléculas. Esses dois domínios são responsáveis pela formação da fenda de ligação do fragmento peptídico. Os peptídeos acomodam-se em sulcos existentes dentro dessa fenda e parecem ser parte integrante deste complexo proteico, conferindo estabilidade à molécula. O sequenciamento do *pool* de peptídeos, eluídos da molécula de classe I, indica que cada produto alélico tem suas próprias regras para seus ligantes.

O modelo atualmente mais aceito, com respeito ao processamento e transporte intracelular de peptídeos, considera que as proteínas citosólicas são cortadas em fragmentos peptídicos por proteossomos, e que produtos do genes TAP1 e TAP2 são responsáveis pelo transporte desses peptídeos do citoplasma para o retículo endoplasmático, onde eles se ligam à fenda disponível das moléculas CPH de classe I. O complexo proteína CPH de classe I/peptídeo é, então, transportado através do aparelho de Golgi para a superfície celular, onde será exposto às células T, que

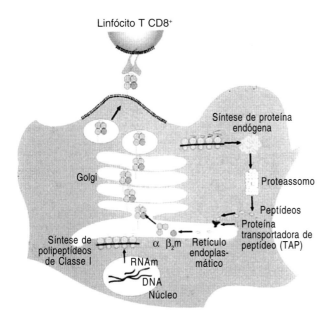

FIGURA 50-2 Modelo esquemático do processamento e transporte intracelular de antígeno proteico endógeno, apresentado por molécula CPH de classe I ao receptor específico do linfócito T CD8+.

interagem com esse complexo por meio dos seus receptores específicos (Figura 50-2).

O reconhecimento de uma configuração estranha no complexo CPH/peptídeo desencadeia uma série de interações no receptor de linfócito T CD8+, CPH de classe I e demais moléculas acessórias, culminando com a diferenciação e ativação de células T citotóxicas CD8+. Estas últimas são responsáveis pela detecção e eliminação de células infectadas por vírus e por outros organismos de parasitismo intracelular.

Proteínas HLA de Classe II: Estrutura e Função

As moléculas HLA de classe II são glicoproteínas transmembranosas, constituídas por heterodímeros de uma cadeia α (33 kd), associadas por ligação não covalente a uma cadeia β (28 kd). No interior da célula, há uma associação transitória desses heterodímeros α-β com um polipeptídeo invariável, designado como cadeia γ, que é codificado por um gene do cromossomo 6.

As cadeias α e β têm dois domínios extracelulares – $α_1$, $α_2$, $β_1$ e $β_2$, respectivamente, cada um deles com aproximadamente 90 aminoácidos. Os domínios α-2 e β-2, próximos à membrana celular, são altamente conservados e contêm uma ligação dissulfeto. Dos domínios distais da membrana, o β é o mais longo e apresenta uma ligação dissulfeto, e o domínio α-1 é mais curto, sem ligação dissulfeto. Os domínios polimórficos α-1 e β-1 formam a fenda de ligação de peptídeos (Figura 50-3).

As moléculas HLA de classe II apresentam expressão tissular mais restrita do que as de classe I e são predominantemente encontradas em células imunocompetentes, como linfócitos B, macrófagos/monócitos, células dendríticas e linfócitos T ativados.

A estrutura tridimensional da glicoproteína HLADR1 determinada por Brown et al. demonstrou similaridade às moléculas de classe I. A análise cristalográfica de moléculas

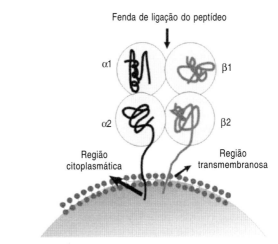

FIGURA 50-3 Função das moléculas HLA de classe II.

DR1 complexadas com um único peptídeo antigênico HLA, realizada por Stern et al., permitiu uma melhor interpretação da interação entre o peptídeo e a sua fenda de ligação nesta molécula de classe II. As moléculas de classe II apresentam para o receptor dos linfócitos T CD4+ preferencialmente peptídeos provenientes do compartimento endossômico/lisossômico da célula (Figura 50-4). Esses peptídeos podem ser oriundos de proteínas extracelulares capturadas por endocitose ou de proteínas endógenas direcionadas diretamente do citoplasma a esse compartimento, possivelmente por um processo denominado autofagia, no qual materiais citosólicos são englobados e formam vacúolos que podem se fundir com lisossomos.

O tráfego intracelular das moléculas de classe II difere daquele das moléculas de classe I. As cadeias α e β interagem para formar o heterodímero no retículo endoplasmático, porém a fenda é inacessível neste ponto, em virtude da

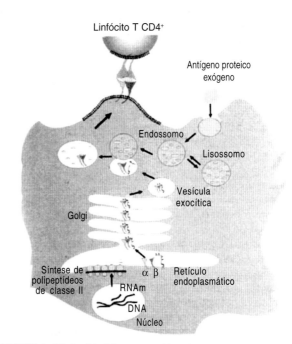

FIGURA 50-4 Modelo esquemático do processamento e transporte intracelular de antígeno proteico exógeno, apresentado por molécula CPH de classe II ao receptor específico do linfócito T CD4+.

ligação com a cadeia invariável γ. As moléculas de classe II parecem ser liberadas do retículo endoplasmático como nonâmeros, constituídos por três cadeias invariáveis e três dímeros α-β, em direção ao complexo de Golgi e, de lá, ao trans-Golgi, de onde são encaminhadas ao compartimento endossômico/lipossômico. Neste compartimento a cadeia invariável é degradada, deixando a fenda disponível para ser preenchida por um dos peptídeos presentes. O complexo HLA classe II/peptídeo é então transportado para a superfície da célula por via intracelular ainda desconhecida.

Quando o peptídeo apresentado é imunogênico, promoverá uma série de interações que envolvem, além do receptor do linfócito T, as moléculas CD3, provocando a ativação das células T auxiliares, CD4+ e outras moléculas de adesão. Essas células, uma vez ativadas, promovem a diferenciação e ativação de linfócitos B e de linfócitos T citotóxicos específicos para o antígeno.

GENÉTICA DO CPH – SISTEMA HLA

Organização Genômica

Dentro do CPH humano existem três agrupamentos principais de genes denominados classe I, classe II e classe III.

Este complexo gênico foi localizado no braço curto do cromossomo 6 por meio de experimentos de hibridização somática e da segregação de rearranjo cromossômico em famílias. Estudos de hibridização *in situ*, utilizando sondas genômicas de HLA-A, B e C, permitiram localizá-lo com mais precisão em 6p21.3.

O mapa genético do complexo HLA foi inicialmente determinado por estudos de genética clássica por meio da identificação de indivíduos que herdaram haplótipos recombinantes. A análise de ligação em famílias tornou possível estabelecer a ordem relativa dos genes HLA, assim como estimar a distância genética entre os mesmos. Na região de classe I, além dos genes para as moléculas HLA A, B e C clássicas, foram identificados e mapeados os genes classe I não clássicos, HLA-E, F e G.

A região HLA D abrange três sub-regiões: DR, DQ e DP, que codificam os produtos HLA de classe II "clássicos". Nessa região também foram identificados os genes TAP1 e TAP2, que são responsáveis pelo transporte de fragmentos peptídicos do citoplasma para o retículo endoplasmático, onde eles se ligam às moléculas HLA de classe I; os genes LMP2 e LMP7, que se acredita codificarem subunidades de proteassomos, possivelmente envolvidos no processamento de antígenos; e também os genes DNA e DOB, de função ainda não definida. A sub-região DR inclui um único gene DRA cuja cadeia α resultante pode combinar-se com qualquer uma das cadeias β, codificadas por um número variável de genes DRB. Os produtos dos genes DPA1 e DPB1 associam-se para formar as moléculas DP, e, similarmente, DQA1 e DQB1 codificam as moléculas HLA-DQ. Os genes DNA, DOB, DQA2 e DQB2 são potencialmente funcionais, e os genes DPA2 e DPB2 são pseudogenes.

A metodologia de genética clássica não permitiu o mapeamento completo da região HLA, em virtude da ausência de eventos de recombinação informativos ou de variabilidade alélica em determinados *loci*. O advento da biologia molecular permitiu não somente o estudo da estrutura individual, mas também a orientação e a exata localização dos genes dentro desse complexo.

Os primeiros estudos utilizando técnicas de genética molecular envolveram a análise de clones de cosmídeos, obtidos de bibliotecas genômicas através de sondas específicas para as sub-regiões de classe II. Mapas de cosmídeos que foram obtidos para os haplótipos DR3 e DR4 revelaram diferenças no número de genes DRB nos diferentes haplótipos. Em ambos os haplótipos DR3 e DR4 foram identificados um gene DRA e dois genes DRB funcionais, sendo os demais pseudogenes. A análise de cosmídeos obtidos da sub-região DQ demonstrou a presença de dois genes A e de dois genes B. E o mapa de ligação da sub-região DP demonstrou dois pseudogenes, A e B, centroméricos a dois genes funcionais A e B.

Em virtude da grande distância entre sub-regiões, para ordená-las foi utilizada a técnica de eletroforese em campo alternado (PFGE = *pulsed-field gel electrophoresis*) em combinação com várias endonucleases de restrição. Esses fragmentos, analisados em Doutern blots com sondas específicas para genes do complexo HLA, tornaram possível ordenar as sub-regiões deste complexo e fornecer uma estimativa da distância física entre eles.

O mapa do CPH humano foi resumido por Campbell e Trowsdale (Figura 50-5 – ver caderno colorido) com base na compilação de dados referentes ao mapeamento físico e à clonagem com sequenciamento do DNA. Embora os limites não sejam precisos, os mapeamentos moleculares indicam que este complexo gênico abrange uma extensão de aproximadamente 4.000 kb. A região de classe III, localizada entre as regiões de classe I e classe II, contém os genes C2, C4A, C4B e BF que codificam as proteínas dos sistema do complemento, além de genes que codificam a enzima 21-hidroxilase, os fatores de necrose tumoral α (TNF-α) e β (TNF-β), assim como vários outros genes, a maioria deles de funções desconhecidas, e muitos pseudogenes.

NOMENCLATURA

O comitê de nomenclatura para fatores do sistema HLA da Organização Mundial da Saúde é responsável pela reavaliação e atualização da nomenclatura das especificidades HLA definidas por métodos sorológicos, celulares e moleculares. A nomenclatura oficial dita as seguintes normas:

a) As especificidades sorológicas são denominadas pela sigla HLA, seguida por uma ou mais letras maiúsculas referentes aos *loci* e pelos algarismos arábicos que as identificam particularmente (HLAA1, HLA-B8, HLA-DR2 etc.).

b) A letra w, anteriormente incluída na denominação de certas especificidades, indicando caráter provisório, continua sendo utilizada apenas para os epítopos públicos – Bw4 e Bw6, para as especificidades sorológicas do *locus* C (HLA-Cw1, HLACw2 etc.) com a finalidade de distingui-las das proteínas do sistema do complemento e para as especificidades D (HLA-Dw1, Dw2 etc.) e DP (HLA-DPw1, HLA-DPw2 etc.) por terem sido definidas por metodologia celular.

c) Novas especificidades sorológicas devem ser designadas somente se elas identificarem um produto cujo alelo tenha a sequência de DNA desconhecida. Os nomes das novas especificidades deverão estar associados ao

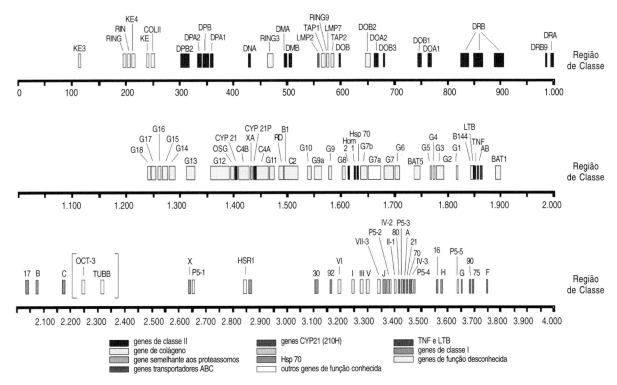

FIGURA 50-5 Mapa do Complexo Principal de Histocompatibilidade Humana.
Fonte: Campbell e Trowsdale, 1993.

nome da sequência do alelo; como exemplo, citamos a especificidade HLA-B7801 e HLA-DR103.

d) Os produtos do *locus* DRB1 identificados sorologicamente devem ser designados simplesmente pelo nome do alelo, omitindo-se BW (HLA-DR1, HLA-DR2 etc.).

e) Os produtos dos *loci* DRB3 e DRB4 identificados sorologicamente serão referidos como HLA-DR52 e HLA-DR53, respectivamente, assim como os produtos do *locus* DRB5 serão designados de HLA-DR51. Se variantes definidas sorologicamente e correspondentes aos genes DRB5, DRB3 e DRB4 forem encontradas, elas serão designadas HLA-DR5101, HLA-DR5201, HLA-DR5301, respectivamente.

f) Todas as especificidades HLA reconhecidas por meio de metodologias sorológica e celular estão relacionadas nos Quadros 50-1, 50-2, 50-3 e 50-4.

HERANÇA

Os genes do CPH são geralmente transmitidos para a descendência como uma unidade, por segregação mendeliana simples, e seus alelos são expressos de forma codominante. O termo haplótipo refere-se ao conjunto de alelos HLA localizados em um dos cromossomos do par homólogo. Portanto, o genótipo de um indivíduo é constituído por dois haplótipos, um par de origem paterna (*a* ou *b*) e outro de origem materna (*c* ou *d*), e as quatro combinações parentais possíveis são *ac*, *ad*, *bc* e *bd* (Figura 50-6). Portanto, a probabilidade de um irmão ser genotipicamente idêntico ao outro com respeito aos genes HLA é de 25%.

Apesar da proximidade dos genes HLA, a ligação genética não é absoluta, existindo a possibilidade de recombinação de aproximadamente 1% entre os *loci* A e B e entre os *loci* B e DR.

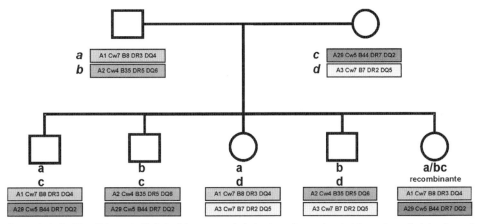

Segregação dos haplótipos HLA numa família. Os haplótipos paternos são designados *a* e *b*, enquanto os haplótipos maternos são designados *c* e *d*. Um dos descendentes apresenta um haplótipo recombinante entre os *loci* HLA-A e HLA-B.

FIGURA 50-6 Segregação dos haplótipos HLA em uma família.

DIAGNÓSTICO E TRATAMENTO DAS DOENÇAS IMUNOLÓGICAS

QUADRO 50-1   Designação dos Alelos HLA, HLA-B e HLA-C

Alelos HLA	Especificidades HLA	Equivalentes anteriores	Alelos HLA	Especificidades HLA	Equivalentes anteriores
A*0101	A1	. . .	B*3502	B35	. . .
A*0201	A2	A2.1	B*3503	B35	. . .
A*0202	A2	A2.2F	B*3504	B35	. . .
A*0203	A203	A2 3	B*3505	B35	B35-G
A*0204	A2	. . .	B*3506	B35	B35-K
A*0205	A2	A2.2Y	B*3701	B37	. . .
A*0206	A2	A2.4a	B*3801	B38(16)	B16.1
A*0207	A2	A2.46	B*3901	B3901	B16.2
A*0208	A2	A2.4c	B*3902	B3902	B39.2
A*0209	A2	A2-0ZB	B*4001	B60(40)	. . .
A*0210	A210	A2-LEE	B*4002	B40	B40*
A*0211	A2	A2.5	B*4003	B40	B40-G1
A*0212	A2	. . .	B*4004	B40	B40-G2
A*0301	A3	A3.1	B*40O5	B4005	BN21
A*0302	A3	A3.2	B*4101	B41	. . .
A*1101	A11	A11E	B*4201	B42	. . .
A*1102	A11	A11K	B*4401	B44(12)	B44.1
A*2301	A23(9)	. . .	B*4402	B44(12)	B44.2
A*2401	A24(9)	. . .	B*4403	B44(12)	B44.1 New
A*2402	A24(9)	. . .	B*4501	B45(12)	. . .
A*2403	A2403	A9.3	B*4601	B46	. . .
A*2501	A25(10)	. . .	B*4701	B47	. . .
A*2601	A26(10)	. . .	B*4801	B48	. . .
A*2901	A29(19)	. . .	B*4901	B49(21)	. . .
A*2902	A29(19)	A29.2	B*5001	B50(21)	. . .
A*3001	A30(19)	A30.3	B*5101	B51(5)	. . .
A*3002	A30(19)	A30.2	B*5102	B5102	B5.35
A*31011	A31(19)	. . .	B*5103	B5103	BTA
A*31012	A31(19)	. . .	B*5201	B52(5)	. . .
A*3201	A32(19)	. . .	B*5301	B53	. . .
A*3301	A33(19)	Aw33.1	B*5401	B54(22)	. . .
A*3401	A34(10)	. . .	B*5501	B55(22)	. . .
A*3402	A34(10)	. . .	B*5502	B55(22)	. . .
A*3601	A36	. . .	B*5601	B56(22)	. . .
A*4301	A43	. . .	B*5602	B56(22)	. . .
A*6601	A66(10)	. . .	B*5701	B57(17)	. . .
A*6602	A66(10)	. . .	B*5702	B57(17)	Bw57.2
A*6801	A68(28)	Aw68.1	B'S801	B58(17)	. . .
A*6802	A68(28)	Aw68.2	B*7801	B7801	B'SNA'.Bx1
A*6901	A69(28)	. . .	B*7901	. . .	B"X"-HS
A*7401	A74(19)	. . .	Cw*0101	Cw1	Cw1.1
B*0701	B7	B7.1	Cw*0102	Cw1	Cw1.2
B*0702	B7	B7.2	Cw*0201	Cw2	Cw2.1
B*0703	B703	BPOT	Cw*02021	Cw2	Cw2.2
B*0801	B8	. . .	Cw*02022	Cw2	Cw2.2
B*1301	B13	B13.1	Cw*0301	Cw3	. . .
B*1302	B13	B13.2	Cw*0302	Cw3	. . .
B*1401	B14	. . .	Cw*0401	Cw4	. . .
B*1402	B65(14)	. . .	Cw*0501	Cw5	. . .
B*1501	B62(15)	. . .	Cw*0601	Cw6	. . .
B*1502	B75(15)	. . .	Cw*0701	Cw7	. . .
B*1503	B72(15)	. . .	Cw*0702	Cw7	JY328
B*1504	B62(15)	Bw62-G	Cw*0801	Cw8	. . .
B*1801	B18	. . .	Cw*0802	Cw8	. . .
B*2701	B27	27f	Cw*1201	. . .	Cx52
B*2702	B27	27e,17K,B27.2	Cw*1202	. . .	Cb.2
B*2703	B27	27d.27J	Cw*1301	. . .	CwBL18
B*2704	B27	27b,27C,B27.3	Cw*1401	. . .	Cb-I
B*2705	B27	27a,27W,B27.1	E*0101	. . .	JTW15
B*2706	B27	27D.B27.4	E*0102	. . .	HLA-6.2
B*2707	B27	B27-HS	E*0103	. . .	M32507
B*3501	B35	. . .	E*0104	. . .	M32508

QUADRO 50-2 Designação dos alelos HLA-DR

Alelos HLA	Especificidades sorológicas HLA-DR	Especificidades HLA-D associadas	Equivalentes anteriores
DRA*0101	. . .	. . .	. . .
DRA*0102	. . .	. . .	DR1-NASC
DRB1*0101	DR1	Dw1	DR1-CETUS, DRB1*BON
DRB1*0102	DR1	Dw20	DR2B Dw2
DRB1*0103	DR103	Dw'BON'	DR2B Dw12
DRB1*1501	DR15(2)	Dw2	. . .
DRB1*1502	DR15(2)	Dw12	DR2B Dw21
DRB1*1503	DR15(2)	. . .	DR2B Dw22
DRB1*1601	DR16(2)	Dw21	. . .
DRW1*1602	DR16(2)	Dw22	. . .
DRB1*0301	DR17(3)	Dw3	. . .
DRB1*0302	DR18(3)	Dw'RSH'	. . .
DRB1*0303	DR18(3)	. . .	. . .
DRB1*0401	DR4	Dw4	DR4 Dw13A, 13.1
DRB1*0402	DR4	Dw10	DR4 Dw14A, 14.1
DRB1*0403	DR4	Dwl3	. . .
DRB1*0404	DR4	Dw14	. . .
DRB1*0405	DR4	Dw15	DR4 Dw13B, 13.2
DRB1*0406	DR4	Dw'KT2'	DR4-CETUS, Dw14B, 14.2
DRB1*0407	DR4	Dw13	. . .
DRB1*0408	DR4	Dw14	DR4.CB
DRB1*040Y	DR4	. . .	DR4.EC
DRB1*0410	DR4	. . .	AB2
DRB1*0411	DR4	. . .	DRw11.1
DRB1*0412	DR4	. . .	. . .
DRB1*11011	DR11(5)	Dw5	DR1-NASC
DRB1*11012	DR11(5)	Dw5	. . .
DRB1*1102	DR11(5)	Dw'JVM'	DRw11.7
DRB1*1103	DR11(5)	. . .	DRw11.3
DRB1*11041	DR11(5)	Dw'FS'	. . .
DRB1*11042	DR11(5)	. . .	. . .
DRB1*1105	DR11(5)	. . .	. . .
DRB1*1201	DR12(S)	Dw'DB6'	. . .
DRB1*1202	DR12(5)	. . .	DRw12b
DRB1*1301	DR13(6)	Dw18	DRw6aI
DRB1*1302	DR13(6)	Dw19	DRw6cI
DRB1*1303	DR13(6)	Dw'HAG'	. . .
DRB1*1304	DR13(6)	. . .	RB1125-14
DRB1*1305	DR13(6)	. . .	DRw6'PEV'
DRB1*1306	DR13(6)	. . .	DRB1*13.MW
DRB1*1401	DR14(6)	Dw9	DRw6bI
DRB1*1402	DR14(6)	Dw16	. . .
DRB1*1403	DR1403	. . .	JX6
DRB1*1404	DR1404	. . .	DRB1'LY10, DRw6b.2
DRB1*1405	DR14(6)	. . .	DRB1*14c
DRB1*1406	DR14(6)	. . .	DRB1*14.GB,14.6
DRB1*1407	OR14(6)	. . .	14.7
DRB1*1408	DR14(6)	. . .	AO1,14.8
DRB1*1489	DR14(b)	. . .	AB4
DRB1*1410	. . .	. . .	AB3
DRB1*0701	DR7	Dw17	. . .
DRB1*0702	DR7	Dw'DB1'	. . .
DRB1*0801	DRR	Dw8.1	. . .
DRB1*08021	DR8	Dw8.2	DRw8-SPL
DRB1*08022	DR8	Dw8.2	DRw8b
DRB1*08031	DR8	Dw8.3	DRw8-TAB
DRB1*08032	DR8	Dw8.3	. . .
DRB1*0804	DR8	. . .	RB 1066-1, DR8-V86
DRB1*0805	DRS	. . .	DR8-A74
DRB1*0901	DR9	Dw23	. . .
DRB1*09012	DR9	Dw23	. . .
DRB1*1001	DRIO	. . .	. . .
DR83*0101	DR52	Du24	DR2 III, DRw6a Ill
DR83*0201	DR52	Dv25	DRw6b III
DR83*0202	DR52	Dw25	pDR5b.3
DR83*0301	DR52	Dw26	. . .
DRB4*0101	DR53	Dw4, Dw10, Dw13, Dw14, Dw15, Dw17, Dw23	. . .
DRB5*0101	DR51	Dw2	DR2A Dw2
DRB5*0102	DR51	Dw12	DR2A Dw12
DRB5*0201	DR51	Dw21	DR2A Dw21
DRB5*0202	DR51	Dw22	DR2A Dw22
DRB6*0101	. . .	. . .	DRB⇔*0101, DRBX11
DRB6*0201	. . .	. . .	DRBX21, DRBV1
DRB6*0202	. . .	. . .	DRB⇔*0201, DRBX22, DRB6III

DIAGNÓSTICO E TRATAMENTO DAS DOENÇAS IMUNOLÓGICAS

QUADRO 50-3 Designação dos alelos HLA-DQ

Alelos HLA	Especificidades sorológicas HLA-DQ	Especificidades HLA-D associadas	Equivalentes anteriores
DQA1*0101	...	Dw1,w9	DQA 1.1.19
DQA1*0102	...	Dw2,w21,w19	DQA 1.2.1.19.1 AZH
DQA1*0103	...	Dw18,w12,w8,Dw'FS'	DQA 1.3,1.18, DRw8-DQw1
DQA1*0104	...	...	...
DQA1*0201	...	Dw7,w11	DQA 2,3.7
DQA1*03011	...	Dw4,w10,w13,w14,w15	DQA 3,3.1,3.2
DQA1*03012	...	Dw23	DQA 3,3.1,3.2,DR9-DQw3
DQA1*0302	...	Dw23	DQA 3,3.1, 3.2, DR9-DQw3
DQA1*0401	...	Dw8,Dw"RSH"	DQA 4.2.3.8
DQA1*0508	...	Dw3,w5,w22	DQA 4.1.2
DQA1*05011	...	Dw3	DQA 4.1,2
DQA1*05012	...	Dw5	DQA 4.1,2
DQA1*05013	...	Dw22	DQA 4.1,2
DQA1*0601	...	Dw8	DQA 4.3
DQA1*0501	DQ5(1)	Dw1	DQB 1.1 DRw10-DQw1.1
DQA1*0502	DQ5(1)	Dw21	DQB 1.2, 1.21
DQA1*05031	DQ5(1)	Dw9	DQE 1.3, 1.9, 1.3.1
DQA1*05032	DQ5(1)	Dw9	DQE 1.3, 1.9, 1.3.2
DQA1*0504	...	...	DQB 1.9
DQA1*0601	DQ6(1)	D12 w8	DQB 1.4, 1.12
DQA1*0602	DQ6(1)	Dw2	DQB 1.5, 1.25
DQA1*0603	DQ6(1)	Dw18, Dw"FS"	DQB 1.6, 1.18
DQA1*0604	DQ6(1)	Dw19	DQB 1.7, 1.19
DQA1*0605	DQ6(1)	Dw19	DQB 1.8, DQBSLE, 1.19b,
DQA1*0606	...	...	2013-24
DQA1*0201	DQ2	Dw3, w7	DQB1*WA1
DQA1*0301	DQ7(3)	Dw4, w5, w8, w13	DQB2
DQA1*0302	DQ8(3)	Dw4, w10, w13, w14	DOB3.1
DQA1*03031	DQ9(3)	Dw23	DQB 3.2
DQA1*03032	DQ9(3)	Dw23, w11	DOB 3,3
DQA1*0304	DQ7(3)	...	DOB 3.3
DQA1*0401	DQ4	Dw15	DQB1*03HP,*03new
DQA1*0402	DQ4	Dw8, Dw'RSH'	DQB 4.1, Wa

QUADRO 50-4 Designação dos alelos HLA-DP

Alelos HLA	Especificidades associadas ao HLA-DP	Equivalentes anteriores	Alelos HLA	Especificidades associadas ao HLA-DP	Equivalentes anteriores
DPA1*0101	...	LB14/LB24 DPA1	DPB1*1401	...	DPB14
			DPB1*1501	...	DPB15
DPA1*0102	...	pSCá-318	DPB1*1601	...	DPB16
DPA1*0103	...	DPw4á1	DPB1*1701	...	DPB17
DPA1*0201	...	DPA2,pDAa13B	DPB1*1801	...	DPB18
DPA1*02021	...	2.21	DPB1*1901	...	DPB19
DPA1*02022	...	2.22	DPB1*2001	...	Oos, DPB-JA
DPA1*0301	...	3.1	DPB1*2101	...	DPB-GM, DPB30, NewD
DPA1*0401	...	4.1	DPB1*2201	...	DPB1*AB1,NewH
DPB1*0101	DPw1	DPB1,DPw1a	DPB1*2301	...	DPB32,NewB
DPB1*0201	DPw2	DPB2.1	DPB1*2401	...	DPB33,NewC
DPB1*02011	DPw2	DPB2 1	DPB1*2501	...	DPB34,NewE
DPB1*02012	DPw2	DPB2.1	DPB1*2601	...	DPB31,WA2
DPB1*0202	DPw2	DPB2.2	DPB1*2701	...	DPB23, WA3
DPB1*0301	DPw3	DPB3	DPB1*2801	...	DPB21
DPB1*0401	DPw4	DPB4 I DPw4a	DPB1*2901	...	DPB27,NewG
DPB1*0402	DPw4	DPB42,DPw46	DPB1*3001	...	DPB28
DPB1*0501	DPw5	DPB5	DPB1*3101	...	DPB22,NewF
DPB1*0601	DPw6	DPB6	DPB1*3201	...	DPB24,NewI
DPB1*0801	...	DPB8	DPB1*3301	...	DPB25
DPB1*0901	...	DPB9,DP'Cp63'	DPB1*3401	...	DPB26
DPB1*1001	...	DPB10	DPB1*3501	...	DPB29
DPB1*1101	...	DPB11	DPB1*3601	...	New A SSK2
DPB1*1301	...	DPB13			

GENÉTICA DE POPULAÇÕES E DESEQUILÍBRIO DE LIGAÇÃO

Os primeiros estudos de amostras populacionais já demonstraram que certas especificidades características de uma população podem estar ausentes em outras. Em consequência dessas observações, o V Workshop Internacional de Histocompatibilidade teve como objetivo principal a determinação de antígenos HLA em várias populações de diversas partes do mundo.

Assim, por exemplo, alguns antígenos como HLAA2 e HLA-B35 são encontrados em quase todas as populações; os antígenos HLA-1, A3, B8 e B7 são encontrados em caucasoides e negros, porém raramente em orientais. Outros como o HLA-A43 são encontrados quase que exclusivamente em negros, e o HLA-B46 principalmente em chineses. Da mesma maneira, certos haplótipos são característicos de algumas populações. Por exemplo, HLA-A1-B8-DR3 em caucasoides, HLAA2-B35-Dr4 em mongoloides e HLA-A28-B38-DR6 em negros africanos.

O fato de certas combinações de alelos serem encontradas com uma frequência diferente da esperada, a qual corresponde ao produto da frequência gênica dos alelos, deve-se aos fenômenos de desequilíbrio de ligação. O desequilíbrio de ligação é definido como a diferença (Δ) entre a frequência observada de uma determinada combinação de alelos em *loci* ligados e a frequência esperada. Se em uma determinada população caucasoide a frequência gênica para HLA-A1 é de 0,016 (16%) e para HLA-B8 é de 0,09 (9%), a frequência esperada do encontro de HLA-1 e HLA-B8 no mesmo haplótipo (cromossomo) é de 1,4%. Porém, a frequência observada nesta população é de 0,08 (8,8%), e o desequilíbrio de ligação é de 7,4% ($\Delta = 8,8-1,4$).

Algumas hipóteses foram propostas para explicar esse fenômeno. A coexistência de determinados alelos em um mesmo haplótipo, muitas vezes superior à esperada, poderia ser decorrente da coevoluçao dos vários *loci* envolvidos. O desequilíbrio de ligação poderia também ser resultante de migração e miscigenação de populações com frequência de haplótipos distintos, da deriva genética e do endocruzamento. Deve-se considerar, também, a hipótese de não ter havido tempo evolucionário suficiente para que um alelo mais recente tenha atingido o equilíbrio.

POLIMORFISMO

O CPH apresenta extenso polimorfismo de vários de seus genes de classe I, II e III, caracterizado por um número incomumente elevado de alelos polimorfos, os quais podem diferir entre si em múltiplos pontos da sequência. Nesses aspectos, o polimorfismo HLA difere do polimorfismo de outros genes ou sistemas genéticos.

A sub-região HLA-DR caracteriza-se pela peculiaridade de exibir tanto o polimorfismo alélico como o polimorfismo isotípico. O primeiro é decorrente de várias diferenças de aminoácidos entre os alelos, e o segundo decorre da existência de números variáveis de genes DRB, sendo alguns funcionais, como DRB1, DRB3, DRB4, DRB5 e outros pseudogenes. Essa variabilidade isotípica dos genes DRB resulta em diferentes grupos de haplótipos que se correlacionam com as especificidades sorológicas expressas pelo *locus* DRB1.

Já foram identificados 59 alelos do *locus* HLA-A, 118 do *locus* HLA-B, 36 do *locus* HLA-C, 2 do *locus* DRA, 124 do *locus* HLA-DRB1, 4 do *locus* DRB3, 5 do *locus* DRB4, 5 do *locus* DRB5, 16 do *locus* HLA–DQA1, 25 do *locus* DQB1, 8 do *locus* DPA1 e 62 do *locus* HLA-DPB1.

Vários mecanismos contribuem para a geração do polimorfismo dos genes do CPH, como as duplicações, deleções, mutações de ponto, recombinações, conversões intragênicas e intergênicas. A extraordinária diversidade dos genes do CPH humano e do CPH murino resulta do acúmulo gradual de mudanças nas espécies ancestrais ao longo da evolução.

RESPOSTA ALOGÊNICA

A função biológica das proteínas HLA consiste na apresentação de fragmentos peptídeos provenientes de agentes patogênicos para o receptor específico do linfócito T, promovendo, deste modo, as interações entre células imunologicamente competentes. Por outro lado, essas mesmas proteínas HLA, que têm uma função crucial tanto na fase indutora como na fase efetora das respostas imunológicas celular e humoral, podem atuar como aloantígenos potentes, tornando-se o principal obstáculo ao transplante de órgãos e tecidos alogênicos.

O repertório normal de um indivíduo contém uma alta frequência de células T precursoras capazes de reconhecer as diferenças alélicas nas proteínas HLA não próprias e desencadear uma resposta primária mais forte do que aquela induzida por antígenos comuns. Esse tipo especial de resposta imune é chamado de resposta alogênica e pode ser demonstrado *in vitro* por meio da reação mista de linfócitos e *in vivo* pela rejeição de aloenxertos ou pela doença do enxerto contra o hospedeiro.

A alorreatividade é intrigante porque não tem função biológica óbvia e pela sua natureza paradoxal com respeito ao fenômeno de restrição do CPH. Existem evidências experimentais de uma sobreposição dos repertórios de células alorreativas e de células T restritas pelo CPH próprio, e de que o alorreconhecimento é decorrente de ativade cruzada. Essas evidências são resultantes da detecção de clones de linfócitos murinos e humanos com dupla especificidade, os quais reconhecem tanto antígenos associados ao CPH próprio quanto proteínas HLA alogênicas. Embora as bases moleculares da alorreatividade mediada por linfócitos T ainda não estejam bem elucidadas, alguns modelos são propostos.

Modelo I: Reconhecimento Direto

Este modelo postula que os receptores específicos das células T reconhecem as moléculas alogênicas do CPH propriamente ditas, independentemente da natureza dos peptídeos.

Modelo II: Reconhecimento Indireto

Neste modelo, os receptores específicos dos linfócitos T reconhecem as moléculas alogênicas do CPH após serem processadas e apresentadas pelas células apresentadoras de antígeno ao receptor. Esta via indireta de apresentação de antígenos do CPH, restrita pelo próprio CPH, ocorre do mesmo modo que a apresentação de antígenos comuns (agentes patogênicos) e de antígenos secundários de histocompatibilidade.

As células T ativadas diferenciam-se em células efetoras, as quais produzem citocinas e atividade citotóxica. Em estudos em laboratório, tanto as células CD4 quanto as células CD8 podem ser induzidas a diferenciar-se, dependendo das características de produção de citocinas.

Na presença de IL-2 (interleucina 2) produzida por monócitos ou células dendríticas, as células T ativadas são induzidas a diferenciar-se em células efetoras e produzem citocinas do "tipo 1", que incluem INF-γ (interferon γ) e linfotoxinas, as quais têm atividade pró-inflamatórias, estimulando a ação dos macrófagos. Na presença de IL-4 (interleucina 4), as células T ativadas são induzidas a proliferar em efetoras e produzir citocinas do "tipo 2", que incluem IL-4 e IL-5 (interleucina 5), as quais ativam a proliferação de células B e a sua diferenciação.

Tanto as células CD4 quanto as CD8 podem diferenciar-se em células citotóxicas efetoras. A citotoxicidade mediada pelas células T compreende dois mecanismos bem caracterizados. Um deles envolve a interação entre o ligante *fas* expresso nas células T ativadas e o antígeno *fas* presente nas células-alvo. O outro envolve a liberação de grânulos de perfurina e granzymes liberados pela célula T efetora. A perfurina provoca a formação de poros na membrana citoplasmática da célula-alvo, enquanto a granzymes transloca-se para o citosol. Ambos os mecanismos provocam a apoptose celular.

A ativação da resposta imune alogênica inicia-se pela ligação de peptídeos HLA nas células apresentadores de antígenos (APC) e sua interação com o receptor de células T (TCR). Esta interação é intensificada por outras moléculas de adesão, tais como de CD11a/CD18 e CD2 nas células T com CD54 e CD58 das APCs, sobrepondo as forças negativas repulsivas existentes na superfície da membrana dessas células.

Os antígenos HLA ou aloantígenos são reconhecidos tanto por células T CD4 quanto por células T CD8. As células CD4 reconhecem preferencialmente os antígenos de classe II, e as CD8, os de classe I e também os antígenos menores de histocompatibilidade ligados à APC. As cadeias citoplasmáticas de CD4 e CD8 estão associadas a outras moléculas envolvidas nos sinas de transdução.

Assim, o complexo TCR/CD3 associa-se a CD2 e CD4 ou CD8 em uma pequena região da membrana; então, tem início uma cascata de fosforilização da tirosina que provoca a ativação de p21 *ras* e fosfolipase C(γ). Acredita-se que esta cascata envolvendo a via p21 *ras* provoca a expressão de *fos*, fundamental para a transcrição de IL-2 (Ap-1 promoter – complexo promotor para transcrição de IL-2 e outros genes envolvidos na ativação da célula T). Por outro lado, a fosfolipase Cy parte a fosfoinositida-4,5 difosfato (PI-4,5-P2) presente na membrana plasmática para formar diacilglicerol (DAG) e inositol 1,4,5-trifosfato (IP3). O diacilglicerol ativa as isoformas da proteinocinase C(PKC), a qual, por sua vez, regula o p21 *ras* e o NFkB. No núcleo, a família de NFkB funciona como reguladora das transcrições de numerosos genes de citocinas, incluindo o da IL-2. Por sua vez, a IP3 libera o Ca^{++} dos estoques intracelulares, permitindo sua saída para o compartimento extracelular. Consequentemente, há ativação da calcineurina, que é uma enzima com atividade fosfatase serinatreonina. A

desfosforilização do fator de ativação nuclear na célula T (NFAT) pela calcineurina ativada permite a translocação do NAFT do citosol para o núcleo, onde funciona como um elemento promotor junto com AP-1. A ciclosporina e o FK506 inibem a ativação da célula T ligando-se a proteínas intracelulares, formando um complexo droga-proteína que inibe a atividade da calcineurina.

Entretanto, uma ativação adequada das células T requer a coestimulação de outras moléculas além do TCR. Uma das moléculas é o CD28, cujo sinal de transdução por ela induzido parece envolver diversas vias. A ativação de CD28 por fosforilização permite a ligação da fosfoinositol-3 cinase. Esta enzima fosforiliza a PI-4,5-P2 para formar a PI-3,4,5-P3, que, por sua vez, aumenta a atividade da PKC, a qual pode promover a translocação do NFkB.

Além disso, a sinalização de transdução pelo CD28 ativa a esfingomielinase ácida, produzindo ceramida, que funciona como um segundo mensageiro para as várias vias de ativação. Ainda, as sinalizações de CD28 e do TCR podem corregular a cascata de fosforilização da tirosina, envolvendo a cinase aminoterminal *c-jun* (jNK), uma enzima que fosforaliza a família de fatores transcritores *jun*. No núcleo, *jun* e *fos* formam heterodímeros de AP1, que têm papel conjunto com o NFAT na transcrição do gene da IL-2. Finalmente, a sinalização através de CD28 leva à estabilização do RNA-mensageiro da IL-2, aumentando, assim, a sua produção pelas células T ativadas.

Nas células dendríticas, nos monócitos e nas células B que funcionam como APC, há expressão de CD80 e CD86, os quais funcionam como ligantes para o CD28. A expressão dessas duas moléculas encontra-se aumentada nas células B e dendríticas pela ligação cruzada com o CD40. O CD40, também conhecido como gp39, encontra-se expresso nas células T ativadas, e essa expressão induzida pelo TCR funciona como mecanismo regulador entre células T e APC ao estimular a APC a expressar CD80 e CD86 para a ligação com o CD28 na célula T. Ainda, a ativação da célula T provoca a expressão de CTLA-4, um segundo ligante para CD80 ou CD86, que talvez limite o grau de sinalização de CD28 na célula T ativada. Por sua vez, a transdução por meio do CTL-4 ativa SHP-2, uma fosfatase tirosínica, a qual se postula interagir com a cascata inicial de fosforilização da tirosina, que ocorre após a estimulação TCR/CD3, contrabalanceando sua intensidade.

A ativação de células T periféricas produz uma proliferação autócrina ou parácrina e sua diferenciação em células efetoras. Uma sinalização ou estimulação não adequada pode induzir um estado de anergia, caracterizado pela expressão de receptores de IL-2 sem produção de IL-2 ou interferon γ. Além disso, a sinalização do TCR durante a fase S do ciclo celular e a interação entre o ligante *fas* e *fas* pode causar apoptose. A compreensão desse mecanismo de resposta alogênica sedimenta o entendimento dos fenômenos de rejeição, da doença do enxerto contra o hospedeiro (DECH) e a tão fundamental tolerância nos transplantes de medula óssea (TMO).

REJEIÇÃO NO TRANSPLANTE DE ÓRGÃOS SÓLIDOS

A rejeição de um órgão sólido – rim, coração etc. – resulta do reconhecimento dos antígenos de histocompatibilidade do tecido transplantado e compreende um processo imunológico complexo.

A ativação de mecanismos imunes específicos e não específicos envolve a produção de linfocinas, particularmente da IL-2, do interferon γ, do fator de necrose tumoral e de células CD4⁺, que reconhecem as disparidades aloantigênicas. Centralmente, quatro etapas serão analisadas: a) o papel das células apresentadoras de antígenos – APC – necessário para a ativação das células auxiliadoras b) CD4⁺ Th; o papel das células Th na rejeição; c) os mecanismos efetores e seus alvos; d) os mecanismos que facilitam a infiltração e permanências das células efetoras no tecido transplantado.

Células Apresentadoras de Antígenos – APC

As células dendríticas intersticiais do doador e aquelas do receptor são essenciais para a apresentação dos aloantígenos presentes no doador, sendo as primeiras também conhecidas como *passenger leukocytes*. É motivo de discussão o sítio onde são ativadas as células T do receptor. Foi demonstrado que as células dendríticas migram rapidamente dos enxertos de pele para os linfonodos regionais, embora aceita-se que as APC nos órgãos vascularizados também sejam capazes de sensibilizar as células T localmente. Em camundongos, as APC migram do tecido cardíaco transplantado para o baço, sugerindo que a ativação das células T ocorre em tecido linfoide do receptor. Outros componentes do tecido transplantado, além das APC, parecem não ser fortemente imunogênicos *in vitro*, mesmo após indução de expressão de antígenos HLA pelo interferon γ, a menos que se adicione APC do receptor ao experimento. Entretanto, células do parênquima renal podem ser imunogênicas *in vivo*, provavelmente após a captação e apresentação desses antígenos parenquimais pelas APC do receptor, e, assim, induzir a sensibilização imune e a rejeição tardia do rim transplantado. Esta observação confirma que células epiteliais do rim são capazes de reestimular linfócitos T pré-sensibilizados *in vitro*.

Embora a indução da expressão de antígenos HLA no tecido transplantado seja controversa, não há dúvida de que isso ocorre. Supõe-se, então, que um aumento da expressão desses antígenos eleve o número dessas moléculas HLA, o que se correlaciona com a rejeição.

Células T Helper – CD4⁺

Roedores atímicos, congenitamente – *nude* – ou nos quais o timo foi removido no período neonatal, não possuem células T maduras e, consequentemente, não são capazes de rejeitar um transplante. Igualmente, roedores adultos timectomizados, visando à parada de produção de células T maduras, seguida de irradiação para eliminar os linfócitos T preexistentes e no transplante de medula óssea, também são incapazes de causar rejeição. Nesses experimentos, a restauração do sistema imune pela injeção de células T maduras oriundas de um outro animal da mesma linhagem é capaz de promover a rejeição. Firma-se, então, o conceito de que as células T são necessárias para a rejeição, particularmente das células CD4⁺ no alorreconhecimento, como descrito anteriormente. Isso não exclui o papel dos anticorpos, das células B e de outras células envolvidas na rejeição.

Mecanismos Efetores e Alvos da Rejeição

Linfócitos T, com características específicas contra o doador, estão presentes no tecido em rejeição, mas representam menos de 1% do total, sendo o restante representado por células B, macrófagos, células NK etc. Esses linfócitos são resistentes à ação de drogas imunossupressoras – semelhantemente à resistência aos antibióticos –, sugerindo que outras abordagens devem ser aventadas no tratamento da rejeição.

Os mecanismos de destruição do tecido transplantado ainda não estão bem esclarecidos. O infiltrado de células T inclui células com atividade citotóxica. *In vitro*, a demonstração da ação de células T citotóxica contra linfoblasto, clássico experimento de imunidade mediada por células, não implica necessariamente a sua capacidade de matar células cardíacas e renais, embora essa capacidade tenha sido demonstrada recentemente quanto a essas últimas células.

A atividade das células T citotóxicas *in vitro* não se correlaciona com a necrose nos transplantes de pele. Uma inflamação intensa, induzida por liberação de linfocinas, associada à ação de macrófagos, neutrófilos etc. talvez seja o mecanismo mais efetivo. Observou-se que a depleção de células NK não impede a rejeição, sugerindo que a sua presença no infiltrado não traz uma necessária contribuição.

A perda da função ocorre independentemente da lesão lítica. Experimentos que utilizam células epiteliais renais mostram que elas são relativamente resistentes à ação das células T efetoras – matadoras – ou à ação do anticorpo e complemento. Entretanto, a sua função é significativamente reduzida quando são medidas por resistência elétrica.

O mecanismo de citotoxidade celular dependente de anticorpo – ADCC – é capaz de destruir células epiteliais e endoteliais. A presença de células B no infiltrado, produzindo anticorpos após interação com as células CD4⁺, suporta a rejeição do transplante renal em ratos, do tipo agudo, com disparidade entre antígenos de classe I, mesmo na vigência de ciclosporina, e evidencia o papel dos anticorpos na rejeição aguda.

A parede vascular do órgão do doador, mais que o seu parênquima, é o maior alvo para o ataque imune. A perda de capilares tubulares na rejeição grave dos rins tem sido documentada, o que também tem sido observado nos transplantes cardíacos. As alterações vasculares associadas à rejeição são atribuídas ao mecanismo de imunidade celular, que inclui células T, macrófagos e monócitos, armados com anticorpos anticélulas endoteliais.

Interação Leucócito–Célula Endotelial e a Infiltração do Transplante

A rejeição do órgão transplantado, fundamentada na infiltração celular, compreende: a) a adesão dos leucócitos no endotélio; b) a transmigração através da parede endotelial; c) a migração para o tecido transplantado; d) a retenção das células ativadas no tecido transplantado; e e) a proliferação local das células envolvidas. A adesão ao endotélio vascular é propiciada por moléculas de adesão, como integrinas, as da família das imunoglobulinas e os receptores de lecitina, que atuam como receptores nos leucócitos com ligantes no vaso e nos tecidos. Algumas são naturalmente expressas, outras resultam do processo inflamatório, como a interleucina 1, os interferons α e β e os lipopolissacarídeos.

Utilizando cultura de células endoteliais de veia de cordão umbilical, foi possível evidenciar a expressão de ICAM-1, aumentada quando há IL-1, TNF α e lipopolissacarídeos, e que células T normais aderem a essas moléculas. O emprego de anticorpo monoclonal antilinfocitário inibe essa adesão, porém células T ativadas por mitógeno são capazes de aderir rapidamente, sempre usando o receptor LFA-1. Outra molécula de adesão endotelial – VCAM-1 – é envolvida. Esta segunda via de adesão é aumentada pela presença de TNF α, e a IL-4 parece ser a alternativa mais eficaz de ligação ao LFA-1.

Os receptores variam conforme o tipo de célula envolvida. Por exemplo, as células NK inativas usam a interação LFA-1-ICAM-1 para ligar-se às células do endotélio ativadas por IL-1, enquanto as células linfoides matadoras parecem usar ambos – LFA-1 e ICAM-1, e, mais tardiamente, o antígeno 4-ICAM-1. A adesão tanto das células NK quanto dos linfócitos matadores não envolve RLAM-1 e a lecitina. As células T com expressão CD4$^+$ CD45RA$^-$ ligam-se melhor que aquelas CD4$^+$ CD45RA$^+$.

No rim normal há expressão de moléculas de VLA-1,2,3,5 e 6, com ausência de VLA-4. Durante a rejeição, há um aumento de VLA-5, e propõe-se que VLA-4, expresso em células da memória imunológica, é fundamental para seu extravasamento.

Na rejeição do transplante cardíaco, há um aumento de ICAM-1 e VCAM-1 no endotélio capilar venular e que está associado à infiltração de células CD3$^+$.

Outros receptores, como ICAM-1 e LFA-3, encontram-se expressos nos hepatócitos e no epitélio do ducto biliar, particularmente nos casos de rejeição grave. Ainda, o aumento substancial da expressão do fator de von Willebrand foi detectado no endotélio vascular, com aumento de produção de TNF α pelos monócitos. O receptor do fator von Willebrand é vitronectina – VNR –, o qual é expresso seletivamente na célula T ativada.

No fenômeno da diapedese, o leucócito aderido à parede endotelial transmigra com auxílio de enzimas. Células CD8$^+$ ativadas de camundongo liberam uma enzima chamada MTSP (serina proteinase), a qual seletivamente digere o colágeno tipo IV da membrana basal, sem afetar os colágenos intersticiais tipos I, II, III, V e VI. A migração é estimulada pelo colágeno, fibronectinas etc., e sua ação é moderada por drogas imunossupressoras, tais como a azotioprina e a metil-prednisolona, envolvendo linfócitos, monócitos e neutrófilos. A ciclosporina inibe somente a migração de linfócitos.

O emprego de anticorpos contra as moléculas de adesão – receptores e ligantes – talvez seja útil no controle da interação leucócito–leucócito e leucócito–endotélio, e da infiltração do tecido transplantado. Assim, anticorpos antilaminina suprimem a infiltração linfocitária em transplante cardíaco, e anti-ICAM-1 tem prolongado a sobrevida do rim transplantado em macacos. Postula-se, então, que anticorpos antimoléculas de adesão endotelial sejam um caminho para melhor sobrevida do transplante.

TIPOS DE REJEIÇÃO

Hiperaguda

Ocorre em pacientes que têm anticorpos anti-HLA pré-formados principalmente, podendo estar envolvidos anticorpos anti-ABO. Esses anticorpos pré-formados fixam o complemento e lesam o endotélio. Há, então, extravasamento celular e de fluidos, agregação plaquetária, com bloqueio da microcirculação e consequentes enfarto, necrose e perda do enxerto.

Aguda

Este tipo de rejeição ocorre após dias ou semanas do transplante e resulta da ativação primária dos linfócitos T ou reativação da memória imunológica, e da consequente ativação da resposta imune. É caracterizada pelo infiltrado celular anteriormente descrito.

Crônica

Resultante da disparidade genética entre doador e receptor, e do uso de imunossupressores, a rejeição pode tornar-se lenta durante meses ou anos. Os vasos do órgão transplantado tornam-se espessados e, algumas vezes, bloqueados. Diferentes causas a induzem, tal como a rejeição celular, a deposição de anticorpos ou de complexos antígeno–anticorpo no tecido transplantado, com danos ao tecido e aos vasos, sem uma apropriada regeneração. Paulatinamente o transplante sofre danos progressivos ou há a recorrência da doença original, com perda da sua função.

REJEIÇÃO NO TRANSPLANTE DE MEDULA ÓSSEA

A rejeição no TMO pode manifestar-se seja pela falha em alcançar um número absoluto de 500 neutrófilos/mm^3 por 3 dias consecutivos em qualquer tempo após o transplante, seja pela ocorrência de pancitopenia após uma pega transitória, acompanhada de aplasia da medula óssea, com ou sem reconstituição da medula óssea do próprio paciente.

A rejeição é mediada tanto por células NK como por células T, com mecanismos distintos. Assim, enquanto não há necessidade de pré-sensibilização para a atividade das células NK, cuja atuação ocorre nos dias iniciais pós-transplante, as células T efetoras requerem a prévia exposição ao antígeno e atuam entre 7 e 8 dias após o transplante. As células NK são sensíveis à irradiação e à ciclofosfamida, o que induz o uso tanto de uma como de outra nos regimes de condicionamento, visando diminuir os riscos de rejeição. Ambas as células são capazes de destruir células hematopoéticas transplantadas por meio da imunidade mediada por células, ou seja, pela ação direta ou pela liberação de citocinas, em particular o TNF-α.

Vários fatores influenciam a incidência dessa rejeição, tais como o número de células mononucleares ou de CD34$^+$ infundidas, a dose total de irradiação corporal total (TBI), a doença básica, o sexo do doador, a compatibilidade de sexo entre doador e receptor, o grau de disparidade para os antígenos HLA, a idade do paciente e a depleção ou não de células T da medula e/ou das células-tronco da hematopoese mobilizadas para o sangue periférico.

Observou-se que, com o emprego de doses adequadas de TBI, a incidência de rejeição entre irmãos HLA idênticos foi menor que 1%, e, naqueles cujo doador é familiar mas não HLA idêntico, ela foi de 5%.

É discutível o papel da doença básica na rejeição, sendo descrito que pacientes com leucemia mieloide crônica (LMC) têm maior incidência de rejeição do que aqueles com outros tipos de leucemia. Além disso, notou-se maior índice de rejeição quando o doador é do sexo masculino, quando há disparidade de sexo entre doador e receptor, e quando o receptor é previamente sensibilizado a antígenos menores de histocompatibilidade, seja por múltiplas transfusões ou múltiplas gestações.

A disparidade para os antígenos de histocompatibilidade mostra que, quando o doador é haploidêntico ou há disparidade para os antígenos dos *loci* A, B e DR, o risco de falha é da ordem de 3% a 15%. Uma disparidade entre indivíduos da mesma família causa um risco de 5% de falha, aumentando para 15% quando ocorrem duas ou três disparidades. Nos transplantes não relacionados, a disparidade para os antígenos do *locus* DR tem sido apontada como causa de maior falha na pega do enxerto.

A depleção de células T, empregada com o intuito de minorar a ocorrência de DECH aguda, contribui para um maior índice de rejeição, porquanto, na fisiologia normal da hematopoese, subpopulações de células T são fundamentais para a sua função. Em um estudo conduzido pelo IBMTR, entre transplantes não relacionados, há uma incidência de falha de pega quando a medula óssea é depletada de células T, contra quando não há depleção.

Os mecanismos da rejeição ainda não são claros, porquanto receptores que são deficientes em perfurina, granzima B ou de ligante *fas* também causam rejeição. Como as células-tronco da hematopoese não expressam *fas*, a sua expressão pode ser induzida por INF γ ou pelo TNF α, propiciando, assim, a sua destruição. Alternativamente, postula-se que o TNF α liberado pelas células T citotóxicas ou por células NK tenha direta atividade supressora ou citotóxica sobre as células-tronco da hematopoese.

Evidências circunstanciais demonstram a implicação das células T na rejeição do TMO. Nos pacientes com anemia aplástica, os riscos de rejeição guardam direta relação com o número de transfusões pré-transplante, que induziriam uma sensibilização a aloantígenos, particularmente os chamados menores de histocompatibilidade. Ainda, quando se detectam anticorpos que reconhecem as células T e B do doador, a rejeição poderá ser induzida por esses anticorpos ou por ativação das células T da memória imunológica, culminando na destruição das células do doador por meio da imunidade mediada por anticorpos.

Entretanto, três fatores adicionais influenciam os riscos de rejeição: a) o regime de imunossupressão pré-transplante, b) o do pós-transplante e c) a presença de células T na medula infundida. Assim, pacientes com anemia aplástica condicionados somente com ciclofosfamida têm maior risco de rejeição que os pacientes com doenças malignas, os quais são preparados com regime de múltiplas drogas e, inclusive, TBI. Um regime de condicionamento menos agressivo resulta na sobrevivência de maior número de células T do receptor e, consequentemente, maior probabilidade de rejeição. A administração de drogas imunossupressoras pós-transplante, em particular o metotrexato e a ciclosporina, interferem na atividade das células remanescentes do receptor, diminuindo os riscos de rejeição. Por outro lado, a presença de células T do doador na medula óssea também induz a eliminação ou inativação das células T do receptor.

No manejo da rejeição, na maioria das vezes de evolução fatal, além do suporte hemoterápico e prevenção e tratamento das infecções, o uso de fatores de crescimento, como o G-CSF, GM-CSF ou PIXY 321 (IL 3+GMCSF), e de altas doses de corticosteroides isoladas ou associadas a anticorpo monoclonal anti-CD3, têm obtido alguns resultados favoráveis. Ainda, alguns pacientes podem ser beneficiados com um segundo transplante, seja com o mesmo doador ou utilizando-se outro compatível.

DOENÇA DO ENXERTO CONTRA O HOSPEDEIRO (DECH)

A doença do enxerto contra o hospedeiro (DECH) foi descrita inicialmente em camundongos letalmente irradiados e que receberam células esplênicas alogênicas. O mesmo fenômeno foi observado em crianças com imunodeficiência congênita e que receberam transfusão, e nos pacientes submetidos ao transplante de medula óssea (TMO). Ela pode ser classificada como aguda ou crônica, dependendo do tempo que se manifesta e das suas características clínicas. A DECH aguda ocorre até 100 dias após o transplante e afeta principalmente a pele, o trato gastrointestinal e o fígado, e resulta da agressão imunológica por linfócitos maduros existentes no enxerto. A DECH crônica ocorre mais tardiamente e se manifesta por lesão de pele tipo escleromatosa, ceratoconjuntivite, sica, lesões liquenoides da mucosa oral, estreitamentos esofágicos e vaginais, comprometimento hepático e pulmonar.

A DECH constitui-se na mais grave complicação do TMO alogênico. Em 1966, Billingham estabeleceu as condições necessárias para a ocorrência da DECH, que são:

1. O enxerto deve ter células imunologicamente competentes.
2. O receptor e doador devem diferir quanto aos antígenos de histocompatibilidade, maiores ou menores.
3. O receptor deve estar imunossuprimido, ou seja, imunologicamente incompetente.

Essas três condições são totalmente preenchidas no TMO alogênico: as células infundidas, independentemente das suas fontes, contêm linfócitos imunologicamente competentes; apesar da paridade para os antígenos HLA entre irmãos, diferenças existem para os antígenos menores de histocompatibilidade; e, finalmente, o regime de condicionamento mieloablativo induz uma intensa imunossupressão no receptor.

A DECH aguda desencadeia-se em três fases distintas: a) o dano tissular promovido pelo regime de condicionamento; b) a ativação das células T do doador; e c) os efetores da inflamação. Na primeira fase, citocinas inflamatórias são liberadas em decorrência do dano tissular pelo condicionamento, entre elas a IL-1 e o TNF α, as quais expandem a expressão das moléculas de adesão e das moléculas de histocompatibilidade do receptor, aumentando o reconhecimento dos tecidos do hospedeiro pelas células T do doador. Na segunda fase, células T do doador (Th1) são ativadas e secretam IL-2 e IFN γ, que recrutam outras células T, como células T citotóxicas, células NK, monócitos e macrófagos. Finalmente, na terceira fase, células mononucleares ativadas por Th1 secretam mais TNF α e IL-1, os quais, por sua vez, induzem mais dano celular ou apoptose, reiniciando o ciclo de inflamação.

O Quadro 50-5 descreve os estágios clínicos da DECH aguda, e o Quadro 50-6, os seus graus clínicos.

A incidência de DECH aguda entre irmãos HLA idênticos é da ordem de 40% a 50%, com diferentes graus de intensidade. A incidência e a gravidade da DECH aguda guardam correlação direta com uma maior ou menor diferença para os antígenos HLA e os antígenos menores de histocompatibilidade entre receptor e doador.

Há outros fatores, tais como homogeneidade e heterogeneidade genética das populações, idade, sexo etc. Assim, por exemplo, em pacientes com idade inferior a 20 anos, com o uso de metotrexato como profilaxia, a incidência de DECH aguda graus II-IV é de 20%; naqueles entre 45 e 50 anos, 30%; e 79% naqueles pacientes com idade entre 51 e 62 anos.

O tratamento profilático da DECH aguda inclui a administração de imunossupressores, isoladamente ou em associação, tais como metotrexato, ciclosporina e corticosteroides. Ainda são usados na profilaxia imunoglobulinas polivalentes por via intravenosa, depleção de células T (com maior incidência de não pega do enxerto e maior recorrência da leucemia), outras drogas, como a fludarabina, a rapamicina etc., e bloqueadores da ativação de células T.

Uma vez manifestada a DECH aguda, o manejo desses pacientes requer o uso de altas doses de corticosteroides, de anticorpos monoclonais, globulina antitimocítica e mofetil micofenolato. Igualmente importantes no seu manejo são o suporte hidroeletrolítico e hemoterápico e o tratamento das infecções, particularmente aquelas causadas pelo citomegalovírus.

Após os 100 dias e até os 400 dias do TMO, uma outra forma de DECH ocorre, denominada crônica e cuja fisiopatologia é motivo de divergência entre os investigadores. Alguns apontam, ainda, a alorreatividade, tão característica

na forma aguda, como sua fase tardia e decorrente de um menor reconhecimento antigênico. Outros a entendem como um processo parecido com uma doença autoimune. Achados importantes na DECH crônica são a atrofia tímica, depleção linfocitária e perda da função secretória das células epiteliais do timo. Então, essa perda da função tímica, incapaz de eliminar clones autorreativos, permitiria a eclosão de uma doença com características autoimunes, inclusive com a produção de autoanticorpos.

A DECH tem incidência entre 20% e 40% dos TMOs entre irmãos HLA idênticos, de 49% nos TMOs entre parentes idênticos e de 64% nos transplantes HLA idênticos mas não relacionados. Além dessa disparidade de HLA, a ocorrência prévia de DECH aguda e a idade são fatores preditivos da sua incidência, sendo ainda controversa a abreviação da profilaxia com o metotrexato ou o tempo de duração no uso da ciclosporina. Também controversa é a fonte de células-tronco, medula óssea ou sangue periférico. Em um estudo recente, o número de células CD34+ no sangue periférico, estimulado com fator de crescimento granulocítico, é associado à forma extensiva da DECH crônica, enquanto outro relata menor incidência quando se usa medula óssea previamente estimulada por G-CSF.

A DECH crônica pode desencadear-se por meio de três formas distintas: forma progressiva, quando evolui a partir da forma aguda; forma quiescente, que ocorre após a resolução da forma aguda; e *de novo*, quando não há história prévia de DECH em sua forma aguda.

As manifestações clínicas da DECH crônica incluem o envolvimento cutâneo, hepático, ocular, oral, pulmonar, gastrointestinal, neuromuscular e outros.

O envolvimento cutâneo compreende dois tipos, conforme o achado histopatológico. Em sua fase inicial, a DECH crônica parece-se com o líquen plano e, na sua evolução tardia, assemelha-se à pecilodermia. Eritema, hiperceratose, descamação, hiperpigmentação e, mais raramente, vesículas, bolha ou lesões penfigoides podem ocorrer.

As provas hepáticas revelam, predominantemente,

QUADRO 50-5   Estágios clínicos da DECH aguda

Estágio	Pele	Fígado	Intestino
+	Erupção macropapular em pelo menos 25% da superfície corporal	Bilirrubinas de 2 a 3 mg/dL	Diarreia de 500 a 1.000 mL/dia
++	Erupção macropapular entre 25% e 50% da superfície corporal	Bilirrubinas de 3 a 6 mg/dL	Diarreia de 1.000 a 1.500 mL/dia
+++	Eritrodermia generalizada	Bilirrubinas 6 a 15 mg/dL	Diarreia acima de 1.500 mL/dia
++++	Descamação e bolhas	Bilirrubinas acima de 15 mg/dL	Diarreia acima de 1.500 mL/dia Dor e íleo

QUADRO 50-6   Graus clínicos da DECH aguda

Grau	Estágio			
	Pele	Fígado	Intestino	Incapacidade funcional
0	0	0	0	0
I (Leve)	+ a ++	0	0	0
II (Moderado)	+ a +++	+	+	+
III (Grave)	++ a +++	++ a +++	++ a +++	++
IV (Risco de vida)	++ a ++++	++ a ++++	++ a ++++	+++

anormalidades colestáticas. A hiperbilirrubinemia é fator de mau prognóstico, sendo obrigatório afastar outras etiologias para o comprometimento hepático, como a toxicidade por drogas, litíase e infecções virais e fúngicas.

Irritações, fotofobias, dor e sensação de queimação são os sintomas da ceratoconjuntivite seca. A secreção lacrimal deve ser mensurada, mesmo na ausência de sinais e/ou sintomas. A perda visual pode ser decorrente de catarata.

Secura oral, maior sensibilidade a alimentos ácidos ou condimentados e dor são as manifestações orais da DECH crônica. Na sua evolução, ocorre atrofia da mucosa, eritema e lesões liquenoides.

A doença pulmonar obstrutiva, resistente a broncocodilatadores, é a característica do comprometimento do órgão na DECH crônica. A biópsia revela bronquiolite obliterativa. A concomitância de hipogamaglobulinemia ou deficiência de subclasses de IgG são fatores de risco para a incidência da doença pulmonar.

Disfagia-dor e perda insidiosa de peso são as principais manifestações do comprometimento do trato gastrointestinal na DECH crônica.

Embora somente um caso de envolvimento do sistema nervoso central (SNC) na DECH seja descrito, um estudo de vários parâmetros do liquor em vários pacientes não demonstrou nenhuma correlação entre DECH crônica e o SNC. Entretanto, biópsia de nervo periférico e a resposta a imunossupressores estabelecem uma direta correlação entre DECH crônica e neuropatia periférica.

A ocorrência de miastenia grave tem sido descrita em associação com DECH crônica, bem como de casos de polimiosite.

Uma classificação clinicopatológica da DECH crônica encontra-se descrita no Quadro 50-7.

QUADRO 50-7 **Classificação clinicopatológica da DECH crônica**

Limitada
Um ou ambos
1. Comprometimento localizado da pele
2. Disfunção hepática devida à DECH crônica

Extensiva
Um deles
1. Comprometimento generalizado da pele, ou
2. Comprometimento localizado da pele e/ou disfunção hepática devida à DECH crônica
Mais
3.a. Histologia revelando hepatite crônica progressiva, pontes de necrose, cirrose ou
b. Comprometimento ocular (teste de Schirmer com menos de 5 mm), ou
c. Comprometimento das glândulas salivares menores ou de mucosa oral, por biópsia de mucosa labial, ou
d. Comprometimento de qualquer outro órgão-alvo

A morbidade e a mortalidade são elevadas em pacientes com DECH crônica da forma progressiva; são de incidência intermediária na forma quiescente e muito baixa naqueles com a forma *de novo*. Na doença extensiva, em particular naqueles com trombocitopenia, o prognóstico é desfavorável.

Em função do possível papel da disfunção tímica na DECH crônica, tentativas profiláticas têm sido aventadas, tais como o transplante de timo, o uso de gamaglobulina intravenosa, outras drogas imunossupressoras etc., as quais não têm modificado a prevenção e gravidade da doença.

O tratamento inclui o uso isolado de prednisona ou associado a antipurínicos (ocorrendo com estes maior índice de infecção e mortalidade); ciclosporina isolada ou associada, inclusive com a talidomida, tem mostrado melhora, particularmente nos pacientes de alto risco e concomitância de trombocitopenia. O tratamento suportivo é fundamental para a qualidade e sobrevida e inclui o tratamento das infecções e o suporte nutricional.

Entre as diferentes abordagens para minimizar a incidência de DECH, a depleção de células T do inóculo tem sido utilizada com resultados contraditórios.

A depleção de células T pode ser realizada por métodos físicos, imunológicos ou a combinação de ambos. Entre os métodos físicos, a utilização associada de aglutinação por lecitina de soja e a formação de E-ro-seta, o fracionamento por gradiente de densidade e a decantação centrífuga têm sido utilizados. Já os métodos imunológicos incluem o uso de anticorpos monoclonais associado ao uso de complemento de coelho (anti-CD6, anti-CD8 e anti-TCR α-β), Campath-1 *in vivo* e *in vitro* e imunotoxicina (anti-CD5--ricina). Na combinação de ambos há o enriquecimento de células CD-34$^+$ por imunoadsorção em colunas ou de pérolas imunomagnéticas.

A depleção de células T tem as suas vantagens e desvantagens. Entre as vantagens estão uma baixa incidência de DECH aguda ou crônica, não utilização ou redução da imunossupressão pós-transplante, diminuição das toxidades hepática e pulmonar, menor mortalidade relacionada com o transplante e ainda interrogados o menor tempo para a pega do enxerto e a diminuição dos custos. Entre as desvantagens estão uma alta incidência de não pega do transplante, perda do efeito enxerto-contra-leucemia (alta incidência de recidiva, especialmente na leucemia mieloide crônica), retardo na reconstituição imunológica, aumento do risco no desenvolvimento de doença linfoproliferativa associada ao EBV, aumento da reativação da infecção por CMV e nenhuma melhora na sobrevida quando comparada ao transplante sem depleção de células T.

Bibliografia

Albert ED, Goetze D. The major histocompatibility system in man. In: Goetze D (ed.). The major histocompatibility system in man animals. New York: Springer-Verlag 1977. p.7

Amos DB, Bach FH. Phenotypic expressions of the major histocompatibility locus in man (HL-A): leukocyte antigens and mixed lymphocyte culture reactivity. J. Exp. Med., v. 128, p. 623, 1968.

Amos DB, Ward FE. Immunogenetics of the HLA system. Physiol. Rev., v. 55, p.206, 1975.

Anasetti C, Hansen JA. Effect of HLA incompatibility in marrow transplantation from unrelated and HLA-mismatched related donors. Transfusion Science 15:221-30, 1994.

Anthony Nolan Bone Marrow Trust. http://www.anthonynolan.org.uk

Barnard, C.N. The operation A human cardiac transplant: am intesim report of a successful operaion performed at Groote Schuer Hospital, Cape Ton, S. Af. Med. J. 1967, 41 (48), 1271-4.

Belvedere MC, Curtoni ES, Dausset J, Lamm LU, Mayr W, Van Rood et al. On the heterogeneity of linkage estimations between La and FOUR of the HL-A system. Tissue Antigens, v. 5, p. 99, 1975.

Bijnen AB, Screuder I, Meera Khan P, Allen FH, Giles CM, Los WRT et al. Linkage relationships of the *loci* of the major histocompatibility complex in families with a recombination in the HLA region. J. Immunogenet., v. 3, p. 171, 1976.

Billingham RE, Brent L, Medawar PB. The antigenic stimulus in transplantation immunity. Nature, v. 178, p. 514, 1956.

Bjorkman PJ, Saper MA, Samraoui B, Bennett WS, Strominger JL, Wiley DC. The foreign antigen binding site and T cell recognition regions or class I histocompatibility antigens. Nature,v. 329, p. 512, 1987.

Guo HC, Jardtzky TS, Garret TPJ, Lane WS, Strominger JL, Wiley Bjorkman PJ et al. Structure of the human class I Histocompatibility antigen HLA-A2. Nature, v. 329, p.506, 1987.31.

Bodmer JG, Marsh SGE, Albert ED, Bodmer WF, Bontrop RE, Charron D et al. Nomenclature for factors of the HLA system, 1995. Human Immunol., v. 43, p. 149, 1995.

Bodmer WF. Evolutionary significance of the HLA system. Nature, v. 237, p. 139, 1972.

Bone Marrow Donors Worldwid (BMDW) http://bmdw. leidenuniv.nl

Brown JH, Jardetzki TS, Gorga JC, Stern LJ, Urban RG, Strominger JL et al. Three-dimensional structure of the human class II histocompatibility antigen HLA-DR1. Nature, v. 364, p. 33, 1993.

Campbell RD, Trowsdale J. Map of the human MHC. Immunology Today, v. 14, n. 7, p. 349, 1993.

Caroll M, Katzman P, Alicot EM, Koller BH, Geraghty DE, Orr DC. Different length polypeptides bind to HLA-Aw68 simiarly at their ends but bulge out in the middle. Nature, v.360, p. 364, 1992.

Dallman MJ, Clark GJ. Cytokimes and their receptors in transplantation. Curr. Opus. Immunol. 91,3,729.

Dausset J. Iso-leuco-anticorps. Acta Haematol. (Basel), v.20, p. 156, 1958. Diagnóstico e Tratamento das Doenças Imunológicas.

Dunham I, Sargent CA, Trowsdale J, Campbell RD. Mapping of the Human Major Histocompatibility Complex by Pulsed Field Gel Electrophoresis. Proc. Natl. Acad. Sci. USA, v. 84, p. 7237, 1987.

Eckels DD. Alloreactivity: Allogeneic presentation of andogenous peptide or direct presentation of endogenous peptide or direct recognition pf MHC polymorphism? A review. Tissue Antigens, v. 35, p.49, 1990.

Fleischhauer K, Kernan NA, O'Reilly, R.J.; Dupont, B., Yang, S.Y. Bone marrow-allograft rejection by T lymphocytes recognizing a single amino acid difference in HLA-B44. N Engl J Med 323:1818-22, 1990.

Garcia KC, Degano M, Speir JA, Wilson IA. Emerging principles for T cell receptor recognition of antigen in cellular immunity. Rev Immunogenet 1:75-90, 1999.

Germain RN. Antigen processing and presentation. In: Germain RN. Fundamental Immunology. 4 ed. Philadelphia: Lippincott-Raven Publishers pp. 287-340, 1999.

Gorer PA. The detection of a hereditary antigenic difference in the blood of mice by means of human group A serum. J. Genetics, v.32, p, 1936.

Goulmy E. Human minor histocompatibility antigens: new concepts for marrow transplantation and adoptive immunotherapy. Immunol Rev 157:125-40, 1997.

Strominger JL, Spies T. Linkage map of the human major histocompatibility complex including the tumor necrosis factor genes. Proc. Natl. Acad. Sci. USA, v. 84, p. 8535, 1987.

Hall BM, Dorsh S, Roser B. The cellular bases of allograft rejection in vivo J. Exp. Med.-vol 148-878-889, 1978

Hansen JA, Petersdorf E, Martin PJ, Anasetti C. Hematopoetic stem cell transplants from unrelated donors. Immunol Rev 157:141-51, 1997.

Hardy D, Bell JI, Long EO, Lindstein T, McDevitt HO. Mapping of the class II region of the human major histocompatibility complex by pulsed-field gel electrophoresis. Nature, v. 323, p. 453, 1986.

Hernandez-Fuentes MP, Baker RJ, Lechler RI. The alloresponse. Rev Immunogenet 1:282-96, 1999.

Hunig T, Bevan MJ. Specificity of T cell clones illustrates altered self hypothesis. Nature, v.v. 294, p. 460, 1981.

Hutchinson IV. Cellular mechanisms of allograf rejection – curr. Opin. Immunol. 1991, 3: 722.

Janeway Jr, CA, Travers P, Walport M, Capra JD. Reconhecimento do antígeno pelos linfócitos T. In: Janeway Jr, CA, Travers P. Imunobiologia. O sistema imunológico na saúde e na doença. 4. ed. Porto Alegre: Artes Médicas Sul pp. 116-33, 2000.

Katz DH, Hamaoka T, Dorf ME, Maurer PH, Benacerraf B. Cell interactions between histoincompatible T and B lymphocytes: IV. Involvement of the immune response (ir) gene in the control of lymphocyte interactions in responses controlled by the gene. J. Exp. Med., v. 138, p. 734, 1973.

Klein J. Genetic control of immune response: New concepts and old misconceptions. J. Pediatr., v.111, n.6, p. 996, 1987.

Klein J, Shreffler, D.C. The H-2 model for major histocompatibility systems. Transplant. Rev., v. 6, p.3, 1971.

Klein J, Takahata, N.; Ayala, J. MHC Polymorphism and Human Origins. Scientific American, December p. 46, 1993.

Lawlor DA, Zemmour J, Ennis PD, Parham P. Evolution of class-I MHC genes and proteins: from natural selection to thymic selection. Annu. Rev. Immunol., v. 8, p. 23, 1990.

Lawrence SK, Smith CL, Srivastava R, Cantor CR, Weissman SM. Megabasescale mapping of the HLA gene complex by pulsed field gel electrophoresis. Science, v. 235, p. 1387, 1987.

Lechler R, Lombardi, G. Structural aspects of allorecognition. Current Opinion in Immulogy, v.3, p.715, 1991. Shoskes, D.A.; Wood, K.J. Indirect presentation of MHC antigens in transplantation. Immunol. Today, v. 15, p. 32, 1994.

Lechler RI, Lombardi G, Batchelor JR, Reinsmoen N, Bach FH. Immunology today, vol. 11,3-83-88, 1990.

Little AM, Parham P. Polymorphism and evolution of HLA class I and II genes and molecules. Rev Immunogenet 1:105-23, 1999.

Madden DR, Gorga JC, Strominger JL, Wiley DC. The three dimensional structure of HLA-B27 at 2.1 A resolution suggests a general mechanism for tight peptide binding to MHC. Cell, v. 70, p. 1035, 1992.

Marsh SGE, Albert ED, Bodmer WF, Bontrop RE, Dupont B, Erlich HA et al. Nomenclature for factors of the HLA system 2002. Tissue Antigens 60:407-64, 2002.

Martin PJ. Increased disparity for minor histocompatibility antigens as a potential cause of increased GVHD risk in marrow transplantation from unrelated donors compared with related donors. Bone Marrow Transplant., v.8, p.217, 1991.

Matasmura M, Fremont DH, Peterson P, Wilson IA. Emerging principles for the recognition antigens by MHC class I molecules, Science, v.257, p.927, 1992.

Medawar PB. The behaviour and fate of skin autografts and skin homografts in rabbits. J. Anat., v. 78, p. 176, 1994.

Neefjes JJ, Momburg F. Cell biology of antigen presentation. Current Opinion in Immunology, v. 5, p. 27, 1993.

Neefjes JJ, Ploegh HL. Intracellular transport of MHC class II molecules. Immunol. Today, v.13, n. 5, p. 179, 1992.

Okada K, Boss JM, Prentice H, Spies T, Mengler R, Auffray C et al. Gene organization of DC and DX subregions of the human major histocompatibility complex. Proc. Natl. Acad. Sci. USA, v. 82, p. 3410, 1985.

Payne R, Rolfs MR. Fetomaternal leucocyte incompatibility. J. Clin. Invest., v. 37, p. 1756, 1958.

Payne R, Tripp M, Weigle J, Bodmer WF, Bodmer J. A new leucocyte isoantigen system in man. Cold Spring Harbor Symp. Quant. Biol., v.29, p.285, 1964.

Perreault C, Décary F, Brochu S, Gyger M, Bélanger R, Roy D. Minor Histocompatibility Antigens. Blood, V. 76, n. 7, p. 1269, 1990.

Rhodes DA, Trowsdale J. Genetics and molecular genetics of the MHC. Reviews in Immunogenetics 1:21-31, 1999.

Roitt I, Brostoff, Male D. Transplantation and Rejection – Capítulo 26, pg 26.1-26.13. Immunology 4ª edição, 1996, Barcelona.

Schmaltz C et al. Differential use of fas ligand and perform cytopathways by donor T cells in graf-versus-host disease and graft-versus-leukemia effect. Transplantation, 97, 8:2886-2895, 2001.

Sequências dos alelos dos genes HLA. http://www.anthonynolan. com/HIG

Sharrock CEM, Man S, Wanachiwanawin W, Batchelor JR. Analysis of the T cell repertoire in man. Transplantation, v. 43, p. 699, 1987.

Snell GD. Histocompatibility genes of the mouse. II. Production and analysis of isogenic resistant lines. J. Natl. Cancer Inst., v. 21, p. 843, 1958.

Snell GD. Methods for the study of histocompatibility genes,. J. Genet., v.49, p.87, 1948.

Snell GD, Stimpfing JF. Genetics of tissue transplantation. In: Green EL (ed.). Biology of the Laboratory Mouse. 2 ed. New York: Mc Graw-Hill, 1966. p. 457.

Snell GD, Dausset J, Nathenson S. Histocompatibility. Academic Press, New York, 1976.

Stern LJ, Brown JH, Jardetzki TS, Gorga JC, Urban RG, Strominger JL, Wiley DC. Crystal structure of the human class II MHC protein HLA-DR1 complexed with an influenza virus peptide. Nature, Wiley, D.C.v. 368, p.215, 1994.

van Els CACM, Bakker A, Zwinderman AH, Zwaan FE, van Rood JJ, Goulmy E. Effector mechanisms in graft-versus-hostdisease in response to minor histocompatibility antigens. Transplantation, v. 50, n. 1, p. 62, 1990.

van Rood JJ, Eernisse JG, van Leeuwen A. Leucocyte antibodies in sera from pregnant women. Nature, v. 181, p. 1735, 1958.

van Rood JJ, van Leeuwen A. Leucocyte grouping: A method and its application. J. Clin. Invest., v. 42, p. 1382, 1963.

Zinkernagel RM, Doherty PC. Restriction of in vitro T cell-mediated cytotoxicity in lymphocytic choriomengitis within a syngeneic or semi-allogeneic system. Nature, v. 248, p. 701, 1974.

CAPÍTULO

51

Transplante de Células-tronco Hematopoéticas em Doenças Autoimunes

Nelson Hamerschlak, Daniela Aparecida de Moraes,
Maria Carolina de Oliveira Rodrigues e Julio Voltarelli[†]

INTRODUÇÃO

Há quase 18 anos, cerca de 2.000 pacientes foram submetidos a transplantes de medula óssea, principalmente autólogos, para tratamento de doenças autoimunes graves. Mais de 1.500 deles foram registrados pelo Grupo Europeu de Transplante de Medula Óssea (EBMT) e pela Liga Europeia contra o Reumatismo (EULAR). Uma recente análise retrospectiva de 900 pacientes mostrou que a maioria apresentava esclerose múltipla (345), seguido por esclerose sistêmica (175), lúpus eritematoso sistêmico (85), artrite reumatoide (89), artrite idiopática juvenil (65) e púrpura citopênica idiopática (37). A sobrevida foi de mais de 85% em 5 anos, e a sobrevida livre de progressão foi de 43%, com mortalidade relacionada ao transplante até os 100 dias, de 1% a 11%, dependendo da doença. Aproximadamente 30% dos pacientes em todos os subgrupos de doenças tiveram resposta completa, frequentemente durável, a despeito da reconstituição imune. A alta mortalidade relacionada ao transplante foi em parte relacionada a intensidade do condicionamento, comorbidade e idade.

Nas últimas décadas, as células-tronco têm adquirido importância crescente em pesquisas envolvendo doenças inflamatórias, degenerativas e traumáticas. Embora constituídas por uma população bastante heterogênea e com características variáveis, essas células são exploradas por sua capacidade imunomoduladora e regenerativa. Em um extremo, encontram-se as células-tronco adultas, obtidas a partir de tecidos maduros, mas que apresentam potencial regenerativo restrito a alguns tipos celulares ou tecidos. No outro extremo, encontram-se as células tronco embrionárias, oriundas de tecidos pouco diferenciados, como os embriões. Essas células apresentam grande capacidade regenerativa, que pode abranger diversos tipos celulares, pertencentes a mais de um folheto germinativo.

As células embrionárias podem ser facilmente cultivadas em laboratório, são resistentes e proliferam indefinidamente, características que lhes conferem o risco de teratogenicidade. Assim como existe uma tendência a crescimento ilimitado *in vitro*, o mesmo pode ocorrer após aplicações de tais células *in vivo*. As células adultas, por

outro lado, apresentam a vantagem da segurança, apesar da sua fragilidade quando colocadas em cultura.

Paralelamente às células-tronco adultas e embrionárias, existem as células mesenquimais, que, embora sejam classificadas como adultas, apresentam propriedades imunomoduladoras, são facilmente expandidas em laboratório, apresentam baixo risco de teratogenicidade e estimulam o reparo de tecidos lesados por prováveis vias parácrinas. Essas células têm sido aplicadas ainda mais recentemente em humanos, com comprovações de que são seguras, mas com efeitos terapêuticos ainda indefinidos e controversos.

Neste capítulo, serão abordadas as terapias com células tronco adultas, incluindo as mesenquimais, destinadas ao tratamento das principais doenças autoimunes. As células embrionárias, por motivos éticos, religiosos e de segurança, restringem-se, ainda hoje, a experimentos com animais, e não serão, portanto, relatados no presente texto. Entretanto, seu futuro potencial, especialmente como terapia das doenças reumáticas, não deve ser desprezado.

TRANSPLANTE DE CÉLULAS-TRONCO HEMATOPOÉTICAS

A associação entre transplante e doenças autoimunes foi relatada pela primeira vez por morton e colaboradores, em 1974, no estudo que demonstrou a transmissão, através da medula óssea, de uma síndrome *lupus-like* a partir de uma cepa de camundongos geneticamente predispostos (nzb) para camundongos normais irradiados. De maneira semelhante, um estudo posterior revelou a capacidade de reverter a doença através da infusão de medula óssea proveniente de animais sadios. Desde então, inúmeros experimentos têm sido realizados, buscando aplicações terapêuticas para doenças autoimunes variadas.

Os transplantes de medula óssea têm sido aplicados experimentalmente há décadas. Fundamentam-se na mieloablação ou mielossupressão, aplicada através de quimioterapia ou irradiação corporal, seguida por infusão da medula óssea ou células-tronco provenientes da medula óssea, autólogas, singênicas ou alogênicas. No princípio, somente transplantes alogênicos eram realizados em animais com doenças autoimunes. Entretanto, o sucesso terapêutico vinha acompanhado por diversas intercorrências, como rejeição do enxerto, doença do enxerto contra o hospedeiro, toxicidade do regime mieloablativo e infecções. Em 1991, Knaan-Shanzer et al. publicaram um estudo em que camundongos portadores de artrite por adjuvante, modelo experimental que se assemelha à artrite reumatoide do homem, evoluíam com remissão da doença após irradiação corporal total seguida por infusão de medula autóloga. Esse primeiro modelo de transplante autólogo para tratamento de uma doença autoimune gerou surpresa na comunidade científica, pois as complicações associadas ao transplante alogênico poderiam ser evitadas, e deu início a uma nova linha de pesquisas. Mais recentemente, demonstrou-se também remissão clínica e indução de tolerância imunológica em animais de um modelo de encefalite alérgica experimental, que reproduz a esclerose múltipla humana, submetidos a transplantes de medula óssea alogênicos, singênicos e autólogos.

Além desses achados experimentais, observações ocasionais de remissões de doenças autoimunes em pacientes submetidos a transplante de medula para tratamento de doenças linfo-hematopoéticas concomitantes forneceram suporte para o desenvolvimento de protocolos aplicando o transplante como tratamento de doenças autoimunes. Marmont publicou, em 2004, uma revisão bibliográfica com cerca de 30 pacientes, portadores de doenças autoimunes variadas, submetidos a transplantes, autólogos e alogênicos, para tratamento de doenças hematológicas. Somente uma publicação, entretanto, avaliou o impacto dos transplantes para doenças hematológicas sobre diabetes melito do tipo 1 preexistente. Três pacientes, que eram portadores de DM1 há mais de 3 anos e, portanto, sem reserva pancreática de células beta, permaneceram diabéticos após o transplante, sem qualquer mudança no perfil metabólico.

Os mecanismos de ação do transplante para doenças autoimunes são ainda pouco conhecidos e resumem-se a três hipóteses principais, que podem se sobrepor. Como primeira hipótese, o condicionamento provocaria somente uma imunossupressão prolongada e a infusão das células-tronco hematopoéticas serviria apenas para prover suporte hematopoético após a imunossupressão, reduzindo a duração da aplasia. Após um determinado período de tempo, as células autorreativas voltariam a agredir os órgãos e tecidos-alvo. A segunda possibilidade seria a de que o regime mielossupressor, seguido pela infusão de células-tronco, poderia restaurar a tolerância imunológica perdida na emergência da doença autoimune. Nesse caso, a agressão imunológica diminuiria ou cessaria por completo, no longo prazo. Finalmente, existe a ideia, que pode se sobrepor às demais hipóteses, de que as células-tronco hematopoéticas poderiam promover reparo tecidual através de transdiferenciação em células do tecido lesado pela doença. A segunda hipótese é reforçada por estudos que evidenciam a passagem de linfócitos recém-produzidos pelo timo às células T, ao migrarem da medula óssea para o timo, sofrem um rearranjo gênico durante a formação dos receptores de linfócito T, com excisão de algumas partes de seu dna, que permanecem no interior das células e são denominadas TRECS (*t-cell receptor excision circles*). Os TRECS surgem somente nessas circunstâncias e não são transmitidos para suas células-filhas, portanto representam diretamente a produção do novo sistema imunológico a partir de células

virgens. Outros estudos com reconstituição imunológica pós-transplante também reforçam a segunda hipótese. Uma publicação demonstrou que, após o transplante de células-tronco hematopoéticas autólogas, pacientes portadores de artrite reumatoide juvenil evoluíram com restabelecimento do número de células T reguladoras (CD4+25+), antes reduzido. Também se observaram mudanças no repertório de linfócitos T, que passou a apresentar fenótipo mais próximo dos indivíduos normais, não portadores da doença reumática. Estudos seguintes demonstraram o mesmo em relação ao repertório de células T pós-transplante para esclerose múltipla, e, em 2006, o grupo de pesquisa da Faculdade de Medicina de Ribeirão Preto da Universidade de São Paulo demonstrou achados semelhantes em pacientes portadores de esclerose múltipla e diabetes melito do tipo 1, submetidos a transplante autólogo de células-tronco hematopoéticas.

Acredita-se que, durante o transplante, a quimioterapia suprima o sistema imunológico, deste modo impedindo a agressão e destruição dos tecidos por células autorreativas. As células-tronco hematopoéticas infundidas têm a função de restabelecer o sistema linfo-hematopoético, que, desta vez surge, tolerante aos autoantígenos. É possível também que as células-tronco infundidas contribuam para algum grau de regeneração do tecido agredido, porém faltam comprovações. Quando o transplante é bem sucedido, cessa o estímulo inflamatório, havendo oportunidade para que a porção não destruída dos tecidos, assim como sua função, sejam preservadas. Possivelmente, haverá reparo dos tecidos agredidos, quer seja por mecanismos locais, quer seja por ação das células-tronco hematopoéticas infundidas, porém o assunto é ainda controverso e exige maiores investigações.

Como as células-tronco são autólogas, a predisposição genética persiste, mas a modificação dos estímulos ambientais torna improvável o aparecimento de doença autoimune a partir de linfócitos virgens. Permanece, entretanto, o risco de linfócitos autorreativos remanescentes no enxerto recuperarem a condição de autoimunidade patológica inicial. Para minimizar esse risco, são associadas medidas para diminuir a quantidade de linfócitos T residuais, como a seleção *in vitro* de células-tronco hematopoéticas (CD34+) ou a seleção *in vivo* com globulina antilinfocitária (ATG) equina ou de coelho, visando eliminar linfócitos T autorreativos residuais.

Alguns autores defendem a aplicação de transplantes alogênicos, com condicionamento menos tóxico do que o habitual nesse tipo de transplante, para pacientes cujas doenças autoimunes sejam refratárias ao transplante autólogo de células-tronco hematopoéticas ou para aqueles que apresentem alto risco de refratariedade ao procedimento. Sugerem que os transplantes alogênicos sejam superiores aos autólogos por evitar a reinfusão de linfócitos autorreativos nos pacientes e pelo efeito enxerto-*versus*-autoimunidade, no qual os linfócitos do doador combatem linfócitos residuais do receptor. Com algumas exceções, a maior parte dos centros de transplante do mundo considera essa modalidade de transplante muito agressiva para o tratamento de doenças autoimunes. Transplantes de medula alogênica são rotineiramente empregados no tratamento de doenças hematológicas malignas e, embora apresentem alta taxa de mortalidade, justificam-se pela gravidade dessas patologias. O conjunto de doenças autoimunes, por outro lado, apresenta incidência de óbitos muito menor. Neste contexto, o transplante alogênico é opção ainda evitada, devido à maior complexidade e mortalidade associadas.

Nas últimas décadas, doenças autoimunes como esclerose múltipla, esclerose sistêmica, lúpus eritematoso sistêmico (LES), artrite reumatoide adulta (AR) ou juvenil (ARJ) e vasculites são tratadas com transplantes de células-tronco em diversos centros de pesquisa ao redor do mundo. Também para o diabetes melito tipo I, o TCTH tem sido empregado, mas em um número menor de centros. A maioria dos pacientes com doenças autoimunes submetidos ao transplante de medula óssea recebe células tronco hematopoéticas mobilizadas da medula óssea para o sangue periférico com ciclofosfamida endovenosa, seguida de fator de crescimento granulocitário (G-CSF). As células--tronco hematopoéticas são coletadas por leucocitaférese, selecionadas ou não em colunas de afinidade comerciais, e congeladas em nitrogênio líquido ou em *freezers* mecânicos. Os regimes de condicionamento (imunossupressão pré-transplante) variam de acordo com a doença de base, mas a maioria deles inclui ciclofosfamida e globulina antilinfocitária (ATG – *antithymocyte globulin*). Alguns grupos americanos utilizam a irradiação corporal total (TBI – *total body irradiation*), principalmente para esclerose sistêmica e artrite reumatoide.

TRANSPLANTE DE CÉLULAS-TRONCO PARA DOENÇAS REUMÁTICAS

Entre as doenças reumáticas, a esclerose sistêmica é atualmente a mais transplantada. Até sua última divulgação em fevereiro 2011, o registro europeu de transplantes contabilizava 260 transplantes para a doença, além de outras dezenas relatadas pelos Estados Unidos. Doenças como o les e a artrite reumatoide têm sido transplantadas com frequência decrescente, principalmente devido ao aparecimento dos medicamentos biológicos no mercado, como o rituximab e os agentes anti-TNF.

Várias publicações de grupos europeus e norte-americanos exibem a evolução dos pacientes transplantados. Em 2001, uma grande publicação multicêntrica, com dados europeus e norte-americanos, relatou 41 pacientes portadores de esclerose sistêmica submetidos ao transplante de células--tronco hematopoéticas autólogas, 37 apresentando acometimento cutâneo difuso. Antes do transplante, 76% dos pacientes apresentavam envolvimento pulmonar pela doença, em 18 havia diminuição da capacidade vital forçada e, em sete, hipertensão pulmonar. Em um seguimento médio de 12 meses, 20/29 (69%) pacientes avaliáveis apresentaram melhora de pelo menos 25% do espessamento cutâneo, avaliado pelo escore cutâneo de Rodnan modificado, e dois pacientes (7%) evoluíram com piora cutânea. A função pulmonar estabilizou nos pacientes que apresentavam acometimento pré-transplante e não houve progressão de hipertensão pulmonar. Sete pacientes (19%) apresentaram progressão da doença após o transplante, em um intervalo de tempo mediano de 67 dias. Onze (27%) dos pacientes evoluíram para óbito após o transplante, sete (17%) dos quais por causas relacionadas ao procedimento (infecções, sangramentos e toxicidade de órgãos).

Os resultados acima foram atualizados, em 2004, numa segunda publicação do mesmo grupo, excluídos os dados norte-americanos, em que o número de pacientes transplantados havia aumentado para 57. Desses, 50 apresentavam forma cutânea difusa da doença, e 40 algum tipo de acometimento pulmonar. Assim como no relato anterior, aproximadamente 60% a 70% haviam evoluído com melhora cutânea significativa e duradoura, e houve estabilização do envolvimento pulmonar. Comparada com a publicação anterior, entretanto, nessa divulgação observou-se melhora da sobrevida e diminuição da mortalidade associada ao transplante. Cinco (8,6%) pacientes morreram por causas associadas ao transplante e outros oito (14%) por progressão da doença, em seguimento médio de 22 meses. Aproximadamente 35% dos pacientes apresentaram progressão da doença em tempo médio de 10 meses pós--transplante.

Uma associação de um centro francês e dois centros holandeses publicou, em 2008, os resultados de um estudo realizado em protocolo conjunto, portanto, com dados mais homogêneos, em que 27 pacientes foram submetidos a transplante autólogo, todos condicionados com ciclofosfamida, seguidos de 1998 a 2004. Doze pacientes apresentavam acometimento cutâneo difuso e 14 tinham envolvimento visceral, principalmente pulmonar. Em um período médio de 5,3 anos, 81% dos pacientes apresentaram melhora clínica com o transplante. Houve melhora significativa dos valores dos escores de Rodnan modificado em 94% dos pacientes seguidos em 5 anos, e estabilização das funções pulmonar, renal e cardíaca nos pacientes avaliados no mesmo período. A sobrevida global estimada por curva de Kaplan-Meier foi de 96,2% em 5 anos e 86,8% em 7 anos. Seis (28%) dos pacientes apresentaram reativação da doença após o transplante, necessitando de tratamento imunossupressor adicional. Desses, somente um evoluiu com progressão da doença.

Nos Estados Unidos, uma publicação multicêntrica relatou, em 2007, 34 pacientes com envolvimento cutâneo difuso, submetidos a condicionamento com irradiação corporal total, ciclofosfamida e globulina antilinfocitária de cavalo. Assim como relatado nas demais publicações, observou-se melhora cutânea significativa e estabilização das funções pulmonar, renal e cardíaca. Neste estudo, de forma inédita, a melhora do acometimento cutâneo foi comprovada por biópsias de pele realizadas antes e seis meses após o transplante. Houve doze óbitos durante o estudo, sendo oito relacionados ao transplante e quatro por progressão da doença.

Dados da Northwestern University, Chicago, publicados em 2007, mostram os resultados de estudo fase I do TCTH autólogo em 10 pacientes com mau prognóstico. As células-tronco foram mobilizadas com ciclofosfamida e G-CSF e não foram selecionadas *in vitro*. O condicionamento foi realizado com 200 mg/kg de ciclofosfamida e 7,5 mg/kg de ATG de coelho. Houve melhora significante do escore cutâneo de Rodnan e estabilização das funções cardíaca, pulmonar e renal. Um paciente com doença avançada foi a óbito 2 anos depois do TCTH, por progressão da doença. Em uma média de 25,5 meses, a sobrevida foi de 90%, e a sobrevida livre de progressão foi de 70%. Concluiu-se que, comparado ao TCTH mieloablativo, com TBI, o TCTH não mieloablativo, com ciclofosfamida, gerou melhora cutânea semelhante, mas com menor toxicidade.

A publicação recente de um grupo alemão demonstrou os resultados obtidos em 26 pacientes submetidos ao TCTH, condicionados com ciclofosfamida e globulina antilinfocitária, com a infusão de células cd34+ selecionadas. Houve melhora significativa da pele e da função pulmonar em 78,3% durante 6 meses de seguimento. Três pacientes foram a óbito entre a mobilização e o condicionamento, dois devido à progressão severa da doença e um relacionado à toxicidade do tratamento. Durante 4,4 anos de seguimento, sete pacientes cursaram com recidiva. A sobrevida livre de progressão foi de 74%. Quatro pacientes foram a óbito durante o seguimento, sendo as causas mais frequentes complicações cardíacas e pulmonares da esclerose sistêmica.

Embora o TCTH autólogo venha se consolidando como alternativa terapêutica para o tratamento da esclerose sistêmica, as altas taxas de progressão da doença estimulam a procura de esquemas mais agressivos de tratamento. Em Seattle, duas pacientes com pneumopatia grave receberam transplante de medula óssea alogênico mieloablativo. Ambas apresentaram resposta clínica, mas uma delas teve uma sepse fatal por pseudomonas 18 meses após o transplante em Chicago; um paciente recebeu um TCTH alogênico não mieloablativo e apresentou melhora progressiva da doença cutânea, com quimerismo completo do doador, sem gvhd ou complicações infecciosas, o mesmo ocorrendo em Houston, no Texas. No Japão, foi relatado recentemente o caso de uma paciente com pneumopatia intersticial, submetido a TCTH alogênico não mieloablativo, com tbi e fludarabina. Um ano após o transplante, a paciente desenvolveu glomerulonefrite membranosa por dech, que melhorou com prednisolona. O escore cutâneo melhorou drasticamente e a função pulmonar permaneceu estável até 4 anos após o TCTH. Casos esporádicos de transplantes alogênicos vêm sendo relatados desde 2004, com resultados animadores, porém ainda são insuficientes para comprovar segurança e superioridade aos transplantes autólogos.

Objetivando-se avaliar comparativamente os efeitos do transplante autólogo para esclerose sistêmica, três estudos randomizados, com critérios de inclusão similares e grupos controles tratados com ciclofosfamida, foram desenhados. Com regimes de condicionamento não mieloablativos (ciclofosfamida e globulina antilinfocitária de coelho), o estudo ASTIS (European Multicêntrico Autologous Stem Cell Transplantation International Scleroderma) faz uso de seleção positiva de células CD34, enquanto o estudo norte-americano (ASSIST) não utiliza desta seleção. Já no terceiro estudo, multicêntrico americano (SCOT), pulsos de ciclofosfamida são comparados ao transplante autólogo mieloablativo realizado com irradiação corporal total acrescida de 120 mg/kg de ciclofosfamida e globulina antilinfocitária de cavalo.

O estudo ASSIST foi o primeiro a demonstrar seus resultados. Realizado na Northwestern University, Chicago, este estudo fase 2 comparou pacientes recebendo ciclofosfamida 1 g/m² mensal endovenosa, durante 6 meses, e o transplante realizado com ciclofosfamida 200 mg/kg e ATG de coelho 6,5 mg/kg, sem seleção das cd34+ infundidas. De 2006 a 2009, 19 pacientes foram selecionados, entre eles, 10 foram randomizados para a realização do TMO. Todos os 10 obtiveram melhora do escore de Rodnan e capacidade vital forçada em até 12 meses de seguimento. Dos nove pacientes que receberam ciclofosfamida mensal, oito evoluíram com progressão da doença e sete foram transplantados. Dados de 11 pacientes com seguimento de 2 anos pós-TMO sugerem que houve melhora no escore de Rodnan e a capacidade vital forçada persistiu.

Para o estudo ASTIS, no ano de 2009, o recrutamento de pacientes foi encerrado e os resultados dos 156 pacientes incluídos deverão ser divulgados nos próximos meses. Esses estudos trarão respostas quanto à real eficácia e segurança do transplante autólogo no tratamento da esclerose sistêmica.

No Brasil, o primeiro TCTH para esclerose sistêmica (ES) foi realizado em 1999, na Universidade Católica de Porto Alegre, em um paciente com comprometimento cutâneo, pulmonar e digestivo, o qual recebeu condicionamento de baixa dose (1,5 g/m² de ciclofosfamida e 105 mg/m² de fludarabina) e infusão de 2×10^6 cth autólogas/kg. Houve melhora transitória do quadro intestinal, mas 3 meses após o transplante apresentou crise hipertensiva e recrudescimento do quadro intestinal, sendo, então, repetido o esquema imunossupressor do condicionamento (3 e 5 meses pós-transplante). Entretanto, 1 ano após o transplante, ocorreu obstrução intestinal, provavelmente por recidiva da doença de base, pneumonia aspirativa e óbito.

Em um *workshop* internacional realizado em Ribeirão Preto em outubro de 2000, com a presença de especialistas em TMO da Europa, dos EUA e dos principais grupos do país, ao lado de especialistas em DAI, decidiu-se iniciar um projeto piloto (de fases I/II) de TCTH para DAI, cooperativo de âmbito nacional, coordenado pelo centro de terapia celular do Hemocentro de Ribeirão Preto e pela Unidade de TMO do Hospital das Clínicas da FMRP-USP. Os transplantes foram iniciados em junho de 2001, primeiramente em formas graves de lúpus eritematoso sistêmico (LES), ES e esclerose múltipla refratárias à terapia convencional, empregando CTH autólogas não manipuladas, com depleção *in vivo* de células T com globulina antitimocitária (ATG). Até fevereiro de 2012, 36 pacientes com esclerose sistêmica foram incluídos no protocolo brasileiro, sendo 32 procedentes do Hospital das Clínicas de Ribeirão Preto-USP e quatro de outros serviços. Três não chegaram a ser transplantados, pois um foi a óbito antes do transplante, por reativação da doença e complicação infecciosa pós-mobilização e dois obtiveram grande melhora cutânea após a mobilização com ciclofosfamida e G-CSF, optando por não prosseguir para o condicionamento e transplante. Dos 33 transplantados, todos tinham acometimento cutâneo difuso. Vinte e três apresentavam também acometimento pulmonar do tipo intersticial, e um por hipertensão pulmonar. Em 22 pacientes foi identificado envolvimento esofágico pela ES, e em quatro, envolvimento cardíaco. O tempo médio de doença antes da realização do TCTH foi de 2,8 anos. Houve um óbito, por sepse, 23 dias após o transplante. Todos os demais pacientes cursaram com grande melhora inicial da elasticidade cutânea e posterior estabilização, mas três deles voltaram a apresentar piora cutânea após o transplante. Os demais mantiveram melhora da elasticidade da pele e estabilização do acometimento pulmonar, com tempo de seguimento médio de 27 meses.

Dos três pacientes que cursaram com recidiva do quadro, o primeiro persiste com o aparecimento ocasional de úlceras digitais, mesmo em uso de bosentana. O segundo manteve progressão do quadro cutâneo e pulmonar, mesmo recebendo pulsos mensais de ciclofosfamida, e iniciará o uso de micofenolato de mofetil, enquanto que o terceiro, com progressão do quadro cutâneo, vem em uso de metotrexato, com resposta parcial.

Após esta fase piloto de recrutamento de centros participantes e de aquisição de experiência no manejo dos problemas particulares de pacientes com DAI submetidos a TCTH, planeja-se, no brasil, o desenvolvimento de protocolos randomizados de fase III. Estes estudos serão selecionados para responder questões relevantes para os pacientes do nosso meio, além da comparação entre o transplante e a terapia medicamentosa otimizada, tais como:

- Importância da manipulação *in vitro* do enxerto.
- Necessidade de imunossupressão adicional pós-transplante ou de transplantes alogênicos subablativos para evitar recaídas.
- Instituição de regimes de condicionamento mais brandos para diminuir a morbimortalidade do procedimento.
- O papel da própria infusão das células tronco após a imunoablação induzida pelo condicionamento.

Atualmente, estamos próximos de responder a algumas destas questões, para a ES, através do ASTIS-*trial* (Autologous Stem Cell Transplantation International Scleroderma Trial), realizado na Europa. Neste *trial*, que terá seus dados publicados em breve, pacientes com esclerose sistêmica severa forma randomizados para dois braços: transplante autólogo (condicionamento usando ciclofosfamida e ATG de coelho) e 12 pulsos mensais de ciclofosfamida.

TRANSPLANTE AUTÓLOGO DE CÉLULAS-TRONCO HEMATOPOÉTICAS PARA DIABETES MELITO DO TIPO 1

Em dezembro de 2003 foi iniciado no Hospital das Clínicas da Faculdade de Medicina de Ribeirão Preto – Universidade de São Paulo, um estudo pioneiro no mundo envolvendo TACTH em fases precoces de DM1, com menos de 6 semanas do diagnóstico e positividade para o anticorpo anti-GAD. O racional do protocolo era o bloqueio da destruição autoimune das células beta pancreáticas com imunossupressão em altas doses, permitindo a preservação e, talvez, regeneração endógena, da massa de células produtoras de insulina, como os estudos intervencionistas descritos em seções anteriores deste capítulo. A imunossupressão com ciclofosfamida mais ATG, seguida pela infusão das células-tronco hematopoéticas autólogas, permitiria a reconstrução do sistema imunológico do paciente sem as características autoagressivas da doença.

Os resultados obtidos superaram largamente as expectativas. Vinte e cinco pacientes com idades entre 12 e 35 anos foram transplantados até meados de 2011. Não houve óbitos. Um ano após o transplante, 20 pacientes (80%) encontravam-se livres do uso de insulina exógena, mantendo adequado nível glicêmico e aumento dos níveis de peptídeo C, que refletem a produção endógena de insulina. Quatro pacientes nunca deixaram de usar insulina, dos quais dois haviam apresentado cetoacidose diabética ao diagnóstico, indicando menor reserva pancreática de células beta na fase pré-transplante. Os resultados preliminares de 15 casos de pacientes com diabetes do tipo 1 recém-diagnosticado, submetidos ao transplante de células-tronco hematopoéticas autólogas foram publicados em 2007 e uma atualização dos dados foi divulgada em 2009. Dois pacientes abandonaram seguimento após o estudo. Apesar dos resultados iniciais animadores, 19 dos 23 pacientes em acompanhamento voltaram a usar insulina após um período médio de 37,2 meses (7 a 62 meses) pós-transplante. Doze deles estão recebendo 20% a 50% das doses usadas antes do TACTH e os demais usam doses semelhantes àquelas pré-transplante. Em dois casos, detectou-se infecções virais de trato respiratório alto precedendo a recidiva do diabetes. Os quatro pacientes remanescentes continuam livres do uso de insulina exógena, sendo três pacientes há 5 anos e um paciente há exatos 4 anos.

Houve redução significativa dos níveis de hemoglobina glicosilada após o TACTH, indicando adequado controle glicêmico. Com exceção de dois pacientes, todos apresentam níveis de hemoglobina glicada abaixo de 7%, valor considerado limite superior da normalidade. Os pacientes continuamente livres de insulina apresentam valores crescentes de peptídeo C após o transplante, enquanto o grupo que evoluiu com recidiva do diabetes apresentou aumento inicial dos valores, seguido por leve declínio das dosagens de peptídeo C, principalmente após o terceiro ano de transplante, refletindo reativação da agressão imunológica às células produtoras de insulina. Os pacientes que nunca deixaram de usar insulina apresentam níveis decrescentes, próximos de zero, de peptídeo C.

Os efeitos adversos constatados foram aceitáveis diante do bom controle metabólico obtido em grande parte dos pacientes. Como complicações agudas, houve neutropenia febril na maioria dos pacientes, vômitos e alopecia, devido à imunossupressão gerada pelo condicionamento. Dois pacientes apresentaram pneumonia bilateral, com necessidade de oxigenação suplementar não-invasiva, com pronta e completa resposta a antibióticos de amplo espectro. Essas foram as únicas intercorrências graves apresentadas pelos pacientes. No seguimento em longo prazo, um dos pacientes desenvolveu doença graves, 3,5 anos pós-transplante, e outro apresentou hipogonadismo hipergonadotrófico leve e transitório, 12 meses pós-transplante. Um terceiro paciente evoluiu com hipotireoidismo e insuficiência renal transitória devida à rabdomiólise, que foi revertida com o uso de levotiroxina. Essas três intercorrências tardias relatadas anteriormente podem estar relacionadas ao procedimento do transplante ou a uma síndrome poliendócrina frequentemente associada ao DM1. Uma quarta paciente desenvolveu lúpus eritematoso sistêmico leve aproximadamente 2 anos após o transplante, que foi controlado com cloroquina e metotrexato oral.

Avaliações de reconstituição imunológica pós-TACTH vêm sendo realizados, atualmente, visando esclarecer os mecanismos pelos quais o transplante age. Resultados preliminares mostram que ocorre um aumento das células T reguladoras e também das células produtoras de citocinas com perfil TH2, menos inflamatório. Há também reversão de alterações qualitativas e quantitativas no repertorio de receptores de células T, além de assim como da expressão de genes pró e antiapoptóticos [Malmegrim-Farias, 2006].

Uma avaliação mais recente demonstrou que a má evolução dos pacientes que nunca deixam de usar insulina após o transplante, ou daqueles que voltam a usar insulina precocemente após o procedimento, correlaciona-se com reatividade linfocitária específica contra antígenos pancreáticos. Esses resultados podem indicar falha do condicionamento em eliminar completamente a população de linfócitos autorreativos. Com base nesses dados, as equipes de transplante da Faculdade de Medicina de Ribeirão Preto, em colaboração com centros de pesquisa de Chicago (EUA) e Paris (França), decidiram iniciar um novo protocolo randomizado para diabetes do tipo 1 recém-diagnosticado, usando condicionamento mais imunoablativo do que o anteriormente descrito.

Embora numerosas recidivas do diabetes tenham ocorrido após o transplante, o TACTH excedeu as expectativas iniciais e é a intervenção imunológica com melhores, e mais prolongados, resultados até hoje descritos. O melhor estudo intervencionista, recentemente publicado, comparou pacientes diabéticos tratados com anticorpos anti-CD3 (teplizumabe) com outros tratados com placebo. O estudo falhou em demonstrar diferenças no controle glicêmico entre os grupos após 1 ano de tratamento, embora o grupo tratado com altas doses da medicação tenha apresentado maiores níveis de peptídeo C. Porém, apesar de todos os resultados animadores favorecendo o TACTH, há dúvidas quanto à sua capacidade de bloquear a agressão autoimune ao pâncreas endócrino com maior eficiência e durante maior tempo do que outras terapias contra células T, vigentes ou futuras. Novos estudos, aperfeiçoados, deverão ser iniciados, visando aprimorar os resultados iniciais.

OUTRAS FORMAS DE TERAPIA CELULAR PARA DIABETES MELITO DO TIPO 1

Células-tronco de outras fontes têm sido investigadas quanto às suas propriedades terapêuticas. A melhor origem dessas células – adultas da medula óssea, baço, fígado ou intestino, do cordão umbilical ou de tecidos embrionários – ainda é incerta, porém as respostas estarão disponíveis em breve. O uso isolado de células-tronco adultas da medula óssea ou do cordão umbilical em pacientes com diabete melito, sem emprego de imunossupressão, tem trazido resultados benéficos em ensaios clínicos recentes, mas sem produzir independência insulínica na maioria dos pacientes.

Existe uma busca atual por terapias mais seguras, que evitem o emprego de imunossupressão agressiva. Apesar de resultados animadores, o TACTH envolve o uso de altas doses de quimioterapia, provocando mielossupressão e gerando riscos aos pacientes, portanto modelos terapêuticos com menos efeitos colaterais são planejados. Nesse contexto, as células mesenquimais poderiam ser uma alternativa.

As células mesenquimais (MSC) são encontradas no estroma da medula óssea e, além do papel de suporte às demais células da medula, como nutrição, produção de fatores tróficos e sustentação mecânica, apresentam funções imunomoduladoras e reparadoras, que poderiam ser exploradas no tratamento de doenças autoimunes e degenerativas. Numerosos estudos demonstram que, quando as msc são inseridas em um ambiente com inflamação, conseguem alterar o fenótipo local para um perfil menos inflamatório, aumentando os níveis de IL-10 e IL-4 e reduzindo os níveis de tnf-alfa, interferon-gama e IL-12, além de aumentar a quantidade e função de células T reguladoras (TREG). Tais efeitos são comprovados em modelos animais de doenças imunológicas, como a artrite por adjuvante e encefalite alérgica experimental de camundongos, e têm sido aplicadas no tratamento de doenças humanas como a doença do enxerto contra o hospedeiro pós-transplante alogênico de medula óssea. Diversos estudos vêm sendo, atualmente, conduzidos em diferentes países, visando avaliar os efeitos das msc sobre doenças autoimunes, tais como doença de crohn, esclerose múltipla e artrite reumatoide, além do próprio DM1.

Além dos efeitos imunossupressores, as MSCs são valiosas também por seu efeito reparador. Vários estudos demonstram sua capacidade de transdiferenciação em células de tecidos muscular, cartilaginoso e ósseo, entre outros. Quando infundidas *in vivo*, demonstra-se ainda regeneração de tecidos inflamados e agredidos. A fonte desse reparo é ainda controversa, podendo originar-se das MSCs ou de células originárias do próprio tecido, estimuladas por citocinas e outros fatores liberados pelas MSCs (efeito parácrino).

A aplicação de MSC para o tratamento do DM1 reúne numerosas vantagens em relação ao TACTH. Em primeiro lugar, seu uso dispensaria a imunossupressão, diminuindo o risco do procedimento. Em segundo lugar, poderiam diminuir a agressão autoimune ao pâncreas e restabelecer a tolerância aos autoantígenos através do estímulo às TREGs. Finalmente, é possível que promovam o reparo das ilhotas pancreáticas, restabelecendo, assim, a produção de insulina endógena. Esta última propriedade, de reparo, tem extrema importância no tratamento do diabetes, pois caso seus efeitos clínicos sejam comprovados, as MSCs poderão ser aplicadas em fases mais tardias do DM1 e mesmo para o diabetes do tipo 2. A Faculdade de Medicina de Eibeirão Preto apresenta um protocolo clínico vigente em que adultos e crianças acima de 5 anos, com DM1 recém-diagnosticado, são tratados com múltiplas infusões de células mesenquimais expandidas a partir da medula óssea. Até o momento, oito pacientes já foram incluídos, com resultados variáveis, indicando que a resposta clínica depende do número de células infundidas. Os resultados serão divulgados nos próximos meses.

Por fim, alguns protocolos mais recentes objetivam avaliar os efeitos das células dendríticas (CD) manipuladas *in vitro* sobre o DM1. Recentemente, observou-se que alguns subtipos de CD apresentam funções imunorreguladoras, induzindo tolerância imunológica. Essas células promovem a diferenciação de linfócitos *naïve* em células T reguladoras (TREG) e induzem, de maneira antígeno-específica, anergia em linfócitos T efetores. Estudos mostram que a adição de CD expostas a determinados antígenos (pulsadas), a culturas de linfócitos T específicos estimulados com o mesmo antígeno inibe tanto a proliferação linfocitária quanto a produção de anticorpos pelos linfócitos B específicos para aquele antígeno. Outros efeitos das CDs foram ainda observados. Avaliações *in vivo* mostraram sobrevida mais prolongada de enxertos cardíacos alogênicos em camondongos que receberam CDs provenientes do doador. As CDs podem, além disso, ser geneticamente manipuladas, a fim de expressar moléculas imunossupressoras (IL-10, TGF-β), ou bloqueadoras de moléculas de coestimulação, ou indutoras de apoptose de células T, assumindo um papel tolerogênico. As CDS apresentam, portanto, vasto potencial terapêutico e poderão ser aplicadas para doenças autoimunes, doenças alérgicas e como prevenção para rejeição de transplantes. Um estudo clínico norte-americano visa avaliar a segurança de CDs autólogas, geneticamente modificadas, aplicadas a pacientes com DM1 há pelo menos 5 anos. Uma segunda pesquisa, também em andamento nos Estados Unidos, avalia a segurança (estudo de fase I) da infusão de CDs pulsadas com peptídeo pró-insulina em pacientes diabéticos (disponível no endereço eletrônico www.ufl.edu, em março de 2012).

Os investimentos na busca da cura do diabetes têm grande importância científica e socioeconômica. Atualmente, milhões de pacientes diabéticos sofrem as consequências tardias da doença ou, no mínimo, são limitados pela necessidade de monitoração glicêmica constante e aplicações de insulina exógena. O controle da agressão imunológica ao pâncreas proporcionaria aos pacientes melhor qualidade de vida, menos gastos e menos restrições. Entre as diversas abordagens pesquisadas, aquelas com efeitos imunológicos sistêmicos mostram-se mais promissoras, embora alguns aspectos das terapias antígeno-específicas necessitem de melhor avaliação. O maior dilema dessas investidas terapêuticas compreende obter resultados sem expor o paciente a riscos excessivos.

Finalmente, as tentativas de regeneração pancreática também são promissoras. Diversos estudos encontram-se em andamento com o objetivo de promover a transdiferenciação celular ou criar condições para que o próprio tecido se regenere. Resultados nesse campo poderiam abrir caminho para o tratamento de fases mais tardias do DM1, de outros tipos de diabetes e também de outras doenças autoimunes ou degenerativas.

TRANSPLANTE AUTÓLOGO DE CÉLULAS-TRONCO HEMATOPOÉTICAS EM ESCLEROSE MÚLTIPLA

A esclerose múltipla (MS) é uma doença inflamatória crônica que provoca destruição da mielina do sistema nervoso central (SNC), com vários graus de dano axonal.

Leva à incapacitação por meio do comprometimento das funções sensoriais, motoras, autonômicas e neurocognitivas, e as manifestações clínicas incluem perda visual, transtornos de movimentos extraoculares, parestesias, perda sensorial, fraqueza, disartria, espasticidade, ataxia e disfunção na bexiga.

Afeta principalmente adultos jovens e é duas vezes mais frequente no sexo feminino do que no masculino. Sua etiologia não está totalmente esclarecida, acredita-se que indivíduos geneticamente suscetíveis tenham a doença desencadeada por fatores ambientais. É considerada uma doença autoimune porque alguns trabalhos sugeriram um papel de autorreatividade de linfócitos T que entram no SNC através de pequenas veias, desencadeando uma cascata imunológica que induz e perpetua outros eventos inflamatórios e imunes, causando as típicas alterações na massa branca.

A esclerose múltipla apresenta-se de quatro formas clínicas diferentes. A forma surto–remissão é caracterizada por disfunções neurológicas (surtos) autolimitadas que duram de poucos dias a semanas. Entre os surtos, o paciente geralmente costuma recuperar suas funções. Alguns pacientes com a forma surto–remissão não melhoram após os surtos e acabam por apresentar incapacidades. A forma primariamente progressiva é caracterizada por um contínuo declínio funcional desde o início da doença. A forma secundária progressiva inicia-se com a forma surto–remissão que, em determinado ponto, inicia uma contínua deterioração neurológica com ou sem superposição de surtos. Finalmente, a forma surto-progressiva é caracterizada por uma contínua deterioração funcional desde o início, acompanhada de surtos.

O tratamento é realizado com antiinflamatórios como a corticoterapia, imunossupressores (ciclosporina, ciclofosfamida, azatioprina, mitoxantrone) e com imunomoduladores (interferon-beta, copolímeros e imunoglobulina endovenosa).

Recentemente, o uso de terapias biológicas como rituximab ou natalizumab vem sendo descrito com resultados interessantes.

No entanto, há pacientes que não respondem ao tratamento, que necessitam de terapias com drogas mais tóxicas para adquirir ou manter remissão ou que recidivam apesar da terapia empregada; estes necessitam de nova abordagem terapêutica. Trabalhos publicados a partir da década de 1990 traziam modelos animais e considerações teóricas sobre transplante autólogo de células progenitoras hematopoéticas (TACPH) para prevenção e tratamento de doenças autoimunes e mostraram também resposta clínica de alguns pacientes com doenças autoimunes que receberam TACPH, sugerindo que altas doses de quimioterapia seguida de resgate de células-tronco hematopoéticas podem "resetar" a alteração imunológica através de um controle dos clones autorreativos seguido de tolerância imunológica após a imunorreconstituição. Isso leva a concluir que o TACPH pode ser uma opção terapêutica viável para a esclerose múltipla.

Desde sua primeira utilização na segunda metade da década de 1990, mais de 700 TACPH foram realizados em pacientes portadores de ms em todo o mundo. Os trabalhos publicados com maior número de casos foram os do European Group for Blood and Marrow Transplantation (EBMT). Inicialmente, o grupo realizou estudo retrospectivo em que mostraram que 74% de 85 pacientes ficaram livres de progressão de doença até 3 anos após o transplante. Nesse trabalho, pacientes com as formas surto-remissiva e secundariamente progressiva, que têm características mais inflamatórias, apresentaram sobrevida livre de progressão de 78% +/– 13%, enquanto naqueles com a forma primariamente progressiva, mais degenerativa, o resultado foi de 66% +/– 23% em 3 anos. Em 2006, foi publicada a atualização da análise de 143 casos com *follow-up* de 41,7 meses; a doença permaneceu estável ou melhorou em 63% dos casos e piorou em 37%. Vários outros artigos com número expressivo de pacientes foram então publicados.

Em 2009, o grupo europeu publicou uma revisão de todos os casos de doenças autoimunes estudados e mostrou 345 casos realizados em esclerose múltipla com mortalidade pelo procedimento de 2%, sobrevida em 3 anos de 93% e ausência de progressão da doença em 55% dos casos.

O estudo randomizado e prospectivo organizado por esse grupo ainda não conseguiu número suficiente de pacientes para alguma conclusão consistente.

Em 2011, uma recomendação baseada em 500 casos transplantados na Europa foi publicada e reafirmou a eficácia do transplante nesta doença e sugeriu a sua utilização mais precocemente.

O grupo brasileiro, composto por casos que não responderam à terapêutica convencional e que mantinham progressão da doença, publicou os primeiros 41 casos nacionais e demonstrou que 70% dos pacientes ficaram estáveis ou melhoraram com o procedimento e que apenas 30% mantiveram uma progressão da doença. Esses casos eram principalmente da Faculdade de Medicina de Ribeirão Preto, USP e do Hospital Israelita Albert Einstein.

Esse trabalho foi importante, pois demonstrou que o uso de altas doses de ciclofosfamida e ATG *vs.* o esquema Beam e ATG era mais seguro, sem perda de resultados favoráveis.

Em 2013, estudo multicêntrico no qual juntou-se dados do registro europeu e americano com participação expressiva de casos do Brasil, principalmente do Hospital Albert Einstein e da Faculdade de Medicina de Ribeirão Preto, recebeu o prêmio Van Bekkun de melhor trabalho do congresso europeu de transplantes de medula óssea. Em fase de publicação, demonstrou o benefício a longo prazo do procedimento e que os melhores resultados são obtidos em pacientes tratados mais precocemente, ainda na fase surto–remissão.

INDICAÇÕES CLÍNICAS ESTABELECIDAS DO USO DE TRANSPLANTES EM DOENÇAS AUTOIMUNES

Em 2012, um consenso da Sociedade Brasileira de Transplantes de Medula Óssea estabeleceu diretrizes para transplantes em doenças autoimunes. Segundo os registros americano e europeu, mais de 1.800 transplantes foram realizados em 280 centros. Atualmente, mais de 100 casos por ano são informados. Os mais frequentes são esclerose múltipla, pela documentação já existente e evidência científica documentada (IIb), e esclerose sistêmica, por não haver, até o momento, outras opções terapêuticas satisfatórias.

De acordo com o estudo ASSIST, as indicações em esclerose sistêmica são:

- Esclerose sistêmica difusa com duração menor que 5 anos desde o desenvolvimento dos primeiros sintomas não Raynaud.
- Escore de Rodnan > 15.
- Evidência documentada de piora nos 6 meses anteriores (envolvimento respiratório com capacidade de difusão do CO e capacidade vital forçada < 70% que o esperado e evidência de doença intersticial por RX ou tomo).
- Comprometimento renal (proteinúria > 0,3 g/24 horas).

No entanto, deve-se contraindicar em pacientes que tenham envolvimento cardíaco com fração de ejeção < 50%, difusão de oxigênio < 45% ou acometimento intestinal grave.

A modalidade escolhida é de transplante autólogo, com mobilização com ciclofosfamida, 2 g/m^2 e GCSF, células CD 34 > 2,0 × 10, não selecionada, e condicionamento com ciclofosfamida 200 mg/kg + ATG 4,5 mg/kg.

As principais preocupações durante o procedimento devem ser com intestinos, função cardíaca e reativação viral pelo uso de corticosteroides.

Na esclerose múltipla, as indicações são:

- Fase surto–remissão com alta atividade inflamatória (clínica e imagem) com piora apesar do uso de uma ou duas linhas de tratamento.
- Forma maligna com severa incapacidade.
- Fase secundária progressiva[1]: atividade inflamatória evidente (recidiva clínica ou novas lesões ou piora de lesões na imagem e piora da incapacidade clínica).
- Fase primária progressiva.*

Não se deve indicar na doença avançada com EDSS > 6,5 (índice de incapacidade) pela ineficácia e alta taxa de mortalidade.

A modalidade autóloga e o condicionamento e mobilização indicados no consenso foram os mesmos estabelecidos para a esclerose sistêmica. E, pelas características da doença, as principais preocupações devem ser: trombose venosa profunda/tromboembolismo pulmonar, infecção urinária e quedas.

O consenso conclui que deveriam ser mantidas as indicações clínicas apenas para esclerose múltipla e esclerose sistêmica. As demais indicações deveriam ser usadas em pesquisa clínica ou em casos compassivos sem resposta a tratamentos convencionais. Definiu também a importância de se desenvolver uma maior experiência e estudos com infusão de células mesenquimais.

Bibliografia

Binks M, Passweg JR, Furst D et al. Phse i/ii trial of autologous stem cell transplantation in systemic sclerosis: procedure related mortality and impact on skin disease. Ann Rheum Dis 2001; 60:577-584.

Breban M, Hammer RE, Richardson JA, Taurog JD. Transfer of the inflammatory disease of HLA-b27 transgenic rats by bone marrow engraftment. J Exp Med 1993; 178:1607-16.

Burt RK, Kallunian K, Patel D et al. The rationale behind autologous autoimmune hematopoietic stem cell transplant conditioning regimens: concerns over the use of total body irradiation in systemic sclerosis. Bone Marrow Transplant 2004c; 34:745-751.

Burt RK, Oyama Y, Verda l et al. Induction of remission of severe and refractory rheumatoid arthritis by allogeneic mixed chimerism. Arthritis Rheum 2004b; 50:2466-2470.

Burt RK, Shah S, Dill K, Grant T et al. Autologous non-myeloabaltive haematopoietic stem cell transplantation compared with pulse cyclophosphamide once per month for systemic sclerosis (assist): an open-label, randomised phase 2 trial. Lancet 2011; 378:498-506.

Burt RK, Verda l, Oyama Y et al. Non-myeloablative stem cell transplantation for autoimmune diseases. Springer Seminars in Immunopathol 2004a; 26: 57-69.

Couri CE, Oliveira MC, Stracieri AB et al. C-peptide levels and insulin independence following autologous nonmyeloablative hematopoietic stem cell transplantation in newly diagnosed type 1 diabetes mellitus. JAMA 2009; 301:1573-9.

Farge D, Van Iaar JM, Tyndall A. The european randomized hsct trial for scleroderma. Blood & Marrow Transplant Rev 2004a; 14:7-9.

Farge D, Passweg J, Van Iaar JM et al. Autologous stem cell transplantation in the treatment of systemic sclerosis: report from ebmt/eular registry. Ann Rheum Dis 2004b; 63: 974-81.

Hamerschlak N, Rodrigues M, Moraes DA, Oliveira MC, Stracieri AB, Pieroni, Barros GM et al. Brazilian experience with two conditioning regimens in patients with multiple sclerosis: beam/horse atg and cy/rabbit atg. Bone Marrow Transplant. 2010 Feb; 45(2):239-48.

---

* Na falha ou progressão ao tratamento padrão com pelo menos duas linhas.

Knaan-Shanzer S, Houbew P, Kinwel-Bohre EP et al. Remission induction of adjuvant arthritis in rats by total body irradiation and autologous bone marrow transplantation. Bone Marrow Transplant 1991; 8:333-8.

Kuwana M. Induction of anergic and regulatory t cells by plasmacytoid dendritic cells and other dendritic cell subsets. Human Immunol 2002; 63: 1156-63.

Le Blanc K, Ringdén O. Immunobiology of human mesenchymal stem cells and future use in hematopoietic stem cell transplantation. Biol Bone Marrow Transplant 2005; 11:321-334.

LeBlanc K, O. Mesenchymal stem cells: properties and role in clinical bone marrow transplantation. Curr Opin Immunol 2006; 18:586-91.

Lu l, Gambotto A, Lee W-C et al. Adenoviral delivery of ctla-4ig into myeloid dendritic cells promotes their in vitro tolerogenicity and survival in allogeneic recipients. Gene Ther 1999; 6:554.

Lu l, Thomson AW. Manipulation of dendritic cells for tolerance induction in transplantation and autoimmune disease. Transplantation 2002; 73:s19-s22.

Malmegrim-Farias. "Avaliação da reconstituição imunológica em pacientes com diabetes melito do tipo 1 e esclerose múltipla após transplante autólogo de células tronco hematopoéticas", tese de doutorado em Ciências Médicas. Ribeirão Preto: Faculdade de Medicina de Ribeirão Preto da Universidade de São Paulo, 2006.

Marmont AM. Coincidental autoimmune disease in patients transplanted for coincidental indications. Best Pract Res Clin Haematol 2004; 17:223-32.

Marmont AM. Stem cell transplantation for severe autoimmune disorders, with special reference to rheumatic diseases. J Rheumatol 1997; 24(suppl 48):13-8.

Morton JL et al. Transplantation of autoimmune potential: development of antinuclear antibodies in h-2 histocompatible recipients of bone marrow from new zeland black mice. Proc Natl Acad Sci USA 1974; 71:2162-6.

Muraro P. On behalf of cibmtr autoimmune disease working committee and the ebmt autoimmune disease working party. Long term outcomes after autologous hematopoietic cell transplantation for multiple sclerosis. Van Bekkum Award. EBMT 2013.

Nash RA, McSweeney PA, Crofford JL, Sullivan KM, Furst DE, et al. High-dose immunosuppressive therapy and autologous hematopoietic cell transplantation for severe systemic sclerosis: long- term follow-up of the US Multicenter Pilot Study. Blood 2007; 110:1388-96.

Nash RA, McSweeney PA, Nelson JL et al. Allogeneic marrow transplantation in patients with severe systemic sclerosis: resolution of dermal fibrosis. Arthritis Rheum 2006; 54:1982-1986.

Nash RA, McSweeney PA, Storb R et al. Treatment of severe systemic sclerosis with allogeneic marrow transplantation. Blood 2001; 98(suppl): 460b.

Oyama Y, Barr WG, Statkute l, Corbridge T, Burt RK. Autologous nonmyeloablative hematopoietic stem cell transplantation in patients with systemic sclerosis. Bone Marrow Transplant 2007; 40:549-555.

Pasquini MC, Voltarelli J, Atkins HL, Hamerschlak N, Zhong X, Ahn KW et al. Transplantation for autoimmune diseases in North and South America: a report of the center for international blood and marrow transplant research. Biol Blood Marrow Transplant 2012 Oct; 18(10):1471-8.

Pavletic SZ. Non-myeloablative allogeneic hematopoietic stem cell transplantation for autoimmune disease. Arthritis Rheum 2004; 50:2387-90.

Rodrigues MC, Hamerschlak N, Moraes DA, Simões BP, Rodrigues M, Ribeiro AA, Voltarelli JC. Guidelines of the Brazilian Society of Bone Marrow Transplantation on hematopoietic stem cell transplantation as a treatment for the autoimmune diseases systemic sclerosis and multiple sclerosis. Rev Bras Hematol Hemoter 2013; 35(2):134-143.

Snowden JA, Saccardi R, Allez M, Ardizzone S, Arnold R, Cervera R, Denton C, Hawkey C et al. on behalf of the ebmt autoimmune disease working party (ADWP) and paediatric diseases working party (PDWP). Haematopoietic sct in severe autoimmune diseases: updated guidelines of The European Group for Blood and Marrow Transplantation. Bone Marrow Transplantation 2011; 1-21.

Tyndall A, Dazzi F. Hematopoietic and mesenchymal stem cell transplantation in autoimmune diseases. Future Rheumatol 2006; 1:1-10.

Tyndall A, Furst D. Adult stem cell treatment of scleroderma. Curr Opin Rheumatol 2007; 19:604-10.

Tyndall A. Successes and failures of stem cell transplantation in autoimmune diseases. Hematology 2011: 280-4.

Van Bekkum DW. New opportunities for the treatment of severe autoimmune diseases: bone marrow transplantation. Clin Immunol Immunopathol 1998; 89:1-10.

Voltarelli JC, Couri CEB, Stracieri ABPL et al. Autologous nonmyeloablative hematopoietic stem cell transplantation in newly diagnosed type 1 diabetes mellitus. JAMA 2007; 297:1568-76.

Voltarelli JC. Hematopoietic stem cell transplantation for autoimmune diseases in Brazil: current status and future prospectives. Rev Bras Hematol Hemoter 2002; 24: 206-211.

CAPÍTULO

52

Imunização no Adulto

André Villela Lomar[†] *e Morton Scheinberg*

IMUNIZAÇÃO ROTINEIRA DO ADULTO

Alguns adultos deduzem incorretamente que as vacinas que eles receberam quando crianças irão protegê-los pelo resto de suas vidas. Geralmente isso é correto, exceto por estes motivos:

- Alguns adultos nunca foram vacinados quando crianças.
- Novas vacinas não estavam disponíveis quando alguns dos adultos eram crianças.
- A imunidade pode ir desaparecendo com a idade.
- Quanto mais envelhecemos, vamos nos tornando mais suscetíveis a doenças graves causadas por infecções comuns, como, por exemplo, gripe, pneumonia por pneumococo etc.

O programa de imunização infantil é um sucesso em nosso país, embora seu início tenha sido um pouco tardio quando comparado com o de outros países mais desenvolvidos. De modo significativo, as crianças morrem cada vez menos de doenças prevenidas pelas vacinas. Infelizmente, as taxas de imunização dos adultos ainda permanecem abaixo do ideal. As campanhas de vacinação para os idosos (> 60 anos) contra a influenza foram bem-sucedidas, porém somente um pequeno número dos idosos tem recebido vacinas contra doença pneumocócica. Também para os adultos jovens que apresentam risco elevado para essas duas doenças, a imunização ainda permanece em níveis muito inferiores aos desejados. Nos Estados Unidos, cerca de 50.000 a 70.000 adultos morrem dessas duas doenças preveníveis.

A imunidade ao tétano e difteria continua a diminuir entre os adultos e constitui importante problema nos idosos, especialmente o tétano. Nos EUA, somente 47% dos adultos acima dos 20 anos de idade possuem níveis protetores de anticorpos contra essas duas doenças, e somente 63% dos adultos com imunidade ao tétano também possuem imunidade contra a difteria. No Brasil essa situação também é preocupante, pois, enquanto conseguimos controlar o tétano e a difteria na infância, os casos descritos ocorrem atualmente nos adultos e idosos.

Um grande número de fatores é importante quando se administram vacinas em adultos, entre eles: o tipo de imunização a ser utilizado, o efeito adverso, o pessoal treinado na aplicação das vacinas e o armazenamento adequado. A maioria das vacinas induz imunidade ativa pela promoção do desenvolvimento de anticorpo no receptor, de modo geral, duradoura. Já a imunização ativa é realizada pela transferência de produtos que contêm anticorpos específicos contra determinadas doenças, para proteger o paciente rapidamente após exposição específica, porém a durabilidade da proteção é menor. Os objetivos da imunização ativa são estimular o indivíduo a produzir resposta imune primária por meio da proliferação das células B, com produção de anticorpos específicos e sensibilização das células T. No paciente vacinado, o resultado da exposição secundária inclui resposta imune rápida que o protege contra o desenvolvimento da doença. Algumas vacinas utilizam conjugado de bactérias ou vírus mortos, bactérias ou vírus vivos atenuados ou subunidades antigênicas de organismos. As vacinas que contêm toxoides são aquelas obtidas de toxinas produzidas por bactérias e que induzem a formação de anticorpos específicos contra a toxina específica e capazes de inativá-la. As vacinas contra difteria e tétano são as duas produzidas a partir de toxoides e também são indicadas para os adultos.

A imunização passiva envolve a administração direta de anticorpos protetores derivados de *pool* de soro humano ou de soros de animais. Tal imunização oferece proteção de curta duração e não é rotineiramente recomendada para os adultos jovens saudáveis, uma vez que a maioria é capaz de produzir resposta imune durável por meio da imunização ativa. A imunização passiva usualmente é recomendada para as pessoas expostas ou que serão expostas a patógenos específicos, sendo comumente empregada nos pacientes imunocomprometidos incapazes de produzir resposta imune eficaz com a imunização ativa.

A maioria das vacinas é segura e causa somente reações colaterais mínimas, tais como febre e reações no local da injeção, e, nos casos que recebem imunização passiva, podem ocorrer reações como a doença do soro. Tais reações não são consideradas contraindicações verdadeiras à vacinação, entretanto, com frequência determinam oportunidades perdidas de imunização por conceitos públicos errôneos a respeito da população sobre a segurança da imunização. As contraindicações são raras e incluem reações de hipersensibilidade, anafilaxia e complicações neurológicas graves. Também são contraindicadas as aplicações de vacinas com vírus vivos em pacientes imunocomprometidos. As recomendações do American College of Physicians, the Advisory Committee on Immunization Practices of the Centers for Disease Control and Prevention and Infectious Diseases Society of America são que as pessoas somente evitem a vacinação se as contraindicações verdadeiras estiverem presentes, apresentadas nos Quadros 52-1 e 51-2.

Outros efeitos adversos que podem ocorrer e devem ser relatados às autoridades sanitárias incluem: choque anafilático ou anafilaxia até 7 dias após a aplicação de qualquer vacina; encefalopatia, encefalite ou convulsões; qualquer sequela ou qualquer evento incomum ou grave; efeitos adversos relacionados na bula como contraindicações para futuras vacinações.

Efeitos específicos de algumas vacinas também devem ser relatados:

- Tétano: neurite braquial dentro de 20 dias ou formação de abcessos no local da aplicação.
- Coqueluche: encefalopatia ou encefalite dentro de 7 dias.
- Caxumba, sarampo e/ou rubéola: encefalopatia ou encefalite dentro de 15 dias da vacinação.

- Rubéola: artrite crônica dentro de 6 meses após a vacinação.
- Sarampo: trombocitopenia e púrpura dentro de 7 a 30 dias, e infecção por sarampo, com a cepa vacinal em um paciente imunodeficiente que recebeu a vacina, nos 6 meses subsequentes à vacinação.
- Poliomielite oral: paralisia ou pólio pela cepa viral vacinal dentro de 30 dias a 6 meses da vacinação.

A maioria das vacinas utilizadas pode ser administrada simultaneamente em diferentes locais sem comprometimento da eficácia. Para adultos de todas as idades, a coadministração da vacina antipneumocócica e influenza são seguras e não comprometem a eficácia de qualquer uma das duas vacinas.

As limitações à coadministração são as seguintes:

- As vacinas que contêm vírus vivos atenuados devem ser administradas no mesmo dia, ou as vacinações subsequentes com vacinas de vírus vivo devem ser

QUADRO 52-1   **Contraindicações absolutas à administração de vacinas***

Reações encontradas	Razões para contraindicação e ação recomendada
Reação anafilática prévia à vacina específica	Evitar vacinação com a vacina específica pelo risco de recorrência
História de anafilaxia ao ovo ou proteínas do ovo	Evitar as vacinas contra sarampo, influenza, caxumba e febre amarela, pois são produzidas em ovos embrionados e podem conter resíduos de proteínas do ovo
Reação anafilática prévia à neomicina ou estreptomicina	Evitar as vacinas contra sarampo, caxumba, rubéola (tríplice viral) porque contêm traços de neomicina (aminoglicosídeo)
História de reação sistêmica às vacinas de cólera, praga ou febre tifoide	Evitar revacinação com estas vacinas pelo risco de recorrência
Pacientes imunocomprometidos ou em tratamento imunossupressor	Evitar vacinas que contenham vírus vivos atenuados, pois há risco de replicação viral nos indivíduos imunocomprometidos
Contatos domiciliares de pacientes imunocomprometidos	Evitar vacina de pólio oral, pois a doença induzida pela vacina pode ser transmitida ao indivíduo imunocomprometido. Isso não se aplica às vacinas contra sarampo, caxumba e rubéola, pois não são transmitidas aos outros
Mulheres grávidas	Evitar todas as vacinas com vírus vivos pelo risco potencial para o feto

*Não são contraindicações à imunização:
- Doença recente ou atual leve, com ou sem sintomas de febre baixa.
- Antibioticoterapia recente ou atual.
- Dor local, vermelhidão, inchaço ou febre de menos de 40,5°C após qualquer vacinação.
- História pessoal de alergias, exceto as mencionadas no Quadro 52-2.
- História familiar de reações adversas a imunizações.

QUADRO 52-2   **Esquema de imunização recomendada para adultos pela vacina e grupo etário**

Vacina↓	19 a 49	50 a 60	> 60
Tétano e difteria[1]	1 dose de reforço a cada 10 anos[1]		
Influenza	1 dose anual opcional[2]		1 dose anual[1]
Pneumocócica	1 dose anual para pacientes de risco[2]		1 dose: 5-5 anos[1]
Hepatite B	3 doses (0,1-2, 4-6 meses)[2]		
Hepatite A	2 doses 0, 6-12 meses[2]		
Sarampo, caxumba e rubéola[3]	1 ou 2 doses[3] (0,6-12 meses)		Não recomendada
Varicela[3]	2 doses (0,4-8 semanas)[3]		
Meningocócica[2] (conjugada)	1 dose[2]		

[1] Para todas as pessoas nesses grupos.
[2] Para pessoas sem documentação vacinal ou evidência de doença.
[3] Para pessoas com fatores de risco.
Fontes: Recommended adult immunization Schedule. MMWR Morb Mortal Wkly Rep. 2002; 51(40):904 e do Advisory Committee on Immunization Practices from the Department of Health and Human Services. Center for Disease Control and Prevention. Recommended Adult Immunization Schedule United States (Oct, 2004 – Set, 2005).

aplicadas após 30 dias para evitar a preocupação teórica de que a resposta imune a uma ou ambas possa ser ineficaz.

- Imunoglobulinas não devem ser administradas juntamente com vacinas de vírus vivos porque os anticorpos administrados passivamente podem interferir na resposta vacinal. Isso não se aplica a vacinas inativadas, à vacina oral contra a poliomielite e a vacinas contra febre amarela.

Importante aspecto na vacinação do adulto diz respeito à falta de cultura na imunização do adulto, criando barreiras importantes para a proteção contra doenças preveníveis para este grupo etário. Deste modo, cabe ao clínico rever rotineiramente a história de imunização de qualquer pessoa adulta de 50 anos ou mais. Deve-se manter nos prontuários dos pacientes (consultório ou hospital) registros e formulários adequados que registrem a história vacinal do paciente, assim como a relação das medidas adequadas para proteger pacientes de alto risco e que possam servir de guia para orientação adequada do clínico para o paciente.

IMUNIZAÇÃO PARA O VIAJANTE

As pessoas que viajam para outras partes do mundo geralmente se preocupam com a exposição a doenças infecciosas e procuram por aconselhamento sobre medidas preventivas a serem adotadas.

Durante os preparativos para uma viagem, as pessoas não devem esquecer de levar sua história de vacinação (cartão de vacinação) e devem mostrá-la ao médico quando forem fazer sua consulta.

É importante notar que o efeito protetor das vacinas leva algum tempo para se desenvolver após a vacinação. A resposta imune do indivíduo vacinado somente será completa dentro de um período que varia de acordo com a vacina, com o número de doses necessárias e se o indivíduo tiver sido vacinado anteriormente para a doença em questão. Por esse motivo, deve-se planejar uma consulta ao médico pessoal ou clínica de imunização 4 a 6 semanas antes da viagem planejada e se o destino da viagem for um local onde a exposição a qualquer uma das doenças preveníveis possa ocorrer. Essas exposições dependem dos países e regiões a serem visitados e da natureza da exposição potencial aos agentes infecciosos. Por exemplo, um turista que venha ao Brasil para estada durante o carnaval no Rio de Janeiro não necessita se prevenir contra doenças que tenham ocorrência limitada às regiões silvestres da Amazônia ou de outros estados brasileiros com ocorrência de febre amarela silvestre.

Informações atualizadas sobre imunizações para os viajantes para as diversas partes do mundo são apresentadas no *site* operado pela Organização Mundial da Saúde: http://www.who.int/ith/

Se o indivíduo necessitar de uma ou mais vacinas, elas podem ser aplicadas simultaneamente em locais separados (pelo menos 2 cm da primeira aplicação). Certas vacinas causam, com frequência, reações locais que podem se acentuar se elas forem aplicadas simultaneamente. No leque das possibilidades, tais vacinas devem ser aplicadas em ocasiões separadas, a menos que haja restrições de tempo e financeiras. As vacinas inativadas geralmente não interferem em outras vacinas que contêm microrganismos vivos atenuados e podem ser aplicadas simultaneamente em qualquer momento sem prejuízo da resposta imune.

Números significativos de vacinas combinadas estão agora disponíveis, provendo proteção contra mais de uma doença. Para vacinação rotineira, a vacina combinada contra difteria, tétano e coqueluche, assim como a tríplice viral (caxumba, sarampo e rubéola), é empregada rotineiramente nas crianças. Outros exemplos de combinações atualmente disponíveis são as contra hepatite A+B, hepatite A + febre tifoide. Nos adultos, a vacina combinada contra tétano e difteria também é largamente empregada.

Vacinas combinadas conferem vantagens para os viajantes pela redução do número de injeções necessárias e são tão eficazes e seguras quanto as vacinas simples.

As vacinas para os viajantes incluem:

- Aquelas que são usadas rotineiramente, particularmente na criança.
- Outras que possam ser aconselháveis antes de viajar.
- Aquelas em que, em algumas situações, forem mandatórias.

Quando estão em seus países, os adultos com frequência se esquecem de manter o esquema de reforço das vacinações da infância, particularmente quando o risco de infecção é baixo. Alguns adultos idosos nunca foram, de fato, vacinados. É preciso ter em mente que algumas doenças, tais como difteria e poliomielite, que não mais ocorrem em nosso país, podem estar presentes nos países a serem visitados.

Imunizações Requeridas para os Viajantes Adultos

Decidir quais vacinas seriam apropriadas administrar no viajante em situação específica deve levar em conta os seguintes fatores para cada uma delas:

- Risco de exposição à doença.
- Idade, estado de saúde e história de vacinações prévias.
- Fatores especiais de risco.
- Reações a vacinas previamente administradas, em especial reações alérgicas.
- Risco de infectar outras pessoas.
- Custo.

A vacina contra a febre amarela é a única imunização legalmente obrigatória para entrada em países específicos, por duas razões diferentes: (1) para proteger o indivíduo em áreas onde haja risco de infecção por febre amarela; e (2) para proteger os países vulneráveis da importação do vírus da febre amarela. Os viajantes devem ser vacinados se visitarem um país onde há risco de exposição à febre amarela, e são obrigados a fazê-lo se visitarem um país que exige aos que nele entram vacinação contra febre amarela. Esta condição se aplica a todos os viajantes que chegam de um país onde a febre amarela seja endêmica, e os viajantes devem possuir um certificado internacional de vacinação como requerido para esta doença.

Há uma variedade de infecções para as quais a vacinação é recomendada, mas não é obrigatória na maioria dos países. Existem países que fazem exigências específicas, como, a Arábia Saudita, onde a vacina antimeningocócica é obrigatória para peregrinos que visitam Meca anualmente ou em qualquer momento.

Considerando as vacinas existentes, recomenda-se que os viajantes estejam previamente imunizados contra uma série de doenças que incluem a vacinação rotineira básica, vacinas seletivas para uso de viajantes e as vacinas obrigatórias. As vacinas para os viajantes são apresentadas no Quadro 52-3.

QUADRO 52-3 **Vacinas para viajantes**

Categoria	Vacinas
Vacinação de rotina	Difteria, tétano, pertússis (DTP) Hepatite B *Haemophilus influenzae* tipo B Sarampo Poliomielite [oral (Sabin) ou parenteral (Salk)] Influenza
Vacinas seletivas para viajantes	Cólera Influenza Hepatite A Encefalite japonesa Doença de Lyme Doença meningocócica Doença pneumocócica Raiva Encefalite causada por picada de carrapato Tuberculose (BCG) Febre tifoide Febre amarela (para proteção individual)
Vacinas obrigatórias	Febre amarela (para proteção de países vulneráveis) Doença meningocócica, requerida pela Arábia Saudita para os peregrinos em viagem ao país para visitar Meca em qualquer parte do ano.

Contraindicações de Vacinas

Há uma série de contraindicações para a administração de diferentes tipos de vacinas:

- Vacinas que contenham vírus vivos atenuados (p. ex., da febre amarela, pólio oral, sarampo, caxumba ou rubéola) não devem ser administradas em mulheres grávidas ou pessoas com imunodeficiências potenciais, tais como pacientes com leucemia, linfoma ou doença maligna generalizada, e naqueles em tratamento com corticosteroides, agentes alquilantes, antimetabólitos ou irradiação. Entretanto, se uma mulher grávida não puder retardar sua viagem para áreas de alto risco para febre amarela ou pólio, as vacinas para essas doenças deverão ser administradas.
- A vacina contra poliomielite oral feita com vírus vivo atenuado não deve ser aplicada em um paciente que more com uma pessoa sabidamente imunodeficiente.
- Para viajantes portadores do HIV, a imunização com a pólio oral e a febre tifoide atenuada devem ser evitadas em favor das vacinas inativadas parenterais. O risco da vacina contra a febre amarela para os pacientes com HIV positivo ainda não foi definido, porém as pessoas com infecção assintomática pelo HIV que não podem evitar exposição a zonas endêmicas de febre amarela devem fazer uso opcional dela. Uma vez que o sarampo é extremamente grave em pacientes com HIV, a vacina deve ser aplicada, exceto se o paciente estiver gravemente imunossuprimido.

IMUNIZAÇÃO DO TRABALHADOR DA SAÚDE

Os trabalhadores da saúde estão sob risco de exposição a doenças que podem ser evitadas pela vacinação. Esse risco pode ser diminuído pela lavagem das mãos, por medidas rápidas de isolamento para pacientes com doenças transmissíveis conhecidas ou suspeitadas e pela manutenção atualizada da imunização desses trabalhadores.

De modo geral, todos os trabalhadores da saúde que trabalham em hospitais, centros de saúde, consultórios privados, clínicas de repouso, instituições de asilo, escolas e laboratórios, e o pessoal dos serviços de emergência médica, se lidam ou não diretamente com os pacientes, devem receber as vacinas necessárias.

A imunização é recomendada quando as administrações de vacinas anteriores não podem ser documentadas, a menos que haja contraindicação para a administração da vacina ao funcionário da saúde. Frequentemente, muitos trabalhadores da saúde não têm imunidade contra sarampo, hepatite B, influenza, sarampo, caxumba e rubéola, em especial pela falta de políticas inadequadas dentro das instituições de saúde.

As vacinas recomendadas aos trabalhadores da saúde incluem:

- Todos os trabalhadores da saúde devem estar imunizados contra sarampo, caxumba, rubéola e varicela.
- Todos os trabalhadores da saúde com exposição potencial a sangue ou fluidos corpóreos devem estar imunizados contra hepatite B.
- Todos os trabalhadores da saúde devem receber as vacinas normalmente recomendadas para os adultos, tais como contra o tétano e difteria e vacina pneumocócia, e devem receber anualmente a vacina contra influenza.
- Todos os trabalhadores da saúde em risco e o pessoal de laboratório devem receber as seguintes vacinas além das já mencionadas: meningocócica, BCG, contra apoliomielite, raiva, praga, febre tifoide e hepatite A.

IMUNIZAÇÃO DO IMUNODEPRIMIDO E DE PACIENTES COM OUTRAS CONDIÇÕES CLÍNICAS

A prevenção de infecções é fundamental para a população crescente de indivíduos com imunidade prejudicada. A infecção nesses casos determina altas morbidade e mortalidade, e a antibioticoterapia é geralmente menos eficiente do que no hospedeiro normal.

Um dos problemas da administração de vacinas nessa população é que os indivíduos nem sempre conseguem apresentar resposta imune eficiente capaz de prevenir contra a doença em questão. Quanto maior o grau de imunossupressão, menor a probabilidade de responder à imunização. Embora certas vacinas sejam capazes de prover algum benefício ao imunodeprimido, a resposta à vacina não pode ser previamente assegurada. A imunização correta desses indivíduos pode requerer o uso de vacinas e/ou imunização passiva por meio da aplicação de imunoglobulinas específicas ou não, além de medidas acessórias, tais como profilaxia antiviral com medicamentos durante surtos de influenza A, varicela e outras.

A suscetibilidade à infecção nos pacientes com câncer irá variar muito de acordo com o tipo de tumor que o paciente apresentar. De modo geral, os tumores hematopoéticos determinam maior suscetibilidade a infecções, pelo maior grau de imunossupressão, quando comparados com tumores sólidos. Entretanto, pacientes com tumores sólidos também estão sujeitos a adquirirem infecção com base no estado nutricional, debilidade física e, em alguns casos, obstruções anatômicas (p. ex., massas pulmonares obstruindo a drenagem brônquica). Pouco, e não devidamente, se tem estudado sobre imunidade e vacinação neste tipo de paciente. Não há condutas padronizadas e baseadas em evidências para a prevenção de infecções oportunistas no paciente oncológico. Entretanto, algumas medidas podem ser recomendadas e são expressas no Quadro 52-4 (no qual incluímos, também, as recomendações para as grávidas, pacientes com IRA, diabéticos, DPOC, hepatopatia crônica e alcoolismo).

Vacinas Inativadas

- Toxoide tetânico, toxoide diftérico e vacina contra pólio: pacientes com câncer e com risco de adquirir tétano, difteria ou pólio devem fazer uso dessas vacinas, pois geralmente apresentam resposta imune similar à obtida com indivíduos sadios.

- Vacina pneumocócica não conjugada: deve ser aplicada nos pacientes com doenças malignas, nos esplenectomizados. A resposta à vacina é geralmente pobre quando a condição clínica é manifesta, e, por isso, a vacinação deve ser feita antes da quimioterapia e antes da esplenectomia. O papel da vacina pneumocócica conjugada ainda não foi bem determinado.

- Vacina contra *Haemophilus influenzae* tipo B conjugada: deve ser administrada em crianças com câncer o mais cedo possível, mas a resposta vacinal não é muito eficiente. Os pacientes adultos não estão em grande risco de contrair esta gripe, exceto quando são submetidos a transplante de células hematopoéticas.

- Vacina contra influenza: pacientes com leucemia que são submetidos à quimioterapia apresentam alta morbidade e mortalidade associada à influenza. A administração anual da vacina é recomendada contra todos os pacientes com câncer, mesmo que a resposta não seja tão boa quanto a que ocorre nos indivíduos normais. Como geralmente tais pacientes adquirem essa doença no ambiente nosocomial ou familiar, é importante a vacinação de todos seus contatos. Quimioprofilaxia com antiviral específico é aconselhável quando se detectam casos de influenza no ambiente do paciente.

Vacinas Vivas

- Vacinas contra sarampo, caxumba e rubéola: a mortalidade em pacientes com câncer e sarampo é muito elevada, e, por esse motivo, devem ser aplicadas nesses

QUADRO 52-4 Recomendações para imunizações de adultos imunossuprimidos e com diversas outras condições médicas

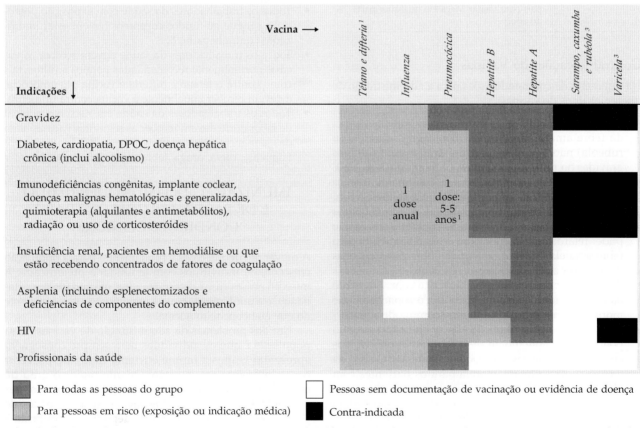

Adaptado do Advisory Committee on Imunization Practices Department of Health and Human Services = Center for Disease Control andPrevention (CDC).

pacientes antes ou 3 meses após cessar a quimioterapia quando forem soronegativos e estiverem sob risco. Nos adultos, as recomendações são as mesmas que descrevemos para os pacientes adultos saudáveis.

- Vacina contra varicela: o paciente adulto suscetível deve receber a vacina contra varicela após o término da quimioterapia, uma vez que estudos em crianças em remissão de leucemia demonstraram excelentes taxas de soroconversão (88% e 98% após a 1ª e 2ª dose, respectivamente).

Vacinação em Outros Pacientes Imunocomprometidos

- Tratamento com corticosteroide: pacientes submetidos à corticoterapia podem estar suscetíveis à infecção, porém a duração e a quantidade exata de corticoterapia para suprimir o sistema imune ainda é motivo de debate. Entretanto, algumas recomendações estão bem estabelecidas: as vacinas de vírus vivos podem ser administradas quando os pacientes fazem uso de prednisona na dose de 20 mg/dia ou menos por 14 dias ou menos; glucocorticoides usados por longos períodos com terapia de reposição fisiológica geralmente em doses máximas de 20mg/dia; uso tópico, por aerossol ou por uso intra-articular, uma vez que não haja evidências clínicas ou laboratoriais de imunossupressão. A aplicação de vacina com vírus vivo deve ser evitada até 30 dias após a suspensão de terapêutica com altas doses de corticosteroide.
- Para todo paciente asplênico ou esplenectomizado recomenda-se a aplicação rotineira da vacina pneumocócica. Deve ser aplicada pelo menos 2 semanas antes em pacientes que irão para esplenectomia eletiva e 14 dias após esplenectomia de urgência. A resposta à vacina pode ser um pouco inferior à obtida em pacientes normais. A vacina deve ser repetida a cada intervalo de 5 anos. Muito embora tais pacientes não estejam sob risco aumentado de infecção por *Haemophilus influenzae* tipo B, a vacina conjugada HIB é rotineiramente recomendada para os pacientes esplenectomizados.

Pacientes com Imunodeficiências Congênitas

Pacientes com imunodeficiências congênitas têm sobrevivido até a idade adulta graças aos grandes avanços alcançados nos cuidados da saúde desses pacientes. As vacinas, em sua maioria, não são recomendadas para esses pacientes, pois não são eficazes. A administração de preparados que contêm imunoglobulinas tem melhorado em muito o cuidado de pacientes com síndromes de deficiência de imunglobulinas por meio da manutenção de concentrações no soro de IgG entre 300 e 500 mL/dL. Nesses níveis, o risco de infecção é bem diminuído. As doenças que se beneficiam com a administração da imunoglobulina intravenosa incluem: deficiências de anticorpos (agamaglobulinemia ligada ao cromossomo X, imunodeficiência comum variável e deficiência de anticorpos com níveis normais de imunoglobulinas) e deficiências combinadas (imunodeficiências graves combinadas, síndrome de Wiskott-Aldrich, telangiectasia atáxica e síndrome linfoproliferativa ligada ao cromossomo X). Pacientes com deficiência específica de IgA não devem receber administração de imunoglobulinas,

pois pode ocorrer sensibilização e maior risco de reação anafilática, e porque a administração de imunoglobulina não corrige a deficiência de IgA. Tais pacientes devem receber as vacinas pneumocócica e contra influenza de acordo com as recomendações rotineiras.

Imunização do Paciente HIV

Por causa do comprometimento imune, a infecção pelo HIV é um importante fator de risco para um grande número de infecções que determinam elevada morbidade e mortalidade. Muitas delas podem ser evitadas pela imunização. Os fatores que contribuem para o estado de imunossupressão de pacientes infectados pelo HIV incluem defeitos na imunidade mediada por células, disfunção de células B e resposta imune humoral subótima. Este estado de imunodeficiência pode ser parcial ou totalmente recuperado por meio da utilização do tratamento antirretroviral. A eficácia das vacinas é usualmente comprometida na doença avançada, porém pode-se obter resposta imune normal com as vacinas quando administradas precocemente após a infecção pelo HIV. Discutiremos, portanto, os aspectos relacionados com a vacinação de pacientes HIV com resposta imune alterada.

- Vacinas de toxoides tetânico e diftérico: na doença avançada pelo HIV, a resposta imune a estas vacinas é menor. Nos pacientes que já haviam recebido a vacinação completa, recomendam-se as doses de reforço usual a cada 10 anos. Nos casos não vacinados, deve-se administrar a vacina dupla em três doses, com intervalos de 2 e 6 meses a partir da primeira dose, respectivamente.
- Vacina contra poliomielite: é raro o paciente com HIV estar em risco de adquirir pólio, porém, se isso ocorrer, recomenda-se a aplicação de uma dose da vacina contra pólio parenteral com vírus inativado.
- Vacina pneumocócica: os pacientes com HIV apresentam maior incidência de pneumonia pneumocócica que a população normal, e, por isso, recomenda-se a aplicação da vacina pneumocócica não conjugada em intervalos de 5 anos. Recomenda-se a vacinação preferencialmente para pacientes com linfócitos CD4 acima de 200 células/mm^3, devendo-se ter em mente que quanto maior for o número dessas células melhor será a resposta imune ao estímulo vacinal. Se o paciente receber a vacina com menos de 200 células/mm^3, recomenda-se nova dose quando o paciente apresentar mais de 200 células após a instituição do tratamento antirretroviral.
- Vacina contra *Haemophilus influenzae* tipo B: os adultos com doença pelo HIV apresentam taxas de infecção por *Haemophilus influenzae* significativamente aumentadas, mas a maioria das infecções envolve amostras não tipáveis para as quais a vacina não confere proteção. Portanto, a vacina HIB não é recomendada para os adultos infectados com o HIV.
- Vacina contra influenza: a resposta imune do paciente com doença avançada não é muito adequada. Em pacientes com CD4 menor que 100 células/mm^3, a resposta imune é praticamente ausente. A imunização contra influenza é mais eficaz nos pacientes com CD4 maior que 200 células/mm^3. Por isso, recomenda-se a vacinação anual contra influenza para todos pacientes com

382 DIAGNÓSTICO E TRATAMENTO DAS DOENÇAS IMUNOLÓGICAS

HIV, mesmo com CD4 baixo, uma vez que a influenza determina importante morbidade nesses pacientes.

- Vacinas contra hepatites A e B: como o HIV aumenta o risco de infecção crônica pelo vírus da hepatite B e os pacientes com HIV têm menor probabilidade de eliminar DNA do vírus da hepatite B, a imunização rotineira é recomendada para todos os adultos infectados pelo HIV. A resposta imune será melhor se retardada até após a instituição do tratamento antirretroviral. Quanto ao vírus da hepatite A, sabe-se que este vírus tende a descompensar os pacientes com doença hepática crônica causada pelos vírus B e C. Dessa forma, recomenda-se a aplicação da vacina contra hepatite A em todos os suscetíveis, em especial naqueles com doença crônica do fígado (incluindo infecção pelos vírus das hepatites B e C), assim como daqueles com risco aumentado de adquirir hepatite A (usuário de drogas, homossexuais e hemofílicos).
- Vacina contra sarampo, rubéola e caxumba: de modo geral, a grande maioria dos adultos é soropositiva para estas viroses. O sarampo pode ser extremamente grave nos pacientes imunocomprometidos, com elevada mortalidade nos pacientes com HIV com doença avançada. Desse modo, a vacina contra o sarampo é recomendada para todos pacientes com HIV positivo soronegativos para o vírus do sarampo, exceto aqueles com comprometimento grave da imunidade.
- Vacina contra febre amarela: pacientes com HIV com CD4 maior que 200 células/mm^3 podem ser imunizados com segurança com a vacina contra a febre amarela. Entretanto, a eficácia não pode ser garantida em virtude do baixo percentual (35%) de soroconversão observado nos pacientes vacinados. Os resultados são melhores nos pacientes com CD4 mais elevados.
- A vacina contra varicela não é atualmente recomendada para os adultos suscetíveis, porém sua segurança está sendo avaliada nos adultos infectados pelo HIV.

Novas Vacinas

O papiloma vírus no homem (HPV) é causador da maioria dos casos de câncer do colo do útero. As vacinas evitam a infecção pelo HPV; uma delas é quadrivalente, ou seja, previne contra os quatro tipos de HPV 16 e 18 em 70% dos casos de câncer do colo do útero, e contra os tipos 6 e 11 em 90% das verrugas genitais (as verrugas também podem ocorrer no homem na região do pênis e ânus). A outra disponível no mercado é bivalente contra os subtipos 16 e 18. A vacina estimula a produção de anticorpos específicos para cada tipo. A vacina é recomendada antes ou no início da vida sexual. Homens sujeitos à exposição e risco de sexo anal também têm indicação de uso da vacina; aplicação é feita em três etapas por via intramuscular. Não há relato de efeitos colaterais importantes (às vezes, desconforto no local das injeções). A ação da vacina gira em torno de 5 anos, mas existe a possibilidade de ter uma duração maior.

Já liberado nos EUA há alguns anos, em 2014 a vacina contra o herpes-zóster já se encontra liberada no mercado nacional. Parece ter eficácia superior a 70% na prevenção de infeção pelo vírus do herpes-zóster, o mesmo que causa a varicela. Trata-se de uma vacina que contém o vírus de forma atenuada. Sua indicação principal é para pessoas com mais de 60 anos, principalmente portadores

de comorbidades que possam predispor a reativação do vírus, que se encontra no organismo de forma latente. A administração é realizada por via subcutânea, dose única, e as reações à vacina são mínimas. Alergias associadas aos componentes da vacina podem ocorrer e devem ser verificadas antes da administração com o médico.

Bibliografia

American College Physicians Task Force on Adult Immunization and Infectious Diseases Society of America. Guide for adult immunization. Philadelphia: American College of Physicians, 1994.

Centers for Disease Control and Prevention – United States – Recommended Adult Immunization Schedule. MMWR Morb Mortal Wkly Rep. 2002; 51(40):904.

Centers for Disease Control and Prevention. Influenza, pneumococcal and tetanus toxoid vaccination of adutls United States, 1993-1997. MMWR Morb Mortal Wkly Rep 2000; 49(SS-9):39.

Centers for Disease Control and Prevention. National, state and urban area vaccination coverage levels among children aged 19-35 months – United States, July 1996 – June1997 MMWR Morb Mortal Wkly Rep 1998; 47:108.

Centers for Disease Control. Immunization of Health Care Workers: recommendations of the Advisory Committee on Immunization Practices (ACIP) and the Hospital Infection Control Practices Advisory Committee (HIPAC). MMWR Morb Mortal Wkly Rep 1997; 46(RR-18):1.

DeCastro MG, Denys GA, Fauerbach LL, et al. APIC position paper: immunization. Association for Professionals in Infection and Epidemiology, Inc. Am J Infect Control 1999; 27:52.

Esposito S, Durando P, Bosis S, Ansaldi F, Tagliabue C, Icardi G; ESCMID Vaccine Study Group (EVASG). Vaccine-preventable diseases: from paediatric to **adult** targets. Eur J Intern Med. 2014 Mar;25(3):203-12. doi: 10.1016/j.ejim.2013.12.004. Epub 2014 Jan 2.

Gadner P, EiixkhoffT, Poland GA et al. Adult immunizations. Ann Intern Med 1996; 124:35.

General recommendations on immunization. Recommendations of the Advisory Committee on Immunization Practices (ACIP). MMWR Morb Mortal Wkly Rep 1994; 43(RR-1):1-38.

Gershon AA, Gardner P, Peter G, Nichols K, Orenstein W. Guidelines from the Infectious Diseases Society of America. Clin Infect Dis 1997; 25(4):782-6.

Hibberd PL, Rubin RH. Approach to immunization in the immunosupressed host. Infect Dis Clin North Am 1990; 4:123.

Hilton E, Singer C, Kozarsky P, et al. Status of immunity to tetanus, measles, mumps, rubella, and polio among U.S. travelers. Ann Intern Med 1991; 115:32.

Honkanen PO, Keinstinen T, Kivela SL. Reactions following administration of influenza vaccine alone or with pneumonococcal vaccine to the elderly. Arch Intern Med 1996; 156:205.

Hosea SW, Burch CG, Brown EJ, et al. Impaired immune response of splenectomized patients to polyvalent pneumococcal vaccine. Lancet 1981; 1:804.

Kaplan L, Daum R, Smaron M, et al. Severe measles in immunocompromised patients. JAMA 1992; 267:1237.

McQuillan GM; Kruszon-Moran D; Deforest A; Chu SY; Wharton M. Serologic immunity to diphtheria and tetanus in the United States. Ann Intern Med 2002 7;136(9):660-6.

Measles immunization in HIV-infected children. American Academy of Pediatrics. Committee on Infectious Diseases and Committee on Pediatric AIDS. Pediatrics 1999; 103:1057.

Miller JM, Tam TW, Maloney S, et al. Cruise ships: high-risk passengers and the global spread of new influenza viruses. Clin Infect Dis 2000; 31:433.

Nichol KL, Hauge M. Influenza vaccination of healthcare workers. Infect Control Hosp Epidemiol 1997; 18:189.

Prevention and control of influenza. Recommendations of the Advisory Committee on Immunization Practices (ACIP). MMWR Morb Mortal Wkly Rep 2004;53 (RR06):1.

Steffen R, Kane MA, Shapiro CN, et al. Epidemiology and prevention of hepatitis A in travelers. JAMA 1994; 272:885.

Steinberg EB, Bishop R, Haber P, et al. Typhoid fever in travelers: who should be targeted for prevention? Clin Infect Dis 2004; 39:186.

Stiehm ER, Ashida E, Kim KS et al. Intravenous immunoglobulin as therapeutic agents. [Clinical Conference]. Ann Intern Med 1987; 107:306.

Wilson ME, von Reyn F, Fineberg HV. Infections in HIV-infected travelers: Risks and prevention. Ann Intern Med 1991; 114:582.

Yellow fever vaccine recommendation of the Advisory Committee on Immunization Practices (ACIP), 2002. MMWR Morb Mortal Wkly Rep 2002; 51(RR17):1.

CAPÍTULO

53

Testes Diagnósticos em Alergia: *In Vivo*

José B. Seba, José Laerte Boechat e Amanda Jacobson Seba

INTRODUÇÃO

Os testes *in vivo*, associados à história clínica e ao exame físico, permitem confirmar uma suspeita clínica de alergia a um determinado antígeno de maneira rápida, segura e com alta sensibilidade. Foram introduzidos por Blackley em 1865, aprimorados por Mantoux em 1908 (técnica intradérmica) e por Lewis e Grant em 1924 (técnica de puntura: *prick*), sendo mais amplamente difundidos na década de 1970 com os trabalhos de Pepys. Mais recentemente, foram introduzidos o teste de provocação oral e o *patch test* atópico.

EXTRATOS ALERGÊNICOS

Os extratos alergênicos são utilizados para fins de diagnóstico (testes alergológicos, perfil imunológico) em diluições padronizadas ou seriadas, com o objetivo de determinar a causa e a intensidade das reações de hipersensibilidade. Diversos fatores podem afetar a potência dos extratos alergênicos, tais como oxidação, alteração do pH, temperatura, contaminação, diluição e tipo do alérgeno.

TESTES CUTÂNEOS DE LEITURA IMEDIATA: PUNTURA (*PRICK TEST*) E INTRADÉRMICO

A seleção de alérgenos deve se basear nos dados da anamnese e no conhecimento do meio ambiente do paciente. O teste alergológico é um exame complementar que auxilia na identificação etiológica da doença alérgica e na determinação da dose inicial da imunoterapia.

O local mais apropriado é a superfície flexora do antebraço, poupando-se as regiões próximas ao punho e a fossa antecubital.

O controle positivo é a histamina na concentração de 1,0 a 1,8 mg/mL para o teste por puntura e de 0,01 mg/mL para o teste intradérmico. O controle negativo deve conter o diluente usado no extrato alergênico.

Teste de Puntura

Para a realização do teste de puntura, pinga-se uma gota do alérgeno sobre a pele da região anterior do antebraço

e, com o auxílio de um puntor, atinge-se a pele através da gota, rompendo a epiderme e produzindo um pequeno orifício por onde o alérgeno será absorvido.

Teste Intradérmico

No teste intradérmico, injeta-se por via intradérmica, no braço ou no antebraço, um volume de 0,01 a 0,05 mL da solução que contém o alérgeno em diluição apropriada, utilizando-se, para isso, seringa tipo tuberculina ou tipo insulina munida de agulha 13 × 4,5 de bisel curto. Não se deve ultrapassar o volume de 0,3 mL nas administrações intradérmicas em virtude do risco de necrose e ulceração.

LEITURA DOS TESTES

A leitura do teste deve ser feita após 15 a 20 minutos. O maior diâmetro da pápula e o perpendicular ao ponto médio dele são medidos, e a soma ou a média dos diâmetros constitui a resposta. O halo de eritema é mais sensível à variação da potência do extrato. Um diâmetro de eritema superior a 10 mm, independentemente da resposta da pápula, tem valor preditivo para a existência de doença alérgica. Um diâmetro de pápula maior ou igual a 3 mm está associado a aumento na prevalência de doença alérgica. Quanto maior a reação eritematopapulosa, maior a sensibilidade ao alérgeno.

Uma reação local eritematopapulosa e dolorosa à palpação poderá aparecer 3 horas após a realização do teste e deve ser interpretada como fase tardia da resposta imediata, reproduzindo no teste o que se observa na clínica. A existência de pápula no controle negativo pode ser resultado de trauma pelo puntor, ou dermografismo, e deve ser descontada dos demais testes. O teste de puntura e o teste intradérmico podem ser complementares.

Testes cutâneos executados de maneira incorreta podem resultar em reações falso-positivas ou falso-negativas, confundindo o diagnóstico.

Os testes de puntura são, em geral, seguros. Existem relatos de reações sistêmicas de moderada gravidade, mas não fatais. Os testes intradérmicos podem desencadear reações locais de grande intensidade e desconforto, embora reações sistêmicas ocorram em menos de 0,05% dos testes.

Os testes de puntura são menos sensíveis, porém mais específicos, em virtude de uma menor incidência de reações

DIAGNÓSTICO E TRATAMENTO DAS DOENÇAS IMUNOLÓGICAS

falso-positivas, do que os testes intradérmicos. Pacientes menos sensíveis podem apresentar teste de puntura negativo (falso-negativo) com teste intradérmico positivo para o mesmo alérgeno. O teste intradérmico deve ser iniciado com solução 100 a 1.000 vezes mais diluída do que a utilizada para a puntura.

Profundidade da picada, sangramento local, baixa concentração do alérgeno, extrato alergênico não padronizado, assim como número elevado e/ou pouca distância entre os alérgenos aplicados, são fatores que podem interferir no resultado dos testes cutâneos. Quantidade insuficiente do alérgeno em extratos não padronizados costuma ser a principal causa de reações falso-negativas. Somente extratos alergênicos padronizados possibilitam resultados fidedignos.

Reações falso-negativas podem ocorrer mesmo alguns dias após a interrupção do uso de anti-histamínicos pelo paciente. Em idosos, as reações locais são menos intensas. Testes cutâneos de leitura imediata podem ser realizados em crianças com menos de 2 anos, desde que haja uma indicação criteriosa para tal. Nesta faixa etária, resultados falso-negativos podem ocorrer com maior frequência. Em qualquer idade, a pele deve estar íntegra e sadia no local da aplicação do teste.

A presença de contaminantes, substâncias histaminoliberadoras e irritantes, ou o uso de extratos muito concentrados podem ser causa de falsa-positividade nos testes cutâneos. O resultado positivo de um teste cutâneo significa que o paciente provavelmente é sensível ao alérgeno testado. A interpretação dos resultados depende da correlação com a história e as manifestações clínicas. Estudos populacionais com testes cutâneos revelam que uma parcela significativa de indivíduos assintomáticos pode apresentar resultados positivos, demonstrando que um teste positivo, isoladamente, não é base segura para o diagnóstico etiológico.

A sensibilidade dos testes *in vitro* é de 70% a 75%, comparada com a dos testes cutâneos. A dosagem laboratorial de IgE específica é preferível aos testes cutâneos nos casos de: dermografismo, ictiose, eczema generalizado, uso de anti-histamínicos ou antidepressivos tricíclicos que não possam ser descontinuados, risco no uso de medicação para reverter reação anafilática, doença mental ou em pacientes não cooperativos. O Quadro 53-1 mostra um comparativo entre os testes *in vivo* e exames *in vitro*.

QUADRO 53-1 Estudo comparativo entre métodos *in vitro* e *in vivo*

Métodos laboratoriais

Sem risco de reações alérgicas
Os resultados não sofrem interferência de medicamentos
Os resultados não são afetados pela condição da pele
Mais conveniente para o paciente
Controle de qualidade mais bem documentado

Testes cutâneos

Maior sensibilidade
Resultado quantitativo, proporcional à sensibilidade
Seleção de alérgenos mais ampla
Resultados disponíveis na hora
Menor custo

Fonte: Ownby DR, 2009.

Recentemente passaram a ser desenvolvidos alérgenos recombinantes, sintetizados laboratorialmente por meio de engenharia genética. A clonagem torna possível a reprodução da estrutura primária e tridimensional do alérgeno principal de ácaros, polens, epitélio de animais e alimentos. Os alérgenos recombinantes apresentam ótima sensibilidade para testes *in vivo* e *in vitro*, e constituem uma perspectiva promissora para testes mais precisos.

TESTES CUTÂNEOS DE HIPERSENSIBILIDADE DO TIPO TARDIO

Linfócitos, macrófagos e granulócitos são células imunocompetentes envolvidas nas reações de hipersensibilidade tardia. Tais reações são importantes na defesa contra patógenos intracelulares e tumores, e na rejeição de transplantes. Os testes cutâneos de hipersensibilidade aos antígenos de memória são clinicamente relevantes na investigação da integridade do sistema de apresentação antigênica e da resposta imune celular. Por isso, os testes intradérmicos permanecem como um recurso útil e de baixo custo na avaliação de imunodeficiências e de exposição a doenças infecciosas.

Técnica

O teste de Mantoux é o mais utilizado. Consiste na administração, por via intradérmica, de 0,1 mL de tuberculina bruta diluída 1:1.000. É um teste qualitativo, que revela se houve ou não contato prévio com o bacilo da tuberculose. No teste de Mantoux seriado, diluições decrescentes (10^{-6}, 10^{-5}, 10^{-4}) são aplicadas com a finalidade de se avaliar quantitativamente a reatividade à tuberculina.

Um aspecto característico da injeção por via intradérmica é o "sinal em casca de laranja", gerado pelo abaulamento e dilatação dos poros da pele. A injeção subcutânea permite uma absorção mais rápida da tuberculina, com risco de um resultado falso-negativo por falha técnica.

É considerada uma reação inespecífica a formação de uma pápula de 5 a 10 mm de diâmetro no ponto de inoculação e/ou sensação transitória de queimação. A enduração local é que caracteriza a reatividade à tuberculina.

Antígenos de Memória

A reatividade aos antígenos de memória resulta da sensibilização prévia decorrente de imunizações na infância ou de contatos com microrganismos aos quais estamos naturalmente expostos. Cerca de 95% dos adultos sadios apresentam reatividade positiva a pelo menos um dos antígenos de memória (Quadro 53-2).

QUADRO 53-2 Antígenos de memória para avaliação da hipersensibilidade tardia

Antígeno	Concentração
Candidina	Diluída 1:100
Caxumba	40 UFC/mL
Toxoide tetânico	10 Lf/mL
PPD	2 ou 5 UT
Tricofitina	1:500 p/v

Fonte: Zweiman B. Cell-mediated immunity in health and disease. In Adkinson N, Yungiger J, Busse W, Bochner B, Holgate S, Simons F, editors: Middleton's Allergy Principles & Practice, Mosby 2003.
UFC, unidade formadora de colônia; Lf, fator letal; UT, unidade de tuberculina; p/v, peso/volume.

Interpretação dos Resultados

Um infiltrado inflamatório composto basicamente por células mononucleares ocorre 24 a 48 horas após a injeção intradérmica do antígeno de memória. Esse infiltrado, associado ao edema local, resulta na enduração da pele. O diâmetro da enduração, e não do eritema, determina o índice de hipersensibilidade. A sua medida deve ser realizada 48 a 72 horas após a inoculação do antígeno. Quando testes com múltiplos antígenos são interpretados coletivamente, a identificação de dois ou mais testes com diâmetro de 2 mm pode ser considerado evidência de hipersensibilidade tardia intacta. Quando apenas um antígeno é usado, uma enduração de diâmetro igual ou superior a 5 mm indica teste positivo. A ausência de reatividade para os antígenos de memória sugere anergia.

Resultados falso-negativos podem ocorrer durante o uso de corticosteroides, anti-inflamatórios e drogas imunossupressoras. Os testes cutâneos de hipersensibilidade tardia têm valor limitado na avaliação da imunidade celular de crianças com menos de 5 anos e em idosos.

TESTE DE CONTATO

Os testes de contato foram introduzidos por J. Jadassohn em 1894, mas coube a Cooke, a partir de 1916, a sua utilização como método rotineiro para o diagnóstico da dermatite de contato. Desde então, diversas modificações foram introduzidas, com o objetivo de aperfeiçoar a técnica.

O teste de contato é uma reprodução, em miniatura, de um eczema de contato. Os supostos agentes desencadeadores são aplicados diretamente sobre a pele, para identificar o responsável. É um procedimento diagnóstico seguro, de custo relativamente baixo, fácil execução, boa sensibilidade e especificidade média de 70% quando realizado por profissional adequadamente treinado.

Técnica de Realização

O teste de contato consiste na aplicação tópica de quantidades ótimas de alérgenos diluídos em veículo apropriado, por um período suficiente para elicitar uma reação alérgica de contato. Os testes devem ser realizados em uma área de pele glabra, sadia e sem lesões residuais. A região dorsal é mais frequentemente utilizada, reservando-se o braço para testes com poucos elementos. A leitura deve ser realizada entre 48 e 96 horas na dermatite de contato e 20 a 30 minutos na urticária de contato.

É fundamental o emprego de baterias de testes de contato padronizadas e dentro do prazo de validade. Uma substância muito concentrada atua como irritante primário, ocasionando reação falso-positiva; quando muito diluída, pode não induzir respostas, resultando em reação falso-negativa.

Um grupo de estudos em dermatite de contato elaborou uma bateria-padrão brasileira, composta por 30 substâncias, a partir da realização de testes de contato em 967 pacientes (Quadro 53-3). Os testes foram positivos em 62% dos casos.

A posição de algumas substâncias na bateria-padrão brasileira foi modificada com o objetivo de evitar resultados falso-positivos.

QUADRO 53-3   Composição da bateria-padrão brasileira de teste de contato

1. Antraquinona	16. Mercapto-mix
2. Bálsamo-do-peru	17. Neomicina
3. Benzocaína	18. Nitrofurazona
4. Bicromato de potássio	19. Parabeno-mix
5. Butil fenol paraterciário	20. Parafenilenodiamina
6. Carba-mix	21. Perfume-mix
7. Cloreto de cobalto	22. PPD-mix
8. Colofônia	23. Prometazina
9. Epóxi-resina	24. Propilenoglicol
10. Etilenodiamina	25. Quartenium 15
11. Formaldeído	26. Quinolina-mix
12. Hidroquinona	27. Sulfato de níquel
13. Irgasan	28. Terebintina
14. Kathon CG	29. Timerosol
15. Lanolina	30. Tiuran-mix

Procedimento Técnico nos Testes de Contato

1. Limpeza da pele no local de aplicação do teste, de preferência com éter.
2. Montagem do teste, utilizando-se fita adesiva com discos contensores de alumínio de 8 mm de diâmetro afixados em sua parte central. Uma pequena quantidade de cada alérgeno a ser testado é colocada na parte central dos discos de alumínio.
3. Colocar as substâncias em contato com a pele, fazendo pequena pressão sobre cada um dos discos. Ocluir o conjunto com fita adesiva.
4. Não molhar, não coçar e evitar exercícios durante o período de teste.
5. O teste deve ser mantido sobre a pele por 48 horas. Se ocorrerem reações intensas, deverá ser retirado precocemente. Depois desse período, retirar os testes e limpar a pele com álcool. Fazer a primeira leitura após descanso de 30 minutos para redução do eritema.
6. Reforçar os limites dos testes com tinta especial para pele.
7. Em caso de suspeita de fotossensibilização, e tomando as devidas precauções, recomendar ao paciente que exponha à luz solar o local dos testes por aproximadamente 30 minutos.
8. Realizar segunda leitura após 48 horas da retirada dos testes (ou seja, 96 horas após o início do procedimento).

Leitura dos Testes

A reação positiva é um eczema de intensidade variável. A gradação da intensidade pode ser feita em cruzes, de acordo com os seguintes critérios:

- Reação negativa (–) = ausência de resposta.
- Reação duvidosa (?) = eritema pálido.
- Reação fraca (+) = eritema nítido, prurido.
- Reação moderada (++) = eritema, pápulas, discreta vesiculação, prurido.
- Reação forte (+++) = eritema, edema e vesículas, prurido.
- Reação muito forte (++++) = edema, vesículas ou bolhas, ulceração, prurido intenso.

A maioria dos alérgenos, mesmo aqueles presentes nas baterias padronizadas, pode atuar como irritantes primários. A distinção entre reações irritativas e alérgicas pode ser difícil. De um modo geral, as reações alérgicas são mais pruriginosas, de duração mais prolongada, e tipicamente se estendem para além dos limites dos discos. Nos quadros irritativos, os pacientes relatam sensação de queimação, as reações tendem a ser delimitadas e mais pronunciadas nos limites do disco, local de maior acúmulo da substância, e após a retirada do teste as lesões desaparecem rapidamente.

Interpretação de Resultados Positivos no Teste de Contato

A interpretação do teste de contato deve ser criteriosa. Um resultado positivo indica que há reação de hipersensibilidade tardia àquele alérgeno. Contudo, isso não significa que seja ele o agente desencadeante da dermatite de contato. Essa conclusão depende da relevância do alérgeno em função do quadro clínico atual, o que pode ser estabelecido pela história e pelo exame físico. Se a história for compatível, o alérgeno poderá ser considerado causa primária da dermatite ou fator secundário de agravamento.

Reações falso-positivas podem ocorrer na "síndrome da pele excitada", um estado de hiper-reatividade cutânea resultante de um teste fortemente positivo a determinada substância ou de uma doença inflamatória crônica da pele. A ocorrência de múltiplas positividades em um indivíduo decorre provavelmente do efeito irritativo primário sobre pele hiper-reativa. Nesse caso, está indicada uma retestagem posterior de contraprova, utilizando-se isoladamente as substâncias suspeitas ou anteriormente reveladas reatoras.

Além dos irritantes primários, resultados falso-positivos podem estar associados a testes em área de irritação traumática da pele, sensibilização ao material utilizado como contensor, em áreas de coloração anormal da pele e na presença de impurezas no material testado.

Interpretação de Resultados Negativos no Teste de Contato

Se a técnica de realização do teste for corretamente executada e o resultado for negativo, será necessário rever o diagnóstico de dermatite de contato ou incluir novas substâncias para testes não presentes na bateria padrão utilizada. Contudo, em muitas ocasiões o teste de contato não consegue reproduzir fielmente todas as condições que levaram ao surgimento da dermatite. Fatores locais, tais como sudorese, calor, atrito e pressão, podem não ser reprodutíveis, levando a um resultado falso-negativo.

Resultados Falso-negativos

1. Utilização de alérgeno com baixa concentração ou diferenças no pH.
2. Veículo incompatível com o alérgeno testado.
3. Não observância da leitura tardia (96 horas).
4. Não exposição à luz solar ou ultravioleta (dermatites fotoalérgicas).
5. Diminuição da reatividade cutânea devida ao uso de corticosteroides.
6. Testes realizados logo após quadro de eczema intenso.

Teste de Contato Aberto

É uma variação do teste de contato, utilizada quando se suspeita que o indivíduo é muito sensível a determinada substância ou quando ela não se encontra disponível em baterias padronizadas. Também é recomendado no diagnóstico da urticária de contato.

Consiste em aplicar a substância suspeita duas vezes ao dia, durante 7 dias, na face interna da prega cubital ou na região retroauricular, sem oclusão. O local do teste pode ser delimitado com o uso de vaselina. A leitura é feita após esse período, observando-se a presença ou não de eczema.

Esse tipo de procedimento é utilizado principalmente com cosméticos, cremes, perfumes e desodorantes, não devendo ser utilizado com substâncias cujo potencial irritativo seja desconhecido.

Nos casos de suspeita de urticária de contato, a leitura é feita 30 minutos após a aplicação da substância.

Complicações dos Testes de Contato

São pouco comuns. A possibilidade de indução de sensibilização existe, mas é muito rara. Discromias cutâneas (hipocromia ou hipercromia), infecções secundárias, ulceração ou necrose da pele, formação de queloide ou cicatriz e exacerbação da dermatite de contato são complicações potenciais, porém incomuns.

TESTE DE CONTATO ATÓPICO (TCA, ATOPY PATCH TEST)

O teste de contato atópico é realizado seguindo raciocínio semelhante ao do teste de contato já descrito anteriormente para o diagnostico da dermatite de contato. Entretanto, são utilizados antígenos visando diagnosticar hipersensibilidade tardia a alimentos, aeroalérgenos e medicamentos. O uso desse método ainda não está muito difundido por existirem dúvidas referentes à concentração do alérgeno, o tempo durante o qual este deve ficar em contato com a pele, bem como controvérsias nos resultados obtidos.

O TCA parece ter maior sensibilidade em crianças do que em adultos, podendo ser realizado em menores de 2 anos. Este dado é relevante, uma vez que o teste foi desenvolvido inicialmente para diagnosticar reações cutâneas tardias em crianças com dermatite atópica e forte suspeita de alergia alimentar à proteína do leite de vaca e do ovo. Burcks demonstrou que 35% de 165 crianças com dermatite atópica tiveram diagnóstico de alergia alimentar. O teste de contato atópico, juntamente com o teste de puntura ou pesquisa de IgE específica, principalmente para proteínas do leite de vaca, ovo e trigo, pode ser método substitutivo à dieta de exclusão na avaliação de alergia em casos de dermatite atópica.

Vale ressaltar também a utilização desse método diagnóstico quando há suspeita de esofagite eosinofílica com eosinófilos no esôfago (>15/campo de observação) e associação frequente à alergia alimentar. O TCA, associado à história clínica, pode ser utilizado para orientar a dieta de exclusão.

A técnica recomendada é a colocação do alérgeno na placa adesiva do teste de contato, em diluições que variam de 1/1 a 1/1.000, em solução aquosa ou vaselina. Esta última induz respostas mais intensas. Alguns pesquisadores chamam a atenção para o fato de que concentrações maiores do alérgeno podem causar irritação cutânea, gerando um resultado falso-positivo. O alérgeno é aplicado em disco de papel de filtro ou alumínio de diâmetros de 8 ou 12 mm. O disco de alumínio normalmente disponível em nosso meio é o de 8 mm.

Um estudo nacional para padronização da técnica do TCA utilizou a seguinte metodologia: foram aplicados dois testes idênticos no dorso do paciente. Uma primeira leitura foi feita após 24 h, retirando-se um dos contensores aplicado. A segunda leitura foi realizada após 48 h, em ambos os testes aplicados. Uma leitura tardia foi realizada em 72 h. Os resultados foram semelhantes, não havendo, portanto, um consenso sobre o tempo mínimo de permanência do teste oclusivo. Outro estudo brasileiro fez a primeira leitura em 48 h e uma leitura com 96 h, de acordo com os critérios estabelecidos pelo Grupo Brasileiro de Estudos de Dermatite de Contato (GBEDC), aplicando as substâncias com 5 cm de distância entre si.

Em conclusão, o TCA é um método promissor no diagnóstico de alergias IgE mediadas (imediatas) ou não IgE mediadas (tardias), sobretudo para os casos em que há forte suspeita de alergia alimentar associada a quadros de dermatite atópica e esofagite eosinofílica.

TESTE DE PROVOCAÇÃO ORAL COM ALIMENTOS

O diagnóstico de hipersensibilidade a alimentos é feito utilizando-se uma combinação de história clínica, exame físico e testes alergológicos. O teste de provocação oral (TPO) com alimentos (especialmente o duplo cego placebo controlado) é o padrão-ouro na investigação diagnóstica das reações alérgicas imediatas e tardias induzidas por alimentos. Seu objetivo principal é estabelecer a existência de tolerância (propiciando uma expansão segura da dieta) ou de alergia (e, consequentemente, uma apropriada exclusão do alimento envolvido).

O TPO, além de trabalhoso, não é isento de riscos, podendo ocasionalmente induzir reações graves com risco de vida, apesar de reações leves a moderadas serem as mais comuns. Por esse motivo, a coleta de uma história clínica detalhada e a utilização de testes cutâneos de leitura imediata e/ou determinação de IgE específica devem ser realizados com o objetivo de chegar ao diagnóstico. Quando, apesar desses esforços, a dúvida persiste, o TPO torna-se necessário para o diagnóstico de certeza. Pelo já exposto, o TPO deve ser considerado uma investigação médica invasiva formal, e o termo de consentimento informado deve ser lido e assinado pelo paciente ou responsável antes do início do procedimento.

Metodologia

Essencialmente, o TPO consiste na exposição segura do paciente a doses crescentes do alérgeno alimentar. As variáveis associadas ao TPO para reações IgE mediadas estão resumidas no Quadro 53-4.

QUADRO 53-4   **Variáveis associadas ao teste de provocação oral**

Desenho Aberto (dose única ou doses crescentes) Cego (simples ou duplo)	*Aberto*: realização mais simples, reproduzindo uma exposição "real" ao alimento. Apresenta alto valor preditivo negativo. Em caso de resultado duvidoso (risco de viés), realizar teste cego. *Duplo-cego placebo controlado*: considerado o padrão-ouro para o diagnóstico. Entretanto, como envolve algumas dificuldades práticas (manipulação do alimento, necessidade de pessoal de apoio (enfermagem e nutrição etc.), é utilizado em casos selecionados.
Apresentação do alimento testado	Deve ser representativa da forma do alimento implicado na reação alérgica, pois o processamento pode influenciar na alergenicidade do mesmo (alimento fresco × alimento processado ou cozido)
Escolha do veículo utilizado para mascarar o alimento	Necessário tanto em testes abertos quanto fechados. Em ambos, o veículo de ser livre de ingredientes alergênicos. As características alergênicas do alimento também podem ser alteradas por interações entre gorduras, carboidratos e proteínas presentes no veículo. A utilização de cápsulas para mascarar antígenos e placebos é conveniente mas pode comprometer a segurança ao favorecer o reconhecimento do alérgeno direto em nível intestinal.
Doses	*Número*: depende do desfecho esperado e de aspectos de segurança, podendo variar de uma dose única a doses crescentes (exposição gradual). *Doses inicial, de incremento e máxima*: devem ser individualizadas, maximizando a confiabilidade do desfecho e minimizando o risco de reações graves. Na prática clínica, uma dose inicial apropriada seria uma inferior àquela que o paciente conhecidamente reage. A dose máxima deve ser equivalente a uma porção do alimento testado apropriada para a idade. *Tempo entre as doses*: pelo menos 15 minutos para sintomas imediatos ou 24 a 48 horas para sintomas tardios. Ajustes ficam na dependência da história clínica. *Duração total da provocação*: entre 2 horas (sintomas imediatos) e 1 a 4 semanas (sintomas tardios).
Local de realização: a escolha depende do risco associado e da capacidade de identificação e tratamento de reações graves (anafilaxia). Aspectos logísticos também devem ser considerados (p. ex., um teste duplo cego dificilmente poderia ser realizado em ambiente domiciliar)	Admissão-dia (*one day clinic*): baixo risco, paciente cooperativo Internação hospitalar: provocação de alto risco Domiciliar: baixo risco, sintomas tardios

Variáveis associadas ao paciente	
Indicação do procedimento	Demonstrar tolerância, alergia ou monitorar resposta ao tratamento
Fatores que afetam a gravidade da reação alérgica	História clínica da última reação conhecida, sintomas imediatos ou tardios, gravidade dos sintomas, associação a outras condições (p. ex., asma)
Idade	Afeta o tipo de alimento, volume do mesmo e número de porções. Em crianças < 3 anos o disfarce dos alimentos ("cego") é menos necessário

Fonte: Lack G, Du Toit D, Feeney M. Oral Food Challenge Procedures. In: James JM, Burks W, Eigenmann P, eds. Food Allergy. 1a ed. Oxford: Elsevier Saunders, 2012. p. 185-204.

TPO para Avaliação de Reação não IgE Mediada

Considerações sobre desenho do estudo, tipo de alimento, placebo e doses são semelhantes às descritas para reações mediadas por IgE. As principais diferenças estão na duração e local de realização do procedimento, e na interpretação dos sinais e sintomas. TPOs são geralmente desnecessários quando uma dieta de exclusão supervisionada por nutricionista não resulta em melhora dos sintomas após 4 semanas, e o paciente pode progressivamente reintroduzir o alimento. Quando ocorre melhora, o TPO é recomendado para afastar fatores de confusão e confirmar o diagnóstico. Nesses casos, há necessidade de provocação repetitiva com o alimento por um período de 2 a 7 dias. Se não houver risco de reação imediata, o teste poderá ser realizado em ambiente domiciliar. É importante destacar a necessidade de tempo suficiente de observação para o surgimento dos sintomas. Por exemplo, reações eczematosas podem levar mais de 48 horas para se desenvolver.

Determinação dos Desfechos do TPO

Reações mediadas por IgE: a avaliação dos resultados do TPO são fáceis de serem realizadas nos extremos das apresentações clínicas, ou seja, quando uma criança ingere tranquilamente uma porção do alimento suspeito apropriada para a idade em um teste aberto e não apresenta sintomas (tolerância), ou por outro lado, quando sintomas alérgicos de início imediato ocorrem na vigência de um teste duplo cego placebo controlado (alergia). Os cenários mais complicados ocorrem quando os sinais e sintomas são leves/moderados, subjetivos ou atípicos. Critérios rigorosos, como os adotados pelo NIH para avaliação de alergia alimentar ao amendoim, podem ser necessários principalmente em protocolos de pesquisa.

Reações não mediadas por IgE: quando possível, os sintomas tardios devem ser interpretados de forma sistemática. Esses critérios de interpretação são mais bem descritos e validados em casos de dermatite atópica.

Cuidados Pós-procedimento

TPO positivo: os pacientes devem permanecer sob observação por pelo menos 4 horas após a provocação ou até que os sintomas tenham desaparecido. Em casos de reações graves, os pacientes devem permanecer internados por pelo menos 12 horas. Deve-se orientar os pais ou responsáveis sobre a identificação e manejo apropriado das reações. Deve ser realizada avaliação por nutricionista para o estabelecimento de dieta de exclusão adequada. É indicada revisão 24 horas pós-TPO via telefone para avaliação de sintomas tardios.

TPO negativo: os pacientes devem permanecer sob observação por pelo menos 2 horas após a provocação. Deve-se orientar os pais ou responsáveis sobre a identificação e manejo apropriado das reações, incluindo as de fase tardia. Deve ser realizada avaliação por nutricionista para auxiliar na reintrodução do alimento, particularmente naqueles pacientes que têm aversão a ele. É indicada revisão 24 horas pós-TPO via telefone para avaliação de sintomas tardios.

Bibliografia

Bandmann HJ, Dohn W, Romiti N. Las pruebas epicutáneas. Barcelona Editorial Cientifico-Médica, 1973. 408 p.

Bernstein IL, Storms WW. Practice parameters for allergy diagnostic testing. Joint Task Force on Practice Parameters Editors. Ann Allergy Asthma Immunol 1995; 75:543-625.

Breuer K, Heratizadeh A, Wulf A et al. Late eczematous reactions to food in children with atopic dermatitis. Clin Exp Allergy 2004; 34(5):817-24.

Burcks W. Skin manifestations of food allergy. Pediatrics 2003; 111(96 Pt 3): 1617-24.

Carvalho LCP, Rios JBM. Dermatite de Contato – Diagnóstico e tratamento. Rio de Janeiro: Revinter, 2004. 294 p.

Chapman MD, Smith AM, Vailes LD, et al. Recombinant allergens for the diagnosis and therapy of allergic diseases. J Allergy Clin Immunol 2000; 106:409-18.

Demoly P, Bousquet J, Romano A. In vivo methods for the study of allergy. In: Adkinson N, Holgate ST, Bochner B, Lemanske RF, Busse W, Simons F, eds. Middleton's Allergy Principles & Practice. 7a. ed. St. Louis: Mosby Elsevier, 2009. p 1267-79.

Droste JH, Kerkhof M, Monchy JGR. Association of skin test reactivity, specific IgE, total IgE, and eosinophils with nasal symptoms in a community-based population study. J Allergy Clin Immunol 1996; 97:922-32.

Duarte I, Lazzarini R, Buense R. Interference of the position of substances in epicutaneous patch test battery with the occurrence of false-positive results. Am J Contact Dermat 2002; 13(3):125-32.

Gober MD, DeCapite TJ, Gaspari AA. Contact Dermatitis. In: Adkinson N, Holgate ST, Bochner B, Lemanske RF, Busse W, Simons F, eds. Middleton's Allergy Principles & Practice. 7ª ed. St. Louis: Mosby Elsevier, 2009. p. 1105-16.

Grupo brasileiro de estudo em dermatite de contato. Estudo multicêntrico para elaboração de uma bateria-padrão brasileira de teste de contato. An Bras Dermatol 2000; 75(2):147-56.

Heine RG, Verstege A, Mehl A, Staden U, Rolinck-Werninghaus C, Niggemann B. Proposal for a standardized interpretation of the atopy patch test in children with atopic dermatitis and suspected food allergy. Pediatr Allergy Immunol 2006; 17: 213-7.

Kagalwalla AF, Sentongo TA, Ritz S, et al. Effect of six-food elimination diet on clinical and histologic outcomes in eosenophilic esophagitis. Clin Gastroenterol Hepatol 2006; 4(9):1097-1102.

Lack G, Du Toit D, Feeney M. Oral Food Challenge Procedures. In: James JM, Burks W, Eigenmann P, eds. Food Allergy. 1ª ed. Oxford: Elsevier Saunders, 2012. p. 185-204.

Learning Early About Peanut Allergy (The LEAP study). http://www.clinicaltrials.gov/ct2/show/NCT00329784. 2013

Levy AS, Dortas Junior SD, Pires AH, Abe AT, Valle SOR, Coelho VP, Hahnstadt LR, Franca AT. Teste de contato atópico (TCA) no diagnóstico de alergia alimentar em crianças com dermatite atópica. An Bras Dermatol. 2012;87(5):724-8.

Liacouras CA, Spergel JM, Ruchelli E, et al. Eosenophilic esophagitis: a 10-year experience in 381 children. Cin Gastroenterol Hepatol 2005; 3(12):1198-1206.

Niggemann B, Reibel S, Wahn U. The atopy patch test (APT) – a useful tool for the diagnosis of food allergy in children with atopic dermatitis. Allergy 2000; 55:281-5.

Nowak-Wegrzyn A, Assa'ad AH, Bahna SL et al. Work group report: oral food challeng testing. J Allergy Clin Immunol 2009;123 (suppl 6):S365-83.

Oldhoff JM, Bihari IC, Knol EF, Bruijnzeel-Koomen CA, de Bruin-Weller MS. Atopy patch test in patients with atopic eczema/dermatitis syndrome: comparison of petrolatum and aqueous solution as a vehicle. Allergy 2004; 59:451-6.

Position paper: Allergen standartization and skin tests. The European Academy of Allergology and Clinical Immunology. Allergy 1993; 48:48-82.

Reid MJ, Lockey RF, Turkeltaub PC, et al. Survey of fatalities from skin testing and immunotherapy 1985–1989. J Allergy Clin Immunol 1993; 92: 6-15.

Rios JL, Seba JB, França AT. Diagnóstico de atopia – testes cutâneos e IgE específica. In: Lopes AC, Cruz AA, eds. Asma – um grande desafio. 1ª ed. São Paulo: Atheneu, 2004. p 49-59.

Rodrigues RN, Melo JF, Montealegre F, Hahnstadt RL, Pires MC. Avaliação do teste de contato com aeroalérgenos em pacientes com dermatite atópica. An Bras Dermatol 2011; 86(1):37-43.

Roehr CC, Reibel S, Ziegert M, Sommerfeld C, Wahn U, Niggemann B. Atopy patch tests, together with determination of specific IgE levels, reduce the need for oral food challenges in children with atopic dermatitis. J Allergy Clin Immunol 2001; 107:548-53.

Scheman AJ. Contact Dermatitis. In: Grammer LC, Greenberger PA, eds. Patterson's Allergic Diseases. 7ª ed. Philadelphia: Lippincott Williams & Wilkins, 2009. p. 526-38.

Seba J, Mendes N, Rosário N, França A. Guia prático de utilização de extratos alergênicos para fins diagnóstico e terapêutico nas doenças alérgicas. Rev. Bras. de Alergia e Imunopatol. 2001; 24: 116-19.

Seidenari S, Giusti F, Bertoni L, Mantovani L. Combined skin prick and patch testing enhances identification of peanut-allergic patients with atopic dermatitis. Allergy 2003; 58:495-9.

Smith PH, Ownby DR. Clinical significance of Immunoglobulin E. In: Adkinson N, Holgate ST, Bochner B, Lemanske RF, Busse W, Simons F, eds. Middleton's Allergy Principles & Practice. 7ª ed. St. Louis: Mosby Elsevier, 2009. p 845-57.

Stites DP, Folds JD, Schmitz J. Clinical laboratory methods for detection of cellular immunity. In: Stites DP, Terr AI, Parslow TG, eds. Medical Immunology. 9ª ed. Stanford: Appleton & Lange, 1997. p. 254-74.

Turjanmaa K, Darsow U, Niggemann B, Rancé F, Vanto T, Werfel T. EAACI/GA2LEN position paper: present status of the atopy patch test. Allergy 2006; 61:1377-84.

Williams PB, Dolen WK, Koeple JW, et al. Comparsion of skin testing and three in vitro assays for specific IgE in the clinical evaluation of immediate Hypersensitivity. Ann Allergy 1992; 68:35-45.

Zweiman B. Cell-mediated immunity in health and disease. In Adkinson N, Yungiger J, Busse W, Bochner B, Holgate S, Simons F, eds. Middleton's Allergy Principles & Practice. 6ª ed. St. Louis: Mosby, 2003. p 973-95.

CAPÍTULO

54

Métodos Diagnósticos em Alergia: *In Vitro*

L. Karla Arruda

INTRODUÇÃO

A reação de hipersensibilidade imediata representa a base dos mecanismos fisiopatológicos envolvidos em doenças alérgicas mediadas por anticorpos da classe IgE. A sequência de eventos inicia com a exposição ao antígeno (alérgeno) e ativação preferencial de células Th2 em indivíduos geneticamente predispostos. A resposta Th2, caracterizada pela produção de perfil peculiar de citocinas, induz à produção de anticorpos da classe IgE particularmente pela ação das Interleucinas (IL) IL-4 e IL-10 na célula B. Estas citocinas são essenciais para que haja o *switch* de classe de imunoglobulina para o isotipo IgE. Além disso, a resposta Th2 leva também a uma resposta eosinofílica, primariamente pela ação da IL-5, que exerce seus efeitos desde a diferenciação de células precursoras na medula óssea para eosinófilos, até estímulo à liberação de eosinófilos para a corrente sanguínea, aumento da migração de eosinófilos para os tecidos onde está ocorrendo a reação alérgica, e aumento da sobrevida de eosinófilos. Uma vez produzidos, anticorpos IgE específicos vão se ligar a receptores de alta afinidade na membrana de mastócitos e basófilos (FcεR1). Exposições subsequentes ao mesmo alérgeno que induziu a produção de IgE causarão ativação de mastócitos e basófilos, resultante da ligação do alérgeno a anticorpos IgE específicos previamente ligados à membrana destas células. Esta ligação causa o *cross-linking* dos receptores FcεR1, que vai resultar na ativação de vias de sinalização intra-celulares, culminando com degranulação e liberação de mediadores químicos pré-formados e formados *de novo*. A ação destes potentes mediadores, que incluem histamina, leucotrienos, prostaglandinas e citocinas em órgãos-alvo (pele, tecido subcutâneo, conjuntiva, nasofaringe, pulmões, trato gastrointestinal), é essencial em causar os sintomas clínicos observados nas doenças alérgicas. Além disso, a infiltração de eosinófilos em órgãos-alvo de reações alérgicas tem reconhecido papel patogênico.

Neste capítulo, descreveremos os métodos *in vitro* mais frequentemente utilizados para nos ajudar a decidir se o paciente que estamos avaliando tem doença alérgica, e quais são os alérgenos mais relevantes associados ao desencadeamento ou agravamento dos sintomas, de forma específica. O diagnóstico correto de alergia e de quais os alérgenos envolvidos para um dado paciente é fundamental para decidirmos quais serão as intervenções terapêuticas mais apropriadas e eficazes para este paciente em particular.

MÉTODOS *IN VITRO* PARA O DIAGNÓSTICO DE ALERGIA

Hemograma

O hemograma nas doenças alérgicas pode ser normal ou mostrar graus leves a moderados de eosinofilia (5% a 40% dos leucócitos). Considera-se eosinofilia periférica quando os eosinófilos são encontrados em quantidade maior que $400/mm^3$ e/ou representem >4% dos leucócitos no sangue periférico. Embora a eosinofilia periférica possa sugerir doença alérgica, é um achado não específico, uma vez que outras condições clínicas podem estar associadas a eosinofilia, incluindo: infecções por helmintos como *Ascaris* e *Strongyloides*, comuns em nosso meio; doenças malignas como a Doença de Hodgkin, exposição a fármacos, e outras, como imunodeficiências, cirrose, radioterapia, periarterite nodosa e diálise peritoneal. A presença de eosinofilia periférica (>4%) em crianças com chiado recorrente (≥ 3 episódios de chiado por ano) nos 3 primeiros anos de vida é considerada como um dos marcadores para o desenvolvimento subsequente de asma, de acordo com o índice de predição de asma (Asthma Predictive Index – API), desenvolvido por Castro-Rodrigues. Eosinofilia marcante em sangue periférico pode indicar condições como: aspergilose broncopulmonar alérgica, granulomatose eosinofílica com poliangiite (síndrome de Churg-Strauss), síndrome hipereosinofílica, rinossinusite crônica com polipose nasossinusal e hipersensibilidade a aspirina/anti-inflamatórios não esteroidais – AINEs, e doenças eosinofílicas do trato gastrointestinal (esofagite eosinofílica, gastroenterite eosinofílica, enterocolite eosinofílica).

Eosinófilos em Secreção Nasal e Escarro Induzido

Secreção nasal, bem como secreção conjuntival e escarro induzido de indivíduos atópicos, em geral contém quantidades aumentadas de eosinófilos, particularmente durante períodos sintomáticos. Em secreção nasal, a presença de >10% de eosinófilos sugere o diagnóstico de alergia. Entretanto, infecções intercorrentes, particularmente por rinovírus ou outros vírus respiratórios, podem produzir uma resposta predominantemente neutrofílica, e o uso de corticosteroide nasal causa o desaparecimento ou diminuição da resposta eosinofílica local. A técnica de obtenção de escarro induzido através da inalação de solução salina hipertônica (3% a 4,5%) tem sido utilizada. A análise das células mostra que pacientes com asma apresentam, com frequência, eosinofilia no escarro, e considera-se a presença de 2% ou mais de eosinófilos no escarro como significante. Neutrófilos podem também ser encontrados em abundância no escarro, particularmente em pacientes com asma grave e naqueles com crises muito agudas de início súbito, ou asma que evoluiu para desfecho fatal. A presença de eosinofilia sanguínea e/ou no escarro induzido é biomarcador importante para prever melhor resposta ao tratamento com anticorpos monoclonais anti-IgE (omalizumabe), anti-IL-5 (mepolizumabe e reslizumabe) e anti-IL-4/IL-10 (antissubunidade alfa do receptor para IL-4, dupilumabe), particularmente em pacientes que permanecem eosinofílicos e sintomáticos a despeito de ótimo tratamento da asma.

Níveis de IgE Total Sérica

Níveis de IgE total sérica têm sido utilizados para ajudar no diagnóstico de doenças alérgicas. Em geral, níveis acima de 100 kU/L são considerados elevados na maioria das populações. Entretanto, a presença de IgE total elevada não é específica para o diagnóstico de alergia. Níveis elevados de IgE total estão presentes em doenças não alérgicas, tais como parasitoses (ascaridíase, estrongiloidíase, malária), artrite reumatoide, imunodeficiências, hanseníase e algumas neoplasias. Em nosso meio, em outros países subdesenvolvidos e em desenvolvimento, infecções por parasitas intestinais, particularmente helmintos, são comuns e constituem estímulo potente para resposta do tipo Th2, associada a níveis elevados de IgE e eosinofilia periférica e/ou tissular. Entretanto, mesmo em populações com baixa taxa de infecções parasitárias, há sobreposição de valores de IgE total de pacientes alérgicos e não alérgicos. Por outro lado, ocasionalmente, níveis de IgE total baixos podem ser encontrados em pacientes com doença alérgica que apresentam sintomas clínicos proeminentes e testes cutâneos de hipersensibilidade imediata fortemente positivos, sugerindo a possibilidade de que, nesses casos, a maior parte da IgE produzida esteja ligada a receptores FcεR1 em mastócitos teciduais e/ou produção local de IgE.

Níveis de Anticorpos IgE Específicos

Níveis elevados de anticorpos IgE específicos estão fortemente associados às doenças alérgicas. Atualmente, anticorpos IgE para uma quantidade extensa de alérgenos podem ser medidos em sangue periférico (soro), incluindo alérgenos inalantes, alimentos, venenos de insetos himenópteros, alérgenos ocupacionais, látex e outros.

Entre os testes *in vitro* para detecção de IgE alérgeno-específica, o RAST (*radioallergosorbent test*) é o metodo clássico descrito em 1967 por Wide *et al.* Nesse ensaio, o antígeno está ligado a uma fase sólida (disco de papel ou esferas de sefarose), e o soro a ser testado para a presença de IgE específica é adicionado. Anticorpos anti-IgE humana marcados com radioisótopo (usualmente ^{125}I) são utilizados para revelação do ensaio. O RAST foi utilizado durante muitos anos para a quantificação de IgE específica, porém, devido a desvantagens consideráveis, como curva de calibração feita com *pool* de soros humanos não padronizados, teste semiquantitativo, sensibilidade inferior à dos testes cutâneos, não automatização e uso de radioisótopo, foi substituído por outros métodos. Entretanto, ainda é comum entre médicos alergistas designar a dosagem de IgE específica como "RAST", o que deve ser evitado.

Novos métodos *in vitro* trazem modificações, tais como a utilização de fase sólida com maior capacidade de ligação ao antígeno, substituição de anticorpos policlonais radiomarcados por anticorpos monoclonais marcados com enzima e a automatização, visando obter maior sensibilidade e especificidade. Entre as novas técnicas, destaca-se o sistema ImmunoCAP (Thermo Fisher), baseado em método fluoroenzimático com alta capacidade de ligação a antígenos. A fase sólida, composta por um polímero de celulose, apresenta estrutura tridimensional, oferecendo assim maior superfície de contato, favorecendo a interação entre o antígeno e a IgE específica presente no soro. Outra característica desse método é o modo de revelação, que utiliza anticorpos anti-IgE marcados com enzima beta-galactosidase, que atua sobre o substrato fluorogênico 4-metilumbeferil-beta-D-galatosideo, caracterizando este ensaio como fluoroenzimático. O sistema ImmunoCAP tem sido extensa e universalmente utilizado, pois oferece elevadas sensibilidade e especificidade para a maioria dos alérgenos. Além disso, é um método totalmente automatizado e a curva de calibração é construída com IgE padronizada contra preparação de referência da Organização Mundial de Saúde, tornando-se assim possível expressar os resultados em Unidades Internacionais (kU_A/L). Desta forma, resultados obtidos em diferentes laboratórios, de diferentes partes do mundo, são plenamente comparáveis.

Na área de alergia alimentar, a quantificação de IgE específica utilizando o sistema ImunoCAP tem sido útil para determinar níveis de *cut-off* que mostraram correlação com resultados positivos de testes de provocação com alimento. Sampson et al. estabeleceram, em estudo prospectivo, que níveis de IgE específica iguais ou acima de $15 kU_A/L$ para leite de vaca ($\geq 5 \, kU_A/L$ para menores de 2 anos), $7 kU_A/L$ para ovo ($\geq 2 \, kU_A/L$ para menores de 2 anos), $14 \, kU_A/L$ para amendoim, $20 \, kU_A/L$ para peixe, $65 \, kU_A/L$ para soja e $80 \, kU_A/L$ para trigo estiveram associados a teste de provocação positivos com o alimento respectivo em frequência superior a 95% dos casos. Valores de IgE específica acima do *cut-off* apresentaram alta especificidade, sugerindo que nesses casos seria possível evitar a realização de teste de provocação duplo-cego, controlado com placebo. Valores abaixo do *cut-off*, devido à baixa sensibilidade, não excluiriam a possibilidade de resultados positivos no teste de provocação com o alimento suspeito, sendo necessária a realização do teste de provocação para o diagnóstico definitivo. Entretanto, estudos subsequentes revelaram grande variabilidade dos valores preditivos. Essa inconsistência pode se dever a múltiplos fatores, como idade do paciente, duração do tempo de dieta sem o alimento por ocasião do teste, seleção dos pacientes e condições clínicas a serem estudadas. Por exemplo, em um estudo de corte de lactentes australianos que realizaram dosagens de IgE específica e testes de provocação oral, valores preditivos de 95% para reações alérgicas foram >1,7 kU$_A$/L para ovo e >34 kU$_A$/L para amendoim.

Diagnóstico Molecular de Alergia

O diagnóstico molecular de alergia vem se tornando cada vez mais bem estabelecido na prática clínica. Baseia-se na utilização de alérgenos purificados, que podem ser naturais, quando são purificados por métodos bioquímicos e/ou imunoquímicos a partir de sua fonte alergênica natural (p. ex., ácaros, fungos, animais, venenos de insetos etc.), ou recombinantes, quando são produzidos no laboratório por tecnologia de clonagem molecular. Atualmente, a maior parte dos alérgenos principais, e mesmo muitos dos alérgenos menores das mais variadas fontes, podem ser purificados de suas fontes naturais ou, com mais frequência, produzidos em larga escala e em alto grau de pureza como proteínas recombinantes, de acordo com métodos bem consolidados, de maneira a possibilitar a utilização desses alérgenos comercialmente em testes diagnósticos.

Um consenso recente de grupo de *experts* da World Allergy Organization WAO revisou estudos com base em evidência sobre a utilização do diagnóstico molecular de alergia, e destaca três aspectos principais para auxiliar na decisão de usar esta tecnologia para diagnóstico: 1) possibilidade de distinguir entre sensibilização primária, genuína, e sensibilização por reatividade cruzada (o que não pode ser feito com extratos naturais); 2) determinar se as reações alérgicas são causadas por alérgenos associados a risco de anafilaxia grave ou a reações mais leves, particularmente na área de alergia alimentar, podendo diminuir a necessidade de testes de provocação oral e melhorar as recomendações para os pacientes; 3) auxiliar na escolha dos pacientes e dos alérgenos mais apropriados para imunoterapia bem-sucedida.

O diagnóstico molecular de alergia pode ser realizado pela medida de anticorpos IgE a alérgenos individuais, tecnologia denominada *singleplex*, ou através de plataforma desenvolvida para medida simultânea de IgE para painel de alérgenos purificados, naturais ou recombinantes, de variadas fontes alergênicas, em um único ensaio, tecnologia designada como *multiplex*. No Brasil dispomos comercialmente dos sistemas ImmunoCAP e ImmunoCAP-ISAC (Immuno-Solid Phase Allergen Chip) (Thermo Fisher), que são plataformas *singleplex* e *multiplex*, respectivamente, para diagnóstico molecular de alergia. O ImmunoCAP é um método de alta sensibilidade, reprodutível, cujo uso permite que quantidades bem pequenas de IgE possam ser detectadas, com mínima ou nenhuma interferência de anticorpos específicos de outros isotipos, particularmente IgG. Como é um método quantitativo, pode ser utilizado para monitorização da resposta IgE ao longo do tempo. O sistema ImmunoCAP atualmente disponibiliza 101 alérgenos individuais (36 alimentares), incluindo CCDs (*Cross-reactive Carbohydrate Determinants*, determinantes carboidratos com reatividade cruzada), para medida de IgE específica. Entretanto, apresenta a desvantagem de serem necessários 40 microlitros de soro para cada teste individual, o que pode limitar a seleção de alérgenos a serem testados, particularmente em crianças pequenas. O ISAC é uma plataforma de imunoensaio miniaturizada, na qual alérgenos são imobilizados em um *chip* de *microarray*. O ensaio consiste em uma lâmina de vidro coberta com polímero, que contém quatro *microarrays*, sendo portanto adequada para testar simultaneamente amostras de quatro pacientes. São feitos *spots* em triplicata de cada alérgeno, e eles são imobilizados por ligação covalente ao *chip*. A plataforma atual do ISAC possibilita a detecção simultânea de anticorpos IgE a 112 alérgenos diferentes, das mais variadas fontes, utilizando apenas 30 a 40 microlitros de soro ou plasma, que podem ser obtidos de sangue venoso ou capilar. O teste é realizado em um tempo total de menos de 4 horas; os resultados são obtidos a partir de uma curva de calibração e expressos em uma faixa de 0,3 a 100 ISAC Standardized Units (ISU-E), dando uma indicação semiquantitativa dos níveis de anticorpos IgE. A plataforma ISAC utiliza uma quantidade pelo menos 100.000 vezes menor de alérgeno, quando comparada ao sistema ImmunoCAP, o que diminui sua sensibilidade quando a quantidade de IgE específica é muito baixa, podendo também haver interferência de outros isotipos, particularmente quando há níveis muito elevados de IgG específica, como acontece durante a imunoterapia. Uma vantagem é que o método não sofre interferência de níveis muito elevados de IgE total. Foi notada maior variabilidade interensaio quando as quantidades de IgE são baixas, entre 0,3 e 1 ISU-E, portanto o ISAC geralmente não é recomendado para monitorização quantitativa de níveis de anticorpos IgE ao longo do tempo.

O potencial do diagnóstico molecular de alergia tem especial importância na avaliação de pacientes com alergia alimentar, em particular alergia a frutas e legumes, incluindo avaliação das síndromes pólen–alimento e látex–alimento. Algumas famílias de alérgenos de plantas foram identificadas como portadoras de alto potencial de induzir anafilaxia. São elas: a superfamília das prolaminas, que inclui as proteínas de transferência de lipídeos não específicas (nsLTPs), alfa-amilase e inibidores de proteases; as proteínas de estocagem, como a 2S albumina; e a família cupins de proteínas, que inclui proteínas de estocagem de sementes como as vicilinas e leguminas. Em contraste, proteínas PR-10, que são homólogas ao alérgeno principal de pólen de bétula Bet v 1 e importantes componentes associados à reatividade cruzada a extratos alergênicos, em geral causam reações alérgicas locais à ingestão, como a síndrome da alergia oral. De forma semelhante, profilinas (p. ex., Bet v 2) e CCDs estão presentes em muitas plantas e interferem com a especificidade da determinação de anticorpos IgE contra extratos alergênicos. Proteínas PR-10 e profilinas são em geral lábeis e facilmente degradáveis por calor ou acidez, e acredita-se que pelo menos em parte esta seja a razão da associação a sintomas alérgicos mais leves. A sensibilização a CCDs na maioria dos casos não tem relevância clínica. Para proteínas PR-10, profilinas e CCDs, a sensibilização primária é em geral derivada de polens ou venenos de insetos, e raramente de alimentos. Por outro lado, LTPs e proteínas de estocagem são proteínas estáveis ao calor e à digestão, portanto têm elevado potencial para causar reações anafiláticas graves. Acredita-se que essas proteínas são indutoras da sensibilização primária através do alimento, responsável pelas reações graves. Assim, a análise do perfil de reatividade IgE para as diferentes famílias de alérgenos de plantas pode auxiliar na definição de riscos, o que os métodos tradicionais não permitem realizar.

Um exemplo da utilidade do diagnóstico molecular de alergia é o uso da ômega-5-gliadina, que pertence à família das prolaminas, para o diagnóstico de anafilaxia induzida por exercício dependente de trigo. Em extrato natural de trigo, a quantidade de omega-5-gliadina é muito pequena, por isso os testes convencionais para medir anticorpos IgE para trigo podem ser negativos ou resultar em valores muito baixos nessa condição. A medida de IgE para omega-5--gliadina (alérgeno Tri a 19) é essencial para o diagnóstico, pois a presença de IgE específica para esta proteína tem alto valor preditivo para o desenvolvimento de anafilaxia induzida por exercício dependente de trigo. Estudos recentes de Santos et al. relataram a identificação do primeiro alérgeno de mandioca (*Manihot esculenta*), designado como Man e 5. Este alérgeno causa resposta IgE em mais de 70% de pacientes brasileiros com reações alérgicas à ingestão de mandioca, e tem reatividade cruzada com o alérgeno de látex Hev b 5. Dados com Man e 5 recombinante sugerem que esta proteína tem papel na síndrome látex–alimento, sendo o látex provavelmente o sensibilizante primário. Esse conhecimento tem implicações importantes, pois pacientes alérgicos a látex que apresentam exposição a mandioca (p. ex., viajantes que vão a locais onde a mandioca é extensamente usada) podem ter risco aumentado de desenvolver reações alérgicas a este alimento. Portanto, saber se o paciente é alérgico a Hev b 5 pode melhorar as recomendações de evitar mandioca, que pode também ser ingrediente frequente em alimentos industrializados.

Nos casos de alergia a amendoim, a presença de sensibilização IgE a proteínas de estocagem como Ara h 1 (vicilina), Ara h 2 (2S albumina), Ara h 3 (legumina), Ara h 6 (2S albumina) e Ara h 9 (nsLTP) pode identificar pacientes com risco de reações alérgicas graves, enquanto a sensibilização a Ara h 8 (proteína PR-10, homóloga a Bet v 1), na maioria dos casos adquirida por reatividade cruzada, está associada a reações leves como síndrome da alergia oral. Em pacientes com alergia a ovo, a presença de IgE contra ovomucoide (Gal d 1), que é estável ao calor e à digestão, foi associada a maior risco de reações graves e persistentes. Níveis de IgE para Gal d 1 > 11kU$_A$/L estão associados a risco alto de desenvolver reações clínicas tanto a ovo aquecido quanto cru, com especificidade de 95%. Por outro lado, a sensibilização a ovalbumina e possivelmente a ovotransferrina e lisozima é considerada menos séria, porque essas proteínas são termolábeis e sensíveis à digestão, e pacientes podem tolerar ovos aquecidos. Em crianças com suspeita de alergia a leite de vaca ou a ovo, IgE contra Bos d 8 (caseína) do leite de vaca, e contra Gal d 1 e Gal d 2 de ovo foram os alérgenos mais frequentemente identificados, com boa capacidade de prever os resultados de testes de provocação oral com o alimento. A conclusão dessas observações é de que, para muitos pacientes sensibilizados a componentes de plantas e a alérgenos de origem animal, o diagnóstico molecular de alergia possibilita a identificação de perfis de sensibilização individuais, que poderão auxiliar a prever o risco de anafilaxia.

Na área de alergia a ácaros, importante fonte de alérgenos em nosso meio, avanços recentes utilizando métodos quantitativos de diagnóstico molecular de alergia têm consolidado observações de que as respostas a *Dermatophagoides pteronyssinus* na maioria dos indivíduos alérgicos seguem uma hierarquia. A ligação IgE aos alérgenos principais de *D. pteronyssinus* Der p 1 e Der p 2 constitui 50% a 60% da ligação IgE a todos os alérgenos deste ácaro da poeira domiciliar, para essencialmente todos os pacientes alérgicos a ácaros. Além disso, em nosso meio e em muitos outros locais do mundo, mais de 80% dos pacientes alérgicos a ácaros têm anticorpos IgE para Der p 1 e Der p 2. Os alérgenos de reatividade intermediária Der p 4, 5, 7 e 21, induzindo cada um deles resposta IgE em aproximadamente 50% dos pacientes, ligam-se a IgE, constituindo 30% do título total de ligação em relação a todos os alérgenos em conjunto. Apenas uma pequena frequência e proporção de ligação IgE permanece para os alérgenos remanescentes. Esse padrão proporcional consistente de reatividade IgE provê excelente plataforma para seleção de alérgenos recombinantes para imunoterapia. É possível que uma formulação contendo apenas Der p 1 e Der p 2 seja eficaz para a grande maioria dos pacientes.

O estudo da reatividade cruzada IgE é uma área em que tem havido grandes avanços. A reatividade cruzada é o fenômeno de um anticorpo IgE reconhecer, ligar-se e induzir um resposta imune a moléculas alergênicas semelhantes (homólogas) presentes em espécies diferentes. Por exemplo, a ligação de um anticorpo IgE tanto ao alérgeno Bet v 1 de pólen de bétula, como aos alérgenos Mal d 1 de maçã, e Cor a 1 de avelã ocorre devido à semelhança estrutural entre essas proteínas, tanto em termos de sequência primária de aminoácidos (55% a 67% de identidade com Bet v 1, respectivamente) quanto de estrutura tridimensional. É importante destacar que, no caso da síndrome pólen–alimento, essa resposta IgE adquirida por reatividade cruzada se manifesta clinicamente por reações locais leves como prurido e edema de mucosa oral, e apenas em raras ocasiões como urticária ou mesmo anafilaxia.

Várias outras proteínas alergênicas apresentam homólogos em espécies diversas. Nesse grupo pode ser incluídas a tropomiosina, que é o alérgeno principal do camarão, podendo causar reações alérgicas graves à ingestão deste alimento, que apresenta homólogos com alto grau de identidade de sequência (80% a 82%) em ácaros (alérgeno Der p 10) e baratas (alérgenos Bla g 7 e Per a 7). Em pacientes com testes de provocação oral positivos para camarão, Yang et al. demonstraram que a medida de IgE para tropomiosina de camarão teve maior especificidade do que a medida de IgE para camarão. De maneira semelhante, a parvalbumina é um alérgeno conservado em várias espécies de peixes, associado à presença de reatividade cruzada IgE e sintomas clínicos com ingestão de vários peixes, dependentes da quantidade de parvalbumina presente. É importante destacar que a tropomiosina e a parvalbumina são proteínas muito estáveis, sendo resistentes a temperaturas elevadas e à digestão em meio ácido. Alérgenos de animais, incluindo cachorro, gato, cavalo, boi, rato, camundongo e outros, são frequentemente pertencentes à família das lipocaínas, que apresenta homólogo em barata (Bla g 4 e Per a 4). Uma questão importante e ainda não completamente resolvida é a relevância clínica da reatividade cruzada IgE.

Níveis de Triptase Sérica

A triptase é proteína abundante em mastócitos. Existe como alfa e beta proformas de triptase no citoplasma de mastócitos, e como beta-triptase madura no interior dos grânulos dos mastócitos. O aumento na concentração de proformas de triptase em geral indica número aumentado de mastócitos. Por outro lado, a elevação transitória da concentração de beta-triptase madura sugere ativação de mastócitos com degranulação, e ocorre na maior parte dos casos de anafilaxia. A triptase sérica pode ser medida utilizando-se o sistema ImmunoCAP, sendo obtidos níveis de triptase total, ou seja, de todas as proformas de triptase e da beta-triptase madura.

Os níveis de triptase aumentam após a ativação de mastócitos, e a triptase é um bom marcador de anafilaxia. Em pacientes com alergia a veneno de himenópteros, níveis basais elevados de triptase sérica estão associados à gravidade das reações. Além disso, níveis basais aumentados de triptase sérica são um bom marcador para doença clonal subjacente.

As utilidades clínicas da determinação da triptase sérica incluem: ajuda no diagnóstico de anafilaxia quando há elevação transitória da triptase, confirmando ativação de mastócitos; ajuda no diagnóstico postmortem de anafilaxia; possibilidade de prever reações graves, particularmente a venenos de himenópteros, inclusive durante imunoterapia, e a fármacos, quando níveis basais elevados são encontrados; suspeita de mastocitose e doenças hematológicas malignas quando níveis basais persistentemente elevados são encontrados.

É importante saber que a vida média da triptase sérica é de aproximadamente 2 horas, e que o aumento da triptase sérica durante uma reação alérgica sistêmica pode não ser detectável durante os primeiros 15 ou 20 minutos do início da reação. A determinação inicial da triptase é mais bem realizada entre 30 minutos e 2 horas após o início da anafilaxia. Em 3 a 6 horas há diminuição gradativa, com volta ao nível basal aproximadamente após 24 horas após a reação. Portanto é importante que sejam obtidas amostras sequenciais de triptase sérica. Recomenda-se que a primeira amostra seja colhida entre 15 minutos e 2 horas após o início dos sintomas, que uma segunda amostra seja obtida após 24 a 48 horas, para confirmar a volta aos níveis basais, e uma terceira amostra colhida após 1 a 2 semanas se houver suspeita de mastocitose ou outras causas de elevação persistente dos níveis basais de triptase.

Os níveis de triptase sérica são considerados elevados se eles excederem 11,4 mcg/L (ou 11,4 ng/mL), quando não há informação dos níveis basais de triptase para um dado paciente. Entretanto, cada indivíduo tem seu próprio nível basal, que é estável sob condições normais ao longo do tempo. Foi demonstrado que o pico de triptase para cada paciente deve ser comparado com seu nível basal de triptase.

É interessante notar que a anafilaxia induzida por alimentos não está associada de forma consistente a aumento da concentração da triptase sérica, e os valores de pico de triptase sérica nesta condição clínica frequentemente são baixos. Entretanto, um estudo em crianças mostrou que níveis basais elevados de triptase, com valor de *cut-off* de 14,5 mcg/L, foram associados a maior probabilidade de reações anafiláticas graves a alimentos, particularmente no grupo de crianças alérgicas a amendoim, nozes e castanhas.

Níveis basais elevados de triptase ocorrem em pacientes com mastocitose sistêmica. A mastocitose sistêmica é uma desordem clonal da linhagem do mastócito, preferencialmente envolvendo a medula óssea e a pele. É uma condição clínica heterogênea e varia entre tipos indolentes até formas agressivas da doença. Na mastocitose sistêmica há aumento no número de mastócitos e/ou os mastócitos são mais suscetíveis à ativação, podendo responder com súbita liberação de mediadores, mediante mecanismos IgE dependentes ou independentes, o que pode levar a consequências graves. Esta situação é particularmente observada em pacientes com alergia a veneno de himenópteros que apresentam mastocitose sistêmica, que estão sob risco elevado de apresentar reações graves, quando comparados com indivíduos sem mastocitose sistêmica. Essa associação frequente entre mastocitose sistêmica e alergia e anafilaxia a veneno de himenópteros foi demonstrada em estudo em que 11,1% dos pacientes com alergia grave a veneno de himenópteros apresentavam mastocitose sistêmica, entre os 13,9% dos pacientes com níveis basais de triptase iguais ou acima de 11,4 ng/mL.

Teste de Ativação de Basófilos (*Basophil Activation Test BAT*)

Basófilos sanguíneos são células que representam menos de 1% dos leucócitos circulantes. Basófilos humanos têm grânulos secretórios que contêm histamina, e são capazes de secretar citocinas, quimiocinas e mediadores lipídicos, de forma semelhante a mastócitos. A ativação do basófilo ocorre após *cross-linking* do receptor de alta afinidade para IgE FcɛRI por alérgeno ou *cross-linkers* artificiais. Basófilos também podem ser ativados via receptores de complemento e quimiocinas.

Basófilos podem ser utilizados para testes *in vitro* para o diagnóstico de doenças alérgicas. Testes iniciais utilizando basófilos tinham foco na liberação de mediadores, particularmente histamina, mas também leucotrienos (LTC4) e citocinas (IL-4). A desvantagem de se estudar mediadores lipídicos ou citocinas é que outros tipos de células podem ser estimuladas a secretar esses mediadores, especialmente se o estímulo opera por mecanismo independente de IgE. Nesses casos é importante a pureza na preparação de basófilos para o teste. Mais recentemente, foram desenvolvidos ensaios funcionais baseados em citometria de fluxo para avaliar a ativação de basófilos. A estimulação de basófilos induz ao aparecimento de várias proteínas, que podem ser detectadas com anticorpos específicos utilizando a técnica de citometria de fluxo. A lista de possíveis marcadores de ativação de basófilos é crescente, e inclui: CD11b, CD13, CD63, CD69, CD107a, CD107c, CD164, e CD203c. A experiência é maior para CD63, CD203c, e CD69, e existem *kits* comerciais disponíveis para detecção de CD63 (*basophil activation test*, BAT).

Nos últimos 20 anos tem havido progresso em melhoras nos testes de ativação de basófilos e na ampliação de sua aplicação na prática clínica. O teste comercial BAT tem sido usado para fins diagnósticos. Não há fortes indicações de que a sensibilidade e especificidade do BAT sejam maiores do que a medida direta de IgE específica, mas os estudos mostram que a sensibilidade e especificidade são em geral boas. O BAT pode ser uma ferramenta diagnóstica útil em algumas circunstâncias. Por exemplo, o teste para IgE específica para alérgenos pouco usuais pode não estar disponível, e o BAT poderia ser realizado com o sangue do paciente, provendo uma maneira de testar a especificidade alérgica. Além da utilização de marcadores de atividade, alguns estudos atuais estão incluindo medidas de mudanças em elementos envolvidos na transdução de sinal.

Na maior parte dos testes de ativação de basófilos, CD63 e CD203c são os marcadores de ativação via receptor de IgE mais utilizados. A expressão de CD63 está mais associada à degranulação. O teste de ativação de basófilos tem sido validado em muitas condições mediadas por IgE, incluindo alergia a fármacos, hipersensibilidade a contrastes radiológicos, alergia alimentar, hipersensibilidade a veneno de himenópteros e alergia a pólen. Mais recentemente, a aplicação desse teste passou a se estender à hipersensibilidade a anti-inflamatórios não esteroidais e quinolonas e à diferenciação entre sensibilização e alergia verdadeira, na determinação do potencial alergênico de *cross-reactive carbohydrate determinants* (CCD), e na monitorização do sucesso da imunoterapia. Este teste, portanto, representa uma ferramenta *in vitro* útil para o estudo de doenças alérgicas.

INDICAÇÕES PARA A REALIZAÇÃO DE TESTES *IN VITRO*

Na prática clínica, o diagnóstico de alergia é feito mais frequentemente por meio da realização de métodos *in vivo,* os testes cutâneos de hipersensibilidade imediata, após ter sido feita avaliação clínica detalhada. Entretanto, em algumas ocasiões, os testes *in vitro* podem auxiliar no diagnóstico e/ou complementar os resultados de testes *in vivo*. Alguns exemplos em que os testes *in vitro* podem ser realizados incluem: 1) pacientes com lesões dermatológicas extensas (p. ex., de dermatite atópica), nos quais não há área de pele suficiente para a realização de testes cutâneos de hipersensibilidade imediata, ou que estão em uso de corticosteroides tópicos por período prolongado em áreas extensas da pele; 2) pacientes que estão em uso contínuo de anti-histamínicos (p. ex., aqueles com urticária crônica e angioedema), para os quais a suspensão da droga causaria exacerbação intensa dos sintomas; 3) pacientes com história de anafilaxia ou outras reações alérgicas graves, em que a realização dos testes cutâneos de hipersensibilidade imediata estaria por si só associada a risco de reação alérgica grave (p. ex., pacientes com reações alérgicas graves a veneno de himenópteros); pacientes com história equívoca de alergia alimentar, nos quais a quantificação de anticorpos IgE para alimentos poderia ter utilidade complementar aos testes cutâneos de hipersensibilidade imediata no diagnóstico, com possibilidade de predizer a ocorrência de reações à ingestão do alimento.

Estudos epidemiológicos têm também utilizado medidas de IgE específica, associadas ou não a realização de testes cutâneos de hipersensibilidade imediata, para melhor caracterizar os pacientes envolvidos.

O diagnóstico molecular vem se tornando uma tecnologia cada vez mais usada na prática clínica do alergista, possibilitando prever reações alérgicas graves, estudar reatividade cruzada entre alérgenos de diversas fontes, identificar perfis de sensibilização e selecionar melhor os pacientes para imunoterapia, complementando a avaliação clínica e os testes cutâneos de hipersensibilidade imediata como ferramentas para prover as melhores recomendações aos pacientes. Além disso, novas técnicas, como o teste de ativação de basófilos e a medida da triptase sérica, são métodos adicionais para ajudar no diagnóstico de alergia.

Bibliografia

Alessandri C, Zennaro D, Scala E, Ferrara R, Bernardi ML, Santoro M, et al. Ovomucoid (Gal d 1) specific IgE detected by microarray system predict tolerability to boiled hen's egg and an increased risk to progress to multiple environmental allergen sensitisation. Clin Exp Allergy. 2012; 42(3):441-50.

Arruda LK. The right timing for shrimp tropomyosins. Int Arch Allergy Immunol. 2013; 160(4):331-3.

Ayuso R, Sánchez-Garcia S, Lin J, Fu Z, Ibáñez MD, Carrillo T, et al. Greater epitope recognition of shrimp allergens by children than by adults suggests that shrimp sensitization decreases with age. J Allergy Clin Immunol. 2010; 125(6):1286-1293.

Barbosa MC, Santos AB, Ferriani VP, Pomés A, Chapman MD, Arruda LK. Efficacy of Recombinant Allergens for Diagnosis of Cockroach Allergy in Patients with Asthma and/or Rhinitis. Int Arch Allergy Immunol. 2013; 161:213-9.

Bonadonna P, Gonzalez-de-Olano D, Zanotti R, Riccio A, De Ferrari L, Lombardo C et al. Venom Immunotherapy in Patients with Clonal Mast Cell Disorders: Efficacy, Safety, and Practical Considerations. J Allergy Clin Immunol Pract. 2013; 1(5):474-8.

Burks AW, Calderon MA, Casale T, Cox L, Demoly P, Jutel M, et al. Update on allergy immunotherapy: American Academy of Allergy, Asthma & Immunology/European Academy of Allergy and Clinical Immunology/PRACTALL consensus report. Allergy Clin Immunol. 2013; 131:1288-96.

Burks AW, Tang M, Sicherer S, Muraro A, Eigenmann PA, Ebisawa M, et al. ICON: food allergy. J Allergy Clin Immunol. 2012 ;129(4):906-20.

Canonica GW, Ansotegui IJ, Pawankar R, Schmid-Grendelmeier P, van Hage M, Baena-Cagnani CE, et al. A WAO - ARIA - GA²LEN consensus document on molecular-based allergy diagnostics. World Allergy Organ J. 2013; 6(1):17. doi: 10.1186/1939-4551-6-17. http://www.waojournal.org/content/6/1/17

Castro-Rodriguez JA. The Asthma Predictive Index: early diagnosis of asthma. Curr Opin Allergy Clin Immunol. 2011;11(3):157-61.

Caubet JC, Kondo Y, Urisu A, Nowak-Wegrzyn A. Molecular diagnosis of egg allergy. Curr Opin Allergy Clin Immunol. 2011;11:210-215.

Chapman MD, Smith AM, Vailes LD, Arruda LK, Dhanaraj V, Pomés A. Recombinant allergens for diagnosis and therapy of allergic disease. J Allergy Clin Immunol. 2000; 106:409-18.

Chen K-W, Blatt K, Thomas WR, Swoboda I, Valent P, Valenta R, Vrtala S. Hypoallergenic Der p 1/Der p 2 combination vaccines for immunotherapy of house dust mite allergy. J Allergy Clin Immunol. 2012; 130:435-43.

Chruszcz M, Pomés A, Glesner J, Vailes LD, Osinski T, Porebski PJ, et al. Molecular determinants for antibody binding on group 1 house dust mite allergens. J Biol Chem. 2012; 287(10):7388-98.

D'Urbano LE, Pellegrino K, Artesani MC, Donnanno S, Luciano R, Riccardi C, et al. Performance of a component-based allergen-microarray in the diagnosis of cow's milk and hen's egg allergy. Clin Exp Allergy. 2010; 40(10):1561-70.

Gámez C, Sánchez-García S, Ibáñez MD, López R, Aguado E, López E et al. Tropomyosin IgE-positive results are a good predictor of shrimp allergy. Allergy 2011; 66: 1375-83.

Hamilton RG. Clinical laboratory assessment of immediate-type hypersensitivity. J Allergy Clin Immunol. 2010; 125:S284-96.

Henson M, Burks AW. The future of food allergy therapeutics. Semin Immunopathol. 2012; 34:703-14.

Jutel M, Solarewicz-Madejek K, Smolinska S. Recombinant allergens: the present and the future. Hum Vaccin Immunother. 2012; 8(10):1534-43.

Lupinek C, Wollmann E, Baar A, Banerjee S, Breiteneder H, Broecker BM, et al. Advances in allergen-microarray technology for diagnosis and monitoring of allergy: The MeDALL allergen-chip. Methods. 2014; 66(1):106-19.

MacGlashan DW. Basophil activation testing. J Allergy Clin Immunol. 2013; 132:777-87.

Makatsori M, Pfaar O, Lleonart R, Calderon MA. Recombinant Allergen Immunotherapy: Clinical Evidence of Efficacy—A Review. Curr Allergy Asthma Rep. 2013; 13(4):371-80.

McGowan EC, Saini S. Update on the Performance and Application of Basophil Activation Tests. Curr Allergy Asthma Rep. 2013; 13:101-109.

Pomés A, Arruda LK. Investigating cockroach allergens: Aiming to improve diagnosis and treatment of cockroach allergic patients. Methods. 2014; 66(1):75-85.

Roulias A, Pichler U, Hauser M, Himly M, Hofer H, Lackner P, et al. Differences in the intrinsic immunogenicity and allergenicity of Bet v 1 and related food allergens revealed by site-directed mutagenesis. Allergy. 2014; 69(2):208-15.

Sahiner UM, Yavuz ST, Buyuktiryaki B, Cavkaytar O, Yilmaz, EA, Tuncer A, et al. Serum basal tryptase may be a good marker for predicting the risk of anaphylaxis in children with food allergy. Allergy 2014; 69: 265-268.

Sampson HA. Utility of food-specific IgE concentrations in predicting symptomatic food allergy. J Allergy Clin Immunol 2001; 107:891-6.

Santos AB, Chapman MD, Aalberse RC, Vailes LD, Ferriani VP, Oliver C, et al. Cockroach allergens and asthma in Brazil: identification of tropomyosin as a major allergen with potential cross-reactivity with mite and shrimp allergens. J Allergy Clin Immunol. 1999; 104 (2 Pt 1):329-37.

Santos AB, Rocha GM, Oliver C, Ferriani VP, Lima RC, Palma MS, et al. Cross-reactive IgE antibody responses to tropomyosins from Ascaris lumbricoides and cockroach, J. Allergy Clin. Immunol. 2008: 121:1040-6.

Santos KS, Gadermaier G, Vejvar E, Arcuri HA, Galvão CE, Yang AC, et al. Novel allergens from ancient foods: Man e 5 from manioc (Manihot esculenta Crantz) cross reacts with Hev b 5 from latex. Mol Nutr Food Res. 2013; 57(6):1100-9.

Santos KS, Galvão CE, Gadermaier G, Resende VM, de Oliveira Martins C, Misumi DS, et al. Allergic reactions to manioc (Manihot esculenta Crantz): identification of novel allergens with potential involvement in latex-fruit syndrome. J Allergy Clin Immunol. 2011;128(6):1367-9.

Scala E, Alessandri C, Bernardi ML, Ferrara R, Palazzo P, Pomponi D, et al. Crosssectional survey on immunoglobulin E reactivity in 23,077 subjects using an allergenic molecule-based microarray detection system. Clin Exp Allergy. 2010; 40(6):911-21.

Sicherer SH, Sampson HA. Food allergy: Epidemiology, pathogenesis, diagnosis, and treatment. J Allergy Clin Immunol. 2014; 133:291-307.

Treudler R, Simon JC. Overview of Component Resolved Diagnostics. Curr Allergy Asthma Rep. 2013; 13:110-7.

Vadas P, Perelman B, Liss G. Platelet-activating factor, histamine, and tryptase levels in human anaphylaxis. J Allergy Clin Immunol 2013;131:144-9.

Valenta R, Campana R, Marth K, van Hage M. Allergen-specific immunotherapy: from therapeutic vaccines to prophylactic approaches. J Int Med 2012; 272:144-57.

Vrtala S, Huber H, Thomas WR. Recombinant house dust mite allergens. Methods. 2014; 66(1):67-74.

Wallner M, Pichler U, Ferreira F. Recombinant allergens for pollen immunotherapy. Immunotherapy. 2013; 5 (12); 1323-1338.

Wenzel S, Ford L, Pearlman D, Spector S, Sher L, Skobieranda F, et al. Dupilumab in persistent asthma with elevated eosinophil levels. N Engl J Med. 2013; 368(26):2455-66.

Wenzel SE. Asthma phenotypes: the evolution from clinical to molecular approaches. Nat Med. 2012;18(5):716-25.

Wölbing F, Biedermann T. Anaphylaxis: opportunities of stratified medicine for diagnosis and risk assessment. Allergy. 2013; 68:1499–1508

Wu LC, Zarrin AA. The production and regulation of IgE by the immune system. Nat Rev Immunol. 2014 Mar 14. doi: 10.1038/nri3632.

Yang AC, Arruda LK, Santos AB, Barbosa MC, Chapman MD, Galvão CE, et al. Measurement of IgE antibodies to shrimp tropomyosin is superior to skin prick testing with commercial extract and measurement of IgE to shrimp for predicting clinically relevant allergic reactions after shrimp ingestion. J Allergy Clin Immunol. 2010; 125(4):872-8.

CAPÍTULO

55

Autoanticorpos nas Doenças Reumáticas Autoimunes

Cristóvão Luis P. Mangueira e Eliane Aparecida Rosseto

INTRODUÇÃO

Autoanticorpos são imunoglobulinas com reatividade contra antígenos próprios do organismo. O reconhecimento mais antigo de um autoanticorpo data de 1948, com a descrição do fenômeno da célula LE, por Hargraves, e sua associação ao diagnóstico do lúpus eritematoso sistêmico. Embora encontremos inúmeros autoanticorpos associados a enfermidades e síndromes clínicas de natureza autoimune, nem sempre a presença do autoanticorpo é suficiente para causar doença. Assim, a autoimunidade, antes de estar associada a eventos patológicos, pode ser uma resposta fisiológica normal, já que indivíduos normais podem exibir reatividade de uma parte significativa de suas imunoglobulinas contra constituintes próprios. Esses anticorpos autorreativos fisiológicos são frequentemente denominados "autoanticorpos naturais" e são, em geral, de classe IgM, avidez baixa, e ocorrem em pequenas quantidades (títulos baixos).

Por outro lado, autoanticorpos patológicos são, em muitas situações, a pedra angular do diagnóstico das doenças reumáticas autoimunes e são rotineiramente pesquisados em laboratórios clínicos por métodos diversos. Diferentemente dos autoanticorpos naturais, os autoanticorpos patológicos ocorrem geralmente em títulos altos e são da classe IgG, com especificidade restrita e avidez alta.

Há uma lista ampla de autoanticorpos associados a doenças reumáticas autoimunes (Quadro 55-1). Essas associações são, na maior parte das vezes, estabelecidas estatisticamente, sendo rara a ligação fisiopatogênica clara entre um autoanticorpo, seu antígeno-alvo e uma manifestação clínica específica.

Exceções importantes são a demonstração do papel patogênico dos anticorpos anti-dsDNA (anti-DNA de fita dupla) na lesão glomerular do lúpus eritematoso sistêmico (LES) ou a associação de anticorpos anti-SS-A/Ro com bloqueio cardíaco congênito (lúpus eritematoso neonatal – LEN).

MÉTODOS DE DETECÇÃO

Há diversos métodos de detecção de autoanticorpos em uso atualmente em laboratórios clínicos e de pesquisa. Essa diversidade metodológica torna difícil a comparação de resultados oriundos de diferentes laboratórios, pois esses métodos têm, com frequência, características de desempenho diferentes entre si, tais como diferentes especificidade e sensibilidade. Os métodos mais difundidos atualmente são imunofluorescência indireta, imunodifusão dupla, contraimunoeletroforese, hemaglutinação e ensaios imunoenzimáticos (ELISA).

Novos métodos apontam para a detecção de autoanticorpos simultaneamente, os imunoensaios Multiplex.

QUADRO 55-1   **Principais autoanticorpos de relevância clínica**

Anticorpo	Associação clínica	Prevalência
Anti-dsDNA	LES, nefrite	60% a 70%
Anti-Sm	LES	30% a 35%
Anti-U1 RNP	LES, DMTC	LES: 40% DMTC: 100%
Anti-SS-A/Ro	SS, LES	SS: 70% LES: 40%
Anti-SS-B/La	SS, LES	SS: 40% LES: 15%
Anti-Scl-70	Esclerose sistêmica difusa	40%
Anticentrômero	Esclerose sistêmica limitada	80%
Anti-PCNA	LES	3% a 5%
Anti-Jo-1	Polimiosite	30%
C-ANCA (anti-PR3)	Granulomatose de Wegener	95%

LES, lúpus eritematoso sistêmico; DMTC, doença mista do tecido conjuntivo; SS, síndrome de Sjögren.

Imunofluorescência Indireta

Um dos mais antigos métodos para detecção de autoanticorpos permanece ainda hoje como dos mais importantes; é o método preferencial para a pesquisa de anticorpos antinucleares (FAN), utilizando a célula HEp-2 como substrato, em substituição aos antigos substratos de tecido animal (*imprint*). A célula HEp-2 é uma linhagem celular derivada de um carcinoma de laringe humano, e a sua padronização como substrato para a pesquisa do FAN teve um impacto considerável no aumento da sensibilidade do exame para as diversas doenças autoimunes. Por exemplo, no lúpus eritematoso sistêmico, 5% a 10% dos indivíduos com a doença têm FAN negativo em *imprint* de fígado de camundongo, ao passo que este número cai para menos de 1% quando se utiliza o substrato HEp-2.

Há dezenas de padrões de fluorescência descritos em células HEp-2, mas os mais comuns são homogêneo, pontilhado, pontilhado fino, pontilhado fino denso, nucleolar e centromérico, além dos padrões citoplasmáticos (Figura 55-1 – ver caderno colorido). A definição do padrão de fluorescência tem sido associada à ocorrência de autoanticorpos específicos de maior ou menor relevância clínica. Entretanto, o FAN em HEp-2, na maioria das situações, não consegue definir com certeza qual anticorpo específico está presente no soro estudado; o padrão de fluorescência pode apenas dar uma pista da especificidade, orientando a execução posterior de um teste imunológico para a detecção específica do anticorpo. Apenas em alguns casos raros (p. ex., como a associação do padrão centromérico com anticorpos anticentrômero), a correlação do padrão com o autoanticorpo tem alta especificidade. Em virtude dessas características, a pesquisa do FAN é mais frequentemente utilizada como teste inicial para o diagnóstico de doenças autoimunes, reservando-se a pesquisa de autoanticorpos específicos por outros métodos laboratoriais para estudos clínicos mais refinados. A técnica de FAN ganhou recentemente soluções de automação tanto no preparo das lâminas quanto na leitura de microscopia. Os sistemas automatizados em leitura do FAN (Europattern, Nova-View, Helios, Aklides) podem ser uma ferramenta para triagem, mas o desempenho da leitura ainda precisa de melhorias). Seu uso para a detecção dos padrões ainda não têm evidências suficientes, como o reconhecimento de padrão positivo não associado a doença autoimune em pacientes saudáveis feitos pela leitura convencional.

A imunofluorescência indireta pode ainda ser utilizada para a detecção específica de alguns autoanticorpos, como o anti-dsDNA (utilizando o protozoário flagelado *Crithidia lucilliae* como substrato), ou anticorpos antimitocôndria, antimúsculo liso ou antimicrossômicos (utilizando tecidos animais como substrato).

Imunodifusão Dupla e Contraimunoeletroforese

São métodos utilizados para a detecção de autoanticorpos específicos. Apesar de ainda usadas em alguns centros de pesquisa, vêm perdendo espaço rapidamente para os novos métodos de ELISA, que têm a vantagem de serem mais rápidos, menos variáveis e de execução mais fácil.

Hemaglutinação e ELISA

São hoje os métodos mais utilizados para a detecção de autoanticorpos específicos. O ELISA tem a vantagem de ser mais reprodutivo e mais sensível do que a hemaglutinação. Os laboratórios clínicos dispõem hoje de *kits* comerciais de ELISA para a detecção de praticamente todos os autoanticorpos de relevância clínica conhecidos. Mais modernamente, os métodos imunoenzimáticos são projetados de forma a fornecer resultados quantitativos, o que pode auxiliar o clínico a definir a associação dos achados com doença autoimune, já que títulos mais altos de autoanticorpos, de modo geral, estão mais fortemente associados a manifestações clínicas.

Métodos Multiplex

Os métodos Multiplex começam a ser utilizados para análise simultânea de diferentes autoanticorpos. Eles superam algumas limitações dos métodos convencionais, com o uso de baixo volume de sangue, e podem fazer combinação de autoanticorpos em perfis, por doenças. Entre eles encontramos ELISA em linha; microspots em slides, microplacas ou membrana de nitrocelulose; *nanodots* e citometria de fluxo em microesferas marcadas com diferentes fluorocromos e detectadas a *laser* (Luminex, BioPlex, UltraPlex entre outros).

A sensibilidade e especificidade desses métodos ainda não é um consenso e seu uso como triagem em substituição a IFI FAN também não é aconselhado, dada sua sensibilidade ainda não adequada para triagem, com falso-positivos que podem variar de 0,2% a 40,5% (2013).

A seguir, abordaremos as enfermidades reumáticas autoimunes mais importantes e suas associações aos autoanticorpos específicos mais pesquisados nos laboratórios clínicos.

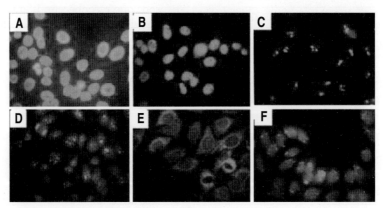

FIGURA 55-1 Componentes da zona da membrana basal.

LÚPUS ERITEMATOSO SISTÊMICO (LES)

Anticorpos antinucleares ocorrem em mais de 98% dos indivíduos com LES, quando pesquisados por imunofluorescência indireta utilizando-se células HEp-2 como substrato. As especificidades de maior utilidade clínica na doença são anti-dsDNA e anti-Sm. Outros autoanticorpos também podem ser úteis, como o anti-RNP ribossômico, anti-PCNA, anti-U1 RNP, anti-SS-A/Ro e SS-B/La.

Anticorpos anti-dsDNA (anti-DNA "nativo") são, talvez, a mais importante ferramenta diagnóstica laboratorial para o LES. Estão diretamente envolvidos na patogênese da doença renal, por meio da formação de imunocomplexos na membrana basal glomerular. Como participam da patogênese, seus níveis sanguíneos podem ser utilizados para acompanhamento do grau de atividade da doença renal, em conjunto com os níveis de complemento sérico; níveis altos de anti-dsDNA são encontrados em pacientes lúpicos com doença renal ativa, e esses níveis tendem a cair em resposta ao tratamento imunossupressor eficaz. Isso nos leva a preferir métodos laboratoriais quantitativos, em detrimento dos qualitativos, para pesquisá-lo. Anticorpos anti-dsDNA guardam ainda alta especificidade diagnóstica para o lúpus, especialmente quando em altos títulos.

Presentes em cerca de 30% a 35% dos pacientes com LES, os anticorpos anti-Sm são marcadores de alta especificidade para a doença. Entretanto, ao contrário dos anticorpos anti-dsDNA, não são marcadores de lesão em nenhum órgão específico e não sofrem variação como reflexo de atividade de doença.

Anticorpos anti-RNP ribossômicos são encontrados em 10% a 15% dos pacientes com LES, tendo alta especificidade para a doença e associação com manifestações clínicas neuropsiquiátricas.

Anti-U1-RNP podem ocorrer em indivíduos com LES em associação com anticorpos anti-Sm. Quando aparecem isoladamente, e em altos títulos, associam-se à doença mista do tecido conjuntivo (DMTC). A DMTC é uma síndrome clínica individualizada do LES em 1972, por Sharp *et al.*, com características clínicas de superposição de sinais e sintomas de LES, esclerodermia e miopatias inflamatórias, mas cujas manifestações mais marcantes são a ocorrência de fenômeno de Raynaud, hipomotilidade esofágica e edema das falanges proximais das mãos ("dedos em salsicha"), além da presença de altos títulos de anticorpos anti-U1-RNP.

Apesar de extremamente raros (3% a 5% dos pacientes), os anticorpos anti-PCNA (antígeno nuclear de células em proliferação) são altamente específicos para o diagnóstico do LES.

Anticorpos anti-SS-A/Ro e SS-B/La também podem ser encontrados em indivíduos com LES, mas não têm especificidade diagnóstica. Ambos podem também estar associados à síndrome de Sjögren (síndrome *sicca*). Anticorpos anti-SS--A/Ro, no LES, associam-se a lesões cutâneas características denominadas de lúpus cutâneo subagudo, uma dermatite fotossensível de tratamento extremamente difícil. Podem, ainda, atravessar a barreira placentária em mães com lúpus ou síndrome de Sjögren e levar ao estabelecimento, no feto, do lúpus eritematoso neonatal (LEN), uma síndrome congênita composta por artrite, lesões cutâneas e, em cerca de 50% dos casos, bloqueio atrioventricular congênito, a única manifestação irreversível da síndrome. Os outros sinais clínicos tendem a desaparecer após 6 meses do nascimento, período em que as imunoglobulinas maternas são depuradas do organismo da criança.

Anticorpos anticromatina (antinucleossomo) estão fortemente associados ao diagnóstico de LES, com alta especificidade e associação com lesão renal, à semelhança do que ocorre com os anticorpos anti-dsDNA. Alguns autores propõem o uso rotineiro desse teste, em conjunto com o anti-dsDNA, para o diagnóstico do LES e de sua lesão renal, bem como para acompanhamento de atividade e resposta ao tratamento.

ARTRITE REUMATOIDE

A artrite reumatoide (AR) é uma doença inflamatória crônica multissistêmica, reconhecida como a mais comum das artrites inflamatórias. A principal morbidade da doença está associada ao acometimento de articulações diartrodiais, resultando em grande disfunção e deformidade articulares, embora se observe comumente o envolvimento de vários outros órgãos, em maior ou menor grau.

A demonstração laboratorial de fatores reumatoides (autoanticorpos de classe IgM, IgG ou IgA dirigidos contra a porção Fc da molécula de IgG) é, há décadas, associada ao diagnóstico de AR e integra os critérios diagnósticos da doença definidos pelo American College of Rheumatology (ACR). Os fatores reumatoides são encontrados em cerca de 80% dos pacientes com AR e a sua ocorrência parece estar associada a um pior prognóstico articular, presença de nódulos reumatoides, maior frequência de erosões e manifestações extra-articulares; esse valor prognóstico parece não ser dependente da classe de imunoglobulina predominante. Entretanto, o valor diagnóstico dos fatores reumatoides é limitado por sua baixa especificidade para a doença, já que podem ser detectados em condições clínicas tão díspares como síndrome de Sjögren (cerca de 90% dos casos), endocardite bacteriana (até 50%), hanseníase (até 25%), neoplasias, crioglobulinemia, sarcoidose ou mesmo em indivíduos idosos saudáveis.

Os ensaios de aglutinação com partículas de látex e com hemácias de carneiro sensibilizadas (Waaler Rose) têm sido tradicionalmente utilizados para a pesquisa dos fatores reumatoides. Atualmente, os métodos nefelométricos cinéticos automatizados têm substituído de modo amplo os métodos tradicionais, por serem consideravelmente mais sensíveis, rápidos e reprodutíveis.

Mais recentemente, ensaios capazes de detectar autoanticorpos que reconhecem diferentes epítopos da molécula de filagrina têm demonstrado alta especificidade para o diagnóstico da AR, em particular um novo ensaio imunoenzimático que detecta anticorpos dirigidos contra um peptídeo cíclico citrulinado sintético (anti-CCP). Alguns estudos definiram um alto valor diagnóstico para os anticorpos anti-CCP e sugerem o seu uso em conjunto com a pesquisa do fator reumatoide na prática clínica. Entretanto, as relações dos níveis de anti-CCP com outros parâmetros clínicos e laboratoriais na AR ainda não foram bem definidas. Outro autoanticorpo que começa a ser estudado para uso na AR é o anti-CarPA (anticorpo antiproteína carbamilada). Sua presença pode sobrepor ao anti-CCP, mas alguns estudos acreditam que pode ser útil na investigação da AR, na presença de Anti-CCP negativo.

O uso de antagonistas do fator de necrose tumoral (TNF-α), como infliximabe, etanercepte e adalimumabe, melhorou muito o tratamento da artrite reumatoide, doença de Crohn, espondilite anquilosante e psoríase. Recentemente, tem sido observada cada vez mais a formação de anticorpos anti-TNF-α. Esses anticorpos podem ser formados precocemente na introdução da terapia e podem estar associados a falência terapêutica. Na artrite reumatoide, a presença de anticorpos anti-infliximabe parece variar de 12% a 44% e ser inversamente proporcional à resposta terapêutica e ao nível sérico. Mais estudos ainda serão necessários sobre o uso dessas dosagens na prática clínica.

Anticorpos anticitoplasma de neutrófilos (ANCA), tradicionalmente associados a vasculites sistêmicas, têm sido encontrados em cerca de 30% dos pacientes com AR, a maioria com padrão de fluorescência perinuclear (P-ANCA) e especificidades antilactoferrina e antilisozima, sem associação aos autoantígenos clássicos, proteinase-3 (PR-3) e mieloperoxidase (MPO). Entretanto, o valor dos ANCA como marcadores de atividade de doença ou como preditores prognósticos na AR continua controverso. Em estudo conduzido entre os pacientes do ambulatório de artrite reumatoide do Hospital das Clínicas da FMUSP, encontramos prevalência de 32,6%, com predominância do padrão P-ANCA (anti-MPO e anti-PR3 negativos) sem associação com índices clínicos e laboratoriais de atividade de doença, qualidade de vida, esquema terapêutico ou manifestações extra-articulares.

ESCLEROSE SISTÊMICA

A esclerose sistêmica é uma doença generalizada do tecido conjuntivo que afeta a pele e órgãos internos, caracterizada histopatologicamente por arteriosclerose fibrótica da vasculatura periférica e visceral e um grau variável de deposição de matriz extracelular (principalmente colágeno) tanto na pele quanto nas vísceras. Há dois autoanticorpos específicos com maior utilidade clínica na esclerose sistêmica: anticentrômero e antitopoisomerase I (Scl-70).

Anticorpos anticentrômero estão associados à forma limitada da doença (comprometimento cutâneo restrito à face e às extremidades e baixa ocorrência de fibrose pulmonar), uma forma anteriormente conhecida por síndrome CREST. Ocorrem em cerca de 80% dos pacientes com esta forma clínica. Anticorpos antitopoisomerase I estão associados à forma difusa da esclerose sistêmica, com comprometimento cutâneo em todo o corpo e maior ocorrência de fibrose pulmonar. São encontrados em até 40% dos pacientes com essa forma clínica.

Na pesquisa do FAN por imunofluorescência indireta em células HEp-2, anticorpos anticentrômero podem ser observados como um padrão de fluorescência centromérico, uma associação de alta especificidade, ao passo que anticorpos antitopoisomerase I costumam se associar a um padrão nucleolar de fluorescência.

DOENÇA MUSCULAR INFLAMATÓRIA (POLIMIOSITE/DERMATOMIOSITE)

Denomina-se genericamente doença muscular inflamatória uma enfermidade caracterizada por inflamação crônica da musculatura estriada (polimiosite) e às vezes da pele (dermatomiosite). Associações a autoanticorpos específicos, como anti-Jo-1 e anti-Mi-2, podem definir subgrupos de indivíduos clinicamente homogêneos dentro da doença.

Na polimiosite/dermatomiosite, mais de 80% dos pacientes têm autoanticorpos contra antígenos nucleares e/ou citoplasmáticos (FAN positivo), e aproximadamente metade deles têm anticorpos miosite-específicos.

O autoanticorpo mais frequentemente identificado na doença, anti-Jo-1, é encontrado em apenas 20% de todos os pacientes com miosite. O anti-Jo-1 é o anticorpo mais comum de um grande grupo de autoanticorpos, os antiaminoacil tRNA sintetases, ou, mais simplesmente, antissintetases. Especificamente, o anti-Jo-1 é anti-histidil-tRNA sintetase. Pacientes com antissintetases costumam apresentar sintomas clássicos de polimiosite (fraqueza muscular proximal) e, mais raramente, de dermatomiosite, além da chamada "síndrome antissintetase", caracterizada por febre, poliartrite inflamatória eventualmente deformante, fenômeno de Raynaud e doença pulmonar intersticial. Em células HEp-2, anticorpos anti-Jo-1 costumam determinar um padrão citoplasmático pontilhado de fluorescência.

Anticorpos anti-Mi-2 ocorrem em 5% a 10% dos pacientes e estão fortemente associados às lesões cutâneas da dermatomiosite: lesões eritematovioláceas nas pálpebras (heliótropo) e na pele justa-articular (pápulas de Gottron). Crianças com dermatomiosite podem apresentar anticorpos anti-Mi-2 em cerca de 10% dos casos. Pacientes com anti-Mi-2 não têm as associações clínicas descritas para a "síndrome antissintetase" e costumam apresentar boa resposta ao tratamento, exceto pelas lesões cutâneas.

Anticorpos antipartícula reconhecedora de sinal (anti-SRP) são marcadores de um subgrupo de pacientes com doença muscular especialmente grave, em geral sem doença cutânea e com complicações cardíacas em ocorrência maior do que a esperada.

VASCULITES SISTÊMICAS

Vasculites são enfermidades nas quais o sistema vascular é o alvo primário da agressão, de substrato histopatológico inflamatório e, geralmente, são associadas a evidências de mecanismos patogênicos autoimunes. Trata-se de um grupo heterogêneo de síndromes clínicas, tradicionalmente agrupadas em relação ao calibre dos vasos predominantemente acometidos. Entre as chamadas vasculites de pequenos vasos, a granulomatose de Wegener (GW) e a poliarterite microscópica (PAM) estão fortemente associadas a um grupo de autoanticorpos denominados anticitoplasma de neutrófilos (ANCA).

Os ANCA são autoanticorpos de especificidades variáveis, dirigidos contra os grânulos citoplasmáticos neutrofílicos. À semelhança do FAN, são preferencialmente pesquisados por métodos de imunofluorescência indireta, neste caso utilizando como substrato neutrófilos humanos fixados em lâminas de vidro com etanol. Os padrões de fluorescência clássicos são dois: citoplasmático (C-ANCA) e perinuclear (P-ANCA). Além disso, é cada vez mais comum o uso de métodos imunoenzimáticos (ELISA) para a pesquisa e quantificação de autoanticorpos específicos do sistema ANCA.

QUADRO 55-2 Subtipos de artrites idiopáticas juvenis

Subtipo	Articulações afetadas	Iridociclite	Sintomas sistêmicos	Fator reumatoide	FAN
Início sistêmico	Todas	Rara	Febre alta, *rash* cutâneo, polisserosite, organomegalia, leucocitose, anemia	Não	Não
Início poliarticular, fator reumatoide negativo	Todas	Rara	Mal-estar, febre baixa	Não	25%
Início poliarticular, fator reumatoide positivo	Todas	Rara	Mal-estar, febre baixa, Sjögren, Felty	100%	50% a 70%
Oligoarticular tipo I	Grandes articulações: joelho, tornozelo, cotovelo	20% (95% se menina, FAN +)	Raros	5%	40% a 75%
Oligoarticular tipo II	Grandes articulações, sacoileíte, entesite	10% a 20% (aguda)	Raros	Não	Não
Oligoarticular tipo III	Pequenas e grandes, assimetricamente (psoriática)	10% a 20% (crônica)	Raros	Não	15% a 50%

Embora já tenham sido descritos mais de uma dezena de antígenos relacionados com os ANCA, dois deles têm especial relevância clínica: anticorpos antiproteinase-3 (anti-PR3), com padrão de fluorescência C-ANCA e sua associação ao diagnóstico de GW, e anticorpos antimielope-roxidase (anti-MPO), com padrão de fluorescência P-ANCA e associação ao PAM.

Anticorpos anti-PR3, com padrão C-ANCA de fluorescência, ocorrem em até 99% dos pacientes com GW quando pesquisados na doença ativa. Em pacientes tratados ou fora de atividade, essa prevalência pode cair para cerca de 30%. Por outro lado, a especificidade de um padrão C-ANCA de fluorescência para o diagnóstico de GW pode chegar a 98%. Aparentemente, os títulos de C-ANCA (e de anti-PR3 por ELISA) tendem a variar de acordo com a atividade da doença, e podem ser usados para acompanhar a resposta ao tratamento imunossupressor.

Anticorpos anti-MPO, com padrão P-ANCA de fluorescência, ocorrem em até 80% dos pacientes com PAM e têm razoável especificidade para a doença.

ARTRITES IDIOPÁTICAS JUVENIS

O grupo de doenças denominado artrite idiopática juvenil (AIJ), artrite crônica da infância ou, mais antigamente, artrite reumatoide juvenil, constitui-se de uma associação heterogênea de ao menos seis síndromes clínicas distintas, que têm em comum a característica de serem doenças inflamatórias sistêmicas com algum grau de acometimento articular. A diferenciação das várias síndromes é geralmente ancorada na forma de início do comprometimento articular, mas leva em conta diversas outras características clínicas e ao menos dois testes laboratoriais: a pesquisa de anticorpos antinucleares (FAN) e dos fatores reumatoides (Quadro 55-2).

Anticorpos antinucleares ocorrem em cerca de 40% das crianças com AIJ e estão consistentemente associados à iridociclite crônica e ao início oligoarticular da artrite. Os padrões de fluorescência encontrados com mais frequência em HEp-2 são o pontilhado fino, pontilhado fino denso e homogêneo, mas outros são eventualmente observados.

Fatores reumatoides ocorrem em 5% a 25% dos casos de AIJ, são geralmente de classe IgM e estão associados à forma de início poliarticular da artrite, semelhante à artrite reumatoide do adulto.

A pesquisa de anticorpos antipeptídeo cíclico citrulinado (anti-CCP), um novo marcador diagnóstico da artrite reumatoide do adulto, de alta especificidade, tem sido utilizada em pacientes com AIJ, mas, aparentemente, sua utilidade é limitada em crianças. Esses anticorpos parecem ocorrer com alta frequência apenas na forma de início poliaticular, em que há positividade também para o fator reumatoide.

Bibliografia

Aikawa NE, Carvalho JF, Silva CAA, Bonfá E. Immunogenicity of Anti-TNF-α Agents in Autoimmune Diseases. Clinic Rev Allerg Immunol 2010; 38:82-89.

Arnett FC, Edworthy SM, Bloch DA, et al. The American Rheumatism Association 1987 revised criteria for the classification of rheumatoid arthritis. Arthritis Rheum 1988; 31:315.

Arnett FC, Hirsch TJ, Bias WB, et al. The Jo-1 antibody system in myositis: relationships to clinical features and HLA. J Rheumatol 1981; 8:925-30.

Bizzaro N, Mazzanti G, Tonutti E, et al. Diagnostic accuracy of the anti-citrulline antibody assay for rheumatoid arthritis. Clin Chem 2001; 47(6):1089-93.

Bonaguri RTC, Melegari A, Antico A, Bassetti Danila, Bizzaro N. Current state of diagnostic technologies in the autoimmunology laboratory. Clin Chem Lab Med 2013; 51(1):129-138.

Bonfá E, Golombeck SJ, Kaufman LD, et al. Association between lupus erythematosus and anti-ribosomal P protein antibodies. N Engl J Med 1987; 317:265.

Bosch X, Llena J, Collado A, et al. Occurrence of antineutrophil cytoplasmic and antineutrophil (peri)nuclear antibodies in rheumatoid arthritis. J Rheumatol 1995; 22(11):2038-45.

Bukhari M, Lunt M, Harrison BJ, et al. Rheumatoid factor is the major predictor of increasing severity of radiographic erosions in rheumatoid arthritis: results from the Norfolk Arthritis Register Study, a large inception cohort. Arthritis Rheum 2002; 46(4):906-12.

Burska AN, Hunt L, Boissinot M, Strollo R, Ryan BJ, Vital E et al. Auto-antibodies to Posttranslational Modifications in Rheumatoid Arthritis. Volume 2014 (2014), Article ID 492873, 19 pages.

Cassidy JT, Petty RE. Textbook of pediatric rheumatology, 3rd Edition. New York: Churchill Livingstone; 1995: 168-76.

Catoggio LJ, Bernstein RM, Black CM, et al. Serological markers in systemic sclerosis. Clinical correlations. Ann Rheum Dis 1983; 42:23.

Craft J. Antibodies to snRNPs in systemic lupus erythematosus. Rheum Dis Clin North Am 1992; 18: 311-35.

de Brandt M, Meyer O, Haim T, et al. Antineutrophil cytoplasmic antibodies in rheumatoid arthritis patients. Br J Rheumatol Jan 1996; 35(1):38-43.

González-Buitrago JM, González Concepción. Present and future of the autoimmunity laboratory. Clinica Chimica Acta 2006; 365:50-57.

Gross WL. Wegener's granulomatosis. New aspects of the disease course, immunodiagnostic procedures, and stage-adapted treatment. Sarcoidosis 1989; 6(1):15-29.

Hargraves MM, Richmond H, Morton R. Presentation of 2 bone marrow elements: "tart" cell and "L.E." cell. Proc Staff Meet Mayo Clin 1948; 23(Jan 21):25-28.

Harley JB, Alexander EL, Arnett FC, et al. Anti-Ro/SSA and antiLa/SSB in patients with Sjögren's syndrome. Arthritis Rheum 1986; 29:196-206.

Harley JB, Reichlin M. Antibodies to Ro/SSA and La/SSB. In: Dubois' Lupus Erythematosus. 5th edition. Baltimore: Williams & Wilkins, 1997: 443-55.

Hitchon C, El-Gabalawy H. Immune features of seronegative and seropositive arthritis in early sinovites studies. Curr Opin Rheumatol 2002; 14:348-53.

Jansen ALMA, van der Horst-Bruinsma IE, et al. Rheumatoid factor and antibodies to cyclic citrullinated peptide differentiate rheumatoid arthritis from undifferentiated polyarthritis in patients with early arthritis. J Rheumatol 2002; 29(10):2074-6.

Koutouzov S, Jeronimo AL, Campos H, et al. Nucleosomes in the pathogenesis of systemic lupus erythematosus. Rheum Dis Clin North Am 2004; 30(3):529-58.

Krintel SB, Grunert VP, Hetland ML, Johansen JS, Rothfuss M, Palermo G et al. The frequency of anti-infliximab antibodies in patients with rheumatoid arthritis treated in routine care and the associations with adverse drug reactions and treatment failure. Rheumatology 2013; 52:1245-1253.

Kroot EJA, de Jong BAW, van Leeuwen MA, et al. The prognostic value of anti-cyclic citrullinated peptide antibody in patients with recent-onset rheumatoid arthritis. Arthritis Rheum 2000; 43:1831-5.

Listing J, Rau R, Maller B, et al. HLA-DRB1 genes, rheumatoid factor, and elevated C-reactive protein: independent risk factors of radiographic progression in early rheumatoid arthritis. Berlin Collaborating Rheumatological Study Group. J Rheumatol 2000; 27(9):2100-9.

Low JM, Chauhan AK, Kitz DA, et al. Determination of anti-cyclic citrullinated peptide antibodies in the sera of patients with juvenile idiopathic arthritis. J Rheumatol. 2004;31(9): 1829-33.46. Nicola Bizzaro, Renato Tozzoli, and Yehuda Shoenfeld. Are We at a Stage to Predict Autoimmune Rheumatic Diseases? Arthritis & Rheumatism June 2007; 56(6):1736-1744.

Mangueira CLP, Laurindo IMM, Carvalho CBB, et al. Antineutrophil cytoplasmic antibodies in rheumatoid arthritis patients: correlation with disease activity score and several clinical parameters. Ann Rheum Dis 2002; 61(1):370.

Mangueira CLP, Valim MGL, Boshcov P, et al. Analysis of subclasses of rheumatoid factors and antibodies against oxidized low-density lipoprotein in rheumatoid arthritis patients. Ann Rheum Dis 2003; 62(1):389.

Mattey DL, Hassel AB, Dawes PT, et al. Independent association of rheumatoid factor and the HLA-DRB1 shared epitope with radiographic outcome in rheumatoid arthritis. Arthritis Rheum 2001; 44(7):1529-33.

Medsger TA Jr. Inflammatory diseases of muscle. In: Kelley WN, ed. Textbook of Internal Medicine, vol 1. Philadelphia: JB Lippincott; 1989. p. 1007-9.

Miyachi K, Fritzler MJ, Tan EM. Autoantibody to a nuclear antigen in proliferating cells. J Immunol 1978; 121:2228-34.

Mond CB, Peterson MG, Rothfield NF. Correlation of anti-Ro antibody with photosensitivity rash in systemic lupus erythematosus patients. Arthritis Rheum 1989; 32:202-4.

Mustila A, Paimela L, Leirisalo-Repo M, et al. Antineutrophil cytoplasmic antibodies in patients with early rheumatoid arthritis, an early marker of progressive erosive disease. Arthritis Rheum 2000; 43(6):1371-7.

Oddis CV, Medsger TA Jr, Cooperstein LA. A subluxing arthropathy associated with anti-Jo-1 antibody in polymyositis/dermatomyositis. Arthritis Rheum 1990; 33:1640-45.

Reichlin M, Arnett FC. Multiplicity of antibodies in myositis sera. Arthritis Rheum 1984; 27:1150-6.

Reichlin M, Harley JB. Antinuclear antibodies: an overview. In: Dubois' Lupus Erythematosus 5th edition. Baltimore: Williams & Wilkins, 1997: 397-405.

Rider LG, et al. A broadened spectrum of juvenile myositis: myositis-specifc autoantibodies in children. Arthritis Rheum 1994; 37:1534.

Rother E, Schochat T, Peter HH. Antineutrophil cytoplasmic antibodies (ANCA) in rheumatoid arthritis: a prospective study. Rheumatol Int 1996; 15(6):231-7.

Savige J, Gillis D, Benson E, et al. International statement consensus on testing and reporting of antineutrophil cytoplasmic antibodies (ANCA). Am J Clin Pathol 2000; 113(3):445-6.

Savige J. Testing for antineutrophil cytoplasmic antibodies. Expert Rev Mol Diagn 2001; 1(3):281-9.

Schellekens GA, de Jong BAW, van den Hoogen FHJ, et al. Citrulline is an essential constituent of antigenic determinants recognized by rheumatoid arthritis-specific autoantibodies. J Clin Invest 1998; 101:273-81.

Schellekens GA, Vissel H, de Jong BAW, et al. The diagnostic properties of rheumatoid arthritis antibodies recognizing cyclic citrullinated peptide. Arthritis Rheum 2000; 43:155-63.

Schur PH, Sandson J. Immunologic factors and clinical activity in systemic lupus erythematosus. N Engl J Med 1968; 278:533-8.

Sharp GC, Irvin WS, Tan EM, et al. Myxed connective tissue disease – an apparently distintc rheumatic disease syndrome associated with a specific antibody to a extratable nuclear antigen. Am J Med 1972; 52:148-59.

Szer W, Sierakowiska H, Szer IS. ANA profile in juvenile rheumatoid arthritis. J Rheumatol 1991; 18:401-8.

Tan EM, Rodman GP, Garcia I et al. Diversity of antinuclear antibodies in progressive systemic sclerosis. Anticentromere antibody and its relationship to CREST syndrome. Arthritis Rheum 1980; 23:617.

Targof f IN, Reichlin M. The association between Mi-2 antibodies and dermatomyositis. Arthritis Rheum 1985; 28:796-803.

Targoff IN, Johnson AE, Miller FW. Antibody to signal recognition particle in polymyositis. Arthritis Rheum 1990; 33;1361-70.

van Jaarsveld CH, Ter Borg EJ, Jacobs JW, et al. The prognostic value of the anti perinuclear factor, anti-citrullinated peptide antibodies and rheumatoid factor in early rheumatoid arthritis. Clin Exp Rheumatol 1999; 17:689-97.

Vincent C, Nogueira L, Sebbag M, et al. Detection of antibodies to deaminated recombinant rat filaggrin by enzyme-linked immunosorbent assay. Arthritis Rheum 2002; 46(8):2051-8.

Watson RM, Lane TA, Barnett NK, et al. Neonatal lupus erythematosus. Medicine 1984; 63: 362-78.

CAPÍTULO

56

Investigação Laboratorial de Imunodeficiências Primárias

Victor Nudelman

INTRODUÇÃO

As imunodeficiências primárias (IDP) são doenças do sistema imune de ocorrência natural, quase sempre relacionadas com um defeito genético e que geralmente se expressam na criança como suscetibilidade aumentada a infecções. Atualmente, contam-se mais de 180 doenças primárias que afetam o sistema imune em quase cada uma de suas funções ou estruturas conhecidas.

O diagnóstico de IDP passa necessariamente por uma investigação laboratorial, e, para tanto, são usados critérios diagnósticos estabelecidos em consensos ou por comitês de *experts* para o diagnóstico e registro de cada caso novo de IDP (ref. *site* ESID e AAAAI). Mesmo quando marcadores fenotípicos encontrados ao exame físico apontam para o diagnóstico de uma IDP como a presença de teleangiectasias e marcha atáxica em um lactente, sugerindo o diagnóstico de ataxia teleangiectasia, ele só será definitivo com um exame laboratorial (a análise genética para a mutação em ambos os alelos no gene ATM). Assim, o laboratório de patologia clínica têm grande importância e coparticipação no diagnóstico de imunodeficiências primárias, devendo o patologista clínico estar familiarizado com essas doenças para assessorar o pediatra ou o clínico em uma investigação pelo menos inicial de IDP e garantir que os exames laboratoriais disponíveis preencham os critérios de qualidade (CLIA ou CAP) e seus resultados possam ser interpretados com valores de referência correspondentes à faixa etária da criança, ao método empregado e preferencialmente obtidos da população local.

O marcador clínico mais frequentemente encontrado entre os pacientes com IDP é a suscetibilidade às infecções. Isso implica que, mesmo em serviços especializados na atenção ao IDP, o número de crianças com infecções de repetição que são submetidas a investigação laboratorial para IDP supera o número de crianças que têm diagnóstico confirmado de IDP; em serviços não especializados, essa proporção é de cerca de 60 casos avaliados para cada caso confirmado (Hosking, 1981), fazendo com que o custo para o diagnóstico de um caso de IDP seja alto. Por outro lado, o diagnóstico precoce de IDP leva ao tratamento apropriado, possibilidade de prevenção de sequelas ou complicações e redução de mortalidade. Algumas vezes, é mais importante excluir o diagnóstico de uma imunodeficiência combinada grave (SCID) do que concentrar-se prolongadamente no diagnóstico definitivo da IDP, pois hoje o prognóstico

de uma criança com SCID que recebe um transplante de medula óssea até os 3 meses de idade é de quase 90% de sobrevida, enquanto em uma idade mais tardia esse prognóstico cai para 50% ou menos. Por essa razão, considera-se o diagnóstico de SCID uma urgência médica.

A investigação laboratorial para IDP é muitas vezes empregada como uma avaliação *in vitro* da função imunológica do organismo, sem direção específica para o diagnóstico de determinada IDP, p. ex., o estudo rotineiro da fagocitose e a quimiotaxia de neutrófilos para avaliar casos de infecções de vias aéreas de repetição.

Diversas iniciativas já foram experimentadas a fim de dirigir mais precisamente o pediatra na indicação da investigação laboratorial em uma criança com suscetibilidade aumentada a infecções:

- Ampla divulgação dos sinais e sintomas sugestivos de IDP para clínicos e pediatras (ver sinais de alerta de IDP no Quadro 56-1).

QUADRO 56-1 **Os dez sinais de alerta para imunodeficiência primária na criança**

- Duas ou mais pneumonias no último ano
- Quatro ou mais otites novas no último ano
- Estomatites de repetição ou moniliíase oral por mais de 2 meses
- Abscessos de repetição ou ectima
- Um episódio de infecção sistêmica grave (p. ex., meningite, osteoartrite, sepse)
- Infecções intestinais de repetição/diarreia crônica
- Asma grave, doença do colágeno ou doença autoimune
- Efeito adverso do BCG e/ou infecção por micobactéria
- Fenótipo clínico sugestivo de síndrome associada a imunodeficiência
- História familiar de imunodeficiência

Fonte: Nudelman et al, 2004 apud Jeffrey Modell Foundation.

- Emprego de um sistema de escore clínico dos sinais e sintomas mais sugestivos de IDP (Lyall,1991), porém não foi sensível o suficiente para detectar 45% das crianças com ID comprovadas laboratorialmente.
- Correlação entre tipos de agentes infecciosos ou sítios de infecção e a função imune afetada (Woroniecka & Ballow, 2000).
- Emprego de padrões de investigação laboratorial com base nas manifestações clínicas iniciais de casuística

DIAGNÓSTICO E TRATAMENTO DAS DOENÇAS IMUNOLÓGICAS

regional de IDP (Nudelman, 1997) que deram origem aos dez sinais de alerta de nosso meio descritos no Quadro 56-1.

- Emprego de investigação laboratorial para pacientes com antecedentes de complicações relacionadas à IDP por meio de busca ativa desses pacientes em arquivo eletrônico hospitalar (Cunningham-Rundles, 2004).
- Emprego de padrões de investigação laboratorial para padrões de manifestações infecciosas, falta de ganho de peso, autoimunidade e síndromes epônimas (De Vrie, 2006).

A maior parte dos imunologistas se guia pela aplicação da correlação entre tipos de agentes infecciosos ou sítios de infecção e a função imune afetada. O Quadro 56-2 resume os agentes infecciosos mais frequentes e órgãos afetados para os principais tipos de IDP.

A partir da constatação de maior suscetibilidade às infecções por germes gram-positivos e encapsulados, em vias aéreas ou gastrointestinal, pode-se inferir que o sistema imune afetado seja humoral (deficiências predominantes de linfócitos B ou complemento) e, portanto, dirige-se a investigação para deficiências predominantes de anticorpos ou complemento. Já para crianças que contraem infecções fúngicas, virais, por protozoários ou por bactérias intracelulares de repetição em vias aéreas, tecidos profundos, pele ou mucosas, relaciona-se a defeitos da imunidade celular (isolada ou combinada) ou de fagócitos. Padrões clínicos mais detalhados foram formulados por De Vrie, 2006, porém ainda estão sem validação clínica da investigação laboratorial.

Em 1997, propusemos um sistema sequencial e racional de investigação laboratorial com base nas manifestações clínicas iniciais de 96 crianças que foram diagnosticadas com PID (Quadro 56-1 – p. ex., otites de repetição, pneumonias de repetição, diarreia crônica etc.). A partir da frequência das IDP em cada um desses grupos, recomendamos a investigação laboratorial sequencial começando pelo diagnóstico mais frequente, hipogamaglobulinemia para otites de repetição, seguida por neutropenias, deficiência de subclasses e imunodeficiência combinada. Assim, a proposta de investigação sequencial para uma criança com otites de repetição seria: determinação de imunoglobulinas séricas; se os valores estiverem dentro dos valores de referência

para a faixa etária, realiza-se a contagem de neutrófilos; se estes estiverem dentro dos valores de referência para a faixa etária, realiza-se a determinação de subclasses de IgG e assim por diante. A vantagem estaria na redução de custos, e o método demanda que o patologista clínico gerencia as etapas da investigação. A maioria das amostras poderia ser obtida com uma ou duas coletas e as amostras estocadas para a investigação sequencial.

Em 2001, acrescentamos a determinação de anticorpos antipolissacarídeos pós-vacina pneumocócica e *Hemophylus influenza* tipo b à sequência de investigação (cuja deficiência hoje pode ser considerada a IDP mais frequente nas crianças com otites de repetição). Mesmo com a introdução desse novo exame, a comparação de custos da investigação clássica de IDP com a investigação sequencial e racional mostrou uma economia de 77% em favor desta última.

CLASSIFICAÇÃO DAS IMUNODEFICIÊNCIAS PRIMÁRIAS

Recentemente uma nova classificação foi estabelecida pelo comitê de *experts* para IDP da International Union of Immunological Societies, realizada em New York City, EUA, em 2011, tendo sido definidas as características clínicas, laboratoriais e genéticas resumidas das PID. As principais categorias, com alguns exemplos de IDP, encontram-se a seguir.

Imunodeficiências Combinadas

Imunodeficiência combinada grave, síndrome de hiper-IgM ligada ao X, deficiência de CD40, deficiência de ADA ou PNP, síndrome de DiGeorge completa, deficiência de DOCK8 etc.

Deficiências Predominantes de Anticorpos

Agamaglobulinemia ligada ao X ou deficiência de BTK, imunodeficiência comum variável, deficiência de anticorpo específica, hipogamaglobulinemia transitória da infância; as síndromes de hiper-IgM ligada ao X ou as autossômicas recessivas repetem-se nesta categoria etc.)

QUADRO 56-2   Padrão de suscetibilidade das IDP para diferentes patógenos e órgãos afetados

Patógenos	Deficiências predominantes de linfócitos T	Deficiências predominantes de linfócitos B	Deficiência de fagócitos	Deficiência de complemento
Bactérias	Micobactérias	*streptococci, staphylococci, Haemophilus, Campylobacter*	*staphylococci, Pseudomonas, Serratia, Klebsiella*	*Neisseria, E. coli*
Vírus	CMV, EBV, varicela, enterovírus	enterovírus		
Fungos e parasitas	*Candida;* infecção oportunistica, *P. carinii*	Giárdia, cryptosporidia	*Candida; Nocardia, Aspergillus*	
Órgãos afetados	Dificuldade para ganhar peso e crescer, diarreia crônica, candidíase mucocutânea extensa	Infecções sinuso-pulmonares de repetição, sintomas gastrointestinais crônicos, má absorção, artrite, meningoencefalite viral	Pele: dermatite, impetigo, celulite. Linfonodos: adenite supurativa. Cavidade oral: periodontite, ulceras. Órgãos internos: abscessos, osteomielite	Meningite, artrite, sepse, infecções sinusopulmonares de repetição

Síndromes Bem Definidas Com Imunodeficiência

Síndrome de Wiskott-Aldrich, defeitos de reparação do DNA, como ataxia-teleangiectasia, anomalia de DiGeorge, síndrome de hiper-IgE etc.)

Doenças de Desregulação Imune

Síndrome de Chédiak-Higashi, síndromes de linfo-histiocitose hemofagocítica familiar, como a deficiência de perfurina, síndromes linfoproliferativas, como a ligada ao X, síndromes com autoimunidade – ALPS, APECED e IPEX.

Defeitos Congênitos de Fagócitos (Número, Função ou Ambos)

Neutropenia congênita grave de Kostmann, neutropenia cíclica, deficiência de adesão leucocitária tipo I, II ou III, doença granulomatosa crônica, deficiência de IL-12p40, deficiência do receptor 1 de INF-gama, deficiência de STAT1 etc.

Defeitos na Imunidade Inata

Displasia ectodérmica anidrótica com imunodeficiência, deficiência da quinase 4 associada ao receptor de interleucina 1 – IRAK4, encefalite por herpes simples, como a deficiência de TLR3, candidíase mucocutânea crônica, como a deficiência de IL-17RA e ganho de função de STAT1 etc.

Doenças Autoinflamatórias

Febre familiar do Mediterrâneo, síndrome periódica associada ao receptor de TNF, síndrome de Hiper-IgD, doença inflamatória multissistêmica de inicio neonatal – NOMID etc.

Deficiências de Complemento

Deficiência de C4, deficiência de C2, deficiência de fator H, deficiência de inibidor de C1, deficiência da protease 2 da serina associada à proteína ligante de manose – MASP2 etc.

TESTES DE TRIAGEM PARA IMUNODEFICIÊNCIA

Seja qual for o critério utilizado para a tomada de decisão de uma investigação laboratorial em um paciente suspeito de IDP, podemos considerar um conjunto de exames iniciais, de baixa complexidade e que poderiam melhor excluir do que apontar as imunodeficiências mais comuns.

- Hemograma.
- Determinação de imunoglobulinas séricas.
- Testes cutâneos de hipersensibilidade tardia.
- Teste do nitroblue tetrazolium (NBT) ou diidrorodamina 123 (DHR).
- Complemento hemolítico total (CH50).
- Sorologia para o vírus da imunodeficiência adquirida (HIV).

O Quadro 56-3 correlaciona resultados normais dos exames de triagem descritos anteriormente com as IDP que seriam excluídas.

QUADRO 56-3 Resultados normais de testes de triagem (coluna A) que torna algumas condições improváveis (coluna B)

Coluna A	Coluna B
Hemograma	
Contagem de neutrófilos	Neutropenia congênita
	Deficiência de adesão leucocitária
Grânulos em neutrófilos	Síndrome de Chédiak-Higashi
Contagem de linfócitos	Maioria das deficiências de células T
Tamanho das plaquetas	Síndrome de Wiskott-Aldrich
Imunoglobulinas (IgG, IgA e IgM)	Agamaglobulinemia ligada ao X (após 6-9 meses)
	Imunodeficiência comum variável
	Deficiência de IgA Síndrome de hiper-IgM
IgE	Síndrome de hiper-IgE
Testes cutâneos de hipersensibilidade tardia	Deficiências graves de células T (> 1 ano de idade)
NBT	Doença granulomatosa crônica
	Deficiência de glucose-6-fosfato desidrogenase
CH50	Deficiências da via clássica do complemento
HIV (ELISA / Western Blot)	Infecção por HIV

TESTES PARA AVALIAR IMUNODEFICIÊNCIAS PREDOMINANTES DE ANTICORPOS

Em uma abordagem que envolve uma suspeita clínica mais específica para uma deficiência humoral, podemos lançar mão de uma investigação laboratorial por etapas, que começa por excluir causas de perda de IgG até atingir os principais diagnósticos de IDP predominante de anticorpos, aplicando-se primeiro os testes para as deficiências de anticorpos mais frequentes.

1ª etapa

1. Determinação de classes de imunoglobulinas séricas (IgG, IgA e IgM). Os resultados devem ser interpretados comparando-os com os valores esperados para uma população da mesma faixa etária. Em nosso meio referimo-nos aos valores estabelecidos por Fujimura *et al.* (1992), que determinaram valores até o segundo desvio-padrão. Convém lembrar que o nível de IgG nos recém-nascidos de termo assemelha-se ao de adultos, decresce até 3 a 6 meses de idade e com 1 ano de vida atinge 50% dos valores de adulto. Em crianças maiores e adolescentes, níveis de imunoglobulinas totais abaixo de 400 mg/dL ou de IgG abaixo de 200 a 300 mg/dL são compatíveis com o diagnóstico de agamaglobulinemia, imunodeficiência comum variável ou ID combinada. Em alguns lactentes, principalmente aqueles que tiveram idade gestacional abaixo de 32 semanas, os níveis de IgG podem estar abaixo desses valores sem caracterizar IDP; nesses casos, deve-se acompanhar trimestralmente a ascensão e a especificidade da IgG para excluir

IDP. O diagnóstico de deficiência de IgA é feito quando a concentração sérica desta imunoglobulina for menor ou igual a 7 mg/dL e não houver hipogamaglobulinemia ou déficit celular; lactentes jovens com esses valores de IgA devem ser reavaliados periodicamente até que se confirme, por volta dos 4 anos de idade, estarem abaixo do percentil 2,5 para a idade, para o nosso meio. Os métodos quantitativos mais comuns para a determinação de IgG total, IgM e IgA são nefelometria e imunodifusão radial (IDR), ambos com sensibilidade suficiente para as concentrações séricas relevantes. Em casos de IgA sérica baixa, as placas de imunodifusão radial deverão ser apropriadas para concentrações baixas deste isótipo. Um método semiquantitativo para a determinação de gamaglobulinas é a eletroforese de proteínas, que têm melhor aplicação em suspeita de gamopatias monoclonais, já que o padrão da curva revelada no gel pode apontar um pico monoclonal na fração gama das proteínas séricas; vale lembrar que adultos com gamopatia monoclonal podem ter níveis diminuidos de outros isótipos de imunoglobulinas pelos métodos quantitativos. A dosagem de IgG sérica por nefelometria é cerca de 6% maior que a dosagem da fração gama da proteínas séricas pela eletroforese de proteínas.

2. Determinação de albumina sérica. A presença de níveis dentro dos valores de referência pode auxiliar a excluir perda intestinal ou renal como causa de hipogamaglobulinemia.

3. Determinação de resposta para antígenos vacinais. A presença de anticorpos para tétano, difteria, hepatite B e *Hemophylus influenzae* indica uma resposta de IgG adequada para esses antígenos testados. A criança com hipogamaglobulinemia, sem perda de IgG, com IgA e IgM normais e com resposta adequada para diversos antígenos vacinais, pode caracterizar a hipogamaglobulinemia transitória da infância. A ausência de resposta para os antígenos vacinais proteicos não é suficiente para configurar uma imunodeficiência primária, mas reforça uma suspeita que poderá ser confirmada em uma segunda etapa. Convém lembrar que pacientes com suspeita de ID não devem ser desafiados com vacinas de microrganismos vivos (pólio oral, sarampo, caxumba, rubéola e BCG).

2ª etapa

1. Determinação da resposta de anticorpos aos antígenos da vacina pneumocócica. Constitui um bom método diagnóstico para a avaliação da produção específica de anticorpos para antígenos polissacarídeos, além de proporcionar um aumento na proteção contra a infecção pneumocócica. Níveis de anticorpos superiores a 1,3 mcg/mL contra 50% dos sorotipos testados para crianças entre 2 e 6 anos de idade ou contra 70% dos sorotipos testados para crianças com mais de 6 anos e adultos até 65 anos, 4 a 6 semanas após a vacina pneumocóccica não conjugada, são interpretados como resposta satisfatória e competente para a síntese ativa de anticorpos. Valores normais para as diversas faixas etárias encontram-se em um número muito limitado de trabalhos. O fator limitante para os testes de avaliação da função de anticorpos é a idade do paciente; em estudo realizado em nosso meio por Barros-Nunes em 2000 encontrou-se resposta satisfatória para os antigenos polissacarídeos da

vacina pneumocócica não conjugada em 40% das crianças sadias de 6 a 14 meses, 63% de 15 a 23 meses de idade, em 37% dos 24 aos 47 meses, 60% dos 48 aos 71 meses e acima de 80% a partir dos 6 anos de idade. Pacientes com infecções respiratórias de repetição e com déficit na produção de anticorpos para antígenos polissacarídeos podem ter níveis séricos de imunoglobulinas ou de subclasses de IgG normais, o que pode configurar o diagnóstico de deficiência seletiva de anticorpos, mais recentemente denominada resposta prejudicada a polissacárides.

Crianças com menos de 2 anos ainda encontram-se em uma fase fisiológica de imaturidade imune com hiporresponsividade a antígenos polissacarídeos. Esses antígenos, por induzirem uma resposta de linfócitos B não dependente inicialmente da colaboração com linfócitos T, são chamados de antígenos T independentes; a colaboração posterior de linfócitos T ou de seus produtos podem aumentar a produção de anticorpos antipolissacarídeos, e, por isso, esses antígenos são chamados de antígenos T independentes tipo II. Para contornar a hiporresponsividade fisiológica, conjuga-se o polissacarídeo (hapteno) a uma proteína (carreador) para produzir uma resposta T dependente, passando a ser eficiente para esses dois antígenos nessa faixa etária. O exemplo está na vacina pneumocócica conjugada, que se aplica em lactentes com bons resultados protetores. No entanto, a determinação de anticorpos estimulados por essa vacina é entendida como uma resposta imune a antígenos tanto proteicos quanto polissacarídeos, isto é, não pura para polissacarídeos e por isso não indicada para o diagnóstico da deficiência funcional de anticorpos antipolissacárides. O uso da vacina pneumocócica polissacarídea pura (VPP) deve ser evitado no lactente que estiver sob esquema vacinal da vacina polissacaridea conjugada (VPC), pelo potencial de comprometer a resposta imune induzida por esta última. Assim, o diagnóstico funcional de déficit de anticorpos antipolissacarídeos seria aplicável para crianças com mais de 2 anos e na prática, preferencialmente para aquelas que receberam o esquema de imunização com a vacina pneumocócica conjugada.

Para o estudo da resposta à vacina VPP é necessário testar os sorotipos não comuns à vacina VPC para determinar a resposta de anticorpos antipolissacarídeos sem a interferência de anticorpos antiproteicos advindos da vacina VPC. Para tanto, deve-se contar com um painel laboratorial que inclua pelo menos sete desses sorotipos que serão testados. Para crianças previamente imunizadas com a vacina VPC 10 valente, devemos testar a resposta à VPP por meio da determinação dos anticorpos para os sorotipos 2, 3, 8, 9N, 10A, 11A, 12F, 15B, 17F, 19A, 20, 22F, 33F. Para crianças previamente imunizadas com a vacina VPC 13 valente, devemos testar a resposta à VPP através da determinação dos anticorpos para os sorotipos 2, 8, 9N, 10A, 11A, 12F, 15B, 17F, 20, 22F, 33F. A vacinação com VPP em crianças previamente imunizadas com VPC pode induzir um aumento nos níveis de anticorpos para os sorotipos contidos na VPC.

2. Determinação de subclasses de IgG. Os valores normais das quatro subclasses de IgG para a população brasileira foram determinados por Fujimura *et al.* (1992). Deficiência de subclasse de IgG é diagnosticada quando o nível sérico do paciente encontra-se abaixo do percentil 2,5 para a idade, com exceção da subclasse IgG4. Para quantificar cada uma das quatro subclasses de IgG ou das duas subclasses de IgA pode ser usada imunodifusão radial ou ensaio imunoenzimático (ELISA). A quantificação mais acurada de IgG4 é por ELISA ou radioimunoensaio (RIE), porém o significado clínico para valores abaixo do percentil 3 para a subclasse IgG4 é incerto já que falta sua relação com uma doença clínica definitiva; níveis indetectáveis de IgG4 podem ocorrer em indivíduos normais. Uma maneira prática para memorizar o limite mínimo dessas subclasses é IgG1 250 mg/dL, IgG2 50 mg/dL e IgG3 25 mg/dL.

A deficiência de subclasse IgG2 pode ser transitória tanto na recuperação de níveis séricos normais de IgG2 quanto na produção de anticorpos antipolissacarídeos. A determinação de subclasses é útil para investigar a associação da deficiência de IgG2 em crianças diagnosticadas com deficiência de IgA ou naquelas com resposta prejudicada a polissacarídeos (deficiência seletiva de anticorpos).

3ª etapa

Consiste em testes para o diagnóstico definitivo da ID predominante de anticorpos ou para o estudo complementar de IDP.

1. Contagem de linfócitos B: para os casos de agama ou hipogamaglobulinemia, se faz a contagem de linfócitos B em sangue venoso por citometria de fluxo (CD19 ou CD20) ou por imunofluorescência. Caracteristicamente, pacientes com agamaglobulinemia ligada ao X têm diminuição importante de linfócitos B (abaixo de 2%), enquanto pacientes com imunodeficiência comum variável ou hipogamaglobulinemia transitória da infância geralmente têm número normal de linfócitos B (cerca de 10% a 20% do total de linfócitos circulantes) ou discretamente reduzidos (2% a 6%).

Exceto pelo estudo da produção de anticorpos, ainda não dispomos de um teste diagnóstico específico que possa diferenciar a hipogamaglobulinemia transitória da infância de uma hipogamaglobulinemia grave, mas a determinação da porcentagem de **linfócitos B de memória (IgD+IgM+CD27+)** e **linfócitos B de memória de classe de imunoglobulina mudada (IgD-IgM-CD27+)** pode estar aumentada em crianças com mais de 2 anos de idade que tenham evoluído com persistência da hipogamaglobulinemia.

Cerca de 15% dos pacientes com imunodeficiência comum variável (IDCV) têm mutações em um dos genes ICOS, TACI, MSH5 e CD19. Subpopulações de linfócitos B podem ser estudadas (**linfócito B de memória de classe de imunoglobulina mudada, linfócito B transicional e linfócitos CD21 dim**) e correlacionadas com doença granulomatosa, linfadenopatia ou esplenomegalia; a contagem baixa de **linfócito B de memória de classe de imunoglobulina mudada** parece se correlacionar com bronquiectasias e alta proporção de **linfócitos CD21 dim** está relacionada com maior frequência de autoimunidade em pacientes com IDCV.

Uma nova IDP foi descrita, caracterizada por infecções bacterianas de repetição, níveis anormais de **linfócitos B transicionais (CD27-CD24brightCD38bright)**, falha na produção de anticorpos antipolissacarídeos, ausência de resposta de linfócitos B ao estímulo com CpG e sem alteração em TLR9.

2. Análise de mutação no gene da quinase de tirosina Bruton (**Btk**) ou análise da **expressão do RNA mensageiro** (*northern blot* em neutrófilos ou monócitos) ou **análise da expressão da proteína de Btk**. Este último é o método preferencial para a avaliação inicial de agamaglobulinemia ligada ao cromossoma X (AGX), utilizando-se anticorpos monoclonais específicos para a proteína Btk em citometria de fluxo para monócitos ou plaquetas. Cerca de 10% a 20% dos pacientes com AGX têm expressão da proteína Btk normal, porém com mutações *missense* em Btk. A análise de mutação é útil para o diagnóstico pré-natal (em células do líquido amniótico ou linfócitos B de sangue do cordão fetal) e para determinar parentes portadores do gene mutante.

3. Análise de mutação no gene CD40L ou **análise do ligante de CD40** em linfócitos CD4 ativados e avaliados pela ligação com o receptor CD40 solúvel ou com o anticorpo monoclonal para o ligante de CD40. A ausência do ligante do CD40 é altamente sugestiva da forma ligada ao X da síndrome de hiper-IgM tipo 1; o diagnóstico definitivo é obtido com a **análise mutacional do gene de CD40L (TNFSF5)**. A forma autossômica recessiva da síndrome de hiper-IgM tipo 2 é confirmada pela **análise mutacional do gene da deaminase de citidina induzida por ativação (AID)**. A deficiência do antígeno CD40 em linfócitos B é responsável pela forma autossômica recessiva da síndrome de hiper-IgM tipo 3 e pode ser investigada pela **expressão da proteína CD40** na membrana de linfócitos B ou monócitos.

4. Outros exames: **resposta de anticorpos a neoantígenos** (bacteriófago Phi X-174, hemocianina) para avaliar a resposta imune de pacientes sob reposição de imunoglobulinas. **Radiografia simples do *cavum***, em perfil, que mostra ausência da sombra adenoidiana em pacientes com AGX. **Tomografia de tórax** para excluir timoma presente na síndrome de Good (adulto com IgG e IgA baixos e com menos de 2% de linfócitos B). **Biópsia de linfonodos**, raramente indicada para o diagnóstico de IDP, útil para excluir malignidade em imunodeficientes com linfoadenopatia. **Estudo de sobrevida de imunoglobulinas** para suspeita de estados catabólicos acelerados de IgG. **Estudos de anticorpos secretores** principalmente para IgA salivar, que atinge níveis normais por volta dos 6 meses de vida; a deficiência de IgA secretora geralmente acompanha a deficiência seletiva de IgA sérica. **Síntese de imunoglobulinas *in vitro*** usada para avaliar a síntese e a cooperação com linfócitos T em suspeitas de imunodeficiências combinadas, porém indicada em circunstâncias muito especiais. Para a determinação de concentrações fisiológicas de **IgE** ou **IgD** utiliza-se ELISA ou RIE, e a indicação da determinação de IgD é feita para casos suspeitos de síndrome de hiper-IgD (p.ex., febre periódica em crianças). A determinação de IgE é aplicada em casos clínicos de alergia ou suspeita de síndrome de hiper-IgE. São descritas duas formas de síndrome de Hiper-IgE: a tipo I autossômica dominante ou esporádica (com as características faciais, abscessos, pneumonias, eosinofilia etc.) se correlaciona com mutações no **gene do fator de transcrição (STAT3)**, envolvida na transdução e regulação da sinalização de múltiplas citocinas e talvez com o baixo número de **linfócitos TH 17**; a tipo II, bem menos comum, autossômica recessiva e com alterações confinadas ao sistema imune, está associada a mutação na **tirosina quinase 2 (Tyk2)**.

A detecção dos alvos funcionais da proteína ATM por citometria de fluxo mostra que pacientes com ataxia telangiectasia têm **níveis de fosforilação da histona H2AX** significantemente menores que o normal 2 dias após uma dose de 2 Gy de irradiação, o que leva a quebras no DNA de dupla hélice. Recentemente foi descrita a reversão genética espontânea na síndrome de Wiskott-Aldrich (WAS), isto é, por citometria de fluxo pode-se encontrar mosaico de células com proteína WAS positiva e negativa (**WASP+** e **WASP–**) em crianças anteriormente WASP–, o que pode ter implicações prognósticas para a terapia gênica.

TESTES PARA AVALIAR IMUNODEFICIÊNCIAS CELULARES

1ª etapa

Contagem de linfócitos. Através do hemograma, podemos avaliar a possibilidade de linfopenia que pode estar presente nas imunodeficiências celulares graves. O número absoluto de linfócitos deve ser comparado com os valores esperados para a respectiva idade em indivíduos sadios de nosso meio. Se não houver valores de referência local, pode-se utilizar valores utilizados por outros laboratórios e de características populacionais semelhantes. Uma contagem absoluta de linfócitos abaixo de 3.000/mm^3 em pacientes com menos de 2 anos de idade pode indicar imunodeficiência celular.

Contagem de subpopulações de linfócitos. Para uma avaliação mais detalhada das subpopulações de linfócitos através de características fenotípicas, utiliza-se a contagem dessas células por citometria de fluxo. Essa técnica é usada para determinar a proporção e o número absoluto de subpopulações de linfócitos e outras células de modo rápido e objetivo. Baseia-se na mensuração de fluorescência de anticorpos monoclonais marcados com diferentes fluorocromos e de modo simultâneo, em sangue total. Um painel básico de imunofenotipagem inclui anticorpos para CD3 (linfócitos T), CD4 (linfócitos *helper*), CD8 (linfócitos supressores/citotóxicos), CD19 ou CD20 (linfócitos B), CD16 e CD56 (linfócitos *natural killer*). Valores relativos de CD3 abaixo de 20% em pacientes com menos de 2 anos de idade podem ser compatíveis com imunodeficiência celular. A imunofenotipagem de linfócitos em pacientes suspeitos de terem imunodeficiência combinada grave não só auxilia no diagnóstico como também sugere o defeito genético subjacente, conforme exposto no Quadro 56-4.

QUADRO 56-4 Achados de imunofenotipagem associados a defeitos genéticos em pacientes com imunodeficiência combinada grave

Fenótipo	Via afetada e defeito(s) genético(s)
T-B+NK-	Sinalização de citocina: receptor g de IL-2, JAK3
T-B-NK+	Edição de DNA: RAG1/2, Artemis, ligase 4, Cernunnos
T-B-NK-	Defeitos metabólicos: adenosine deaminase, AK2
T-B+NK+	Sinalização de citocina: cadeia a de IL-7 receptor
CD8+CD4-B+NK+	Seleção positiva/sinalização: MHC classe II, p56lck
CD4+CD8-B+NK+	Sinalização: ZAP70

JAK3, Janus quinase 3; RAG, gene ativador de recombinação; AK2, adenilate quinase 2; ZAP70, proteína quinase associada à cadeia zeta 70 kD.
Fonte: Oliveira e Fleisher, 2010.

Testes cutâneos de hipersensibilidade tardia (TCHT). São testes *in vivo* nos quais utilizam-se antígenos universais (proteínas de vírus ou bactérias vacinais ou de fungos) e com exposição prévia do indivíduo a esses antígenos. Resultados positivos se correlacionam com a transformação blástica observada em cultura de linfócitos com o respectivo antígeno ou com a produção de citocinas. Consideram-se testes positivos quando o diâmetro da pápula for maior ou igual a 2 mm, medido 48 a 72 horas após a aplicação de 0,1 mL do antígeno via intradérmica. Em crianças com mais de 3 anos de idade, esperam-se resultados positivos em mais de 50% das vezes quando se utilizam antígenos de cândida ou tétano, e a maioria dos indivíduos mostra pelo menos um TCHT positivo entre três antígenos testados. A anergia é um diagnóstico de exclusão quando os TCHT são negativos após o emprego de múltiplos antígenos para evitar falsos-negativos. Testes negativos podem ocorrer em crianças saudáveis com menos de 1 ano de idade, pacientes sob uso de imunossupressores, desnutridos ou com infecção grave e indivíduos sem sensibilização prévia aos antígenos testados. Os antígenos mais comumente empregados e suas concentrações são:

- *Candida albicans* 1:100 p/v (peso/volume) inicialmente; se negativo, repetir com 1/10 p/v.
- Tricofitina 1:30 p/v.
- Caxumba 2 CFU (unidades formadoras de colônias) de vírus mortos.
- Toxoide tetânico 0,15 Lf (limite de floculação).
- PPD RT23 (derivado proteico purificado) 2 UT (unidades tuberculínicas).

O ideal é usar um controle negativo para cada paciente.

Raio X simples de tórax posteroanterior e perfil para visualização de sombra tímica, em crianças sem uso de imunossupressores ou radiação. Usado para investigação de hipoplasia tímica que pode estar presente em ID celulares e outras, como alguns casos de anomalia de DiGeorge. Pode ser substituído pelo tomografia de tórax ou mediastino.

2ª etapa

A partir de resultados negativos em TCHT pode-se estudar a função dos linfócitos T *in vitro*, através de **ensaios de proliferação blástica ou cultura de linfócitos** estimuladas com antígenos ou mitógenos. Células mononucleares de sangue periférico (que inclui linfócitos e monócitos) são cultivadas e marcadas com timidina radioativa, e a captação, que é proporcional ao material genético sintetizado, se correlaciona com a transformação blástica de linfócitos secundária ao estímulo antigênico. Valores de referência devem ser obtidos em cada laboratorial e controles normais devem ser executados em paralelo para cada paciente avaliado. Os resultados são apresentados como índice de estimulação, que é a contagem por minuto (cpm) das culturas estimuladas dividida pelos cpm das culturas controles não estimuladas. O índice de estimulação de linfócitos normais estimulados com PHA (fito-hemaglutinina) deve ser de 20 a 100, enquanto para antígenos e para células alogênicas deve ser de 3 a 20. Usando a contagem absoluta de cpm, considera-se resposta compatível com imunodeficiência celular grave a proliferação para mitógenos inferior a 10% daquela obtida em linfócitos controle estimulados. Os mitógenos utilizados são: PHA, PWM (pokeweed) ou ConA (concanavalina A). A resposta a mitógenos não indica capacidade de responder a antígenos específicos, o que pode ser feito utilizando-se antígenos previamente expostos ao paciente. Os antígenos utilizados podem ser: PPD, cândida, caxumba, toxoide tetânico e outros. A falta de proliferação ao antígeno cândida num paciente com candidíase mucocutânea pode indicar um defeito na resposta de linfócitos T a esse antígeno. Fatores de inibição do soro do paciente podem levar a respostas proliferativas diminuídas; isso pode ser evitado usando-se linfócitos lavados do paciente com soro de indivíduo normal para o preparo das culturas.

3ª etapa

Tipagem HLA. Usada para detectar quimerismo, que pode ocorrer em deficiências de linfócitos T graves quando células maternas se enxertam ainda *in utero* ou por transfusão de hemoderivados. A presença de mais de dois antígenos HLA em qualquer *locus* ou HLA ausente em ambos os pais indica enxerto de uma segunda população, materna ou de doador de sangue. D

A deficiência de moléculas do complexo maior de histocompatibilidade também pode ser diagnosticada por este método.

Análise cromossômica. Usada para o diagnóstico de algumas imunodeficiências, como anomalia de DiGeorge e síndromes de quebra cromossômica. Em alguns casos, a suspeita de ID celular advém do fato de não se conseguir a proliferação dos linfócitos com PHA para se obter as mitoses necessárias para o cariótipo.

Citometria de fluxo avançada. Usada para avaliar linfócitos não primados ou *naïve* (CD45RA) e linfócitos de memória (CD45RO) tanto CD4 quanto CD8. Mais de 90% dos linfócitos T do recém-nascido são *naïve*, e no adulto esta proporção torna-se 50% linfócitos T *naïve* e 50% linfócitos T memória. A citometria de fluxo também é usada para a detecção de citocinas intracelulares e aplicada para avaliar a resposta de linfócitos T CD4 ou CD8 específicos para patógenos virais. Este método têm vantagem sobre o ELISPOT por não haver necessidade de depleção da subpopulação de linfócitos para determinar a origem da secreção da citocina.

4ª etapa

Testes para defeitos moleculares.

Determinação enzimática (ADA, PNP). Para casos suspeitos de imunodeficiências combinadas autossômicas recessivas nos quais defeitos enzimáticos levam ao acúmulo de metabólitos tóxicos (adenosina, inosina, deoxiadenosina e deoxinosina). A adenosina deaminase (ADA) e a purina nucleosídeo fosforilase (PNP) são analisadas em hemácias hemolisadas; portadores heterozigotos têm 50% da atividade normal.

Expressão da proteína da síndrome de Wiskott Aldrich. Através de citometria de fluxo pode ser avaliada sua presença intracitoplasmática como triagem para pacientes com suspeita da síndrome de Wiskott Aldrich.

Recepção de sinal e transdução. Usada para avaliar a ativação de linfócitos T em casos de contagem normal de subpopulações de linfócitos, porém com resposta proliferativa reduzida; o estímulo para a ativação é feito com PMA (*phorbol myristate acetate*), ionóforos e anti-CD3, e daí determina-se a produção de IL-2, expressão do receptor de IL-2, cálcio intracelular, eventos bioquímicos e DNA ou RNA específicos para vários componentes como cadeia de CD3, IL-2 e quinases de tirosina proteica (PTK).

Produção de citocinas (e receptores de citocinas) após a ativação de linfócitos T; aplicado para diferenciar estados TH1 e TH2 e para identificar indiretamente subpopulações de linfócitos T específicas para antígeno, baseada na produção intracelular de citocinas após exposição ao antígeno. O método emprega citometria de fluxo ou ensaio imunospot ligado a enzima (ELISPOT) e detecta geralmente interferon-gama.

Testes genéticos como **análise de mutações em genes** conhecidos como determinantes de IDP. Um exemplo é a hibridização *in situ* com fluorescência para pesquisa de microdeleção cromossômica em 22q11, encontrado na maioria de pacientes com a síndrome de DiGeorge.

Espectrotipagem da diversidade de cadeias Vβ do receptor de linfócito T (TCR) por PCR. Em indivíduos normais encontra-se a maioria das 24 famílias de Vβ de TCR em linfócitos T circulantes distribuídas de modo gaussiano; nos defeitos de desenvolvimento de linfócitos T existe uma distorção na espectrotipagem ocasionada pela oligoclonalidade de TCR, por exemplo, síndrome de Omenn.

Quantificação de segmentos circulares derivados do rearranjo de linfócitos T ou **TRECs** (círculos de excisão de receptor de linfócito T). Usado para distinguir linfócitos T *naïve* de linfócitos T de memória, pois TRECs diminuem em frequência com ativação antigênica e divisão celular. É útil para avaliar a função tímica após transplante de medula óssea e na síndrome de DiGeorge (como também pode ser empregada a identificação de linfócitos T CD4⁺CD54RA⁺CD31⁺ por citometria de fluxo). A técnica empregada é PCR e os resultados, expressos em células TREC positivas para cada 105 linfócitos T, devem ser comparados com os controles esperados para a idade. Recém-nascidos têm níveis mais elevados de TREC que adultos; pacientes com ID celular, primária ou adquirida, têm diminuição de TREC dependente da intensidade da disfunção tímica. Esta técnica já passou a ser uma rotina na triagem neonatal em alguns estados americanos para a detecção precoce de imunodeficiência combinada grave (SCID).

Linfócito T específico para o antígeno usando-se tetrâmeros de complexos de antígeno peptídeo ligado à molécula MHC e fluorocromo, pode-se determinar a frequência de células específicas por citometria de fluxo. Emprega-se para detecção de linfócitos CD8 específicos para determinado vírus (p. ex., HIV) e avaliação de resposta vacinal ou para detecção de linfócitos CD4 específicos relacionados a autoimunidade.

Ensaios de apoptose. A morte celular programada pode ser avaliada através do antígeno de superfície Fas (CD95), do ligante de Fas e das enzimas intracelulares ativadas no processo de apoptose, como caspases. A diminuição da expressão de CD95 é encontrada em pacientes com a síndrome linfoproliferativa autoimune (ALPS).

Ensaios de liberação de crômio radioativo (51 Cr) para avaliar citotoxicidade por linfócitos T contra células autólogas infectadas com vírus ou através de **atividade de granzima B**.

Avaliação de linfócitos NK. Contagem de células por citometria de fluxo (**CD56** ou **CD16**, ou ambos em subpopulação de linfócitos CD3 negativos). Recomenda-se repetir uma segunda contagem de células NK, de preferência quando o paciente estiver livre de infecções e de estresse significativo. Determinação de **CD3⁺Vα24⁺Vβ11⁺** para demonstrar a ausência da cadeia invariante em células NK T periféricas de pacientes com doença linfoproliferativa ligada ao X do tipo 1 (XLP1) ou a defeito na expressão intracitoplasmática de SAP e XIAP, respectivamente em XLP1 e XLP2. Ensaio funcional de **liberação de crômio** usando como alvo uma linhagem de células marcadas com 51 Cr, como K-562 (linhagem de eritroleucemia); contagem baixa ou ausente de células NK com função preservada pode ocorrer em linfocitose NK, que é considerada uma condição pré-maligna. Linfo-histiocitose hemofagocítica familiar (HLH) geralmente cursa com ferritina sérica e **CD25 solúvel** elevados; baixa expressão intracitoplasmática de perfurina ocorre em HLH2.

Ensaio para avaliar a **sinalização de moléculas envolvidas em receptores Toll-like (TLR),** como IRAK4, MYD88 e NEMO pode ser feito através da estimulação de células mononucleares com vários ligantes específicos para TLR, seguida pela determinação da produção de citocinas. Outra alternativa seria usar a citometria de fluxo para avaliar o *shedding* de CD62L em neutrófilos que ocorre em indivíduos sadios após o estímulo com os ligantes para TLR.

Mutações no gene que codifica a *proteína forhead box* (**FOXP3**), que está envolvida na função do linfócito regulador (**Treg**) e controla a autorreatividade de linfócitos T, estão descritas na síndrome de desregulação imune e poliendocrinopatia, ligada ao cromossoma X (IPEX). Nesses pacientes, além de eosinofilia e altos níveis de IgE e IgE específica, para leite de vaca, os linfocitos T CD4ᵦ expressam baixos níveis intracelulares da proteína FOXP3 e baixa atividade de Treg.

TESTES PARA AVALIAR DEFICIÊNCIA DE FAGÓCITOS

1ª etapa

Contagem e morfologia de neutrófilos. Pacientes com valores absolutos abaixo de 1.500 neutrófilos por mm³ estão associados a maior suscetibilidade a infecções. Pacientes com deficiência de adesão leucocitária têm geralmente o *pool* marginal de neutrófilos em circulação, e isso resulta em neutrofilia (acima de 12.000 neutrófilos por mm³) mesmo fora dos episódios infecciosos. Já a presença de vacúolos gigantes citoplasmáticos em fagócitos pode indicar o diagnóstico da síndrome de Chédiak-Higashi.

Teste do NBT (nitroblue-tetrazolium). Usado para a triagem de doença granulomatosa crônica (DGC). Nesses pacientes não se visualiza a redução daquele corante incolor que deveria aparecer azul-arroxeado e fagocitado no interior de neutrófilos, por deficiência na geração de radicais

de oxigênio. O teste de triagem de NBT mais simples é feito em lâmina, onde leucócitos aderem a uma superfície revestida com endotoxia e são incubados com NBT. A porcentagem de neutrófilos com grânulos escuros no citoplasma é contada por microscopia; em indivíduos normais, essa proporção deve ser superior a 90% e em pacientes com doença granulomatosa crônica é geralmente inferior a 1%. Mulheres portadoras do gene para DGC ligada ao X têm 50% de neutrófilos normais. Pode ser usado também o teste de NBT de forma quantitativa por leitura espectrofotométrica da diferença de densidade óptica entre a amostra não estimulada em relação àquela estimulada (valores de referência 0,233 ± 0,103 e para DGC de 0,034 a 0,045). Existem alguns casos de DGC na forma autossômica recessiva que produz baixos níveis de oxidantes e certa redução de NBT. Por esse motivo, recomenda-se que casos altamente suspeitos e com NBT reduzido sejam investigados com etapas mais avançadas.

Teste de oxidação da di-hidro-rodamina (DHR). Usada em lugar do NBT, a 1,2,3 di-hidro-rodamina fagocitada por neutrófilos transforma-se em 1, 2, 3-rodamina, que é fluorescente e pode ser avaliada em cada célula por citometria de fluxo. O método é mais sensível que o NBT e pode dar evidências da forma genética da DGC – em pacientes com DGC ligada ao X (gp91 phox) não há células capazes de reduzir DHR, enquanto na forma recessiva mais comum (p47 phox) poucas células são capazes de reduzir DHR; portadores do gene têm 50% de redução. Pacientes com deficiência completa de mieloperoxidase podem ter um resultado falso-positivo de DGC através do método da DHR; em quadros clínicos questionáveis convêm determinar a atividade de mieloperoxidase.

2ª etapa

Avaliação da renovação de leucócitos

Leucogramas seriados. Indicados para pacientes com neutropenia e com precursores mieloides presentes na medula óssea para identificar neutropenia cíclica. Nesses casos, sugere-se a realização de leucogramas em dias alternados (segundas, quartas e sextas-feiras) por 3 semanas consecutivas a partir do último episódio infeccioso.

Mielograma. Para a investigação de neutropenias congênitas, morfologia de precursores de neutrófilos, excluir outras doenças hematopoiéticas e obter material para cultura de microrganismos incomuns.

Expressão de moléculas de adesão em superfície celular. Por citometria de fluxo, para avaliar a expressão de β2 integrinas (CD18, CD11 a, b ou c) antes e após a estimulação de fagócitos. Valores abaixo de 5% na expressão estão presentes na deficiência de adesão leucocitária (LAD). Essa avaliação geralmente é indicada quando houver neutrofilia persistente, como suspeita de LAD. Em alguns pacientes com LAD I pode ocorrer a reversão espontânea da expressão das integrinas. Recentemente, descreveu-se a LAD III que se apresenta com leucocitose e com defeito funcional de ativação das integrinas beta1, beta2 e beta3, mas com expressão normal em plaquetas, neutrófilos e linfócitos;

nesses pacientes, essas integrinas não modulam sua afinidade e avidez, levando à **sinalização interna anormal** e relacionada a mutações no gene Ca1DAG-GEFI.

Outros testes de avaliação da **atividade da explosão oxidativa** de leucócitos:

Quimioluminescência – Avalia a propriedade dos neutrófilos de produzirem luz quimicamente durante o processo de oxidação pelos radicais de oxigênio livre em substratos de bactérias. Neutrófilos de pacientes com DGC não produzem quimioluminescência durante a fagocitose de bactérias; também é um método sensível e confiável para detecção do estado portador. A leitura da reação é feita por espectofotometria com betacintilação ou quimioluminômetro. Em fagócitos de pacientes com LAD-1, pode-se obter uma resposta de quimioluminescência aumentada com estímulo por PMA e reduzida com o estímulo particulado (zimosan).

Ensaios metabólicos – A fagocitose e a ativação microbicida são acompanhadas de alterações metabólicas intracelulares e seus metabólitos podem ser medidos como atividade de NADPH oxidase, ativação do *shunt* de hexose monofosfato, superóxido, oxigênio nativo e produção de peróxido de hidrogênio, que estão deficientes na DGC. A avaliação da atividade enzimática de mieloperoxidase está indicada quando há defeito microbicida e exclusão de DGC, como na deficiência de mieloperoxidase. Raramente a deficiência de glicose-6-fosfato desidrogenase de forma completa em neutrófilos pode causar um defeito microbicida.

Ensaios bactericidas de leucócitos – O teste mais definitivo de função de neutrófilos é o ensaio quantitativo de morte bacteriana. Baseia-se na incubação de leucócitos com soro (fonte de opsoninas) e bactérias (p. ex., *Staphylococcus aureus*). Em tempos determinados, obtêm-se alíquotas da solução e, após centrifugação, faz-se a leitura de fagócitos com bactérias (fagocitose) e das bactérias viáveis tanto nos fagócitos quanto no sobrenadante (capacidade microbicida). Em nosso meio, Bellinati-Pires modificou a técnica usando fluorocromo (acridine orange) e lisostafina para eliminar bactérias aderidas ao neutrófilo, tornando-a mais sensível e ágil. Leucócitos de indivíduos sadios geralmente fagocitam e matam mais de 90% das bactérias em 120 minutos. Leucócitos de pacientes com DGC geralmente mostram bactérias fagocitadas, porém conseguem matar menos de 50% delas (defeito microbicida intracelular).

Outros testes para avaliação da função de fagócitos:

Quimiotaxia e migração ao acaso – Pode ser usada a técnica da câmara de Boyden ou a técnica em placa de gel agarose. Defeitos de migração geralmente se correlacionam com a incapacidade de formação de pus. Essas técnicas são empregadas em lugar da técnica *in vivo* da janela cutânea de Rebuck, que envolvia a abrasão da pele.

Agregação, aderência e deformabilidade – São testes avançados e indicados para investigar defeitos de quimiotaxia ou migração.

Fagocitose – Estuda a fagocitose e a opsonização; a maior parte das alterações nos ensaios de fagocitose ocorre por defeitos em opsonização do que por alterações intrínsecas

da fagocitose. Nos ensaios microbicidas, pode-se avaliar a fagocitose ou indiretamente concluir que está preservada se houver capacidade microbicida intracelular normal.

Avaliação do eixo interferon gama/ IL-12/23 – Defeitos na produção ou na resposta para essas citocinas aumentam seletivamente a suscetibilidade a infecções por micobactérias, salmonelas e alguns vírus. O teste de triagem para a função do receptor de interferons-gama é a detecção de STAT1 ativada (fosforilada) após estimulação com interferons-gama (p. ex., deficiência do receptor 1 ou 2 de interferons-gama). Pela citometria de fluxo pode ser detectada a superabundância do receptor 1 de interferons-gama na superfície celular em pacientes com a forma autossômica dominante da deficiência do receptor 1 de interferons-gama. A deficiência de produção de interferon-gama pelos linfócitos T e células NK pode ser encontrada nos pacientes com deficiência do receptor de IL-12.

Testes genéticos, como a **análise de mutações em genes** conhecidos para os quatro tipos de DGC ou para genes de elastase 2 (**ELA 2**), que estão associados a neutropenia congênita e neutropenia cíclica. Em pacientes portadores da doença de Kostmann (neutropenia congênita grave autossômica recessiva) descreve-se aumento de apoptose de neutrófilos deficientes de **HAX1**.

A deficiência de **P14** (proteína adaptadora tardia de endossomo-lisossomo) foi recentemente descrita em pacientes com neutropenia congênita periférica com maturação medular normal, albinismo parcial, baixa estatura, IgM sérica baixa e deficiência de linfócitos B de memória classe mudada e T citotóxico.

A análise de mutações já é parte fundamental do diagnóstico de muitas IDP, e vários grupos já utilizam o perfil de expressão genética aliada a estudos de *microarray* para investigar sinalizações intracelulares para o diagnóstico de novas IDP.

TESTES PARA AVALIAR DEFICIÊNCIA DE COMPLEMENTO

1ª etapa

Testes de triagem: a determinação do complemento hemolítico total (**CH50**) é um método excelente para a avaliação das deficiências genéticas da via clássica do complemento e de seus componentes terminais, com exceção da deficiência de C9. Nesses casos, o CH50 pode estar reduzido em 30% a 50%, mesmo na ausência de C9. A técnica de CH50 envolve a lise de hemácias de carneiro sensibilizadas com anticorpo pelo soro a ser testado; a diluição do soro que resultar em 50% de hemólise determina o CH50, e os valores normais devem ser determinados para cada laboratório. Reduções de até 50% nos componentes individuais do complemento podem não alterar o CH50. Como esses componentes perdem a atividade rapidamente em temperatura ambiente, é importante conservar a amostra em gelo ou congelada.

C3 e **C4**: são quantificados por nefelometria ou imunodifusão radial. A ausência ou mesmo a diminuição muito acentuada em um desses componentes pode indicar uma deficiência congênita, que leva a valores de CH50 bem reduzidos.

2ª etapa

Ensaios para componentes do complemento

Podem ser funcionais: quando se realiza o CH50 com soro controle sem o componente suspeito; adicionando-se o soro do paciente avalia-se a capacidade de normalização do CH50.

Determinação quantitativa dos componetes por imunodifusão radial ou nefelometria, usando antisoro para C1q, C1r, C1s, C2, C3, C4, C5, C6, C7 C8, fatores B, P e D. Os resultados devem ser interpretados comparando-os com os valores esperados para uma população da mesma faixa etária e, se possível, com características epidemiológicas semelhantes ao paciente.

Imunoensaio e ensaio funcional para inativador de C1 estão indicados para a suspeita de edema angioneurótico hereditário.

Ensaio para a via alternativa do complemento

A atividade funcional da via alternativa pode ser avaliada pela hemólise de hemácias de coelhos independentes de anticorpos, também chamada de AP50, e pode-se usar *kits* de difusão radial em ágar com hemácias de coelho.

A ativação da via clássica leva geralmente a valores bem baixos de C1, C4, C2, C3 e C5 e menos reduzidos de C6, C7, C8 e C9. A ativação da via alternativa está associada a níveis normais de C1, C4 e C2, mas baixos de C3.

Recentemente foi descrita a síndrome hemolítica urêmica atípica (não diarreica) como uma nova IDP relacionada com **mutações de perda de função nas proteínas reguladoras da via alternativa (fatores H e I) e proteínas cofatores de membrana (MCP e CD46) e mutações de ganho de função para o fator B e o complemento C3.** Mutações nos genes das proteínas reguladoras também podem ser encontradas na degeneração macular da idade.

TESTES PARA DIAGNÓSTICO DE SÍNDROMES DE IMUNODEFICIÊNCIAS BEM DEFINIDAS

Ataxia Teleangiectasia

Avaliação de quebras cromossômicas (aumentadas) induzidas por radiação em cultura de células. Estudo da mutação de genes para ATM (mutado em ambos os alelos). Alfafetoproteína sérica (acima de pelo menos 2 DP para a idade). IgA sérica (abaixo de pelo menos 2 DP para a idade).

Síndrome de DiGeorge

Calcemia (hipocalcemia por mais de 3 semanas e que necessita terapia). Contagem de células CD3 (abaixo de 1.500/mm³) Hibridização *in situ* para cromossomo 22q11.2 (deleção).

Síndrome de Wiskott-Aldrich

Avaliação de plaquetas (plaquetopenia abaixo de 70.000/mm³ e volume plaquetário baixo – abaixo de 6,6 fL). Determinação de resposta para antígenos vacinais polissacarídeos (resposta reduzida).

Expressão intracitoplasmática da proteína da síndrome de Wiskott Aldrich (proteína WAS) por citometria de fluxo.

Bibliografia

Al-Herz W, Bousfiha A, Casanova JL et al. Primary immunodeficiency diseases: An update from the International Union of Immunological Societies Primary Immunodeficiency Diseases Classification Committee. Front Immunol 2011; 2:1-26.

Barros-Nunes P, Costa-Carvalho BT, Carneiro-Sampaio, MMS et al. Antibody responses to pneumococcal immunization in healthy Brazilian children is higher in 1 1/2-to-2-year olds than in 2-to-4-year olds. J Allergy Clin Immunology 1999; 103:S200-200.

Barros-Nunes P. Avaliação de anticorpos ao *Streptococcus pneumoniae* antes e depois de vacina polissacarídica em crianças e adultos saudáveis. São Paulo, 1999. Tese apresentada à Universidade Federal de São Paulo.

Bellinati-Pires R, Salgado MM, Hypolito IP, Grumach AS, Carneiro-Sampaio MM. Application of a fluorochrome-lysostaphin assay to the detection of phagocytic and bactericidal disturbances in human neutrophils and monocytes. J Investig Allergol Clin Immunol 1995; 5(6):337-42.

Bonilla FA, Bernstein IL, Khan DA et al. American Academy of Allergy, Asthma and Immunology; American College of Allergy,Asthma and Immunology; Joint Council of Allergy, Asthma and Immunology. Practice parameter for the diagnosis and management of primary immunodeficiency. Ann Allergy Asthma Immunol 2005; 94(5 Suppl. 1):S1-63.

Cunningham-Rundles C, Sidi P, Estrella L, Doucette J Identifying undiagnosed primary immunodeficiency diseases in minority subjects by using computer sorting of diagnosis codes. J Allergy Clin Immunol 2004,113(4):747-55.

de Paula PF, Barbosa JE, Junior PR, Ferriani VP, Latorre MR, Nudelman V, Isaac L. Ontogeny of complement regulatory proteins – concentrations of factor h, factor I, c4b-binding protein, properdin and vitronectin in healthy children of different ages and in adults. Scand J Immunol 2003; 58(5):572-7.

De Vrie E. Patient-centred screening for primary immunodeficiency: a multi-stage diagnostic protocol designed for non-immunologist. Clin Exp Immunol 2006, 145:204-214.

Diagnostic Criteria for Primary Immunodeficiencies. European Society for Immunodeficiencies. http://www.esid.org/workingparty.php?party=3&sub=2&id=73

Fujimura MD, Rozentraub RB, Carneiro-Sampaio MMS. Valores de IgG, IgA e IgM séricas. In: Alergia e Imunologia em Pediatria. São Paulo: Ed Sarvier, 1992, p. 23.

http://www.iuisonline.org/iuis/index.php/primary-immunodeficiency--expert-committee.html

Lyall EGH, Eden OB, Dixon R, Sutherland R, Thomson A. Assessment of a clinical scoring system for detection of immunodeficiency in children with recurrent infections. Pediatr Infect Dis J 1991; 10:673-6.

Nudelman V, Costa-Carvalho BT, Ejzenberg B, Roxo, P. A criança com infecção de repetição das vias aéreas superiores. In: Vilela MMS, Lotufo JP (coord.). Alergia, imunologia e pneumologia. São Paulo: Atheneu, 2004.

Nudelman V, Costa-Carvalho BT, Solé D, Naspitz CK, Carneiro-Sampaio MMS. Early clinical presentation of primary immunodeficiency: a route to warning signs and lab evaluation. FASEB J 1998; 12(5):A921.

O'Gorman MRG. Recent developments related to the laboratory diagnosis of primary immunodeficiency diseases. Curr Opin Pediatr 2008; 20:688-697.

Oliveira JB e Fleischer TA. Laboratory evaluation of primary immunodeficiencies. J Allergy Clin Immunol 2010; 125:S297-305.

Orange JS, Ballow M, Stiehm ER, et alli. Use and interpretation of diagnostic vaccination in primary immunodeficiency: A working group report of the Basic and Clinical Immunology Interest Section of the American Academy of Allergy, Asthma & Immunology. J Allergy Clin Immunol 2012; 130:S1-24.

Pacheco SE, Shearer WT. Laboratory Aspects of Immunology. Pediatr Clin North Am 1994; 41(4):623-655.

Rosa-Borges A, Sampaio MG, Condino-Neto A, Barreto OC, Nudelman V, Carneiro-Sampaio MM, Nogueira SA, Abreu TF, Rehder J, Costa-Carvalho BT. Glucose-6-phosphate dehydrogenase deficiency with recurrent infections: case report. J Pediatr (Rio J). 2001; 77(4):331-6.

Shearer WT, Rosenblatt HM, Gelman RS, Oyomopito R, Plaeger S,Stiehm ER, et al. Lymphocyte subsets in healthy children from birth through 18 years of age: the Pediatric AIDS Clinical Trials Group P1009 study. J Allergy Clin Immunol 2003; 112:973-80.

Sorensen RU, Moore, C. Immunology in the pediatrician's office. Pediatr Clin North Am 1992; 39:1259.

Sorensen RU, Paris K. Assessing the immunologic response to vaccination. In: UpToDate, Stiehm ER (Ed), UpToDate, Waltham, MA, 2013.

Stiehm ER, Ochs H, Winkelstein JA edit. Immunologic Disorders in Infants & Children. 5ª ed. Philadelphia: Elsevier, 2004.

von Bernuth H, Ku CL, Rodriguez-Gallego C, Zhang S, Garty BZ, Marodi L, et al. A fast procedure for the detection of defects in Toll-like receptor signaling. Pediatrics 2006; 118:2498-503.

Woroniecka M, Ballow M. Office Evaluation of Children with Recurrent Infection. Pediatr Clin North Am 2000, 47(6):1211-1224.

Índice Remissivo

A

Abelhas, venenos das, 120
Abortamento recorrente, 133
Ácido
  gama-linolênico e diomo-gama-linolênico, 155
  N-acetilaspartilglutâmico, 131
Acitretina, 193
Adalimumabe, 196
Adenovírus, 57
Agentes bloqueadores
  da IL-1β, 267
  do TNF-a, 267
Agonistas β2-adrenérgicos, 52
Agranulocitose, 344
Albumina sérica, 405
Alérgenos, 48
  inalatórios, anafilaxia, 89
Alergia
  alimentar
    diagnóstico da, 97
    fisiopatologia, 96
    orientação nutricional, 99
    quadro clínico, 96
    tratamento, 99
      da alergia ao leite de vaca, 99
  anestesia, 146
    diagnóstico, 147
    fisiopatologia, 146
    profilaxia, 147
    tratamento, 148
  gravidez e, 140
    asma, 142
    dermatoses alérgicas, 144
    rinite, 141
  imunomodulação em, 231
  imunoterapia em
    ação
      imunológica, 226
      preventiva, 228
    contraindicações, 229
    eficácia
      clínica, 227
      em longo prazo, 228
    extratos alergênicos, 227
    indicações, 228
    riscos, 229
    sublingual, 229
  insetos
    classificação, 119
    componentes dos venenos, 119
    diagnóstico, 120
    imunoterapia para himenópteros, 121
    tipos de reações, 120
    tratamento, 121
  látex, 100
    alérgenos, 100
    diagnóstico, 102

    quadro clínico, 101
    síndrome látex-fruta (SLF), 102
      diagnóstico, 103
      tratamento, 103
  medicamentosa, 105
    avaliação, 107
    classificação, 105
    diagnóstico, 107
    epidemiologia, 106
    manifestações clínicas, 106
    mecanismo, 105
    perspectivas, 111
    prevenção, 110
    situações especiais, 108
    tratamento, 110
  ocular, 125
    diagnóstico, 129
    doenças imunológicas do olho, 132
    manifestações clínicas, 125
      blefaroconjuntivite de contato alérgica, 129
      ceratoconjuntivite atópica, 127
      ceratoconjuntivite vernal, 127
      conjuntivite papilar gigante, 128
      conjuntivites alérgicas sazonal e perene, 126
    modulação do sistema imune, 131
    tratamento, 130
      medicamentoso, 130
  testes diagnósticos, 383
    cutâneos
      de hipersensibilidade do tipo tardio, 384
      de leitura imediata, 383
    de ativação de basófilos, 394
    de contato, 385
      atópico, 386
    de provocação oral com alimentos, 387
    de puntura, 383
    diagnóstico molecular, 392
    extratos alergênicos, 383
    intradérmico, 383
    leitura dos testes, 383
    métodos *in vitro*, 390
Alimentos, anafilaxia, 88
Altrakincept, 233
Alvos da rejeição, 361
Amplificação
  baseada em sequência de ácido nucleico (NASBA), 32
  mediada por transcrição (TMA), 32
Anafilaxia
  a medicamentos, 107
  avaliação
    do paciente com história de, 92
    laboratorial, 90
  diagnóstico
    clínico, 83

    da etiologia, 92
    diferencial, 87
  epidemiologia, 83
  etiologia, 88
    alérgenos inalatórios, 89
    alimentos, 88
    catamenial, 89
    exercício físico, 89
    extratos alergênicos da imunoterapia, 89
    fluido seminal, 89
    idiopática, 89
    insetos, 89
    látex, 89
    medicamentos e agentes biológicos, 88
    meios de contraste radiológicos, 89
  fatores de risco e cofatores, 90
  fisiopatologia, 85
  histórico, 93
  prevenção, 93
  sinais e sintomas, 84
  tratamento, 93
    da fase aguda, 91
Analgésicos, alergia medicamentosa, 109
Análise cromossômica, 409
Análogos de Nucleotídeos Inibidores da Transcriptase Reversa (NtRTI), 34
Anemia
  aplástica, 342
  hemolítica autoimune, 341
Anergia, 259
Anestesia geral (reação peroperatória), alergia medicamentosa, 109
Anestésicos locais, alergia medicamentosa, 109
Aneuploidias, 138
Angeiite alérgica e granulomatosa, 272
Angioedema, 107, 115, 167
  causas de, 170
  de citocinas, 267
  de leucotrienos, 52
  gravidez, 144
  tardios por pressão, 169
  vibratórios, 170
Anti TNF-A, 233
Anti-GAM, 328
Anti-GM1, 328
Anti-histamínicos, 130, 155, 164, 77
Anti-IgE, 233
Anti-IL-2, 233
Anti-IL-4, 233
Anti-IL-5, 234
Anti-IL-13, 234
Anti-inflamatórios, 267
  não esteroidais, 245
  não hormonais, 131, 189
    alergia medicamentosa, 109
Antibióticos, 155
Anticitocinas, 233

414 DIAGNÓSTICO E TRATAMENTO DAS DOENÇAS IMUNOLÓGICAS

Anticonvulsivantes, alergia medicamentosa, 110
Anticorpo(s)
  anti-CD25, 268
  anti-CD4, 268
  Anti-Hu, 329
  anti-IgE, 79
  antifosfolipídios, 249
  IgE específicos, 391
Antileucotrienos, 78
Antimaláricos, 177
  para doenças reumatológicas, 189
Antineoplásicos, alergia medicamentosa, 110
Antitrombina III, 136
Aplasia pura da série vermelha, 344
Apoptose, 263
  ensaios de, 409
Arterite
  de Takayasu, 273
  temporal, 273
Artrite(s)
  idiopáticas juvenis, autoanticorpos, 401
  reativas, 246
  reumatoide, 242, 336
    autoanticorpos, 399
    causa, 243
    critérios de classificação, 244
    diagnóstico, 243
    diagnóstico laboratorial, 243
    sintomas, 242
    tratamento, 244
Asma, 46, 58
  aguda, 53
  brônquica atópica, 64
  classificação, 48
  correlação entre rinite e, 54
  crônica, 53
  definição, 46
  diagnóstico, 50
    diferencial, 51
  epidemiologia, 46
  fatores precipitantes, 48
  fisiopatogênese, 46
  genética, 46
  gravidez e, 142
  ocupacional, 72
    agentes causais, 73
    classificação, 73
    com período de latência, 73
    consequências a longo prazo, 74
    definição, 73
    diagnóstico, 74
    epidemiologia, 74
    fisiopatologia, 73
    sem período de latência, 74
  terapia com agentes biológicos, 54
  tratamento, 51
Aspergillus, 67
Aspergilose broncopulmonar alérgica, 67
  conceito, 67
  diagnóstico, 68
  imunopatogênese, 67
  patologia, 68
  prevenção, 70
  prognóstico, 71
  quadro clínico, 68
  tratamento, 70
Aspiração de corpo estranho, 65
Ataxia teleangiectasia, 412
Atendimento médico, 236
Aterosclerose, 338
Ativação de basófilos, 108
Ativação policlonal inespecífica, 260
Atopia, 58
  definição, 39
  fisiopatologia da, 39
  teoria da higiene, 42
Atuação dos linfócitos B na resposta
  adaptativa, 6

Autoalergia, 151
Autoanticorpos, 315
  nas doenças reumáticas autoimunes, 397
Autoimunidade
  associação entre imunodeficiências
    primárias e, 263
  classificação, 257
  diagnóstico, 265
  e câncer, 263
  e doenças autoinflamatórias, 264
  e vacinas, 264
  etiologia, 257
  indução, 259
  mecanismos imunopatogênicos efetores, 264
  no idoso, 264
  tratamento, 265
Azatioprina, 156, 267, 317

B

Balanço Th1-Th2, 268
Basófilos, 39
Baterias padrão, 163
Bebê chiador
  aspectos
    ambientais, 60
    anatômicos e funcionais, 60
    imunológicos, 60
  avaliação
    clínica, 61
  classificação da sibilância recorrente, 62
  definição, 60
  diagnóstico, 61
  diagnóstico, 63
  exame físico, 63
  fisiopatogenia, 63
  tratamento, 64
Betabloqueadores, 189
Blefaroconjuntivite de contato alérgica, 129
Branched-DNA (bDNA), 32
Broncoprovocação, 51
Bronquiolite, 64
Budesonida, 317
Buloses, 173

C

Candidíase mucocutânea crônica, 212
Captura híbrida, 33
Carbonato de lítio, 189
Carboxipeptidase, 87
Cascata(s)
  de ativação do complemento, 17
  inflamatórias, 4
Catepsina G, 87
Célula(s)
  apresentadoras de antígenos (APCs), 2, 361
  B, 199, 201
    depleção de, 268
  fagocitárias, 202
  NK, 199
  T, 199, 202
    Helper, CD4+, 361
Ceratoconjuntivite
  atópica, 127
  vernal, 127
Cetotifeno, 131
"Chiado" agudo ou recorrente, 60
Ciclofosfomida, 267
Ciclosporina, 231, 267
  A, 13, 156, 194
Citocinas, 41, 42, 87, 233, 268
Citometria de fluxo avançada, 409
Citopenias, 340
Clorambucil, 267
Cloridrato de epinastina, 131
Coestimulação, 9
  FASL/FAS, 10
  via B7/CD28, 9
  via CD40L/CD40, 9
  via CTLA-4/B7, 10

Compatibilidade HLA materno-paterna, 136
Competição antigênica, 261
Complemento, ativação do, 16
  consequências da, 19
  via alternativa de ativação do
    complemento, 19
  via clássica, 16
  via lectina ligadora de manose, 16
Complexo
  maior de histocompatibilidade (mhc), 2,
    352
  penfigoide, 177
Conjuntivite(s)
  alérgicas sazonal e perene, 126
  papilar gigante, 128
Contensores, 162
Contraimunoeletroforese, 398
Contrastes radiológicos, alergia
  medicamentosa, 110
Contratransferência, 237
Controle ambiental, rinites, 79
Cooperação celular, 7
Coronavírus, 57
Corticoide(s), 78, 189
Corticosteroides, 52, 131, 155, 163, 245
Cromoglicato, 131
CTLA-4-Ig (abatacept), 267
CXCL-8, 4

D

Daclizumabe, 233
Defeitos
  congênitos de fagócitos, 405
  na imunidade inata, 405
Deficiências
  de complemento, 214, 405
  predominantes de anticorpos, 404
Deleção
  clonal, 259
  de células B, 268
Dermatite
  atópica
    autoalergia, 151
    diagnóstico, 154
    diagnóstico diferencial, 154
    epidemiologia, 150
    fatores genéticos, 150
    hipersensibilidade alimentar, 152
    infecções cutâneas, 151
    patogênese, 150
    quadro clínico, 152
    tratamento, 154
  bolhosa, 117
  de contato
    aspectos históricos, 159
    baterias padrão, 163
    classificação, 159
    clínica, 160
    definição, 159
    diagnóstico, 162
    epidemiologia, 159
    fisiopatologia, 159
    histopatologia, 162
    não eczematosa, 161
    situações especiais, 165
    técnica, 163
    teste de contato em dermatite atópica,
      165
    tratamento, 166
  de Duhring-Brocq, 181
  herpetiforme, 181
Dermato miosite, autoanticorpos, 400
Dermatomiosite, 329
Dermatose(s)
  alérgicas e gravidez, 144
  por IgA linear, 182
Dermografismo, 169
Descongestionantes, 78
Desequilíbrio de ligação, 359

ÍNDICE REMISSIVO

Dessensibilização, 108
Determinação
  de IgE específica, 108
  enzimática, 409
Diabetes melito tipo 1, 291
  terapia celular para, 372
Diagnóstico
  do HIV em crianças com menos de 18
    meses, 35
  molecular, 392
Dinâmica viral e resistência às drogas
  antirretrovirais (ARV), 35
Distúrbios
  da resposta imune inespecífica, 261
  de coagulação, 344
  hematológicos de natureza imune, 339
Diversidade de patógenos potencialmente
  danosos à saúde, 23, 24
Doença
  antimembrana basal glomerular, 301
  autoimunes, 24
    associação entre imunodeficiências
      primárias e, 263
    classificação das 257
    diagnóstico, 265
    doenças autoinflamatórias, 264
    e câncer, 263
    e vacinas, 264
    etiologia das, 257
    indução das, 259
    mecanismos imunopatogênicos efetores,
      264
    no idoso, 264
    tratamento, 265
  autoinflamatórias, 212, 405
  celíaca, 307
  da junção neuromuscular, 330
  de Castleman, 176
  de Cazenave, 175
  de desregulação imune, 405
  de Graves, 291
  do enxerto contra o hospedeiro, 363
  granulomatosa crônica, 212
  imunológicas
    de natureza reumática, 242
    do olho, 132
  inflamatórias intestinais, 309
  muscular inflamatória, autoanticorpos, 400
  por lesão mínima, 296
Drogas
  anti-inflamatórias não esteroides, 49
  antirretrovirais, 35
  de ação dual, 131
  imunossupressoras, 249, 267
  modificadoras da resposta imunológica,
    267

E

Eczema de contato medicamentoso, 118
Eicosanoides, 41
Ensaio(s)
  de apoptose, 409
  imunoenzimático(s), 26, 398
    indireto, 26
  sensível / menos sensível (detuned), 27
Enzima metilenotetrahidrofolato redutase
  (MTH FR), 136
Eosinófilos, 41
  em secreção nasal e escarro induzido, 390
Epidermólise bolhosa adquirida, 180
Eritema
  nodoso, 117
  pigmentar fixo, 115
  polimorfo (multiforme), 115
Eritrodermia, 118
Erupção-sósia (Jodassohn), 117
Erupções mobiliformes, 118
Esclerodermia
  causa, 251

diagnóstico, 251
  tratamento, 251, 253
Esclerose múltipla
  conceito, 319
  diagnóstico, 321
  epidemiologia, 319
  etiopatogenia, 319
  fisiopatologia, 320
  prognóstico, 324
  quadro clínico, 321
  tratamento, 322
Esclerose sistêmica, autoanticorpos,
  400
Especificidade, 28
Espectrotipagem da diversidade de cadeias
  Vb do receptor de linfócito T, 409
Espondilite anquilosante, 245
  causa, 246
  diagnóstico, 246
  tratamento, 246
Espondiloartropatias, 246
Estabilizadores de mastócitos, 78, 131
Etanercepte, 196
Exercício, 49
  físico, anafilaxia, 89
Exposição
  à sílica, 262
  a solventes orgânicos, 262
Extratos, 163
  alergênicos, 383
    da imunoterapia, anafilaxia, 89

F

Fagócitos, 199, 202
Fagocitose, 19
Farmacodermias
  angioedema, 115
  dermatite bolhosa, 117
  eczema
    de contato medicamentoso, 118
    nodoso, 117
    pigmentar fixo, 115
    polimorfo (multiforme), 115
  eritrodermia, 118
  erupção-sósia, 117
  erupções mobiliformes, 118
  mecanismos imunológicos, 113
  necrólise epidérmica tóxica, 116
  prurido por droga, 114
  púrpuras, 117
  pustulose exantemática generalizada
    aguda, 117
  reação
    a droga com eosinofilia e sintomas
      sistêmicos, 116
    acneiforme, 114
    tipo "doença do soro" (ou soro–símile),
      117
  síndrome de Stevens-Johnson, 116
  urticária, 115
  vasculites, 117
FASL/FAS, 10
Fator(es)
  de necrose tumoral, 4
  psicossociais, 50
  V de Leiden, 136
Febre reumática, 334
Fibrose(s)
  cística, 64
  intersticiais, 276
  pulmonare(s), 276
    intersticial idiopática, 277
Fluido seminal, anafilaxia, 89
Fogo selvagem, 175, 176
Formigas, venenos de, 120
Fotopatch Test (teste de contato com a
  aplicação de luz), 165
Fototerapia ultravioleta, 193
Fungos, 67

G

Gastrite autoimune, 306
Gene(s)
  da protrombina, 136
  multiplicidade de, 22
Genética de populações, 359
Gestação
  após fertilização in vitro, 137
  múltipla, 138
  única, 138
Glomeruloesclerose segmentar e focal, 297
Glomerulonefrite
  membranoproliferativa, 298
  paucimune, 302
  pós-infecciosa, 299
Glomerulopatia membranosa, 298
GNRP mediada por imunocomplexo, 302
Granulomatose
  com poliangiite, 271
  de Wegener, 271

H

Hemaglutinação, 398
Hemograma, 390
Heparina, 87
Hepatites autoimunes
  apresentação clínica, 314
  classificação, 314
  diagnóstico, 315
  epidemiologia, 314
  patogenia, 314
  tratamento, 316
Herança, 355
Himenópteros, 119
Hipersensibilidade alimentar, 152
Hipofisite autoimune, 293
Hipoparatireoidismo idiopático, 293
Histamina, 86, 87
  sérica, 147
Histocompatibilidade, 2
HIV e AIDS, infecção pelo
  diagnóstico
    em crianças com menos de 18 meses, 35
    laboratorial, 219
  estratégias e monitoramento terapêutico, 35
  etiopatogenia, 218
  janela imunológica do, 33
  manifestações clínicas, 218
  prevenção da transmissão mãe–filho, 222
  profilaxia pré e pós-exposição, 223
  reações de hipersensibilidade a
    medicamentos, 110
  testes
    de biologia molecular, 31
    sorológicos utilizados para confirmação
      da infecção pelo, 28
  tratamento do, 34, 221

I

IgA, 405
IgE total sérica, 391
IgG, 405
IgM, 405
Ignorância imunológica, 259
IL-1, 12
IL-1, 4
IL-2, 13
IL-4, 13, 14
IL-5, 14
IL-6, 4, 12
IL-7, 13
IL-9, 13, 234
IL-10, 14, 234
IL-12, 12, 13, 14, 234
IL-13, 14, 234
IL-15, 14
IL-23, 14
Imaturidade imunológica do lactente, 60
Immunoblot (IB), 30

416 DIAGNÓSTICO E TRATAMENTO DAS DOENÇAS IMUNOLÓGICAS

Imunidade
adaptativa, 1, 5
adaptativa, modulação da, 20
histocompatibilidade, 2
tolerância, 2
inata, 1, 5
alterações da, 212
Imunização no adulto, 376
do imunodeprimido e de pacientes com
outras condições clínicas, 379
do paciente HIV, 381
do trabalhador da saúde, 379
pacientes com imunodeficiências
congênitas, 381
para o viajante, 378
rotineira, 376
Imuno-histoquímica, 347
Imunodeficiências
combinadas, 404
primárias, 64
alterações da imunidade inata, 212
avaliação imunológica, 200
deficiências
de complemento, 214
predominantes de anticorpos, 208
desenvolvimento do sistema imune, 199
doenças
autoinflamatórias, 212
de desregulação imunológica, 210
fatores de risco para infecções de
repetição, 200
imunodeficiências combinadas, 205
síndromes bem definidas com, 107
Imunodifusão dupla, 398
Imunofluorescência
direta, 174
indireta, 31, 174, 397
Imunogenética, 21-25
Imunoglobulina(s), 23
intravenosa, 268
Imunologia
clínica, 44
da reprodução
aneuploidias, 138
compatibilidade HLA materno-paterna,
136
gestação
após fertilização in vitro, 137
múltipla, 138
única, 138
infertilidade, outras causas de, 137
manifestações clínicas, 133
abortamento recorrente, 133
síndrome antifosfolípide, 135
trombofilias hereditárias, 136
trombofilias, 135
dos transplantes, 351
em cancelorologia, 347
objetivos, 44
unidade de, 45
Imunomodulação, 267
em alergia, 231
Imunomoduladores, 164
Imunossupressores, 231
Imunoterapia
ativa, 348
com alérgenos, 234
em alergia
ação
imunológica, 226
preventiva, 228
contraindicações, 229
eficácia
clínica, 227
em longo prazo, 228
extratos alergênicos, 227
indicações, 228
riscos, 229
sublingual, 229

passiva, 348
rinites, 79
Incoordenação da deglutição ou motora
faríngea, 64
Índice de área e de severidade da psoríase,
192
Indução de tolerância específica para o
antígeno, 268
Infecção(ões)
cutâneas, 151
do trato respiratório causadas por vírus, 48
pelo HIV e AIDS
diagnóstico
em crianças com menos de 18 meses,
35
laboratorial, 219
estratégias e monitoramento terapêutico,
35
etiopatogenia, 218
janela imunológica do, 33
manifestações clínicas, 218
prevenção da transmissão mãe–filho, 222
profilaxia pré e pós-exposição, 223
reações de hipersensibilidade a
medicamentos, 110
testes
de biologia molecular, 31
sorológicos utilizados para
confirmação da infecção pelo,
28
tratamento do, 34, 221
respiratórias virais, 57
tratamento, 58
viral
sibilância e, 57
sistema nervoso autônomo e, 58
Infertilidade, 137
Infiltração do transplante, 361
Inflamação, 19
Infliximabe, 196, 233
Inibição
de fatores de coagulação, 345
por contato, 10
Inibidores
da integrase, 34
da protease, 34
da transcriptase reversa análogos de
nucleosídeos, 34
da transcriptase reversa, 34
de entrada, 34
de IL-6, 267
de maturação, 34
Insetos, anafilaxia, 89
Insuficiência
adrenal autoimune, 292
ovariana autoimune, 293
renal aguda, 303
Integrinas, 8
Interação leucócito-célula endotelial,
361
Interferência na regulação imune,
262
Interferônios, 156
Interferons, 189
α, β, e ω, 14
Interleucinas, 12
classificação, 12
organização da resposta
adaptativa, 13
celular (Th1), 13
celular antiviral, 14
humoral (Th2), 14
inflamatória inata, 12
quimiocinas, 15
sequência de ativação da imunidade
adaptativa e, 15
Interpretação psicanalítica do paciente, 238
Investigação imunológica, 201
Irradiação solar, 163

J
Janela imunológica do HIV, 33

L
Látex, alergia ao, 100
alérgenos, 100
anafilaxia, 89
diagnóstico, 102
quadro clínico, 101
síndrome látex-fruta (SLF), 102
diagnóstico, 103
tratamento, 103
Lebrikizumabe, 234
Lectina ligadora de manose, 16
Leflunomide, 267
Leite de vaca, tratamento da alergia ao, 99
Leitura dos testes, 383
Liberação de autoantígenos sequestrados,
261
Linfo-histiocitose hemofagocítica familiar, 211
Linfócito
B, 1
T, 1
ativados, fase proliferativa dos, 13
CD4+ (T4), 1
CD4+CD25+
inibição por contato, 10
CD8+ (T8), 1
específico para o antígeno, 409
reguladores, 10
T4, 1, 5
T8, 1
Lise celular, 19
Lítio, 189
Lodoxamida, 131
Lúpus
causa, 247
diagnóstico
clínico, 247
laboratorial, 249
Lúpus eritematoso sistêmico, 336
autoanticorpos, 399
Luz solar, 263

M
Macrolídeos, 156
Marimbondos, 119
Mastócitos, 39
Mecanismos
de proteção de tecidos próprios, 20
de sibilância de causa viral, 58
Mecanismos efetores, 361
Mediadores
lipídicos, 41
5HETE, 42
LTB4, 42
LTC4, 42
PAF, 42
PGE1, 42
PGE2, 42
TXB2, 42
pré-formados, 41
Medicamentos
anafilaxia, 88
biológicos anti-TNF alfa, 189
Meios de contraste radiológicos, anafilaxia, 89
Mensagem
latente, 239
manifesta, 239
Mepolizumabe, 234
Metabólitos do ácido araquidônico, 87
Métodos
in vitro, 390
multiplex, 398
Metotrexato, 194, 232, 267
Miastenia grave, 330
Micofenolato mofetil, 195, 267
Mielodisplasia, 343
Mimetismo molecular, 260

ÍNDICE REMISSIVO

Minociclina, 267
Miopatias inflamatórias, 329
Miosite a corpos de inclusão, 329
Modificação de autoantígenos, 262
Modulação
    da imunidade adaptativa, 20
    do sistema imune, 131
Moléculas de adesão, 7
Mutação
    da antitrombina III, 136
    da enzima metilenotetrahidrofolato
        redutase, 136
    do fator V de Leiden, 136
    do gene da protrombina, 136

N
Nariz, 76
Necrólise epidérmica tóxica, 116
Nefrite
    lúpica, 300
    tubulointersticial, 303
Nefropatia por IgA, 299
Neuropatia(s)
    imunomediadas, 326
    motora multifocal, 328
    por anticorpos antissulfatídeos, 329

O
Olanzapina, 189
Olopatadina, 131
Omalizumabe, 70, 233
Opsonização, 19
Organização genômica, 354

P
PAF, 87
PAMPs, 2
PASI (*Psoriasis Area and Severity Index*), 192
Pênfigo(s), 173
    classificação, 175
    clínica, 175
    conceito, 173
    epidemiologia, 173
    eritematoso, 176
    etiopatogenia, 174
    foliáceo, 174, 175
        endêmico, 176
    herpetiforme, 174, 176
    induzido por fármacos, 176
    paraneoplásico, 174, 176
    por IGA, 176
    vegetante, 175
        de Hallopeau, 175
        de Neumann, 175
    vulgar, 173, 175
Penfigoide
    bolhoso, 177
        clínica, 178
        conceito, 177
        diagnóstico, 178
        epidemiologia, 177
        etiopatogenia, 177
        evolução, 179
        histopatologia, 178
        prognóstico 179
        tratamento, 179
    cicatricial, 179
    de membranas mucosas, 179
    gestacional, 180
Penicilina, alergia medicamentosa,
    108
Pericardites, 337
Pimecrolimo, 156, 232
Plasmaferese, 268
Poliangiite microscópica, 272
Poliarterite nodosa, 272
Polimiosite, 329
    autoanticorpos, 400
Polimorfismo, 359

Polipose nasossinusal, 80-82
Polirradiculoneuropatia desmielinizante
    inflamatória
    aguda (PDIA), 326
    crônica (PDIC), 327
Poluição ambiental, 262
Prednisona, 70, 316
Privacidade, 238
Probióticos, 157
Proteína(s)
    da família da imunoglobulina, 8
    da síndrome de Wiskott Aldrich, 409
    do complemento, 249
    granulares, 42
    HLA de classe I, 352
    HLA de classe II, 353
Proteinose alveolar pulmonar, 278
Prova(s)
    de função pulmonar, 50
    de reintrodução, 108
Provocação, 39
Prurido
    estrófulo
        definição, 121
        diagnóstico diferencial com, 123
        forma das lesões, 122
        incidência, 121
        sinonímia, 122
    por droga, 114
Psicossomática psicanalítica, 239
Psicoterapia realizada pelo clínico, 238
Psoríase, 184
    biossimilares, 198
    clínica, 190
    comorbidades, 186
    crônica em placas, 190
    drogas em pesquisa para, 197
    epidemiologia, 185
    eritrodérmica, 192
    fatores desencadeantes, 187
        bactérias, 187
        clima, 190
        consumo de álcool, alcoolismo e
            tabagismo, 188
        dietas, 189
        emocionais, 190
        fungos, 188
        gravidez e hormônios, 190
        medicamentos que pioram, 189
        traumas físicos e ferimentos, 189
        vírus, 188
    fototerapia ultravioleta, 193
    gutata, 191
    invertida ou flexural, 191
    palmoplantar, 191
    patogênese, 185
    pustular generalizada ou von zumbusch,
        192
    tratamentos, 192
    vulgar, 190
Púrpura(s), 117
    trombocitopênica idiopática, 340
    trombocitopênica trombótica, 344
Pustulose exantemática generalizada aguda
    (PEGA), 117

Q
Quimase, 87
Quimiocinas, 15
    sequência de ativação da imunidade
        adaptativa, 15

R
Rapamicina, 13
Reação
    a droga com eosinofilia e sintomas
        sistêmicos (DRESS), 116
    a múltiplas drogas, alergia medicamentosa,
        110

acneiforme, 114
    em cadeia da polimerase (PCR), 32
    tipo "doença do soro" (ou soro–símile), 117
Reatividade cruzada, 261
Receptor(es)
    de célula T (RCT), 22
    linfocíticos, 2
Reflexão de Sentimentos, 238
Reflexo vagal de Bezold-Jarisch, 84
Refluxo gastroesofágico, 49, 60
    oculto, 64
Regulação da resposta imune, 259
Rejeição
    aguda, 362
    crônica, 362
    hiperaguda, 362
    no transplante
        de medula óssea, 362
        de órgãos sólidos, 360
Reprodução, imunologia da
    aneuploidias, 138
    compatibilidade hla materno-paterna, 136
    gestação
        após fertilização in vitro, 137
        múltipla, 138
        única, 138
    infertilidade, outras causas de, 137
    manifestações clínicas, 133
        abortamento recorrente, 133
        síndrome antifosfolípide, 135
        trombofilias, 135
            hereditárias, 136
Reslizumabe, 234
Resposta
    adaptativa
        atuação dos linfócitos B na, 6
        linfócitos T4 organizam e comandam, 5
        organização da, 13
    alogênica, 359
    celular (Th1), 5
        organização da, 13
    celular antiviral, organização da, 14
    humoral (Th2), 5
        organização da, 14
    imune, 1
        desregulação da, 263
        dinâmica da, 3
        encerramento da, 6
    inata, ativação da, 3
    inflamatória inata, organização da, 12
    para antígenos vacinais, 405
Rinites
    classificação, 76
    correlação entre asma e, 54
    diagnóstico, 77
    gravidez e, 141
    patogênese, 76
    tratamento, 77
Rinossinusite, 80-82
Rinovírus, 58
Rituximabe, 177

S
Salicilatos, 267
Sarcoidose
    alterações imunológicas, 276
    aspectos clínicos, 274
    diagnóstico diferencial, 275
    etiologia, 274
    manifestações articulares, 275
    manifestações laboratoriais, 275
    tratamento, 276
Selectina, 7
Sensibilidade, 28
Sensibilização, 39
Sensitive/less sensitive detuned assay, 27
Sibilância
    crianças atópicas com, 62
    de causa viral, 58

infecção viral e, 57
não devida à atopia, 62
transitória, 62
Síndrome(s)
alveolares hemorrágicas, 278
antifosfolípide, 135, 336
autoimune
da insulina, 292
poliglandular tipo 1, 294
poliglandular tipo 2, 294
bem definidas com imunodeficiência, 405
da imunodeficiência adquirida (AIDS), 26
diagnóstico
em crianças com menos de 18 meses, 35
laboratorial, 219
dinâmica viral e resistência às drogas antirretrovirais, 35
ensaios imunoenzimáticos e complementares, 26
especificidade, 28
estratégias e monitoramento terapêutico, 35
etiopatogenia, 218
incorporação dos testes de biologia molecular para a confirmação, 33
janela imunológica do, 33
manifestações clínicas, 218
prevenção da transmissão mãe–filho, 222
profilaxia pré e pós-exposição, 223
sensibilidade, 28
testes
de biologia molecular, 31
sorológicos utilizados para confirmação da infecção pelo, 28
tratamento do, 34, 221
valor preditivo, 28
de Chediak-Higashi, 211
de DiGeorge, 412
de Goodpasture, 278
de Guillain-Barré, 326
de imbricamento, 317
de Löefller, 65
de Sjögren
diagnóstico, 254
doença linfoproliferativa, 254
etiologia, 254
exames laboratoriais, 254
tratamento, 254
de Stevens-Johnson (SSJ), 116
de Wiskott-Aldrich, 412
do anticorpo antifosfolipídio, 34
endocrinológicas autoimunes múltiplas, 293
eosinofílicas pulmonares, 279
GALOP, 329
IPEX, 294
látex-fruta (SLF), 102
diagnóstico, 103
ligada ao X, 211
linfoproliferativa
autoimune, 211
miastênica de Eaton-Lambert, 331
multiorgão autoimune paraneoplástica, 176
nefrítica, 299
nefrótica, 296
POEMS, 294, 329
Sinusite
agentes infecciosos, 81
classificação, 80
definição, 80
diagnóstico, 80
fisiopatologia, 81
incidência, 80
quadro clínico, 80
tratamento, 82
Sirolimus, 13

Sistema
complemento, 16, 202
ativação do, 16
consequências, 19
via alternativa de ativação do complemento, 19
via clássica, 16
via lectina ligadora de manose, 16
mecanismos de proteção de tecidos próprios, 20
HLA, 21, 352
e doenças autoimunes, 24
imune 351
desenvolvimento do, 199
modulação do, 131
imunológico, 1
nervoso autônomo, infecção viral e, 58
Substâncias restritas a patógenos (PAMPs), 2
Sugammadex, 146
Sulfazalina, 267
Sulfonamidas, alergia medicamentosa, 109
Superantígenos bacterianos e virais, 261
Supressores da síntese de prostaglandinas, 267

T
Tabagismo, 262
intradomiciliar, 60
Tacrolimo (FK 506), 13, 156, 232, 267
Teoria da Higiene, 42
Terapia celular para diabetes melito do Tipo 1, 372
Terbinafina, 189
Teste(s)
alérgicos, 50
cutâneos, 107
de hipersensibilidade do tipo tardio, 384
de leitura imediata, 383
de ativação de basófilos, 394
de biologia molecular, 31
para a confirmação da infecção viral, 33
de contato, 108, 385
atópico, 386
em dermatite atópica, 165
metodologia, 162
gravidez e, 165
de estimulação de linfócitos, 108
de provocação, 108, 162
oral com alimentos, 387
de puntura, 107, 162, 383
de triagem para imunodeficiência, 405
diagnósticos em alergia, 383
intradérmico, 107, 383
para avaliar
deficiência de complemento, 411
deficiência de fagócitos, 410
imunodeficiências celulares, 408
imunodeficiências predominantes de anticorpos, 405
para diagnóstico de síndromes de imunodeficiências bem definidas, 412
sorológicos utilizados para confirmação da infecção pelo hiv, 28
Tipagem HLA, 409
Tireoideopatias autoimunes, 290
Tireoidite autoimune crônica, 290
TNF-a, 12
TNF-a, 4
Tolerância, 2, 24
central, 261
periférica, 259, 261
Tonsilato de suplataste, 234
Transferência. 237
Transição da imunidade inata para a adaptativa, 5
Transplante autólogo
de células tronco hematopoéticas

em esclerose múltipla, 373
para diabetes melito do tipo 1, 371
e alogeneico de células-tronco, 268
Transplante de células tronco
hematopoéticas, 367
para doenças reumáticas, 369
Triptase, 87
Triptase sérica, 393, 147
Trombofilias, 135
hereditárias, 136
Tuberculose, 64, 280
bacilo tuberculoso vs. defesas imunes, 280-284
coinfecção BK-HIV, 285
diagnóstico, 285
prevenção, 286

U
Ultravioleta, 156
Urticária(s), 106, 115, 167
ao frio, 169
aquagênica, 170
colinérgica, 170
de contato, 171
espontâneas, 168
factícia, 169
físicas, 168
gravidez, 144
induzida por exercício, 171
localizada ao calor, 170
solar, 170
tardia por pressão, 169
vibratórios, 170
Ustekinumabe, 196

V
Vacinação com idiótipos de células T, 268
Vacinas
contraindicações de, 379
inativadas, 380
vivas, 380
Valor preditivo, 28
Vasculites sistêmicas, 117
autoanticorpos, 400
classificação, 270
de Henoch-Shönlein, 271
de Hipersensibilidade, 271
definição, 270
definição, 270
fisiopatologia, 270
Venenos
das abelhas, 120
das vespas, 120
de formigas, 120
Venlafaxina, 189
Vespa(s)
de face amarela, 119
de face branca, 119
germânica, 119
venenos das, 120
Via
alternativa de ativação do complemento, 19
clássica, 16
de coestimulação
B7/CD28, 9
CD40L/CD40, 9
CTLA-4/B7, 10
lectina ligadora de manose, 16
Vírus, 58
da imunodeficiência humana, 23
influenza, 57
parainfluenza, 57
respiratórios, 57
sincicial respiratório, 57

W
Western Blot (WB), 30

CAPÍTULO 7

Fisiopatologia da Atopia

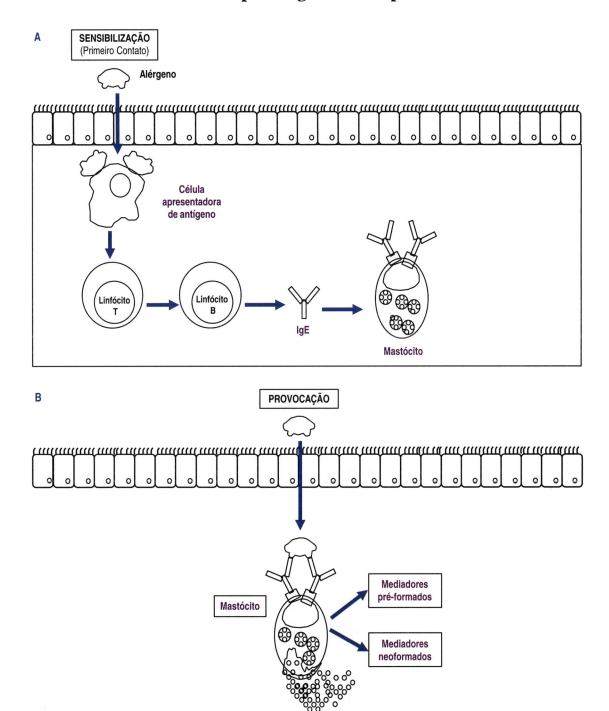

FIGURA 7-1   A e B Hipersensibilidade imediata.

DIAGNÓSTICO E TRATAMENTO DAS DOENÇAS IMUNOLÓGICAS

CAPÍTULO 19

Farmacodermias

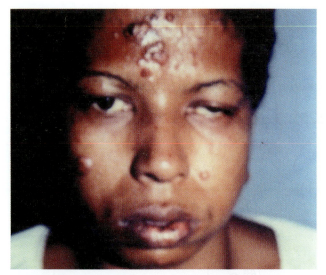

FIGURA 19-1   Iododerma – tratamento de esporotricose com iodo.

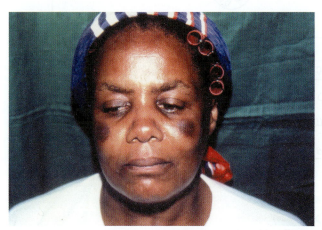

FIGURA 19-2   Eritema fixo bilateral de face por uso de fenilbutazona.

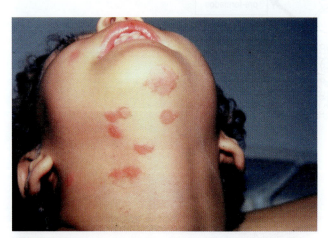

FIGURA 19-3   Eritema polimorfo por pastilha contendo penicilina.

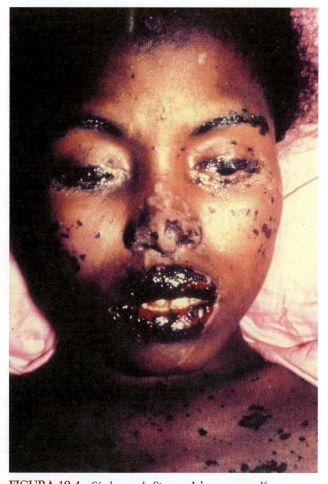

FIGURA 19-4   Síndrome de Stevens-Johnson por sulfa.

CADERNO COLORIDO

CAPÍTULO 20
Alergia a Insetos

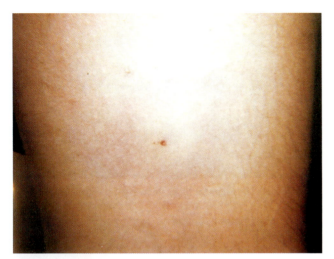

FIGURA 20-1 Pápulo-urticariforme com ponto hemorrágico.

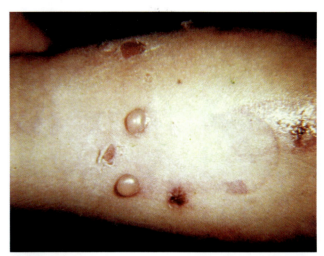

FIGURA 20-4 Bolhas.

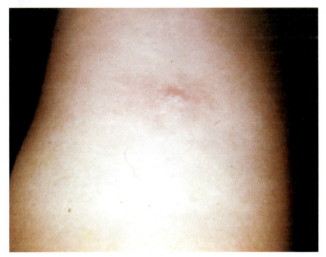

FIGURA 20-2 Pápulo-urticariforme com vesículas.

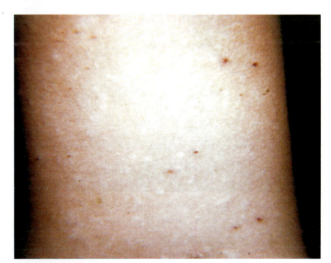

FIGURA 20-5 Semelhante a escábio após infecção.

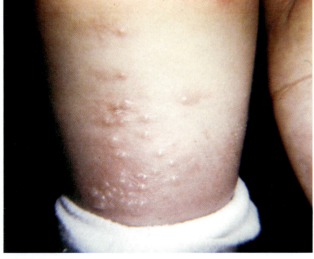

FIGURA 20-3 Múltiplas vesículas sobre base urticariforme.

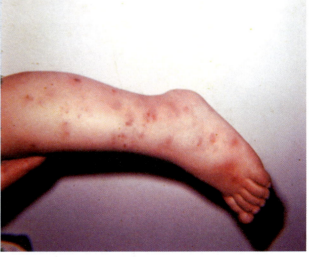

FIGURA 20-6 Com infecções secundárias.

DIAGNÓSTICO E TRATAMENTO DAS DOENÇAS IMUNOLÓGICAS

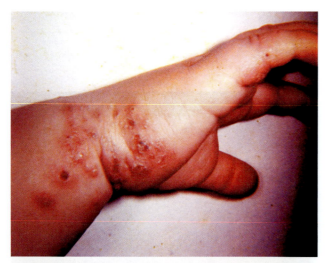

FIGURA 20-7 Com infecções secundárias.

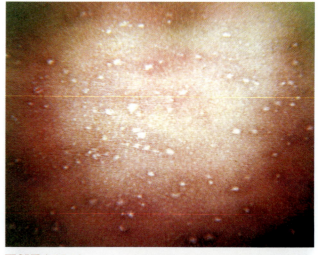

FIGURA 20-10 Sequelas hiper/hipocrômicas pós-infecção.

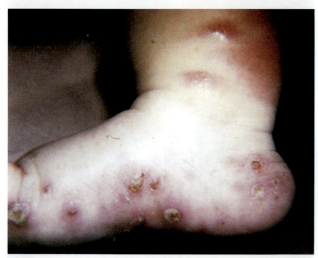

FIGURA 20-8 Com infecções secundárias.

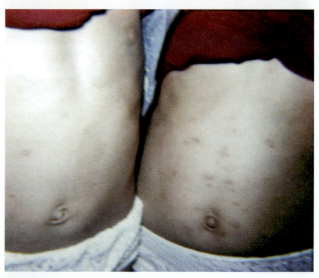

FIGURA 20-11 Irmãs gêmeas (tronco).

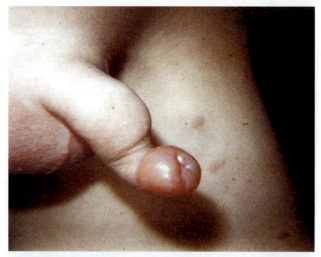

FIGURA 20-9 Edema em cachimbo (pênis).

CAPÍTULO 21

Alergia Ocular

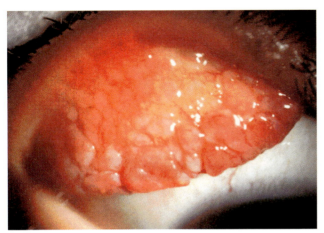

FIGURA 21-3 Hipertrofia papilar em paciente com ceratoconjuntivite vernal. *Foto cedida pela Dra. Maria Emília Xavier dos S. Araújo – Serviço de Oftalmologia do Hospital do Servidor Público Estadual de São Paulo.*

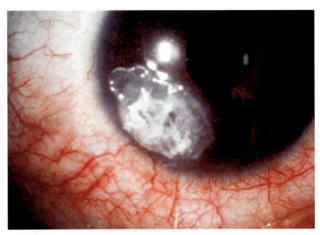

FIGURA 21-4 Adesivo tecidual causando Conjuntivite papilar gigante. *Foto cedida pela Dra. Maria Emília Xavier dos S. Araújo – Serviço de Oftalmologia do Hospital do Servidor Público Estadual de São Paulo.*

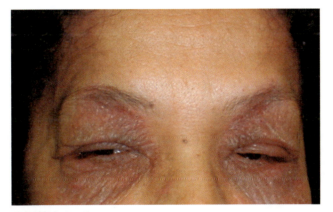

FIGURA 21-5 Paciente com dermatite de contato na região periocular.

CAPÍTULO 22

Imunologia da Reprodução

GRÁFICO 22-1 Trombofilias encontradas em população de abortamento recorrente.

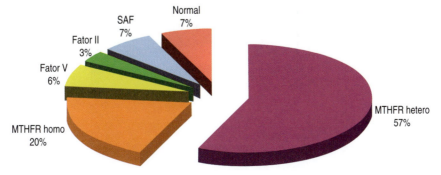

Fonte: Geller P, Yadid I, Coslovsky M, Ajzman J, Geller M, 2007. Clínica Primordia, Rio de Janeiro.

DIAGNÓSTICO E TRATAMENTO DAS DOENÇAS IMUNOLÓGICAS

CAPÍTULO 25

Dermatite Atópica

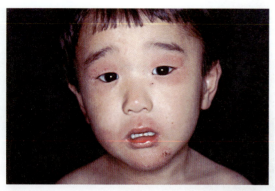

FIGURA 25-1 Lesões eczematosas agudas na face de criança com dermatite atópica.

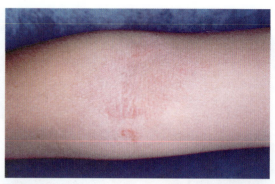

FIGURA 25-4 Lesões eritematosas discretamente descamativas da dermatite atópica.

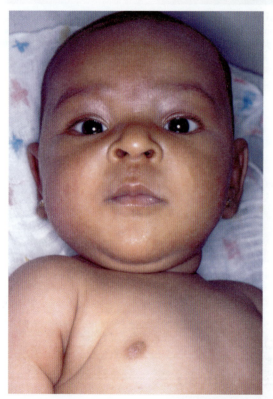

FIGURA 25-2 Lesões da dermatite atópica poupando o maciço médio facial.

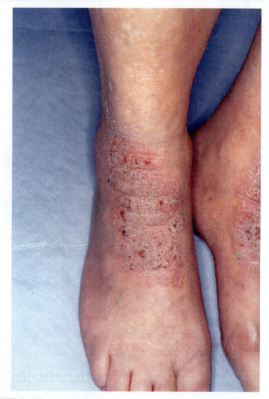

FIGURA 25-5 Lesões liquenificadas em paciente com dermatite atópica na fase adulta.

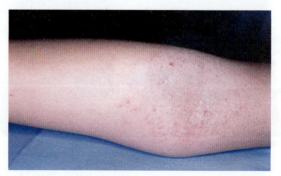

FIGURA 25-3 Lesões eczematosas subagudas na dobra cubital.

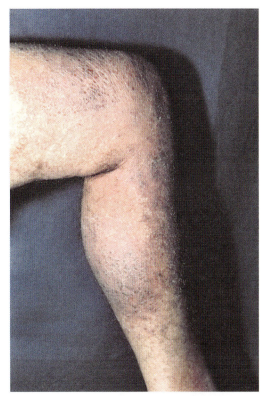

FIGURA 25-6 Lesões crônicas em paciente com dermatite atópica.

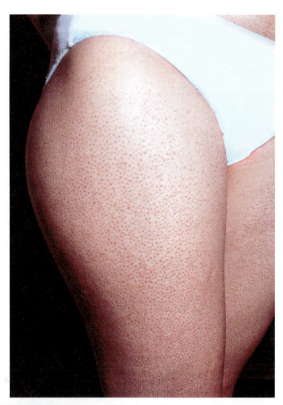

FIGURA 25-8 Pápulas foliculares da ceratose pilar.

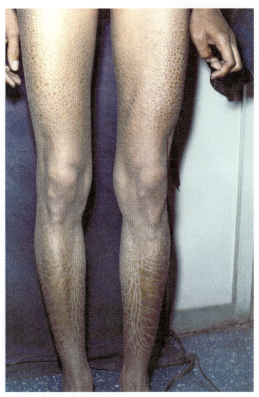

FIGURA 25-7 Escamas poligonais nas pernas de paciente com ictiose vulgar.

DIAGNÓSTICO E TRATAMENTO DAS DOENÇAS IMUNOLÓGICAS

CAPÍTULO 26

Dermatite de Contato

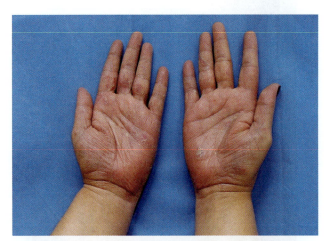

FIGURA 26-1   Dermatite de contato irritativa.

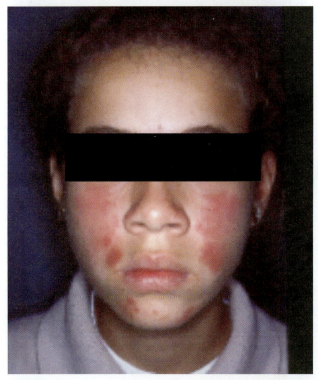

FIGURA 26-2   Urticária de contato.

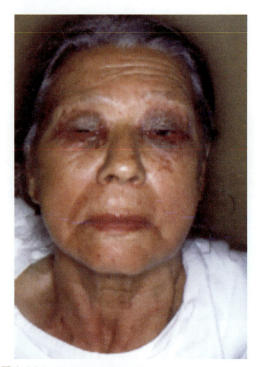

FIGURA 26-3   Dermatite de contato por timerosal.

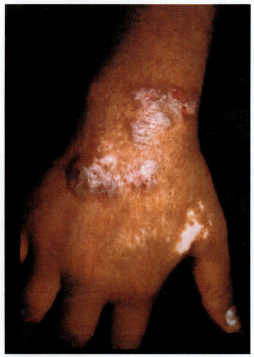

FIGURA 26-4   Dermatite de contato por couro bicromato de potássio.

CADERNO COLORIDO

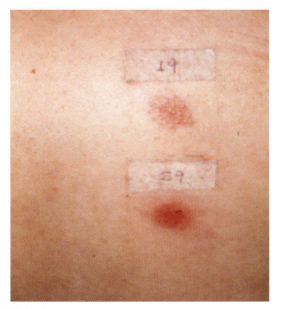

FIGURA 26-11   Testes positivos números 19 e 29.

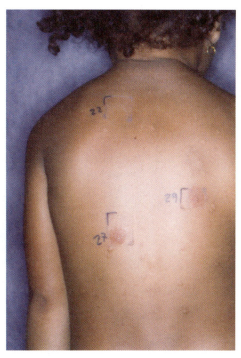

FIGURA 26-12   Teste em criança com positividade a níquel (número 27) e timerosal (número 29).

CAPÍTULO 27

Urticária e Angioedema

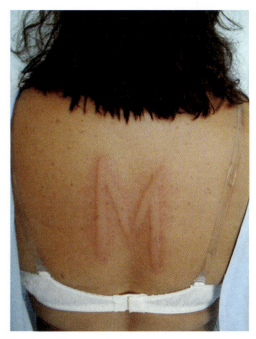

FIGURA 27-1   Dermografismo.

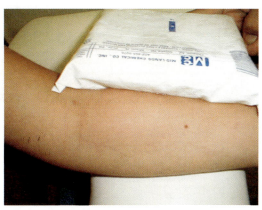

FIGURA 27-2   Urticária ao frio. Teste de provocação com gelo positivo.

CAPÍTULO 28
Buloses

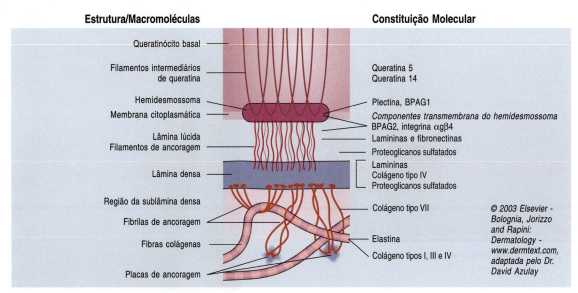

FIGURA 28-1 Componentes da zona da membrana basal.
Figura adaptada pelo Dr. David Azulay a partir de Bolognia, Jorizzo e Rapini, 2003.

CAPÍTULO 32
Infecção pelo HIV e AIDS

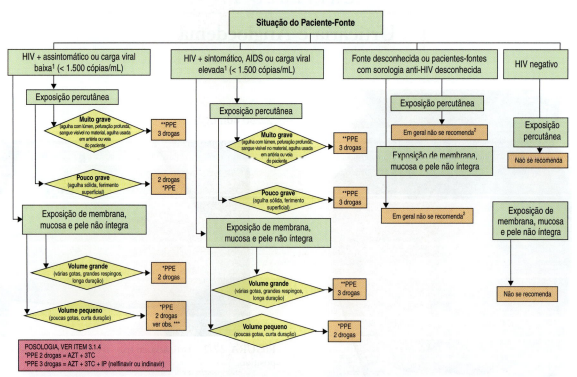

1 – Estudos em exposição sexual e transmissão vertical sugerem que indivíduos com carga viral < 1.500 cópias/mL apresentam um risco muito reduzido de transmissão de HIV.
2 – Quando a condição sorológica do paciente-fonte não é conhecida, o uso da PPE deve ser decidido em função da possibilidade de transmissão do HIV que depende da gravidade do acidente e da probabilidade de infecção pelo HIV deste paciente (locais com alta prevalência de indivíduos HIV positivos ou história epidemiológica para HIV e outras DSTs). Quando indicada, a PPE deve ser iniciada e reavaliada a sua manutenção de acordo como o resultado da sorologia do paciente-fonte.
***Indica que a PPE é opcional e deve ser baseada na análise individualizada da exposição e decisão entre o acidentado e o médico assistente.

FIGURA 32-1 Fluxograma de conduta após exposição ocupacional ao HIV.
Fonte: OMS, 2011.

CAPÍTULO 44

Hepatites Autoimunes

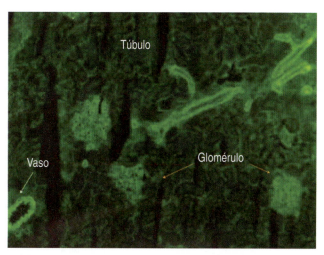

FIGURA 44-1 Glomérulo, túbulo e vaso anticorpo antimúsculo liso no padrão Glomérulo Túbulo e Vaso.

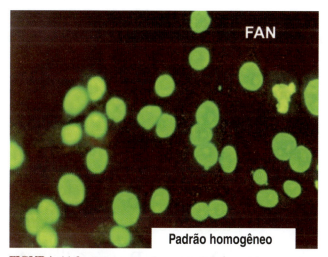

FIGURA 44-2 Fator antinuclear no padrão homogêneo.

FIGURA 44-3 Anticorpo antimitocôndria.

DIAGNÓSTICO E TRATAMENTO DAS DOENÇAS IMUNOLÓGICAS

CAPÍTULO 50

Imunologia dos Transplantes

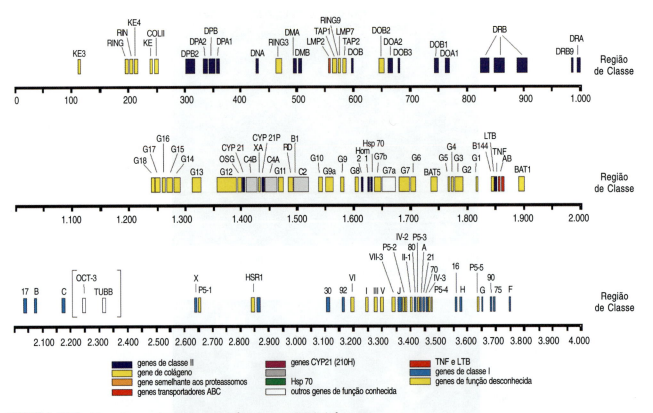

FIGURA 50-5 Mapa do complexo principal de histocompatibilidade humana.
Fonte: Campbell e Trowsdale, 1993.

CAPÍTULO 55

Autoanticorpos nas Doenças Reumáticas Autoimunes

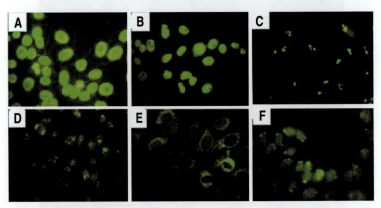

FIGURA 55-1 Componentes da zona da membrana basal.